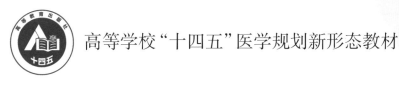

高等学校"十四五"医学规划新形态教材

（供临床、基础、预防、护理、检验、口腔、药学等专业用）

神 经 病 学
Shenjingbingxue

第 4 版

主　审　张淑琴

主　编　周东

副主编　陈晓春　曾进胜

编　委（按姓氏拼音排序）

陈晓春（福建医科大学）　　　程　忻（复旦大学）

冯　莉（中南大学）　　　　　郭军红（山西医科大学）

何志义（中国医科大学）　　　洪　桢（四川大学）

江　泓（中南大学）　　　　　李海峰（首都医科大学）

李劲梅（四川大学）　　　　　李其富（海南医学院）

林卫红（吉林大学）　　　　　陆正齐（中山大学）

秦　超（广西医科大学）　　　屈秋民（西安交通大学）

汪　昕（复旦大学）　　　　　王芙蓉（华中科技大学）

王　刚（上海交通大学）　　　王佳伟（首都医科大学）

王　群（首都医科大学）　　　王晓明（川北医学院）

肖　争（重庆医科大学）　　　曾进胜（中山大学）

张淑琴（吉林大学）　　　　　钟莲梅（昆明医科大学）

周　东（四川大学）

编写秘书　郝南亚（四川大学）

中国教育出版传媒集团

高等教育出版社·北京

内容简介

本书共 23 章,包括绪论,神经系统的解剖、生理及定位诊断,病史采集和神经系统检查,神经系统疾病诊断的辅助检查,神经系统疾病的诊断原则,周围神经病,脊髓疾病,脑血管疾病,中枢神经系统感染性疾病,脱髓鞘疾病,运动障碍性疾病,癫痫,头痛,认知障碍性疾病,运动神经元病,神经系统遗传性疾病,神经系统先天性疾病,神经肌肉接头疾病与肌病,神经系统副肿瘤综合征,自主神经系统疾病,神经系统疾病的精神障碍,内科疾病神经系统并发症,神经系统急危重症。本书配有数字课程,包括学习目标及重点内容提示、教学 PPT、自测题、拓展阅读等数字资源。

本书适用于临床、基础、预防、护理、检验、口腔、药学等专业学生使用,也是参加国家执业医师资格考试和住院医师规范化培训的重要用书,还可作为临床医务人员和科研人员的参考书。

图书在版编目(CIP)数据

神经病学 / 周东主编 . -- 4 版 . -- 北京 : 高等教育出版社,2024.1
供临床、基础、预防、护理、检验、口腔、药学等专业用
ISBN 978-7-04-058901-6

Ⅰ. ①神… Ⅱ. ①周… Ⅲ. ①神经病学－高等学校－教材 Ⅳ. ①R74

中国版本图书馆CIP数据核字(2022)第112369号

策划编辑 杨 兵 初 瑞　　责任编辑 初 瑞　　封面设计 张 楠　　责任印制 刘思涵

出版发行	高等教育出版社	网　　址	http://www.hep.edu.cn	
社　　址	北京市西城区德外大街 4 号		http://www.hep.com.cn	
邮政编码	100120	网上订购	http://www.hepmall.com.cn	
印　　刷	三河市骏杰印刷有限公司		http://www.hepmall.com	
开　　本	889 mm×1194 mm　1/16		http://www.hepmall.cn	
印　　张	24	版　　次	2003 年 9 月第 1 版	
字　　数	700 千字		2024 年 1 月第 4 版	
购书热线	010-58581118	印　　次	2024 年 1 月第 1 次印刷	
咨询电话	400-810-0598	定　　价	96.00 元	

本书如有缺页、倒页、脱页等质量问题,请到所购图书销售部门联系调换
版权所有　侵权必究
物 料 号　58901-00

新形态教材·数字课程（基础版）

神经病学

（第 4 版）

主编　周　东

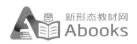

关于我们 | 联系我们　　　　登录/注册

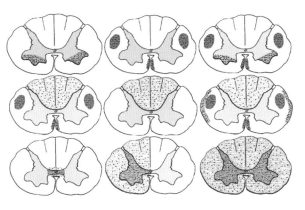

神经病学（第4版）

周　东　主编

开始学习　　　收藏

神经病学（第4版）数字课程与纸质教材配套使用，是纸质教材的拓展和补充。数字课程内容与纸质教材对应，有学习目标及重点内容提示、教学PPT、自测题、拓展阅读等，以方便广大教师教学和学生学习。

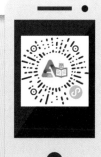

http://abooks.hep.com.cn/58901

"神经病学（第4版）"数字课程编委会

主　编　周　东

副主编　陈晓春　曾进胜　洪　桢

编　委（按姓氏拼音排序）

畅雪丽（山西医科大学）	陈晓春（福建医科大学）
陈　召（中南大学）	程　忻（复旦大学）
丁　晶（复旦大学）	冯　莉（中南大学）
高　慧（四川大学）	郭军红（山西医科大学）
郭燕军（首都医科大学）	郝南亚（四川大学）
何志义（中国医科大学）	洪　桢（四川大学）
贾丹丹（海南医学院）	江汉秋（首都医科大学）
江　泓（中南大学）	金　枫（中国医科大学）
雷春艳（昆明医科大学）	李光健（吉林大学）
李海峰（首都医科大学）	李劲梅（四川大学）
李其富（海南医学院）	李　维（四川大学）
梁奇明（华中科技大学）	林卫红（吉林大学）
刘　刚（中山大学）	刘竞丽（广西医科大学）
刘　旭（四川大学）	陆　慧（首都医科大学）
陆正齐（中山大学）	潘晓东（福建医科大学）
秦　超（广西医科大学）	秦　星（西安交通大学）
屈秋民（西安交通大学）	任汝静（上海交通大学）
舒崖清（中山大学）	苏　娅（复旦大学）
汪　昕（复旦大学）	王芙蓉（华中科技大学）
王　刚（上海交通大学）	王佳伟（首都医科大学）
王　群（首都医科大学）	王晓明（川北医学院）
王玉鸽（中山大学）	肖　飞（重庆医科大学）
肖　争（重庆医科大学）	解媛媛（中南大学）
杨华俊（首都医科大学）	叶钦勇（福建医科大学）
曾进胜（中山大学）	张淑琴（吉林大学）
张耀丹（成都中医药大学）	张颖颖（四川大学）
钟莲梅（昆明医科大学）	周　东（四川大学）

前　　言

由高等教育出版社组织编写的《神经病学》教材自 2003 年第 1 版、2008 年第 2 版、2017 年第 3 版相继出版发行以来，得到了众多高等医学院校师生的认可，被评为普通高等教育"十一五"国家级规划教材。

神经病学建立在神经科学的理论基础之上，又与众多学科有着密切的联系。近年来，医学影像学、神经解剖学、神经生理学、神经免疫学、神经病理学、神经分子生物学及基因检测技术等突飞猛进，给神经病学的发展带来了机遇和春天，某些神经系统疾病的病因、发病机制、诊断等研究有了质的飞跃。因此，本教材在第 3 版的基础上做了相应修订，增加了更为丰富的影像学资料，更新了疾病诊断标准、诊疗相关循证医学证据，及时反映疾病的基因诊断等最新学科进展，结合疾病谱的变化对部分章节结构进行了调整，一些疾病的诊断流程以流程图的形式呈现，更加清晰明了。第 4 版教材延续了第 3 版简洁明了、插图精美的特点及风格，配有数字课程，包括学习目标及重点内容提示、教学 PPT、自测题、拓展阅读等数字资源，以利于学生自主学习。

第 4 版教材编委会来自全国 10 余所高等医学院校，他们是活跃在我国神经病学界的中青年骨干及学科带头人，有着丰富的教学、临床及科研经验。为了编写让学生及教师满意的精品教材，各位编委付出了很多心血。本次再版是在前 3 版编委们的工作基础上顺利完成的，在第 4 版教材出版之际，一并对所有编者表示深深的谢意。

由于时间所限，教材难免存在不足之处，恳请各位教师、学生及读者多多批评指正。

周　东

2023 年 12 月

目　　录

第 一 章

绪　　论

神经系统由中枢神经系统(脑、脊髓)和周围神经系统(脑神经、脊神经)组成,两者构成统一协调的整体,完成躯体运动、感觉及自主神经功能,并参与人的意识、学习、记忆、综合分析等高级神经活动。

神经病学(neurology)是研究神经系统(中枢神经系统、周围神经系统)及骨骼肌疾病的病因、发病机制、病理、临床表现、诊断、治疗、康复及预防的一门临床学科。神经病学是神经科学(neuroscience)的一个组成部分。神经科学作为一门综合性学科,其研究领域包括神经解剖学、神经病理学、神经生理学、神经免疫学、神经生物化学、神经组织学与胚胎学、神经遗传学、神经药理学、神经流行病学、神经病学、神经外科学、神经内分泌学、神经影像学、神经心理学、神经眼科学、神经耳科学、神经生物学、实验神经病学及神经分子生物学等。神经外科学和儿童神经病学已从神经病学分出,成为独立的学科。神经病学的发展与神经科学诸学科的发展息息相关,它们之间互相渗透、互相促进。近半个世纪以来,神经科学的发展大大促进了神经病学的进展,在许多神经系统疾病的病因、发病机制、诊断技术及治疗方法等方面均取得了突飞猛进的进展。如计算机体层摄影(CT)、CT血管造影(CTA)、磁共振成像(MRI)、磁共振血管成像(MRA)、数字减影血管造影(DSA)及正电子发射体层摄影(PET)等各种新技术的应用,为临床诊断提供了有力的手段和极大的便利,提高了神经系统疾病的定位、定性诊断的准确性。随着精准医学的到来,二代测序及基因检测技术进步飞速,也为与遗传相关的神经系统疾病的精准诊断带来了革命性变化。

神经系统疾病的症状可分为4类。① 缺损症状:如瘫痪、失语、脑神经麻痹等;② 刺激症状:如坐骨神经痛、三叉神经痛、抽搐等;③ 释放症状:如中枢神经系统病变时其低级中枢失去控制,出现肌张力增高、腱反射亢进、病理反射阳性等;④ 休克症状:如急性横贯性脊髓损伤导致的双下肢松弛性瘫痪等。另外,神经系统的功能障碍可导致其他系统的功能障碍,如重症脑出血时出现消化道应激性溃疡,引起消化道出血等。某些内科系统的疾病也可出现神经系统并发症,如心房颤动引起的脑栓塞、糖尿病性周围神经病、肝性脑病、肝性脊髓病等。因此,在学习神经系统疾病时,必须有整体观念,要全面、系统,结合全身情况综合分析。

神经系统疾病的诊断方法与其他系统疾病不同,其独特性在于是先定位(病变部位)诊断后定性(病因)诊断。神经系统定位诊断是诊断神经系统疾病的第一步,临床医师首先根据神经系统损害的临床症状和体征来推断神经病变位于何处,这就要求医师具备良好的神经解剖学及神经生理学知识。因此,熟练掌握神经系统的解剖及神经生理知识是学习神经病学之基础。定性诊断则是根据病史特点、体征、病理及辅助检查所见,确定疾病的病因及性质,如血管病变、感染、肿瘤、外伤、变性、中毒、遗传性疾病、自身免疫病、先天发育异常、脱髓鞘及营养代谢障碍等。在临床工作中,诊断神经系统疾病应将定位诊断和定性诊断结合起来。充分利用图谱、模型或标本,理解和记忆神经系统解剖及生理功能,为疾病的定位诊断打下坚实的理论基础,并要密切联系临床实际,准确掌握患者的病史、症状和体征,加强基本技能(神经系统检查方法、腰椎穿刺等)的训练,掌握辅助检查的临床意义,培养对疾病的综合分析能力,掌握定位、定性诊断方法及神经系统常见病和危重病的诊治原则。

在治疗方面,很多神经系统疾病都是可以治愈的,如多数感染性疾病、免疫相关性脑炎、营养缺乏性疾病、早期或轻症的脑血管疾病、良性肿瘤、特发性面神经麻痹等。有些神经系统疾病虽不能根治,但经过治疗能使症状完全得到控制或缓解,如多发性硬化、重症肌无力、偏头痛、周期性瘫痪、癫痫等。还有少部分神经系统疾病目前尚缺乏有效的治疗方法,如恶性肿瘤、神经系统变性疾病、神经系统遗传性疾病、脊髓空洞症等。医师要具有高

度的责任心,及时确诊疾病,并给予积极有效的治疗,对难治或目前尚无有效治疗方法的疾病,也要给予适当的对症和支持治疗并进行深入的研究。神经科学的发展需要我们一代又一代人的艰苦努力。目前无法攻克的疾病,可能在不久的将来,会找到有效的治疗方法,造福更多深受疾病困扰的患者。

有些初次接触神经病学的同学,会觉得神经病学内容抽象,而一旦投入到这门学科中,则会感觉到它的无限乐趣,希望有更多的同学将来投身于神经病学的研究中。科学的发展是无止境的,人脑的奥妙揭示需要大家的共同努力。

(周东)

数字课程学习……

 学习目标及重点内容提示　　 教学 PPT　　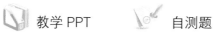 自测题　　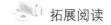 拓展阅读

第 二 章

神经系统的解剖、生理及定位诊断

第一节 脑 神 经

脑神经(cranial nerves)共12对,用罗马数字按次序命名(表2-1)。其中嗅神经与端脑延伸的嗅球相连,视神经属于间脑的延伸部分,其余10对脑神经是与脑干相连的周围神经(图2-1)。

脑神经的纤维成分较脊神经复杂,共有7种纤维成分。① 一般躯体感觉纤维(Ⅴ、Ⅶ、Ⅸ、Ⅹ):接受皮肤、肌腱、大部分口腔及鼻腔黏膜、鼓膜、外耳道、耳后皮肤、耳郭、硬脑膜的感觉冲动;② 特殊躯体感觉纤维(Ⅱ、Ⅷ):接受视觉、平衡觉和听觉的感觉冲动;③ 一般内脏感觉纤维(Ⅸ、Ⅹ):接受头部、颈部、胸部、腹部一般内脏感觉冲动;④ 特殊内脏感觉纤维(内脏传入纤维)(Ⅰ、Ⅶ、Ⅸ):接受味蕾和嗅器冲动;⑤ 躯体运动纤维(躯体传出纤维)(Ⅲ、Ⅳ、Ⅵ、Ⅻ):支配来自肌节的横纹肌(眼肌和舌肌等);⑥ 一般内脏运动纤维(内脏传出纤维,副交感神经纤维)(Ⅲ、Ⅶ、Ⅸ、Ⅹ):支配平滑肌、心肌和腺体;⑦ 特殊内脏运动纤维(Ⅴ、Ⅶ、Ⅸ、Ⅹ、Ⅺ):支配

表 2-1 脑神经的解剖概况

序号	脑神经	连接脑的部位	功能	进出颅的部位
Ⅰ	嗅神经	端脑	司嗅觉	筛孔
Ⅱ	视神经	间脑	司视觉	视神经孔
Ⅲ	动眼神经	中脑	支配上睑提肌,上、下、内直肌,下斜肌及瞳孔括约肌	眶上裂
Ⅳ	滑车神经	中脑	支配上斜肌	眶上裂
Ⅴ	三叉神经	脑桥	司面、鼻及口腔黏膜感觉,支配咀嚼肌	第一支:眶上裂 第二支:圆孔 第三支:卵圆孔
Ⅵ	展神经	桥延沟	支配外直肌	眶上裂
Ⅶ	面神经	桥延沟	主要支配面部表情肌、泪腺、舌前2/3味觉、外耳道感觉	内耳门–茎乳孔
Ⅷ	前庭蜗神经	桥延沟	主要司听觉、平衡觉	内耳门
Ⅸ	舌咽神经	延髓	司舌后1/3味觉和咽部感觉,支配咽肌、唾液分泌	颈静脉孔
Ⅹ	迷走神经	延髓	支配胸腹内脏运动,咽、喉肌	颈静脉孔
Ⅺ	副神经	延髓	支配胸锁乳突肌、斜方肌	颈静脉孔
Ⅻ	舌下神经	延髓	支配舌肌	舌下神经管

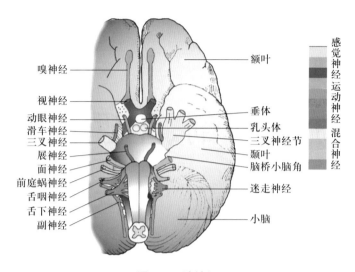

图 2-1　脑神经

由腮弓衍化而来的横纹肌(咀嚼肌、表情肌、咽喉肌、胸锁乳头肌、斜方肌)。

脑干内有其相应的脑神经核,一般运动核靠近中线,而感觉核位于外侧(图 2-2)。脑神经按功能不同分为运动神经(Ⅲ、Ⅳ、Ⅵ、Ⅺ、Ⅻ)、感觉神经(Ⅰ、Ⅱ、Ⅷ)和混合神经(Ⅴ、Ⅶ、Ⅸ、Ⅹ)。其中Ⅲ、Ⅶ、Ⅸ、Ⅹ对脑神经含有副交感神经纤维。脑神经中除面神经核下部及舌下神经核受对侧皮质脑干束支配外,其余脑神经的运动核均受双侧皮质脑干束支配。

脑神经中的感觉纤维,其神经元胞体位于脑外感觉性脑神经节,其中枢突入脑,周围突组成脑神经中的感觉成分。脑神经中的副交感纤维(Ⅲ、Ⅶ、Ⅸ、Ⅹ),在到达所支配的器官前,需在脑外的副交感神经节中交换神经元,发出节后纤维支配效应器。

一、嗅神经

【解剖结构及生理功能】　嗅神经(olfactory nerve)为特殊的内脏感觉神经,传导气味刺激所产生的嗅觉冲动。Ⅰ级神经元为鼻腔黏膜内的双极嗅细胞,该细胞位于上鼻甲及鼻中隔上部黏膜内,嗅细胞的中枢支聚集成 15~20 条嗅丝,穿过筛孔进入颅腔组成嗅神经,终止于嗅球(Ⅱ级神经元)。其轴突组成嗅束Ⅱ级神经元,到达外侧嗅纹再终止于嗅中枢,即颞叶钩回、海马回及杏仁核。部分经内侧嗅纹及中间嗅纹终止于胼胝体及前穿质。由此可见,嗅觉系统是唯一不在丘脑换神经元,而把神

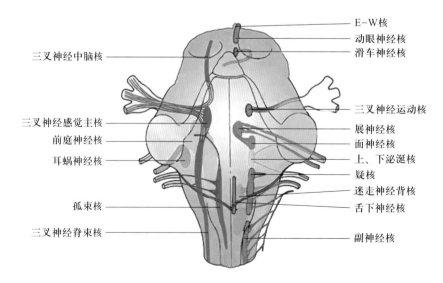

图 2-2　脑神经核及其分布

经冲动直接传到皮质的感觉系统。

【病损表现及定位诊断】

1. 嗅觉减退或缺失

（1）鼻腔局部病变，如鼻炎、鼻部外伤或肿物。

（2）颅前窝颅底骨折累及筛板可撕脱嗅丝和脑膜，造成嗅觉障碍，同时脑脊液也可流入鼻腔（脑脊液鼻漏）。

（3）额叶底部肿瘤。

（4）帕金森病早期可出现嗅觉减退。

2. 嗅觉过敏 多见于癔症。

3. 幻嗅 嗅中枢的刺激性病变可引起嗅幻觉，见于癫痫或颞叶海马附近肿瘤。

二、视神经

【解剖结构及生理功能】 视神经为特殊的躯体感觉神经，主要传导视觉冲动。视神经是在胚胎发育时，间脑向外突出形成视器的一部分，从其构造来看，视神经纤维并无周围神经的神经鞘膜结构（施万细胞），而在纤维之间存在着神经胶质细胞（少突胶质细胞）。因此视神经不属于周围神经，而是间脑的一部分，属于中枢神经的白质。

来自鼻侧的光刺激投射到视网膜颞侧，而来自颞侧的光刺激投射到视网膜的鼻侧。视网膜内的神经细胞主要分3层。最外层为视杆细胞和视锥细胞，是视觉感受器；第二层为双极细胞（Ⅰ级神经元），是连接光感受器和神经节细胞的联络神经元；第三层是神经节细胞（Ⅱ级神经元）。神经节细胞的轴突聚集成视神经，经视神经孔进入颅中窝，在蝶鞍上方形成视交叉，来自视网膜鼻侧的纤维交叉至对侧，来自颞侧的纤维不交叉；视交叉后形成视束（optic tract），终止于丘脑外侧膝状体（Ⅲ级神经元）；换神经元后再发出纤维，经内囊后肢后部形成视辐射（optic radiation），终止于枕叶皮质中枢（距状裂两侧的楔回和舌回），此区也称为纹状区（图2-3）。但光反射的径路不经外侧膝状体，而由视束分出内侧瞳孔感觉束进入中脑上丘和顶盖前

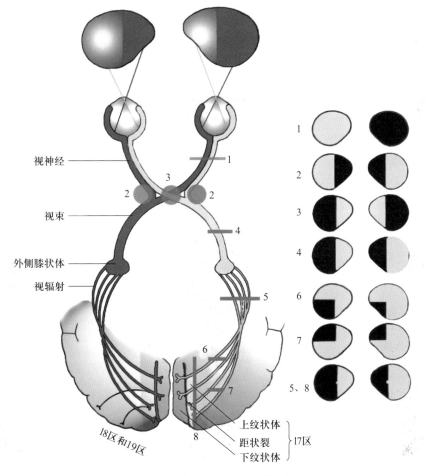

图 2-3　视神经及视觉通路缺损表现

图中数字 1~8 含义请参阅正文。

区,与动眼神经核联系,通过动眼神经使瞳孔括约肌收缩,瞳孔缩小,完成瞳孔对光反射。

由于视神经包有由脑膜延续而来的3层被膜,脑蛛网膜下腔也随之延续到视神经周围。因此当颅内压增高时,常出现视神经乳头水肿。

【病损表现及定位诊断】

1. 视力障碍与视野缺损　视觉径路的不同部位损害,可产生不同类型的视野缺损及不同程度的视力障碍。

(1) **视神经**　单侧病变可以引起同侧视力下降或全盲(图2-3中1),如视神经炎、颅内压增高、视神经压迫性病变等。早期可引起不规则的视野缺损,晚期可致视神经萎缩,出现视力下降或全盲。视觉疲劳或癔症时可出现管状视野。

(2) **视交叉**　外侧病变引起一侧或两鼻侧偏盲(图2-3中2),此种情况罕见,见于颈内动脉严重硬化压迫视交叉外侧部。视交叉中心部病变时,出现双颞侧偏盲(图2-3中3),常见于垂体瘤、颅咽管瘤、鞍结节脑膜瘤等。整个视交叉损害,可引起全盲,如垂体瘤卒中。

(3) **视束**　损害出现双眼对侧视野的同向偏盲,偏盲侧瞳孔对光反射消失,常见于颞叶肿瘤

(图2-3中4)。

(4) **视辐射**　完全受损出现双眼对侧视野的同向偏盲(图2-3中5),偏盲侧对光反射存在,同时视野的中心常保存,称黄斑回避;部分视辐射受累出现象限盲,如上部受损出现双眼对侧视野的同向下象限盲(图2-3中6),下部受损出现双眼对侧视野的同向上象限盲(图2-3中7)。

(5) **枕叶视中枢**　一侧视中枢受损引起对侧同向偏盲(图2-3中8),枕叶视中枢局限性病变可出现象限盲,枕叶前部受损引起视觉失认,枕叶视中枢刺激性损害可使对侧视野出现闪光、幻视(多见于癫痫),破坏性病灶多见于脑梗死、枕叶出血或肿瘤压迫等。

2. 视神经乳头异常　正常视神经乳头边界清楚,色橘红,生理凹陷清晰,动静脉管径比(A：V)=2：3(图2-4A)。

(1) **视神经乳头水肿(papilledema)**　是颅内压增高的主要体征,为颅内压增高影响视网膜中央静脉和淋巴回流所致。表现为视神经乳头充血、边缘模糊不清、生理凹陷消失、静脉淤血,严重时视神经乳头隆起及视神经乳头周边有片状出血(图2-4B)。见于颅内占位病变、脑出血、蛛网膜下腔出

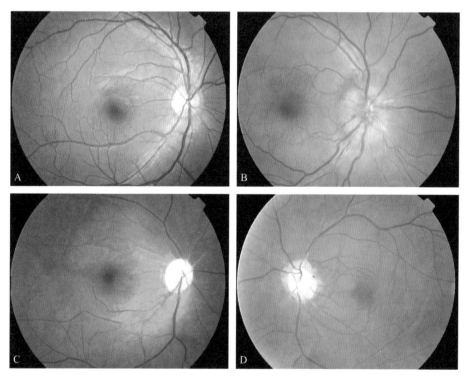

图2-4　眼底表现
A.正常眼底　B.视神经乳头水肿　C.原发性视神经萎缩　D.继发性视神经萎缩

血、脑膜炎、静脉窦血栓等引起颅内压增高的疾病。

(2) 视神经萎缩(optic atrophy) 根据病因不同而分为原发性和继发性。原发性视神经萎缩常见于视神经直接受压、球后视神经炎、多发性硬化、变性疾病等,表现为视神经乳头苍白而界线清楚,筛板清晰可见(图 2-4C);继发性视神经萎缩常见于视神经乳头水肿及视神经乳头炎的晚期,表现为视神经乳头苍白,边界不清楚,不能窥见筛板(图 2-4D)。外侧膝状体和视辐射的病变不出现视神经萎缩。

三、动眼神经、滑车神经、展神经

【解剖结构及生理功能】 动眼神经、滑车神经、展神经 3 对脑神经共同管理眼球运动,故合称眼球运动神经。

1. 动眼神经(oculomotor nerve) 为运动神经,含有一般躯体运动和一般内脏运动两种纤维。一般躯体运动纤维起于中脑上丘平面的动眼神经核,一般内脏运动纤维起于中脑的动眼神经副核(埃丁格 – 韦斯特法尔核,Edinger-Westphal nucleus,简称 E-W 核)。动眼神经核分运动核(包括外侧核和正中核)和自主神经核(动眼神经副核)两部分。运动核位于中脑导水管周围的灰质前方,E-W 核位于中脑导水管周围的灰质中,正中核(Perlia 核)位于两侧动眼神经副核之间。

由动眼神经核发出的纤维向腹侧经过红核组成动眼神经,由大脑脚脚间窝出脑,在大脑后动脉与小脑上动脉之间穿过,向前与后交通动脉平行,穿过海绵窦的侧壁经眶上裂入眶,分布于上睑提肌(眼睑上提)、上直肌(眼球向上内转)、下直肌(眼球向下内转)、下斜肌(眼球向外上转)、内直肌(眼球内转)(图 2-5)。

由动眼神经副核发出的副交感神经纤维离开动眼神经加入睫状神经节,发出节后纤维支配瞳孔括约肌和睫状肌,司瞳孔缩小及晶状体变厚而视近物。正中核发出纤维至双眼内直肌,参与调节反射(辐辏反射)。

2. 滑车神经(trochlear nerve) 起自中脑动眼神经核下端的滑车神经核,其纤维走向背侧顶盖,在顶盖与前髓帆交界处交叉至对侧,经下丘下方出脑,先绕大脑脚至脚底,再穿入海绵窦外侧壁与动眼神经伴行,经眶上裂入眶后分布于上斜肌(图 2-5)。

3. 展神经(abducent nerve) 起自脑桥中后部的展神经核。展神经从桥延沟内侧部出脑后,向前上方走行,最后在斜坡前通过硬脑膜下间隙进入海绵窦,在颅底经较长的行程后,由眶上裂入眶,支配外直肌(图 2-5)。

眼球运动是一种精细而协调的工作,在眼球外肌中只有外直肌和内直肌是单一水平运动,另 4 条肌肉有向几个方向运动的功能,既互相抵消又互相协同,以完成眼球向某一方向的运动,保证影像投射在两侧视网膜的确切位置(图 2-5)。

眼球的活动无论是向哪个方向都是同时进行的,双眼的水平性同向运动功能通过内侧纵束实现。两侧的内侧纵束,上自中脑背盖,下至颈髓上端,紧靠近中线,是眼球水平性同向运动的重要联络通路,通过脑桥的侧视中枢[位于展神经核附近脑桥旁正中网状结构(paramedian pontine reticular

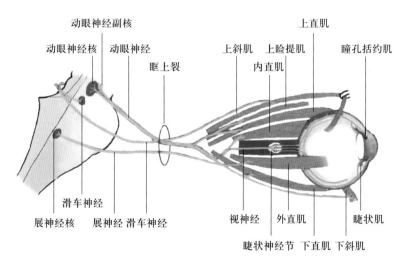

图 2-5 动眼神经、滑车神经和展神经的纤维成分及分布

formation,PPRF)〕连接一侧动眼神经内直肌核和对侧展神经核,实现眼球的同向水平运动。内侧纵束还与皮质下的视觉中枢及听觉中枢(四叠体上丘及下丘)发生联系,以完成由于视觉或听觉刺激,头及眼向刺激侧发生的不随意的反射性转动。

【病损表现及定位诊断】

1. 眼肌瘫痪 根据损害的部位不同,分为周围性眼肌瘫痪、核性眼肌瘫痪、核间性眼肌瘫痪和核上性眼肌瘫痪;根据损害眼肌的范围不同,又分为眼外肌瘫痪、眼内肌瘫痪和全眼肌瘫痪。

(1) 周围性眼肌瘫痪(peripheral ophthalmo-plegia)

1)动眼神经麻痹:完全损害时出现上睑下垂,眼球向上、内、下活动受限,眼球稍偏外、偏下,瞳孔散大,光反射及调节反射消失,伴有复视。见于动眼神经受压(如动脉瘤)、海绵窦炎及血栓、脑膜炎及眶上裂综合征等。

2)滑车神经麻痹:单纯性少见,多与动眼神经麻痹共存。表现为眼球向外下方活动减弱,下视时出现复视。

3)展神经麻痹:眼球向外活动不能,内斜视,伴有复视。单纯性临床常见,可见于糖尿病、鼻咽癌、颅内压增高、非特异性炎症等。

临床上,动眼神经、展神经和滑车神经同时受累见于海绵窦炎症及血栓、眶上裂综合征等。

(2) 核性眼肌瘫痪(nuclear ophthalmoplegia)是指脑干病变使动眼神经、滑车神经、展神经核损害所引起的眼肌瘫痪。核性眼肌瘫痪有以下3个特点。

1)多伴有脑干内邻近结构的损害症状:如动眼神经核损伤可累及邻近的锥体束而出现动眼神经交叉性瘫痪,展神经核和面神经核常同时受累,如同时累及锥体束可出现展神经、面神经交叉性瘫痪等。

2)眼肌瘫痪常不完全或选择性地损害个别眼肌功能:如核性动眼神经麻痹时,可单独出现内直肌或上、下直肌的瘫痪,故亦称分离性眼肌瘫痪。

3)常累及双侧。

(3) 核间性眼肌瘫痪(internuclear ophthal-moplegia) 当脑干病变累及内侧纵束时产生眼球水平性同向运动障碍(图2-6),但双眼内直肌的内

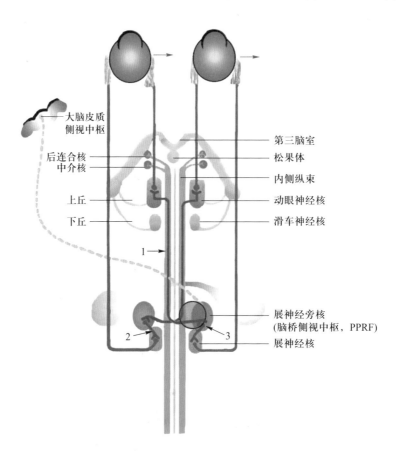

图 2-6 核间性眼肌瘫痪

图中数字 1~3 含义请参阅正文。

大脑皮质侧视中枢
第三脑室
松果体
后连合核
中介核
内侧纵束
上丘
动眼神经核
下丘
滑车神经核
1
2
3
展神经旁核(脑桥侧视中枢,PPRF)
展神经核

聚运动正常,这是由于支配内聚运动的核上通路未受到损害。常见于脑干血管病和多发性硬化。

1)前核间性眼肌瘫痪:病变位于脑桥侧视中枢与动眼神经核之间的内侧纵束上行纤维(图2-6中1)。表现为患侧眼球不能内收,对侧眼球外展时伴有眼球震颤,辐辏反射正常。由于双侧内侧纵束位置接近,同一病变也可使双侧内侧纵束受损,出现双眼均不能内收。因动眼神经位于PPRF的前方而得名。

2)后核间性眼肌瘫痪:病变位于脑桥侧视中枢与展神经核之间的内侧纵束下行纤维(图2-6中2)。表现为患侧眼球不能外展,对侧眼球内收正常,辐辏反射正常。因展神经核位于PPRF的后方而得名。

3)一个半综合征:一侧脑桥背盖部病变,使得脑桥侧视中枢和对侧已交叉过来的内侧纵束上行纤维同时受累(图2-6中3)。表现为患侧眼球固定,既不能内收,又不能外展;对侧眼球不能内收,只能外展,伴有水平眼球震颤。

(4)**核上性眼肌瘫痪**(supranuclear ophthalmoplegia)　亦称中枢性眼肌瘫痪,包括侧视凝视和垂直凝视瘫痪。是由于眼球运动中枢损害,使双眼不能协同向上、向下或向一侧运动。当眼球水平运动皮质侧视中枢(额中回后部)病变时,产生侧视凝视麻痹,破坏性病变(如脑出血)双眼向病灶侧偏视,刺激性病变(如癫痫)双眼向病灶对侧偏视。脑桥的侧视中枢(皮质下中枢)支配双眼水平运动,受对侧皮质侧视中枢控制(图2-7)。故此处破坏性

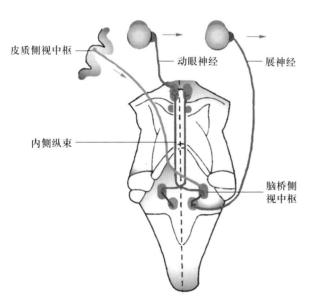

图2-7　双侧同向偏斜

病变时,引起双眼向病灶对侧偏视。双眼随意性同向垂直运动的皮质中枢位于额叶的额中回后部,而反射性双眼同向垂直运动的皮质中枢位于枕叶皮质。上丘为眼球垂直运动的皮质下中枢,上丘上部是双眼向上运动中枢,上丘下部是双眼向下运动中枢。当上丘上部损伤时,出现双眼共同向上运动不能,即帕里诺综合征(Parinaud syndrome),又称四叠体综合征,常见于松果体瘤等中脑上端病变。当上丘上半刺激性病变时,可出现发作性双眼转向上方,称动眼危象,系脑炎后帕金森综合征的特征性症状。上丘下半部损伤时,出现双眼向下运动不能。

核上性眼肌瘫痪临床上有3个特点:① 无复视;② 双眼同时受累;③ 反射性运动仍保存,即患者双眼不能随意向一侧运动,但该侧突然出现声响时,双眼可反射性转向该侧。

2. **复视**(diplopia)　是指当眼肌瘫痪时,由于目的物不能投射到双眼视网膜的对应点上而出现视物双影。复视产生的原因主要是健眼能使外界物体的影像投射到黄斑区,而有眼肌瘫痪的患眼使外界物体的影像投射到黄斑区以外的视网膜上;视网膜上不对称的刺激在视中枢引起两个影像的冲动,从而出现真像和假像。临床上任何原因导致眼外肌部分瘫痪时,均可出现复视。

3. **瞳孔调节障碍**　瞳孔的大小是由动眼神经的副交感神经纤维(支配瞳孔括约肌)和颈上交感神经节发出的节后神经纤维(支配瞳孔散大肌)共同调节的。当动眼神经的副交感神经纤维损伤时,出现瞳孔散大;交感神经纤维损伤时,出现瞳孔缩小。在普通光线下,瞳孔的直径为3~4 mm。一般认为,瞳孔直径小于2 mm为瞳孔缩小,大于5 mm为瞳孔散大。

(1)**瞳孔缩小**　一侧瞳孔缩小多见于霍纳综合征(Horner syndrome)。表现为病变侧瞳孔缩小、眼球内陷、眼裂变小、面部少汗。霍纳综合征系颈上交感神经径路损害所致(图2-8)。如果损害双侧交感神经的中枢径路,则出现双侧瞳孔缩小,见于脑桥出血、脑室出血压迫脑干、镇静安眠药中毒等。

(2)**瞳孔散大**　见于动眼神经麻痹。由于动眼神经的副交感神经纤维在其神经的表面,所以当钩回疝时,可出现瞳孔散大而无眼外肌瘫痪。视神经病变失明及阿托品类药物中毒时,瞳孔亦散大。

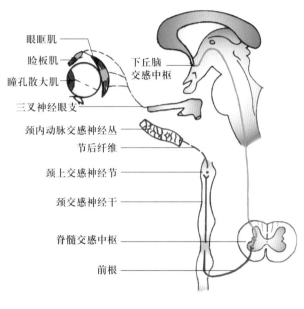

图 2-8 颈上交感神经径路

眼眶肌
睑板肌
瞳孔散大肌
三叉神经眼支
颈内动脉交感神经丛
节后纤维
颈上交感神经节
颈交感神经干
脊髓交感中枢
前根
下丘脑交感中枢

(3) 瞳孔对光反射消失 光线刺激瞳孔引起瞳孔缩小的反射称瞳孔对光反射。分为直接对光反射和间接对光反射。光照侧瞳孔缩小为直接对光反射，光照对侧瞳孔缩小为间接对光反射。其传导径路为：光线→视网膜→视神经→视交叉→视束→顶盖前区→两侧动眼神经副核→动眼神经→睫状神经节→节后纤维→瞳孔括约肌(图 2-9)。当传导径路上任何一处损害均可引起瞳孔对光反射丧失和瞳孔散大。如视神经受损，该侧直接对光反射消失，间接对光反射存在；如动眼神经受损，该侧直接、间接对光反射均消失。因司瞳孔对光反射的纤维不进入外侧膝状体，所以外侧膝状体、视辐射

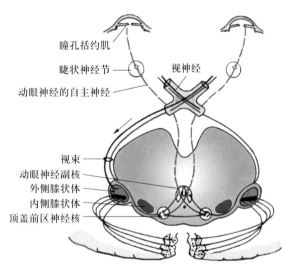

瞳孔括约肌
睫状神经节
动眼神经的自主神经
视神经
视束
动眼神经副核
外侧膝状体
内侧膝状体
顶盖前区神经核

图 2-9 对光反射通路

及枕叶中枢损害引起的中枢性失明不出现瞳孔散大及对光反射消失。

(4) 调节反射 指注视近物时，由于双眼内直肌收缩，引起双眼会聚及瞳孔缩小的反应，亦称辐辏反射。调节反射的随意性皮质中枢可能在额中回的后部，反射性皮质中枢在枕叶距状裂皮质。其传导径路可能是：

$$视网膜→视神经→顶盖前区→动眼神经正中核→\begin{cases}动眼神经副核→瞳孔括约肌\\双眼内直肌\end{cases}$$

调节反射的会聚不能见于帕金森综合征、中脑病变等，调节反射的缩瞳反应丧失见于白喉(损害睫状神经节)。

(5) 阿 - 罗瞳孔(Argyll Robertson pupil) 表现为两瞳孔较小、不等大、边缘不整，对光反射消失而调节反射存在。常见于神经梅毒，偶见于多发性硬化、脑炎。

四、三叉神经

【解剖结构及生理功能】 三叉神经(trigeminal nerve)为混合神经，是粗大的脑神经，含有一般躯体感觉和特殊内脏运动两种纤维。大部分为面部感觉神经，小部分是支配咀嚼肌的运动神经纤维(图 2-10)。

1. 感觉 三叉神经感觉纤维的 I 级神经元位于颞骨岩尖三叉神经压迹处的三叉神经节，其节后的周围突构成三叉神经，分 3 个周围支，即眼神经、上颌神经、下颌神经。分布于头皮前部、面部皮肤及眼、鼻、口腔黏膜等。其中枢突终止于三叉神经中脑核(司深感觉)、三叉神经感觉主核(司触觉、辨别觉)和三叉神经脊束核(司痛、温度觉)。再由感觉主核及脊束核的 II 级神经元发出纤维交叉至对侧组成三叉丘脑束，终止于丘脑腹后内侧核，由此处 III 级神经元发出的纤维经内囊，止于中央后回下 1/3 区。

(1) 眼神经(第一支) 分布于颅顶前部头皮、前额、鼻背、上睑、眼球及鼻腔上部的黏膜感觉等，经海绵窦外侧壁由眶上裂入眶。眼神经是角膜反射的传入纤维。

(2) 上颌神经(第二支) 分布于上颌部的皮肤、上唇、上部牙齿及牙龈、硬腭和软腭、扁桃体窝前部、鼻腔下部、上颌窦及鼻咽部黏膜等，经海绵窦外侧壁由圆孔入颅，经眶下孔(裂)至面部。

(3) 下颌神经(第三支) 分布于下颌牙根及牙

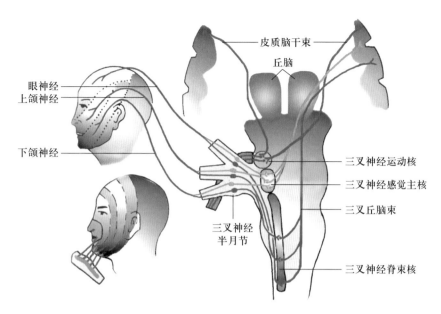

图 2-10 三叉神经

龈、舌前 2/3 及口腔底部黏膜、耳颞区和口裂以下皮肤,由卵圆孔入颅。

三叉神经节的中枢突进入脑桥,痛觉、温度觉纤维下行成为三叉神经脊束,终止于三叉神经脊束核,该核很长,从脑桥至第 3 颈髓后角。从耳周来的纤维止于脊束核的下部,从口周来的纤维止于此核的上部。

2. 运动 三叉神经运动纤维始于三叉神经运动核。其运动支随下颌神经经卵圆孔出颅,分布于所有咀嚼肌和鼓膜张肌等。三叉神经运动核受双侧皮质脑干束支配。

3. 角膜反射 是由三叉神经的眼神经与面神经共同完成的。角膜反射弧为:角膜→三叉神经眼神经→三叉神经节→三叉神经感觉主核→面神经核→面神经→眼轮匝肌。因此当三叉神经第一支(眼神经)损害时,出现角膜反射消失。

【病损表现及定位诊断】

1. 三叉神经节和三叉神经根的病变 表现为三叉神经分布区的感觉障碍,角膜溃疡,角膜反射减弱或消失,咀嚼肌瘫痪。三叉神经根的病变多见于桥小脑脚肿瘤,且多数合并第Ⅶ、Ⅷ对脑神经和同侧小脑损伤的症状和体征。

2. 三叉神经分支的病变 表现为三叉神经某分支分布范围内的痛觉、温度觉、触觉均减弱或消失。若眼神经病变可合并角膜反射减弱或消失;若下颌神经病变可合并同侧咀嚼肌无力或瘫痪,张口时下颌向患侧偏斜(因翼状肌的功能是将下

颌推向前、向下,故一侧神经麻痹,张口时下颌向患侧偏斜)。

3. 三叉神经核损伤 不同的三叉神经核损害,出现不同的症状和体征。如感觉核损害只出现感觉障碍;运动核损害只出现运动障碍;三叉神经脊束核部分损伤,出现洋葱皮样分离性感觉障碍(痛觉、温度觉缺失而触觉存在)。常见于瓦伦贝格综合征(延髓背外侧综合征)、延髓空洞症等。

4. 三叉神经核上性损害 由于三叉神经运动核受双侧皮质脑干束支配,故单侧皮质脑干束受损不出现临床症状。双侧病变时,可出现张口不能,咀嚼肌瘫痪,见于脑血管疾病。

5. 三叉神经痛 是由刺激性病变(如局部血管压迫或炎症刺激)导致三叉神经分布区的发作性的剧烈疼痛。

五、面神经

【解剖结构及生理功能】 面神经(facial nerve)为混合神经,含有特殊内脏运动纤维、一般内脏运动纤维(副交感神经纤维)、特殊内脏感觉纤维和一般躯体感觉纤维 4 种纤维成分。面神经分两支,较大一支为面神经本部,是支配面部表情肌的运动纤维;较细的一支为中间神经,含有躯体和内脏的传入纤维及内脏的传出纤维,司味觉和腺体分泌(图 2-11)。

1. 特殊内脏运动纤维 发自脑桥下部被盖腹外侧的面神经运动核,其纤维绕过展神经核,与前

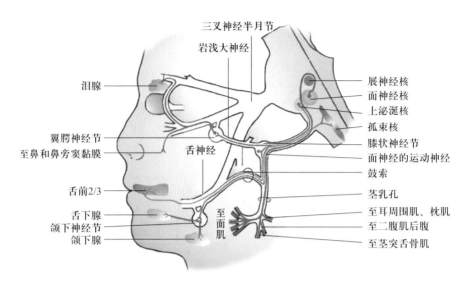

图 2-11 面神经

庭蜗神经共同进入内耳孔。在面神经管中分出鼓索神经和镫骨神经,然后经茎乳孔出颅,穿过腮腺,支配面部诸表情肌及颈阔肌。面神经核上部支配上部面肌(额肌、皱眉肌及眼轮匝肌),受双侧皮质脑干束控制;面神经核下部支配下部面肌(颊肌、口轮匝肌),只受对侧皮质脑干束控制(图 2-12),临床上具有非常重要的定位意义。

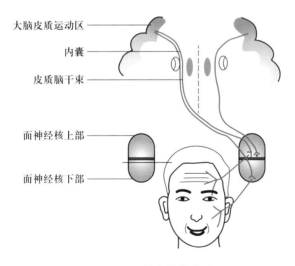

图 2-12 面神经核的支配

2. 一般内脏运动纤维(副交感神经纤维) 从脑桥上泌涎核发出,经中间神经、舌神经至下颌下神经节,其节后纤维分布于舌下腺及颌下腺,司腺体的分泌。而泪腺分泌纤维则经中间神经由膝状神经节发出,组成岩浅大神经,至翼腭神经节,其节后纤维支配泪腺的分泌。

3. 特殊内脏感觉纤维 其胞体位于膝状神经节,周围突在面神经管内形成鼓索,参加到三叉神经下颌支的舌神经中,终止于舌前 2/3 味蕾,司舌前 2/3 味觉;中枢突止于孤束核,从孤束核发出纤维至丘脑,最后终止于中央后回。

4. 一般躯体感觉纤维 有少量感觉纤维起自膝状神经节,与舌咽神经、迷走神经的同类纤维共同司外耳道和耳后皮肤的感觉。

【病损表现及定位诊断】

1. 中枢性面神经麻痹 为上运动神经元损伤所致。临床仅表现为病灶对侧下部面肌瘫痪。即鼻唇沟变浅、口角下垂,示齿时口角偏向健侧,不能鼓腮,患侧口角流涎,而上部面肌不受影响(图 2-13A)。常见于脑血管疾病等。但在临床上也有如下少见的情况:患者面神经核上部也主要由对侧皮质脑干束支配,故病变时除下部表情肌瘫痪外,会同时出现上部表情瘫痪,如额纹变浅、眼裂变大、闭眼无力的情况,但程度多较轻,应注意与周围性面神经麻痹相鉴别。

2. 周围性面神经麻痹 病变在核或核以下周围神经。临床表现为同侧全部表情肌瘫痪,即患侧额纹变浅或消失、眼裂变大、闭眼无力、鼻唇沟变浅,示齿口角偏向健侧(图 2-13B)。

(1) 面神经核损害 因面神经核与展神经核相邻,故脑干病变面神经核受损时,有时会同时波及邻近的展神经核及锥体束,临床上除表现为周围

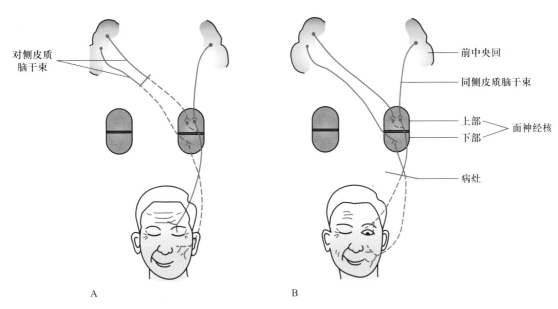

图 2-13　中枢性面神经麻痹和周围性面神经麻痹
A. 中枢性面神经麻痹　B. 周围性面神经麻痹

左侧标注：对侧皮质脑干束

右侧标注：前中央回　同侧皮质脑干束　上部　下部　面神经核　病灶

性面神经麻痹外,常伴有展神经麻痹和(或)锥体束损害,如面神经、展神经交叉性瘫痪。常见于脑干肿瘤及血管疾病。

(2) **膝状神经节病变**　多见于带状疱疹病毒感染。表现为耳后部剧烈疼痛,外耳道疱疹及周围性面神经麻痹,并可见泪腺和唾液腺分泌障碍,也称为亨特综合征(Hunt syndrome)。临床上常合并眩晕、眼球震颤、平衡障碍、听力障碍,系病变波及前庭蜗神经所致。

(3) **面神经管内损害**　除表现为周围性面神经麻痹外,尚有其他伴随症状:① 病变在镫骨支之上,则伴有听觉过敏,舌前 2/3 味觉障碍及唾液腺分泌障碍;② 病变在镫骨支与鼓索支之间,则舌前 2/3 味觉障碍及唾液腺分泌障碍,无听觉过敏;③ 鼓索支以下至茎乳孔附近病变,表现为典型的周围性面神经麻痹症状。

(4) **茎乳孔之后病变**　表现为典型的周围性面神经麻痹症状。

(5) **茎乳孔以外病变**　只表现为周围性面神经麻痹。

面神经麻痹的定位诊断,首先要区别是周围性面神经麻痹还是中枢性面神经麻痹。如为周围性面神经麻痹,还要区分是脑干内还是脑干外,脑干外还应区分是膝状神经节病变还是在面神经管的不同部位抑或出茎乳孔后的病变。这种明确的定位对疾病的定性诊断有重要价值。

六、前庭蜗(位听)神经

【解剖结构及生理功能】　前庭蜗神经(vestibulocochlear nerve)又称为位听神经或听神经,是特殊躯体感觉性神经,由两种功能不同的神经组成,即蜗神经和前庭神经。

1. 蜗神经(cochlear nerve)　起自内耳螺旋神经节的双极神经元。

蜗神经周围突终止于内耳螺旋器(科蒂器)的毛细胞;中枢突进入内耳道组成蜗神经,终止于脑桥的蜗神经核。交换神经元后,一部分纤维经斜方体至对侧,一部分纤维在同侧上行,形成外侧丘系,终止于下丘及内侧膝状体,再发出纤维经内囊后肢形成听辐射,终止于皮质听觉中枢(颞横回)。蜗神经的主要功能是传导听觉。

2. 前庭神经(vestibular nerve)　起源于内耳前庭神经节的双极细胞,其周围突穿过内耳道底终止于椭圆囊斑、球状囊斑和壶腹嵴中的毛细胞;中枢突组成前庭神经,止于脑桥的前庭神经核。小部分纤维经过小脑下脚进入小脑,止于绒球及小结。由前庭神经外侧核发出的纤维构成前庭脊髓束,止于前角细胞。所有前庭神经核都通过内侧纵束与眼球运动神经核相连,可反射性调节眼球位置及颈肌活动。前庭神经的主要功能是与小脑共同维持身体的平衡。

【病损表现及定位诊断】

1. 蜗神经 损害后主要表现为神经性耳聋和耳鸣。

(1) 神经性耳聋 由耳蜗和蜗神经病变引起，为感音性耳聋。听力障碍以高音频为主，常同时伴有眩晕。神经性耳聋应与耳部疾病引起的传导性耳聋鉴别（表2-2）。

表2-2 神经性耳聋与传导性耳聋的鉴别

检查方法	正常	传导性耳聋	神经性耳聋
韦伯试验	居中	偏向患侧	偏向健侧
林纳试验	气导>骨导	气导<骨导	气导>骨导（均缩短）

(2) 耳鸣(tinnitus) 是主观听到声响，但外界并无声响刺激。由感音器或其传导径路病变刺激引起，低音性耳鸣多为传导径路病变。

2. 前庭神经 损害时出现眩晕、眼球震颤及平衡障碍。

(1) 眩晕(vertigo) 是患者感觉周围物体或自身在旋转、倾斜的运动幻觉。轻者只表现为眩晕及走路不稳，严重的伴有眼球震颤、恶心及呕吐症状，甚至不能起床活动。前庭系统性眩晕分为周围性（周围前庭性）眩晕和中枢性（中枢前庭性）眩晕。两者的鉴别见表2-3。

(2) 眼球震颤(nystagmus) 简称眼震，为眼球不自主和有节律地来回运动。当前庭器官、前庭神经、内侧纵束及前庭小脑束病变时均可出现眼球震颤。眼球震颤有快相与慢相之分，通常以快相的方向作为眼球震颤的方向。多数眼球震颤向某一方向注视时出现，少数在眼球静止时即出现。眼球震颤有水平性、垂直性、旋转性和混合性。由于前庭系统病变部位不同，眼球震颤的方向不

一。急性迷路病变常引起快相向健侧的旋转眼球震颤，伴有眩晕。垂直性眼球震颤为脑干被盖部病变的特征。中枢性前庭病变时眼球震颤方向不一。

(3) 平衡障碍(disequilibrium) 出现躯体平衡障碍，行走时明显。

七、舌咽神经、迷走神经

舌咽神经(glossopharyngeal nerve)和迷走神经(vagus nerve)均为混合神经，都包括躯体运动、内脏运动(副交感)、躯体感觉和内脏感觉4种成分。它们共享疑核和孤束核等。疑核发出的纤维随舌咽神经和迷走神经支配软腭、咽、喉和食管上部的横纹肌，舌咽神经和迷走神经的一般内脏感觉纤维的中枢突终止于孤束核，两者关系密切，常同时受损。

【解剖结构及生理功能】

1. 舌咽神经 含有5种纤维成分：特殊内脏感觉纤维、一般内脏感觉纤维、一般躯体感觉纤维、副交感纤维和运动纤维。

(1) 感觉纤维 ①特殊内脏感觉纤维：其胞体位于舌咽神经下神经节（结状神经节）；中枢突止于孤束核；周围突分布于舌后1/3的味蕾，传导味觉。②一般内脏感觉纤维：其胞体亦位于舌咽神经下神经节；中枢突止于孤束核；周围突接受咽、扁桃体、舌后1/3、咽鼓管、鼓室等处黏膜的感觉，而至颈动脉窦和颈动脉球的纤维（窦神经）与呼吸、血压、脉搏的调节有关。③一般躯体感觉纤维：其胞体位于舌咽神经上神经节（颈静脉神经节），周围突分布于耳后皮肤，中枢突止于三叉神经脊束核。

(2) 副交感纤维 起自下涎核，终止于耳神经节，其节后纤维分布于腮腺，司腮腺分泌。

(3) 运动纤维 起自延髓疑核，经颈静脉孔出颅，支配茎突咽肌，提高咽穹隆，与迷走神经共同完成吞咽动作。

表2-3 周围性眩晕与中枢性眩晕的鉴别

鉴别要点	周围性眩晕	中枢性眩晕
病变部位	前庭感受器及前庭神经	前庭神经核及核上皮质脑干束
眩晕程度	突然发生，持续时间短，症状重，可周期性发作	持续时间长，症状较轻
眼球震颤	幅度细小，多为水平及水平加旋转	幅度粗大，形式多变
自主神经症状	恶心、呕吐、出汗、面色苍白	不明显
耳蜗症状	常伴耳鸣、听力减退等	无耳鸣及听力障碍

2. 迷走神经 是行程最长、分布范围最广的脑神经。

（1）感觉纤维 ① 一般躯体感觉纤维：其胞体位于迷走神经上神经节内（颈静脉神经节），中枢突止于三叉神经脊束核，周围突分布于外耳道、耳郭凹面的皮肤及硬脑膜。② 一般内脏感觉纤维：其胞体位于迷走神经下神经节内（结状神经节），中枢突止于孤束核，周围突分布于颈、胸及腹部的诸器官。

（2）运动纤维 包括两个分支：① 起自疑核的纤维由橄榄体的背侧出延髓，经颈静脉孔出颅，分布于软腭、咽及喉部的肌肉。② 起自迷走神经背核的副交感纤维，主要分布于胸腹腔诸器官，控制平滑肌、心肌和腺体的活动。

【病损表现及定位诊断】 舌咽神经、迷走神经损伤会出现构音障碍、吞咽困难、饮水发呛，临床上称为延髓性麻痹。由疑核或其发出的纤维受损引起的延髓性麻痹称为真性延髓性麻痹，查体可见软腭上抬受限，咽反射消失。见于吉兰-巴雷综合征、瓦伦贝格综合征等延髓病变。因舌咽神经、迷走神经的运动核受双侧皮质脑干束支配，故一侧损害时不出现延髓性麻痹症状，双侧皮质脑干束损伤时可出现构音和吞咽障碍，而咽反射存在，伴强哭、强笑、原始反射亢进，称为假性延髓性麻痹。真性延髓性麻痹与假性延髓性麻痹的鉴别见表2-4。

表2-4 真性延髓性麻痹与假性延髓性麻痹的鉴别

鉴别要点	真性延髓性麻痹	假性延髓性麻痹
病变部位	舌咽神经、迷走神经，疑核（一侧或两侧）	双侧皮质脑干束
下颌反射	消失	亢进
掌颌反射	消失	亢进
咽反射	消失	存在
强哭、强笑	无	有
舌肌萎缩	可有	无

八、副神经

【解剖结构及生理功能】 副神经（accessory nerve）为运动神经，由延髓支及脊髓支两部分组成。延髓支起自延髓疑核上部，发出的纤维在延髓下部

与脊髓支会合后穿过颈静脉孔，之后延髓支与脊髓支分离加入迷走神经，构成喉返神经，支配声带运动；脊髓支起自颈1~5（或6）前角腹外侧细胞柱，其纤维经枕骨大孔入颅，经颈静脉孔出颅，分布于斜方肌和胸锁乳突肌。

【病损表现及定位诊断】 由于副神经受双侧皮质脑干束支配，故一侧皮质脑干束损伤不出现症状。一侧副神经受损时，出现患侧胸锁乳突肌及斜方肌瘫痪、萎缩，表现为肩下垂、耸肩不能、头不能转向对侧等。后颅凹病变时，副神经常与舌咽神经和迷走神经同时受损，称颈静脉孔综合征。双侧副神经核或其神经损害表现为双侧胸锁乳突肌肌力弱，患者头前屈无力，直立困难，仰卧位时不能抬头，出现特征性的颈软、头下垂征象。见于肌萎缩侧索硬化、森林脑炎等。

九、舌下神经

【解剖结构及生理功能】 舌下神经（hypoglossal nerve）为躯体运动神经。舌下神经核位于延髓第四脑室底舌下三角深处，发出纤维在橄榄体与锥体之间出延髓，经舌下神经管出颅，分布于同侧舌肌。舌下神经只受对侧皮质脑干束支配。

【病损表现及定位诊断】

1. 核上性病变 当一侧病变时，伸舌偏向病灶对侧（舌向外伸出主要是颏舌肌向前推的作用），无肌束震颤及萎缩，称中枢性舌下神经瘫。常见于脑血管疾病等。

2. 核及核下性病变 表现为患侧舌肌瘫痪、舌肌萎缩，可见肌束颤动，伸舌时舌尖偏向患侧，亦称周围性舌下神经瘫。见于肌萎缩侧索硬化、延髓空洞症等。

（周东）

第二节 感觉系统

感觉（sensation）是人体感受器接受各种形式的刺激在大脑中的直接反应。分为特殊感觉（视、听觉、味觉、嗅觉）和一般感觉（深感觉、浅感觉及复合觉）。感觉障碍是神经系统疾病常见的症状和体征，对神经系统损伤的定位诊断有重要意义。本节仅讨论一般感觉 ① 浅感觉：来自皮肤、黏膜的痛觉、温度觉及触觉。② 深感觉：来自肌腱、肌肉、骨膜和关节的本体感觉，包括运动觉、位置觉和振动

觉。③复合感觉:又称皮质感觉,由大脑顶叶皮质对深浅感觉分析、整合而成。包括实体觉、图形觉、两点辨别觉、皮肤定位觉和质量觉等。

【解剖结构及生理功能】

1. 感觉传导径路 见图 2-14。

(1)痛觉、温度觉传导径路 皮肤、黏膜感受器→周围神经→脊神经节(Ⅰ级神经元)→后根→脊髓后角(Ⅱ级神经元)→经前连合交叉至对侧侧索→脊髓丘脑侧束→丘脑(Ⅲ级神经元)→内囊后肢→中央后回。

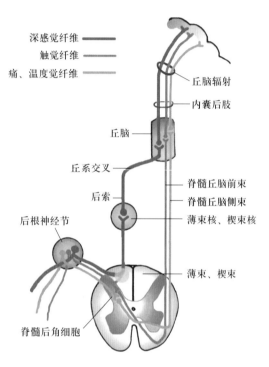

图 2-14 感觉传导径路

(2)触觉传导径路 皮肤感受器→周围神经→脊神经节(Ⅰ级神经元)→后根→脊髓后索→

大部分纤维到薄束核、楔束核(Ⅱ级神经元)→丘系交叉→内侧丘系少许纤维到脊髓后角(Ⅱ级神经元)→对侧前索→脊髓丘脑前束

→丘脑(Ⅲ级神经元)→内囊后肢→中央后回。

(3)深感觉传导径路 肌肉、肌腱、关节感受器→脊神经节(Ⅰ级神经元)→脊髓后索→薄束核、楔束核(Ⅱ级神经元)→丘系交叉→内侧丘系→丘脑(Ⅲ级神经元)→中央后回。

2. 髓内感觉传导束的排列 脊髓内感觉传导束主要有脊髓丘脑束(脊髓丘脑侧束、脊髓丘脑前束)、薄束和楔束、脊髓小脑束、脊髓顶盖束等。感觉传导束在髓内的排列有一定的顺序,脊髓丘脑侧束的排列由内向外依次为颈、胸、腰、骶;薄束和楔束在后索,薄束在内,楔束在外,由内向外依次为骶、腰、胸、颈(图 2-15),这种排列特点对脊髓的髓内、髓外病变的诊断及鉴别诊断具有重要价值。

3. 节段性感觉支配 一个脊神经后根支配一定的皮肤区域,称为皮节。绝大多数皮节是由 2~3 个神经后根重叠支配,因此,单一神经后根损害时感觉障碍不明显或稍有感觉减退,只有 2 个以上后根损伤才出现分布区的感觉缺失。因而脊髓损伤的实际上界应比查体的感觉障碍平面高出 1~2 个节段。脊髓的节段性感觉分布有几个重要标记:乳头平面为 T_4,脐平面为 T_{10},腹股沟为 L_{12} 和 L_1,对判断脊髓损伤的部位有极重要的意义。上肢、下肢的节段性感觉支配比较复杂,但仍可看出其节段性支配的规律(图 2-16,图 2-17)。

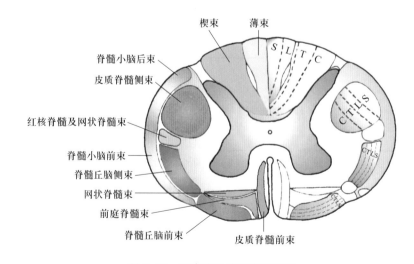

图 2-15 髓内感觉传导束的排列

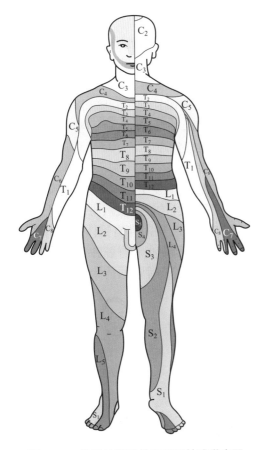

图 2-16　体表的节段性和周围性感觉支配

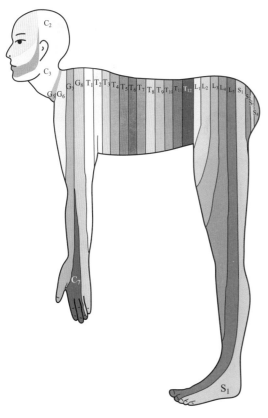

图 2-17　脊神经节段

4. 周围性感觉支配　由多个相邻的脊神经前支组成神经丛,如颈丛、腰丛和骶丛,再进行重新组合和分配,组成多条周围神经,每条周围神经含多个节段的脊神经纤维,因此周围神经在体表的分布与脊髓的节段性分布不同。

【感觉障碍的分类】　感觉障碍分为刺激性症状和抑制性症状两大类。刺激性症状系感觉径路受到刺激或兴奋性增高所致,表现为感觉过敏、感觉异常、疼痛、感觉倒错等;抑制性症状系感觉径路受到破坏或被抑制所致,表现为感觉减退或缺失。如在同一部位某种感觉丧失而他种感觉存在,称为分离性感觉障碍,如痛、温度觉消失而触觉存在,提示后角病变。

1. 感觉缺失(anesthesia)或感觉减退(hypesthesia)　指患者在清醒状态下对刺激无反应或反应减弱。感觉缺失包括痛觉、温度觉、触觉及深感觉缺失。同一部位各种感觉均缺失称为完全性感觉缺失。

2. 感觉过敏(hyperesthesia)　给予轻微刺激,可引起强烈疼痛。

3. 感觉异常(paresthesia)　指无外界刺激而发生的异常感觉,如麻木、蚁走感、灼热感等。感觉异常为主观的感觉症状,而客观检查无感觉障碍。

4. 感觉倒错(paraesthesia)　指对某种刺激的感觉错误。如冷的刺激产生热的感觉,非疼痛刺激产生疼痛的感觉等。

5. 痛觉过敏(hyperalgesia)　在感觉障碍的基础上,对外部刺激阈值增高且反应时间延长,因此对轻微刺激的辨别能力减弱,当受到强烈刺激后,需经过一段潜伏期后,才出现一种定位不明确的疼痛或不适感。见于周围神经或丘脑病变。

6. 疼痛(pain)　是感觉纤维受刺激的表现,为躯体的防御信号。临床上常见的疼痛有以下几种。

(1) **局部疼痛**　系仅限于病变部位的疼痛,如神经炎时的局部神经痛。

(2) **放射痛**　疼痛由局部放射到受累感觉神经的支配区。见于神经干或后根病变时,如坐骨神经痛。

(3) **扩散性疼痛**　某神经分支的疼痛可扩散至另一分支分布区,如手指远端挫伤,疼痛可扩散至整个上肢。

(4) **牵涉痛**　内脏疾患时可出现相应的体表区疼痛,这是由于内脏和该处皮肤的传入纤维都会聚到脊髓后角的神经元,当内脏疾患的疼痛冲动经交感神经、脊髓后根至脊髓后角时，扩散至该脊髓节段支配的体表而出现疼痛。如胆囊炎引起右肩疼痛，心绞痛引起左肩臂疼痛等。

(5) 灼性神经痛　为烧灼样剧烈疼痛，常见于含自主神经纤维较多的周围神经不全损伤时，如坐骨神经、正中神经损伤等。

【感觉障碍的类型】　由于病变部位的不同，临床上可出现不同类型的感觉障碍。

1. 单一周围神经型(神经干型)感觉障碍　在受损害的某一神经干分布区内，各种感觉均减退或消失。如桡神经麻痹、尺神经麻痹、股外侧皮炎等单神经病。

2. 末梢型感觉障碍　表现为四肢末端对称性的各种感觉障碍(痛觉、温度觉、触觉、深感觉)，呈手套、袜套样分布，远端重于近端(图 2-18A)。常伴有自主神经功能障碍。见于多发性神经病等。

3. 后根型感觉障碍　感觉障碍范围与神经根的分布一致，为节段性的感觉障碍(图 2-18B)。常伴有剧烈的疼痛，如腰椎间盘突出症、髓外肿瘤等。

4. 脊髓型感觉障碍

(1) 传导束型

1) 横贯型：即病变平面以下所有感觉(痛觉、温度觉、触觉、深感觉)均缺失或减弱，平面上部可能有过敏带(图 2-18C)。同时伴有锥体束及自主神经症状、体征。常见于脊髓炎和脊髓肿瘤等。

2) 后索型：由于后索的薄束、楔束损害，导致

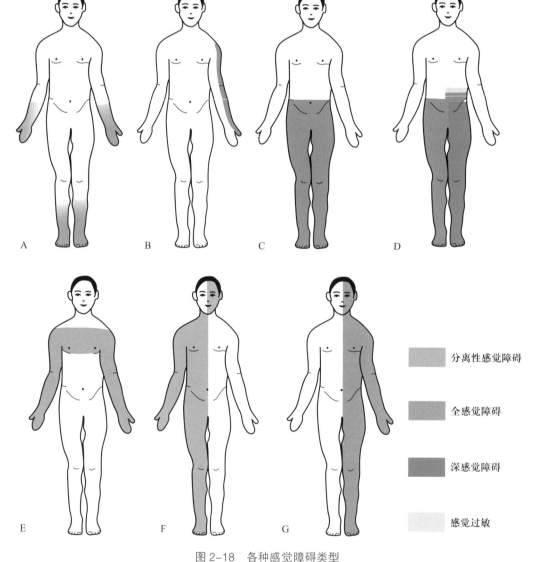

图 2-18　各种感觉障碍类型

A. 末梢型　B. 后根型(C_{5-6})　C. 传导束型(横贯型脊髓损害)　D. 传导束型(脊髓半离断型)

E. 节段型(前连合型)　F. 脑干型(交叉性感觉障碍)　G. 内囊型(偏身感觉障碍)

受损平面以下深感觉障碍,出现感觉性共济失调。见于糖尿病、脊髓结核、亚急性联合变性等。

3) 侧索型:因影响了脊髓丘脑侧束,表现为病变对侧平面以下痛觉、温度觉缺失而触觉和深感觉保存(分离性感觉障碍)。

4) 脊髓半离断型(布朗－塞卡综合征,Brown-Séquard syndrome):病变侧损伤平面以下深感觉障碍及痉挛性瘫痪,对侧损伤平面以下痛觉、温度觉缺失,亦称为脊髓半切征合征(图 2-18D)。见于髓外占位性病变、脊髓外伤等。

(2) 前连合及后角型　前连合病变时,受损部位呈双侧对称性节段性感觉解离(图 2-18E),表现为痛觉、温度觉消失而触觉存在;后角损害表现为损伤侧节段性感觉解离,出现病变侧痛觉、温度觉障碍,而触觉和深感觉保存。见于脊髓空洞症、脊髓内肿瘤等。

(3) 马尾圆锥型　主要表现为肛门周围及会阴部鞍状感觉缺失,马尾病变出现后根型感觉障碍并伴剧烈疼痛。见于肿瘤、炎症等。

5. 脑干型感觉障碍　脑干病变出现交叉性感觉障碍。延髓外侧和脑桥下部一侧损害时出现同侧面部和对侧偏身分离性感觉障碍(痛觉、温度觉缺失而触觉存在)(图 2-18F),如瓦伦贝格综合征等。而脑桥上部和中脑一侧病变时,对侧面部及偏身各种感觉均发生障碍,但多伴有同侧脑神经麻痹。见于炎症、脑血管疾病、肿瘤等。

6. 丘脑型感觉障碍　丘脑损害出现对侧偏身(包括面部)完全性感觉缺失或减退。其特点是深感觉和触觉障碍重于痛觉、温度觉,远端重于近端,并常伴发患侧肢体的自发痛,即"丘脑痛"。多见于脑血管疾病。

7. 内囊型感觉障碍　对侧偏身(包括面部)感觉缺失或减退(图 2-18G),常伴有偏瘫及偏盲,也称为三偏综合征。见于脑血管疾病。

8. 皮质型感觉障碍　顶叶皮质感觉分析器损害,可出现病灶对侧的复合觉(精细感觉)障碍,而痛觉、温度觉障碍轻,是由丘脑也接受部分痛、温觉的冲动造成的。如部分区域损害,可出现对侧单肢的感觉障碍。如为刺激性病灶,多表现为发作性感觉异常(癫痫单纯部分性发作)。

身体各部在大脑皮质感觉中枢呈头足倒置的支配关系(图 2-19)。

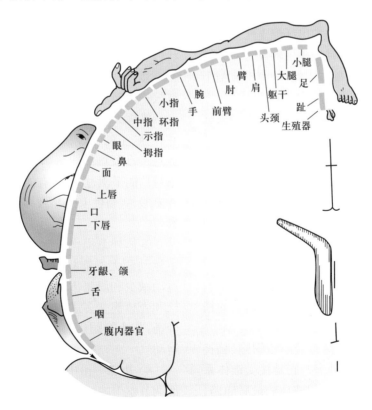

图 2-19　人体各部在大脑皮质感觉区的定位

(周东)

第三节　运动系统

运动系统(motor system)由上运动神经元(锥体系统)、下运动神经元、锥体外系及小脑系统组成。锥体系统与下运动神经元司随意运动,锥体外系司不随意运动,小脑系统司共济运动。人类精细而复杂的运动是由上述系统共同协调配合完成的。当上、下运动神经元受损时出现瘫痪,锥体外系损害时出现不自主运动,小脑系统损害时出现共济失调。

【解剖结构及生理功能】

1. 上运动神经元(锥体系统)　包括额叶中央前回运动区的大锥体细胞(贝兹细胞)及其轴突组成的皮质脊髓束和皮质脑干束。上运动神经元的功能是将运动冲动逐级下传,控制和支配下运动神经元,司随意运动。当上运动神经元受损时,将出现痉挛性(中枢性)瘫痪。

上运动神经元的传导径路为:中央前回运动区锥体细胞(贝兹细胞)发出的轴突形成锥体束(皮质脊髓束和皮质脑干束)→放射冠→内囊后肢和膝部→脑干。其中,皮质脑干束在脑干各个脑神经核平面交叉至对侧,同时也发出纤维支配同侧对应神经核。需注意的是,面神经核下部及舌下神经核仅受对侧皮质脑干束支配。因此,一侧皮质脑干束受损时仅出现对侧舌肌及面肌下部瘫痪。

皮质脊髓束在脑干处继续下行,行至中脑大脑脚中 3/5、脑桥基底部,在延髓锥体交叉处大部分纤维交叉至对侧,形成皮质脊髓侧束下行,终止于脊髓前角;小部分纤维不交叉形成皮质脊髓前束,在下行过程中陆续交叉,止于对侧脊髓前角;仅有少数纤维始终不交叉,直接下行,陆续止于同侧前角(图 2-20)。

大脑皮质运动区(中央前回及旁中央小叶)对身体的支配排列也呈手足倒置关系,而面部自身的排列是正常位置关系。代表区的大小与运动的精细和复杂程度相关(图 2-21)。

2. 下运动神经元　包括脊髓前角细胞、脑神经运动核及其发出的神经轴突。它是接受锥体系统、锥体外系和小脑系统各方面冲动的最后通路,是冲动到达骨骼肌的唯一通路,其功能是将这些冲动组合起来,通过周围神经传递至运动终板,引起肌肉的收缩。由脑神经运动核发出的轴突组成的

脑神经直接到达它们所支配的肌肉。由脊髓前角运动神经元发出的轴突经前根、神经丛(颈丛:$C_{1~4}$;臂丛:C_5~T_1;腰丛:$L_{1~4}$;骶丛:L_5~S_4)、周围神经及脑神经(运动神经)传递至运动终板,引起肌肉收缩。每个运动神经元及其所支配的一组肌纤维称为一个运动单位,它是执行运动功能的基本单元。

下运动神经元损伤可产生弛缓性(周围性)瘫痪。

3. 锥体外系(extrapyramidal system)　广义是指锥体系统以外的运动系统,包括大脑皮质运动前区、纹状体、丘脑、丘脑底核、中脑顶盖、红核、黑质、桥核、前庭核、小脑和脑干网状结构等;狭义的锥体外系仅指纹状体系统。纹状体包括尾状核和豆状核,豆状核又分为壳核和苍白球两部分。在种系发生上,尾状核和壳核出现较晚,故称为新纹状体;苍白球出现较早,故称为旧纹状体。锥体外系调节上、下运动神经元的运动功能。只有在锥体外系使肌张力保持稳定协调的基础上,锥体系统才能完成精确的随意运动。锥体外系的结构与纤维联系非常复杂,有大小多条环路,几条重要的联系通路如下:① 皮质—新纹状体—苍白球—丘脑—皮质环路;② 皮质—脑桥—小脑—皮质环路;③ 皮质—脑桥—小脑—丘脑—皮质环路;④ 新纹状体—黑质—新纹状体环路;⑤ 小脑齿状核—丘脑—皮质—脑桥—小脑齿状核环路;⑥ 齿状核—红核—脊髓前角细胞环路等(图 2-22)。

锥体外系通过上述大小多条环路,把大脑、基底核、脑干的神经核及小脑等联系起来,达到调节随意运动及维持肌张力的作用。在实现其间的联系与功能平衡过程中,有的环路需要 γ- 氨基丁酸、谷氨酸、兴奋性 P 物质及多巴胺等不同神经递质的参与。

锥体外系损伤后主要出现肌张力变化和不自主运动两大类症状:苍白球和黑质病变多表现为运动减少和肌张力增高综合征,如帕金森病;尾状核和壳核病变多表现为运动过度和肌张力减低综合征,如小舞蹈病;丘脑底核病变可发生偏身投掷运动。

4. 小脑　由中间的蚓部和两个半球组成。蚓部调节躯干的运动,而半球调节肢体的运动。小脑并不发出运动冲动,而是通过传入纤维和传出纤维与脊髓、前庭、脑干、基底节及大脑皮质等部位联系,达到对运动神经元的调节作用。小脑的传入信

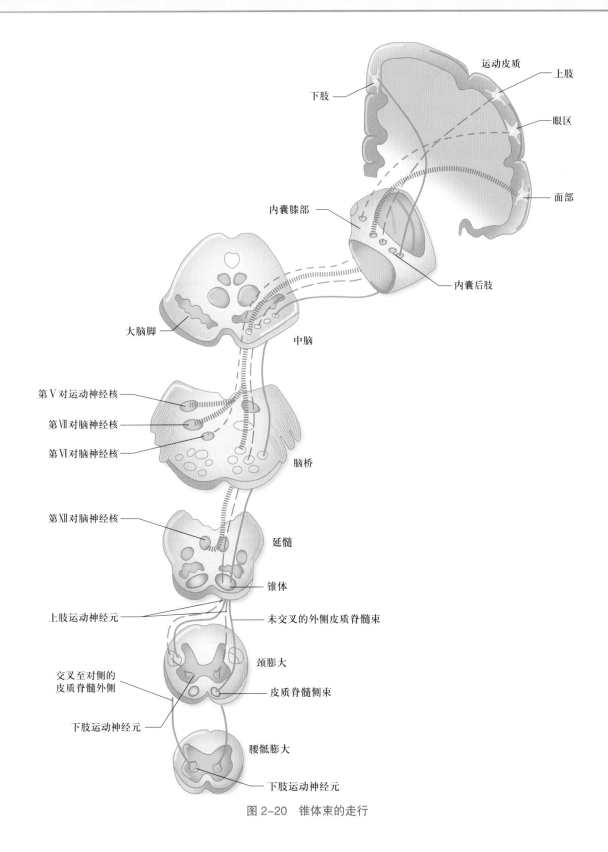

图 2-20 锥体束的走行

息来自大脑皮质、脑干(前庭核、网状结构、下橄榄核)和脊髓。除脊髓小脑前束经小脑上脚(结合臂)传入小脑外,其余所有传入纤维都经过小脑下脚(绳状体)、小脑中脚(桥臂)终止于小脑皮质及小脑

蚓部;小脑的传出纤维主要发自小脑深部核团(主要是齿状核),由齿状核发出的纤维经小脑上脚在到达红核前先交叉(被盖背交叉)然后终止于对侧中脑红核,红核发出纤维经被盖前交叉下行为红核

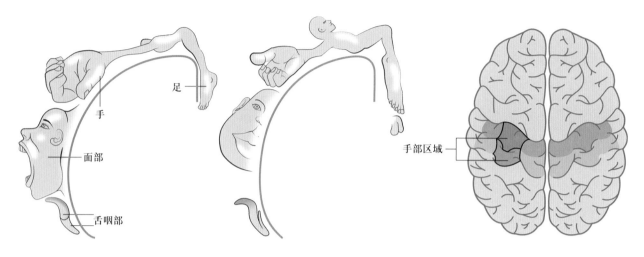

图 2-21　人体各部在大脑皮质运动区、皮质感觉区的定位示意图

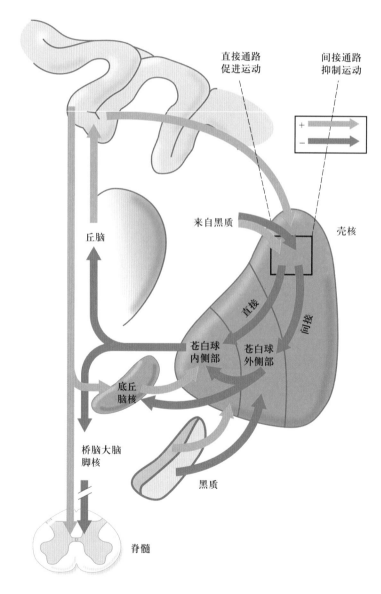

图 2-22　锥体外系的主要传入和传出通路

脊髓束至脊髓前角细胞,由于小脑至前角的纤维经过两次交叉,故小脑半球与身体是同侧支配关系;由顶核中继后的纤维终止于前庭核及网状结构,经前庭脊髓束和网状脊髓束直接或间接作用于脊髓前角细胞。

小脑的主要功能是维持躯体平衡、调节肌张力及协调运动。小脑受损后的表现主要分为共济失调和平衡障碍两大类。小脑蚓部受损主要引起躯干的平衡功能障碍,而小脑半球受损则主要表现为患侧肢体共济失调。

【病损表现及定位诊断】

1. 上运动神经元、下运动神经元损害

(1) 瘫痪(paralysis) 肌力是指肌肉(骨骼肌)收缩的能力,如果肌力减弱或消失称为瘫痪。由运动神经元(上运动神经元和下运动神经元)损害引起。由于病变部位不同,其瘫痪表现各异。

1) 按瘫痪的性质分类

Ⅰ. 痉挛性瘫痪:亦称上运动神经元瘫痪或中枢性瘫痪。其特点为肌张力增高,腱反射亢进,出现病理反射,无肌萎缩,但病程长者可出现失用性肌萎缩。肌电图显示神经传导正常,无失神经电位。在急性严重病变时,由于断联休克作用,瘫痪开始是迟缓的,无病理反射,休克期过后即逐渐转为痉挛性瘫痪。

上运动神经元不同部位损伤时瘫痪的特点如下:① 皮质型,皮质运动区局限性病变,常出现一个肢体的中枢性瘫痪,表现为单瘫。② 内囊型,内囊是感觉、运动等多种传导束的集中地,内囊后肢还有视辐射和听辐射通过,故当其损伤时出现"三偏"综合征,即偏瘫、偏盲及偏身感觉障碍。③ 脑干型,出现交叉性瘫痪,即病变侧脑神经麻痹及对侧肢体中枢性瘫痪。④ 脊髓型,脊髓横贯性损害时,因双侧锥体束受损而出现双侧肢体的瘫痪。如截瘫或四肢瘫。

Ⅱ. 弛缓性瘫痪:亦称下运动神经元瘫痪或周围性瘫痪。其特点为肌张力降低,腱反射减弱或消失,肌萎缩,无病理反射。

下运动神经元各部位病变的特点如下:① 脊髓前角细胞,该部位的损害表现为节段性、弛缓性瘫痪而无感觉障碍,如脊髓前角刺激性病变可伴有肌束震颤,肌电图显示神经传导异常和失神经电位。见于脊髓前角灰质炎、脊髓空洞症及运动神经元病等。② 前根,其损伤节段呈弛缓性瘫痪,亦无

感觉障碍,见于髓外肿瘤的压迫。③ 神经丛,含有运动纤维和感觉纤维,病变时常累及一个肢体的多数周围神经,引起弛缓性瘫痪、感觉及自主神经功能障碍,可伴有疼痛。④ 周围神经,受损后该神经支配区的肌肉出现弛缓性瘫痪,同时伴有感觉及自主神经功能障碍或伴有疼痛。

痉挛性瘫痪与弛缓性瘫痪的鉴别见表2-5。

表2-5　痉挛性瘫痪与弛缓性瘫痪的鉴别

鉴别要点	痉挛性瘫痪	弛缓性瘫痪
瘫痪范围	常较广泛(以整个肢体为主)	常较局限(以肌群为主)
肌萎缩	不明显	明显
肌张力	增高(折刀样)	降低
腱反射	增强	减弱或消失
病理反射	有	无
肌束颤动	无	可有
神经传导	正常	异常
失神经电位	无	有

2) 按瘫痪的类型分类

Ⅰ. 单瘫(monoplegia):一个肢体的瘫痪称单瘫。下运动神经元病变引起者表现为肌张力低下,腱反射减弱或消失,肌萎缩,见于周围神经病、脊髓灰质炎等;上运动神经元损害引起者则表现为肌张力增高,腱反射亢进,可引出病理反射,见于脑血管疾病、颅内占位性病变及大脑皮质运动区的局限性病变等。

Ⅱ. 偏瘫(hemiplegia):一侧上、下肢体瘫痪称偏瘫。常伴有同侧中枢性面瘫和舌瘫,如为优势半球病变,则伴有失语症。病变多在对侧大脑半球内囊附近。见于脑血管疾病、炎症、肿瘤等。

Ⅲ. 截瘫(paraplegia):双下肢瘫称为截瘫。多由脊髓的胸、腰段病变引起,常伴有尿便障碍及横贯性传导束型感觉障碍。如病变在脊髓胸段,双下肢呈痉挛性瘫痪;如在脊髓腰段,则双下肢呈弛缓性瘫痪。见于脊髓炎、脊髓压迫症等。

Ⅳ. 四肢瘫(tetraplegia):上下肢体均瘫痪称四肢瘫。双侧大脑半球及脑干损害引起者,可同时伴有语言、意识障碍及假性延髓性麻痹等,多见于脑血管疾病;高位颈髓病变一般无脑神经损伤的症状,四肢呈痉挛性瘫痪,伴有尿便及感觉障碍;颈膨

大病变则表现为双上肢弛缓性瘫痪,双下肢痉挛性瘫痪,伴有尿便障碍及传导束型感觉障碍,多见于脊髓炎及脊髓压迫症等;多发性周围神经病变引起的四肢瘫则呈弛缓性瘫痪,往往伴有手套、袜套型感觉减退,见于吉兰–巴雷综合征等。

Ⅴ.交叉性瘫痪(crossed paralysis):是指一侧脑神经麻痹和对侧肢体瘫痪,由脑干损害引起,见于脑干血管病、肿瘤、炎症等。

(2) 肌萎缩　是指横纹肌体积较正常缩小,肌纤维变细甚至消失。神经系统功能障碍及肌肉本身疾患可导致肌萎缩。下运动神经元损害导致肌肉营养障碍,出现明显的肌萎缩;上运动神经元损害不会直接导致肌萎缩,但长期的不运动可导致相对较轻的失用性肌萎缩。

(3) 肌张力改变　肌张力是肌肉安静状态下的紧张度,是维持身体各种姿势及正常运动的基础。

1) 肌张力减低:表现为肌肉松弛,被动运动阻力小,关节运动范围大。常见于下运动神经元损害,如多发性神经炎、脊髓灰质炎。也可见于小脑及后索病变。

2) 肌张力增高:表现为肌肉变硬,被动运动阻力增高。上运动元神经损害时表现为折刀样肌张力增高,即肢体被动运动初期,阻力较大,运动到一定角度后阻力突然变小。锥体外系损害表现为铅管样或齿轮样肌张力增高。铅管样肌张力增高是指在进行被动运动时不伴有震颤,各个方向的阻力是一致的;齿轮样肌张力增高是指在被动运动时伴有震颤,出现类似于齿轮运动的顿挫感,常见于帕金森病。

2. 锥体外系病变

(1) 不自主运动　是指不受主观意志支配的、无目的的异常运动。

1) 静止性震颤(resting tremor):表现为手指有节律的、每秒4~6次的快速抖动,称为"搓药丸样""数钞样""拍水样"震颤。亦可见于头、下颌、前臂、下肢及足等部位的震颤。震颤的特点为安静时明显,活动时减轻,睡眠时消失。见于帕金森病。

2) 舞蹈样运动(choreic movement):为不能控制、无目的、无规律、快速多变、运动幅度大小不等的不自主运动。常伴有肌张力减低,安静时症状减轻,入睡后消失。见于各种舞蹈病。

3) 手足徐动症(athetosis):亦称为指划动作或易变性痉挛。由于上肢远端肌肌张力异常(增高或减低),表现为手腕、手指、足趾等呈缓慢交替的伸

屈、扭曲动作,而且略有规则,如腕过屈时,手指常过伸;前臂旋前时,手指缓慢交替地屈曲等。足部可表现足跖屈、趾背屈。因此,手及足可呈现各种奇异姿势。如口唇、下颌及舌受累则发音不清和出现鬼脸。见于胆红素脑病、肝豆状核变性等。

4) 扭转痉挛(torsion spasm):也称为畸形性肌张力障碍(dystonia musculorum deformans)。由持续性肌肉收缩引起。表现为以躯干为长轴,身体向一个方向缓慢地扭转,呈旋转性不自主运动。常伴有四肢的不自主痉挛。其动作无规律且多变,安静时减轻,睡眠时消失。见于遗传性疾病、吩噻嗪类药物反应等。

5) 偏侧投掷症(hemiballismus):指丘脑底核损害引起的一侧肢体的不随意运动,表现为一侧肢体猛烈的投掷样不自主运动,运动幅度大,力量强。

6) 抽动(tic):为单个或多个肌肉刻板而无意义的快速收缩动作。常累及面部及颈部肌肉。表现为挤眉弄眼、努嘴、点头、扭颈、伸舌等。如果累及呼吸及发音肌肉时,抽动时伴有不自主的发音,或伴有秽语,故称为抽动秽语综合征。常见于儿童,病因及发病机制尚不清楚,部分患者由基底核病变引起,有些与精神因素有关。

7) 其他:床上局限性肌张力障碍多见,如痉挛性斜颈、睑痉挛和书写痉挛等。

(2) 肌张力改变

1) 肌张力减低:常出现在舞蹈样运动中,见于尾状核与壳核病变,如小舞蹈病。

2) 肌张力增高:常表现为铅管样强直、齿轮样强直。由于肌张力增高,故往往伴有动作缓慢,运动减少,面部缺乏表情,特殊体姿及慌张步态等。见于苍白球和黑质病变,如帕金森病。

3. 小脑系统病变

(1) 小脑性共济失调　共济失调(ataxia)是指运动时动作笨拙而不协调。正常的随意运动是在大脑皮质、基底核、前庭系统、深感觉及小脑的共同参与下完成的。而小脑对完成精巧动作、对随意运动的协调起着重要作用。因此,小脑病变时的主要症状是小脑性共济失调,表现为站立不稳,走路时步幅加宽,左右摇摆,不能沿直线前进,蹒跚而行,又称醉汉步态。因协调运动障碍,故不能顺利完成复杂而精细的动作,如穿衣、系扣、书写等。小脑性共济失调时可伴有眼球震颤、肌张力减低和小脑性语言障碍(吟诗样或暴发样语言)。见于血管病变

遗传变性疾病、小脑占位性病变等。

（2）**动作性震颤**　是指肢体接近一定目标物体时所出现的震颤,特点是当肢体即将到达目的物时震颤更为明显,多见于小脑病变。

（冯莉）

第四节　反　射

反射(reflex)是人类机体最基本、最简单的神经活动,是机体对刺激的不自主反应。反射的解剖学基础是反射弧。反射弧的组成是:感受器→传入神经(感觉纤维)→中间神经元(脊髓固有的联络神经元)→传出神经元(脊髓前角细胞及脑干运动神经元)→周围神经(运动纤维)→效应器官(肌肉、分泌腺等)。反射活动需依赖于完整的反射弧才能实现,其径路中任何一部分中断,均可引起反射的减弱和消失。反射弧同时接受高级神经中枢的抑制和易化,所以当高级中枢病变时,可使原本受抑制的反射(深反射)增强,而受易化的反射(浅反射)减弱。

因为每个反射弧都有其固定的脊髓节段及周围神经,故临床中可通过反射的改变判定损害部位。反射活动的强弱在正常个体间差异很大,但同一个体的两侧是对称的,因此在检查反射时要两侧对比。一侧或单个反射减弱、消失、增强,则临床意义更大。反射的普遍性消失或增强不一定是神经系统受损的表现。

生理反射包括深反射和浅反射,是正常人本应具有的反射。

一、深反射

深反射(deep reflex)是刺激肌腱和骨膜的本体感受器所引起的肌肉迅速收缩,亦称腱反射或肌肉牵张反射,其反射弧是由感觉神经元和运动神经元直接连接组成的单突触反射弧。临床上常用的腱反射有肱二头肌反射(C_{5-6})、肱三头肌反射(C_{6-7})、桡骨膜反射(C_{5-6})、膝腱反射(L_{2-4})、踝反射(S_{1-2})等(图2-23)。

【病损表现及定位诊断】

1. 深反射减弱或消失　反射径路(周围神经、脊髓前根、后根,后根神经节,脊髓前角、后角,脊髓后索)任何部位的损伤均可引起深反射的减弱或消失,也是弛缓性瘫痪的一个重要体征。常见于周围

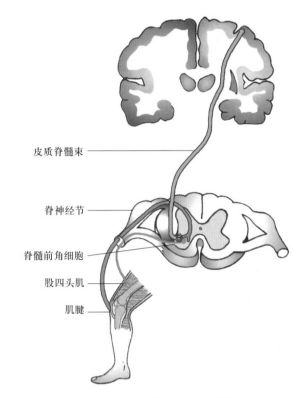

图2-23　深反射与高级中枢的关系

神经病、吉兰-巴雷综合征等。另外比较特殊的情况,在脑和脊髓的急性严重损害的断联休克期,可表现为深反射消失,病理反射不能引出;此外,肌肉本身或神经肌肉接头处发生病变也会影响深反射,如肌营养不良、周期性瘫痪等;高度紧张或注意力集中及镇静安眠药物、深睡、麻醉或昏迷的患者等也可出现深反射减弱或消失。

2. 深反射增强　正常情况下,运动中枢对深反射的反射弧有抑制作用,当皮质运动区或锥体束损害而反射弧完整的情况下,损伤平面以下的深反射失去来自上运动神经元的下行抑制而出现增强和扩散,即释放症状(刺激肌腱以外区域也能引起腱反射的出现)。当深反射亢进时,还可出现髌阵挛、踝阵挛、霍夫曼征阳性等,单侧出现更具临床意义,是上运动神经元损害的重要体征。在神经系统兴奋性普遍增高的神经症、甲状腺功能亢进症、手足搐搦症、破伤风患者及焦虑神经质患者也可出现腱反射增强,但多双侧对称,且无反射域的扩大。

深反射定位见表2-6。

二、浅反射

浅反射(superficial reflex)是刺激皮肤、黏膜及角膜引起的肌肉快速收缩反应。包括腹壁反射

(T₇₋₁₂)、提睾反射(L₁₋₂)、跖反射(S₁₋₂)、肛门反射(S₄₋₅)、角膜反射和咽反射等。浅反射的反射弧比较复杂，除了脊髓节段性的反射弧外，还有冲动到达大脑皮质(中央前、后回)，然后随锥体束下降至脊髓前角细胞(图2-24)。因此，中枢神经系统病变及周围神经系统病变均出现浅反射的减弱或消失。

【病损表现及定位诊断】　脊髓反射弧的中断或锥体束病变均可引起浅反射的减弱或消失。即

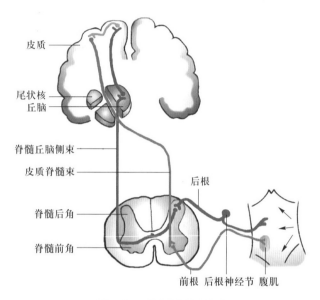

图2-24　浅反射传导径路

皮质

尾状核
丘脑

脊髓丘脑侧束

皮质脊髓束

后根

脊髓后角

脊髓前角

前根　后根神经节　腹肌

痉挛性和弛缓性瘫痪均可出现浅反射减弱或消失。另外比较特殊的情况，如昏迷、麻醉、深睡、1周岁以内婴儿的浅反射也可消失，经产妇、肥胖者及老年人腹壁反射也不易引出。每种浅反射均具有与节段相当的反射弧，如上腹壁反射弧的相应节段为T₇₋₈，中腹壁反射弧为T₉₋₁₀，下腹壁反射弧为T₁₁₋₁₂，在临床上有一定的节段定位意义。

浅反射定位见表2-7。

三、病理反射

病理反射(pathological reflex)是中枢神经系统损害时出现的异常反射，是锥体束损害的指征，常与下肢腱反射亢进、浅反射消失同时存在。临床上常用的病理反射有：巴宾斯基征(Babinski sign)、查多克征(Chaddock sign)、奥本海姆征(Oppenheim sign)、戈登征(Gordon sign)、舍费尔征(Schaeffer sign)、贡达征(Gonda sign)、霍夫曼征(Hoffmann sign)、罗索利莫征(Rossolimo sign)等。其中霍夫曼征和罗索利莫征的本质应属牵张反射，也称屈组病理反射。因此，霍夫曼征和罗索利莫征阳性时，可认为是生理牵张反射亢进现象，只有在锥体束损伤或一侧出现时才具有临床意义。但在1周岁以内的婴儿，由于锥体束发育不完全，也可出现以上反射。

表2-6　深反射定位

反射	表现	肌肉	神经	定位
下颌反射	下颌上举	咀嚼肌	三叉神经下颌支	脑桥
肱二头肌反射	肘关节屈曲	肱二头肌	肌皮神经	C₅₋₆
肱三头肌反射	肘关节伸直	肱三头肌	桡神经	C₆₋₈
桡骨膜反射	肘关节屈曲、旋前和手指屈曲	桡肌、肱三头肌、旋前肌、肱二头肌	正中神经、桡神经、肌皮神经	C₅₋₆
膝反射	膝关节伸直	股四头肌	股神经	L₂₋₄
跟腱反射	足向跖面屈曲	腓肠肌	坐骨神经	S₁₋₂

表2-7　浅反射定位

反射	表现	肌肉	神经	定位
角膜反射	闭眼	眼轮匝肌	三叉神经、面神经	脑桥
咽反射	软腭上举和呕吐	咽喉肌	舌咽神经、迷走神经	延髓
上腹壁反射	上腹壁收缩	腹内斜肌	肋间神经	T₇₋₈
中腹壁反射	中腹壁收缩	腹内斜肌	肋间神经	T₉₋₁₀
下腹壁反射	下腹壁收缩	腹内斜肌	肋间神经	T₁₁₋₁₂
跖反射	足趾及足向跖面屈曲	趾屈肌	坐骨神经	S₁₋₂

另外,在脊髓完全横贯性损害时可出现脊髓自动反射,它是巴宾斯基征的增强反应,又称为防御反应或回缩反应。表现为刺激下肢任何部位均可出现双侧病理征和双下肢回缩反射(髋膝屈曲、踝背曲)。若反应更加强烈时,还可合并尿便排空、举阳、射精、下肢出汗、竖毛及皮肤发红,称为总体反射。

(冯莉)

第五节 中枢神经系统各部位损害的临床特点

一、大脑半球

大脑的表面为大脑皮质,在脑表面形成不规则的脑回和脑沟,2/3 的脑皮质埋在脑沟里;皮质下为白质、基底核和脑室。大脑由大脑纵裂分隔为左右对称的两个半球,每侧大脑半球借中央沟、大脑外侧沟、顶枕裂等而分为额叶、顶叶、颞叶、枕叶、岛叶和边缘叶(图 2-25,图 2-26)。两侧大脑半球的功能并非完全对称,如语言中枢多在左侧半球,左侧半球在分析综合能力、逻辑思维及计算等方面的能力占优势,因此左侧半球有优势半球之称;右侧半球有高级的认知中枢,主要在音乐、美术、空间、人物和形状识别等方面起决定作用。

(一)额叶

【解剖结构及生理功能】 额叶(frontal lobe)为最大的一个脑叶,占据前颅凹的全部。额叶的前端为额极,后面有中央沟,下为外侧裂(大脑外侧沟),由上而下有平行的额上沟和额下沟。中央沟与中央前沟之间为中央前回,中央前回前方由上至下有额上沟和额下沟,将剩余额叶分为额上回、额中回和额下回。

额叶的主要生理功能如下。

1. 皮质运动区 位于中央前回,是锥体束的主要皮质中枢,支配对侧肢体的随意运动。

2. 运动前区 位于皮质运动区前方,是锥体外系的皮质中枢,发出纤维至基底核、丘脑和红核等处,与联合运动和姿势调节有关;额 - 桥 - 小脑束亦发于此区,该束与共济运动有关。

3. 皮质侧视中枢 位于额中回后部,司双眼同向侧视运动。

4. 书写中枢 位于优势半球的额中回后部,与支配手部的皮质运动区相邻。

5. 运动性语言中枢(布罗卡区) 位于优势半球的额下回后部,管理语言运动。

6. 额叶联合区 位于额叶前部,与认知、情感和精神行为有密切关系。

7. 排尿,排便中枢 位于旁中央小叶。

【病损表现及定位诊断】

1. 中央前回病变 破坏性病变由于损害的部位和程度的不同可出现单瘫,中枢性面、舌瘫,严重而广泛的损害可出现偏瘫。如为刺激性病变可出现局限性或全身性癫痫发作。旁中央小叶损害往往影响双侧下肢运动区,可出现双下肢运动障碍及排尿障碍。

2. 额上回后部病变 可产生对侧上肢强握反射和摸索反射。强握反射(grasp reflex)是指物体触及患者病变对侧手掌时,引起手指和手掌屈曲反应,出现紧握该物不放的现象;摸索反射(groping reflex)是指当病变对侧手掌碰触到物体时,该肢体向各方向摸索,直至抓住该物紧握不放的现象。

3. 额中回后部病变 刺激性病变引起双眼向病灶对侧凝视,破坏性病变双眼向病灶侧凝视;更后部位的病变导致书写不能。

4. 优势侧额下回后部病变 产生运动性

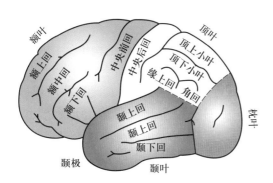

图 2-25 左侧大脑半球外侧面

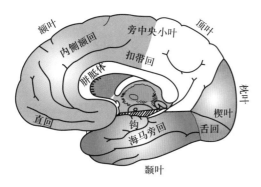

图 2-26 左侧大脑半球内侧面

失语。

5. 额极病变　以精神障碍为主,表现为记忆力和注意力减退,表情淡漠,反应迟钝,缺乏始动性和内省力,思维和综合能力下降,可有欣快感或易怒。

6. 额叶性共济失调　额－桥－小脑束损害可出现共济失调,主要表现为病灶对侧下肢运动笨拙,步态蹒跚,但辨距不良及眼球震颤少见。

7. 福－肯综合征(Foster-Kennedy syndrome)　见于额叶底面肿瘤。表现为病变侧因肿瘤的直接压迫出现视神经萎缩,而病变对侧则因高颅压引起视神经盘水肿。

8. 其他　偶可出现木僵、贪食、性功能亢进、高热及多汗等症状。与额叶底部和丘脑下部的联系纤维受损有关。

(二)顶叶

【解剖结构及生理功能】　顶叶(parietal lobe)的前面以中央沟为界与额叶相邻,后面为枕叶,下面以大脑外侧沟为界与颞叶相邻。中央沟与中央后沟之间为中央后回,即皮质感觉中枢,接受全身的深、浅感觉信息。中央后回后面有横行的顶间沟,将顶叶分为顶上小叶和顶下小叶。顶下小叶由围绕外侧裂末端的缘上回和围绕颞上沟终点的角回组成。

顶叶主要有以下功能分区。

1. 皮质感觉区　中央后回为深浅感觉的皮质中枢,接受对侧肢体的深浅感觉信息,各部位代表区的排列也呈“倒人状”(图2-19),头部在下而足在顶端。顶上小叶为触觉和实体觉的皮质中枢。

2. 运用中枢　位于优势半球的缘上回,与复杂动作和劳动技巧有关。

3. 视觉性语言中枢　又称阅读中枢,位于角回,靠近视觉中枢,为理解看到的文字和符号的皮质中枢。

【病损表现及定位诊断】

1. 中央后回和顶上小叶病变　如为破坏性病变,表现为病灶对侧肢体复合性感觉障碍,如实体觉、位置觉、两点辨别觉和皮肤定位觉的减退和缺失。刺激性病变可出现病灶对侧肢体的部分性感觉性癫痫,表现为发作性蚁走感、麻木感、电击感等异常感觉。如扩散到中央前回运动区,可引起局限性运动性发作。

2. 顶下小叶病变　顶叶病变可产生体象障碍,包括自体认识不能和病觉缺失。当右侧顶叶邻近角回损害时,出现自体认识不能,患者否认对侧肢体的存在或认为对侧肢体不是自己的;当右侧顶叶邻近缘上回损害时,出现病觉缺失,表现为偏瘫无知症,即否认左侧偏瘫的存在。顶叶病变还可以出现失肢体感(感觉自己的肢体缺如)或幻多肢。

3. 优势侧角回损害　格斯特曼综合征(Gerstmann syndrome),为优势侧角回损害所致,主要表现有计算不能(失算症)、手指失认、左右辨别不能、书写不能。

4. 优势侧缘上回病变　失用症,即肢体动作的运用障碍。优势侧缘上回是运用功能的皮质代表区,发出的纤维至同侧中央前回运动中枢,再经胼胝体到达对侧中央前回运动中枢,因此优势侧缘上回病变时可产生双侧失用症。包括结构性失用症、观念性失用症、运动性失用症及观念运动性失用症等。

(1) 运动性失用症　患者无肢体瘫痪、共济障碍等情况下不能完成精细动作,如写字、穿针、扣衣、弹琴等。

(2) 观念性失用症　表现为动作混乱,前后顺序颠倒等。缺乏完成整个动作的观念。例如擦火柴点烟的动作,患者可出现用烟去擦火柴盒等错误动作,不知怎么用钥匙开门,日常生活中的刷牙、梳发等动作也不能正确去做。

(3) 结构性失用症　为结构上运用障碍。缺乏对空间结构的认识,丧失对空间的排列和组合能力。患者在绘图、拼积木、绘画时往往出现排列错误,上下、左右倒置,比例不适,线条的粗细不等,长短不一,表现出支离分散而不成形。

(4) 观念运动性失用症　患者能做日常简单的动作,但不能按指令完成复杂的动作和模仿动作,患者知道如何做,也可以讲出如何做,但自己不能完成。例如,令其指鼻,却摸耳;嘱其伸舌,而张口等。

5. 视辐射上部病变　出现对侧同向下象限盲。见于顶叶占位性病变、血管性病变等。

(三)颞叶

【解剖结构及生理功能】　颞叶(temporal lobe)位于外侧沟的下方,前端是颞极,后面与枕叶相邻。颞叶皮质被颞上沟和颞下沟分为颞上回、颞中回和颞下回,颞上回的一部分被外侧裂掩盖,为颞横回。其内侧面还有海马旁回、钩(海马旁回钩)、齿状回及海马。

颞叶的主要功能区包括如下。

1. 感觉性语言中枢(韦尼克区) 位于优势半球颞上回后部。

2. 听觉中枢 位于颞上回中部及颞横回。

3. 嗅觉中枢 位于钩回和海马回前部,接受双侧嗅觉纤维的传入。

4. 颞叶前部 与记忆、联想和比较等高级神经活动有关。

5. 颞叶内侧面 此区域属边缘系统,海马是其中的重要结构,与记忆、精神、行为和内脏功能有关。

【病损表现及定位诊断】

1. 优势半球颞上回后部(韦尼克区)病变 感觉性失语(sensory aphasia)即患者能听见对方与自己说话,但无法理解说话的含义。

2. 优势半球颞中回后部病变 命名性失语(anomic aphasia)即患者对于一个物品能说出它的用途,但说不出它的名称。例如杯子,患者只知道是喝水用的,但说不出"杯子"这个名称。如果告诉他(她)这叫"杯子",患者能复述"杯子",但过片刻便忘掉,所以也称健忘性失语。

3. 优势侧颞叶广泛病变或双侧颞叶病变 可出现精神症状,多为人格改变、情绪异常、记忆障碍、精神迟钝及表情淡漠。

4. 颞叶癫痫 颞叶病变可引起颞叶癫痫,临床多表现为复杂部分性发作。患者可突然出现一过性意识障碍(似愣神),或表现为似曾相识感、自动症、对环境的生疏感、梦幻状态,以及视物变大、变小等症状,可继发全身强直痉挛发作。多伴有海马(又称阿蒙角)硬化。如损伤颞叶钩回(嗅味觉中枢),患者出现幻嗅、幻味、咂嘴及咀嚼动作,亦称钩回发作。

5. 视束和视辐射纤维受损 视野改变,颞叶病变可出现对侧上部同向上 1/4 象限盲。

(四)枕叶

【解剖结构及生理功能】 枕叶(occipital lobe)位于大脑半球后部的小部分。在顶枕裂至枕前切迹连线的后方,其后端为枕极。枕叶内侧面由距状裂分成楔回和舌回。距状裂周围的皮质为视觉中枢,亦称纹状区。枕叶的功能主要与视觉有关。

【病损表现及定位诊断】

1. 视觉中枢病变 刺激性病变可出现闪光、暗影、色彩等幻视现象,破坏性病变可出现视野缺损。视野缺损的类型取决于视皮质损害范围的大小。一侧视中枢病变产生对侧同向性偏盲,因不影响黄斑区的视觉,可出现黄斑回避,因此中心视力不受影响;当单纯楔回或舌回损伤时,可出现向上或向下的象限性同向偏盲;双侧视觉中枢病变产生全盲,但对光反射存在。

2. 优势侧纹状区周围病变 患者视力正常,但看见的物体、图像或颜色等不认识,有的借助于触觉尚可辨认。

3. 顶枕颞交界区病变 可出现视物变形。患者对所看物体发生变大、变小、形状歪斜及颜色改变等现象,这些症状有时是癫痫的先兆。

(五)岛叶

岛叶(insular lobe)又称脑岛。位于外侧沟深面,表面被额叶、顶叶、颞叶所掩盖。岛叶和外囊紧相邻。岛叶的功能与内脏感觉和运动有关。

(六)边缘叶

边缘叶(limbic lobe)由扣带回、海马回、钩回组成。边缘叶与杏仁核、丘脑前核、乳头体核、丘脑下部、岛叶前部、额叶眶面等结构共同组成边缘系统。边缘系统与网状结构、大脑皮质有广泛联系。主要功能与精神和内脏活动有关。损害时可出现情绪及记忆障碍、行为异常、幻觉、反应迟钝等精神障碍及内脏活动障碍。

二、内囊

【解剖结构及生理功能】 内囊(internal capsule)是位于尾状核、豆状核及丘脑之间的白质带,形成尖端向内的"V"形,其间由白质纤维组成,是上、下传导路集中地。内囊分为:① 内囊前肢,位于尾状核与豆状核之间,含有额桥束和丘脑前辐射;② 内囊膝部,位于"V"形的尖端部位,处于尾状核、豆状核和丘脑之间,皮质脑干束在此通过;③ 内囊后肢,位于丘脑与豆状核之间,含有皮质脊髓束、丘脑中央辐射、听辐射、视辐射等(图2-27)。其中皮质脊髓束是中央前回中上部和中央旁小叶前部发出纤维至脊髓前角运动核的纤维束;而丘脑中央辐射是丘脑腹后核至中央后回的纤维束,传递皮肤感觉和肌、关节的感觉。经豆状核后部向后行的纤维是视辐射及枕桥束,前者由外侧膝状体到视觉皮质,后者由枕叶至脑桥核。经豆状核下部向外侧行的纤维有听辐射及颞桥束,前者

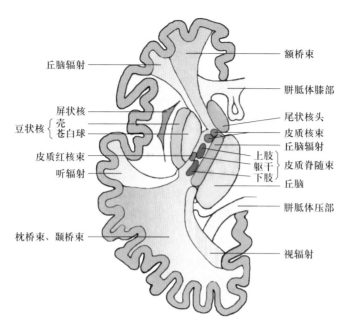

图 2-27 内囊模式图

由内侧膝状体至听觉皮质,后者由颞叶至脑桥核。因此,当内囊损伤广泛时,患者会出现偏身感觉丧失(丘脑中央辐射受损)、对侧偏瘫(皮质脊髓束、皮质核束损伤)和偏盲(视辐射受损)的"三偏"症状。

【病损表现及定位诊断】

1. 完全损伤 出现"三偏"综合征,表现为病变对侧偏瘫、偏身感觉障碍及偏盲。见于脑出血和脑梗死等。

2. 部分损伤 由于内囊的前肢、膝部、后肢通过的传导束不同,因此不同部位、不同程度的损害可单独或合并出现 1~2 个症状,如偏瘫、偏身感觉障碍、偏身共济失调、偏盲,一侧中枢性面、舌瘫或运动性失语等。

三、基底核

【解剖结构及生理功能】 基底核(basalt nuclei)亦称基底神经节,是埋藏在大脑白质深部的灰质块(图 2-28)。

经典的基底核包括尾状核、豆状核(壳核、苍白球)、屏状核和杏仁核(图 2-29)。尾状核和豆状核总称为纹状体。其中尾状核和壳核称为新纹状体,苍白球称为旧纹状体。一般将红核、黑质和丘脑底核也作为基底核的一部分。基底核是锥体外系的中继站,它与大脑和小脑协同调节随意运动、肌张

力、姿势及复杂的行为活动。基底核除了各核之间有相互密切的联络纤维外,与大脑皮质、丘脑、小脑、脊髓都有纤维联系。皮质 - 基底核 - 丘脑回路示意图见图 2-30。

【病损表现及定位诊断】

1. 肌张力减低 - 运动过多综合征 系新纹状体病变引起。见于舞蹈病、手足徐动症、扭转痉挛等。偏侧投掷症由丘脑底核病变引起。

2. 肌张力增高 - 运动减少综合征 由苍白球(旧纹状体)、黑质病变引起。见于帕金森病(详见第十一章第二节)。

基底核病变多见于变性疾病,亦见于脑血管疾病、炎症、中毒和肿瘤等。

四、间脑

间脑(diencephalon)位于中脑和大脑半球之间,被两侧高度发达的大脑半球所掩盖。间脑的体积不足中枢神经系统的 2%,但结构及功能非常复杂。间脑包括丘脑、上丘脑、下丘脑和底丘脑(图 2-31)。

(一)丘脑

丘脑(thalamus)是间脑中最大的卵圆形灰质团块,对称分布于第三脑室两侧,前后矢径约 3 cm,横径和纵径各约 1.5 cm。

【解剖结构及生理功能】 丘脑有许多功能和

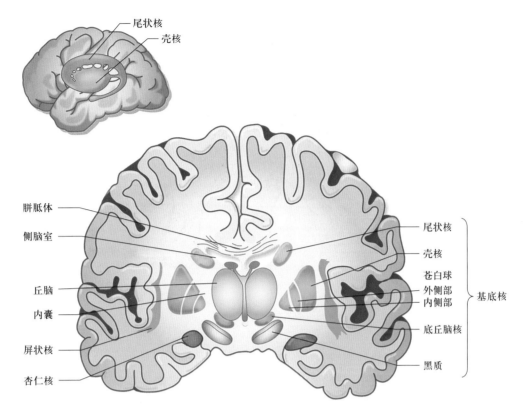

图 2-28　基底核的局部解剖关系

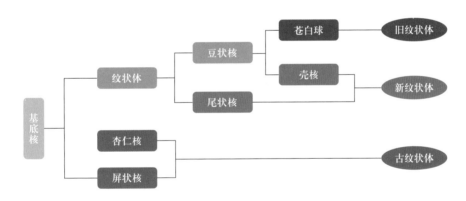

图 2-29　基底核的结构及其主要关系

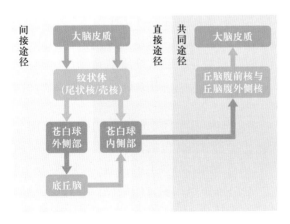

图 2-30　皮质 - 基底核 - 丘脑回路的示意图

性质不同的神经核团,主要的为前核群、内侧核群、外侧核群和后核。

1. **前核群**　位于丘脑的前部,在内髓板分叉部的前上方,是边缘系统中的一个重要中继站,与下丘脑、乳头体及扣带回均有联络纤维。前核群与内脏活动有关。

2. **内侧核群**　在内髓板的内侧,包括背内侧核(内侧背核)和腹内侧核。背内侧核与丘脑其他核团、额叶皮质、海马、纹状体等均有联系。腹内侧核与海马和海马旁回有联系。内侧核群为躯体和内脏感觉的整合中枢,并与记忆功能、情感等有关。

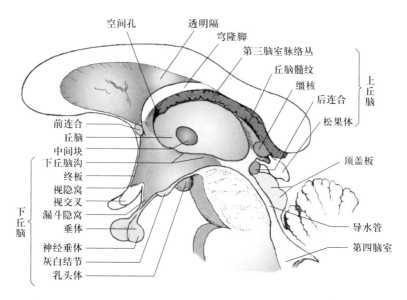

前连合　丘脑　中间块　下丘脑沟　终板　视隐窝　视交叉　漏斗隐窝　垂体　神经垂体　灰白结节　乳头体

空间孔　透明隔　穹隆脚　第三脑室脉络丛　丘脑髓纹　缰核　后连合　松果体　上丘脑

顶盖板　导水管　第四脑室

下丘脑

图 2-31　间脑

3. **外侧核群**　位于内髓板的外侧,包括腹后外侧核、腹后内侧核、外侧腹核(腹中间核)和腹前核。其中,腹后外侧核接受内侧丘系和脊髓丘脑束纤维,由丘脑发出纤维形成丘脑中央辐射,终止于大脑皮质中央后回下部感觉中枢,传导躯体和四肢的感觉;腹后内侧核接受三叉丘脑束及味觉纤维,发出纤维也加入丘脑中央辐射,终止于中央后回下部,传导面部的感觉和味觉;外侧腹核接受小脑齿状核及顶核发出的纤维,并与大脑皮质存在双向联系,与运动协调和锥体外系有关。

4. **后核(枕核)**　是形成丘脑后端的重要核群,接受外侧膝状体(视束纤维)、内侧膝状体(听觉纤维)、脑干网状结构等的传入纤维,与大脑皮质广泛联系,参与躯体感觉、视觉、听觉的整合过程。丘脑是感觉传导的皮质下中枢和中继站,它对运动系统、边缘系统、上行网状系统和大脑皮质的活动均有影响。

【病损表现及定位诊断】

1. **对侧偏身感觉障碍**　各种感觉均消失。感觉障碍的特点是:① 深感觉和精细触觉障碍重于浅感觉;② 肢体及躯干的感觉障碍重于面部;③ 严重的深感觉障碍可出现感觉性共济失调;④ 亦可出现感觉异常。

2. **对侧半身自发性疼痛**　亦称丘脑痛,多表现为病灶对侧肢体出现难以忍受和难以形容的持续性的自发性疼痛,部位不准确,常因某些刺激或情绪变化而加重,一般止痛剂无效,抗癫痫药可有

一定的疗效。

3. **对侧意向性震颤、不自主运动或偏身共济失调**　因手指呈指划运动使手呈特殊的姿势——丘脑手。系丘脑与红核、小脑、苍白球的联系纤维受损害所致。

4. **对侧偏瘫**　主要是丘脑病变影响内囊所致,见于丘脑出血等。

5. **情感障碍**　表现为情绪不稳、表情淡漠、认知障碍,有强迫性苦笑倾向,可能系影响了丘脑内侧核群与边缘系统的联系所致。

6. **眼位改变**　丘脑病变特别是丘脑出血,有时会出现双眼上视不能(垂直性眼肌瘫痪)、双眼内下斜视或凝视瘫痪,系丘脑病变向后、向下发展影响了后连合、中脑上丘及在内囊中的皮质侧视中枢所致。

(二) 下丘脑

下丘脑(hypothalamus)又称丘脑下部。位于丘脑下沟的下方,由第三脑室周围的灰质组成,体积很小,质量仅为 4 g,但其纤维联系却广泛而复杂,与脑干、基底核、丘脑、边缘系统及大脑皮质之间均有密切联系。

【解剖结构及生理功能】　下丘脑的核团分为4 个区。① 视前区:包括视前核,又分为视前内侧核和视前外侧核;② 视上区:包括室旁核、视上核;③ 结节区:包括下丘脑背内侧核、腹内侧核和漏斗核;④ 乳头体区:包括乳头体核、下丘脑后核(图2-32)。下丘脑是人体较高级的神经内分泌及自主

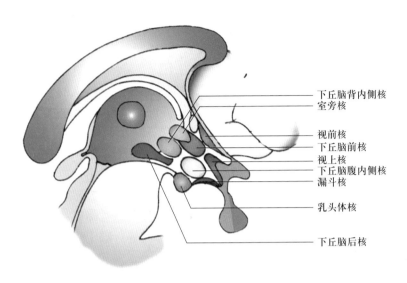

下丘脑背内侧核
室旁核
视前核
下丘脑前核
视上核
下丘脑腹内侧核
漏斗核
乳头体核
下丘脑后核

图 2-32 下丘脑的主要核团

神经系统的整合中枢,是维持机体内环境稳定和控制内分泌功能活动的重要部位。下丘脑对摄食行为、体温调节、水盐平衡、情绪变化、睡眠、生殖功能、垂体腺功能、内脏活动等诸多方面进行广泛的调节。

【病损表现及定位诊断】

1. **中枢性尿崩症** 临床表现为多饮、烦渴、多尿,尿比重减低,尿渗透压低于 290 mmol/L。是由于视上核、室旁核或下丘脑垂体束受损,使抗利尿激素分泌不足,导致机体水代谢失调所致。

2. **摄食异常** 一种表现为食量异常增加、贪食,甚至不会主动停止进食,往往导致肥胖,称下丘脑性肥胖,因饱食中枢(下丘脑腹内侧核)损害引起;另一种表现是食欲减退或消失,厌食甚至拒食,由此导致消瘦,因饥饿和贪食中枢(灰结节的外侧区)损害所致。

3. **体温调节障碍** 机体的体温保持相对恒定受丘脑下部调节。下丘脑的散热中枢在前内侧区,产热中枢在后外侧区。正常情况下,产热和散热处于一种平衡状态。当下丘脑的体温调节中枢受损伤时,出现体温调节障碍,表现为中枢性高热、发作性高热、中枢性低温、体温不稳等。

4. **睡眠、觉醒障碍** 下丘脑视前区与睡眠有关,此区病损可出现失眠。下丘脑后部与觉醒的发生和维持有关,后部损伤出现睡眠过度,但可唤醒。如果损害累及中脑网状结构时,可引起深睡或昏迷。下丘脑后部损害所致的发作性睡病,可出现难以控制的睡眠,在走路、进食、工作中均可入睡,持续数分钟或数小时不等,伴有猝倒或睡瘫。

5. **生殖与性功能障碍** 可出现性早熟,表现为儿童期出现乳房发育、月经来潮、阴毛生长、生殖器发育为成人型,可伴有智力低下、行为异常等。主要系下丘脑腹内侧核损害引起。

6. **自主神经功能障碍** 下丘脑为机体自主神经的高级中枢,损害时出现血压不稳、多汗、心率改变、腺体分泌障碍及胃肠功能失调等。严重的胃肠功能障碍可出现应激性溃疡,表现为胃黏膜广泛糜烂出血,提示病情较重,预后不良。

7. **肥胖生殖无能综合征** 亦称为弗勒赫利希(Frohlich syndrome)。表现为向心性肥胖、性器官发育迟缓,男性睾丸较小,女性原发性闭经等。病变累及下丘脑腹内侧核及结节部附近,因性激素分泌和释放不足所致。

8. **痴笑样癫痫发作** 表现为发作性傻笑,持续数秒或数十秒,无意识障碍,每天可发作数十次,可伴其他类型的癫痫发作。多数发生在儿童早期,有性早熟,主要见于下丘脑错构瘤。

(三)上丘脑

上丘脑(epithalamus)位于第三脑室顶部。主要有缰核、缰连合、后连合和松果体等。此处病变常见于松果体肿瘤,由肿瘤压迫中脑四叠体而引起帕里诺(Parinaud syndrome),表现为双眼球上视不能(也称为"落日眼")、瞳孔对光反射消失、神经性耳聋、小脑性共济失调。

(四)底丘脑

底丘脑(subthalamus)是中脑被盖和背侧丘脑

的过渡区。底丘脑有一重要核团，即丘脑底核或称为路易体（Lewy body），属于锥体外系的一部分。与对侧肢体的舞动运动有关。底丘脑损害时可出现对侧上肢为重的舞蹈运动，表现为连续的不能控制的投掷运动。

五、脑干

脑干（brain stem）由上而下分别为中脑、脑桥和延髓。中脑向上与间脑相连，延髓向下与脊髓相连。

【解析结构及生理功能】

1. 脑干的神经核　是脑干的灰质部分，共 10 对，分布在中脑、脑桥和延髓中。中脑有第Ⅲ、Ⅳ对脑神经核，脑桥有第Ⅴ、Ⅵ、Ⅶ、Ⅷ对脑神经核，延髓有第Ⅸ、Ⅹ、Ⅺ、Ⅻ对脑神经核。除上述脑神经核以外，还有传导深感觉的薄束核、楔束核（位于延髓）及与锥体外系有关的红核、黑质（位于中脑）等。

2. 脑干的传导束　在脑干的白质中有传导束通过。其中包括深浅感觉传导束、锥体束、锥体外通路及内侧纵束等。

3. 脑干的网状结构　分布在脑干中轴，由细胞团和神经纤维交错排列形成"网状"区域。网状结构中细胞集中的地方称为网状核，脑干的网状结构与大脑皮质、间脑、脑干、小脑、边缘系统及脊髓均有密切而广泛的联系，几乎参与所有神经系统的重要活动。包括：① 构成生命中枢的细胞团，如延髓的心血管运动中枢、血压反射中枢、呼吸中枢及呕吐中枢等，这些中枢与维持生命有关，故又称为"生命中枢"。② 上行激活系统，自延髓上行，

经脑桥、中脑及丘脑多次神经元交接，上行到大脑皮质，不断发出神经冲动，以维持大脑的醒觉作用。③ 下行调节系统，调节身体的肌张力。总之，脑干的网状结构对维持人的意识清醒状态，维持机体正常的呼吸、循环功能，控制感觉、运动功能，调节睡眠，调节内脏活动等起着重要的作用（图 2-33）。

【病损表现及定位诊断】　脑干病变依据其损害的部位不同可出现典型的临床表现，如交叉性瘫痪，即病灶侧脑神经弛缓性瘫痪及对侧肢体中枢性瘫痪和偏侧感觉障碍；少数也可表现为偏瘫及偏身感觉障碍等。脑干病变多见于血管病、肿瘤和多发性硬化等。

1. 延髓

（1）**瓦伦贝格综合征**　又称延髓背外侧综合征，常由小脑后下动脉关闭所致。临床表现为：① 真性延髓性麻痹，表现为吞咽困难、构音障碍、同侧软腭麻痹及咽反射消失（舌咽神经、迷走神经疑核损害）；② 同侧面部痛、温度觉丧失而触觉存在（三叉神经脊束核损伤），对侧躯体痛、温度觉减退或丧失（脊髓丘系受损）；③ 病灶侧共济失调（绳状体及部分小脑损害）；④ 霍纳综合征（交感神经下行纤维受损）；⑤ 眩晕、恶心、呕吐及眼球震颤（前庭小脑纤维损害）；⑥ 呃逆（网状结构中呼吸中枢受累），上述症状可全部或部分出现（图 2-34）。

（2）**德热里纳综合征**（Dejerine syndrome）也称延髓内侧综合征，患者出现舌下神经交叉性瘫痪。表现为：① 病灶侧舌肌瘫痪及肌萎缩（舌下神经损伤）；② 对侧肢体中枢性瘫痪（锥体束受累）；

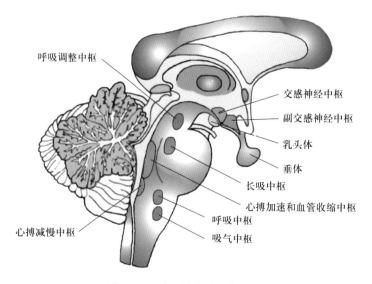

图 2-33　脑干的内脏调节中枢

呼吸调整中枢　　交感神经中枢　　副交感神经中枢　　乳头体　　垂体　　长吸中枢　　心搏加速和血管收缩中枢　　呼吸中枢　　吸气中枢　　心搏减慢中枢

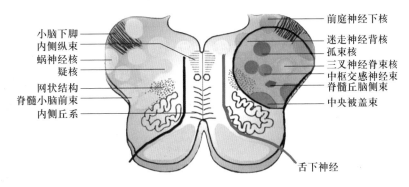

前庭神经下核
迷走神经背核
孤束核
三叉神经脊束核
中枢交感神经束
脊髓丘脑侧束
中央被盖束

小脑下脚
内侧纵束
蜗神经核
疑核
网状结构
脊髓小脑前束
内侧丘系

舌下神经

图 2-34　瓦伦贝格综合征

③ 还可出现对侧上下肢精细触觉与本体感觉障碍（内侧丘系损害）。主要由延髓下腹侧病变引起（图2-35）。

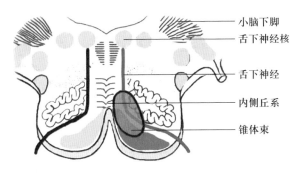

小脑下脚
舌下神经核

舌下神经

内侧丘系

锥体束

图 2-35　德热里纳综合征

2. 脑桥

（1）米亚尔-居布勒综合征（Millard-Gubler syndrome）　也称脑桥腹外侧部综合征、脑桥腹下部综合征。表现为：① 病变侧展神经麻痹及周围性面瘫（展神经损害、面神经核麻痹）；② 对侧中枢性偏瘫（锥体束损害）；③ 亦可出现对侧偏身感觉障碍（内侧丘系与脊髓丘脑侧束损害）。多见于小脑下前动脉阻塞（图2-36）。

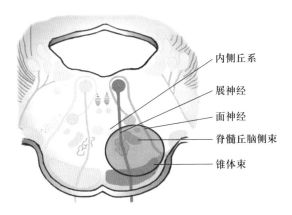

内侧丘系

展神经
面神经

脊髓丘脑侧束

锥体束

图 2-36　米亚尔-居布勒综合征

（2）脑桥中部基底综合征　表现为：① 同侧面部感觉减退或消失、咀嚼肌瘫痪及同侧肢体共济失调。② 对侧中枢性偏瘫。主要由基底动脉旁中央支或短旋支的闭塞引起（图2-37）。

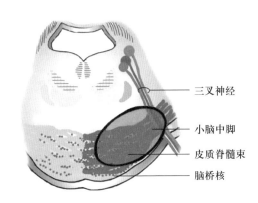

三叉神经

小脑中脚
皮质脊髓束

脑桥核

图 2-37　脑桥中部基底综合征

（3）闭锁综合征（locked-in syndrome）　又称去传出状态。患者大脑半球和脑干被盖部网状激活系统无损害，意识清醒，语言理解无障碍，出现双侧中枢性瘫痪（双侧皮质脊髓束和支配三叉神经以下的皮质脑干束受损），只能以眼球上下运动示意（动眼神经与滑车神经功能保留），眼球水平运动障碍，不能讲话，双侧面瘫，构音及吞咽运动均障碍，不能转颈耸肩，四肢全瘫，可有双侧病理反射。见于双侧脑桥基底部病变。

3. 中脑

（1）韦伯综合征（Weber syndrome）　又称大脑脚综合征。表现为：① 病灶侧动眼神经麻痹；② 病灶对侧中枢性瘫痪。主要损害大脑脚底，影响了动眼神经和锥体束（图2-38）。

（2）贝内迪克特综合征（Benedikt syndrome）又称红核综合征。表现为：① 病变侧动眼神经麻痹；② 病灶对侧肢体不自主运动或共济失调。动眼神

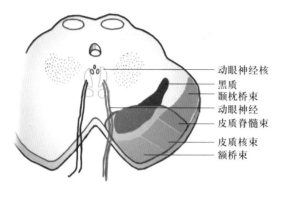

图 2-38 韦伯综合征

经、黑质、红核受损而锥体束未受影响(图 2-39)。

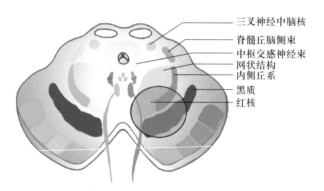

图 2-39 贝内迪克特综合征

六、小脑

小脑(cerebellum)位于颅后窝,在小脑幕下方,脑桥及延髓的背侧,借助小脑下脚(绳状体)、中脚(桥臂)、上脚(结合臂)分别与延髓、脑桥和中脑相连。

【解剖结构及生理功能】

1. **结构** 小脑中间为小脑蚓部,两侧为小脑半球。小脑表面为灰质(小脑皮质),皮质下为白质(髓质)。白质内的灰质团块为小脑核,由内向外有 4 对神经核,即顶核、球状核、栓状核和齿状核,其中主要是顶核和齿状核(图 2-40)。根据小脑的发生、功能和纤维联系,小脑分为绒球小结叶、前叶和后叶。

2. **传导通路** 小脑的传入纤维来自大脑皮质、脑干(前庭核、网状结构及下橄榄核等)和脊髓,主要有脊髓小脑束、前庭小脑束、脑桥小脑束、橄榄小脑束、顶盖小脑束等。所有传入小脑的冲动均通过小脑上、中、下脚(以中、下脚为多),终止于小脑皮质,极少数终止于蚓部或深部核团。小脑的传出

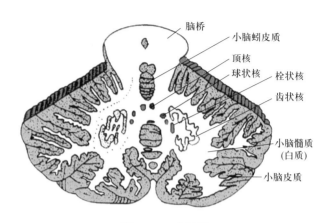

图 2-40 小脑核

纤维主要发自小脑深部核团(主要是齿状核、顶核),经过小脑上脚(结合臂)离开小脑。经过中间纤维神经元(前庭外侧核、红核、脑干的网状核和丘脑核团)而到达脑干的脑神经核及脊髓前角细胞。在此传导过程中传出纤维经过两次交叉,因此,小脑半球与身体是同侧支配关系。

3. **功能** 小脑是神经系统的一个重要运动调节中枢,主要作用是维持躯体平衡,调节肌张力并维持身体的姿势,协调随意运动。小脑的另一个功能是运动学习功能,特别是技巧性运动的获得和建立,小脑起着重要作用。

【病损表现及定位诊断】 小脑损伤最重要的临床症状是共济失调、平衡障碍及构音障碍。正常的随意运动需要各组肌肉在力量、速度、幅度等方面的准确配合,这种配合依靠小脑进行协调。

1. **小脑蚓部损害** 小脑蚓部与脊髓和前庭神经核有密切联系,管理躯干平衡功能。当小脑蚓部病变时,出现躯干共济失调,即平衡障碍。表现为站立不稳、向前或向后倾倒及出现闭目难立征[龙贝格征(Romberg sign)]阳性。行走时步幅加宽、左右摇摆、步态蹒跚,故称醉汉样步态,但肢体共济失调及眼球震颤很轻或不明显。见于小脑蚓部肿瘤等。

2. **小脑半球损害** 小脑半球病变以新小脑损害为主,新小脑的功能主要是确定运动的力量、方向和范围。当一侧小脑半球病变时表现为同侧肢体共济失调,上肢比下肢重,远端比近端重,精细动作比粗略动作重,表现为指鼻试验及跟 – 膝 – 胫试验不稳准、辨距不良、轮替动作差等。同时伴有肌张力减低、腱反射减弱或消失,有时出现钟摆样腱反射。小脑半球病变常出现水平性眼球震颤及小

脑性语言(构音不清或暴发性语言等)。见于小脑肿瘤、脑血管疾病、遗传变性疾病等。

七、脊髓

脊髓(spinal cord)位于椎管内,在枕大孔处与延髓相连,向下终止于第 1 腰椎下缘。由灰质(含神经细胞)和白质(含上、下传导束)组成。脊髓是四肢和躯干的初级反射中枢,发出 31 对脊神经分布到四肢和躯干。正常的脊髓活动是在大脑的控制下完成的。脊髓的解剖及损害定位详见第七章第一节。

(冯莉)

数字课程学习……

 学习目标及重点内容提示　　 教学 PPT　　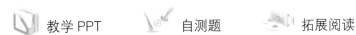 自测题　　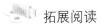 拓展阅读

第 三 章

病史采集和神经系统检查

第一节 病史采集

病史采集十分重要。完整可靠、准确详细的病史能为体格检查、神经系统检查和相应辅助检查、神经系统疾病的定位与定性诊断提供重要依据。

采集病史应尽可能让患者本人陈述病情,一般不要打断,边听边思考,待患者讲完后,进行综合分析。对患者没有讲到,但对诊断有意义的问题,要进行提问,提问时切忌暗示。保证病史系统完整、客观真实、重点突出。

对意识、智力、语言等有障碍,不能陈述自己病情的患者,应请最了解其病情的人员陈述。

医师要善于引导患者,按时间先后,讲述每个症状出现的具体时间及演变经过,要耐心地对待语言表达能力较差的患者。避免使用专业术语。询问病史时,态度和蔼,尊重患者,如涉及隐私的问题,要适当解释,取得患者信任,以得到可靠的病史。阴性症状有时对于确定和排除某些疾病也有重要意义,不可忽视。

一、主诉

主诉(chief complaint)是患者在疾病过程中感到最痛苦的部分,包括主要症状、发病时间和疾病变化或演变情况。多数患者能直接提供明确主诉,少数患有多种慢性疾病或神经系统疾病的患者,叙述症状烦琐凌乱,需进行分析、归纳。

二、现病史

现病史(history of present illness)是病史中的

主体部分。对神经系统疾病的分析至关重要。应按下列内容询问清楚。

1. 发病形式 通常有以下 4 种。

(1) 突然发病 起病突然,能记住具体发病时间,如在工作中突然感到难受,偏瘫,跌倒;讲话中突然头晕,走路不稳。这样的发病形式多是脑血管疾病(如脑出血、脑栓塞或蛛网膜下腔出血等),有时由外伤所致。问诊时还要详细询问发病的诱因。

(2) 急性发病 发病较快,通常 2~3 d 达到病情高峰,有时 1 周内达高峰。急性脑炎、急性脑膜炎等炎症性疾病属于这种发病形式。

(3) 亚急性发病 症状在 1~3 周达到高峰,介于急性和慢性发病之间。一般见于炎症、中毒、代谢性疾病等。

(4) 慢性发病 起病缓慢,症状逐渐出现,确切时间不清楚,通常以月、季、年为单位。如肿瘤、变性疾病等,几个月或数年病情才达到高峰。有时患者自觉症状不明显,而是被周围人发现的。

2. 主要症状 要询问主要症状的部位、确切范围、性质、持续时间、严重程度及加重或减轻因素。对下列常见症状必须做重点询问。

(1) 头痛 是神经系统疾病最常见的症状之一。

1)头痛部位:确定整个头部疼痛、局部头痛,还是部位变换不定的头痛。发作性一侧头痛可能为偏头痛。颅外结构病变引起的头、面痛部位可以相当精确,如三叉神经痛、枕神经痛及颞动脉炎引起的头痛。

2)头痛时间:确定是早晨还是晚上。脑肿瘤患者多在清晨头痛,丛集性头痛多在夜间入睡后

3）头痛性质:确定是胀痛、钝痛、搏动痛还是紧箍痛、隐痛、撕裂痛或刀割痛。偏头痛多为跳痛,脑肿瘤常为钝痛,蛛网膜下腔出血常为撕裂痛。

4）头痛加重的因素:有无体位变换、用力、咳嗽、排便、打喷嚏等使颅内压增高而引起头痛加剧。

5）头痛伴随的症状:如头晕、恶心、呕吐、视物不清、耳鸣、失语、瘫痪等。

6）头痛类型:确定是波动性、持续性、周期性,还是阵发性加重,须注意头痛与时间、情绪及疲劳的关系。如有周期性发作,则应注意与季节、气候、饮食及睡眠的关系。女性患者则应确定是否与月经周期有关。

7）头痛程度:确定是否影响睡眠和工作,是否可以忍受。

8）头痛先兆症状:有无暗点、亮光、异彩、幻觉等视觉先兆。

(2) **疼痛**　是神经科很多疾病的主要症状。

要注意疼痛的部位、性质、规律和发作时的伴发症状等。确定疼痛部位是否与神经根支配区域一致,与神经系统定位的关系,如局部性疼痛、放射痛或扩散性疼痛(如牵涉痛)等;疼痛的规律,与气候变化是否有关;肢体疼痛因咳嗽、打喷嚏等加剧时称为根痛,有时根痛呈闪电样或束带样疼痛;触摸、握压是否加重疼痛,活动是否诱发或加重疼痛,疼痛时或其后是否出现瘫痪,疼痛是否伴感觉缺失(称痛性感觉障碍);以及对各种治疗的反应等。

(3) **眩晕**　是患者感到自身或外界有旋转、移动或摇晃的感觉。

询问时要注意有无天旋地转、耳鸣、听力下降、恶心、呕吐、面色苍白、视物晃动等,这些都是诊断主要由迷路、前庭神经病变引起的周围性眩晕(耳性眩晕)的重要依据。而中枢性眩晕(脑性眩晕)常表现为头晕,有头重脚轻、眼花等症状,并无视物旋转,主要由脑干和小脑病变引起。问诊时要涉及有无高血压、颈椎病、小脑梗死、肿瘤、出血等,同时也要询问有无心血管疾病、贫血、屈光不正等。

(4) **感觉异常**　尽量让患者准确描述是否有冷热感、麻木感、重压感、针刺感、蚁走感、肿胀感、电击感等。要区别感觉减退、消失、过敏及分离性感觉消失等。注意其范围,如末梢性、后根性、横贯性、传导束性、脊髓半离断性等。

(5) **抽搐发作**　问诊相当重要,因为多数患者就诊时,抽搐发作已停止。应询问初次发作的年龄、时间、频率,有无致病因素或诱因,向患者或目睹发作者了解发作情况。

1）先兆或首发症状:如感觉异常、麻木、视物模糊、闪光、幻觉、耳鸣、闻到怪味等。

2）诱发因素:与睡眠、情绪、饮食、月经等的关系。

3）发作过程:是全身性或局限性、强直状,还是阵挛状或不规则性,有无意识丧失、发绀、舌咬伤、口吐白沫、尿失禁与跌倒外伤等。

4）发作后症状:有无发作后睡眠、一过性肢体瘫痪、全身酸痛、精神异常等。

5）抽搐前病史:有无脑炎、脑血管疾病、遗传性疾病、头部外伤等。询问抽搐前病史的治疗和效果。

(6) **肢体无力**　询问发生急缓,有无外伤。单一肢体无力还是单侧上下肢体无力,双下肢无力还是全身无力,是一过性肢体无力还是持续性的,是否继续加重或减轻,有无伴随发热、意识不清、疼痛、麻木、肌萎缩、失语或不自主运动等,四肢无力的患者一定要询问有无呼吸困难。

(7) **视力障碍**　除眼部疾病外,神经系统疾病也能引起视力障碍,其表现可能是视力减退、视野缺损、复视等。如有复视,应询问复视出现的方向,实像与虚像的位置关系和距离。

(8) **其他症状**　还应询问有无反应迟钝或记忆力下降、睡眠障碍,有无吞咽困难和尿便障碍等。

3. **病程经过**　问诊时还要侧重病情的发展和演变,注意各种症状的先后关系,了解症状有无缓解与复发,最早出现的症状往往有定位意义。

按时间顺序记载病情过程,如加重、减轻、波动、停止、周期性发作等。大致每种疾病都有特征性的发病经过。

(1) **血管性疾病**　突然发病很快达到疾病高峰,其预后分3种情况:① 治疗无效患者死亡;② 不完全治愈,遗留残疾;③ 完全治愈。

(2) **急性炎症性疾病**　急性发病,数日内达高峰,经抢救治疗多数患者可逐渐恢复,如急性脑炎、急性脊髓前角灰质炎等。

(3) **阶段进展性疾病**　临床表现呈阶段性,逐渐进展加重。如脑动脉硬化,患者初期症状较轻,常表现为阶段性进展。

(4) **慢性进行性疾病**　发病后病情缓慢进展,如脑肿瘤、变性病(如遗传性共济失调)、进行性肌营养不良、运动神经元病等。

(5) **缓解复发性疾病**　症状缓解而后又出现复发加重,以多发性硬化为代表,还有神经贝赫切特综合征。

(6) **间歇发作性疾病**　急性发作,短时间症状消失。可反复出现,间歇期无症状,如周期性瘫痪、梅尼埃病。

(7) **先天性疾病**　出生后就有症状,症状不断加重或有所改善后呈持续性加重,如头、脊柱发育异常,脑性瘫痪等。

4. **伴随的其他症状**　对于确定和排除某些疾病有重要意义的阴性症状。

5. **既往诊断与治疗史**　询问既往的诊断与治疗情况的经过和效果。

三、既往史

既往史(past history)包括患者既往的健康状况和曾患过的疾病,以及手术外伤史、预防接种史及过敏史等,特别是与目前所患疾病相关的病史。

1. **外伤及手术**　是否有头部或脊柱外伤骨折或手术史。是否有昏迷、抽搐或瘫痪,有无后遗症。

2. **感染**　是否患过脑炎、脑膜炎、中耳炎、口腔和皮肤黏膜溃疡,有无结核病、寄生虫病感染史等。要询问预防接种情况。

3. **内科疾病**　有无高血压、心脏病、动脉硬化、糖尿病、肿瘤、血液病和动脉炎等。

4. **过敏与中毒**　有无食物及药物过敏和中毒史,金属及化学毒物(如汞、锰、砷、苯、有机磷)、放射性物质、工业粉尘接触和中毒史。

四、个人史

个人史(personal history)询问的基本内容包括出生地、居住地、是否到过疫区、教育程度、职业、工作环境、生活习惯和性格特点,是否左(或右)利手或双利手。对儿童患者应询问围生期、疫苗接种和生长发育的情况,女性应询问月经史和婚育史。

待患者对医师建立信任后,应询问其有无烟酒嗜好,有无药物或毒物依赖,是否过度应激(如失业、离婚、亲友故去),有无冶游史等。

五、家族史

家族史(family history)对诊断神经系统遗传性疾病非常重要。神经系统遗传性疾病通常发生在有血缘关系的家庭成员中。如两代以上出现相似疾病,应考虑到遗传病的可能性。

应当注意某些疾病患者认为是家庭隐私,而否认疾病家族史。还应询问直系亲属中有无近亲结婚。

发现遗传病后应绘制家系图谱并询问是否做过基因诊断。

(何志义)

第二节　神经系统检查方法

检查前应准备听诊器、叩诊锤、棉签、圆头针、检眼镜、电筒、音叉、压舌板、视力表、软尺等工具。检查时要取得患者信任,使其充分合作,既要全面又要根据病史掌握重点。

神经系统检查依次从头部开始,接着为颈部、上肢、胸部、腹部、下肢及背部,最后为立姿及步态。

对急危重患者,应边问边查边抢救,可待病情好转后再补问补查。

一、一般检查

神经系统检查之前,应进行必要的一般内科检查,不能忽略。神经系统也是全身的一部分,掌握全身状态对于正确理解神经系统的正常与异常很重要。以下是与神经系统疾病密切相关的内科检查所见的临床表现。

1. **一般情况**　观察患者意识是否清楚,检查是否配合,应答是否切题,有无痛苦面容。观察全身营养状况,有无消瘦或肥胖,有无畸形、烫伤瘢痕或面部血管痣等。

(1) **皮肤**　应注意发现色素沉着、皮疹、出血斑等皮肤黏膜的异常。皮肤咖啡牛奶斑与Ⅰ型神经纤维瘤病有关,带状疱疹与面神经麻痹、肋间神经痛、脑炎等有关,黑色素瘤常有神经系统转移,烧、烫伤瘢痕与脊髓空洞症有关,葡萄膜炎、口腔和外阴溃疡常是贝赫切特综合征(白塞综合征)的主要体征。

(2) **头部和颈部**

1) 头颅:有无大小异常(脑积水、小头畸形),

形状异常(尖头畸形、舟状头畸形等)、颅骨有无内陷等。对婴儿需检查囟门有无饱凸，颅缝有无分离，有无麦克尤恩(MacEwen sign)。

2) 面部：有无面容畸形、面肌抽动或萎缩、色素脱失或沉着，眼球有无外凸或内陷，有无眼睑下垂，角膜缘有无棕绿或黄绿色素环(角膜色素环)，有无鼻部畸形、鼻窦部压痛，口部有无唇裂、疱疹等。结节性硬化症患者面部有皮脂腺瘤，脑面部血管瘤患者面部有血管痣。

3) 颈部：观察双侧是否对称，有无疼痛、颈强直、活动受限、姿态异常，有无痉挛性斜颈。强迫性头位见于后颅窝肿瘤、颈椎病变，颅底凹陷症患者颈短、发际低，颈活动可受限。另外，应注意颈部有无压痛，颈动脉搏动是否对称。

4) 颅颈部杂音：于眼眶、颞部、乳突、锁骨上窝、颈动脉分叉处听取有无血管杂音。颅内动脉畸形患者可在眼眶或颅部听到杂音；颈动脉狭窄达一定程度也可能在颈部听到杂音；儿童颅颈部杂音出现率较高，常无病理意义。

(3) 胸部 注意胸廓的左右对称性，有无变形、呼吸运动受限等。如果有肺部疾病要注意：肺癌脑转移、支气管扩张所致脑脓肿，肺气肿会引起头痛、视神经乳头水肿和皮克威克综合征；肺结核会引起结核性脑膜炎；肺尖部肿瘤可引起臂丛神经痛、霍纳征；呼吸肌麻痹见于吉兰－巴雷综合征、上升性脊髓炎、重症肌无力、河豚中毒等。

检查时要注意与神经系统相关的心脏疾患。心动过速可见于神经症、甲状腺功能亢进症、发作性心动过速、休克等，心动过缓可见于颅内压增高、迷走神经受刺激、阿－斯综合征(Adams-Stokes syndrome)，心房颤动易发生脑栓塞，期前收缩可引起不安、失眠、神经症，急性风湿性心肌炎是小舞蹈症 sydenham chorea)的佐证，大动脉狭窄可引起失神发作、眩晕，主动脉关闭不全和冠状动脉起始部狭窄可由梅毒引起，先天性心脏病可引起学龄前儿童出现脑缺血发作。

(4) 腹部 检查要以视触诊为主，叩诊和听诊也要进行。胃癌可出现脑脊髓膜转移；胃酸缺乏可引起亚急性联合变性；肝硬化可见于肝豆状核变性(Wilson disease)，并可引起肝性脑病；肝脾大可见于脂肪沉积(lipidosis)、结节病、网状细胞肉瘤、白血病等；子宫癌可引起脊柱转移；流产可产生脑血管空气栓塞、脑静脉窦血栓。

(5) 脊柱与四肢 特别要注意有无骨骼畸形，如脊柱有无前凸、后凸、侧弯，脊膜膨出、压痛及叩击痛；有无指、趾发育畸形、弓形足；肌肉有无萎缩、疼痛、握痛。肌营养不良可见肌萎缩、腰椎前凸及翼状肩胛等，脊髓空洞症和脊髓型共济失调可见脊柱侧凸。

(6) 内分泌检查 要仔细检查内分泌腺中的甲状腺、乳腺、卵巢等。乳腺癌可发生脑转移；甲状腺功能亢进症可引起肌病、周期性瘫痪；甲状腺功能减退症在成人可引起黏液水肿，而出现记忆障碍、嗜睡、听力下降、视力降低和肌病；代谢性疾病和糖尿病可并发肌病、眼肌瘫痪、脑梗死、周围神经病，重症可引起昏迷。

2. 精神状态 观察患者衣着是否整洁，主动和被动接触是否良好，对疾病的自知力是否存在，有无错觉、幻觉、妄想、逻辑障碍等精神症状。

3. 认知功能检查 对没有意识障碍的患者应检查其认知功能情况，检查时要注意被检查者受教育的情况。

(1) 定向力(orientation) 为对时间、地点、人物定向能力的检查。可问今天是几号？星期几？你现在在什么地方？你的名字叫什么？旁边站着的人是谁？

(2) 记忆力(memory) 通常检查近记忆、远记忆和立即回忆。①近记忆检查：说出 4 个不相关的词，如背包、教室、苹果、排球场，让患者重复 2~3 次，几分钟后正常能记住 3 个词及以上。②远记忆检查：可让患者说出小学时班主任老师的名字。什么时候中学毕业？③立即回忆检查：检查者说出一串数字(如电话号码)，令患者复述。能说出 5 个以上为正常，低于 5 个为注意力不集中。

(3) 计算力(calculation) 通常询问 100－7 得出何数后再减 7。如不能计算，可用更简单的 2+2，继续算下去。

(4) 情感(affect) 引起智力障碍的疾病可以引起情感的波动，容易发怒也容易哭泣。观察患者是否自己能控制，有无强哭、强笑。

(5) 知识水平(knowledge) 要因知识水平不同来进行检查，如问动物的名、花的名、名胜古迹、著名人物等。

(6) 判断力(judgement) 设定一定的情形然后询问。如问散步中看到人跌倒后怎么办？遇到迷路的孩子怎么办？

(7) 抽象思维(abstract thinking) 痴呆患者抽象思维常有障碍。如提出适当的问题或谜语,让患者回答。

详细的检查可用智力量表来完成。

特殊的智力障碍如下。

(1) 遗忘综合征 记忆力下降明显。虚构(confabulation),主要因损伤近记忆而产生虚构。责任病灶可能是乳头体、视丘内侧,也见于维生素 B_1 缺乏致韦尼克脑病的后遗症。

(2) 短暂性全面性遗忘(transient global amnesia,TGA) 短时、数小时到 24 h 内发生的事不能记忆。其原因不清,可能由海马一过性缺血所致。癫痫发作后也可能出现。

二、神经系统检查

(一)脑神经检查

1. 嗅神经 让患者闭目,用手指将患者一侧鼻孔压闭,将含有气味但无刺激性的溶液(如醋、香烟、茶叶或香皂等)放在鼻孔前方试之,两侧分别检查,试验结果为一侧或两侧正常、减退或消失。单侧嗅觉丧失见于嗅球和嗅丝损伤、前颅凹占位性病变、颅底脑膜炎等,双侧嗅觉丧失常见于感冒、鼻塞、外伤,嗅觉减退见于老年人、帕金森病等,嗅中枢病变可出现幻嗅。

2. 视神经 主要检查视力、视野和眼底。

(1) 视力 检查时应分别测试双眼的近视力和远视力。查近视力时,将通用的近视力表置于患者眼前 30 cm 处,双眼分别按顺序自上而下辨认该表上的符号,直到不能辨认的一行为止,前一行即代表患者的视力。视力表视力分 0.1~1.5,小于 1.0 即为视力减退。远视力检查用国际远视力表,通常用分数表示其视力。分子表示检查患者的距离,一般为 5 m;分母表示健康者看到该行的距离。例如,5/10 指患者在 5 m 处仅能看清健康者 10 m 处看清的一行。视力减退到不能用视力表检查时,可嘱患者在近距离内辨认检查者的手指,记录为几米数指或手动。更严重时,用手电筒检查有无光感,完全失明时光感也消失。检查时应注意有无影响视力的眼部病变。

(2) 视野 是眼球固定不动,正视前方时所能看到的空间范围。健康者可达到向内约 60°,向外 90°~100°,向上 50°~60°,向下 60°~75°,外下方视野最大。

一般用手试法。检查时让患者背光与检查者面对面坐,相距约 60 cm。试左眼时,患者用右手遮其右眼,注视检查者的右眼,检查者则用左手遮住自己的左眼,用右眼注视患者的左眼,用示指在两人中间分别从上内、下内、上外、下外的方向向中央移动,至患者能见到手指为止。用相同的方法再试患者的右眼。检查者以本人正常的视野与患者的视野比较,可粗测患者的视野是否正常。如发现有视野缺损,到眼科用视野计做准确的测定。

(3) 眼底 让患者背光而坐,眼球正视前方勿动。检查一般不要求散瞳。检查右眼时,检查者站在患者的右侧,用右手持检眼镜,并用右眼观察眼底;左侧则反之。

正常眼底的视神经乳头为圆形或卵圆形,边缘清楚,色淡红,颞侧较鼻侧稍淡,中央凹陷较淡白为生理凹陷。动脉色鲜红,静脉色暗红,动静脉管径比例为 2∶3。检查时应注意有无视神经乳头水肿,视网膜血管有无动脉硬化、出血、狭窄、充血,视网膜有无出血、渗出、色素沉着和剥离等。

3. 动眼神经、滑车神经和展神经 共同支配眼球运动,常需同时检查。

(1) 外观 注意双侧眼裂的大小,是否等大,有无眼裂增大或变小,有无眼睑下垂,眼球有无突出或内陷,眼球有无斜视、同向偏斜。

(2) 瞳孔 由动眼神经的副交感神经纤维和颈上交感神经节的交感神经纤维调节,主要检查外形和反射。健康者瞳孔直径为 3~4 mm,小于 2 mm 为瞳孔缩小,大于 5 mm 为瞳孔扩大。双侧瞳孔缩小可见于老年人、脑桥病变等。单侧扩大见于天幕裂孔疝、动眼神经损伤,双侧瞳孔扩大见于中脑病变、剧痛、小脑扁桃体疝、阿托品中毒等。

健康者瞳孔为圆形,边缘整齐,形状变化见于虹膜前或后粘连。

检查对光反射时,嘱患者注视远处,把手电筒光从侧面分别照射瞳孔,可见瞳孔缩小。正常时,直接感光的瞳孔缩小称直接光反射;未直接感光的瞳孔也缩小,称间接光反射。检查瞳孔的调节反射时,嘱患者平视远处,然后再突然注视一近物,此时两侧眼球内聚、瞳孔缩小。

(3) 眼球运动 让患者头部不动,双眼注视检查者的手指,并随之向左、右、上、下各方向转动。如有眼球运动受限,注意其受限方向和程度,注意有无复视和眼球震颤。最后检查辐辏动作。若眼肌瘫痪仅限于眼球外肌而瞳孔括约肌功能正常,为眼外肌瘫痪;相反表现则为眼内肌瘫痪;两者都存在,则称为完全性眼肌瘫痪。眼球运动神经的损伤有周围性、核性、核间性和核上性4种。

4. 三叉神经

(1) **感觉功能**　与检查身体其他部位感觉一样,用针、棉签及盛冷、热水试管分别检查三叉神经分布区域内皮肤的痛觉、温度觉和触觉,两侧对比。观察有无感觉障碍并定出其区域,区别为三叉神经周围性支配或中枢性节段性支配。

(2) **运动功能**　先观察咬肌、颞肌有无萎缩,再用双手分别按在两侧该肌肉上,让患者做咀嚼运动,注意有无肌张力与收缩力减弱,两侧是否相等。嘱患者张口,以露齿时上下门齿的中缝线为标准,如下颌偏向一侧,指示该侧翼肌无力,这是因为健侧翼肌收缩,使下颌推向患侧所致。

(3) **反射**

1) 角膜反射:以捻成细束的棉花轻触角膜外缘,正常可引起两侧迅速闭眼,同侧的称为直接角膜反射,对侧的称为间接角膜反射。如以棉签轻触结合膜亦能引起相同反应,称结合膜反射。

2) 下颌反射:患者轻轻张口,用叩诊锤叩击下颌中央处检查者的拇指,便引起下颌上提(图3-1)。此反射在健康成人不易叩出,当双侧脑干以上的上运动神经元病变时,反射增强。

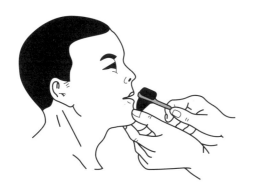

图3-1　下颌反射

5. 面神经

(1) **外观**　观察额纹及鼻唇沟是否变浅,睑裂是否增宽,口唇是否低垂或歪向一侧。

(2) **运动**　让患者做皱额、闭眼、吹哨、露齿、鼓气动作,比较两侧面肌收缩是否对称。一侧面神经弛缓性瘫痪时,该侧上半部与下半部面肌都瘫痪;如只有下半部面肌瘫痪,则为中枢性面瘫。

(3) **味觉**　让患者伸舌,检查者以棉签蘸少许醋、糖、盐或奎宁溶液,轻涂于患者舌前一侧,不能讲话和缩舌,令其指出事先写在纸上的酸、甜、咸、苦四字之一,对不认字者,可以预订符号表示之或检查者询问,患者以点头或摇头示意。先试可疑一侧,再试健侧,每种味觉测试完毕时,需温水漱口。面神经损害则舌前2/3味觉丧失。

6. 前庭蜗神经　包括蜗神经和前庭神经。

(1) **蜗神经**　主要检查听力,用耳语、表音或音叉检查。用手掩住另一侧耳,声音由远而近,测其听到声音的距离,再同另一侧比较并与检查者比较。如要准确的资料可用电测听计检查。传导性耳聋的听力减损以低频音的气导为主,神经性耳聋出现高频音的气导和骨导均下降。

音叉检查用于判断耳聋性质,鉴别神经性耳聋和传导性耳聋,用频率128 Hz的音叉检查。① 林纳试验(Rinne test):用振动的音叉放于患者耳旁或音叉柄端置于患者乳突部,分别试验气导及骨导时间。正常为气导>骨导;传导性耳聋时,骨导>气导;神经性耳聋时,气导>骨导,但两者时间均缩短。② 韦伯试验:将振动的音叉柄端置于患者颅顶正中,比较哪一侧耳的音响强。正常时,感觉振动音响位于正中。神经性耳聋时音响偏向健侧,传导性耳聋时偏向患侧。

(2) **前庭神经**　损害时有眩晕、呕吐、眼球震颤和平衡失调等症状。

可做外耳道冷热水灌注的变温试验,或坐转椅的旋转试验。正常时灌注冷水后引起眼球震颤快相向对侧,灌注热水后引起眼球震颤快相向同侧,持续1.5~2 min,前庭受损后反应减弱或消失。旋转试验后眼球震颤快相向旋转方向的对侧,持续30 s,如少于15 s,提示前庭功能障碍。

7. 舌咽神经、迷走神经　这两对脑神经在解剖及功能上关系密切,常同时受损,需同时检查。

(1) **运动**　发音是否低哑或带鼻音,饮水是否呛咳,吞咽是否困难。嘱患者张口,观察软腭及腭垂的位置。一侧麻痹时,该侧软腭变低,腭垂偏向健侧。嘱患者发"啊"音,正常时两侧软腭均上提,腭垂居中。一侧麻痹时,该侧软腭上提差,腭垂更向健侧偏。声带运动检查需用间接喉镜。

(2) **感觉**　用棉签或压舌板轻触两侧软腭及咽后壁,观察有无感觉。舌后1/3的味觉由舌咽神经所支配,检查方法同面神经。

(3) 反射

1) 咽反射:嘱患者张口,用压舌板轻触两侧咽后壁,正常应有作呕反应。有舌咽神经或迷走神经损害时,患侧咽反射迟钝或消失。

2) 眼心反射:检查者用示指、中指对双侧眼球逐渐施加压力 20~30 s,健康者脉搏可减少 10~12 次 /min。

8. 副神经　检查胸锁乳突肌及斜方肌的运动功能。嘱患者做对抗阻力的转颈(胸锁乳突肌功能)及耸肩(斜方肌功能)动作,比较两侧肌力及肌肉收缩时的轮廓和触摸其坚实度。若副神经受损时,向对侧转头及患侧耸肩无力,肌肉也可有萎缩。

9. 舌下神经　观察伸舌时有无偏斜、舌肌萎缩及肌束颤动。一侧麻痹时伸舌偏向麻痹侧,双侧麻痹时舌不能伸出口外。核下性病变时有同侧舌肌萎缩,核性病变时可见肌束颤动。

(二) 运动系统检查

运动系统检查包括肌营养、肌张力、肌力、不自主运动、共济运动、姿势和步态等。

1. 肌肉形态　注意肌肉的外形及体积,有无肌萎缩及假性肥大,如有则要确定其分布及范围,是全身性、偏身性、对称性还是局限性。右利手者右侧肢体略粗,但一般不超过 2 cm,且活动正常。

肌张力(muscle tone)是指肌肉静止状态时的肌肉紧张度。用触摸患者肌肉的硬度及被动伸屈其肢体时检查者所感知的阻力来判断。

肌张力降低表现为肌肉松弛,被动运动时阻力减低,关节运动的范围扩大,多见于下运动神经元病变、小脑病变、肌肉病变。肌张力增高时肌肉较硬,被动运动时阻力较大,关节运动的范围缩小。锥体束损害时所致的肌张力增高,称痉挛性肌张力增高,即上肢的屈肌及下肢的伸肌张力增高更明显,被动运动开始时阻力大,终了时较小,称折刀样肌张力增高。锥体外系损害时所致的肌张力增高,称强直性肌张力增高,伸肌、屈肌的肌张力均升高,被动运动时所遇到的阻力是均匀的,故称铅管样肌张力增高。若伴有震颤者,出现规律而断续的停顿,称为齿轮样肌张力增高。

2. 肌力(muscle strength)　是指主动运动时肌肉的收缩力量,一般以关节为中心检查肌群的伸屈、外展内收、旋前旋后等功能。对上运动神经元病变及多发性周围神经损害引起的瘫痪,此法已足

够。但对单一周围神经损害,如尺神经、正中神经、桡神经、腓总神经麻痹等,或较局限的脊髓前角病变,尚需对有关的每块肌肉分别检查。检查方法:嘱患者依次做有关的肌肉收缩运动,检查者以阻力抵抗,判断其肌力,或让患者用力维持某姿势,检查者用力使其改变。如患者肌力达不到抗阻力,则让患者做抗引力动作,观察达到何种高度或角度。如不能做抗引力动作,则注意在有支持的水平面上能活动至何种程度,检查肩部肌力应坐着检查,其他各关节运动坐位或卧位都可检查,但应进行左、右比较。

肌力的记录采用如下 0~5 级的 6 级分级法。

0 级:完全瘫痪。

1 级:肌肉可收缩,但不能产生动作。

2 级:肢体能在床面上移动但不能抬起。

3 级:肢体能抬离床面,但不能抵抗阻力。

4 级:能做抗阻力动作,但较正常差。

5 级:正常肌力。

(1) 肌群的肌力检查方法　① 肩:外展、内收。② 肘:屈伸。③ 腕:屈伸。④ 指:屈握拳、伸直。⑤ 髋:屈伸、外展、内收。⑥ 膝:屈伸。⑦ 踝:背屈、跖屈。⑧ 趾:背屈、跖屈。⑨ 颈:前屈、后伸。⑩ 躯干:肌肉的检查可嘱患者仰卧位,抬头并抵抗检查者的阻力,查其腹肌收缩力;或俯卧位抬头,查其脊旁肌收缩力。

(2) 主要肌肉的肌力检查　见表 3-1 及图 3-2。

(3) 肢体轻瘫检查法　有些轻瘫用一般方法不能肯定时,用下列方法可帮助诊断。

1) 上肢:双上肢向前平举掌心向下时,患侧上肢会逐渐旋前(即掌心偏向外侧)及下垂,轻偏瘫一侧的小指常轻度外展,检查手指肌力更易暴露与健侧的差距。

2) 下肢:仰卧时患侧下肢常处于外旋位,即足尖向外,检查足背屈肌力量更易暴露与健侧的差距。患者平卧,双髋、膝屈曲维持各 90°,患侧小腿会逐渐下落。也可俯卧位时嘱患者屈膝,足跟尽量接近臀部,患侧常较差。

3. 共济运动(coordination movement)　首先要观察患者日常生活动作,如吃饭、穿衣、系扣、取物、书写、站立、姿势与步态等,进行上述活动是否协调正确。不自主运动、肌张力增高、轻瘫也会影响运动协调,检查前应注意。

(1) 指鼻试验　嘱患者先将手臂伸直外展,然后用示指尖触鼻尖,以不同方向、速度、睁眼、闭眼

表 3-1 主要肌肉的肌力检查

肌肉	节段	神经	功能	检查方法
指屈肌	$C_7 \sim T_1$	正中神经、尺神经	指关节屈曲	屈指,施加压力使其伸直
腕屈肌	$C_6 \sim T_1$	正中神经、尺神经	屈腕、外展、内收	检查者从掌部桡侧或尺侧加阻力
桡侧腕伸肌	$C_{6\sim8}$	桡神经	腕伸、外展、内收	检查者从手背桡侧加阻力
尺侧腕伸肌	$C_{6\sim8}$	桡神经	腕伸、外展、内收	检查者从手背尺侧加阻力
肱桡肌	$C_{5\sim6}$	桡神经	前臂屈曲、旋前	前臂旋前屈肘,检查者施加阻力
肱二头肌	$C_{5\sim6}$	肌皮神经	前臂屈曲和外旋	屈肘并使旋后,检查者加阻力
肱三头肌	$C_{6\sim8}$	桡神经	前臂伸直	屈肘后再伸直,检查者加阻力
三角肌	$C_{5\sim6}$	腋神经	上臂外展	维持外展位,检查者将肘部向下加压
胸大肌	$C_5 \sim T_1$	胸前神经	上臂内收、屈曲和内旋	上臂内收,检查者施加压力
背阔肌	$C_{6\sim8}$	胸背神经	上臂内收、伸直和内旋	上臂外展向下,检查者施加压力
前锯肌	$C_{5\sim7}$	胸前神经	肩胛骨前伸,向上回旋	手臂前伸,推向墙壁,患侧肩胛离开胸壁呈翼状肩胛
腹直肌	$T_{6\sim12}$	肋间神经	躯干前屈	患者仰卧,前屈坐起,检查者加阻力
髂腰肌	$L_{2\sim4}$	腰丛神经、股神经	髋关节屈曲	屈髋屈膝,检查者加阻力
股内收肌	$L_{2\sim5}$	闭孔神经	大腿内收	仰卧位,两膝并拢,检查者用力分开
股外展肌	$L_4 \sim S_1$	臀上神经	股外展并内旋	仰卧,两膝外展,检查者使其并拢
股四头肌	$L_{2\sim4}$	股神经	膝关节伸直	伸膝,检查者加阻力
股二头肌	$L_4 \sim S_2$	坐骨神经	小腿屈曲	仰卧,检查者阻止小腿屈曲
腓肠肌	$L_5 \sim S_2$	胫神经	足跖屈	小腿伸直,检查者加阻力
胫前肌	$L_4 \sim S_1$	腓深神经	足背屈并内翻	检查者加阻力

重复进行,并双侧比较。小脑半球病变可看到同侧指鼻不准,接近鼻尖时动作变慢,或出现动作性震颤(意向性震颤),或手指常超过或未见目标即停止(辨距不良)。感觉性共济失调时,睁眼指鼻无困难,闭眼时则发生障碍。

(2) **跟-膝-胫试验** 患者仰卧,上抬一侧下肢用足跟碰对侧膝盖,再沿胫骨前缘向下移动。小脑损害时,抬腿触膝易出现辨距不良和意向性震颤,下移时常摇晃不稳。感觉性共济失调时,闭目足跟难寻到膝盖(图 3-3)。

(3) **快速轮替动作** 嘱患者以前臂快速地做旋前、旋后动作,或以一侧手掌、手背交替快速连续拍击对侧手掌,或以足趾反复叩击地面等。小脑性共济失调患者这些动作笨拙,节律慢而不匀,称快速轮替不能。

(4) **反跳试验** 患者用力屈肘时,检查者握患者腕部向相反方向拉,随即突然松手,健康者由于对抗肌的拮抗作用,前臂屈曲会被制止。小脑病变患者由于缺少这种拮抗作用,回收的前臂会反击到

自己的身体。

(5) **龙贝格征** 嘱患者双足并拢站立,双手向前平伸,闭目。感觉性共济失调时,睁眼站立稳,闭眼时不稳,称龙贝格征阳性。小脑性共济失调者睁眼、闭眼都站不稳,闭眼时更明显;蚓部病变易向后倾,一侧小脑半球病变或一侧前庭损害向患侧倾倒。

(6) **联合屈曲征** 患者仰卧,双手交叉放于胸前,不用支撑试行坐起。健康者躯干屈曲双下肢下压;小脑损害者则双下肢向上抬离床面,起坐困难,称联合屈曲征。

4. **姿势和步态(stance and gait)** 观察患者站立和行走时有无姿势和步态异常。肌力、肌张力、深感觉、小脑、锥体外系的功能障碍都会影响姿势和步态。常见的步态障碍有以下几种(图 3-4)。

(1) **痉挛性偏瘫步态** 患侧上肢内收、旋前,指、腕、肘关节屈曲,行走时无正常摆动,下肢伸直并外旋,足跖屈,举步时将骨盆抬高,足尖曳地,往外做划圈样移步前进,故又称划圈样步态。常见于急性脑血管疾病等后遗症。

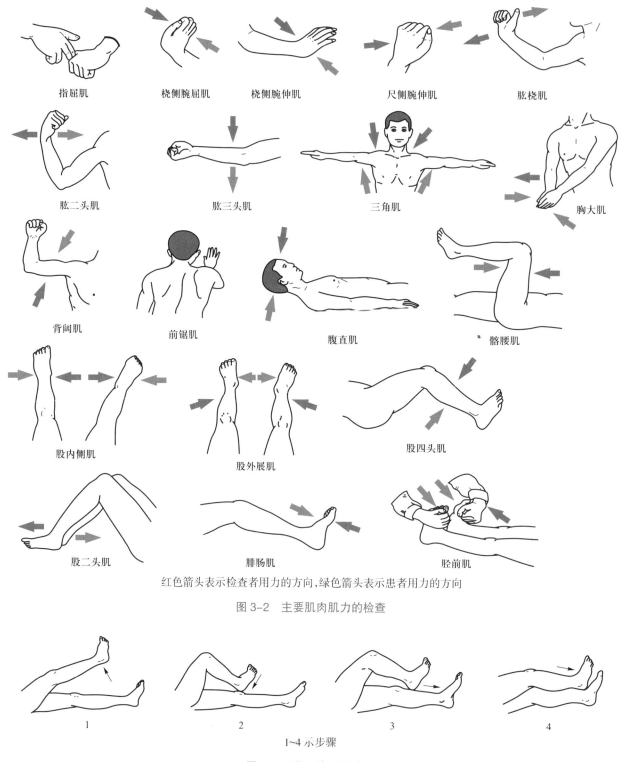

指屈肌　　桡侧腕屈肌　　桡侧腕伸肌　　尺侧腕伸肌　　肱桡肌

肱二头肌　　肱三头肌　　三角肌　　胸大肌

背阔肌　　前锯肌　　腹直肌　　髂腰肌

股内侧肌　　股外展肌　　股四头肌

股二头肌　　腓肠肌　　胫前肌

红色箭头表示检查者用力的方向，绿色箭头表示患者用力的方向

图 3-2　主要肌肉肌力的检查

1　　2　　3　　4

1~4 示步骤

图 3-3　跟–膝–胫试验

　　(2) **痉挛性截瘫步态**　行走时双下肢伸直，因内收肌张力高，双腿向内交叉，步态僵硬，形如剪刀，故又称剪刀样步态。见于先天性痉挛性截瘫、双侧锥体束损害的患者。

　　(3) **共济失调步态**　行走时两足分开过宽，腿抬得高，足落地沉重，因重心不易控制，故摇晃不稳，状如醉酒，又称醉汉步态。小脑性共济失调者闭眼、睁眼时都有困难，闭目更甚；感觉性共济失调睁眼时走得较好，闭眼时不稳甚至不能行走。见于脊髓结核等。

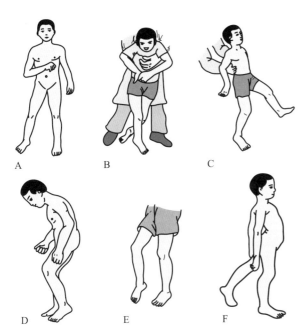

图 3-4 常见的步态障碍

A. 痉挛性偏瘫步态 B. 痉挛性截瘫步态 C. 共济失调步态
D. 慌张步态 E. 跨阈步态 F. 摇摆步态

（4）**慌张步态** 全身肌张力增高，走路时步伐细碎，足擦地而行，由于躯干前倾，身体重心前移，故以小步加速前冲，追逐重心，不能立即停步，又称为前冲步态或追逐重心步态。上肢前后摆动的连带动作丧失。见于帕金森病。

（5）**跨阈步态** 周围神经病变时足下垂而不能背屈，为使足尖离地患肢抬得很高，如跨越旧式门槛的姿势。落脚时足尖先触地面。主要见于腓总神经麻痹。

（6）**摇摆步态** 由于骨盆带肌肉及腰肌萎缩无力，为维持身体重心平衡而脊柱前凸，步行时因不能固定骨盆，故臀部左右摆动，像鸭子走路。见于肌营养不良。

（7）**癔症步态** 表现奇形怪状。下肢肌力正常却不能支撑身体或步态蹒跚向各个方向摇摆，似欲跌倒而罕有跌倒自伤者。

5. **不自主运动**（involuntary movement） 观察有无舞蹈样运动、手足徐动、震颤（静止性、意向性、姿势性）、抽搐、肌束颤动、肌阵挛等，以及出现的部位、范围、程度、规律，是否与情绪、动作、寒冷、饮酒等有关，并注意询问家族史和遗传史。

（三）**感觉系统检查**

检查前让患者了解检查的方法和意义，使其充分合作。检查者必须耐心细致，既有重点又要注意

左右侧和远近端对比，一般从感觉缺失部位查至正常部位或从四肢远端向近端检查。检查时患者应闭目，忌用暗示性提问，必要时多次复查。

1. **浅感觉** 检查痛觉可用大头针，轻刺皮肤，嘱患者体会疼痛的差别，如发现痛觉减退或过敏区域，需反复核对。检查触觉可用棉签在皮肤上轻轻掠过，嘱患者说出感受接触的次数。检查温度觉可用装热水（40~50℃）与冷水（5~10℃）的试管，分别接触皮肤。如触痛觉无改变，一般可不做温度觉检查。如有感觉障碍，要注意其部位和范围。

2. **深感觉**

（1）**运动觉** 患者闭目，检查者轻轻夹住患者手指或足趾两侧，上下移动 5° 左右，由患者说出向上或向下的方向。如感觉不清楚可加大活动幅度或再试较大的关节。

（2）**位置觉** 患者闭目，检查者将其肢体放于某一位置，嘱患者说出所放位置，或用另一肢体模仿。

（3）**振动觉** 用振动着的音叉（128 Hz）柄端置于骨突起处，如手指、桡尺骨茎突、鹰嘴、锁骨、足趾、内外踝、胫骨、膝盖、髂嵴、肋骨等处，询问有无振动感觉，并注意持续时间，两侧对比。

3. **复合感觉**（皮质感觉）

（1）**实体觉** 患者闭目，让其用单手触摸常用的熟悉物件，如钢笔、钥匙、硬币等，嘱其说出物件的形状、名称，两手比较。

（2）**定位觉** 患者闭目，用手指或棉签轻触患者皮肤后，嘱患者指出刺激部位。

（3）**两点辨别觉** 患者闭目，用钝角的两脚规，将其两脚分开一定距离，接触患者皮肤，如患者感觉到两接触点时，再缩小距离，直到两接触点被感觉为一点为止。两点须同时刺激，用力相等。正常时全身各处数值不一，如指尖为 2~4 mm，指背为 4~6 mm，手掌为 8~12 cm，手背为 2~3 cm，前臂和小腿为 4 cm，上臂和股部为 6~7 cm，前胸为 4 cm，后背为 4~7 cm。个体差异较大，注意两侧对比。

（4）**质量觉** 用质量不同（相差 50% 以上）的物体先后放入一侧手中，令患者区别。有深感觉障碍时不做此检查。

（5）**图形觉** 患者闭目，用钝针在患者皮肤上画出简单图形，如三角形、圆形或写 1、2、3 等数字让患者辨别，两侧对照。

（四）**反射检查**

检查时患者要合作，肢体应放松、对称和位置

适当。检查者叩击力量要均等,两侧对比检查。腱反射的强弱可分为消失、减弱、正常、增强、轻微阵挛及持续阵挛。腱反射不对称(一侧增强、减低或消失)是神经损害的重要定位体征。

1. 深反射

(1) 肱二头肌反射(C$_{5-6}$,肌皮神经) 前臂屈曲 90°,检查者以左拇指置于患者肘部肱二头肌肌腱上,用右手持叩诊锤叩击左拇指,反应为肱二头肌收缩,引起屈肘(图 3-5)。

(2) 肱三头肌反射(C$_{6-7}$,桡神经) 患者外展上臂,半屈肘关节,检查者托住其上臂,用叩诊锤直接叩击鹰嘴上方的肱三头肌腱,反应为肱三头肌收缩,引起前臂伸展(图 3-6)。

(3) 桡反射(C$_{5-6}$,桡神经) 患者前臂放于半屈半旋前位,叩击其桡骨下端,反应为肱桡肌收缩引起肘关节屈曲,前臂旋前(图 3-7)。

(4) 膝反射(L$_{2-4}$,股神经) 患者坐于椅上,小腿完全松弛下垂与大腿成直角;或患者仰卧,检查者以左手托起其两侧膝关节使小腿屈成 120°,然后用右手持叩诊锤叩击膝盖下股四头肌肌腱,反应

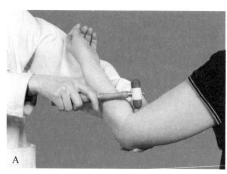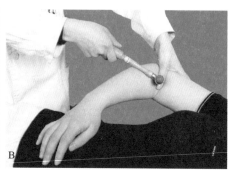

图 3-5　肱二头肌反射检查方法
A. 坐位　B. 卧位

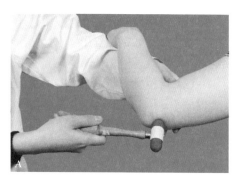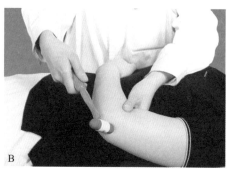

图 3-6　肱三头肌反射检查方法
A. 坐位　B. 卧位

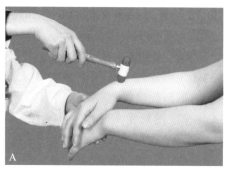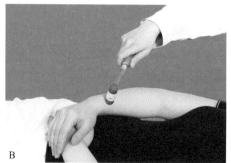

图 3-7　桡反射检查方法
A. 坐位　B. 卧位

为小腿伸展(图 3-8)。

(5)**踝反射**(S$_{1-2}$,**胫神经**) 患者仰卧位时屈膝近 90°,检查者左手将其足部背屈成直角,叩击跟腱,反应为足跖屈。如不能引出,可令患者跪于凳上足悬于凳边,再叩击跟腱。也可俯卧位,屈膝

90°,检查者以手按足跖,再叩击跟腱(图 3-9)。

2. 浅反射

(1)**腹壁反射**(T$_{7-12}$,**肋间神经**) 患者仰卧,下肢略屈曲,使腹壁放松,检查者用竹签沿肋缘下(T$_{7-8}$),平脐(T$_{9-10}$)及腹股沟上(T$_{11-12}$)的平行方向,由外向内轻划腹壁皮肤,反应为该侧腹肌收缩,脐孔向刺激部分偏移。

(2)**提睾反射**(L$_{1-2}$,**闭孔神经传入,生殖股神经传出**) 用竹签自上而下划大腿内侧上部皮肤,反应为同侧提睾肌收缩,睾丸向上提起。

(3)**跖反射**(S$_{1-2}$,**胫神经**) 用竹签轻划足底外侧,自足跟向前方至小趾根部足掌时转向内侧,反

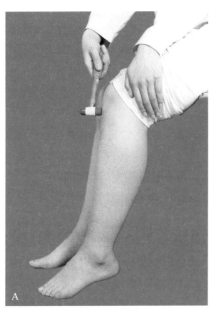
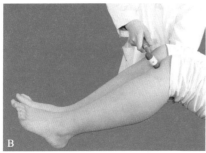
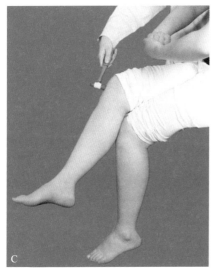

图 3-8 膝反射检查方法
A.坐位 B.卧位 C.加强法

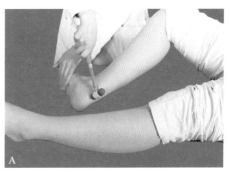
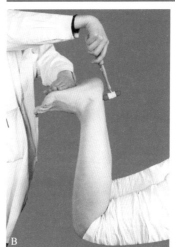
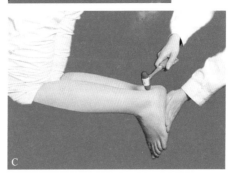

图 3-9 踝反射检查方法
A.仰卧位 B.俯卧位 C.跪位

应为足趾跖屈。

(4) 肛门反射(S_{4-5}, 肛尾神经) 用大头针轻划肛门周围皮肤，反应为肛门外括约肌收缩。由于肛门括约肌可能受双侧中枢支配，故一侧锥体束损害，不出现肛门反射障碍，而双侧锥体束或圆锥马尾损害时该反射减退或消失。

3. 病理反射

(1) 巴宾斯基征 与做跖反射的操作一样，用竹签在患者足底沿外侧缘向前划至小趾根部再转向内侧，阳性为趾背屈，故也称跖反射伸性反应。典型者还伴有其他各趾呈扇形展开(图3-10)。

(2) 巴宾斯基等位征 以下各试验为刺激不同部位所引起的相同反应，称为巴宾斯基等位征。临床意义相同。

1）查多克征：以竹签从外踝下方向前划至足背外侧。

2）奥本海姆征：以拇指、示指沿患者胫骨前自上而下加压推移。

3）戈登征：用手挤压腓肠肌。

4）舍费尔征：用手挤压跟腱。

5）贡达征：紧压住第4、5趾向下数分钟后再突然松开。

6）普谢普征(Pussep sign) 轻划足背外侧缘。

(3) 霍夫曼征(C_7~T_1, 正中神经) 患者腕部略伸，手指微屈，检查者以右示、中指夹住患者中指中指节，以拇指快速地弹拨其中指指甲，反应为拇指和其他各指远端指节屈曲然后伸直的动作。如检查者用手指从掌面弹拨患者的中间三指指尖，引起各指屈曲反应时，称为特勒姆内征(图3-11)。

(4) 罗索利莫征(L_5~S_1, 胫神经) 患者仰卧，两腿伸直，用叩诊锤叩击足趾基底部跖面，亦可用手指掌面弹击患者各趾跖面，反应为足趾向跖面屈曲。

(5) 阵挛 深反射亢进时，用持续力量使被检查的肌肉处于紧缩状态，则该深反射涉及的肌肉就会发生节律性收缩，称为阵挛(图3-12)。

1）髌阵挛：检查时患者下肢伸直，检查者用拇指和示指捏住髌骨上缘，用力向远端方向快速推动数次，然后维持适度的推力。阳性反应为股四头肌节律性收缩，使髌骨上下运动，见于锥体束损害。

2）踝阵挛：嘱患者仰卧，髋关节与膝关节稍屈，检查者左手托住腘窝，右手握住足前端，突然推

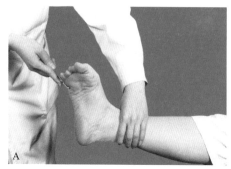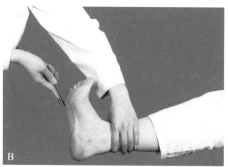

图 3-10 跖反射和巴宾斯基征检查方法
A. 正常跖反射 B. 巴宾斯基征阳性

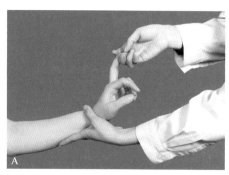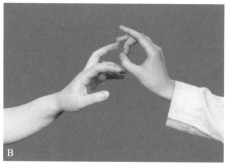

图 3-11 霍夫曼征和特勒姆内征检查方法
A. 霍夫曼征 B. 特勒姆内征

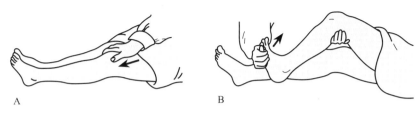

图 3-12　阵挛的检查方法
A. 髌阵挛　B. 踝阵挛

向背屈方向,并用力持续压于足底。阳性反应为跟腱的节律性收缩反应,见于锥体束损害。

(五) 自主神经功能检查

1. 一般观察

(1) **皮肤及黏膜**　注意色泽(苍白、潮红、红斑、发绀、色素减少、色素沉着等),质地(光滑、变硬、增厚、脱屑、潮湿、干燥),水肿,温度,溃疡,压疮等。

(2) **毛发及指甲**　有无多毛、少毛,局部性脱毛,指甲变形、变脆等。

(3) **出汗**　有无全身或局部出汗过多、过少或无汗。

2. **括约肌功能**　排尿有无障碍,排尿障碍的性质(尿急、费力、潴留、充盈性失禁、自动膀胱),检查下腹部膀胱膨胀程度。

3. **自主神经反射**　需要时可行以下检查。

(1) **眼心反射(三叉神经、迷走神经)**　患者仰卧休息片刻后,数 1 min 脉搏次数。嘱患者自然闭合眼睑,检查者用右手的中指和示指置于患者眼球的两侧逐渐施加压力,压迫双侧眼球 20~30 s,再数 1 min 脉搏。正常每分钟脉搏可减少 6~8 次,每分钟减少 12 次以上提示迷走神经功能增强,迷走神经麻痹者无反应。如压迫后脉率不减慢甚至加快,称为倒错反应,提示交感神经功能亢进。

(2) **卧立位试验**　患者平卧时计数 1 min 脉搏数,由平卧姿势起立后,再数 1 min 脉搏,如果增加超过 10~12 次为交感神经功能亢进。或由直立位置改至卧位,1 min 脉搏减少 10~12 次,提示副交感神经兴奋性增强。

(3) **皮肤划痕试验**　用钝头竹签在皮肤上适度加压划一条线,数秒后先出现白条纹,以后变为红条纹,为正常反应。如划线后的白色条纹持续较久,超过 5 min,提示交感神经兴奋性增高;如红色条纹持续较久,且逐渐增宽甚至隆起,提示副交感神经兴奋性增高或交感神经麻痹。

(4) **竖毛反射**　竖毛肌由交感神经支配。将冰块放在患者的颈后或腋窝皮肤上,或在局部皮肤给以搔划刺激,可引起竖毛反射,毛囊处隆起如鸡皮状。刺激后 7~10 s 时最明显,以后渐消失。轻刺激,竖毛射应扩展的范围小;强刺激可扩至较大范围,但在脊髓横贯性损害的平面处竖毛反射即停止。

4. **发汗试验**　常用碘淀粉法,即以碘 1.5 g、蓖麻油 10.0 g,经 96% 乙醇混成淡碘酊涂布全身,待干后再敷以淀粉,皮下注射毛果芸香碱 10 mg。正常会引起全身出汗,汗液与淀粉碘发生反应,出汗处淀粉变蓝色。无汗处,皮肤颜色无变化,可指示交感神经功能障碍的范围。

(六) 脑膜刺激征和神经根征

1. **颈强直**　患者仰卧,用手托住枕部,将头向胸部屈曲。健康者无抵抗,可使下颏接触前胸壁。颈强直为脑膜受激惹所致,表现为颈后肌痉挛,以伸肌为重,被动屈颈时遇到阻力,严重时其他方向的被动运动也受到限制。见于脑膜炎、蛛网膜下腔出血、颅内压增高等,也见于颈椎病、颈椎关节炎、肌肉损伤等。

2. **克尼格征(Kerning sign)**　患者仰卧,先将一侧髋关节和膝关节屈成直角,再用手抬高小腿,正常膝关节可伸至 135° 以上。阳性表现为伸膝受限,并伴有大腿后侧、腘窝部疼痛与屈肌痉挛(图 3-13)。

3. **布鲁津斯基征(Brudzinski sign)**　患者仰卧,下肢自然伸直,检查者一手托患者枕部,一手置于患者胸前,然后使头部前屈。阳性表现为两侧髋关节和膝关节屈曲。

4. **拉塞格征(Lasègue sign)**　为神经根受刺激的表现。检查时患者仰卧,双下肢伸直,另一手将下肢抬起,健康者可抬高至 70° 角以上。如抬不到 60°,即出现由上而下的放射痛是为拉塞格征阳性,见于坐骨神经痛、腰椎间盘突出或腰骶神经根炎等。

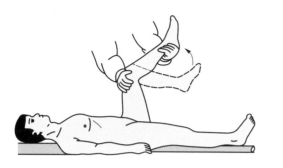

图 3-13 克尼格征检查方法

（何志义）

第三节 意识障碍及其检查

意识是指人对周围环境及对自身状态的识别和觉察能力。意识清醒状态的维持,需要正常的大脑皮质及脑干网状结构不断地将各种身体内外感觉冲动经丘脑广泛地投射到大脑皮质,即上行性网状激活系统。若弥漫性大脑皮质或脑干网状结构发生损害或功能抑制时,都可引起意识障碍。

一、意识障碍的程度

1. **嗜睡**（somnolence） 是意识障碍的早期表现,主要是意识清晰度水平的降低,动作减少。患者持续地处于睡眠状态,能被唤醒,醒后能基本正确交谈,尚能配合检查,刺激停止后又入睡。

2. **昏睡**（lethargy） 意识清晰度水平明显降低,较重的痛觉或言语刺激方可唤醒,能做简短、模糊且不完全的答话,当外界刺激停止后立即进入熟睡。

3. **浅昏迷**（light coma） 意识丧失,对强烈刺激,如压迫眶上缘,可有痛苦表情及躲避反应。无言语应对,可有较少无意识的自发动作。角膜反射、瞳孔反射、咳嗽反射及吞咽反射存在,生命体征无明显改变。

4. **中昏迷**（moderate coma） 对外界的正常刺激均无反应,自发动作很少。对强刺激的防御反射、角膜反射和瞳孔对光反射减弱,尿便潴留或失禁。此时生命体征已有改变。

5. **深昏迷**（deep coma） 自发动作完全消失,对外界刺激均无反应。角膜反射、瞳孔反射及腱反射等均消失。巴宾斯基征持续阳性或跖反射消失,生命体征也常有改变。

上述意识障碍程度的区分只是临床粗略的界

定。近年来趋向用评分法来评定意识障碍程度,现介绍格拉斯哥昏迷量表（Glasgow coma score, GCS）（表 3-2）和三三九评分表（表 3-3）,较方便实用。

表 3-2 哥拉斯哥昏迷量表

检查项目	临床表现	评分
A. 睁眼反应	自动睁眼	4
	呼之睁眼	3
	疼痛刺激后睁眼	2
	不睁眼	1
B. 言语反应	言语回答正确	5
	言语不当	4
	言语错乱	3
	言语难辨	2
	不言语	1
C. 运动反应	能按吩咐动作	6
	对刺痛能定位	5
	对刺痛能躲避	4
	刺痛肢体屈曲反应	3
	刺痛肢体过伸反应	2
	无运动反应	1

总分15分,最低3分。13~14分为轻度意识障碍,9~12分为中度意识障碍,3~8分为重度意识障碍（多呈昏迷状态）。

表 3-3 三三九评分表

分级		评分与临床表现
Ⅰ. 觉醒	1	大体清醒
	2	定向力障碍
	3	说不出自己名字,出生年月日
Ⅱ. 刺激后觉醒	10	普通呼叫很容易睁眼
	20	大声呼叫,摇摆能睁眼
	30	呼叫加疼痛刺激能勉强睁眼
Ⅲ. 刺激也不觉醒	100	对疼痛刺激能动手躲避
	200	对疼痛刺激手足有动作反应
	300	对疼痛刺激完全无反应

二、特殊类型的意识障碍

1. 谵妄（delirium）　表现为意识内容清晰度降低，对周围环境的理解和判断失常。定向力发生部分或完全障碍，出现错觉或幻觉，紧张不安甚至出现躁狂。谵妄多在夜间加重，可具有波动性。发作时意识障碍明显，间歇期间可完全清醒，持续时间不等。

2. 去皮质综合征（decorticate syndrome）　由于缺氧性脑病、脑血管疾病、脑炎、外伤等造成皮质广泛损伤，在恢复过程中皮质下中枢及脑干因受损较轻而先恢复，而皮质因受损重而仍处于抑制状态，称去皮质综合征。患者能无意识地睁闭眼，眼球能活动，瞳孔对光反射、角膜反射恢复，四肢肌张力增高，病理反射阳性。吸吮反射、强握反射、紧张性颈反射可出现，甚至喂食也可引起无意识的吞咽，但无自发动作，对外界刺激不能产生有意识的反应。尿便失禁，存在睡眠觉醒周期。身体姿势为上肢屈曲，下肢伸性强直，称去皮质强直。而去大脑强直（decerebrate rigidity）为四肢均伸性强直。

3. 无动性缄默症（akinetic mutism）　病变在脑干上部和丘脑网状激活系统，大脑半球及其传出通路则无病变。患者能无目的地注视检查者及周围的人，貌似觉醒但不能言语，不能活动，尿便失禁，肌肉松弛，常无锥体束征，给刺激也不能使其真正清醒。存在睡眠觉醒周期。

4. 闭锁综合征　又称去传出状态，系脑桥基底部病变。患者大脑半球及脑干被盖部的网状激活系统无损害，意识保持清醒，对语言的理解无障碍，可用眼球运动示意，不能讲话，脑桥以下脑神经瘫痪和四肢瘫。易被误认为昏迷，应注意鉴别，脑电图正常有助于与真正的意识障碍相鉴别。主要见于脑桥血管病、脱髓鞘病变、炎症和肿瘤等。

5. 植物状态　指广泛脑损伤仅仅保存间脑和脑干功能的意识障碍。患者保存完整的睡眠觉醒周期，血压和心肺功能存在而膀胱和直肠功能失控。有反射性或自发性睁眼，但不能同外界进行任何形式的沟通和交流。患者无视觉反应，没有自主动作、模仿动作及刺激后的躲避行为。脑干和脊髓反射均存在。

6. 脑死亡　指包括脑干在内的全脑功能不可逆转的丧失。我国国家卫生健康委员会脑损伤质控评价中心于 2019 年发布了《中国成人脑死亡判定标准与操作规范（第二版）》，其中关于脑死亡的判定标准如表 3-4。

表 3-4　脑死亡的判定标准

项目	内容
判定先决条件	（1）昏迷原因明确 （2）排除了各种原因的可逆性昏迷
临床判定标准	（1）深昏迷 （2）脑干反射消失 （3）无自主呼吸 　　依赖呼吸机维持通气，自主呼吸激发试验证实无自主呼吸 以上 3 项临床判定标准必须全部符合
确认试验标准	（1）脑电图 　　显示电静息 （2）短潜伏期躯体感觉诱发电位（short-latency somatosensory evoked potential，SLSEP） 　　正中神经 SLSEP 显示双侧 N9 和（或）N13 存在，P14、N18 和 N20 消失 （3）经颅多普勒超声 　　显示颅内前循环和后循环血流呈振荡波、尖小收缩波或血流信号消失 以上 3 项确认试验至少 2 项符合

三、昏迷患者的检查

昏迷患者多危重，接诊时首先要注意是否有呼吸道阻塞、出血性休克、脑疝等，如有这些情况，必须首先紧急处理。

1. 一般检查

（1）**体温**　高热提示严重感染、中暑、脑桥出血，体温过低需注意休克、镇静剂中毒、甲状腺功能减退症、低血糖和冻伤等。

（2）**脉搏**　过慢需注意颅内压增高、房室传导阻滞或心肌梗死，不发热而脉搏过快提示心脏异常节律。

（3）**血压**　高血压见于脑出血、高血压脑病及颅内压增高，低血压可见于休克、心肌梗死、镇静药中毒等。

（4）**呼吸**　要注意呼吸的频率、节律和深度。脑的不同部位损害可出现特殊的呼吸类型。大脑广泛损害为潮式呼吸，中脑被盖部损害为中枢神经源性过度呼吸，脑桥首端被盖部损害为长吸气式呼吸（充分吸气后呼吸暂停），脑桥尾端被盖部损害为丛集式呼吸（4~5 次呼吸后暂停），延髓损害为共济失调式呼吸(呼吸频率及幅度不时改变,间以不规则的呼吸暂停)。在发生钩回疝时可见到上述从神经轴首端向尾端进行的呼吸节律变化。另外要注意呼吸的气味,酒精中毒患者带有酒味,糖尿病酸中毒有腐败性水果味或丙酮味,尿毒症者有尿臭味,肝性脑病者有腐臭味或氨味。

(5)**皮肤** 缺氧时出现发绀,一氧化碳中毒时呈樱桃红色,瘀点见于败血症、流行性脑膜炎,抗胆碱能药中毒或中暑时皮肤干燥,休克或有机磷中毒时皮肤多汗。

(6)**头颅** 有无颅脑损伤、头皮撕裂或血肿、颅底骨折的证据及耳鼻脑脊液漏。

(7)**脑膜刺激征** 如阳性需考虑脑膜炎、蛛网膜下腔出血、脑出血或后颅窝肿瘤。

2. 神经系统检查

(1)**瞳孔** 比较双侧瞳孔大小,如不等大则需确定何侧为异常。双侧瞳孔散大见于脑缺氧、阿托品类药物中毒、中脑严重病变,双侧瞳孔针尖样缩小见于脑桥背盖部出血、有机磷和吗啡类药物中毒,一侧瞳孔散大见于同侧脑钩回疝。

(2)**眼底** 有无视神经乳头水肿、出血。

(3)**偏瘫体征** 一侧大脑半球广泛病变如脑卒中,常伴有眼球和头部向病灶侧偏斜,偏瘫侧的腱反射及腹壁反射常消失,一侧或双侧出现病理反射;深昏迷时,由于全身肌肉均松弛,腱反射的不对称可不明显;将患者两侧上肢同时托举后突然释放任其坠落,偏瘫侧上肢坠落较快,称扬鞭现象;偏瘫侧下肢常外旋,重刮足底偏瘫侧下肢回缩反应差或消失;重压患者眶上缘,给予疼痛刺激后,健侧上肢出现防御反应,患侧不出现,患者的面部疼痛表情可帮助判断有无一侧面瘫。

(4)**脑干功能** 判断脑干有无损害,并可估计患者的预后,要注意有无下运动神经元性脑神经麻痹征象。常见的脑干反射的检查法如下。

1)睫脊反射:对颈部皮肤给以疼痛刺激后,正常反应为同侧瞳孔散大。

2)头眼反射(oculocephalogyric reflex):此反射像洋娃娃的头眼运动,故又称玩偶眼现象(doll's eye phenomenon)。检查者将患者头部迅速向一侧旋转,或将头部前屈后仰,眼球便向头部转动的相反方向移动,然后眼球渐回到中线位。此反射涉及颈肌深感觉、迷路、前庭核、脑桥侧视中枢、内侧纵束、眼球运动神经。在婴儿为正常反射,以后受发育的大脑抑制。当大脑有弥漫性病变或功能抑制而脑干功能正常时,此反射出现并加强。如昏迷是脑干弥漫性病变引起的,则此反射消失。如脑干病变限于一侧,则头向同侧转动时无眼球运动反射,向对侧仍正常。如限于某一眼球的内收或外展障碍,提示该侧动眼神经或展神经有瘫痪。

3)前庭眼动反射(vestibulo-ocular reflex):比以上试验更强烈而可靠。用注射器吸取 1 mL 冰水,注入一侧外耳道,正常反应为快相向对侧的双眼震颤。如大脑半球有弥漫性病变或功能抑制而脑干功能正常时,则出现双眼强直的向刺激侧同向偏斜。如昏迷系脑干弥漫性病变引起,则刺激后无反应。

4)紧张性颈反射(tonic neck reflex):又称颈牵张反射。向一侧旋转患者头部,面部所向一侧上下肢出现强直性伸展,对侧上下肢屈曲。在婴儿此为正常反射,以后被发育的大脑所抑制。在去大脑或去皮质病变、中脑病变累及两侧锥体束时重新出现,故见于脑干上部肿瘤及基底部脑膜炎。

(何志义)

第四节　言语障碍、失用症、失认症的检查

一、言语障碍

言语是人类大脑特有的功能,是交流思想的重要工具。言语障碍可分为失语和构音障碍。由于大脑皮质言语功能区病变使其说话、听话、阅读和书写能力残缺或丧失称为失语(aphasia)。由于发音肌肉的瘫痪、共济失调或肌张力增高所引起的言语障碍为构音障碍(dysarthria)。

(一)失语

语言中枢主要有 4 个。言语运动中枢位于额下回后部,靠近面、舌、喉部诸肌的运动中枢。书写中枢位于额中回后部,靠近手肌的运动中枢。言语感觉中枢位于颞上回后部,靠近听觉中枢(颞横回)。阅读中枢位于顶叶角回,靠近视觉中枢。右利手者,以上的中枢在左侧半球(优势侧);左利手者,仍有 40% 在左侧半球。

1. 运动性失语(布罗卡失语) 患者不能讲话,自发言语减少,或只能说一两个简单字且不流利,常用词不当,但对别人的言语能理解,对自己用错

词也知道。对文字能理解,但读出来有困难和差错,也不能流畅地诵诗、唱歌。这种患者常伴有以右上肢为重的轻偏瘫,并有情绪抑郁,常沉默。

2. 感觉性失语　又称韦尼克失语(Wernicke aphasia)。患者不能理解别人的言语,自己发言虽流利,但内容不正常,也不能理解自己所言。在发音用词方面有错误,严重时不知所云,别人完全听不懂。

3. 失写(agraphia)　患者无手部肌肉瘫痪,但不能书写或写出的句子有遗漏、差错,抄写能力仍保存。

4. 失读(alexia)　患者尽管无失明,但对视觉符号的认识丧失,因此不识词句、图画的含义。

5. 命名性失语　又称遗忘性失语,由优势侧颞中回及颞下回后部病变引起。患者称呼物品的名称和人名的能力丧失,但能叙述某物是如何使用的。别人提示名称时他(她)能辨别是否正确。

6. 全失语症　系额叶、颞叶同时有病变时引起。对言语的表达和理解两方面均有障碍。

7. 传导性失语(conduction aphasia)　为不能进行复述的失语,但言语的表达和理解是正常的。责任病灶在优势大脑半球岛叶皮质下,为颞叶和额叶的语言中枢连接纤维损害。

(二) 构音障碍

构音障碍系指神经系统器质性疾病所引起的发音不清而用词正确的言语障碍,可由下列疾病引起。

1. 肌病　重症肌无力侵犯咽喉肌肉时可引起构音困难,并随讲话时间的延长而发音越来越不清楚。

2. 下运动神经元病变　这是常见原因。如面瘫可产生唇音障碍。迷走神经和舌下神经的核性或周围性麻痹时,发音不清楚、无力且带鼻音。常见于运动神经元病、脊髓空洞症及颅后窝肿瘤等。正确的发音是一种极其精密的动作,常在唇、舌及软腭还没表现出明显麻痹前,发音困难已出现。

3. 上运动神经元(皮质延髓束)疾病　一侧锥体束病变只引起暂时的发音困难,如脑血管疾病急性期。一侧广泛的皮质运动区病变引起持久的发音不清,尤其是在优势半球时常合并某种程度的运动性失语。两侧锥体束损害时,出现假性延髓性麻痹、构音不清,如脑性瘫痪、两侧脑血管疾病、假性延髓性麻痹、多发性硬化等。

4. 锥体外系疾病　如帕金森病,由于肌强直使言语缓慢、单调和不清楚;亨廷顿病、肝豆状核变性等引起面、舌、软腭及呼吸肌的不随意运动,也可影响发声的清晰度和流畅。

5. 小脑疾病　由于发音肌肉的共济失调,以致发音生硬(爆发性言语),声调高低不一,音节停顿不当或停顿延长(吟诗样言语)。

二、失用症

失用症(apraxia)是指大脑局部损害致大脑高级功能障碍而产生的症状,是一种后天获得性技能运用障碍,主要见于左侧顶叶缘上回、胼胝体和额叶病变。失用症的检查要注意患者的精神状态,在注意力集中、合作、定向判断正常、肢体无瘫痪、视听觉及发音器官正常的情况下,才能获得可靠的信息,要了解患者的文化程度,是右利手还是左利手,如左利手写字是否用右手等。

1. 运动性失用症　观察患者自发动作有无错误,如穿衣、洗脸、梳头和使用餐具等。有运动性失用时,肢体虽无瘫痪,但不能协调完成精细动作,如系扣、弹琴、书写等。

2. 观念性失用症　患者可做简单动作,如伸舌、闭眼、举手和解纽扣等。但不能按时间顺序先后完成复杂动作,如划火柴、点香烟,用锤子钉钉子,穿衣打领带等。但模仿动作多无障碍。

3. 观念运动性失用症　检查方法同上,患者不能按命令做简单动作(如伸舌、招手、敬礼等),也不能完成复杂的随意运动,但有时可自发地做出这些动作,模仿动作亦有障碍。

4. 结构性失用症　令患者用积木搭房子或用火柴拼成简单的图形,也可先示范,再让患者模仿进行,观察其有无结构性失用。

三、失认症

失认症(agnosia)是大脑局部损害所引起的一种后天性认知障碍,分为视觉失认、听觉失认、触觉失认和体象障碍(body image disturbance)。

1. 视觉失认　患者视力正常,但不能正确认识摆在面前的物品并做出正确反应。多见于双侧的枕部病变。观察患者能否辨认物品、颜色和面孔等。

2. 听觉失认　患者能听到各种声音,但不能辨别各种自己原来所熟悉的声音和音乐、歌曲等。见于两侧听觉联络皮质尤其是优势半球颞叶的损害。

3. 触觉失认 患者的触觉、温度觉、本体感觉正常,但闭目后不能通过用手触摸的方法认识手中原来熟悉的物体,如手表、钢笔、手电筒等。但若睁眼看到或听到该物体发出的声音就能认识。见于两侧大脑半球顶叶角回、缘上回病变。

4. 体象障碍 是指对本人自体结构的认识发生障碍。

(1) **偏身失认** 认为自己的偏身肢体不复存在。如仅否认自己身体的某个部分存在为自体部位失认,多见于右侧顶叶。

(2) **格斯特曼综合征** 以手指失认、左右不分、失写和失算为主要表现,见于优势半球角回、缘上回病变。

(3) **疾病感缺失** 患者对自己疾病无感知。如对自己的偏瘫全然否认,称偏瘫失认,见于右侧半球罗兰多后区损害。

(4) **视空间失认** 患者对自己和周围空间物体的正确联系发生障碍,其视力、视野均正常。常见半侧空间忽视,多为左侧。严重时刮脸、穿衣均限于右侧,阅读书写也只限于患侧。病变多位于右侧大脑半球顶枕部。少见地理感缺失,在一个熟悉的地方迷失方向,为顶叶病变所致。

(何志义)

数字课程学习……

 学习目标及重点内容提示　　 教学 PPT　　 自测题　　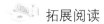 拓展阅读

第 四 章

神经系统疾病诊断的辅助检查

随着科学技术的迅猛发展，神经系统疾病的辅助检查手段大量涌现，包括神经系统影像检查、电生理检查、病理检查、分子细胞学检查及基因检测等一系列方法。现代医学是证据医学时代，有些特殊检查对诊断的帮助很大，医师应将辅助检查结果与临床病史及体征等相结合，做出正确的疾病诊断。

第一节　腰椎穿刺和脑脊液检查

脑脊液（cerebrospinal fluid，CSF）是存在于脑室和蛛网膜下腔内的一种无色透明液体，主要由侧脑室脉络丛通过主动分泌和过滤作用形成。脑脊液经第三、第四脑室流入小脑延髓池，然后分布于蛛网膜下腔内。大部分脑脊液经蛛网膜颗粒吸收到上矢状窦，小部分经脊神经根间隙吸收。

成人脑脊液总量为 110~200 mL，平均 130 mL，每天约生成 500 mL，即脑脊液每天可更新 3~4 次。中枢神经系统任何部位发生器质性病变时，如炎症、肿瘤、外伤和脑脊液循环障碍等，都可以引起脑脊液成分的改变。对脑脊液进行压力、性状、化学成分、细胞学、免疫学、微生物学等检查，对疾病的诊断、治疗和预后判断都有很大的帮助。

一、腰椎穿刺

（一）适应证

1. 诊断性穿刺　检测颅内压，通过脑脊液动力学检查确定椎管梗阻；收集脑脊液用于细胞、生化、细菌学检查，协助中枢神经系统感染性疾病、脱髓鞘疾病、脑膜癌病及某些颅内占位性病变、CT 表现阴性的蛛网膜下腔出血等的诊断及鉴别诊断；椎管造影或鞘内注入放射性核素，进行脑室、脊髓腔显像。

2. 治疗性穿刺　鞘内注射药物治疗，结核性脑膜炎定期放出脑脊液以减少粘连。

（二）禁忌证

（1）颅内压增高伴有严重的视神经乳头水肿者，因腰椎穿刺可能诱发致死性脑疝，要慎重。当视神经乳头水肿由脑内肿瘤引起时，腰椎穿刺的危险性相当大；但当视神经乳头水肿由蛛网膜下腔出血引起时，腰椎穿刺的危险性相对较小。脑膜炎患者行腰椎穿刺时有脑疝形成的危险，但为了及时明确诊断和早期正确治疗，如临床上怀疑本病时，应尽早行腰椎穿刺检查。

（2）后颅凹占位性病变或有慢性小脑扁桃体疝者。

（3）穿刺部位局部皮肤有感染灶或有脊柱结核者。

（4）有出血倾向者，处于休克、衰竭或濒危的患者。

（5）开放性颅脑损伤等。

（三）腰椎穿刺技术

腰椎穿刺是无菌操作，局部麻醉后进行穿刺。合适的体位是腰椎穿刺成败的关键。患者取左侧卧位，尽量屈髋、屈膝低头以拉开椎间隙，患者的背部挨近床沿，并与检查床垂直。最佳穿刺点是 $L_{3~4}$ 椎间隙，而髂嵴平面与脊柱中线交界处约为 L_4 嵴突；也可以选择 $L_{2~3}$ 或 $L_{4~5}$ 椎间隙。婴儿和儿童的脊髓延伸至 $L_{3~4}$ 椎间隙平面，所以腰椎穿刺时要选择较低的椎间隙。穿刺成功后拔针芯要慢,以防把神经根吸入针内引起根性疼痛。如果脑脊液流速太慢,可将患者头部慢慢抬起,或把针尾靠近取样瓶的瓶壁,利用虹吸作用加快流速。偶尔可用小型的注射器抽吸以克服蛋白质过多或黏性脑脊液的因素。"干抽"往往是因为穿刺针位置不对或椎管完全性梗阻所致,因马尾肿瘤或慢性粘连性蛛网膜炎导致的"干抽"较少见。

(四)并发症

1. 腰椎穿刺后低颅压头痛 是最常见的并发症,严重者可伴有恶心、呕吐。系穿刺后患者过早起立,导致脑脊液压力降低,牵动脑内和硬膜的血管所致。可持续 2~8 天,平卧位可以缓解。患者应大量饮水,也可静脉输入生理盐水。

2. 脑疝 是腰椎穿刺最危险的并发症,易发生在颅内压增高的患者。如此类患者必须腰椎穿刺才能明确诊断时,应先应用脱水剂。

3. 蛛网膜下腔出血 尤其当患者血液的凝血酶原时间(PT)>13.5 s 或国际标准化比值(international normalized ratio,INR)>1.3,血小板减少[(30~50)×10⁹/L]时容易出现。

4. 化脓性脑膜炎和椎间盘感染 穿刺过程中无菌操作不严格可引起。

5. 无菌性炎症 由穿刺中导入的特殊物质(如滑石粉)引起。

二、脑脊液检查内容

(一)常规检查

1. 压力和动力学试验 成人脑脊液压力的正常值(侧卧位)为 100~180 mmH$_2$O(1 mmH$_2$O=9.8 Pa),儿童正常值为 30~60 mmH$_2$O。脑脊液压力测定应包括初压(取脑脊液前)和终压(取脑脊液后)。当患者身体放松、腿伸直时脑脊液压力大于 200 mmH$_2$O,提示存在颅内压增高。常见于脑水肿、颅内占位性病变、感染、急性脑卒中、静脉窦血栓形成、良性颅内压增高等。压力小于 80 mmH$_2$O 提示存在颅内压降低,常见于脑脊液漏、脊髓蛛网膜下腔梗阻或全身脱水时。

当针尖处于蛛网膜下腔时,测压管内液柱随呼吸上下波动,随咳嗽或压腹而迅速上升。通过压颈试验又称奎肯施泰特试验(Queckenstedt test),可观察蛛网膜下腔是否梗阻。在该试验前应先做压腹试验:用手掌深压腹部,脑脊液压力迅速上升;解除压迫后,压力迅速下降,说明穿刺针头确实在椎管里。压颈试验的方法有指压法和压力计法。指压法是用手指压住颈静脉 10~15 s,先分别压一侧,再压两侧,观察脑脊液压力变化;压力计法是用血压计气袋轻缚于颈部,测定初压后,分别迅速充气至 20 mmHg(1 mmHg=0.133 kPa)、40 mmHg、60 mmHg,记录脑脊液压力变化直至压力不再上升为止,然后迅速放气,记录脑脊液压力直至不再下降为止。正常时,压颈后引起测压管内液柱迅速升高 100~200 mmH$_2$O,松开后 10 s 内下降至原水平。如果压腹引起液柱升高而压颈不升高,提示存在脊髓蛛网膜下腔梗阻。压迫一侧颈静脉引起升高而压迫另一侧不升高,则提示横窦梗阻(Tobey-Ayer 试验)。当存在颅内压增高或怀疑有颅内肿瘤时禁止做压颈试验,以免发生脑疝。

2. 性状观察 正常脑脊液是无色透明的。轻度的颜色改变可通过在白色背景下比较脑脊液样本和水而判断。当脑脊液内红细胞数 >200×10⁶/L 时,脑脊液呈雾状稍带粉红色。红细胞数达(1 000~6 000)×10⁶/L 时,脑脊液呈粉红或红色。离心或静置脑脊液样品可以出现红细胞沉积。当白细胞数大于数百或数千(以 10⁶/L 量级为基本单位)时,脑脊液呈不透明状或混浊呈毛玻璃状(米汤样),多见于化脓性炎症。脑脊液呈红色时,可做 3 管试验区别穿刺损伤和蛛网膜下腔出血。穿刺损伤者第 2、3 管样本颜色依次变淡,而蛛网膜下腔出血者 3 管颜色均匀一致。蛛网膜下腔出血者数小时后红细胞溶解,上清液呈粉红色,静置 1 d 后变为黄色(脑脊液黄变)。而穿刺损伤者,脑脊液样本立即离心后上清液清亮无色。当蛋白质含量 >10 g/L 时,脑脊液呈黄色,离体后自动凝固如胶冻状,称为弗鲁安征(Froin sign),见于椎管梗阻。

3. 细胞和微生物检查 健康成人脑脊液白细胞数为(0~5)×10⁶/L,多为单个核细胞,约 70% 为淋巴细胞;(6~10)× 10⁶/L 为界线状态,>10×10⁶/L 即为异常。中枢神经系统化脓性感染可见中性粒细胞增多,病毒性感染可见淋巴细胞增多,结核性脑膜炎呈混合性细胞反应。脑寄生虫病时不仅细胞数升高,而且可见嗜酸性粒细胞和浆细胞增多。蛛网膜下腔出血时呈无菌炎性反应及红细胞引起的单核巨噬细胞反应,4~5 d 后出现含铁血黄素巨噬细胞,后者在出血后数周甚至数月仍可查到。革兰氏染色可以检测细菌、真菌等。适当的染色条件下偶尔可以发现抗酸杆菌。新型隐球菌一般用墨汁染色。

（二）生化检查

1. 蛋白质

（1）蛋白质定量　成人腰椎穿刺脑脊液蛋白质含量正常值为 0.15~0.45 g/L。脑脊液蛋白质含量升高提示室管膜和脑膜存在病变。蛛网膜下腔出血时，蛋白质随红细胞同时溢出，其比例约为 1 mg 蛋白质/1 000 红细胞。由于血液对软脑膜的刺激，脑脊液蛋白质可能要比这一比例升高数倍。颅内细菌性感染时，由于脑膜血管通透性增大，蛋白质含量可达到 5.0 g/L 以上。病毒性感染时，蛋白质含量通常为 0.5~1.0 g/L，有时可达到 2.0 g/L 以上，但也可以正常。结核性脑膜炎时，蛋白质含量通常为 1.0 g/L 以上，有时可达到 5.0 g/L 以上。脑室旁肿瘤可以降低血脑屏障的作用，使腰椎穿刺脑脊液蛋白质含量达到 1.0 g/L 以上。少数吉兰－巴雷综合征和慢性炎性脱髓鞘性多发性神经病患者，脑脊液蛋白质含量可高于 5.0 g/L。因肿瘤或椎间盘突出导致椎管部分梗阻，可使脑脊液蛋白质含量升高到 1.0~2.0 g/L。蛋白质含量降低（<0.15 g/L）见于腰椎穿刺或硬膜损伤引起脑脊液丢失、营养不良和良性颅内压增高症。

（2）蛋白电泳　脑脊液蛋白电泳的正常值（滤纸法）为：前白蛋白 2%~6%，白蛋白 55%~65%，α_1 球蛋白 3%~8%，α_2 球蛋白 4%~9%，β 球蛋白 10%~18%，γ 球蛋白 4%~13%。前白蛋白在神经系统炎症时降低，在脑积水和中枢神经系统变性疾病时增高。α 球蛋白增高多见于中枢神经系统感染早期。β 球蛋白增高可见于动脉硬化和退行性病变等。γ 球蛋白是脑脊液的免疫球蛋白，其增高多见于中枢神经系统感染、脱髓鞘疾病和脑肿瘤等。

（3）免疫球蛋白　其中最重要的是 IgG。在多发性硬化、神经梅毒、亚急性硬化性全脑炎、结核性脑膜炎和其他慢性病毒性脑膜脑炎等疾病时，脑脊液 IgG 升高，占蛋白质总量的 12% 以上，但血浆 IgG 并不升高，提示这些免疫蛋白来自神经系统。脑脊液 IgG 指数、24 h IgG 合成率的测定及寡克隆 IgG 带对诊断多发性硬化有重要价值。

2. 糖　正常脑脊液糖浓度为 2.5~4.4 mmol/L，

是血糖浓度的 1/2~2/3。脑脊液糖浓度低于 2.25 mmol/L 为异常。静脉注射葡萄糖后 2~4 h，脑脊液糖浓度达到稳定，而血糖降低时，也存在同样的延迟效应。所以检测脑脊液糖浓度时，应该同时抽取血液，而且最好是空腹状态。脑脊液糖浓度明显降低常见于颅内化脓性、结核性、真菌性感染，也可见于脑膜癌病。糖浓度增高见于糖尿病患者。

3. 氯化物　正常脑脊液氯化物为 120~130 mmol/L，较血氯水平高。氯化物降低常见于结核性脑膜炎、化脓性脑膜炎和真菌性脑膜炎。病毒性脑膜炎、脑脓肿、脊髓灰质炎等氯化物可无显著变化。

4. 抗原抗体　隐球菌表面抗原检查已成为检测隐球菌感染的常规手段。偶尔可能因为高滴度风湿因子的影响出现假阳性反应，但总的来说较常规墨汁染色更为可靠。中枢神经系统梅毒可采用甲苯胺红不加热血清试验（tolulized red unheated serum test，TRUST）检测脑脊液中梅毒螺旋体抗体确诊。TORCH 实验用于检测单纯疱疹病毒 1、2 型，风疹病毒、巨细胞病毒抗体及弓形虫抗体，IgM 异常增高提示患者近期感染。自身免疫性脑炎的抗体测定可通过检测脑脊液及血清 NMDA 抗体、LGI1 抗体、CASP2 抗体、AMPA1 抗体、AMPA2 抗体和 GABAb 抗体确诊。血清、脑脊液抗 Hu、Yo、Ri、CV2、Ma、SOX1、Zic4、GAD65 等抗体 IgG 检测有助于副肿瘤综合征的筛查。抗 AQP4、MOG、MBP、GFAP 等抗体 IgG 检测有助于中枢神经系统脱髓鞘疾病的诊断。

5. 聚合酶链反应（polymerase chain reaction，PCR）　脑脊液病毒的快速检测常使用 PCR 技术。PCR 技术也适用于结核分枝杆菌的快速检测，而常规结核分枝杆菌培养需要数周时间。

6. 宏基因组二代测序技术（metagenomics next-generation sequencing，mNGS）　可以非靶向地检测临床标本中存在的细菌、真菌、病毒和寄生虫等病原体的核酸。在中枢神经系统感染性疾病的病原体诊断方面，脑脊液 mNGS 已逐步应用于临床。对于病因不明、经验治疗效果不佳、重症、免疫缺陷（抑制）的脑炎、脑膜炎和脑脓肿患者，可考虑进行脑脊液 mNGS 检测。

（周东）

第二节 神经影像学检查

一、头部和脊柱X线片

X线片虽简单、经济、安全,但所获得的信息相对有限。头部X线片可以观察头颅轮廓改变、颅骨骨折、骨质侵蚀、骨质增生和鼻旁窦感染等。脊柱X线片通常摄正、侧、斜片片,可以观察脊柱的生理曲度,有无脊柱裂,椎管骨性结构的形态,椎体、椎间隙、椎弓根、椎间孔、椎板和嵴突的情况,椎旁有无软组织影等。脊柱X线片可以显示椎体的破坏性病变、骨折移位和佩吉特病等。目前CT和MRI的应用在很大范围内取代了X线片检查。

二、计算机体层摄影

由英国Hounsfield及其同事于1969年发明的计算机体层摄影(computerized tomography,CT)技术使X线从头部X线片发展到可以从任何切面观察头颅及其内容物。利用各种组织对X线的不同吸收系数,通过计算机处理,在结果图像上可以分辨出骨质、脑脊液、血液和脑白质、灰质的不同密度。对X线吸收高于脑实质表现为增白的高密度阴影,如钙化和出血等;对X线吸收低于脑实质则表现为灰黑色的低密度影,如坏死、水肿、脓肿和囊肿等。CT对颅内占位性病变、颅脑外伤、脑出血、脑梗死、脑积水、脑萎缩、脑肿瘤、蛛网膜下腔出血等疾病的诊断较可靠(图4-1)。螺旋CT技术的发展不仅加快了扫描速度,减少部分容积效应,而且除传统断面外,还能进行冠状面、矢状面及任意斜面断层,可进行各类三维重建及血管成像[CT血管成像(computed tomography angiography,CTA)]。CTA可以清楚地显示基底动脉环及大脑前、中、后动脉及其分支,主要用于动脉瘤、肿瘤血管、动静脉畸形、较大血管的栓塞、烟雾病等检查。

头部CT较MRI有以下优势:① 体内有金属物的患者可以做CT检查,而不能做MRI检查;

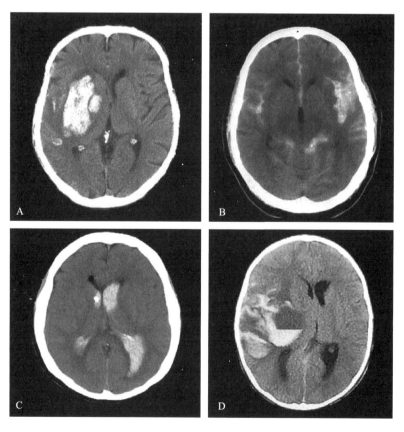

图4-1 头部CT显示的出血
A.脑出血 B.蛛网膜下腔出血 C.脑室出血 D.急性出血
液平面提示凝血功能障碍。

②CT 对脑出血急性期的病变敏感;③ 价格便宜,检查时间短;④ 对骨质、钙化、脂肪显示较 MRI 更佳;⑤ 如果检查时需要持续心电监护和使用生命支持仪器,则更应选用 CT 而非 MRI。

三、磁共振成像

磁共振成像(magnetic resonance imaging,MRI)是 20 世纪 80 年代开始用于临床的一项影像学技术,可以更清楚地显示脑内结构,对人体没有放射性损害。对大多数神经系统疾病,MRI 是最佳选择。MRI 图像实际上是组织中氢含量的图片,但它也受到氢原子周围的物理和化学环境的影响。进行 MRI 检查时,被检查者在磁场中接受一系列脉冲后,组织内的质子运动被打乱,脉冲停止后,质子的能级和相位恢复到激发前状态,这个过程即弛豫。不同的组织有不同的质子弛豫率,因此产生不同的信号强度,形成组织间的对比。T_1 和 T_2 指质子释放时间常数,T_1 图像可清晰显示解剖细节,T_2 图像有利于显示病变。在 T_1 加权像上,脑脊液为黑色(低信号),皮质边界和皮质、白质交界显示清楚。在 T_2 加权像上,脑脊液及梗死(图4-2)、水肿、脱髓鞘等病灶显示为白色(高信号)。脂肪抑制成像通过选择性地抑制脂肪信号,使其失去亮的信号特征变为暗信号,以区分同样为亮信号的不同结构。液体抑制反转恢复序列(fluid attenuated inversion recovery sequence,FLAIR)成像技术是一种实质性病灶显示高信号,脑脊液呈低信号的成像技术。它对 Ca^{2+} 等很敏感,可以显示早期的脑梗死和炎性脱髓鞘性病变。

由于在 MRI 上白质和灰质对比明显,因此独立的神经核团及其中的病变在 MRI 均可显示。对于颞叶、后颅凹和颈延髓交界处的结构,MRI 比 CT 观察得更清楚,所有的结构都可清楚地显示冠状、矢状和横轴三位像,其信号不会被邻近的骨质结构影响。红细胞降解的各种产物(高铁血红蛋白、血黄铁质、铁蛋白)显示不同的信号,因而可借以判断出血时间,观察其改变。脊柱 MRI 成像可以提供清晰的椎体、椎间盘、脊髓和马尾的图像,也可以显示脊髓空洞症和其他病变。除了某些特别需要观察神经根的情况外,MRI 基本代替了"脊髓造影"。造影剂钆(gadolinium)是一种顺磁性物质,能改变 MRI 中 T_1 序列的氢质子弛豫时间,增强血脑屏障破坏病灶的信号,产生有效的对比作用,增加对肿瘤、炎症的诊断敏感性。

MRI 检查时间较长,需要患者配合,因此对儿童患者和神志不清者应用受限。MRI 检查的主要危险是会引起体内血管金属夹、金属义齿及其他铁磁物质的扭转和脱位。MRI 的绝对禁忌证是已安置心脏起搏器者,因为强磁场会破坏起搏器。对于急性颅脑损伤、颅骨骨折、颅内出血急性期及钙化病灶,MRI 不如 CT 显示清楚。

磁共振血管成像(magnetic resonance angiography,MRA)利用流动血液的留空现象和流空相关增强现象实现血管成像,注射造影剂可提高 MRA 成像质量(图 4-3)。MRA 不需插管,方便省时,无放射损伤、无创伤,但其空间分辨率差,信号变化复杂,易产生伪影。MRA 对动脉瘤、动静脉畸形(图 4-4)、大血管闭塞及静脉窦血栓病变等诊断有一定价值,但尚不能取代 DSA 的作用。

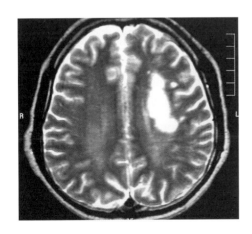

图 4-2　急性脑梗死头部 MRI

MRI T_2 加权像,示信号增强的左侧急性期大脑中动脉区皮质下脑梗死灶。

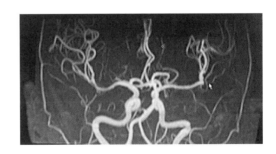

图 4-3　正常颅内 MRA

弥散加权成像(diffusion weighted imaging,DWI)采用回波平面成像技术,通过测量病理状态下水分子布朗运动的特征,发病 2 h 内即可发现缺血

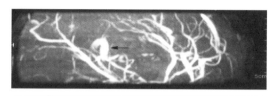

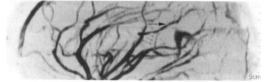

图 4-4　脑动静脉畸形 MRA

改变;在超早期脑梗死的诊断中有较大的价值。灌注加权成像(perfusion weighted imaging,PWI)通过显示毛细血管网的血流情况,提供周围组织氧和营养物质的功能状态,补充常规 MRI 不能获取的血流动力学信息,有助于缺血性脑血管疾病的早期诊治。DWI 和 PWI 的动态变化可协助明确脑缺血性半暗带(ischemic penumbra)、临床溶栓治疗指征及为再通后疗效判断提供有价值的信息。临床上,常用表观扩散系数(apparent diffusion coefficient,ADC)来定量测量 DWI 的高低。当脑缺血 30min,DWI 即可显示异常高信号,在 ADC 图上则呈低信号,有助于急性期脑缺血的诊断(图 4-5)。

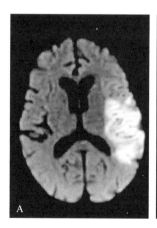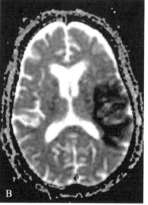

图 4-5　急性大脑中动脉脑梗死
A. DWI,示左侧大脑中动脉区域高信号　B. ADC 图像低信号,示急性或早期亚急性梗死

功能磁共振成像(functional magnetic resonance imaging,fMRI)是 MRI 的新热点。其原理是血中的脱氧血红蛋白含有顺磁性的铁,相当于一种内源性的对比剂。当其含量增加时,会引起局部信号降低;反之,局部信号增强。这种依赖于血氧含量的成像技术称为血氧水平依赖(blood oxygenation level

dependent,BOLD)的对比增强技术。当语言、运动、视觉、痫性放电等刺激引起大脑局部功能活跃时,局部的耗氧量会增加;同时局部小动脉扩张,血流量也增加。通常,局部功能活跃所消耗掉的氧少于血流量增加所提供的氧量,则局部的脱氧血红蛋白减少,BOLD 信号增强。fMRI 的优点是空间分辨率高,其信号强度变化反映了该区灌注的变化,利用该原理可进行皮质视觉、听觉和运动等功能定位成像(图 4-6)。

磁共振波谱(magnetic resonance spectroscopy,MRS)是一种利用磁共振现象和化学位移作用对一系列特定原子核及其化合物进行分析的方法。目前,它是无创性检测活体器官、组织代谢、生化改变及化合物定量分析的一种新型临床神经诊断技术。应用时,一般先行 MRI 检查,然后根据图像提供的病变部位对重点感兴趣区(VOI)进行 MRS 检查,最后将 MRS 检出的代谢、生化表现与解剖部位的形态学特点进行综合分析后得出结论。目前用于临床的原子核主要是 ^{1}H 和 ^{31}P,可测定 N-乙酰天冬氨酸(NAA)、肌醇、肌酸、乳酸和胆碱等12 种脑代谢产物和神经递质的共振峰。常用于各种脑病、脑梗死、颅内肿瘤、癫痫、多发性硬化、阿尔茨海默病、获得性免疫缺陷综合征(艾滋病,AIDS)、肌病等的诊断、预后和疗效判断等(图 4-7)。

四、脑血管造影和数字减影血管造影

血管成像技术发展了 50 余年,目前已经相对安全,对诊断动脉瘤、血管畸形、血管狭窄和阻塞有重大意义。脑血管造影是应用含碘显影剂(如泛影葡胺)注入颈动脉或椎动脉内,然后在动脉期、毛细管期和静脉期分别摄片。这项检查有一定的风险,注射高浓度造影剂可以造成血管痉挛或血管阻塞,导致原发的血管病变加重或穿刺部位的局部并发症。故除非十分必要,应尽量避免做血管造影检查。

近年出现的数字减影血管造影(digital subtraction angiography,DSA)利用少量的造影剂显影,在很大程度上减少了血管造影的风险性,并逐渐取代了脑血管造影。该技术是在计算机的辅助下,将造影前和造影时的模拟图像经模-数转换后数字化,两者相减以消除骨骼和软组织影,使充盈造影剂的血管图像保留下来,经再处理后得到清晰的血管图像(图 4-8)。DSA 已经成为临床普遍使用的血

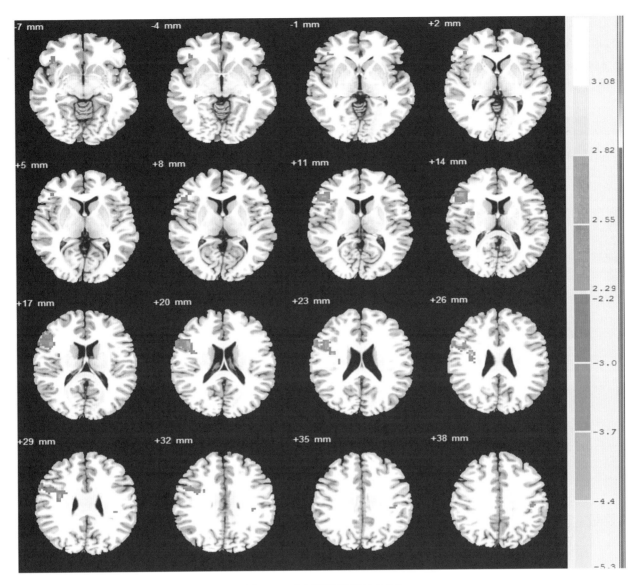

图 4-6　右侧额叶致痫灶 fMRI

×1.852

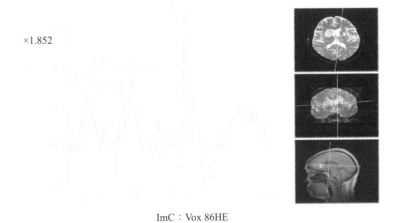

ImC：Vox 86HE

图 4-7　颅内右侧脑室旁肿瘤 MRS

管造影技术,通常采用股动脉或肱动脉穿刺插管法,可做全脑血管造影,可以清楚了解血管走行,有无闭塞、狭窄、移位及异常血管等。DSA 已经用于检查动脉瘤(图 4-9)、动脉狭窄或闭塞、动静脉

畸形、静脉和静脉窦病变等,并为血管内介入治疗提供病变部位、供养血管、侧支循环和引流血管等信息。

五、脊髓造影及脊髓血管造影

脊髓造影是将造影剂碘苯酯(myodil)或甲泛葡胺(amipaque)经腰椎穿刺注入蛛网膜下腔,并将患者置于倾斜平台上翻转,在 X 线下观察整个脊髓蛛网膜下腔的影像。这种方法可以用于诊断椎间盘脱出、椎管狭窄、脊髓肿瘤和慢性粘连性蛛网膜炎等。目前 CT 的体部扫描能提供 3 个平面上椎管和椎间孔的影像,所以 CT 扫描结合水溶性造影剂可以较好地观察脊柱和后颅凹病变,对观察椎管内狭小区域(如侧隐窝和脊神经根)尤其有效。MRI 不仅能提供椎体和椎间盘的信号,而且能提供椎管及其内容物的信息,加上其无创性和高清晰度,已经在很大程度上代替了脊髓造影。脊髓血管造影是将含碘的水溶性造影剂注入脊髓的动脉系统,观察脊髓的血管分布,适用于脊髓血管畸形及脊髓动静脉瘘等病变的诊断。

(周东)

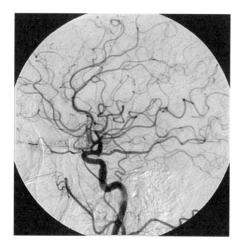

图 4-8　全脑血管造影

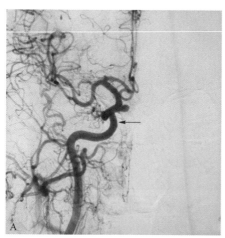

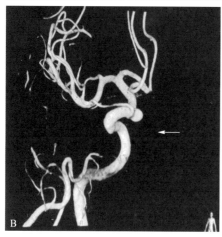

图 4-9　脑动脉瘤影像

A. DSA 显示的脑动脉瘤(动脉瘤位于基底动脉)　B. CTA 三维重建显示的脑动脉瘤

第三节　神经系统电生理检查

一、脑电图

脑电图(electroencephalogram,EEG)的临床应用起自 1924 年,德国人 H.Berger 首先从头皮上描记出人的脑电活动,至今已有近百年历史。脑电图检查应用电子放大技术将脑部的生物电活动放大100 万倍,通过头皮上两点间的电位差,或头皮和无关或特殊电极之间的电位差描记出的脑波图线,来反映脑神经细胞的电生理功能。

(一)检测方法

1. **电极式样**　安置在头部用以导电的导体为电极,式样颇多,常用的头皮电极有:① 氯化银管型电极;② 盘状粘连电极;③ 针形电极;④ 耳垂电极等。

2. **电极安置**　采用国际 10-20 系统,参考电极通常置于双耳垂。还可加用特殊电极描记脑底面和深部结构的电活动以协助诊断。例如,鼻咽电极有助于诊断中线结构深部病灶;蝶骨电极诊断颅中凹及颞叶深部病灶,对颞叶癫痫定位有很大价值;

皮质电极用于测定大脑皮质病变、癫痫灶的范围,为手术切除病变区域的皮质组织提供依据;深部电极常用于检测脑深部杏仁核、海马等病灶的痫样放电。立体定向脑电图(stereoelectroencephalogram,SEEG)可精确定位脑深部致痫灶,常用于定位困难的难治性癫痫患者的术前评估。

3. 导联 脑电图的常用导联方法有:① 单极导联法,将头皮上的作用电极与无关(参考)电极(常用假设为零电位的耳垂)相连。② 双极导联法,将头皮上的任意两个作用电极相连,优点是干扰较少,对皮质表面的病变显示较好。

4. 诱发试验 脑电图检查时可以进行下列操作以诱发异常脑电活动。

(1) **过度换气** 患者每分钟深呼吸 20 次,持续 3 min。过度换气能激发特征性癫痫波,如失神发作的 3 Hz 棘慢复合波或其他脑电异常。

(2) **闪光刺激** 一束滤过强光置于患者眼前,以每秒 10~20 次的频率闪烁,患者不停地眨眼。这时枕叶电极会随着光线的闪烁相应地显示出波形。

(3) **睡眠** 可以在患者入睡后(自然睡眠、静脉或口服镇静药后)记录脑电图。与睡眠有相关性的是夜发性额叶癫痫,患者仅在夜间睡眠中出现癫痫发作,若在患者非快动眼睡眠期出现癫痫发作并记录到发作期痫样放电,可诊断额叶癫痫。

由于癫痫发作的突发性和短暂性,常规脑电图描记时间短,其阳性检出率不高,所以现在常通过延长描记时间来提高阳性率。常用的有两种方法:一是录像脑电图(video EEG),其优点是可将患者发作时的临床表现和脑电图同步分析,但患者活动受限制;另一种为 24 h 动态脑电图(ambulatory electroencephalography)描记,患者活动不受限制,但缺乏发作时的临床表现情况。

对脑电图的正确解释需要懂得正常或异常脑电图的特点和背景节律(与患者年龄有关),认识非对称节律及其周期性变化,最为重要的是要把假象与真正的异常区分开。

(二)正常脑电图

脑电图主要由频率、波幅、波形、位相、分布、出现方式和反应性等基本成分组成。

在脑电图中的单个电位差称为"波",一个波从它离开基线到返回基线所需的时间即从一个波底到下一个波底所需的时间称为周期,以毫秒(ms)表示。同一周期的脑波在 1 s 内重复出现的次数称频率,以赫兹(Hz)表示。

频率可反映大脑某区域新陈代谢的速度,是脑发育和衰老过程的重要指标。从出生至成年,脑电频率随着年龄的增长而不断加快,老年人的脑电频率又有减慢的趋势。

在清醒、安静和闭眼放松的状态下,脑电的基本节律波是:α 节律,其频率为 8~13 Hz,波幅为 20~100 μV,主要分布在顶枕区;β 节律,频率为 14~30 Hz,波幅为 5~20 μV,主要分布在额颞区;θ 节律,频率为 4~7 Hz;δ 节律,频率为 0.5~3.5 Hz。8 Hz 以下的波均为慢波,常见于健康婴儿至儿童期,以及成人的睡眠期。健康成人觉醒时的脑电图是以 α 波为基本频率并间有 β 波和少量低波幅的慢波所组成(图 4-10)。

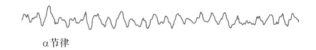

α节律

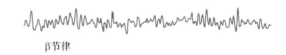

β节律

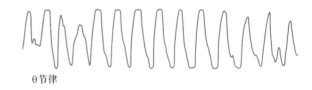

θ节律

50 μV
1 s

图 4-10 脑电的基本节律

儿童脑电图以慢波为主,随着年龄的增长,慢波逐渐减少,而 α 波逐渐增多,14~18 岁时接近成人脑电波。儿童相对于成人对上面提及的诱发刺激更为敏感。儿童在过度呼吸的中后阶段容易出现慢波(3~4 Hz)。停止过度换气后这种慢波很快消失。婴儿枕叶主要节律的频率约 3 Hz,而且极不规则。随着年龄增长,节律的频率也在增大,到 12~14 岁,正常的 α 波成为主波。未成年人的脑电图较难解释,因为在每一年龄段都可以存在很多种波形,而这都是正常的,就不可能用频率作为严格的分类标准。任何年龄的儿童出现了不对称的脑电波或者癫痫样波,肯定是不正常的。

睡眠脑电图可分为:① 非快速眼动相,又称慢波相。Ⅰ期(嗜睡或思睡期):α 节律解体或减少,波幅降低,频率变慢,波形不整,持续性差;Ⅱ期(浅睡期):α 波逐渐消失,出现顶尖波和纺锤波;Ⅲ期(中睡期)和Ⅳ期(深睡期):广泛分布的高波幅慢波。② 快速眼动相,出现低电压、混合频率的电活动。

(三)异常脑电图

一般情况下,脑电图的病理波形并非某种疾病的标志,而是疾病所引起的脑功能紊乱的表现(图4-11)。常见的异常脑电图如下。

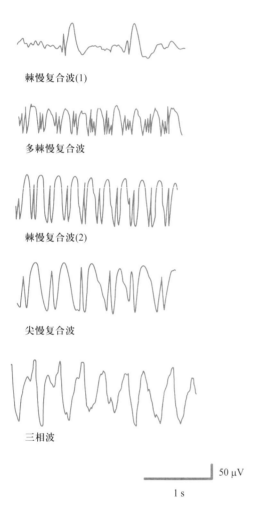

棘慢复合波(1)

多棘慢复合波

棘慢复合波(2)

尖慢复合波

三相波

50 μV

1 s

图 4-11　部分异常脑电图

1. 弥漫性慢波　背景活动为弥漫性慢波,无特异性。可见于各种原因所致的弥漫性脑病、缺氧性脑病、中枢神经系统变性疾病及脱髓鞘性脑病等。

2. 局灶性慢波　是局灶性脑实质功能障碍所致。常见于局灶性癫痫、脑脓肿、局灶性硬膜下或硬膜外血肿等。

3. 三相波　一般为中至高波幅、频率为 1.3~2.6 Hz 的负 – 正 – 负或正 – 负 – 正波。主要见于肝性脑病和其他中毒代谢性脑病。

4. 癫痫样放电　包括棘波、尖波、棘慢复合波、多棘波、尖慢复合波及多棘慢复合波等。50% 以上的患者发作间期也可见癫痫样放电,放电的不同类型提示不同的癫痫综合征,如多棘波和多棘慢复合波通常伴有肌阵挛。高波幅双侧同步对称,每秒 3 次重复出现的棘慢复合波提示失神小发作。

5. 弥漫性、周期性尖波　通常指在弥漫性慢活动的基础上出现周期性尖波,可见于脑缺氧和克罗伊茨费尔特 – 雅各布病。

二、脑磁图

脑磁图(magnetoencephalography,MEG)是一种完全无侵袭、无损伤的脑功能检测技术,主要用于癫痫的研究和治疗、微创外科的术前功能定位等。脑磁图的检测过程,是对脑内神经电流发出的极其微弱的生物磁场信号的直接测量,同时测量系统本身不会释放任何对人体有害的射线、能量或机器噪声。脑磁图的研制起始于 20 世纪 70 年代,随着计算机技术的飞速发展,目前传感器阵列的信道总数已超过 300 个,且具备抗外磁场干扰系统,可同时高速采集整个大脑的瞬态数据,并通过相应数学模型的拟合得到信号源定位。脑磁图的优点是检测脑实时磁信号,其空间分辨率高达 1 mm。将确定的神经信号源与 MRI 影像信息叠加整合,形成脑功能解剖学定位,能准确反映脑功能的瞬时变化状态,可用于致痫灶和大脑皮质功能区(如运动、语言、感觉)的精确定位。脑磁图的缺点是对于起源于脑深部的磁场信号检出率仍低。

三、肌电图及神经传导速度

(一)肌电图

肌电图(electromyogram,EMG)是将针电极插入肌肉中,记录神经和肌肉的生物电活动,用以判定神经、肌肉功能的一种检查方法,也是诊断和鉴别诊断神经源性、肌源性和神经肌肉接头处病变的重要方法。每个运动神经元及其所支配的一组肌纤维称为一个运动单位。静息状态下及活动时肌肉电活动图形(肌电图)各有其特点,肌电图异常与运动单位不同程度的病变有关。

1. 静息状态下的电活动　除神经肌肉接头处

的终板外,正常肌肉静息状态时一般没有自发电活动。但如果有神经肌肉疾患,就会出现各种各样的自发异常电活动,如纤颤电位、束颤电位和正相电位(反映肌纤维应激性)。尽管正常肌肉有时也会出现束颤波(反映单个运动单位的自发活性),但它仍然具有神经源性疾患的特点,尤其是前角细胞有病变时(如肌萎缩性侧索硬化)。肌强直电位(肌纤维的高频放电,波幅和频率变化多端)最常见于肌强直营养不良或先天性肌强直等疾患,有时也出现于多发性肌炎或其他较为少见的疾患。

2. 肌肉随意运动时的电活动　肌肉轻度的随意收缩运动会激活少量运动单位,可以记录到单个运动单位的肌纤维产生的动作电位。正常运动单位的动作电位具有明确的时限、波幅和波形。这些因素部分决定于被研究的肌肉及特定的收缩激活的运动单位数目。许多肌源性疾患受累的肌肉在小力收缩时常常出现小的、短周期、多相的运动单位;在大力收缩时会激活过多的运动单位,即表现为病理干扰相。神经源性疾患有运动单位的丢失,导致发放的运动单位电位数量减少,但存活的运动单位经过芽生的方式形成了一个比正常大得多的运动单位,在小力收缩时表现为高波幅、长时程的多相运动单位电位,即巨大电位;大力收缩运动时激活的运动单位会减少,但被激活的速度加快,表现为单纯相。单个运动单位电位的外形和大小的变化及其发放的类型和募集情况是神经肌肉疾病的特点。

3. 临床意义　运动单位或神经肌肉接头的肌肉部分和神经部分都可能出现疾患。如果是神经疾患,病变可能是在脊髓前角细胞或是神经轴突桥接到终末分叉以前穿越神经根、神经丛、周围神经通路上的任意位置。肌电图能够发现运动单位的疾患,确定病变位置。神经肌肉疾病在初始阶段,或者患者不合作,或者由于其他一些临床症状(如疼痛)使得临床查体困难。无阳性发现时,肌电图检查却常常能够有所察觉。但肌电图检查本身并不能明确病因,电生理检查必须与临床资料和其他实验室检查相结合才能正确诊断疾病。

肌电图检查可提示预后。例如急性周围神经或脑神经疾患[如桡神经受压麻痹或特发性面神经麻痹(贝尔麻痹)等],肌电图检查发现去神经支配,提示预后较差;如果没有发现去神经支配,则提示预后较好。

(二)神经传导速度

神经传导速度(nerve conduction velocity,NCV)是评定周围运动神经和感觉神经传导功能的一项技术,一般包括运动神经传导速度、感觉神经传导速度和 F 波的测定。

1. 运动神经传导速度(motor nerve conduction velocity,MNCV)　当刺激周围神经的某个部位,可以在该神经支配的远端肌肉产生一个运动反应。分别刺激神经干的远端和近端,在该神经支配的肌肉上记录复合肌肉动作电位,测定其不同的潜伏期,用远端和近端之间的距离除以两点间潜伏期差,即为运动神经传导速度(MNCV)。计算公式为:神经传导速度(m/s)=两点间距离(cm)×10/ 两点间潜伏期差(ms)。MNCV 一般测量正中神经、尺神经和腓神经。MNCV 减慢多见于周围神经脱髓鞘损害,如损伤、炎症等;前角细胞疾患时减慢不显著,肌病患者的 MNCV 往往正常。另外,复合肌肉动作电位(compound muscle action potential,CMAP)的波幅也能反映运动神经轴索的功能。

2. 感觉神经传导速度(sensory nerve conduction velocity,SNCV)　检测方法是把刺激电极置于感觉神经远端,将记录电极置于神经干的近端,然后测定其潜伏期和记录感觉神经动作电位;刺激电极和记录电极之间的距离除以潜伏期即为 SNCV。SNCV 的减慢常提示周围神经的脱髓鞘损害。另外,感觉神经动作电位(sensory nerve action potential,SNAP)的波幅也能反映感觉神经轴索的功能。

3. F 波测定　运动神经受刺激时,冲动的传导是两个方向进行的(向脊髓方向及向神经末端方向),引起一些脊髓前角细胞放电。这将在刺激直接导致的肌肉反射一段时间后出现一个小的运动反应,通常连续测定 10~20 个 F 波,然后算其平均值。周围神经系统近端(如神经根)损害时可引出 F 波异常。当传统的神经传导速度显示正常,有时 F 波研究可以发现异常。

4. 适应证　通过神经传导速度研究可以确定有无周围神经损害,以及受损程度。下列情况下神经传导速度检查很有必要。

(1)明确感觉障碍是由于脊髓后根神经节远端或近端的损害引起(远端损害,相关纤维感觉传导速度异常或感觉传导波幅降低),明确神经肌肉功能失调是否与周围神经损害有关。

(2)检查单神经病患者其他周围神经有无亚临

床病变。

(3) 单神经病患者确定局灶损害的部位,提示预后。

(4) 区分多发性神经病或复合单神经病。

(5) 随访周围神经病患者的病情进展及他们对治疗的反应。

(6) 明确周围神经疾患时主要的病理改变。脱髓鞘神经病时传导速度显著减慢,常常出现传导阻滞现象;轴索病变通常传导速度正常或者轻度减慢,感觉神经动作电位很小或缺失,受累肌肉肌电图检查可显示失神经支配。

(7) 从基因和流行病学方面研究处于亚临床阶段的遗传性周围神经疾患。

(三) 重复神经刺激

1. 定义　重复神经刺激(repetitive nerve stimulation, RNS)指超强重复刺激神经干,在相应肌肉记录复合肌肉动作电位,是检测神经肌肉接头功能的重要手段。正常情况下,以 1~10 Hz 频率重复刺激运动神经,复合肌肉动作电位(CMAP)的大小基本没有变化。而给重症肌无力患者施加低频重复电刺激时,CMAP 波幅逐渐减低,提示神经肌肉接头疾病。

2. 方法　刺激电极置于神经干,记录电极置于该神经所支配的肌肉。通常选择面神经支配的眼轮匝肌、腋神经支配的三角肌和尺神经支配的小指展肌及副神经支配的斜方肌等进行测定。确定波幅递减一般是计算第 4 波或第 5 波比第 1 波波幅下降的百分比,而波幅递增是计算最高波幅比第 1 波幅上升的百分比。健康者波幅递减在 10%~15%,高频刺激波幅在 30% 以下,而波幅递增在 50% 以下。

3. 异常 RNS 的临床意义　低频波幅递减 >15% 和高频刺激波幅递减 >30% 为异常,见于重症肌无力;高频刺激波幅递增,100% 为异常波幅递增,见于兰伯特 – 伊顿综合征(Lambert-Eaton syndrome)。

(四) 单肌纤维肌电图

单肌纤维肌电图(single fiber electromyography, SFEMG)用特殊的单纤维电极通过测定颤抖(jitter)研究神经肌肉接头的功能,颤抖来源于两个运动终板冲动传递时限的微小差异。SFEMG 较 RNS 敏感。重症肌无力患者颤抖增宽,严重时出现阻滞。SFEMG 是诊断重症肌无力最敏感的电生理方法。

四、诱发电位检查

对感觉器官或周围神经的刺激会激发相应皮质区域及皮质下中继站的反应。无论是脑电图或是肌电图,都不可能在皮质下中继站附近放置记录电极,也无法在较大背景电压中察觉几微伏的电压改变。1954 年,Dawson 使用了计算平均值的办法,随后由于计算机技术的发展解决了这些问题。最初的重点是研究迟发波(刺激后 75 ms 以后),因为它们波幅较高而容易获得。但是,波幅较低的所谓"短潜伏期"波更有临床价值,它们由每一个中继站的中心发出,被远处的电极记录到("远场记录")。计算机对这些记录到的波进行叠加平均处理,使其潜伏期和波幅容易测量。与脑电图检查相比,诱发电位检查最具特征的一点是不受麻醉、镇静药甚至大脑半球损害的影响。因此,在无法进行脑电图检查时可以使用这种检查来检测大脑功能。对传入诱发电位(视觉、听觉、体感)的解释基于刺激后波潜伏期的延长、波间期。虽然目前已经建立了诊断标准,但是建议每一个实验室须确定自己的标准。无论怎样测量,高于平均潜伏时间 2.5~3 倍的标准偏差肯定是异常的。波幅的临床意义不明确。

(一) 视觉诱发电位

很早已发现,视网膜的光刺激会诱发枕叶产生出可辨别的波形。脑电图检查中对这种快速刺激的反应称为枕叶驱动反应。1969 年,Regan 和 Heron 观察到突然变换注视的棋盘格式会诱发视觉反应。快速反复翻转棋盘格式较频闪刺激产生的视觉反应易于察觉和测量,而且个体间的波形更为稳定。如果既往有过神经疾患的患者,即使已经没有视觉减退、视野异常、视神经乳头改变、瞳孔反射改变的残余症状,用此方法先后分别测试两只眼睛,仍然能够检查出先前有视神经疾患的视觉通路传导迟滞。

这种方法被称为图形翻转视觉诱发电位(pattern reversal visual evoked potential, PRVEP),已经作为对视觉系统损害最为仔细的方法广泛应用。通常,PRVEP 波幅和持续时间的异常伴随着潜伏期异常延长,但是很难定量。PRVEP 正极的预定潜伏期为 100 ms(记作 P100),潜伏时间绝对值超过 118 ms 或者两眼相差大于 9 ms 意味着一侧视神经有问题。分别检查两眼发现双侧潜伏时间都延长,可能是由于双侧视神经损害、视交叉或在此之后的视通路损害。

如上所述，PRVEP 主要作用在于检查视神经是否存在活动性损害或残余症状。对大量视神经炎的患者进行检查，发现 51 位患者中仅有 4 位患者潜伏时间是正常的。研究者还发现，既往没有视神经损害病史也没有视神经损害临床表现的多发性硬化患者中，1/3 的患者 PRVEP 检查有同样的异常表现。PRVEP 异常伴有明显的中枢神经系统损害临床表现，常被认为是多发性硬化的重要诊断证据之一。

一侧视神经的压迫性病变与脱髓鞘病变有相同的表现。视神经的许多其他病变也能表现出异常的 PRVEP 检查结果，包括弱视、缺血性视神经病、莱伯遗传性视神经病变。青光眼及其他损害了视网膜节细胞前结构的疾患同样会造成潜伏时间延长。视觉灵敏度受损对潜伏时间几乎没有影响，但是对 PRVEP 波幅影响很大。半侧视野给予图形翻转视觉刺激，有时可能区分出是视束、视辐射或枕叶的损害，但是不如将它用于单眼全视野检查准确度高。

（二）脑干听觉诱发电位

脑干听觉诱发电位（brainstem auditory evoked potential，BAEP）检查可以像 PRVEP 研究视觉刺激一样研究听觉刺激的效应。将 1 000~2 000 次嘀嗒声交替之于一侧耳部，通过头皮电极记录信号并由计算机放大。每次刺激后 10 ms 内头皮记录到 5~7 个波。在记录深度和对人脑干病理学研究的基础上，已经明确每一系列的 7 个波中的前 5 个波起源于脑干结构，后 2 个波的起源尚不清楚。对 BAEP 结果的临床解释主要是基于测量 Ⅰ 波、Ⅲ 波、Ⅴ 波的潜伏时间。最重要的是 Ⅰ 波与 Ⅲ 波之间的波间期及 Ⅲ 波与 Ⅴ 波之间的波间期。Ⅰ 波存在及其潜伏时间的绝对值对于检测听神经的完整有特殊意义。

如上所述，BAEP 是检验第Ⅷ对脑神经（听神经瘤和桥小脑脚其他肿瘤）和脑干听觉通路特别有用的方法。已确诊的多发性硬化（MS）患者中有 1/2 的 BAEP 检查出现异常，可能诊断 MS 的患者中也有少于 1/2 的人 BAEP 检查表现出异常（通常为 Ⅰ 波与 Ⅲ 波之间的反应时间及 Ⅲ 波与 Ⅴ 波之间的反应时间延长），患者甚至可以没有脑干损害的临床症状或体征。该检查也用于评估使用了具有听神经毒性药物的婴儿、儿童及癔症患者的听力。

（三）躯体感觉诱发电位

绝大多数神经生理实验室通过躯体感觉诱发电位（somatosensory evoked potential，SEP）检查来证实躯体感觉系统的损害。该项技术包括将 1~5 次 /s 的无痛性经皮电刺激作用于正中神经、腓神经、胫神经，上肢在锁骨上欧勃氏点（Erb's point）、C_2 脊柱及对侧顶叶皮质记录诱发电位，下肢在腰椎和对侧顶叶皮质记录诱发电位。通过外周神经、脊神经根、后角、延髓的楔束核与薄束核、内侧丘系至对侧丘脑、顶叶的感觉皮质中枢能追踪记录传导的冲动信号，这些冲动由 500 Hz 或更多的刺激发生器刺激粗触觉纤维而产生，并通过计算机平均处理。如果传导延迟发生在接受刺激点与欧勃氏点或腰椎间说明是周围神经的损害；如果发生在欧勃氏点或腰椎与 C_2 间，说明是相应的神经根病变，常见脊髓后角病变；如果是内侧丘系至对侧丘脑、顶叶的感觉皮质中枢通路受到损害，可以发现至顶叶皮质发出的波延迟。

为了临床理解，假设 SEP 是连续出现的，因此两个波之间潜伏期的异常说明发出这两个波的结构之间传导障碍。这种检查在还没有明显的临床症状时，对确定吉兰 – 巴雷综合征、颈腰椎间盘损害、多发性硬化、颈腰椎关节强硬等疾患中脊神经根、后角、脑干等结构的损害极有帮助。

诱发电位技术同样也可用于嗅觉的试验性研究。

（四）运动诱发电位

运动诱发电位（motor evoked potential，MEP）指经颅磁刺激大脑皮质运动细胞、脊髓及周围神经运动通路，在相应的肌肉上记录的复合肌肉动作电位，可用于了解中枢运动传导功能。一般是使用无损伤性电刺激或磁圈刺激，刺激头皮相当于运动投射区部位，可以诱导出对侧肢体的电活动反应，再在 C_7 棘突和欧勃氏点增加刺激，也记录到上肢和手部的电位，由此测算出运动皮质到颈髓上端的中枢运动传导时间。下肢刺激部位为大脑皮质运动区、T_{12} 和 L_1 及腘窝等，记录部位多为胫前肌。临床用于运动通路的病变和检测瘫痪肢体的康复状态。

（五）事件相关电位

事件相关电位（event-related potential，ERP）又称内源性事件相关电位，是与认知过程有关的长潜伏期诱发电位。ERP 主要研究认知过程中大脑的神经电生理改变,亦即探讨大脑思维的轨迹。P300是应用最广的 ERP,其刺激形式有声音、视觉、体感等,以声刺激应用较多。P300 测定主要反映大脑皮质认知功能状况,是判定痴呆程度和智力水平的灵敏指标。对精神分裂症、假性痴呆也有一定的诊断价值。

(周东)

第四节　经颅多普勒超声检查

经颅多普勒超声(transcranial Doppler,TCD)是利用超声波的多普勒效应来研究脑底大血管及其分支的血流动力学的一项新技术。1982 年由挪威的 Aaslid 等人首创并推广应用,1986 年三维 TCD 问世,初步解决了颅内血管的显示和定位,近年又出现了用彩色编码表示血流方向和信号强度的 M-模,使脑动脉检查和微栓子监测功能更强大。TCD 技术具有简便、快捷、无创伤、易重复及可监测等特点,能直接获得颅内大动脉的血流动态信息,在帮助诊断脑血管疾病、研究脑循环方面有其独特的应用价值。

TCD 常用的检测指标有:① 血流速度参数,包括收缩期峰流速(systolic peak flow velocity,V_s)、舒张期末峰流速(end diastolic flow velocity,V_d)和平均流速(mean flow velocity,V_m),其中 V_m 代表搏动性血液的供应强度,生理意义最大。② 动脉参数,包括收缩/舒张比值(SD)、阻力指数(PI)和动脉传递指数(PTI)。血流速度和 PI 是 TCD 检测中最常用和最有意义的参数。

在临床上 TCD 主要用于以下方面:① 协助诊断颅内外段动脉狭窄或闭塞及其程度;② 对深部脑动静脉畸形的定位、供养血管和引流静脉的确定;③ 判断脑血管痉挛发生的时间、部位和程度,TCD 随访观察判断蛛网膜下腔出血的预后;④ 协助诊断锁骨下动脉盗血综合征;⑤ 对脑动脉内微栓子的实时监测;⑥ 偏头痛;⑦ 监测颅内压增高和脑死亡。

近年来 TCD 技术发展迅速,出现了经颅实时彩色多普勒显像、彩色多普勒血流显像、彩色多普勒能量图等。新型超声造影剂的应用和三维重建技术的发展弥补了超声经颅后信号衰减的不足,新技术可获得满意的颅内超声血流显像。随着新技术的应用,TCD 有着巨大的发展潜力。

(周东)

第五节　放射性核素检查

一、正电子发射体层摄影

正电子发射体层摄影(positron emission tomography,PET)是无创性探测放射活性示踪剂在脑部浓聚度的断层显像技术。正电子发射同位素(通常为 ^{11}C、^{18}F、^{13}N 和 ^{15}O)由回旋加速器或直线加速器产生,并与生物活性复合物结合。示踪剂在脑内不同部位的浓度经体外检测仪无创性地检测,通过类似 CT 和 MRI 的技术重建断层图像。PET 可测量局部脑血流的模式、耗氧量、葡萄糖利用、氨基酸代谢、受体的功能与分布情况,并且已经证实对原发性颅内肿瘤分级、鉴别肿瘤和放射性坏死组织、鉴别痴呆类型有一定价值,近来认为其在痴呆的早期诊断及评估方面也具有潜在价值。PET 图像在癫痫发作间期表现为代谢降低,可用于致痫灶定位。由于 PET 对神经递质和其受体有定量测定能力,因此对帕金森病和其他神经退行性疾病的研究有重要意义。PET 还用于缺血性脑血管疾病的病理生理研究及治疗中脑血流和脑代谢的检测,以及脑功能的研究。另外,PET 还逐渐应用到神经系统疾病的治疗效果评价中。PET-MRI 融合技术在癫痫灶定位中体现出越来越大的作用(图 4-12)。

二、单光子发射计算机体层摄影

单光子发射计算机体层摄影(single photon emission computed tomography,SPECT)是一种安全、无创、可动态监测脑灌注情况的检测技术,在 PET 的基础上发展而来。将显像剂(如 ^{99m}Tc-HMPAO 或 ^{99m}Tc-ECD)注入血液循环,迅速到达脑部,通过血脑屏障与局部血流量同比例地吸收,然后在脑组织内稳定数小时。显像剂在血流丰富的脑组织中聚集,发射单光子,然后利用断层扫描和影像重建获得图像。这种技术可以研究脑缺血和脑组织代谢活跃状态下的局部脑血流情况。它可以鉴别阿尔茨海默病和多灶性局部脑萎缩,协助对急性脑梗死和脑栓塞的早期诊断、病情评估和疗效评价,帮助癫痫患者术前的癫痫灶定位,鉴别术后脑肿瘤复发与术后脑水肿及瘢痕,协助对不同类型的精神和情感障碍性疾病的诊断和研究。

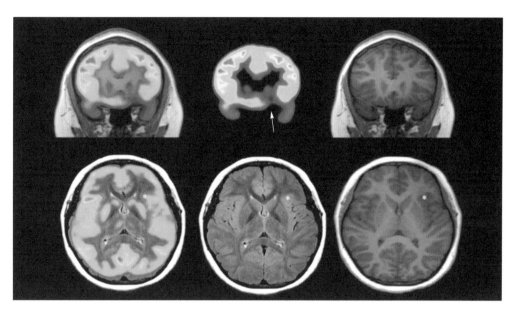

图 4-12　PET-MRI 融合技术在癫痫灶定位中的应用

三、脊髓腔和脑池显影

将水溶性显影剂注入蛛网膜下腔,用 γ 照相机跟踪显示显像剂(^{99m}Tc-DTPA)随脑脊液循环的空间,即为蛛网膜下腔和各脑池的影像,观察扫描图像中有无缺损或局部异常的放射性浓聚,以了解脑脊液循环通路有无梗阻和吸收过程是否正常。主要用于交通性脑积水的诊断,脑脊液漏的诊断和定位,中脑和后颅凹肿瘤的辅助诊断。

(周东)

第六节　脑、神经和肌肉组织活检

一、脑组织活检

在某些情况下,若非侵入性试验方法(如影像学等)不能明确诊断时,脑组织活检具有重要作用。适于进行活检的病变多位于脑浅表位置,影像学检查能够定位,能够进行外科手术治疗,并多选择非功能区、不是重要的组织结构。脑组织活检标本来源一般有两条途径:一是外科手术时开颅取得,二是在 CT 立体定位下通过定向穿刺取得脑标本。脑组织活检能够帮助诊断性质不明的颅内占位性病变、亚急性硬化性全脑炎、克罗伊茨费尔特 – 雅各布病、脂肪沉积病、脑白质营养不良、阿尔茨海默病等疾病。

二、神经组织活检

神经组织活检是在人的活体上切取有病变的部分外周神经组织,经过特定的处理和染色,在光镜或电镜下观察外周神经组织细微结构改变的方法。神经组织活检有助于鉴别是以脱髓鞘为主、以轴突损害为主,或为遗传代谢障碍所致的改变,帮助周围神经病的定性诊断和病变程度的判断。主要用于各种原因所致的周围神经病的诊断。由于神经组织活检是一种损伤性的检查方法,术后可能产生某些功能的损害,因此取材部位多选择解剖部位较为恒定而且并非重要功能区域的浅表皮神经,如腓肠神经、腓浅神经的分支或前臂外侧皮神经等。

三、肌肉组织活检

肌肉组织活检不仅能显示所检肌肉是否有异常情况,区分病变是肌源性还是神经源性,而且能帮助对各种遗传性、炎症性、代谢性神经肌肉疾病的诊断与鉴别诊断。神经源性病变,如运动神经元病或周围神经病的活检,可见萎缩肌纤维按神经分布成簇出现,肌细胞间较少有正常肌纤维,也很少有炎性细胞,周围有大量健康肌纤维。肌源性病变,如肌病或肌炎,早期活检镜下可见受累肌肉内的肌纤维溶解断裂;变性萎缩的肌细胞间有正常肌纤维存在,萎缩肌纤维散在,肌细胞核可能处于中央(正常是位于细胞周边),炎性病变时坏死肌纤维间可见大量炎性细胞浸润;也可能发现纤维化或脂质渗透。肌肉组织活检临床适用于多发性肌炎、皮肌炎、包涵体肌炎、进行性肌营养不良、脊髓性肌萎缩、癌性肌病等。

怀疑肌病患者,尽管肌电图正常,肌肉组织活检仍能够发现潜在肌肉病变;相反,有些肌电图检查结果异常的患者进行肌肉组织活检却没有发现病变,不能诊断肌肉病变。因此这两种检查方法是互补的。

肌肉组织活检的取材,原则上是选择临床和电生理均受累的肌肉,但不宜选择严重萎缩的部位,另外应避免取近期做过肌电图或反复受损害部位的肌肉组织。慢性进行性病变时,选择轻、中度受累的肌肉;急性病变时,应选择受累较重的肌肉。临床上常取用的肌肉是肱二头肌、肱三头肌、三角肌、股直肌、股四头肌和腓肠肌等。

肌肉组织活检标本有常规组织学、组织化学和免疫组织化学等染色方法。常规组织学有助于皮肌炎、多发性肌炎和包涵体肌炎的诊断及鉴别。免疫组织化学染色有助于肌营养不良和线粒体肌病的诊断。

四、动脉活检

动脉活检是临床极少采用的方法。国外报道对怀疑巨细胞性动脉炎的患者采用颞动脉活检的方法可以帮助诊断,但因病变局限,活检正常仍不能除外此病。我国极少采用此方法,试验性治疗也不失为临床诊断方法之一。

(周东)

第七节　致病基因检测

致病基因检测已用于多种神经系统遗传代谢性疾病的诊断。致病基因测定是将个体疾病的遗传学信息用于指导其诊断和治疗的重要方法,可将遗传关联研究与临床医学紧密结合以实现人类疾病精准治疗和有效预警。常用的神经遗传病基因检测可测定多种神经系统疾病,如杜氏肌营养不良、先天性肌营养不良、离子通道病、先天性肌无力综合征、遗传性共济失调、遗传性痉挛性截瘫、线粒体脑肌病、雷特综合征、Dravet 综合征、维生素 B_6 依赖性癫痫、肾上腺脑白质营养不良等疾病的突变基因。除了单个致病基因检测,目前也常常采用基因包(panel),将相关可疑致病基因集中做基因检测,以提高致病基因的检出率。

(周东)

数字课程学习……

 学习目标及重点内容提示　　 教学 PPT　　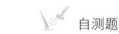 自测题　　 拓展阅读

第 五 章

神经系统疾病的诊断原则

神经系统疾病的诊断原则与其他系统疾病基本相同,但更具有其独特的"定位 – 定性"诊断思路。在进行定位 – 定性之前,首先需要进行定向诊断。神经系统受累的主要临床表现可能是神经系统疾病或是其他内科疾病,如心血管系统、呼吸系统、内分泌系统、风湿免疫性疾病的神经系统并发症,也可能是骨、关节、结缔组织病的一种表现。首先要全面了解病损可能累及的器官和系统,对病情有整体判断,避免单纯的专科观点。

通过病史采集、体格检查(重点是神经系统检查)及进行必要的辅助检查后,应用神经解剖学知识对收集的临床及辅助检查资料进行分析和综合,初步确定病变的解剖部位,即定位诊断;最后结合起病形式、疾病演变过程和累及范围、个人史、家族史及辅助检查资料,经过分析,筛选出可能的病因,即病因诊断或定性诊断。例如遇到临床表现为瓦伦贝格综合征(延髓背外侧综合征),即一侧霍纳综合征、小脑性共济失调、声带瘫痪、交叉性痛温觉障碍等,明确病灶部位,结合急性起病特点,就可诊断为小脑后下动脉血栓形成。还有些体征本身具有较高的特异性,如阿 – 罗瞳孔主要见于神经梅毒。

经以上诊断程序,大多数患者可获得明确的诊断,但有些患者仍无法确诊,因此诊断思路中需遵循以下几点:① 分析患者的临床表现,要分清主次;② 高度重视疾病的演变过程,避免过早做出结论性诊断;③ 通常首先考虑常见疾病的不典型表现,然后再考虑罕见病的典型表现;④ 诊断一时难以明确,首先考虑可治性疾病。

一、定位诊断

定位诊断主要是依据神经解剖学、生理学和病理学知识,对疾病损害的部位做出诊断。由于不同部位的损害有其自身的特点,一般情况下,依据患者的症状和体征就可以做出病变的定位诊断。但值得注意的是,临床定位有时并不能与神经影像学等辅助检查的定位等同。例如有时 MRI 检查显示有明确的脑部病灶,但患者却无相应的临床表现;周围神经病的神经肌电图检查可能显示为肌源性改变等。因此,判断患者主诉确为神经系统受累所致,可根据症状和体征选用必要、合适的辅助检查,避免滥用。

病变根据受损的范围大致可分为 4 类。① 局灶性病变:病变仅累及神经系统某一个局限部位,如面神经炎;② 多灶性病变:神经系统两个或两个以上的部位受损,如多发性硬化;③ 弥漫性病变:通常指病变部位广泛,狭义上常指大脑皮质广泛弥漫病变,如脑炎、代谢性脑病等;④ 系统性病变:病变部位累及某一传导束或某一功能系统(运动系统、感觉系统、自主神经系统或锥体外系等),如肌萎缩侧索硬化。

神经系统不同部位损害的临床表现具有一定规律性,因此能够通过神经解剖结构及其特定功能进行定位诊断。

1. 肌肉病变 病变损害肌肉或神经肌肉接头时,受损部位出现运动障碍,四肢无力一般以近端为主,通常无感觉障碍和病理反射。此外,还可以出现肌萎缩、肌痛、肌强直和假性肥大等。

2. 周围神经病变 周围神经包括脊神经和脑

神经。脊神经多为混合神经,受损后通常出现相应支配区的感觉、运动和自主神经障碍,表现为弛缓性瘫痪。由于不同部位的周围神经所含的 3 种神经纤维的比例不等,受损部位及严重程度不同,出现的症状和体征亦不尽相同。有的以运动症状为主,如桡神经麻痹主要表现为腕下垂,而感觉障碍较轻;有的以感觉症状为主,如股外侧皮神经炎仅表现股外侧皮肤麻木、疼痛或感觉缺失;前根或后根损害分别出现根性分布的运动和感觉障碍;多发性神经病则出现远端对称性的感觉、运动和自主神经功能障碍;脑神经损害较为复杂。

3. 脊髓病变 横贯性脊髓损害可出现受损平面以下运动、感觉及自主神经功能障碍,表现为完全或不完全性截瘫或四肢瘫、传导束性感觉障碍和括约肌功能障碍。一侧脊髓损害可出现布朗-塞卡综合征。脊髓的选择性损害可仅有锥体束或前角受损的症状和体征,如肌萎缩侧索硬化;脊髓空洞症因后角或前连合受损,在早期可出现一侧或双侧节段性痛、温度觉障碍;脊髓亚急性联合变性常选择性损害脊髓的锥体束和后索。根据感觉障碍的最高平面、运动障碍、深浅反射改变和自主神经功能障碍可以大致确定脊髓损害平面。

4. 脑干病变 受损部位可以根据受损脑神经的平面判断。一侧脑干损害,常有病变同侧的脑神经麻痹,病变对侧肢体中枢性瘫痪或感觉障碍(交叉性运动-感觉障碍),如动眼神经(Ⅲ)的交叉性麻痹提示病变在中脑,三叉神经(Ⅴ)、展神经(Ⅵ)、面神经(Ⅶ)的交叉性麻痹说明病变位于脑桥,舌咽神经(Ⅸ)、迷走神经(Ⅹ)、副神经(Ⅺ)、舌下神经(Ⅻ)的交叉性麻痹说明病变在延髓。双侧脑干损害的表现为两侧脑神经、锥体束和感觉传导束受损。

5. 小脑病变 临床表现包括共济失调、眼球震颤、构音障碍和肌张力减低等。小脑蚓部病变主要引起躯干的共济失调,小脑半球病变引起同侧肢体的共济失调。急性小脑病变较慢性病变的临床症状明显,因后者可发挥代偿性机制。

6. 大脑半球病变 弥漫性损害常表现为意识障碍、精神异常和智力减退。一侧病变可出现病灶对侧偏瘫(中枢性面、舌瘫及肢体瘫)及偏身感觉障碍,额叶病变可出现运动性失语、失写及精神症状,顶叶病变可出现中枢性感觉障碍、失读、失用及体象障碍,颞叶病变可出现象限性盲、感觉性失语和精神症状(情感障碍为主),枕叶病变可出现视野缺损、皮质盲及有视觉先兆的癫痫发作等。

大脑半球深部的基底核损害,可出现肌张力改变、运动异常和震颤等。其中,苍白球病变引起肌张力增高、运动减少和静止性震颤等,如帕金森病;壳核、尾状核病变则常导致肌张力减低、运动过度症,如舞蹈、手足徐动和扭转痉挛等。

二、定性诊断

定性诊断的目的是确定疾病的病因,亦称为病因诊断。不同类型疾病有各自不同的演变规律。定性诊断须特别重视患者的起病及病程演变,即起病是急性、亚急性还是隐袭的,病情是进行性加重(如肿瘤、变性),还是稳定后逐渐好转(如炎症、脑血管疾病),或是发作性的(癫痫、偏头痛)。临床上有些疾病的病因可以重叠,如伴皮质下梗死和白质脑病的常染色体显性遗传性脑动脉病既是遗传病也是血管病。需要全面分析病史、病程、病损部位,结合辅助检查结果,明确病损的性质及病因。

神经系统疾病的症状,按照发病机制可分为 4 组:① 缺损症状;② 释放症状;③ 刺激症状;④ 失联络症状。

神经系统疾病常见的病因及临床特点如下。

1. 血管性疾病 动脉性疾病大多起病急剧,发病后数分钟至数天内神经缺损症状达到高峰。如在脑部可出现头痛、呕吐、意识障碍、肢体瘫痪和失语等症状和体征,在脊髓则表现为根性疼痛和肢体瘫痪。多数患者有高血压、糖尿病、心脏病等病史,以及有饮酒、吸烟、高脂血症、高同型半胱氨酸血症、肥胖等危险因素。静脉性疾病亚急性或慢性起病,部分患者除颅内压增高外,有时没有明显的神经系统定位体征,如颅内静脉窦血栓形成。血管畸形在未破裂之前多无神经系统临床表现,但有的也可出现癫痫发作。MRA 或 DSA 有助于确定诊断。

2. 感染性疾病 多呈急性或亚急性起病,常于发病后数日至数周内发展至高峰,少数患者可呈暴发性起病,数小时至数十小时内发展至高峰。常有发热、畏寒、外周血白细胞增加或红细胞沉降率增快等全身感染的症状和体征,可同时出现脑、脑膜或脊髓损害的症状。血液和脑脊液检查,可能找到病原学证据,如病毒、细菌、寄生虫和螺旋体等。慢性病毒感染和朊病毒病起病隐袭,但进展快,脑组织有特殊的病理改变。

3. 外伤 多有外伤史,神经系统症状可即刻出现,亦可迟发。影像学检查可发现颅骨骨折、脊柱损伤或内脏损伤的证据。部分患者,特别是老年人和酗酒者,可无明确的外伤史或外伤轻微,且常于外伤后较长时间才出现神经系统症状,如外伤性癫痫、慢性硬膜下血肿等,在这种情况下很容易误诊、漏诊。

4. 肿瘤与副肿瘤综合征　肿瘤患者多起病缓慢,进行性加重,常有头痛、呕吐、视神经乳头水肿等颅内压增高症状,还可引起局灶性定位症状和体征,如痫性发作、肢体瘫痪及精神症状等。脑脊液检查可有蛋白质含量增加,脑脊液细胞学检查可能发现肿瘤细胞。多数颅内转移瘤位于皮质与白质的交界处,单个或多个病灶,早期除颅内压增高外,可无局灶性神经功能缺损症状。副肿瘤综合征患者神经系统症状的出现常早于肿瘤原发部位症状,多亚急性起病,数日至数周症状至高峰后可固定不变。可表现为边缘叶脑炎、兰伯特-伊顿肌无力综合征等。脑脊液检查蛋白质含量明显增高,找到肿瘤细胞或抗 Hu 抗体、抗 Yo 抗体等与副肿瘤综合征有关的抗体有助诊断。CT、MRI、PET 检查可提供有价值的证据。

5. 遗传性疾病　多在儿童和青春期起病,少数于成年期起病,常呈缓慢进行性发展,有遗传家族史。散发病例、未发病的携带者或症状轻微者不易诊断,基因检测对确立诊断有重要价值。

6. 先天性畸形　病理过程在胎儿期就已发生,但通常在儿童期出现症状,随着年龄的增长,病情达到高峰后,则有停止发展的趋势,如脊柱裂、小头畸形、颅颈交界区畸形等。

7. 营养和代谢障碍　患者常有引起营养及代谢障碍的原因,如胃肠切除后、长期经静脉补充营养、偏食、呕吐、腹泻和酗酒等,或者患有糖类、脂肪、蛋白质、氨基酸和重金属代谢障碍性疾病。通常起病缓慢,病程长,除神经系统损害外,常有其他器官受损的证据。实验室检查可发现血或尿中某些营养物质缺乏或代谢产物异常。

8. 中毒及环境相关疾病　包括食物和药物中毒、农药中毒、重金属中毒、CO 中毒、甲醇等化合物中毒、酒精中毒等。中毒所致的神经功能损害与毒物的毒性相吻合,可表现为急性或慢性中毒性脑病、多发性周围神经病、帕金森综合征等,可同时伴有其他器官或系统损害。毒物检测及接触史有助于诊断。

9. 脱髓鞘病　常急性或亚急性起病,病灶分布较弥散,多发性硬化病程多表现为缓解与复发的倾向,急性播散性脑脊髓炎、脑桥中央髓鞘溶解症呈单时相病程。MRI 及腰椎穿刺有助于诊断。

10. 神经系统变性疾病　起病隐匿,进行性加重,不同疾病好发年龄不同。常选择性损害神经系统的某一部分,一般不累及全身其他系统,如阿尔茨海默病主要累及海马、额颞叶皮质等,帕金森病以锥体外系症状为主。肌电图、MRI、PET、生物标志物的检测有助诊断。

11. 产伤及发育异常　围生期损伤常见颅内出血、缺血及缺氧性脑病等,轻症患者可无任何症状,中、重度患者常于出生后即表现出嗜睡、激惹、呼吸困难、心律失常、抽搐、姿势异常、角弓反张、瞳孔固定和无反应状态等。如果缺血、缺氧性损害发生于出生前数周或数月,出生时或出生后不久即出现慢性脑病的表现。许多发育异常或先天性神经系统疾病是引起脑瘫、智力发育迟滞的重要原因。

12. 自身免疫性脑炎　是指以急性或亚急性脑炎症状为临床表现,具有靶向神经元胞内或胞外抗原的特异性自身抗体的中枢神经系统自身免疫病。临床表现为癫痫发作、精神行为异常、记忆认知障碍、自主神经功能紊乱、肌张力障碍、睡眠障碍等症状中的一种或多种。实验室检查一般提示炎性改变,有特征性的自身抗体阳性。

13. 其他系统疾病伴发的神经损害　许多内分泌疾病(如甲亢或甲减和糖尿病等),以及血液系统疾病、心血管系统疾病、肝和肾疾病、结缔组织疾病、呼吸系统疾病、妇产科疾病和恶性肿瘤等,某些疾病的外科治疗(如心胸外科、器官移植外科等),都可以并发神经系统损害。可呈急性、亚急性或慢性起病,演变过程与系统疾病密切相关,可同时累及脑、脊髓、周围神经、肌肉、关节和皮肤,出现不同的症状组合。

(汪昕)

数字课程学习……

学习目标及重点内容提示　教学 PPT　自测题　拓展阅读

第 六 章

周围神经病

第一节 概 述

周围神经病(peripheral neuropathy)系指原发于周围神经系统结构或功能损害的疾病。

【解剖结构及生理功能】 周围神经系统包括脑神经核发出的神经纤维和脊髓软膜以外的全部神经结构,即除嗅神经、视神经以外所有与脑干和脊髓相连的脑神经、脊神经的根和神经节、神经干、神经末梢分支及自主神经。脊神经的前根(或腹根),主要包括前角运动细胞发出的纤维及自主神经纤维;脊神经的后根(或背根),主要包括进入脊髓的感觉神经纤维。后根在椎间孔处有膨大的脊神经节(也称背根神经节),在其稍远端,前根与后根汇合成脊神经(图6-1)。神经根位于椎管内的脊髓蛛网膜下腔,浸泡于脑脊液中。脊神经干很短,出椎间孔后随即再分为细小的背支与粗大的前支。

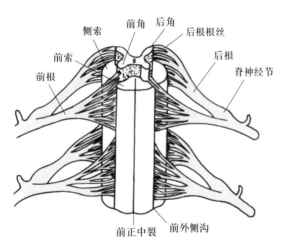

图 6-1 脊神经模式图

背侧支分布于颈部和躯干背部的深层肌肉及皮肤。前支中胸神经尚保持着明显的节段性,分布在胸部肌肉皮肤,其他部分分别参与颈丛(由第1~4颈神经的前支构成)、臂丛(由第5~8颈神经前支和第1胸神经前支的大部分组成)、腰丛(由第12胸神经前支的一部分、第1~3腰神经前支和第4腰神经前支的一部分组成)和骶丛(第4腰神经前支的余部和第5腰神经前支结合的腰骶干及全部骶神经和尾神经的前支组成)的形成。由这些神经丛分支组成的周围神经,分布于颈部、腹部、会阴及四肢的肌肉和皮肤。

脊神经以相对规则的间隔与脊髓相连,共31对,包括8对颈神经、12对胸神经、5对腰神经、5对骶神经和1对尾神经。

与脊神经不同,附着于脑干的10对脑神经,间隔不规则,无前根和后根之分。部分脑神经有一个或多个神经节。

运动、感觉和自主神经元都可以分为胞体和突起两部分。神经元的胞体具有胞核和胞质,神经元的突起包括树突和轴突。突起的生长、再生及正常功能的维持依赖于胞体合成的蛋白质、神经递质等向突起的运输。神经元的胞体向轴突输送其合成的物质,轴突内物质也可向胞体输送,这种现象称为轴浆运输。

神经纤维一般是指轴突,可分为有髓和无髓两种。周围神经纤维的髓鞘是由施万细胞(Schwann cell)产生的鞘状被膜一层层环绕轴突所形成。每个施万细胞包绕一小段轴突,因而在一段段髓鞘之间的部分存在细小的间隔,称为郎飞结(node of Ranvier)。结间距离与轴突的直径成正比。无髓纤维则是几个裸露的轴突形成小束,每一小束的轴突外由施万细胞包绕。无髓纤维的直径远小于有髓纤维。神经纤维传导冲动,就是电兴奋沿轴突(或称为轴索)全长传导的过程,依赖于细胞内外液的离子浓度差。在有髓纤维,由于髓鞘来源于多层细胞膜的包绕,含有丰富的脂质,具有很好的绝缘性,因而只有郎飞结处的轴突与细胞外液接触,仅在相邻的郎飞结处形成兴奋传导的电位差,所以电兴奋的传导由一个郎飞结跳跃到下一个郎飞结,速度较快;相对而言,无髓纤维兴奋的传导是不断地使相邻部位膜电位发生变化,顺序地沿着轴索传导而完成的,因而比有髓纤维传导速度慢。

【病因】

1. 药物及中毒

(1) 氯霉素、顺铂、乙胺丁醇、甲硝唑可诱发感觉性神经病,胺碘酮、氯喹、吲哚美辛、呋喃类、异烟肼、苯妥英钠、青霉胺可诱发运动性神经病。

(2) 急性酒精中毒。

(3) 有机磷农药、有机氯杀虫剂。

(4) 化学品,如二硫化碳、三氯乙烯、丙烯酰胺等。

(5) 重金属(砷、铅、铊、汞、金),可群集性发生,通过检测尿、头发、指甲、血液里的重金属含量协助诊断。

(6) 白喉毒素、生物毒物和内源性毒物(如尿毒症)可选择性损害神经轴索或髓鞘。

2. 营养性 B 族维生素缺乏、慢性酒精中毒、慢性胃肠道疾病、妊娠、术后引起营养缺乏。

3. 代谢性 糖尿病、尿毒症、血卟啉病、肝病、黏液性水肿、肢端肥大症、淀粉样变、恶病质等所致代谢障碍。

4. 传染性及肉芽肿性 艾滋病、麻风病、莱姆病、白喉或败血症等。

5. 继发于血管炎性 结节性多动脉炎、系统性红斑狼疮、类风湿关节炎、肉瘤病、硬皮病等,引起小静脉周围炎性细胞浸润和神经损伤,或结缔组织病变压迫周围神经,或滋养血管炎性病变使周围神经受损。

6. 肿瘤性或副蛋白血症性 如淋巴瘤、肺癌、多发性骨髓瘤等引起癌性远端轴突病、癌性感觉神经元病等,副肿瘤综合征、副蛋白血症(如 POEMS 综合征)、淀粉样变性等。

7. 遗传性

(1) **特发性** 遗传性运动感觉神经病、遗传性

感觉神经病、弗里德赖希共济失调、家族性淀粉样变性等,多有家族史,起病隐匿,慢性进行性加重。

(2) **代谢性** 卟啉病、异染性脑白质营养不良、无 β 脂蛋白血症、遗传性共济失调性多发性神经病(雷夫叙姆病),遗传代谢性疾病因酶系统障碍引起髓鞘或轴索必需成分缺乏。

【病理】 周围神经的病理改变包括:① 沃勒变性;② 轴索变性;③ 神经元变性;④ 节段性脱髓鞘(图 6-2)。

1. 沃勒变性(Wallerian degeneration) 是指神经轴索因外伤断裂后,其远端的神经纤维发生的顺序性变化。由于轴浆运输被阻断,轴索断端远侧的部分很快自近端向远端发生变性、解体。这些碎片由施万细胞和巨噬细胞吞噬。断端近侧的轴索和髓鞘也发生同样的变化,但通常只向近端继续 1~2 个郎飞结即不再进展。施万细胞增殖,在基底层内组成宾格尔带(Büngner band)的神经膜管,断端近侧轴索的再生支芽借此向远端延伸。如果轴索的断裂靠近胞体,则导致胞体的坏死。

2. 轴索变性(axonal degeneration) 是周围神经病,特别是中毒、代谢性神经病中最常见的一种病理变化。主要是在致病因素的影响下,胞体内营养物质合成障碍或轴浆运输阻滞,最远端的轴索营养障碍最严重,因而变性通常从轴索的最远端开始,向近端发展,故也称"逆死性(dying back)神经病"。沃勒变性一般特指外伤性轴索断裂所致,病理改变与轴索变性基本相同,但病变发展方向与轴索变性不同,即病变是从近端向远端发展,当病因消除后,轴索多可再生。

3. 神经元变性(neuronal degeneration) 是指发出轴突组成周围神经的神经元胞体变性坏死,并继发其轴突在短期内变性、解体,临床上称为神经元神经病。运动神经元损害见于运动神经元病、急性脊髓灰质炎等,神经节的感觉神经元损害见于有机汞中毒、癌性感觉神经元病等。

4. 节段性脱髓鞘(segmental demyelination) 指髓鞘破坏而轴索相对保持完整的病变。病理上表现为神经纤维呈不规则分布的长短不等的节段性髓鞘破坏,而轴索相对保留,吞噬细胞与增殖的施万细胞吞噬髓鞘碎片。可见于炎性神经病,如吉兰-巴雷综合征、中毒、遗传性或代谢性疾病。病变引起的损害在较长的神经纤维更易于达到发生

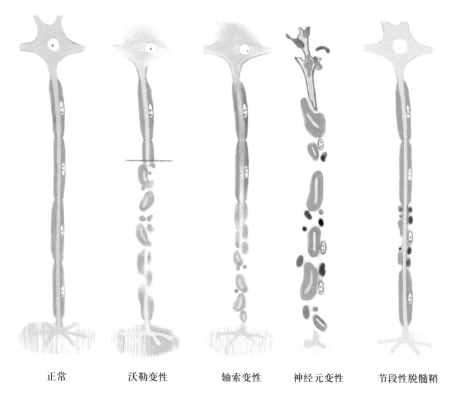

正常　　　　沃勒变性　　　　轴索变性　　　神经元变性　　节段性脱髓鞘

图 6-2　周围神经正常及病理所见

传导阻滞的程度,因此临床上常见运动与感觉障碍的表现以四肢的远端更明显。

神经元的胞体与轴突、轴突与施万细胞依存关系密切,神经元胞体的坏死导致轴索变性坏死,沃勒变性如果发生在接近胞体的轴突也可使胞体坏死;轴索变性总是使其膜外包绕的髓鞘崩解破坏,而严重的脱髓鞘病变经常导致轴索的继发变性。

周围神经具有较强的再生修复能力,神经元胞体的完好是再生修复的基础。沃勒变性的神经纤维,其与胞体相连的轴突远端以芽生的方式沿宾格尔带向远端生长,最终部分神经纤维可对其效应细胞再支配。急性脱髓鞘病变的髓鞘再生较迅速而完全,未继发轴索变性时一般功能恢复良好。髓鞘脱失与再生反复发生并有轴索继发变性时,功能难以恢复。

【临床表现】 周围神经损害的临床表现是受损神经支配区的运动、感觉及自主神经功能异常,运动障碍和感觉障碍又可根据病理生理改变分为刺激性症状和麻痹性症状。自主神经功能异常的表现较复杂,依照交感、副交感神经对效应器官的不同作用,出现不同变化。

1. 运动障碍

(1) 刺激性症状 ① 肌束震颤(fasciculation):是骨骼肌放松状态下,肌束出现不自主的抽动,是由一个或多个运动单位自发性放电所致。见于各种下运动神经元病变,但也可见于健康者,如寒冷时可出现,但不持久。② 肌肉痉挛(muscle spasm):可能为神经干的刺激症状,多见于面神经。

(2) 麻痹性症状 ① 肌力减弱或消失:即瘫痪,可为完全性或不完全性。② 肌张力减低:周围神经的传导障碍使维持肌张力的牵张反射弧中断,表现为肌张力减低或消失。③ 肌萎缩:轴突变性或神经断伤后,肌肉由于失去神经的营养作用而萎缩。肌萎缩在神经损伤后数周内出现并进行性加重,而且若12个月内未能建立神经再支配,则难以完全恢复。脱髓鞘性神经病不伴有轴索变性时,肌萎缩不明显。

2. 感觉障碍

(1) 刺激性症状 ① 感觉异常:一般出现于四肢远端,是多发性神经病的常见表现。② 感觉过敏:易于双下肢远端出现,可见于某些代谢性疾病和中毒引起的周围神经病。③ 自发痛:不同部位神经病变时,疼痛特点不同。神经末梢病变时多为局部性疼痛(local pain),多见于肢体远端;神经干、神经根病变时可出现沿神经走行的自发痛,即神经痛(neuralgia),疼痛的特点多为放射痛(radiating pain)。疼痛性质多为电击样、撕裂样、切割样或刺痛。根据疼痛发生的神经不同,冠以该神经名称而命名,如三叉神经痛、枕大神经痛、肋间神经痛、坐骨神经痛等。引起神经痛的原因如果是脊神经后根病变,则称为神经根痛。

(2) **感觉缺失症状** 即感觉减退或丧失。神经干及其分支的病变,感觉缺失发生于支配区,但由于相邻神经对交界区的重叠支配,使感觉缺失区比受损神经真正的分布区小。多发性神经病时,较长的神经纤维最先受累,因而表现为手套或袜套样感觉缺失,即末梢型感觉缺失。遗传性感觉神经病可表现为分离性感觉缺失。

3. **腱反射减低或消失** 周围神经病变同时损害感觉纤维和运动纤维,腱反射弧的向心径路与离心径路同时受损,表现为腱反射减低或消失。

4. **自主神经障碍** 自主神经障碍的程度与神经内自主神经纤维多寡有关,正中神经、坐骨神经内有大量交感神经纤维,因而自主神经障碍的症状较突出。自主神经障碍的主要表现是血管舒缩功能受损引起的皮肤发绀、无汗或多汗,皮温低,皮肤、皮下组织萎缩变薄,指甲变脆失去光泽。血管舒缩障碍突出时,可有高血压或直立性低血压。迷走神经损害时,常出现心律失常和心动过速。也可出现无泪、无涎、阳痿及排尿、排便障碍。

5. **其他** 麻风、遗传性及获得性慢性脱髓鞘性神经病、神经纤维瘤病和施万细胞瘤可有周围神经增粗、变形。严重的多发性周围神经损害,尤其是发生于生长发育期时,可致手、足和脊柱的畸形,如爪形手(图6-3)、足下垂、马蹄足和脊柱侧弯等。

由于感觉丧失,生理性自我保护机制不健全,加上失神经支配引起的营养障碍,可造成皮肤的营养性溃疡及沙尔科关节。

【辅助检查】

1. **实验室检查** 应包括血细胞分析、肝肾功能、电解质、空腹血糖、糖化血红蛋白、尿分析、甲状腺功能、维生素 B_{12}、叶酸、红细胞沉降率、类风湿因子、抗核抗体、血清蛋白电泳、免疫电泳或免疫固定,尿本周蛋白(Bence Jones protein)等。

2. **神经电生理检查** 神经传导速度(NCV)和肌电图(EMG)检查对诊断有重要意义。测定末端潜伏期(DL)、神经干的运动神经传导速度(MNCV)和复合肌肉动作电位(CMAP),感觉神经传导速度(SNCV)和感觉神经动作电位(SNAP)、F 波等数据,可以较全面地反映周围神经根、丛、干、末梢等部分运动和感觉神经受损情况。结合 EMG 改变,可推断神经病变的性质是轴索变性还是脱髓鞘。对鉴别运动神经纤维损害与肌病也有重要价值。NCV 属于无创性检查,EMG 为微创性检查,适于对周围神经病进行动态跟踪随访研究。

3. **影像学检查** 对探寻病因有较大价值,也是选择治疗方法的依据。例如坐骨神经痛可疑神经根受累时,可行腰椎及椎间盘 CT 扫描或腰部 MRI 检查,诊断或排除椎间盘突出、肿瘤等神经根的压迫性病变。

4. **周围神经及皮肤活检** 属侵入性检查,需严格掌握适应证。在临床及应用常规辅助检查不能明确诊断时可考虑施行。通过病理组织学观察,可提供周围神经病变的病理特点。皮肤活检有时被用来诊断小纤维神经病变。

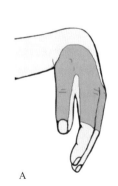 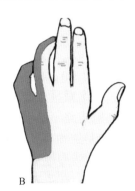 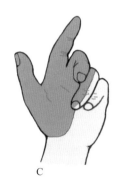 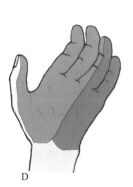

A   B   C   D

图 6-3　桡神经、尺神经及正中神经损伤时的手形及皮肤感觉障碍区
A. 神经损伤(垂腕)　B. 尺神经损伤(爪形手)　C. 正中神经损伤　D. 正中神经与尺神经损伤(猿掌)

(郭军红)

第二节　脑神经疾病

一、三叉神经痛

三叉神经痛(trigeminal neuralgia)是指三叉神经分布区反复发作的短暂性剧痛。

【病因】　三叉神经痛分为原发性和继发性两种类型,继发性是指有明确的病因,如邻近三叉神经部位发生的肿瘤(表皮样囊肿)、炎症、血管病等引起三叉神经受累,多发性硬化的脑干病灶亦可引起三叉神经痛。原发性是指病因尚不明确者,但随着诊断技术的发展与提高,研究发现,主要由伴行小血管(尤其是小动脉)异行扭曲压迫三叉神经根,使局部产生脱髓鞘变化所引起;三叉神经节的神经细胞因反复缺血发作而受损导致发病;其他还有病毒感染、颞骨岩部异常变异产生机械性压迫等。

【临床表现】

1. **年龄、性别**　70%~80% 发生于 40 岁以上中老年人,女性略多于男性,约为 3 : 2。

2. **疼痛部位**　限于三叉神经分布区内,以第二三支受累最为常见,95% 以上为单侧发病。

3. **疼痛性质**　常是电灼样、刀割样、撕裂样或针刺样,严重者伴同侧面肌反射性抽搐,称为"痛性抽搐"。发作时可伴有面部潮红、皮温增高、球结膜充血、流泪等。由于疼痛剧烈,患者表情痛苦,常用手掌或毛巾紧按、揉搓疼痛部位。

4. **疼痛发作**　常无先兆,为突然发生的短暂性剧痛,常持续数秒至 2 min 后突然终止。间歇期几乎完全正常。发作可数天 1 次至每分钟数次不等。大多有随病程延长而发作频度增加的趋势,很少自愈。

5. **扳机点**　在疼痛发作的范围内常有一些特别敏感的区域,稍受触动即引起发作,称为"扳机点"(trigger zone),多分布于口角、鼻翼、颊部或舌面,致使患者不敢进食、说话、洗脸、刷牙,故面部及口腔卫生差,情绪低落,面色憔悴,言谈举止小心翼翼。

6. **神经系统检查**　原发性三叉神经痛者,神经系统检查正常;继发性三叉神经痛者可有分布区内面部感觉减退、角膜反射消失,也可表现为疼痛呈持续性,可合并其他脑神经麻痹。

【诊断】　根据疼痛发作的部位、性质、扳机点等即可诊断。

【鉴别诊断】　需注意原发性与继发性的鉴别及与其他面部疼痛的鉴别。

1. **继发性三叉神经痛**　应做进一步检查,如头部 CT 或 MRI,必要时进行脑脊液检查,以寻找病因。沿三叉神经走行的 MRI 检查(脑神经水成像检查),可发现某些微小病变对三叉神经的压迫等。

2. **与其他头面部疼痛鉴别**

(1) **牙痛**　一般为持续性钝痛,可因进食冷、热食物而加剧。

(2) **鼻旁窦炎**　也表现为持续钝痛,可有时间规律,伴脓涕及鼻窦区压痛,鼻窦 X 线片有助诊断。

(3) **偏头痛**　以青年女性多见,发作持续时间数小时至数天,疼痛性质为搏动性或胀痛,可伴恶心呕吐。典型者头痛发作前有眼前闪光、视觉暗点等先兆。

(4) **舌咽神经痛**　疼痛部位在舌根、软腭、扁桃体、咽部及外耳道,疼痛性质与三叉神经痛相似,也表现为短暂发作的剧痛。局部麻醉药喷涂于咽部,可暂时止痛。

(5) **蝶腭神经痛**　鼻与鼻旁窦疾病易使翼腭窝上方的蝶腭神经节及其分支受累而发病,表现为鼻根后方、上颌部、上腭及齿龈部发作性疼痛并向额、颞、枕、耳等部位扩散,疼痛性质呈烧灼样、刀割样,较剧烈,可持续数分钟至数小时,发作时可有患侧鼻黏膜充血、鼻塞、流泪。

【治疗】　原发性三叉神经痛首选药物治疗,无效时可用封闭、神经阻滞或手术治疗。

1. **药物治疗**

(1) **卡马西平(酰胺咪嗪、卡巴咪嗪)**　为抗惊厥药,作用于网状结构 – 丘脑系统,可抑制三叉神经系统的病理性多神经元反射。初始剂量为 0.1 g,每日 2 次,以后每天增加 0.1 g,分 3 次服用,最大剂量为 1.0 g/d,疼痛停止后,维持治疗剂量 2 周左右,逐渐减量至最小有效维持量。不良反应有头晕、嗜睡、走路不稳、口干、恶心等。少见但严重的不良反应是造血系统功能损害,可发生白细胞减少,甚至再生障碍性贫血。

(2) **苯妥英钠**　初始量为 0.1 g,每日 3 次,可每天增加 50 mg,最大剂量为 0.6 g/d,疼痛消失 1 周后逐渐减量。不良反应有头晕、嗜睡、齿龈增生及共济失调等。

(3) **加巴喷丁** 开始剂量 0.1 g,每日 3 次,可逐渐加大剂量,最大量 0.9 g/d。可单独使用或与其他药物合用。不良反应有嗜睡、头晕。

(4) **普瑞巴林** 起始剂量为每次 75 mg,每日 2 次;或者每次 50 mg,每日 3 次。可在 1 周内根据疗效及耐受性增加至每次 150 mg,每日 2 次,最大量 600 mg/d。不良反应主要有头晕、嗜睡、共济失调等。停药时,需逐渐减停。

(5) **维生素 B_{12}** 作用机制尚不清楚。通常使用维生素 B_{12} 1 000 μg,每日 1 次,肌内注射,连用 10 d,以后改为每周 2~3 次,连用 4~8 周。

2. **封闭治疗** 将无水乙醇或其他药物如甘油、维生素 B_{12}、泼尼松龙等注射到三叉神经分支或半月神经节内,可获止痛效果。适应证为药物疗效不佳或不能耐受不良反应,拒绝手术或不适于手术者,疗效可持续 6~12 个月。

3. **半月神经节射频热凝治疗** 在 X 线或 CT 导向下,将射频电极经皮插入三叉神经节,通电加热 65~80°C,维持 1 min,适应证同封闭治疗。不良反应有面部感觉障碍、角膜炎和带状疱疹等。疗效可达 90%,复发率为 21%~28%,重复应用仍有效。

4. **手术治疗** 用于其他治疗方法无效的原发性三叉神经痛。手术方式有:① 三叉神经显微血管减压术,近期疗效可达 80% 以上,并发症有面部感觉减退、听力障碍、滑车、展或面神经损伤等;② 三叉神经感觉根部分切断术;③ 三叉神经脊髓束切断术;④ 颅外三叉神经周围支切断术;⑤ 颅内三叉神经周围支切断术。

5. **γ 刀或 X 线刀治疗** 药物与封闭治疗效果不佳,不愿或不适于接受手术者,也可以采用 γ 刀或 X 线刀治疗,靶点是三叉神经感觉根。起效一般开始于治疗后 1 周。由于靶点周围重要结构多,毗邻关系复杂,定位需要特别精确。

二、特发性面神经麻痹

特发性面神经麻痹(idiopathic facial palsy)又称贝尔麻痹(Bell palsy)或面神经炎(facial neuritis),为面神经管中的面神经非特异性炎症引起的周围性面肌瘫痪。

【病因及发病机制】 病因尚不完全清楚。但长期以来,多认为是由于面神经通过狭窄的骨性面神经管出颅,当风寒、病毒感染和自主神经功能障碍致面神经内的营养血管痉挛、缺血、水肿,压迫面神经而发病。另外,神经病毒感染一直是被怀疑的致病因素,如带状疱疹、单纯疱疹、流行性腮腺炎、巨细胞病毒等。近年的研究用不同的手段如病毒分离与接种、病毒基因组检测等,证实了受损面神经存在单纯疱疹病毒感染。病理变化主要是神经水肿,有不同程度的脱髓鞘。由于面神经管为骨性腔隙,容积有限,如果面神经水肿明显,则使面神经的神经纤维受压,可致不同程度轴索变性,这可能是部分患者恢复不良的重要原因。

【临床表现】 任何年龄均可发病,男性略多于女性。发病前常有受凉史。部分患者起病前后有患病一侧的耳后乳突区轻度疼痛。起病迅速,一侧面部表情肌瘫痪为突出表现。患者常于清晨洗漱时发现一侧面肌活动不利,口角歪斜,症状在数小时至数天内达到高峰。查体可见一侧面部额纹消失,睑裂变大,鼻唇沟变浅变平,患侧口角低垂,示齿时口角歪向健侧,做鼓腮和吹口哨动作时患侧漏气。颊肌瘫痪使食物常滞留于齿颊之间。不能抬额、皱眉,眼睑闭合无力或闭合不全。闭目时眼球向上外方转动而露出巩膜,称贝尔征(Bell sign)。由于眼睑闭合不全,易并发暴露性角膜炎。下眼睑松弛、外翻,使泪点外转,泪液不能正常引流而出现流泪。

由于面神经病变部位的差别(图 6-4),可附加其他症状。

(1) 茎乳孔处面神经受损,仅表现为同侧周围性面瘫。

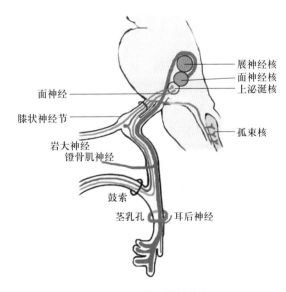

图 6-4 面神经及其分支

（2）面神经管内鼓索神经近端的面神经受损，除面神经麻痹外，还有同侧舌前 2/3 味觉丧失、唾液减少，为鼓索神经受累引起。

（3）如果在镫骨肌神经近端面神经受损，除面神经麻痹外，还表现为同侧舌前 2/3 味觉丧失和重听（听觉过敏）。

（4）病变在膝状神经节时，除表现为面神经麻痹、同侧舌前 2/3 味觉丧失和重听（听觉过敏）外，还有患侧乳突部疼痛、耳郭和外耳道感觉减退、外耳道或鼓膜出现疱疹，见于带状疱疹病毒引起的膝状神经节炎，称拉姆齐 – 亨特综合征（Ramsay-Hunt syndrome）。

【辅助检查】 为除外脑桥小脑三角肿瘤、颅底占位病变、脑桥血管病等后颅窝病变，部分患者需做头部 MRI 或 CT 扫描。

【诊断】 根据急性发病、一侧的周围性面瘫，而无其他神经系统阳性体征即可诊断。

【鉴别诊断】

1. 吉兰 – 巴雷综合征 可有周围性面瘫，但多为双侧性。少数在起病初期也可表现为单侧，随病程逐渐发展为双侧。其他典型表现有对称性四肢弛缓性瘫痪与脑脊液蛋白 – 细胞分离等。

2. 面神经附近病变累及面神经 急、慢性中耳炎，乳突炎，腮腺炎或肿瘤可侵犯面神经，邻近组织如腮腺肿瘤、淋巴结转移瘤的放疗可损伤面神经。应有相应原发病病史。

3. 后颅凹肿瘤压迫面神经 如表皮样囊肿、皮样囊肿、颅底的肉芽肿、鼻咽癌侵犯颅底等均可引起面神经损害。但起病较慢，有进行性加重的病程特点，且多伴有其他神经系统受累的症状及体征。

4. 脑桥内的血管病 可致面神经核损害引起面瘫。但应有脑桥受损的其他体征，如交叉性瘫痪等。

5. 莱姆病（Lyme disease） 为由蜱传播的螺旋体感染性疾病，可引起脑神经损害，以双侧面神经麻痹常见，常伴皮肤红斑、肌肉疼痛、动脉炎、心肌炎、脾大等多系统损害表现。

【治疗】

1. 急性期治疗 治疗原则是减轻面神经水肿、改善局部血液循环与防治并发症。① 主张对于无禁忌证的 16 岁以上患者，急性期尽早口服糖皮质激素。泼尼松或泼尼松龙口服，30~60 mg/d，连用 5 d，之后于 5 d 内逐步减量至停用。发病 3 d 后口服糖皮质激素是否获益尚不明确，需待循证医学研究进一步证实。② 补充 B 族维生素，如口服维生素 B_{12}、腺苷钴胺或肌内注射维生素 B_1、维生素 B_{12} 等。③ 亨特综合征的抗病毒治疗可用阿昔洛韦 10~20 mg/(kg·d)，分 2~3 次静脉滴注，至少连用 2 周。④ 在茎乳孔附近行超短波透热、红外线照射或局部热敷治疗。注意保护角膜、结膜、预防感染，可采用抗生素滴眼液和（或）眼膏点眼，戴眼罩等方法。

2. 恢复期治疗 病后第 3 周至 6 个月以促使神经功能尽快恢复为主要原则。可继续给予 B 族维生素治疗，同时采用针灸、按摩、碘离子透入等方法治疗。

3. 后遗症期治疗 少数患者在发病 2 年后仍留有不同程度后遗症，严重者可试用面 – 副神经、面 – 舌下神经吻合术，但疗效不确定。

三、面肌痉挛

面肌痉挛（facial spasm，FS）又称面肌抽搐，以一侧面肌阵发性不自主抽动为特点，因此也常称为偏侧面肌痉挛（hemifacial spasm，HFS）。

【病因】 面肌痉挛的异常神经冲动可能是由于面神经通路的某个部位受到压迫而发生水肿、脱髓鞘等改变。病变处纤维"短路"形成异常兴奋。有报道，经手术证实部分患者在面神经近脑干部分受邻近血管的压迫，以小脑后下动脉和小脑前下动脉压迫最多见。这与三叉神经痛有着相似的病理解剖机制。部分患者的病因为邻近面神经的肿瘤、颅内感染、血管瘤等累及面神经，少数患者是面神经炎的后遗症。

【临床表现】 多在中年以后发病，50~60 岁常见，女性多于男性。多数患者首先从一侧眼轮匝肌的阵发性抽动开始，逐渐累及一侧的其他面肌，特别是同侧口角部肌肉最易受累，甚至可以累及面神经支配的颈阔肌，导致半侧全部面肌阵发性抽搐。说话、眨闭眼、微笑、进食、精神紧张、情绪激动、疲劳等可诱发和（或）加重症状，入睡后抽动停止。神经系统检查可见一侧面部肌肉阵发性抽动，无其他阳性体征。

【辅助检查】 肌电图于受累侧面肌可记录到同步阵发性高频率发放的动作电位。

【诊断】 以单侧发作性面部表情肌的同步性

痉挛为特点,神经系统检查无其他阳性体征,即可诊断。肿瘤、炎症、血管瘤引起的面肌抽搐多伴有其他神经症状和体征,应行 X 线、头部 CT 或 MRI 检查,以明确病因。

【鉴别诊断】

1. **习惯性抽动症** 多见于儿童及青壮年,为短暂的眼睑或面部肌肉收缩,常为双侧,可由意志暂时控制。其发病与精神因素有关。脑电图、肌电图正常,抽动时的肌电图所见与正常肌肉主动收缩波形一致。

2. **部分性运动性癫痫** 面肌抽搐幅度较大,多同时伴有颈部肌肉、上肢或偏身的抽搐。脑电图可有癫痫波发放。头部 CT 或 MRI 可能有阳性发现。

3. **梅热综合征(Meige syndrome)** 即睑痉挛-口下颌肌张力障碍综合征。老年女性多发,表现为双侧眼睑痉挛,伴口舌、面肌、下颌及颈肌肌张力障碍。

4. **功能性眼睑痉挛** 常见于女性患者,多局限于双侧眼睑肌,下部面肌不受累。可伴有其他癔症症状,其发生、消失与暗示有关。

5. **药物引起的面肌运动障碍** 常由抗精神病药奋乃静、氟哌啶醇、甲氧氯普胺等引起,表现为口强迫性张大或闭合,不随意舌外伸或卷缩等。

【治疗】

1. **病因治疗** 病因明确者应针对病因积极治疗。

2. **药物治疗** ① 可用抗癫痫药、镇静药:如卡马西平 0.1 g,每日 2 次开始,渐增量至 0.2 g,每日 3 次;或苯妥英钠 0.1 g,每日 3 次;或地西泮 2.5 mg,每日 3 次。可能出现肝肾功能损害、头晕、乏力、嗜睡等不良反应。② A 型肉毒毒素(type A botulinum toxin,BTX-A):可用于治疗包括本病在内的多种局限性异常或过度肌肉收缩,主要应用于药物治疗无效或药物过敏、不能耐受手术、拒绝手术、手术失败或术后复发的成年患者。其作用机制是选择性作用于外周胆碱能神经末梢的突触前膜,抑制乙酰胆碱囊泡的量子性释放,使肌肉收缩力减弱,缓解肌肉痉挛,注射部位常为眼轮匝肌、颊肌、颧大小肌和颊肌。在痉挛明显部位注射 BTX-A 2.5~5 U,每次注射剂量约 50 U,3~5 d 起效,疗效 3~6 个月,有效率 90% 以上。不良反应为短期眼睑下垂、抬眉或眼睑闭合无力、视物模糊、复视、泪腺

分泌异常、流涎等,数日可消失。

3. **理疗** 可选用直流电钙离子透入疗法、红外线疗法或平流电刺激等。可起到缓解肌肉痉挛的作用。

4. **面神经干阻滞** 以 50% 乙醇封闭面神经分支或茎乳孔内面神经主干,可缓解症状。也有报道用地西泮在上述部位进行面神经封闭者。接受这种治疗后,均有不同程度的面神经麻痹,需要 3~5 个月才恢复。

5. **显微神经血管减压术** 自乳突后开颅,在手术显微镜下将血管与神经分开并垫入涤纶片、吸收性明胶海绵或筋膜等,多能收到较好的疗效。少数可并发面神经麻痹、听力下降及眩晕等。

四、多数脑神经损害

多数脑神经损害是指一侧或双侧多个脑神经同时受累出现功能障碍或结构破坏。病变部位的不同可导致临床上形成特定的综合征(图 6-5)。

【临床表现】 临床常见的脑神经损害综合征如下。

1. **眶上裂综合征** ① 动眼神经、滑车神经、展神经麻痹引起的全部眼肌瘫痪,表现上睑下垂,眼球固定于正中位,瞳孔散大,对光反射和调节反射消失;② 三叉神经眼支损害,眼裂以上面部皮肤和角膜感觉障碍,刺激性病变时可出现剧烈疼痛,伴有泪腺分泌障碍;③ 由于眼交感神经与三叉神经眼支同径入眶,受损时可以出现霍纳征。见于眶上裂局部的骨折、垂体瘤、蝶骨嵴脑膜瘤、脊索瘤、动脉瘤或受鼻窦炎波及。

2. **眶尖综合征** 又称为眶上裂视神经孔综合征,即眶上裂综合征的表现加上视神经损害表现即构成眶尖综合征。主要表现为:① 三叉神经眼支受刺激,而在其支配区出现自发疼痛伴痛觉减退;② 角膜反射减弱或丧失;③ 急性或进行性全部眼肌瘫痪;④ 视神经损害可表现中心暗点与周边视野缺损。多见于眶尖部外伤、炎症、肿瘤和血管病等。

3. **海绵窦综合征** ① 动眼神经、滑车神经、展神经麻痹而致眼球固定、眼睑下垂、瞳孔散大、对光反射和调节反射消失;② 三叉神经眼支受累而有同侧眼及额部疼痛、麻木,角膜反射减弱或消失;③ 眼部静脉回流障碍所致眼睑、结膜水肿及眼球突出明显。海绵窦综合征的病因多为继发于蝶窦

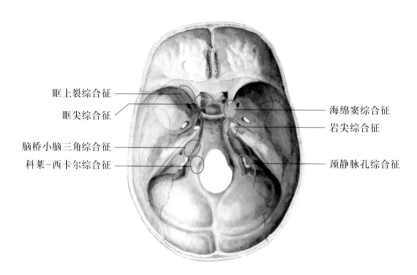

图 6-5 颅底病变综合征部位示意图

或面部感染后的感染性海绵窦血栓形成,感染可由一侧海绵窦经环窦蔓延至对侧。此外,可见于外伤性海绵窦动静脉瘘,邻近部位的肿瘤如鼻咽癌、垂体瘤或颅咽管瘤等。

4. 岩尖综合征 ①患侧展神经麻痹,出现眼球内斜视及复视。②三叉神经受损而出现同侧三叉神经痛,部位常在眼球后部、额部及面颊中部,可有上述区域的感觉减退;三叉神经运动支受累少见,如发生运动支受损,则可出现咀嚼肌下运动神经元损害体征。岩尖综合征的病因除常见的乳突炎、中耳炎以外,也可见于岩尖部肿瘤或外伤。

5. 脑桥小脑三角综合征 临床表现以三叉神经、面神经、前庭蜗神经损害的症状、体征为主。①耳鸣、耳聋、眼球震颤、眩晕与平衡障碍;②面部感觉障碍,角膜反射减弱或消失;③周围性面瘫。病变范围更大时可累及脑干、小脑及舌咽、迷走、副神经和舌下神经。脑桥小脑三角综合征的病因以听神经瘤最常见,也见于局部炎症及其他占位病变、动脉瘤与血管畸形等。

6. 颈静脉孔综合征 系颈静脉孔局部病变累及舌咽、迷走、副神经所致,可出现:①同侧声带和软腭麻痹而声音嘶哑,咽部肌肉麻痹而吞咽困难,同侧咽部感觉障碍,咽反射消失;②向对侧转颈无力,同侧耸肩不能。如果病变进一步扩展,侵及舌下神经则出现患侧舌肌瘫痪,伸舌偏向患侧及舌肌萎缩,称为科莱–西卡尔综合征(Collet-Sicard syndrome)。病因以局部肿瘤、炎症居多。

【治疗】 多数脑神经损害的治疗措施主要是针对病因。

(郭军红)

第三节 脊神经疾病

脊神经疾病的主要临床表现是按照受损神经支配区分布的运动神经、感觉神经和自主神经功能障碍。肌力减退是运动功能障碍的最常见表现,可由轴索变性或神经传导阻滞引起,运动功能障碍还可表现为痛性痉挛、肌阵挛、肌束震颤等。大多数脊神经疾病可累及所有直径的感觉纤维,某些疾病会选择性破坏粗或细的感觉纤维,出现共济失调和深浅反射消失提示粗纤维受损,痛温觉损害提示细纤维受损。自主神经功能障碍见于无髓鞘纤维受损。

依据病变的分布情况可大致分为以下几种类型。①单神经病(mononeuropathy):也称局灶性神经病(focal neuropathy),表现单根神经分布区的功能障碍。可因局部性原因或全身性原因引起。局部性原因主要有急性创伤、机械性嵌压、高温、电击和射线损伤等;全身性原因可为代谢性疾病或中毒性疾病,如糖尿病、铅中毒等。②多发性单神经病(multiple mononeuropathy):表现多根神经分布区功能障碍且分布不对称。一部分多发性单神经病呈神经丛病变的表现。其病因与单神经病相同。③多发性神经病(polyneuropathy):以两侧对称分布的功能障碍和末梢神经受损较重为主要特点。常是中毒、某些营养物质缺乏、全身代谢性疾病或自身免疫病所致。④ 多发性神经根病（polyradiculopathy）：为广泛的脊神经根损害所致的多发性神经病，此时若合并周围神经干的病变，则称为多发性神经根神经病（polyradiculoneuropathy）。其病因与多发性神经病相同。

一、单神经病及神经痛

（一）正中神经麻痹

正中神经由来自 C_5~T_1 的纤维根组成，沿肱二头肌内侧沟伴肱动脉下降至前臂分支，支配旋前圆肌、桡侧腕屈肌、各指屈肌、掌长肌、拇对掌肌及拇短展肌（图6-6）。正中神经的感觉支分布于手掌桡侧一半，拇、示、中三指的掌面，环指桡侧一半掌面，示、中两指背面和环指中节、末节桡侧一半的背面。正中神经的主要功能是前臂旋前和拇、示指的屈曲。

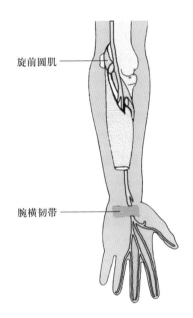

图 6-6　正中神经

【病因】　正中神经的常见损伤原因是肘前区静脉注射时，药物外渗引起软组织损伤，或腕部割伤，或在腕部受压所致。

【临床表现】　正中神经不同部位受损表现如下。

1. 受损部位在上臂　前臂不能旋前，屈腕力弱，桡侧3个手指屈曲功能丧失，握拳无力，拇指和示指不能过伸，拇指不能对掌、外展。大鱼际肌出现萎缩后手掌平坦，拇指紧靠示指，呈现典型"猿手"（图6-3），持物困难。掌心、大鱼际、桡侧3个

半手指掌面和拇指、示指末节背面的皮肤感觉减退或丧失（图6-7）。由于正中神经富含交感神经纤维，损伤后常出现灼性神经痛。

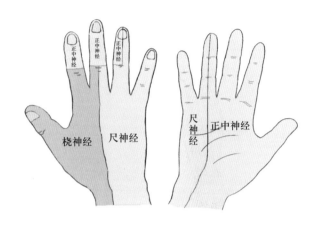

图 6-7　手部皮肤的神经分布

2. 受损部位在前臂中下部　运动障碍仅有拇指的外展、屈曲与对掌功能丧失。

3. 受损部位在腕管　正中神经在腕部经由腕骨与腕横韧带围成的管状结构——腕管到达手部。当腕管先天性狭窄或腕部过度运动而致摩擦损伤时，正中神经可受累，产生桡侧手掌及桡侧3个半指的疼痛、麻木、感觉减退、运动无力和大鱼际肌麻痹、萎缩，称为腕管综合征（carpal tunnel syndrome）。通常夜间症状加重，疼痛可放射到前臂甚至肩部。多见于女性，常双侧发病，但利手侧可能发生更早且症状较重。

【治疗】　腕管综合征的治疗可给予口服B族维生素，在腕管内注射泼尼松龙 0.5 mL 加 2% 普鲁卡因 0.5 mL，每周 1 次，4~6 次为 1 个疗程。若仍无效，可切开腕横韧带松解神经。

（二）尺神经麻痹

尺神经由 C_8~T_1 神经根的纤维组成，初在肱动脉内侧下行，继而向后下进入尺神经沟，再沿前臂掌面尺侧下行（图6-8），主要支配尺侧腕屈肌、指深屈肌尺侧半、小鱼际肌、拇收肌与骨间肌，还支配手掌面一个半指，背面两个半指的皮肤感觉（图6-7）。

【病因】　尺神经损伤的常见病因是腕、肘部外伤，尺骨鹰嘴部骨折、肘部受压等。

【临床表现】　尺神经损伤的主要表现为手部小肌肉的运动丧失，精细动作困难；屈腕力减弱并向桡侧偏斜；拇指不能内收，其余各指不能内收和

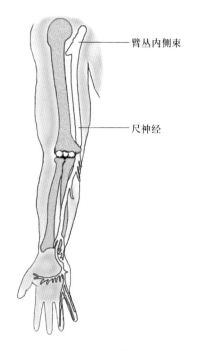

图 6-8 尺神经

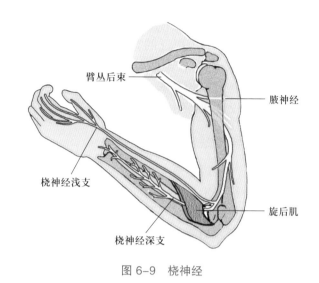

图 6-9 桡神经

外展;小鱼际平坦,骨间肌萎缩,骨间隙加深,伸肌过度收缩使手指掌指关节过伸,第4、5指的指间关节弯曲,形成"爪形手"(图6-3)。尺神经在前臂中1/3和下1/3受损仅见手部小肌肉麻痹。手背尺侧半、小鱼际、小指和环指尺侧半感觉减退或丧失,以小指最为明显。

尺神经在肘管内受压的临床表现称为肘管综合征。肘管是由肱骨内上髁、尺骨鹰嘴和肘内侧韧带构成的纤维–骨性管道,其管腔狭窄,屈肘时内容积更小,加之位置表浅,尺神经易于此处受到嵌压。常见病因为肘外翻,尺神经滑脱,尺神经肘管内受压。主要表现小指和环指尺侧感觉障碍,第1骨间肌萎缩,肘关节活动受限,肘部尺神经增粗及肘内侧压痛等。

【治疗】 主要包括肘关节制动,应用非甾体抗炎药及手术减压。

(三)桡神经麻痹

桡神经源自$C_{5\sim8}$神经根,初行于腋动脉后方,继而与肱深动脉伴行入桡神经沟,转向外下至肱骨外上髁上方,于肱桡肌与肱肌间分为浅、深两终支分布于前臂及手背,支配肱三头肌、肘肌、肱桡肌、旋后肌、伸指肌及拇长展肌等,所支配各肌的主要功能是伸肘、伸腕及伸指(图6-9)。由于其位置表浅,是臂丛神经中最易受损的神经。

【病因】 桡神经损伤的常见病因是骨折、外伤、炎症或睡眠时以手代枕、术中上肢长时间外展和受压、上肢被缚过紧及铅中毒和酒精中毒等。近年来,醉酒深睡导致的桡神经受压损伤发病率有所增加,在病史询问中应予重视。

【临床表现】 桡神经损伤的典型表现是腕下垂(图6-3),但受损伤部位不同,症状亦有差异。

1. 高位损伤 上肢所有伸肌瘫痪,肘关节、腕关节和掌指关节均不能伸直。前臂不能旋后,手呈旋前位,肱桡肌瘫痪使前臂在半旋前位不能屈曲肘关节,垂腕致腕关节不能固定,因而握力减弱。

2. 肱骨中1/3(肱三头肌分支以下)损伤 肱三头肌功能完好,因而伸肘功能保留。

3. 肱骨下端或前臂上1/3损伤 肱桡肌、旋后肌、伸腕肌功能完好,因而伸肘、伸腕功能保留。

4. 前臂中1/3以下损伤 仅伸指瘫痪,无垂腕。

5. 腕关节部损伤 仅出现感觉障碍。

桡神经损伤的感觉障碍一般轻微,多仅限于手的虎口区(图6-7),其他部位因邻近神经的重叠支配而无明显症状。

【治疗】 除针对病因外,可用神经营养剂、理疗等。

(四)腓总神经麻痹

腓总神经源自$L_4\sim S_3$神经根,在大腿下1/3从坐骨神经分出,是坐骨神经的两个主要分支之一。其下行至腓骨头处转向前方,分出腓肠外侧皮神经支配小腿外侧面感觉,在腓骨颈前分为腓深神经和腓浅神经,前者支配胫骨前肌、趾长伸肌、踇长伸肌和踇短伸肌,使足背屈、外展、内收,以及伸踇趾;

后者支配腓骨长肌和腓骨短肌及足背第2~5趾背面皮肤（图6-10）。

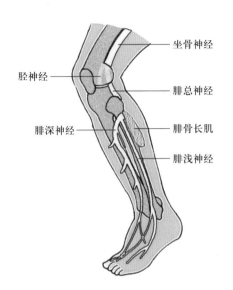

图6-10　腓总神经及其分支

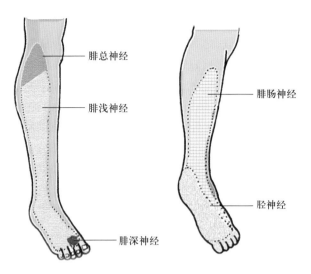

图6-11　腓总神经损伤时感觉障碍示意图

【病因】　腓总神经麻痹的最常见原因为各种原因的压迫，如两腿交叉久坐、长时间下蹲位、下肢石膏固定不当及昏迷、沉睡者卧姿不当等；也可因腓骨头或腓骨颈部外伤、骨折等引起；糖尿病、感染、酒精中毒和铅中毒也是致病的原因。在腓骨颈外侧，腓总神经位置表浅，又贴近骨面，因而最易受损。

【临床表现】　腓总神经麻痹（common peroneal nerve palsy）的临床表现包括足与足趾不能背屈，足下垂并稍内翻，行走时为使下垂的足尖抬离地面而用力抬高患肢，并以足尖先着地呈跨阈步态。不能用足跟站立和行走，感觉障碍在小腿前外侧和足背（图6-11）。

【治疗】　除针对病因外，可用神经营养剂、理疗等。

（五）胫神经麻痹

胫神经由 L_4~S_3 神经根组成。在腘窝上角自坐骨神经分出，在小腿后方下行达内踝后方，分支支配腓肠肌、比目鱼肌、胫骨后肌、趾长屈肌、踇长屈肌及足的全部短肌。其感觉分支分布于小腿下1/3后侧与足底皮肤。

【病因】　胫神经麻痹多为药物、酒精中毒、糖尿病等引起，也见于局部囊肿压迫及小腿损伤。当胫神经及其终末支在踝管处受压时可引起特征性表现——足与踝部疼痛及足底部感觉减退，称

为踝管综合征。其病因包括穿鞋不当、石膏固定过紧、局部损伤后继发的创伤性纤维化及腱鞘囊肿等。

【临床表现】　胫神经损伤的主要表现是足与足趾不能跖屈，不能用足尖站立和行走，足内翻力弱，感觉障碍主要在足底。

【治疗】　除针对病因外，可用神经营养剂、理疗等。

（六）枕神经痛

枕大神经、枕小神经和耳大神经分别来自 C_2 神经、C_3 神经，分布于枕部、乳突部及外耳。

【病因】　枕神经痛可由感染、受凉等引起，也可由颈椎病、寰枕畸形、枕骨大孔区肿瘤等引起。

【临床表现】　枕神经分布区内的发作性疼痛或持续性钝痛，伴阵发性加剧。多为一侧发病，可为自发性疼痛，亦可因头颈部的运动、喷嚏、咳嗽诱发或使疼痛加剧，部位多起自枕部，沿神经走行放射，枕大神经痛向头顶部放射，枕小神经痛、耳大神经痛分别向乳突部、外耳部放射，重时伴有眼球后疼痛感。枕大神经的压痛点位于乳突与第1颈椎水平后正中点连线的1/2处（相当风池穴）。枕部及后颈部皮肤常有感觉减退或过敏。

【治疗】　主要是针对病因，对症处理可采用局部热敷、封闭，局部性理疗等。药物可口服止痛剂、B族维生素。疼痛较重时局部封闭效果较好。

（七）臂丛神经痛

臂丛由 C_5~T_1 脊神经的前支组成，包含运动、感觉和自主神经纤维，主要支配上肢的运动和感觉。5个脊神经前支经反复组合与分离在锁骨上

方形成上干、中干和下干,在锁骨下方每个干又分成前股、后股,之后由上干、中干的前股合成外侧束,下干的前股自成内侧束,3 个干的后股汇合为后束。外侧束先分出一支组成正中神经,而后延续为肌皮神经;内侧束也有部分纤维参与正中神经,而后延续为尺神经。后束则分成一较细小的腋神经和一较粗大的桡神经。一些重要的神经分支起源于臂丛的最近端,靠近神经根的水平,如 C₅、C₆和 C₇ 的前根发出胸长神经支配前锯肌,C₅ 发出的肩胛背神经支配菱形肌(图 6-12)。

【病因】 臂丛神经痛常见的病因是臂丛神经炎、神经根型颈椎病、颈椎间盘突出、颈椎及椎管内肿瘤、胸出口综合征、肺尖部肿瘤及臂丛神经外伤。

【临床表现】 臂丛神经痛是由多种病因引起的臂丛支配区的以疼痛、肌无力和肌萎缩为主要表现的综合征。

1. **臂丛神经炎(brachial plexus neuritis)** 也称为特发性臂丛神经病(idiopathic brachial plexopathy)或神经痛性肌萎缩(neuralgic amyotrophy)。多见于成人,男性多于女性。约 1/2 的患者有前驱感染史如上呼吸道感染、流行性感冒(简称流感)样症状,或接受疫苗接种、免疫治疗、外科手术等。因而多

数学者认为这是一种变态反应性疾病。少数患者有家族史。

起病呈急性或亚急性,主要是肩胛部和上肢的剧烈疼痛,常持续数小时至 2 周,而后逐渐减轻,但肌肉无力则逐渐加重。大多数患者的无力在 2~3 周时达高峰。颈部活动、咳嗽或打喷嚏一般不会使疼痛加重,但肩与上肢的活动可明显加重疼痛。肌无力多限于肩胛带区和上臂近端,臂丛完全损害者少见。数周后肌肉有不同程度的萎缩及皮肤感觉障碍。部分患者双侧臂丛受累。

2. **继发性臂丛神经痛** 主要由于臂丛邻近组织病变压迫,神经根受压有颈椎病、颈椎间盘突出、颈椎结核、颈髓肿瘤、硬膜外转移瘤及蛛网膜炎等,神经干受压有胸出口综合征、颈肋、颈部肿瘤、结核、腋窝淋巴结肿大及肺尖部肿瘤。主要表现为颈肩部疼痛,向上臂、前臂外侧和拇指放射,臂丛神经分布区内有不同程度的麻痹表现,可伴有局限性肌萎缩、上肢腱反射减弱或消失。病程长者可有自主神经障碍。神经根型颈椎病是继发性臂丛神经痛最常见的病因。主要症状是根性疼痛,出现颈肩部疼痛,向上肢放射。感觉异常见于拇指和示指,可有肌力减弱伴局限性肌萎缩、患侧上肢腱反射减弱或消失。

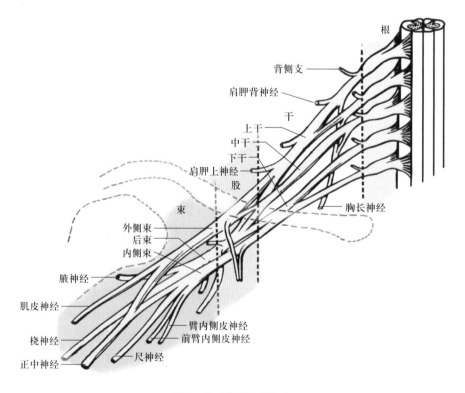

图 6-12 臂丛及其分支

【辅助检查】　为判定臂丛损伤的部位和程度，可根据患者情况选择脑脊液检查、肌电图与神经传导速度测定、颈椎 X 线片、颈椎 CT 或 MRI 等，可为诊断和鉴别诊断提供重要依据。

【治疗】　臂丛神经炎急性期治疗可用糖皮质激素，如泼尼松 20~40 mg/d，口服，连用 1~2 周；或地塞米松 10~15 mg/d，静脉滴注，待病情好转后逐渐减量。应合用 B 族维生素，如维生素 B_1、B_{12} 等。可口服非甾体抗炎药，也可应用理疗或局部封闭疗法止痛。恢复期注意患肢功能锻炼，给予促进神经细胞代谢药物及针灸等。约 90% 的患者在 3 年内康复。

颈椎病引起的神经根损害大多数采用非手术综合治疗即可缓解，包括卧床休息、口服非甾体抗炎药（如布洛芬、双氯芬酸钠等）。疼痛较重者，可用局部麻醉剂加醋酸泼尼松龙 25 mg 在压痛点局部注射。理疗、颈椎牵引也有较好效果。有以下情况可考虑手术治疗：① 临床与放射学证据提示伴有脊髓病变；② 经适当的综合治疗疼痛不缓解；③ 受损神经根支配的肌群呈进行性无力。

（八）肋间神经痛

【病因】　肋间神经痛（intercostal neuralgia）是肋间神经支配区的疼痛综合征，分原发性和继发性。原发性者罕见，继发性者可见于邻近组织感染（如胸椎结核、胸膜炎、肺炎）、外伤、肿瘤（如肺癌、纵隔肿瘤、脊髓肿瘤）、胸椎退行性病变、肋骨骨折等。带状疱疹病毒感染也是常见原因。

【临床表现】　主要临床特点有：① 由后向前沿一个或多个肋间呈半环形的放射痛，持续性，可有阵发性加剧。② 呼吸、咳嗽、喷嚏、呵欠或脊柱活动时疼痛加剧。③ 相应肋骨边缘压痛。④ 局部皮肤感觉减退或过敏。带状疱疹病毒引起者发病数天内在患处出现带状疱疹。

【辅助检查】　胸部与胸椎影像学检查、腰椎穿刺检查可提示继发性肋间神经痛的部分病因。

【治疗】

1. 病因治疗　继发于带状疱疹者给予抗病毒治疗；肿瘤、骨折等病因者，按其治疗原则行手术治疗、化学药物治疗（简称化疗）及放射治疗（简称放疗）。

2. 镇静止痛　可用镇静类药物、布洛芬、双氯芬酸钠、曲马多等药物。

3. B 族维生素与血管扩张药物　如维生素 B_1、维生素 B_{12}、烟酸、地巴唑。

4. 理疗　可改善局部血液循环，促进病变组织恢复，但结核和肿瘤患者不宜使用。

5. 封闭　可予局部麻醉药行相应神经的封闭治疗。

（九）股外侧皮神经病

股外侧皮神经病（lateral femoral cutaneous neuropathy）也称为感觉异常性股痛（meralgia paresthetica）、股外侧皮神经炎。股外侧皮神经由 $L_{2~3}$ 脊神经后根组成，是纯感觉神经，发出后向外下斜越髂肌深面达髂前上棘，经过腹股沟韧带下方达股部。在髂前上棘下 5~10 cm 处穿出大腿阔筋膜，分布于股前外侧皮肤（图 6-13）。

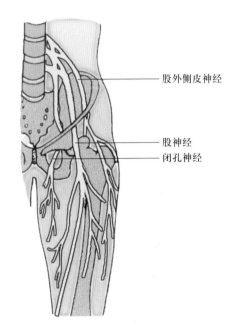

图 6-13　股外侧皮神经

（图中标注：股外侧皮神经、股神经、闭孔神经）

【病因】　股外侧皮神经病的主要病因是受压与外伤，如穿着紧身衣，长期系用硬质腰带或盆腔肿瘤、妊娠子宫等均是可能的因素。其他如感染、糖尿病、酒精中毒、药物中毒及动脉硬化等也是常见病因。部分患者病因不明。

【临床表现】　起病可急可缓，多为单侧。大腿前外侧面皮肤感觉异常，包括麻木、针刺样疼痛、烧灼感，可有局部感觉过敏，行走、站立时症状加重，某些患者仅偶尔发现局部感觉减退。查体可有髂前上棘内侧或其下方的压痛点，股外侧皮肤可有局限性感觉减退或缺失。

【辅助检查】　对症状持续者应结合其他专业

的检查及盆腔 X 线检查,以明确病因。

【治疗】 除针对病因治疗外,可给予口服 B 族维生素,也可给予止痛药物。局部理疗、封闭也有疗效。疼痛严重者可手术切开压迫神经的阔筋膜或腹股沟韧带。

（十）坐骨神经痛

坐骨神经痛(sciatica)是沿着坐骨神经走行及其分布区域内以疼痛为主的综合征。坐骨神经是人体中最长的神经,由 $L_4 \sim S_3$ 的脊神经前支组成,经梨状肌下孔出盆腔,在臀大肌深面沿大腿后侧下行达腘窝,在腘窝上角附近分为胫神经和腓总神经,支配大腿后侧和小腿肌群,并传递小腿与足部的皮肤感觉(图 6-14)。

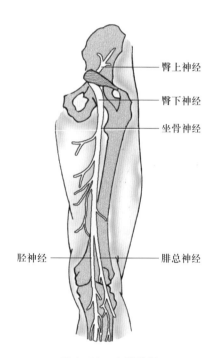

图 6-14 坐骨神经

【病因】 坐骨神经痛根据病因分为原发性和继发性两类。原发性坐骨神经痛也称为坐骨神经炎,多与受凉、感冒等感染有关,由病原体或毒素经血液播散而致坐骨神经的间质性炎症,损害坐骨神经引起;继发性者临床多见,是因坐骨神经通路受病变的压迫或刺激所致。根据发病部位可分为根性、丛性和干性。根性坐骨神经痛病变主要在椎管内及脊椎,如腰椎间盘突出、椎管内肿瘤、脊椎骨结核与骨肿瘤,腰椎黄韧带肥厚、粘连性脊髓蛛网膜炎等;丛性、干性坐骨神经痛的病变主要在椎管外,常为腰骶神经丛及神经干邻近组织病变,如骶髂关

节炎、盆腔疾患(肿瘤、子宫附件炎)、妊娠子宫压迫、臀部药物注射位置不当及外伤等。

【临床表现】

1. **发病形式** 青壮年男性多见,急性或亚急性起病。

2. **疼痛特点** 沿坐骨神经走行路径的放射痛,自腰部、臀部向大腿后侧、小腿后外侧和足部放射,呈持续性钝痛并阵发性加剧。也有呈刀割样或烧灼样疼痛者。往往夜间疼痛加剧。

3. **强迫体位** 患者为减轻疼痛,常采取特殊姿势。卧位时卧向健侧,患侧下肢屈曲;平卧位欲坐起时先使患侧下肢屈曲;坐下时以健侧臀部着力;站立时腰部屈曲,患侧屈髋屈膝,足尖着地;俯身拾物时,先屈曲患侧膝关节。以上动作均是为避免坐骨神经受牵拉而诱发疼痛加重所采取的强迫姿势。

4. **各型特点** 如为根性坐骨神经痛,常伴有腰部僵硬不适,在咳嗽、喷嚏及用力排便时疼痛加剧,患侧小腿外侧和足背可有针刺麻木等感觉。如为干性坐骨神经痛,其疼痛部位主要沿坐骨神经走行,并有几个压痛点:① 腰椎旁点:在 L_4、L_5 棘突旁开 2 cm 处;② 臀点:位于坐骨结节与股骨大粗隆之间;③ 腘点:位于腘窝横线中点上 2 cm;④ 腓肠肌点:为腓肠肌中点;⑤ 踝点:位于外踝后边。

5. **神经系统检查** 可有轻微体征,拉塞格征阳性,患侧臀肌松弛、小腿轻度肌萎缩,小腿外侧与足背外侧可有轻微感觉减退,踝反射减弱或消失。

【辅助检查】 主要目的是寻找病因。包括腰骶部 X 线片、腰部脊柱 CT 和 MRI 等影像学检查,脑脊液常规、生化及奎肯施泰特试验,肌电图与神经传导速度测定等。

【诊断】 根据疼痛的分布区域、加重的诱因、可以减轻疼痛的姿势、压痛部位、拉塞格征阳性及踝反射减弱或消失等,坐骨神经痛的诊断一般并无困难,但应注意区分是神经根还是神经干受损。诊断中的重点是明确病因,应详细询问病史,全面体格检查,注意体内是否存在感染病灶,重点检查脊柱、髋关节及盆腔内组织的情况,有针对性地进行有关辅助检查。

【鉴别诊断】 主要区别局部软组织病变引起的腰背、臀部及下肢疼痛。腰肌劳损、急性肌纤维组织炎、髋关节病变引起的局部疼痛不向下肢放射,无感觉障碍、肌力减退、踝反射减弱消失等神经

体征。

【治疗】　首先应针对病因。如局部占位病变者，应尽早手术治疗。结核感染者需抗结核治疗。腰椎间盘突出引起者大多数经非手术治疗可获缓解。对症处理包括：① 卧硬板床休息。② 应用非甾体抗炎药，如布洛芬 0.2 g 口服，3 次 /d。③ B 族维生素，维生素 B₁ 100 mg 肌内注射，1 次 /d；维生素 B₁₂ 250~500 µg 肌内注射，1 次 /d。④ 局部封闭。⑤ 局部理疗可用于非结核、肿瘤的患者。⑥ 在无禁忌的前提下可短期口服或静脉应用糖皮质激素治疗，如泼尼松 30 mg 顿服，1 次 /d；地塞米松 10~15 mg 加生理盐水 250 mL 静脉滴注，连用 7~10 d。

二、多发性神经病

多发性神经病曾称为末梢神经炎，是由不同病因引起的、以四肢末端对称性感觉、运动和自主神经功能障碍为主要表现的临床综合征。

【病因及发病机制】　引起本病的病因都是全身性的。

1. **代谢障碍与营养缺乏**　糖尿病、尿毒症、血卟啉病、淀粉样变性等疾病由于代谢产物在体内的异常蓄积或神经滋养血管受损，均可引起周围神经功能障碍；妊娠、慢性胃肠道疾病或胃肠切除术后，长期酗酒、营养不良等，均可因维持神经功能所需的营养物质缺乏而致病。

2. **中毒**

(1) **药物**　如呋喃唑酮（痢特灵）、呋喃西林、异烟肼、乙胺丁醇、甲硝唑、氯霉素、链霉素、胺碘酮、甲巯咪唑、丙米嗪、长春新碱、顺铂等。

(2) **化学毒物**　如丙烯酰胺、四氯化碳、三氯乙烯、二硫化碳、正己烷、有机磷和有机氯农药、砷制剂、菊酯类农药等。

(3) **重金属**　如铅、汞、铊、铂、锑等。

(4) **生物毒素**　如白喉、伤寒、钩端螺旋体病、布鲁菌病等。

3. **结缔组织病**　系统性红斑狼疮、结节性多动脉炎、类风湿关节炎、硬皮病和结节病等可继发多发性神经病。

4. **遗传性疾病**　如遗传性运动感觉神经病（hereditary motor sensory neuropathy, HMSN）、遗传性共济失调性多发性神经病（雷夫叙姆病）、遗传性淀粉样变性神经病、异染性白质营养不良等。

5. **其他**　恶性肿瘤、麻风病、莱姆病和 POEMS 综合征等亦可出现多发性神经病，其机制与致病因子引起自身免疫反应有关。

【病理】　主要病理改变是轴索变性与节段性脱髓鞘，以轴索变性更为多见。通常轴索变性从远端开始，向近端发展，即"逆死性"或称为远端轴突病（distal axonopathy）。

【临床表现】　本病可发生于任何年龄。由于病因不同，起病可表现为急性和慢性过程。部分患者有 复发 - 缓解。病情可在数周至数月达高峰。主要症状体征包括如下。

1. **感觉障碍**　呈手套、袜套样分布，为肢体远端对称性感觉异常和深浅感觉缺失，常有感觉过敏。感觉异常可表现为刺痛、灼痛、蚁行感、麻木感等。

2. **运动障碍**　肢体远端不同程度肌力减弱，呈对称性分布，肌张力减低。病程长者可有肌萎缩，常发生于骨间肌、蚓状肌、大小鱼际肌、胫前肌和腓骨肌。可有垂腕、垂足和跨阈步态。

3. **腱反射减低或消失**　以踝反射明显且较膝反射减低出现得早。上肢的桡骨膜、二头肌、三头肌反射也可减低或消失。

4. **自主神经功能障碍**　肢体远端皮肤变薄、干燥、苍白或发绀，皮温低。

5. **常见病因及症状**　由于病因不同，导致的具体临床表现也略有不同。

(1) **呋喃类药物中毒**　常见的有呋喃唑酮、呋喃妥因等。症状常在用药后 5~14 d 出现。首先表现为肢体远端感觉异常、感觉减退和肢端疼痛。肢端疼痛剧烈者不敢穿鞋穿袜，怕风吹，怕盖被。肢端皮肤多汗，可有色素沉着。肌肉无力与肌萎缩相对较轻。应用此类药物时应密切观察周围神经症状。尤应注意不可超过正常剂量及长时间使用此类药物。

(2) **异烟肼中毒**　多发生于长期服用异烟肼的患者。临床表现以双下肢远端感觉异常和感觉缺失为主。可有肌力减弱与腱反射消失。其发病机制与异烟肼干扰维生素 B₆ 的正常代谢有关。

(3) **糖尿病**　可继发中枢神经、神经根、神经丛及周围神经干的多种损害，但以周围神经为多。本节只讨论糖尿病性多发性神经病。本病表现为感觉、运动、自主神经功能障碍，通常感觉障碍较突出，如出现四肢末端自发性疼痛呈隐痛、刺痛、灼痛，可伴有麻木、蚁走感，夜间症状重，影响睡眠症状以下肢更多见。查体可有手套袜套样痛觉障碍,部分患者振动觉与关节位置觉消失,腱反射减弱或消失。也可出现肌力减低和肌萎缩。

(4) **尿毒症** 其引起的周围神经病,男性多于女性。运动与感觉神经纤维均可受累,呈对称性。早期可仅表现双下肢或四肢远端的感觉异常,如刺痛、灼痛、麻木与痛觉过敏。症状发生于足踝部者称烧灼足(burning feet),发生于双小腿者可表现为不宁腿综合征。病情继续进展则出现双下肢麻木、感觉缺失、肌力减弱,严重者可有四肢远端肌萎缩。

(5) **维生素 B_{12} 缺乏** 可因消化系统疾病引起的吸收功能障碍、长期酗酒、剧烈的妊娠呕吐、慢性消耗性疾病等导致维生素 B_{12} 缺乏。表现为双腿沉重感、腓肠肌压痛或痛性痉挛。可有双足踝部刺痛、灼痛及蚁走感,呈袜套样改变。病情进展可出现小腿肌肉无力,表现为垂足,行走时呈跨阈步态。腱反射早期亢进,后期减弱或消失。

(6) **POEMS 综合征** 为一种累及周围神经的多系统病变。病名由 5 种常见临床表现的英文首字母组成,即多发性神经病(polyneuropathy)、器官肿大(organomegaly)、内分泌改变(endocrinopathy)、M 蛋白血症(M-proteinemia)和皮肤损害(skin changes)。也有称本病为克罗 - 深濑综合征(Crow-Fukase syndrome)者。多中年以后起病,男性较多见。起病隐袭,进展慢。依照症状、体征、出现频率可有下列表现:① 慢性进行性多发性感觉运动神经病,脑脊液蛋白质含量增高。② 内脏增大。肝脾大、周围淋巴结肿大。③ 内分泌改变。男性出现阳痿、女性化乳房,女性出现闭经、痛性乳房增大和溢乳,可合并糖尿病。④ 异常球蛋白血症,血清蛋白电泳出现 M 蛋白(M-protein),尿液检查可有本周蛋白。⑤ 皮肤改变:因色素沉着变黑,并有皮肤增厚与多毛。⑥ 水肿,如视神经乳头水肿、胸腔积液、腹水、下肢凹陷性水肿。⑦ 骨骼改变。可在脊柱、骨盆、肋骨及肢体近端发现骨硬化性改变,为本病影像学特征。也可有溶骨性病变,骨髓检查可见浆细胞增多或骨髓瘤。⑧ 低热、多汗、杵状指。

【辅助检查】

1. **电生理检查** 表现为轴索合并髓鞘损害,以轴索变性为主的周围神经病。表现为运动诱发波幅的降低和失神经支配肌电图表现,以脱髓鞘为主者则主要表现神经传导速度减慢。

2. **血液生化检查** 重点检查血糖、尿素氮、肌酐、三碘甲腺原氨酸(T_3)、甲状腺素(T_4)、维生素 B_{12} 等代谢物质及激素水平。可疑毒物中毒者需做相应的毒理学测定。

3. **免疫学检查** 对疑有自身免疫病者可做自身抗体系列检查;疑有生物性致病因子感染者,应做病原体或相应抗体测定。

4. **脑脊液检查** 细胞数大多正常,而蛋白质含量增高。

5. **神经活体组织检查** 对疑为遗传性疾病者行周围神经活体组织检查,可提供重要的诊断证据。

【诊断】 根据四肢远端对称性运动、感觉和自主神经功能障碍可诊断。注意依靠详细的病史、病程特点、伴随症状和辅助检查结果等查找病因。

【鉴别诊断】 亚急性联合变性发病早期表现与多发性神经病相似,随病情进展逐渐出现双下肢软弱无力,走路不稳,双手动作笨拙等;早期巴宾斯基征可为阴性,随病情进展转为阳性;感觉性共济失调是其临床特点之一;肌张力增高、腱反射亢进、锥体束征阳性及深感觉性共济失调是区别于多发性神经病的主要鉴别点。

【治疗】

1. **病因治疗** 毒物中毒引起者应尽快停止与毒物的接触,应用补液、解毒剂等促进体内毒物的清除。药物引起者需停药,异烟肼引起者如神经病变较轻,而抗结核治疗必须继续应用时,可不停药,加用维生素 B_6 治疗。代谢性疾病与营养缺乏所致者应积极控制原发病。与自身免疫病相关者需采用糖皮质激素,重症者可静脉用糖皮质激素治疗,随后改为口服泼尼松,依据病情逐渐减量。免疫球蛋白治疗按 0.4 g/(kg·d),连用 5~7 d;或应用血浆置换疗法。恶性肿瘤所致者可用手术、化疗、放疗等手段治疗。

2. **一般治疗** 急性期应卧床休息,补充水溶性维生素,如维生素 B_1、维生素 B_{12}、维生素 B_6 及辅酶 A。选择使用各种神经生长因子。严重疼痛者可用止痛药物。恢复期可增加理疗、康复训练及针灸等综合治疗手段。

(郭军红)

第四节 吉兰 - 巴雷综合征

吉兰 - 巴雷综合征(Guillain-Barré syndrome,

GBS)系一类免疫介导的急性炎性周围神经病。临床特征为急性起病的对称性弛缓性瘫痪,多在2周左右达高峰,常有脑脊液蛋白－细胞分离现象,多为单时相自限性病程,静脉注射免疫球蛋白(intravenous immunoglobulin,IVIG)和血浆交换治疗有效。急性炎性脱髓鞘性多发性神经病(acute inflammatory demyelinating polyneuropathy,AIDP)和急性运动轴突性神经病(acute motor axonal neuropathy,AMAN)是GBS中最为常见的两个亚型。另外,较少见的亚型包括急性运动感觉轴突性神经病(acute motor sensory axonal neuropathy,AMSAN)、米勒－费希尔综合征(Miller-Fisher syndrome,MFS)、急性全自主神经病(acute panantonomic neuropathy,APN)和急性感觉神经病(acute sensory neuropathy)等。

本病于1859年由Landry首先报道,1916年由Guillain、Barré和Strohl提出脑脊液蛋白－细胞分离现象是特征性表现,所以也称为Landry-Guillain-Barré-Strohl综合征,一般简称为Guillain-Barré综合征。1969年,Asbury报道了19例本病病理与临床表现,指出病理特点为神经根与周围神经干炎性细胞浸润及原发性脱髓鞘,形成了AIDP的概念并被广为使用。1986年,Feasby总结了一组经病理证实脊神经运动根和感觉根均受累的以原发性轴索损害为病理特点的急性弛缓性瘫痪,称为轴索性GBS。20世纪90年代初,李春岩等与Asbury、Mckhann、Griffin等合作研究发现一组临床表现符合GBS而病理学表现以脊神经运动根原发性轴索损害为特征的患者,在1996年提出急性运动轴突性神经病(AMAN)的概念,并认为是GBS的一个变异型。同时,对运动、感觉神经根均受累的轴索性GBS也做了概念限定,称为急性运动感觉轴突性神经病(AMSAN),这些研究丰富了GBS的内涵。由于AIDP与最早发现的GBS的病理特点一致,故将其称为经典型GBS。

【病因】 虽然GBS的病因尚未确定,但大多数认为是多因素的,包括机体内、外两个方面。

1. 外在致病因素 超过2/3的患者发病前4周内有呼吸道或胃肠道感染症状,相关的病原体包括空肠弯曲菌(Campylobacter jejuni,Cj)、巨细胞病毒(cytomegalovirus,CMV)、EB病毒(Epstein-Barr virus,EBV)、肺炎支原体(Mycoplasma pneumoniae)、乙型肝炎病毒(hepatitis B virus,HBV)和人类免疫缺陷病毒(human immunodeficiency virus,HIV)等,

以Cj感染最常见。1982年就有人发现Cj感染与GBS发病有关,此后的研究表明,在许多国家和地区Cj感染是最常见的GBS发病前驱因素,特别是以腹泻为前驱症状的GBS患者,有Cj感染证据者高达85%,从AMAN型GBS患者肠道分离出Cj更多见。

2. 免疫遗传学因素 理论上讲,与免疫相关的基因群结构和功能复杂,基因多态性的存在,使得不同个体对特定抗原物质的识别提呈及引起免疫反应的强弱存在差别,因而表现出不同的个体对疾病的易感性不同。但目前尚无公认的GBS易感基因被发现。

【发病机制】 GBS的确切发病机制仍不明确,但本病是由细胞免疫和体液免疫共同介导的自身免疫病这一观点已得到公认。目前倾向于用分子模拟(molecular mimicry)学说来解释其发病机制。分子模拟物是前期感染的微生物(尤其是Cj)表达脂寡糖(lipooligosaccharide,LOS)上的聚糖,能够诱导机体对其产生抗体应答,抗LOS抗体可以结合到神经节苷脂上结构相同的聚糖形成抗原抗体复合物。AMAN中的抗神经节苷脂抗体主要与GM1和GD1a神经节苷脂结合。在动物模型中,它们通过在神经轴突膜上结合补体、募集巨噬细胞和沉积膜攻击复合物来诱导轴突损伤,神经末梢和郎飞结的解剖和生理完整性受到破坏,导致神经传导阻滞和(或)严重广泛的轴索损害。在米勒－费希尔综合征模型中,神经节苷脂抗体主要与GQ1b神经节苷脂结合,GQ1b神经节苷脂是抗原靶点,且在支配眼球外肌的运动神经中异常丰富。

Cj感染在普通人群中发病率很高,与AMAN的发病率并不匹配,原因可能为:① 只有少部分Cj菌株的LOS上有神经节苷脂类似物;② 大多数暴露于Cj的个体对LOS上的聚糖保持免疫耐受,而对细菌表面的其他成分产生针对性免疫反应。某些个体会打破耐受而进入免疫反应状态的机制目前还不清楚。

AIDP中涉及的免疫级联过程仍不明了。应用周围神经髓鞘抗原P2蛋白可诱发实验性自身免疫性神经炎(experimental autoimmune neuritis,EAN),EAN的病理改变与人类AIDP病变相似。

【病理】 AIDP的主要病理改变是周围神经组织中小血管周围淋巴细胞与巨噬细胞浸润以及神经纤维的节段性脱髓鞘,严重患者出现继发轴索变

性。施万细胞于病后 1~2 周开始增殖以修复受损的髓鞘。

AMAN 的主要病理改变是脊神经前根和周围神经运动纤维的轴索变性及继发的髓鞘崩解，崩解的髓鞘形成圆形、卵圆形小体，病变区内少见淋巴细胞浸润。早期病变组织的电镜下观察可见巨噬细胞自郎飞结处移行至相对完整的髓鞘内破坏轴索。

AMSAN 的病理特点与 AMAN 相似，但脊神经前后根及周围神经纤维的轴索均可受累。

【临床表现】

1. AIDP　是 GBS 中最常见的类型，也称经典型 GBS，主要病变是多发神经根和周围神经的运动和感觉神经节段性脱髓鞘。临床特点：① 本病可发生于任何年龄，男女发病率相似。② 多数患者起病前 1~3 周有胃肠道感染、呼吸道感染、疫苗接种、手术等病史。③ 急性起病，病情多在 2 周左右达到高峰，90% 以上患者病情在 4 周内稳定。④ 弛缓性肢体无力是 AIDP 的核心症状。首发症状常为足趾和手指的感觉异常和轻微麻木。肢体瘫痪远近端均可出现，但下肢起病早于上肢（兰德里瘫痪）。之后可累及躯干肌、肋间肌、颈肌和脑神经支配的肌肉，严重者因颈肌和呼吸肌无力导致呼吸困难。⑤ 腱反射减弱或消失是 AIDP 的特征之一，发病第 1 周可能只有踝反射消失。超过 50% 的患者主诉肌肉疼痛和不适，主要为臀部、大腿和背部的肌肉。

发病早期感觉缺失可能不明显或完全正常。起病 1 周后出现较痛温觉减退更明显的足趾和手指的振动觉和关节位置觉减退。50% 以上的患者出现双侧面瘫。其他脑神经麻痹通常出现在上肢和面肌无力之后。自主神经功能损害有出汗、皮肤潮红、手足肿胀、营养障碍、心动过速等症状。约 15% 的患者可出现尿潴留，但很少需要导尿超过数天。本病常见的并发症是肺部感染、肺不张。

2. AMAN　以脑神经和脊神经运动纤维轴索病变为主，包括运动神经轴索变性和运动神经可逆性传导阻滞两种类型。前者病情通常较重，预后差；后者在免疫治疗后可以较快恢复，预后相对较好。临床特点：① 可发生在任何年龄，儿童更常见，男女患病率相似，我国在夏、秋季发病较多；② 多有腹泻和上呼吸道感染等前驱事件，以 Cj 感染多见；③ 急性起病，多在 2 周内达到高峰，少数

在 24~48 h 达到高峰；④ 临床表现为对称性肢体无力，部分患者有脑神经运动功能受损，重症者可出现呼吸肌无力。腱反射减低或消失与肌力减退程度较一致。无明显感觉异常，无或仅有轻微自主神经功能障碍。

3. AMSAN　以神经根和周围神经的运动与感觉纤维轴索变性为主，临床表现通常较重。临床特点：① 急性起病，通常在 2 周内达到高峰，少数在 24~48 h 达到高峰；② 对称性肢体无力，多数伴有脑神经受累，重症者可有呼吸肌无力、呼吸衰竭。患者同时有感觉障碍，部分甚至出现感觉性共济失调；③ 常有自主神经功能障碍。

4. MFS　以眼肌瘫痪、共济失调和腱反射消失为主要临床表现。临床特点：① 任何年龄和季节均有发病；② 前驱症状可有腹泻和呼吸道感染等，以空肠弯曲菌感染常见；③ 急性起病，病情在数天至数周内达到高峰；④ 多以复视起病，也可以肌痛、四肢麻木、眩晕和共济失调起病。相继出现对称或不对称性眼外肌瘫痪，部分患者有眼睑下垂，少数出现瞳孔散大，但瞳孔对光反射多数正常。可有躯干或肢体共济失调，腱反射减低或消失，肌力正常或轻度减退，部分有延髓部肌肉和面部肌肉无力。部分患者可有四肢远端和面部麻木和感觉减退，膀胱功能障碍。

5. APN　较少见，以自主神经受累为主。临床特点：① 前驱事件，患者多有上呼吸道感染或消化道症状；② 急性发病，快速进展，多在 1~2 周达高峰，少数呈亚急性发病；③ 临床表现为视物模糊、畏光、瞳孔散大、对光反射减弱或消失、头晕、直立性低血压、恶心呕吐、腹泻、腹胀，重者麻痹性肠梗阻、便秘、尿潴留、阳痿，热不耐受，出汗少，眼干和口干等；④ 肌力一般正常，部分患者有远端感觉减退和腱反射消失。

6. 急性感觉神经病　少见，以感觉神经受累为主。临床特点：① 急性起病，在数天至数周内达到高峰；② 广泛对称性的四肢疼痛和麻木，感觉性共济失调，四肢和躯干深浅感觉障碍。绝大多数患者腱反射减低或消失；③ 自主神经受累轻，肌力正常或有轻度无力；④ 病程有自限性。

7. 其他少见类型　临床表现为局灶性受累者，如咽 - 颈 - 臂型、截瘫型、眼咽型、双侧面肌或外展肌无力伴远端感觉异常型、眼肌瘫痪伴抗 GQ1b 抗体型、单纯共济失调型等。部分 GBS 患

可伴有锥体束征等中枢神经系统损害的表现。

【辅助检查】

1. AIDP

(1) 脑脊液检查 发病第 2 周后大多数患者脑脊液蛋白质含量增高而细胞数正常或接近正常，称为蛋白－细胞分离现象，此现象为本病的特征。但有 10% 的患者脑脊液细胞数轻度升高，10~50/mm³，淋巴细胞为主。随后在 2~3 d 细胞数下降，如果持续细胞数增高提示无菌性脑膜炎，需与肿瘤浸润、HIV、结节病或莱姆病相鉴别。脑脊液蛋白质含量在 4~6 周达到峰值。细胞数增高和蛋白质含量增高程度与临床严重程度或预后无关。不足 10% 的患者脑脊液(CSF)蛋白质含量在整个疾病过程中保持正常。其中米勒－费希尔综合征和其他局灶型或轴索型 GBS 患者中，蛋白正常或仅轻微升高的比例较高。

(2) 电生理检查 主要根据运动神经传导测定，判断周围神经是否存在脱髓鞘性病变。通常选择一侧正中神经、尺神经、胫神经和腓总神经进行测定。神经电生理检查结果必须与临床相结合进行解释。电生理改变的程度与疾病严重程度相关，在病程的不同阶段电生理改变特点也会有所不同。神经电生理检查的诊断标准如下。

1) 运动神经传导：至少有两根运动神经存在下述参数中的至少一项异常：① 远端潜伏期较正常值上限延长 25% 以上；② 运动神经传导速度较正常值下限下降 20% 以上；③ F 波潜伏期较正常值上限延长 20% 以上和(或)出现率下降等，F 波异常往往是最早出现的电生理改变；④ 运动神经部分传导阻滞，周围神经常规测定节段的近端与远端比较，复合肌肉动作电位(CMAP)负相波波幅下降 20% 以上，时限增宽小于 15%；⑤ 异常波形离散，周围神经常规测定节段的近端与远端比较，CMAP 负相波时限增宽 15% 以上。当 CMAP 负相波波幅不足正常值下限的 20% 时，检测传导阻滞的可靠性下降。远端刺激无法引出 CMAP 波形时，难以鉴别脱髓鞘和轴索损害。

2) 感觉神经传导：速度明显减慢，常伴有感觉神经动作电位波幅下降，部分患者可以见到腓肠神经感觉传导正常，而正中神经感觉传导异常的现象。

3) 针电极肌电图：单纯脱髓鞘病变肌电图通常正常，如果继发轴索损害，在发病 10 d 至 2 周后肌电图可出现自发电位。随着神经再生则出现运动单位电位时限增宽、高波幅、多相波增多，大力收缩时运动单位募集减少。

2. AMAN

(1) 脑脊液检查 ① 脑脊液常规和生化改变：同 AIDP。② 免疫学检测：部分患者脑脊液抗神经节苷脂 GM1、GD1a 抗体阳性。

(2) 血清免疫学检查 部分患者血清中可检测到抗神经节苷脂 GM1、GD1a 抗体。

(3) 电生理检查 内容与 AIDP 相同，电生理改变包括以运动神经轴索变性为主和以可逆性运动神经传导阻滞为主两种情况。

1) 以运动神经轴索变性为主：① 运动神经传导：远端刺激时 CMAP 波幅较正常值下限下降 20% 以上，严重时引不出 CMAP 波形，2~4 周后重复测定，CMAP 波幅无改善。除嵌压性周围神经病常见受累部位外，所有测定神经均不符合 AIDP 标准中脱髓鞘的电生理改变(至少测定 3 条神经)。② 感觉神经传导测定：通常正常。③ 针电极肌电图：早期即可见运动单位募集减少，发病 1~2 周后，肌电图可见大量异常自发电位，此后随神经再生则出现运动单位电位的时限增宽、波幅增高、多相波增多。

2) 以可逆性运动神经传导阻滞为主：与轴索变性型 AMAN 不同之处在于，前者运动神经传导测定可见传导阻滞，免疫治疗 2~4 周后重复测定，随着临床的好转，传导阻滞和远端 CMAP 波幅可有明显改善。当远端 CMAP 波幅太低或未能引出肯定波形时，判断轴索变性和可逆性运动传导阻滞需慎重，通常需要随诊重复测定观察变化。

3. AMSAN

(1) 脑脊液检查 ① 脑脊液常规和生化改变：同 AIDP。② 免疫学检测：部分患者脑脊液抗神经节苷脂 GM1、GD1a 抗体阳性。

(2) 血清免疫学检查 部分患者血清中可检测到抗神经节苷脂 GM1、GD1a 抗体。

(3) 电生理检查 除感觉神经传导测定可见感觉神经动作电位波幅下降或无法引出波形外，其他同 AMAN 运动轴索变性类型。

(4) 腓肠神经活检 可见轴索变性和神经纤维丢失，但不作为确诊的必要条件。

4. MFS

(1) 脑脊液检查 同 AIDP，部分患者脑脊液抗

GQ1b、GT1a 抗体阳性。

（2）**血清免疫学检查**　部分患者血清抗 GQ1b 或 GT1a 抗体阳性。

（3）**电生理检查**　感觉神经传导测定可正常，部分患者见感觉神经动作电位波幅下降，传导速度减慢；脑神经受累者可出现面神经 CMAP 波幅下降；瞬目反射可见 R1、R2 潜伏期延长或波形消失。运动神经传导和肌电图一般无异常。电生理检查并非诊断 MFS 的必需条件。

5. APN

（1）**脑脊液检查**　蛋白质含量正常或轻度升高。

（2）**电生理检查**　神经传导和针电极肌电图一般正常。皮肤交感反应、R-R 变异率等自主神经检查可见异常。电生理检查不是诊断的必需条件。

（3）**其他**　少数患者伴抗利尿激素分泌失调综合征，出现低钠血症。

6. 急性感觉神经病

（1）**脑脊液检查**　出现蛋白 - 细胞分离。

（2）**电生理检查**　感觉神经传导可见传导速度减慢，感觉神经动作电位波幅明显下降或消失。运动神经传导测定可有脱髓鞘的表现。针电极肌电图通常正常。

【诊断】

1. **AIDP**　诊断标准：① 常有前驱感染史，呈急性起病，进行性加重，多在 4 周内达高峰；② 对称性肢体和延髓支配肌肉、面部肌肉无力，重者有呼吸肌无力，四肢腱反射减低或消失；③ 可伴有感觉异常和自主神经功能障碍；④ 脑脊液出现蛋白 - 细胞分离现象；⑤ 电生理检查提示运动神经传导远端潜伏期延长、传导速度减慢、F 波异常、传导阻滞、异常波形离散等周围神经脱髓鞘改变；⑥ 病程有自限性。

2. **AMAN**　临床参考 AIDP 诊断标准，突出特点是神经电生理检查提示近乎纯运动神经受累，根据电生理测定结果可以分为轴索变性和可逆性运动神经传导阻滞两种亚型。血清和脑脊液抗神经节苷脂 GM1、GD1a 抗体阳性。

3. **AMSAN**　参照 AIDP 诊断标准，特点是神经电生理检查提示感觉和运动神经轴索损害。

4. **MFS**　诊断标准：① 急性起病，病情在数天内或数周内达到高峰；② 以眼外肌瘫痪、共济失调和腱反射减低为主要症状，肢体肌力正常或轻度减退；③ 脑脊液出现蛋白 - 细胞分离；④ 病程有自

限性。

5. **APN**　诊断标准：① 急性发病，快速进展，多在 2 周左右达高峰；② 广泛的交感神经和副交感神经功能障碍，可伴有轻微肢体无力和感觉异常；③ 可以出现脑脊液蛋白 - 细胞分离现象；④ 病程有自限性；⑤ 排除其他病因。

6. **急性感觉神经病**　诊断标准：① 急性起病，快速进展，多在 2 周左右达高峰；② 对称性肢体感觉异常；③ 可有脑脊液蛋白 - 细胞分离现象；④ 神经电生理检查提示感觉神经脱髓鞘损害；⑤ 病程有自限性；⑥ 排除其他病因。

【鉴别诊断】

1. **AIDP**

（1）**不支持 GBS 诊断的表现**　① 显著、持久的不对称性肢体无力。② 以膀胱或直肠功能障碍为首发症状或持久恒定的膀胱或直肠功能障碍。③ 脑脊液中单核细胞数超过 50×10^6/L。④ 脑脊液中出现分叶核白细胞。⑤ 存在明确的感觉平面。

（2）**需要鉴别的疾病**　脊髓炎、周期性瘫痪、多发性肌炎、脊髓灰质炎、重症肌无力、急性横纹肌溶解症、白喉神经病、莱姆病、卟啉病周围神经病、中毒性周围神经病（如重金属、正己烷、药物）、肉毒中毒、癔症性瘫痪等。需要根据不同患者的临床具体特点，进行个体化的、必要的鉴别。对于病情在 4 周后仍进展，或复发 2 次以上的患者，需要注意与急性起病的慢性炎性脱髓鞘性多发性神经病鉴别。

2. **MFS**　需要鉴别的疾病包括糖尿病性眼肌瘫痪、脑干梗死、脑干出血、视神经脊髓炎、多发性硬化、重症肌无力等。GQ1b 抗体相关疾病除了 MFS，还有中枢受累为主的 Bickerstaff 脑干脑炎，临床表现眼肌瘫痪、共济失调、肢体无力，可伴有锥体束征和意识障碍。

3. **APN**　其他病因导致的自主神经病，如肉毒中毒、药物相关、血卟啉病、糖尿病、急性感觉神经元神经病、交感神经干炎等。

4. **急性感觉神经病**　需要与多种其他原因导致的急性感觉神经病鉴别，如糖尿病痛性神经病、中毒性神经病、急性感觉神经元神经病、干燥综合征相关周围神经病、副肿瘤综合征等。

【治疗】

1. **一般治疗**

（1）**心电监护**　病程到高峰之前密切关注患

者的呼吸、心律、血压、胃肠道功能，及时发现自主神经功能障碍，并给予心电监护。对于存在心动过缓的患者，需评估是否需要安装临时心脏起搏器。自主神经损伤后，对药物的反应较为敏感，使用减慢心率或降压药需慎重。

(2) **呼吸道管理**　有呼吸困难和延髓支配肌肉麻痹的患者应注意保持呼吸道通畅，加强吸痰及防止误吸。若有明显呼吸困难、肺活量降低、血氧分压降低，应尽早进行气管插管或气管切开，机械辅助通气。

(3) **营养支持**　延髓支配肌肉麻痹者有吞咽困难和饮水呛咳，需给予鼻饲，以保证营养，防止电解质紊乱。合并消化道出血或胃肠麻痹者，则给予静脉营养支持。

(4) **其他对症处理**　① 患者如出现尿潴留，可留置尿管以帮助排尿。② 对有神经痛的患者，适当应用药物缓解疼痛。③ 如出现肺部感染、泌尿系感染、压疮、下肢深静脉血栓形成，注意给予相应的积极处理，以防止病情加重。④ 因语言交流困难和肢体严重无力而出现抑郁时，特别是使用气管插管呼吸机支持时，应给予心理支持治疗，必要时给予抗抑郁药治疗。

2. **免疫治疗**　GBS 治疗中可选择的免疫治疗药物包括丙种球蛋白(IVIG)和血浆交换，两者均有效且疗效无明显差异。

(1) **IVIG 治疗方案**　400 mg/(kg·d)，1 次/d，静脉滴注，连续 3~5 d。

(2) **血浆交换治疗方案**　每次血浆交换量为 30~50 mL/kg，在 1~2 周进行 3~5 次。血浆交换的禁忌证主要是严重感染、心律失常、心功能不全、凝血系统疾病等；其不良反应为血流动力学改变，可能造成血压变化、心律失常，使用中心导管可引发气胸和出血及可能合并败血症。

3. **神经营养治疗**　可应用 B 族维生素治疗，包括维生素 B_1、维生素 B_{12}、维生素 B_6 等。

4. **康复治疗**　生命体征稳定时，尽早开展专业医师指导下进行的神经功能康复锻炼，以预防失用性肌萎缩和关节挛缩。对于恢复过程中肢体的疲劳症状，康复也会有所帮助。

【预后】　大部分 GBS 患者病情在 2 周内达到高峰，继而持续数天至数周后开始恢复，少数患者在病情恢复过程中出现波动。多数患者神经功能在数周至数月内基本恢复，少数遗留持久的神经功

能障碍。GBS 病死率在 3% 左右，主要死于心搏骤停、自主神经功能障碍、呼吸衰竭、感染、肺栓塞等并发症。

(郭军红)

第五节　慢性炎性脱髓鞘性多发性神经病

慢性炎性脱髓鞘性多发性神经病(chronic inflammatory demyelinating polyneuropathy，CIDP)是一类由免疫介导的运动感觉周围神经病，其病程呈慢性进展或缓解复发，多伴有脑脊液蛋白-细胞分离，电生理表现为周围神经传导速度减慢、传导阻滞及波形离散，病理显示有髓纤维多灶性脱髓鞘、神经内膜水肿、炎症细胞浸润等特点。大部分患者对免疫治疗反应良好。

【病因及发病机制】　CIDP 是一种免疫介导的疾病，但其发病机制仍有待阐明。

有证据表明，在 CIDP 患者中发现自身反应性 T 细胞、B 细胞、神经组织中的可溶性因子(包括炎症细胞因子和炎症趋化因子)、抗各种糖脂和糖蛋白结构的抗体及补体因子(如 C5a、可溶性末端补体复合物)浓度的增加。

CIDP 患者的皮肤活检发现，涉及免疫和炎症趋化因子调节的基因表达有显著变化。CIDP 患者血液中单核细胞上激活的 Fcγ I 受体表达水平升高，而幼稚 B 细胞、记忆 B 细胞及单核细胞上抑制性 FcγⅡb 受体表达水平降低。这一紊乱的 Fcγ 受体调节系统在 CIDP 患者 IVIG 治疗后获得部分恢复。

在一组类似 CIDP 表型的患者中发现了郎飞结蛋白和结旁蛋白的 IgG4 自身抗体。IgG4 抗体与 FcγⅡb 受体结合的能力较低，不能激活补体，被认为具有抗炎作用。越来越多的数据提示，IgG4 抗体通过与神经靶点结合并干扰其功能，直接损害神经。其特征有：① NF155 IgG4 抗体阳性患者与人类白细胞抗原 DRB15 之间的强烈关联提示遗传机制在 CIDP 发病中的作用；② IgG4 抗体阳性 CIDP 患者电生理提示早期轴突变性表现，在 CNTN1 抗体阳性患者更明显；③ IgG4 抗体阳性的患者神经病理没有典型的 CIDP 的脱髓鞘特征，而是出现郎飞结增宽、髓鞘环脱落和无再生的轴突变性。以上提示 IgG4 抗体阳性的 CIDP 应该归于类 CIDP 的

慢性结病或结旁病更合适。

【病理】　主要改变是脊神经根与周围神经节段性脱髓鞘和髓鞘再生并存,施万细胞再生,呈洋葱球样改变,少有炎性细胞浸润,浸润的细胞主要是单核细胞,可伴有神经纤维水肿。少数可见神经轴索变性。类 CIDP 的慢性结病或结旁病尚可发现髓鞘袢结构与轴膜脱离现象,但无巨噬细胞侵入。

【临床表现】　本病可发生于任何年龄,男女性均可发病。CIDP 常无前驱感染史,起病隐匿,疾病进展超过 8 周。CIDP 可分为慢性进展型和缓解复发型。发病年龄小的,缓解复发型多见,预后较好;发病年龄大的,慢性进展型多见,预后较差。

CIDP 包括经典型和变异型,后者包括纯运动型(pure motor CIDP)、纯感觉型(pure sensory CIDP)、远端获得性脱髓鞘性对称性神经病(distal acquired demyelinating symmetric neuropathy, DADSN)、多灶性获得性脱髓鞘性感觉运动神经病(multifocal acquired demyelinating sensory and motor neuropathy, MADSMN)、局灶型(focal CIDP)等。

1. CIDP 经典型　最常见。男性多见,40~60 岁为发病高峰期。首发症状是四肢无力或四肢远端感觉异常,约 10% 的患者手麻木和无力先于足。临床特征为进行性对称性肢体无力,下肢近端肌无力突出,可有四肢末梢型感觉减退,痛触觉和深感觉均可受累,腱反射减弱或消失。病程进展超过 8 周,但可复发 – 缓解。与 GBS 相比,脑神经很少受到影响,呼吸或自主神经受累罕见。

CIDP 经典型中多达 13%~18% 的患者急性起病(acute onset CIDP, A-CIDP),在 4 周内迅速进展,最初可能诊断为 GBS。与 GBS 患者相比,A-CIDP 患者在发病后进行性进展超过 8 周,或在最初改善后至少复发 3 次。A-CIDP 肌无力程度轻,通常患者仍能独立行走,面部无力、呼吸或自主神经系统受累的可能性较小,感觉减退体征更明确。

2. CIDP 变异型　具有脱髓鞘和对免疫治疗反应好的共同特征,但临床表现与 CIDP 经典型不同,称为 CIDP 变异型。随着时间的推移,部分 CIDP 变异型演变成经典型。由于 CIDP 是可治性疾病,对变异型的识别很重要。

(1) 远端型 CIDP　也称为远端获得性脱髓鞘性对称性神经病(DADSN),约占 10%,表现为上肢和下肢远端感觉缺失、无力及步态不稳,通常下肢重于上肢。部分以 DADSN 为临床表型的周围神经病可检出 IgM 型 M 蛋白(多为抗髓鞘相关糖蛋白抗体),属于单克隆内种球蛋白血症伴周围神经病范畴,激素治疗无效,不能归类于 CIDP。而不伴 M 蛋白的 DADSN 属于 CIDP 变异型,对免疫治疗敏感。

(2) 多灶型 CIDP　也称为多灶性获得性脱髓鞘性感觉运动神经病(MADSMN)或 Lewis-Sumner 综合征(LSS),约占 15%。主要表现为不对称的感觉运动周围神经病,上肢常早于下肢受累,脑神经包括动眼神经、三叉神经、面神经、迷走神经和舌下神经受累比其他 CIDP 形式更常见。电生理检查可见多灶性运动和感觉神经传导阻滞。

(3) 局灶型 CIDP　罕见,通常累及单侧臂丛或腰骶丛,但也可累及一个或多个周围神经,电生理表现为传导阻滞,诊断难度相对较大。

(4) 运动型 CIDP　小于 10%,表现为相对对称的近端和远端肌无力,而感觉的临床和电生理均正常。如果在运动型 CIDP 中感觉神经传导异常,诊断为以运动为主的 CIDP(motor-predominant CIDP)。运动型 CIDP 患者在使用糖皮质激素治疗后可能恶化。

(5) 感觉型 CIDP　通常以步态共济失调、振动觉和位置觉受损,以及皮肤感觉改变为特征。如果运动神经传导减慢或运动传导阻滞存在,诊断为以感觉为主的 CIDP(sensory-predominant CIDP)。长期随访研究表明,感觉型 CIDP 通常是一个短暂的临床阶段,在约 70% 的患者随后出现肌无力。

【辅助检查】

1. CIDP 经典型　脑脊液蛋白质含量升高。神经电生理提示运动神经脱髓鞘改变。多灶性传导阻滞;远端潜伏期延长("远端阻滞");部分运动神经传导速度在正常值的 80% 以下;F 波消失;CMAP 波波形离散;在发病早期,尽管有肌无力和 CMAP 幅度降低但无失神经改变提示近端脱髓鞘性传导阻滞。

2. CIDP 变异型

(1) 电生理检查　运动神经传导测定提示周围神经存在脱髓鞘性病变,在非嵌压部位出现传导阻滞或异常波形离散对诊断脱髓鞘病变更有价值。通常选择一侧的正中神经、尺神经、胫神经和腓总神经进行测定。神经电生理检查结果必须与临床表现相一致。电生理检查的诊断标准如下。

1) 运动神经传导:至少要有两根神经均存在

下述参数中的至少一项异常:① 远端潜伏期较正常值上限延长 50% 以上;② 运动神经传导速度较正常值下限下降 30% 以上;③ F 波潜伏期较正常值上限延长 20% 以上[当远端复合肌肉动作电位(CMAP)负相波波幅较正常值下限下降 20% 以上时,则要求 F 波潜伏期延长 50% 以上]或无法引出 F 波;④ 运动神经部分传导阻滞:周围神经常规节段近端与远端比较,CMAP 负相波波幅下降 50% 以上;⑤ 异常波形离散:周围神经常规节段近端与远端比较,CMAP 负相波时限增宽 30% 以上。当 CMAP 负相波波幅不足正常值下限 20% 时,检测传导阻滞的可靠性下降。

2)感觉神经传导:可以有感觉神经传导速度减慢和(或)波幅下降。

3)针电极肌电图:继发轴索损害时可出现失神经电位、运动单位电位时限增宽和波幅增高。

(2)脑脊液检查　80%~90% 的患者存在脑脊液蛋白-细胞分离现象,蛋白质通常在 0.75~2.00 g/L,偶可高达 2.00 g/L 以上。约 1/3 的 MADSMN 脑脊液蛋白质含量正常或轻度升高。

(3)血清抗体检测　进行血尿免疫固定电泳和游离轻链是必要的,可以帮助鉴别 M 蛋白相关周围神经病。临床疑似结旁抗体相关 CIDP,需要 CBA 检测法(cell-based assay)的 NF155、NF140/186、CNTN1 等抗体检测。

(4)神经影像学检查　周围神经超声可以对臂丛以及神经干进行测定,沿神经走行连续扫描时,部分患者可见神经横截面积节段性增粗,也有表现为普遍轻微增粗或正常者。MRI T_2 加权像可见神经根和神经丛粗大,增强 MRI 神经根强化。

(5)腓肠神经活体组织检查　临床怀疑 CIDP 但电生理检查结果不典型时,需要行神经活检。帮助与伴有髓鞘脱失的其他周围神经病进行鉴别。

【诊断】

CIDP 的诊断目前仍为排除性诊断。符合以下条件的可考虑本病。

(1)症状持续进展超过 8 周,慢性进展或缓解复发。

(2)临床表现为不同程度的对称性肢体无力,少数为非对称性(如 MADSMN),近端和远端均可累及,四肢腱反射减低或消失,伴有深、浅感觉异常。

(3)脑脊液蛋白-细胞分离。

(4)电生理检查提示周围神经传导速度减慢、传导阻滞或异常波形离散。

(5)除外其他原因引起的周围神经病。

(6)除伴 IgM 型 M 蛋白的 DADSN 外,大多数患者使用激素治疗有效。

【鉴别诊断】　需与其他慢性脱髓鞘性多发性神经病进行鉴别。

1. 伴有无确定意义的单克隆 γ 病的神经病(neuropathy with monoclonal gammopathy of undetermined significance)　最多见的是 IgM 型,偶见 IgG 型或 IgA 型。与 CIDP 略有不同的是,该病伴发的周围神经病感觉症状重于运动症状,远端受累更明显。主要影响 50~70 岁的男性。起病隐匿,数周、数月逐渐进展,多以足部麻木和感觉异常起病,随后出现手的麻木和感觉异常,之后出现相对对称的肌无力和轻度肌萎缩。约 50% 的患者抗 MAG 抗体阳性。IgM 型伴周围神经病对一般免疫抑制剂或免疫调节剂治疗反应差,用利妥昔单抗治疗可能有效。其临床和电生理特点与 CIDP 无异。免疫固定电泳发现 M 蛋白是该病伴周围神经病诊断的关键。

2. POEMS 综合征　是一种伴有全身性疾病的以脱髓鞘为主的感觉运动神经病。临床特征性表现为中等程度的多发性周围神经病(髓鞘脱失为主)、器官肿大(如肝脾大、淋巴结肿大)、内分泌异常(糖尿病、甲状腺功能减退等)、M 蛋白(通常为 IgG 型,λ 轻链增多)和皮肤改变(肤色发黑、多毛和皮肤增厚)等。血管内皮生长因子升高可协助诊断。还可以行骨髓穿刺和 X 线检查,以除外潜在的骨硬化性骨髓瘤。

3. 多灶性运动神经病(multifocal motor neuropathy,MMN)　是一种仅累及运动的不对称的获得性脱髓鞘性周围神经病。成年男性多见,常以急性或亚急性的仅累及运动的单神经病起病,首先累及上肢远端,也可下肢起病,如表现为腕部无力或足下垂。肌电图特征性表现为多灶性运动神经传导阻滞。易误诊为 MADSMN。但 MMN 无感觉症状,血清中可检出 IgM 型抗 GM1 抗体,静脉注射丙种球蛋白治疗有效而糖皮质激素治疗无效可帮助鉴别。

4. 雷夫叙姆病(Refsum disease)　常染色体隐性遗传性感觉运动神经病。因植烷酸氧化酶缺乏引起植烷酸沉积导致。可发生在青少年或成年,主要表现为慢性多发性神经病、共济失调、视网膜色素变性等,脑脊液蛋白质含量升高,神经病理可见洋葱球样改变易误诊为 CIDP。血浆植烷酸明显增高可帮助鉴别。

【治疗】

1. **免疫治疗** 首选糖皮质激素、静脉注射丙种球蛋白(IVIG)(纯运动型 CIDP 首选 IVIG),如两者均无效,可考虑血浆置换(或双膜法血液滤过)。约 80% 的患者对以上 3 种治疗有不同程度的改善。

(1) **糖皮质激素** 对于症状较为严重的患者可选用激素短期冲击后改口服的方法。甲泼尼龙 500~1 000 mg/d 静脉滴注,连续 3~5 d 后改为泼尼松 1~1.5 mg/(kg·d)晨顿服。维持 1~2 个月后逐渐减量。3 个月症状无改善可认为治疗无效。在使用激素过程中检测血压和血糖,补钙、补钾,必要时保护胃黏膜治疗。

(2) **IVIG** 400 mg/(kg·d)静脉滴注,连续 5 d,每个月 1 次,一般需要连续治疗 3 个月,3 个月后症状完全缓解或稳定可停用。改善不充分可每月复治 1 次(剂量可减半)或使用小剂量激素维持。

IVIG 治疗过程中有出现肾病综合征、无菌性脑膜炎、血清病、静脉血栓、卒中、低血压等罕见情况的报道。

(3) **血浆置换(或双膜法血液滤过)** 一般一个疗程 3~5 次,其间间隔 2~3 d,每个月进行 1 个疗程。需要注意的是,在应用 IVIG 后 3 周内,不要进行血浆置换治疗。

(4) **其他** 如以上治疗无效、激素依赖、激素无法耐受等情况,可选用或加用硫唑嘌呤、环磷酰胺、环孢素、吗替麦考酚酯等。对于难治性患者,可考虑使用利妥昔单抗。治疗过程中需随访肝肾功能及血常规等,并密切观察可能并发的感染。

2. **对症治疗及神经营养治疗** 少数患者有神经痛可使用加巴喷丁、普瑞巴林、卡马西平、阿米替林等。维生素 B_1、维生素 B_{12}(甲钴胺等)是较常应用的神经营养药物。

3. **功能锻炼及康复** 功能训练、足部支具、健康积极的生活态度和生活方式等有益于 CIDP 患者功能的恢复。

(郭军红)

数字课程学习……

 学习目标及重点内容提示　　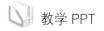 教学 PPT　　 自测题　　拓展阅读

第七章

脊 髓 疾 病

第一节 概 述

【脊髓的解剖】

1. 脊髓的外部结构 脊髓在枕骨大孔处与延髓相连，下端形成脊髓圆锥，从脊髓圆锥下端伸出一根终丝，止于第 1 尾椎骨膜的背侧。脊髓自上而下共发出 31 对脊神经，包括颈段（cervical）8 对，胸段（thoracic）12 对，腰段（lumbar）5 对，骶段（sacral）5 对，尾神经（coccygeal）1 对。与此相对应，脊髓也分为 31 个节段，但表面并无节段界线。

脊髓外形呈微扁圆柱体，有两个膨大。① 颈膨大（cervical enlargement）：由 C_4~T_1 脊髓组成，发出神经支配上肢；② 腰骶膨大（lumbosacral enlargement）：由 L_1~S_3 脊髓组成，发出神经支配下肢。在脊髓圆锥（conus medullaris）以下的腰骶神经根称为马尾（cauda equina），马尾由 L_{2-5}、S_{1-5} 及尾节发出的共 10 对神经根组成。

脊髓节段与脊椎节段之间非一一对应关系，在成人，脊髓下颈段较颈椎高 1 个椎骨（颈脊髓节段 –1= 颈脊椎节段），上、中胸髓节段较胸椎高 2 个椎骨（胸 $_{1-9}$ 脊髓节段 –2= 上胸段脊椎节段），下胸髓节段较胸椎高 3 个椎骨（胸 $_{10-12}$ 脊髓节段 –3= 下胸段脊椎节段），腰髓则相当于胸 $_{10-12}$ 脊髓节段，脊髓骶段相当于 T_{12} 和 L_1 水平（图 7–1）。因脊椎骨的棘突斜向下方，故脊椎骨的棘突与它的椎体常不在同一平面上。

脊髓由 3 层结缔组织被膜（脊膜）所包裹，最外层为硬脊膜（spinal dura mater），硬脊膜外面与脊椎骨膜之间的间隙为硬膜外腔（epidural space），其中有静脉丛与松弛的脂肪组织，此静脉丛在脊髓转移性肿瘤及栓塞的发生中具有重要意义；最内层紧贴脊髓表面，称为软脊膜（spinal pia mater）；硬脊膜与软脊膜之间为蛛网膜（arachnoid）。蛛网膜与硬脊膜之间为硬脊膜下腔，其间无特殊结构。蛛网膜与软脊膜之间为蛛网膜下腔，与脑蛛网膜下腔相通，其中充满脑脊液。在脊髓两侧，软脊膜形成多个三角形的突起，它的尖端穿过蛛网膜，附着于硬脊膜的内面，称为齿状韧带（denticulate ligament）。脊髓共有约 20 对齿状韧带，它有固定脊髓的作用（图 7–2）。

脊髓表面有 6 条纵行沟裂。前正中裂深达脊髓前后径的 1/3，后正中沟伸入脊髓后索将其对称地分为左、右两部分，前外侧沟与后外侧沟左、右各一，脊神经的前根由前外侧沟离开脊髓，后根由后外侧沟进入脊髓。

从脊髓发出 31 对运动前根，并有 31 对感觉后根进入脊髓。前根和后根在椎管内逐渐接近，在通过位于椎间孔的脊神经节后合为一束，即为脊神经。脊神经从椎间孔出来分成后支和前支。后支分布于后颈部肌肉、背脊肌肉、颈后和背部的皮肤。前支较粗，分布于躯干腹侧面和四肢的肌肉和皮肤。颈、腰和骶节段的前支集合起来分别形成颈神经丛、腰神经丛、骶神经丛，从这些神经丛再发出周围神经干或周围神经。

2. 脊髓的内部结构 脊髓横切面上可见由白质和灰质两种组织构成（图 7–3）。灰质主要由神经细胞体（核团）和一部分胶质细胞组成，呈蝴蝶形或 "H" 形排列在脊髓的中央，其中心有中央管；白质主要由上下行的传导束及大量的胶质细胞组成，包绕于灰质的外周。

（1）脊髓灰质 两翼均分前角、后角，C_8（或 T_1）至 L_2 及 S_{2-4} 节段有侧角。前角内含有下运动神经元的胞体，其发出纤维组成前根，支配各有关骨骼肌。后角内含有浅感觉（痛觉、温度觉和部分触觉）的第二级神经元胞体，接受来自后根神经节发出的后根纤维的神经冲动。$C_8 \sim L_2$ 的侧角内主要是交感神经元胞体，发出纤维经前根、交感神经径路支配和调节内脏及腺体的功能。C_8、T_1 的侧角发出的交感纤维，一部分沿颈内动脉壁进入颅内，支配同侧瞳孔扩大肌、睑板肌、眼眶肌；另一部分支配同侧面部血管及汗腺。S_{2-4} 的侧角为脊髓副交感中枢，发出纤维支配膀胱、直肠和性腺功能。在脊髓中央管前、后分别为灰质前连合和灰质后连合。

（2）脊髓白质 主要由上行（感觉）和下行（运动）有髓鞘纤维所组成，分为前索、侧索和后索。

1）前索：位于前角和前根的内侧，主要为下行纤维。① 皮质脊髓前束（锥体前束）：其在下行的过程中，大部分纤维越过前连合，支配对侧灰质前角的下运动神经元；另一部分纤维支配同侧灰质前角的下运动神经元，这部分接受同侧纤维支配的下运动神经元，主要支配躯干肌肉。② 顶盖脊髓束：参与视听反射。③ 前庭脊髓束：联络前庭神经外侧核与脊髓，维持身体平衡和姿势调节。④ 网状脊髓束：起自脑干网状结构，至脊髓全长，主要终止于脊髓灰质Ⅶ层，参与躯干和肢体肌张力与姿势调节。

2）侧索：位于脊髓外侧前、后根之间，有上、下行的传导纤维束。上行的有：① 脊髓丘脑束，传导对侧肢体和躯干的痛觉、温度觉及部分触觉至丘

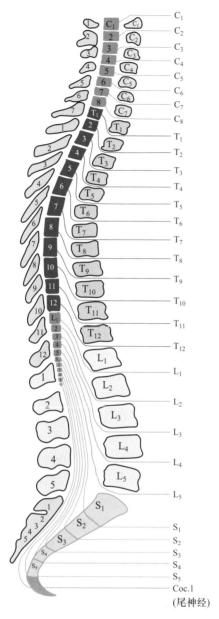

图 7-1 脊髓节段与椎骨的关系

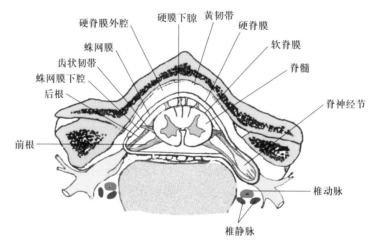

图 7-2 脊髓被膜

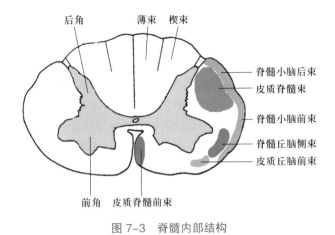

图 7-3 脊髓内部结构

后角　　薄束　楔束
脊髓小脑后束
皮质脊髓束
脊髓小脑前束
脊髓丘脑侧束
皮质丘脑前束
前角　皮质脊髓前束

脑。② 脊髓小脑束,传导反射性本体感觉,无意识性地协调运动功能。下行的有:① 皮质脊髓侧束(锥体束),传导对侧大脑半球的运动冲动至灰质前角下运动神经元,完成自主运动。② 红核脊髓束,参与姿势调节。

3) 后索:位于两侧后角和后根之间,主要为上行纤维,其中薄束传导同侧下半身的深感觉和部分触觉(识别性触觉);楔束在 T_4 以上出现,位于薄束外侧,传导上半身的深感觉和部分触觉。

3. 脊髓的血液供应

(1) 动脉 供应脊髓的动脉有 3 个主要来源(图 7-4)。

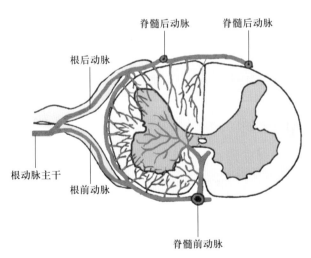

图 7-4 脊髓动脉供应

脊髓后动脉　　脊髓后动脉
根后动脉
根动脉主干
根前动脉
脊髓前动脉

1) 根动脉:脊髓各节段根动脉分别来自椎动脉、颈升动脉、颈深动脉、肋间动脉、腰动脉、髂腰动脉和骶外诸动脉分支的血液供应,这些分支沿脊神经根进入椎管,故称根动脉。它们进入椎间孔后分为前、后两支,即根前动脉和根后动脉,分别与

脊前动脉与脊后动脉吻合,构成围绕脊髓的冠状动脉环,它们的分支为脊髓表面结构和脊髓实质外周部分供血。大多数根动脉较细小,但在下胸段或上腰段往往在左侧有一根根动脉较粗,称为大根动脉(arteria radicularis magna),若它被阻塞就可引起明显的脊髓损害症状。

2) 脊髓前动脉:起源于两侧椎动脉的颅内部分,在延髓腹侧合并成一支,沿脊髓前正中裂下行,在下行过程中得到多数根动脉发出的分支的补充和加强。脊髓前动脉沿途发出很多沟连合动脉(每厘米分出 3~4 支)左右交替地深入脊髓,供应脊髓横断面前 2/3 区域。这些动脉系终末支(特别是 T_4 和 L_1 两个部位为两个根动脉供血的交界处),易发生缺血性病变,临床上称为脊髓前动脉综合征。

3) 脊髓后动脉:起源于同侧椎动脉的颅内部分,左、右各一根,沿脊髓全长的后外侧沟下行,其分支供应脊髓横断面的后 1/3 区域。脊髓后动脉并未形成一条完整连续的纵行血管,略呈网状,分支间吻合较好,故极少发生供血障碍。

(2) 静脉 脊髓的静脉回流经根前静脉和根后静脉引流至椎静脉丛,在颈部由椎静脉向上与延髓静脉相通,在胸部与胸腔内奇静脉及上腔静脉相通,在腹部与下腔静脉、门静脉及盆腔静脉多处相通。椎静脉丛内压力很低,没有静脉瓣膜,血流方向常随胸、腹腔压力变化(如咳嗽、喷嚏、排便、举重等)而改变,易使感染及恶性肿瘤由此转移入脊髓内或邻近结构。

4. 脊髓反射 许多肌肉、腺体和内脏反射的初级中枢在脊髓,脊髓对肌肉、腺体和内脏传入的刺激产生反应,通过联络神经元完成节段间与高级中枢的联系以及实施肌肉、腺体反射性活动。主要的脊髓反射有 3 种。

(1) 伸反射 属于牵张反射。骨骼肌被牵引时,引起骨骼肌收缩和肌张力增高。当叩击骨骼肌肌腱时,引起骨骼肌突然收缩,如各种肌腱反射;骨骼肌被持续牵伸,出现肌张力增高,以保持身体的姿势,即姿位性反射。这两种反射弧的径路大致相同,其感受器在肌梭及腱器内,冲动经后根传入脊髓,与脊髓的中间神经元发生突触,继而激动同节段或多节段的前角细胞,再将冲动经前根传给反应器官(骨骼肌),就引起骨骼肌收缩或肌张力增高。这一反射不仅有赖于完整的脊髓反射弧,还受皮质脊髓束的抑制。如果皮质脊髓束的作用被阻断,肌张力便增高,反射就变得亢进,这是锥体束损害的主要征象。

(2) 屈曲反射 当肢体受到损害性刺激时,屈肌发生快速的收缩以逃避这种刺激。这是一种防御反射。脊髓反射动作是一种协调的活动。当某些肌肉兴奋时还必须有其对抗肌的抑制,运动冲动才能发生效果。防御反射就是典型的例子。当屈肌活动时,伸反射便被抑制。

(3) 脊髓休克(断联休克) 当脊髓被完全切断时,脊髓与高级中枢的联系中断。由于丧失了中枢神经系统高级部位对脊髓的调节,切断面以下的脊髓反射活动完全消失,要经过一段时间才能恢复。这个不发生反射活动的现象,称为脊髓休克(spinal shock)。休克期过后,反射活动逐渐恢复,最早是巴宾斯基征等病理反射,其次为膝反射,再后为屈曲反射。一般来说,脊髓完全横贯性损害后,不再出现伸肌运动,而表现屈肌紧张,患者双下肢呈屈曲姿态,称屈曲性截瘫,常常预后不良。

【脊髓疾病的临床表现】

1. 脊髓病变的临床特点 脊髓病变引起的主要临床表现为运动障碍、感觉障碍、自主神经功能障碍。根据运动障碍、感觉障碍的特点及其他伴随症状和体征往往能判定脊髓内部不同结构的损害,尤以前运动障碍和感觉障碍对脊髓病变的诊断具有十分重要的意义。

(1) 运动障碍 脊髓不同部位受损表现出不同形式的瘫痪。皮质脊髓束病变导致痉挛性瘫痪,表现为病变水平以下骨骼肌瘫痪,肌张力增高,腱反射亢进和病理征阳性。脊髓灰质前角或(和)前根损害产生弛缓性瘫痪,表现为所支配骨骼肌无力,肌萎缩,肌张力降低,腱反射减弱或消失。两者均受累则表现为混合性瘫痪。

(2) 感觉障碍 脊髓损害出现感觉障碍的类型、范围与病损的部位有关。后根损害早期常出现根性疼痛,疼痛区感觉过敏,后期出现节段性感觉减退或消失。后角损害产生分离性感觉障碍,表现为病灶同侧节段性痛、温度觉障碍而深感觉和触觉仍保留;后索损害出现病损平面以下同侧深感觉缺失、感觉性共济失调及精细触觉减退;白质前连合损害表现为两侧对称性节段性痛、温度觉障碍,深感觉和触觉还保留,也是分离性感觉障碍;脊髓丘脑束损害产生传导束型感觉障碍,表现为病损平面

以下对侧痛、温度觉缺失或减退,深感觉及触觉仍保留。

(3) 自主神经功能障碍 脊髓灰质侧角损害或脊髓病变阻断侧角与大脑联系的径路,出现相应节段的自主神经功能障碍,表现为膀胱和直肠括约肌功能、血管运动、发汗反应及皮肤、指(趾)甲的营养等障碍。尤其膀胱、直肠功能障碍为脊髓疾病与其他疾病鉴别的重要症状和体征之一。自主神经功能障碍是否出现、出现的早晚与病损的部位、严重程度密切相关。

总之,上述运动障碍、感觉障碍和自主神经功能障碍构成的症状和体征是认识脊髓疾病的基础。

2. 脊髓不同部位损害的临床特点

(1) 脊髓半侧损害 表现为脊髓病变平面以下同侧肢体瘫痪和深感觉障碍,对侧痛、温度觉障碍,而两侧触觉均保留,称为布朗 - 塞卡综合征(脊髓半切综合征)(图 7-5)。多见于脊髓肿瘤和脊髓外伤的早期。病变节段平面以下同侧肢体还可有血管舒缩运动功能障碍,皮肤初期潮红、发热,后期发绀、发冷。

(2) 脊髓横贯性损害 脊髓损害平面以下双侧骨骼肌完全性痉挛性瘫痪(椎体束受累,如 $C_{1~4}$)或弛缓性瘫痪(脊髓前角,如 $L_1~S_5$)或混合性瘫痪(锥体束和前角均受累,如 $C_5~T_2$),各种感觉缺失及自主神经功能障碍。受损脊髓节段支配区域下反射消失,根性痛或根性分布的感觉减退、感觉缺失。在这些体征中,感觉障碍平面和反射改变对病变脊髓的节段定位很有帮助。在急性脊髓炎、脊髓外伤和脊髓出血的急性期,脊髓失去与皮质的纤维联系而出现脊髓休克,脊髓功能过度抑制,表现为损伤平面以下弛缓性瘫痪,肌张力低,腱反射减弱或消失,病理反射不能引出。休克期常常持续 2~6 周,以后逐渐转为痉挛性瘫痪。脊髓 5 个主要节段病变的特征如下。

1) 高颈段($C_{1~4}$):四肢呈痉挛性瘫痪,病损平面以下全部感觉缺失或减退,二便障碍,四肢及躯干常无汗。可有枕、颈后部及肩部根性神经痛,于咳嗽、喷嚏、转头时疼痛加重。$C_{3~5}$ 节段双侧前角细胞损害时,两侧膈神经麻痹而出现呼吸困难,腹式呼吸运动减弱甚至消失,咳嗽无力;若该处受刺激,则发生呃逆。病变如损害三叉神经脊束核,可出现同侧面部外侧痛、温度觉缺失;若累及副神经核,则出现胸锁乳突肌和斜方肌瘫痪、萎缩。由于

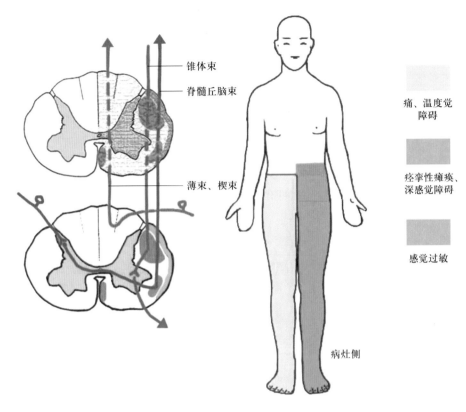

图 7-5 布朗 – 塞卡综合征（脊髓半切综合征）

该部位病变接近枕骨大孔，故可出现后颅凹病变的症状、体征，如眩晕、眼球震颤、共济失调、发音及吞咽困难等。若病变波及延髓下端的心血管运动和呼吸中枢，会引起呼吸、循环衰竭而死亡。上颈段病变常伴发高热。

2）颈膨大（$C_5\sim T_2$）：受损时表现为四肢瘫，上肢呈弛缓性瘫痪，下肢呈痉挛性瘫痪。病灶平面以下各种感觉缺失，上肢有节段性感觉减退或缺失，可有向肩及上肢放射的根性神经痛，大小便功能障碍。C_8 及 T_1 节段侧角细胞受损时，产生霍纳综合征，表现瞳孔缩小、眼裂变小、眼球内陷、面部出汗减少。上肢腱反射改变有助于受损节段的定位，如肱二头肌反射减弱或消失而肱三头肌反射亢进，提示病损在 C_5 或 C_6；肱二头肌反射正常，而肱三头肌反射减弱或消失，提示病损在 C_7。

3）胸段（$T_{3\sim12}$）：胸髓是脊髓中最长而血液供应较差、最易发病的部位。胸髓横贯性损害时，双上肢正常，双下肢呈现痉挛性瘫痪（截瘫），病变平面以下各种感觉缺失、大小便功能障碍、出汗异常，常伴受损节段相应胸、腹部根性神经痛和（或）束带感。感觉障碍的平面是确定脊髓损害节段的重要依据。如乳头水平为 T_4 节段，剑突水平为 T_6 节段，肋缘水平为 T_8 节段，平脐为 T_{10} 水平，腹股沟为 T_{12} 水平。上、中、下腹壁反射的反射中枢分别位于 $T_{7\sim8}$、$T_{9\sim10}$、$T_{11\sim12}$，故腹壁反射消失有助于定位。病变在 $T_{10\sim11}$ 时，下半部腹直肌无力，而上半部肌力正常，患者仰卧用力抬头时，可见脐孔被上半部腹直肌牵拉而向上移动，即比弗征（Beevor sign）。

4）腰骶膨大（$L_1\sim S_3$）：受损时表现双下肢弛缓性瘫痪，双下肢及会阴部感觉缺失，大小便功能障碍。损害平面在 $L_{2\sim4}$ 时膝反射消失，在 $S_{1\sim2}$ 时踝反射消失，损害 $S_{1\sim3}$ 会出现阳痿。

5）脊髓圆锥（$S_{3\sim5}$ 和尾节）：受损时无肢体瘫痪及锥体束征。表现鞍区感觉缺失，即肛门周围及会阴部皮肤感觉缺失。髓内病变可有分离性感觉障碍。有肛门反射消失和性功能障碍。脊髓圆锥为括约肌功能的副交感中枢，故圆锥病变可出现真性尿失禁。

6）马尾：其病变与脊髓圆锥病变的临床表现相似，但损害时症状及体征可为单侧或不对称，根性神经痛多见且严重，位于会阴部或小腿，下肢可有弛缓性瘫痪，大小便功能障碍常不明显或出现较晚。这些可与圆锥病变鉴别(表7-1)。

【脊髓疾病的定位及定性诊断】 不同的脊髓疾病所引起的脊髓损害常具有其特殊的好发部位，

因此，确定了病变在脊髓横断面上的位置以后，有助于定性诊断(表7-2)。

表 7-1 脊髓圆锥损害与马尾损害的临床鉴别

鉴别要点	圆锥损害	马尾损害
发病	常突然，双侧性	常从一侧开始，逐渐波及对侧
自发性疼痛	无	明显，不对称，在会阴、腰部沿腰、骶神经根分布
感觉障碍	呈对称马鞍形分布，可有分离性感觉障碍，范围较局限(S_{3-5})	可为一侧或不对称，无分离性感觉障碍，范围较广($L_2 \sim S_5$)
运动障碍	无	下肢瘫痪呈弛缓性，可不对称，伴肌萎缩
反射改变	一般不明显，有时可有踝反射减弱	踝反射及跖反射均消失，高位时膝反射亦减弱或消失
膀胱、直肠和性功能障碍	出现早	出现晚，或不明显
皮肤营养改变	压疮常见	较不明显

表 7-2 脊髓横断面病损定位及定性诊断

示意图	病损部位	症状	定性疾患
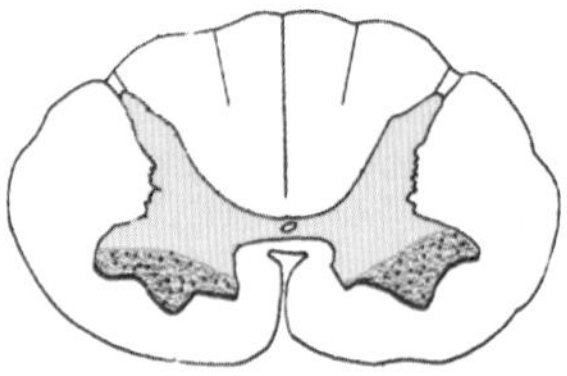	前角	弛缓性瘫痪	急性脊髓灰质炎(又称小儿麻痹症)、进行性脊髓性肌萎缩症
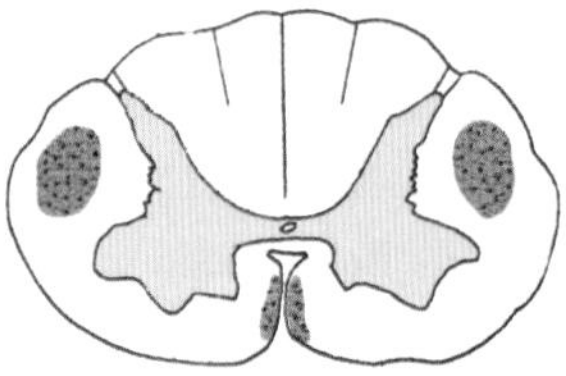	锥体束	痉挛性瘫痪	原发性侧索硬化
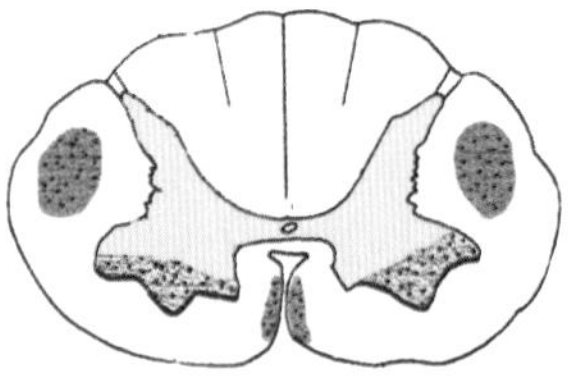	前角、锥体束	痉挛、弛缓性瘫痪	肌萎缩性侧索硬化
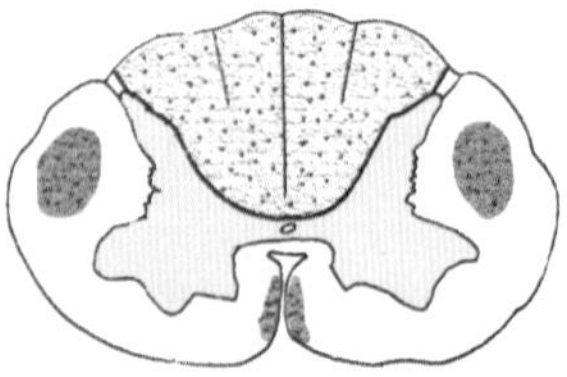	后索、锥体束	深感觉障碍，锥体束征阳性	亚急性联合变性

续表

示意图	病损部位	症状	定性疾患
	后索	深感觉障碍,感觉性共济失调	脊髓结核、假性脊髓结核(糖尿病)
	脊髓小脑束、后索、锥体束	共济失调,深感觉障碍,上运动神经元性瘫痪	遗传性共济失调
	中央管周围包括灰质前连合	痛觉、温度觉缺失,触觉存在(节段性分离性感觉障碍)	脊髓空洞症、髓内肿瘤
	脊髓半侧损害	布朗－塞卡综合征(脊髓半切综合征)	脊髓压迫症、脊髓外伤
	脊髓横贯损害	损害平面以下各种感觉缺失、肢体瘫痪、自主神经功能障碍	急性脊髓炎、脊髓外伤、脊髓压迫症、脊髓出血

(李劲梅)

第二节　急性脊髓炎

急性脊髓炎(acute myelitis)是一种急性横贯性脊髓炎性病变。多数为各种感染后或疫苗接种后所致的变态反应性脊髓损害。病变累及一个或相邻的数个脊髓节段。表现为病变水平以下肢体瘫痪、各种感觉缺失、自主神经功能障碍。若脊髓损害节段呈上升性,病变在起病 1~2 d 甚至数小时内迅速上升波及延髓,瘫痪由下肢迅速波及上肢甚至延髓支配的肌群,出现吞咽困难、构音障碍甚至呼吸肌麻痹,称上升性脊髓炎(acute ascending myelitis)。

【病因及发病机制】 本病病因未明,约 1/2 的患者发病前有上呼吸道、胃肠道病毒感染的症状,但脑脊液未检出抗体,神经组织亦未分离出病毒,本病的发生可能为各种病原(如病毒、细菌、支原体)感染后诱发的变态反应所致的脊髓炎性病变。部分患者于疫苗接种后发病,可能为疫苗接种引起的异常免疫应答。约 1/4 为特发性脊髓炎。

【病理】 本病可累及脊髓的任何节段,但以胸段(尤其是 $T_{3\sim5}$)最常见,其次为颈段和腰段。受累脊髓水肿、充血、软化。镜下可见软脊膜和脊髓内血管扩张、充血,血管周围炎性细胞浸润,以淋巴细胞和浆细胞为主;灰质内神经元肿胀、碎裂、消失、尼氏小体溶解;白质中髓鞘脱失、轴突变性;病灶中可见胶质细胞增生。若脊髓损害严重时,可软化形成空洞。

【临床表现】 本病任何年龄均可发病,但青壮年多见,无性别差异。散在发病。起病较急,病情多在2~3 d达高峰。约有1/2的患者起病前1~2周有发热、全身不适、上呼吸道感染或胃肠道感染等前驱症状或有疫苗接种史。劳累、受凉、负重及扭伤等可为诱因。常先有双下肢麻木或背痛或束带感,数小时至数日内出现损害平面以下肌无力或截瘫、感觉缺失及膀胱、直肠括约肌功能障碍。胸髓最常受累。

1. **运动障碍** 表现为病变水平以下肢体瘫痪。早期重症患者表现为弛缓性瘫痪,深、浅反射(腱反射、腹壁反射、提睾反射)均消失,病理反射不能引出,为脊髓休克。多数患者脊髓休克期为2~4周,也可长达1~2个月或更长。休克期的长短取决于脊髓损害的程度,也受并发症的影响。脊髓损害严重,合并肺部感染、尿路感染及压疮者,其脊髓休克期较长。偶有长期休克而不能恢复者。休克期过后,胸段脊髓损害造成截瘫肢体的肌张力与腱反射逐渐增高,病理反射出现,肌力恢复常自远端开始。此时下肢轻微刺激均可引起双下肢阵挛和屈曲。脊髓损害完全者,这些刺激可引起双下肢强烈的屈曲性痉挛,伴出汗、竖毛、小便自动排出等症状,称为总体反射(summation reflex),提示预后不佳。部分性或不完全性脊髓损害者出现伸性痉挛性截瘫,预后较好。

2. **感觉障碍** 传导束型感觉障碍,表现为病变平面以下所有感觉缺失,痛、温度觉损害突出,振动觉和本体感觉损害较轻。可在感觉消失平面上缘有一感觉过敏区或呈束带感。随着脊髓功能恢复而感觉平面逐渐下降,但感觉障碍较运动障碍恢复慢。

3. **自主神经功能障碍** 早期表现为小便潴留,膀胱无充盈感,呈无张力性神经源性膀胱,可因膀胱过度充盈(尿量可达1 000 mL)而出现充溢性尿失禁(overflow urinary incontinence)。随着病情好转,膀胱容量缩小,脊髓反射功能逐渐恢复,尿充盈至300~400 mL时会自动排尿,称反射性神经源性膀胱(reflex neurogenic bladder)。损害平面以下可见其他自主神经功能障碍,如无汗或少汗,皮肤水肿、潮红或脱屑,指甲松脆、角化过度等。

【辅助检查】

1. **周围血象** 急性期白细胞正常或轻度升高。

2. **脑脊液检查** 腰椎穿刺脑脊液压力多正常,

脑脊液无色透明,白细胞数正常或轻度增高[(20~200)×10⁶/L],以淋巴细胞为主;蛋白质含量正常或轻度增高(多为0.5~1.2 g/L),偶见脊髓严重水肿的患者,蛛网膜下腔部分梗阻,蛋白质含量可高达2 g/L以上;糖与氯化物含量正常。

3. **影像学检查** 脊髓MRI是明确脊髓病变节段和性质的最可靠手段。MRI主要表现为:急性期可见病变部位脊髓水肿、增粗,髓内斑片状长 T_1 和长 T_2 异常信号,病灶可散在或融合,早期病灶强化,矢状位显示更清楚(图7-6)。MRI正常不能排除本病。脊柱X线片及脊髓CT多无异常发现。

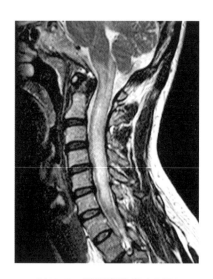

图7-6 颈段脊髓炎症MRI

4. **电生理检查** 双下肢躯体感觉诱发电位(SEP)波幅明显减低,也可以正常,双下肢运动诱发电位(MEP)、中枢运动传导时间及中枢感觉传导时间均异常。

【诊断】

1. **诊断要点**

(1)青壮年好发,急性起病,病前有感染史或疫苗接种史。

(2)胸段脊髓($T_{3~5}$)损害最常见,短期内出现脊髓横贯性损害(脊髓休克),表现为运动障碍(双下肢弛缓性瘫痪)、感觉障碍(损害平面下各种感觉消失)及自主神经功能障碍(小便潴留,大便失禁)。

(3)MRI常见髓内斑片状长 T_1、长 T_2 异常信号,脑脊液可轻度异常。

2. **诊断流程** 见图7-7。

【鉴别诊断】

1. **视神经脊髓炎(谱系)** 除有脊髓损害的表

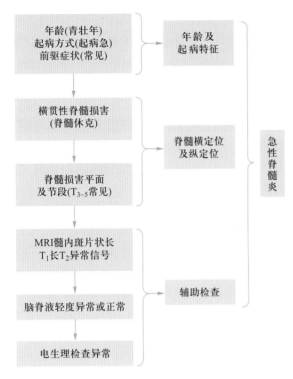

图 7-7　急性脊髓炎诊断流程图

现外,还有视力下降等视神经损害或视觉诱发电位的异常。视神经受损的症状可在脊髓炎的表现之前或之后出现。部分患者的病程有复发－缓解,可相继出现其他多灶性体征,如复视、眼球震颤及共济失调等。MRI 常显示脊髓病变节段超过 3 个椎体的弥漫性线样损害,轴位可见以脊髓灰质损害为主的"蛇眼征"或"鹰眼征",脑脊液及脱髓鞘相关免疫蛋白如血清水通道蛋白(AQP4)阳性可确诊。

2. 急性硬脊膜外脓肿　常为急性起病,伴发热和横贯性脊髓损害而易与本病混淆。但可借助该病伴有全身其他部位的化脓性病灶(如皮肤疖肿、细菌性心内膜炎、化脓性扁桃体炎等),脊神经根痛明显,病灶相应部位的脊柱剧烈疼痛,有明显压痛和叩击痛,脑膜刺激征明显,外周血白细胞增高,腰椎穿刺检查示椎管阻塞及脑脊液白细胞和蛋白质含量增高,同时脊髓 CT 或 MRI 可见脊髓腔梗阻等,予以鉴别。

3. 脊髓出血　多由外伤和脊髓血管畸形引起。起病急骤,初起时背部剧烈疼痛,持续数分钟至数小时后疼痛停止,随即出现瘫痪、感觉障碍和二便障碍等脊髓损害的体征。后期可表现节段性分离性感觉障碍的体征。脑脊液多为血性,椎管多无阻塞。脊髓 CT 显示出血部位有高密度影,MRI

可显示出血部位异常信号影,脊髓 DSA 可发现脊髓血管畸形等。

4. 脊髓梗死　以脊髓前动脉综合征最常见。急性发病,短时间内即发生截瘫,痛、温度觉缺失,大、小便障碍,但深感觉保留。

5. 吉兰－巴雷综合征　急性起病,病前有感染史,四肢或双下肢弛缓性瘫痪等,可与本病相混淆。但可借助不伴持续性排尿障碍,感觉障碍不明显或呈末梢型,脑脊液有蛋白－细胞分离现象等进行鉴别。

6. 周期性瘫痪　有多次发作史,表现为对称性弛缓性瘫痪,无肯定的感觉障碍和括约肌功能障碍。血钾降低,心电图有低钾表现,补钾后症状缓解等可以鉴别。

7. 脊髓压迫症　脊柱转移性肿瘤、脊柱结核等急性椎骨破坏、塌陷可出现脊髓急性横贯性损害。借助有原发病病史;早期常出现根性神经痛;体检可有脊柱叩痛、压痛,脊柱结核者病变脊柱棘突明显突起或后凸成角畸形;脑脊液检查示椎管阻塞,脑脊液蛋白质含量明显增高;CT、MRI 或脊柱 X 线检查有异常发现等可以鉴别。

【治疗】　以免疫治疗为主,早期诊断、早期治疗、早期康复对改善预后很重要。

1. 药物治疗

(1) 皮质激素　急性期可用大剂量甲泼尼龙冲击疗法,500~1 000 mg 静脉滴注,每日 1 次,连用 3~5 d;或地塞米松 10~20 mg 静脉滴注,每日 1 次,10~14 d。静脉使用上述药物后,可改口服泼尼松,1 mg/(kg·d)或成人以每日 60 mg 开始,随着病情逐渐好转,1~2 个月后逐渐减量至停药。用激素期间注意护胃补钾补钙。

(2) 大剂量免疫球蛋白　0.4 g/(kg·d)静脉滴注,每日 1 次,连用 3~5 次为 1 个疗程。

(3) 抗生素　根据病原学检查和药物敏感试验结果选用抗生素,及时治疗泌尿道和呼吸道感染。

(4) B 族维生素　有助于神经功能恢复,常用维生素 B₁ 100 mg 肌内注射,每日 1 次;维生素 B₁₂ 500 μg 静脉注射,隔日 1 次。

(5) 其他　下肢痛性痉挛者可服巴氯芬 5~10 mg,每日 2~3 次。

2. 康复治疗　瘫痪肢体保持功能位,被动活动瘫痪肢体防止肢体挛缩,改善局部血液循环,训练患者进行瘫痪肢体主动活动。并可做针刺、推拿、按摩等，以促进瘫痪肢体的恢复。

3. 其他治疗　患者长期卧床可致下肢深静脉血栓，需加强下肢被动活动，双下肢抬高 30°，医用弹力袜预防，对于已发生双下肢静脉血栓者需抗凝治疗。脊髓炎患者吸入性肺炎、尿路感染、压疮、营养不良也很常见，对并发感染患者，在抗生素抗感染治疗的同时，需加强营养支持治疗及皮肤、呼吸道和泌尿道护理。

【预后】　急性脊髓炎常在病程第 2~12 周开始恢复。早期治疗可恢复完全或仅遗留轻度神经功能缺损症状。少数患者预后不良。

（李劲梅）

第三节　脊髓压迫症

脊髓压迫症（spinal cord compression）是由椎管内占位性病变等引起脊髓及其血管受压所产生的临床综合征。临床特征为逐步进展的脊髓运动、感觉、自主神经功能损害和椎管阻塞的表现。

【病因】

1. 椎间盘突出症　为较常见的脊髓压迫原因，常因过度用力或脊柱的过屈、过伸运动引起。以脊髓型颈椎病多见，多发生于颈下段。表现为一个以上髓核突出，病程长，症状进展缓慢。

2. 肿瘤　起源于脊髓本身的肿瘤（如脊髓胶质瘤、室管膜瘤、神经鞘瘤、脊膜瘤等）和起源于脊柱的肉瘤、血管瘤或来源于其他器官的恶性转移肿瘤、骨髓瘤、白血病等。

3. 炎症　脊柱结核、椎管内结核瘤、硬脊膜外或内脓肿、寄生虫性肉芽肿、脊髓蛛网膜炎形成囊肿等。

4. 外伤　脊柱骨折、脱位、椎管内血肿形成等。

5. 先天性疾病　以颅底凹陷症最常见，还有寰椎枕化畸形、颈椎融合畸形、脊膜（脊髓）膨出及脊髓血管畸形等。

【发病机制】　脊髓压迫症的症状可由机械压迫、血供障碍及占位病变直接浸润破坏所引起。机械压迫系指由于肿瘤或其他占位性结构急性或慢性压迫脊髓及其血管所致。急性病变如急性硬脊膜外血肿、外伤后椎管内血肿、椎管内出血等，在短时间增加占位体积并直接压迫脊髓，使脊髓水肿，其代偿机制不能充分发挥，血供障碍，神经细胞严重缺氧、软化。慢性压迫如椎管内良性肿瘤和先天性脊椎畸形等。早期常表现为神经根受压的症状，但病变发展缓慢，脊髓可获得代偿能力或建立侧支循环，并因局部骨质吸收、脂肪组织消失使椎管扩大以减少压迫，增加血氧供应等，因而早期脊髓损害的症状、体征不明显；后期失代偿时出现脊髓半切或横贯性损害的表现。脊髓受压后，脊髓表面静脉怒张，血液中蛋白质渗出，脑脊液蛋白质含量增高，易出现椎管梗阻。

【病理】　除原发病（如肿瘤、炎症等）外，受压部位的脊髓可见充血、肿胀、神经根破坏、蛛网膜肥厚、粘连，脊髓内神经细胞不同程度的变性、坏死和髓鞘脱失。

【临床表现】　肿瘤是脊髓压迫症最常见的原因。一般起病隐袭，进展缓慢，逐渐出现从神经根到脊髓部分受压，再到脊髓横贯性损害的表现。急性压迫较少见。髓外压迫性病变常表现为 3 期：① 根痛期；② 脊髓部分受压期；③ 脊髓横贯性损害期。主要临床表现及体征如下。

1. 神经根症状　根性神经痛常为髓外压迫的最早症状。表现为刺痛、烧灼或刀割样疼痛。咳嗽、喷嚏、用力时因脑脊液压力一时性增高，神经根被牵拉，可加剧疼痛。后根受累时，相应的皮肤分布区会表现感觉过敏，可有束带感。前根受累时则可能出现相应节段性肌萎缩、肌束颤动及反射消失。

2. 感觉障碍　脊髓丘脑束受压时，出现损害平面以下对侧身体痛、温度觉减退或缺失；后索受压时，出现损害平面以下同侧身体深感觉减退或缺失；脊髓横贯性损害，则在损害平面以下一切感觉（包括触觉）均减退、缺失。一侧脊髓损害时出现布朗 - 塞卡综合征。脊髓丘脑侧束中，骶腰胸颈痛温觉传导束在脊髓中由外向内排列，髓外压迫时，下肢痛温觉传导束最先受累，痛、温度觉减退或缺失从下肢向上发展；髓内压迫者，痛、温度觉减退或缺失自病变节段向下发展，鞍区（S_{3-5}）感觉保留至最后才受累，称为"鞍区回避"。晚期脊髓完全受压，横贯性损害病变平面以下各种感觉均缺失。

3. 运动障碍　一侧锥体束受压，引起病变以下同侧肢体痉挛性瘫痪；两侧锥体束受压，则两侧肢体痉挛性瘫痪。瘫痪肢体肌张力增高，腱反射亢进，出现病理反射。初期由于脊髓损害不完全，表现为伸展性截瘫；后期脊髓损害完全，而表现为屈曲性瘫痪。脊髓前角或前根受压可引起相应节段的肌束颤动、肌萎缩或腱反射消失。

4. 反射异常 受压节段因前根、前角或后根受损害而出现相应节段的腱反射减弱或消失。锥体束受损时则病损水平以下同侧腱反射亢进,腹壁反射消失,出现病理反射。脊髓休克期时,各种反射均消失,病理反射不能引出。

5. 自主神经功能障碍 髓内肿瘤早期即可出现括约肌功能障碍,圆锥以下病变出现尿潴留、充盈性膀胱失禁和大便失禁,圆锥以上病变出现尿频、尿急、尿失禁、痉挛性膀胱和便秘。髓外肿瘤多在后期才发生。此外,在病变以下的皮肤可有干燥脱屑、苍白或发绀、少汗或无汗、指(趾)甲过度角化等自主神经功能障碍。

6. 脊膜刺激症状 硬脊膜外病变可引起,表现为与病灶对应的脊柱棘突叩痛、压痛和脊柱活动受限等。

【辅助检查】

1. 脑脊液检查 脑脊液动力学变化和常规、生化检查对判断脊髓压迫症及程度很有价值。脊髓蛛网膜下腔梗阻时,在阻塞水平以下压力减低,甚至测不出;部分性阻塞者一般压力正常。奎肯施泰特试验(压颈试验)可证明椎管有无梗阻,但试验正常不能完全排除梗阻。椎管严重梗阻时,脑脊液中蛋白质含量明显增高而细胞数正常(即蛋白 – 细胞分离);脑脊液蛋白质含量过高时呈黄色;当蛋白质含量高度增高(>10 g/L)时,脑脊液流出后会自动凝结,这种现象称弗鲁安征。一般梗阻越完全、时间越长、梗阻平面越低,脑脊液蛋白质含量就越高。在梗阻平面以下行腰椎穿刺放脑脊液并做奎肯施泰特试验时,可能造成占位病灶移位而使压迫症状加重,表现腰椎穿刺后根性神经痛、肢体瘫痪和二便障碍加重。怀疑硬脊膜外脓肿时,切忌在脊柱压痛部位及其附近进行腰椎穿刺,以免将病原菌带入蛛网膜下腔,造成化脓性感染。

2. MRI 能清晰地显示脊髓及椎管内软组织的影像,特别是矢状位可显示椎管内病变的详细解剖关系,是诊断脊髓压迫症的重要手段。髓内肿瘤在矢状位 T_1 加权像表现为不规则增粗,与正常脊髓分界不清,T_1 加权像为等信号或低信号混合影,可伴有囊变或空洞形成,Gd–DTPA 增强见不规则增强病灶(图 7-8)。髓外硬膜下肿瘤在冠状位 T_1 相和矢状位 T_1 相,表现为局限性肿块影压迫脊髓,脊髓受压变形移位;肿块上、下平面蛛网膜下腔增

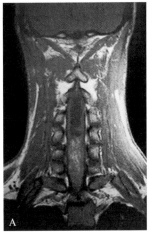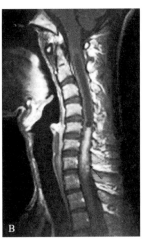

图 7-8 颈段脊髓肿瘤 MRI
A. 正位 B. 侧位

宽是髓外硬膜下肿瘤的重要征象;在肿块影的外侧有信号强度低的硬脊膜则更支持髓外硬膜下肿瘤的诊断。硬膜外椎管内肿瘤也可使脊髓受压变形移位,其肿块上、下平面的蛛网膜下腔都变窄,并且信号强度低的硬脊膜位于肿块与脊髓之间,这些表现是与髓外硬膜下肿瘤区别的特点。此外,MRI 还可清楚地显示椎管内急性硬膜外脓肿、肉芽肿等炎症病灶。

3. CT 平扫的诊断价值不大,增强平扫可清晰显示脊髓的影像。椎管造影可显示肿瘤部位及其与脊髓的解剖关系。髓内肿瘤表现为脊髓两侧不对称性局限性膨大,其内可见不规则低密度影。髓外硬膜内肿瘤表现为脊髓受压变形、移位及等密度或稍高密度肿块影,其边缘充盈缺损。

4. 脊柱 X 线片 可显示椎骨形态。脊柱原因造成的脊髓压迫症,可发现脊柱骨折、脱位、错位、结核、骨质增生、椎管狭窄;椎管内良性肿瘤,可能见到椎弓根间距增宽、椎弓根变形、椎间孔扩大;恶性肿瘤者,可能见到椎弓根和椎体骨质破坏等。

5. 脊髓血管造影 可显示脊髓病理性血管及其供血动脉、引流静脉的情况。怀疑为脊髓血管病变时应考虑行该项检查。

【诊断】

1. 诊断要点 ① 确定病变脊髓节段及平面。② 确定脊髓损害是否为压迫性。③ 确定髓内、髓外(硬脊膜内或硬脊膜外)病变。④ 确定压迫性病变的病因及性质(MRI、腰椎穿刺、脊髓造影等)。

2. 诊断流程 见图 7-9。

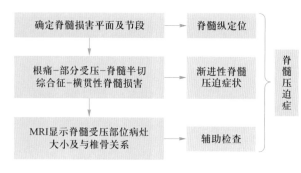

图 7-9 脊髓压迫症诊断流程图

【鉴别诊断】

1. **髓内病变** 根性神经痛少见。症状常为双侧性,感觉障碍自病变节段开始呈下行性发展,常为分离性感觉障碍,有鞍区回避;若前角受累节段性肌肉瘫痪与萎缩明显,锥体束受累出现病变平面以下上运动神经元损害,括约肌功能障碍出现早且严重。椎管梗阻出现较晚,常不完全,脑脊液蛋白质含量增加多不明显。慢性髓内病变多为肿瘤或囊肿。急性病变多为脊髓出血,可由脊髓血管畸形破裂或肿瘤出血引起。影像学检查有助于诊断。

2. **髓外硬膜内病变** 一般以肿瘤最常见。神经根刺激或压迫症状出现早,在较长时间内可为唯一的临床表现,是神经鞘瘤最常见的首发症状。脊髓损害自一侧开始,由脊髓部分压迫、脊髓半切损害逐渐发展为横贯性损害。感觉障碍自足开始呈上行性发展,括约肌功能障碍出现较晚,椎管梗阻较早而完全,脑脊液蛋白质含量明显增高。多为神经鞘瘤和脊膜瘤,病程进展缓慢。

3. **髓外硬膜外病变** 髓外硬膜外压迫多见于椎间盘脱出(腰段和下颈段多见)、外伤、转移瘤、脊柱结核,急性压迫多为外伤、硬膜外脓肿。可有神经根刺激症状,但更多见局部脊膜刺激症状。因硬脊膜的阻挡,脊髓受压症状出现较晚,常在椎管已有明显或完全梗阻后才发生。感觉障碍亦呈上行性发展,受压节段肌萎缩不明显,括约肌功能障碍出现较晚。脑脊液蛋白质含量增高不明显。影像学检查助于诊断。硬膜外压迫的病因较多,以来自脊椎及邻近软组织的肿瘤、寒性脓肿、结核性肉芽肿、急性细菌性脓肿及癌瘤转移多见,还可见于外伤,如骨折、脱位和硬脊膜外血肿等。感染一般有全身中毒症状及感染灶,脊柱结核可有结核中毒症状;外伤常有明确的外伤史,外伤性硬脊膜外血肿

症状、体征发展迅速;硬膜外肿瘤多为恶性,早期出现明显疼痛,症状进展一般较硬脊膜外血肿及脓肿缓慢;脓肿常有炎症表现;转移瘤发展较快,根性神经痛及骨质破坏明显。

【治疗】 本病治疗原则是尽早去除压迫脊髓的病因,故手术治疗常是唯一有效的方法。急性压迫者更应抓紧时机,力争在起病 6 h 内减压。硬脊膜外脓肿应紧急手术,并给予足量抗生素。脊柱结核在根治术的同时进行抗结核治疗。良性肿瘤一般能经手术彻底切除。恶性肿瘤难以完全切除者,椎板减压术可获得短期症状缓解;晚期或转移瘤可做放疗或化疗。瘫痪肢体应积极进行康复治疗及功能锻炼。长期卧床者应防治肺炎、压疮、泌尿道感染及肢体挛缩等并发症。

【预后】 本病的预后与病因是否及时去除及脊髓损害程度密切相关,急性压迫者早期手术减压脊髓功能恢复较好,脊髓横贯性损害、恶性肿瘤、长期脊髓受压者预后差。

(李劲梅)

第四节 脊髓亚急性联合变性

脊髓亚急性联合变性(subacute combined degeneration of the spinal cord)是维生素 B_{12} 缺乏引起的神经系统变性疾病。病变主要累及脊髓后索、侧索及周围神经,临床表现为双下肢深感觉缺失、感觉性共济失调、痉挛性截瘫及末梢型感觉障碍。严重时大脑白质及视神经亦可受累。

【病因及发病机制】 本病与维生素 B_{12} 吸收障碍或缺乏有关。维生素 B_{12} 是人体核蛋白合成及髓鞘形成必需的辅酶,当其缺乏时会引起髓鞘合成障碍而导致神经、精神异常。常见病因包括恶性贫血、内因子分泌先天性缺陷、营养不良、叶酸缺乏、酗酒、萎缩性胃炎、胃大部分切除术后、小肠原发性吸收不良、回肠切除及血液中运钴胺蛋白缺乏、胃壁细胞自身免疫性抗体和内因子抗体阳性等所致维生素 B_{12} 吸收或代谢障碍等,导致维生素 B_{12} 吸收不良是引起本病的常见原因。

健康者维生素 B_{12} 日需求量仅为 1~2 μg,而正常人体内储存的维生素 B_{12} 多达 2 000~5 000 μg,主要储存在肝,即使食物中长期缺乏维生素 B_{12},也要经过 3~6 年才会出现维生素 B_{12} 缺乏的症状。摄入的维生素 B_{12} 必须与胃底腺壁细胞分泌的内因

子结合成稳定复合物,才不被肠道细菌利用,而在回肠远端吸收。唾液中 R 蛋白、转运维生素蛋白也与维生素 B_{12} 的结合、转运有关。维生素 B_{12} 摄入、吸收、结合及转运的任何环节发生障碍均可引起缺乏。

【病理】 主要改变为脊髓的后索、锥体束和周围神经慢性髓鞘脱失,然后出现轴突变性,以粗大的神经纤维损害为重。镜下可见后索和侧索髓鞘肿胀、板层分离及空泡形成,融合为海绵状坏死灶,病程长者可见星形胶质细胞增生。严重患者可累及视神经和大脑白质,为视神经脱髓鞘和脑内发生小的髓鞘脱失。

【临床表现】

1. **发病形式** 多见于中年以上,男女发病无明显差异,亚急性或慢性起病进行性加重。

2. **一般症状** 多数患者在神经症状出现时伴有贫血,表现为疲乏无力、腹泻和舌炎等。但部分患者神经症状先于贫血。

3. **感觉障碍** 神经系统的最初症状常为四肢末端感觉异常,如刺痛、麻木、烧灼感等,可有末梢型感觉减退,下肢重于上肢。而后步态不稳,脚踩棉花感,检查可见下肢深感觉障碍,即振动觉、运动位置觉减退或缺失,感觉性共济失调,龙贝格征阳性。上肢的深感觉障碍常不明显。有些患者屈颈时可出现从背部放射至足底的触电样或针刺样疼痛,称莱尔米特征(Lhermitte sign)。

4. **运动障碍** 主要为锥体束损害,表现为双下肢无力、肌张力增高,腱反射亢进及病理征阳性。周围神经病变较重者则表现肌张力减低、腱反射减弱,但病理反射常为阳性。

5. **自主神经功能障碍** 可表现为括约肌功能障碍、直立性低血压或阳痿。

6. **精神症状** 并不少见,患者出现精神障碍如易激惹、多疑、抑郁、幻觉、注意力不集中、认知功能减退,甚至轻度痴呆。

7. **其他** 5% 的患者病程晚期可出现视力障碍、视神经萎缩及中心暗点。早期可表现为视觉诱发电位 P100 潜伏期延长。

【辅助检查】

1. **血液学检查** 周围血象及骨髓涂片检查显示巨幼细胞低色素性贫血。血液中维生素 B_{12} 水平测定,血清维生素 B_{12} 含量降低(正常值 103.6~664 pmol/L)。若患者临床症状典型,维生素 B_{12} 在

正常范围,维生素 B_{12} 治疗反应好,仍应视为维生素 B_{12} 缺乏。希林试验(Schilling test):口服放射性核素 ^{57}Co(钴)标记维生素 B_{12},测定其在二便中的排泄量,可发现维生素 B_{12} 吸收缺陷。内因子受体抗体增高。用维生素 B_{12} 1 mg 肌内注射,每天 1 次,10 d 后检查网织红细胞增多有助于诊断。

2. **MRI** 可见颈胸段脊髓萎缩,髓内异常脱髓鞘病变,后索受累为主,表现为斑片状对称性等或稍长 T_1、长 T_2 异常信号,带状或者斑片状改变,轴位像可见圆点征、小字征、八字征或倒“V”征。MRI 正常不能除外本病诊断。

3. **诱发电位** 因脊髓后索损害,下肢躯体感觉诱发电位 P40 潜伏期延长或无法引出波形。

4. **其他** 脑脊液检查多正常,少数可有蛋白质含量轻度增高。

【诊断】

1. **诊断要点** ① 中年后起病,亚急性或慢性病程。② 脊髓后索、锥体束及周围神经受累。③ MRI 可见颈胸段脊髓萎缩,轴位见后索受累为主的圆点征、八字征等。④ 部分患者贫血或血清维生素 B_{12} 降低,内因子受体抗体增高。

2. **诊断流程** 见图 7-10。

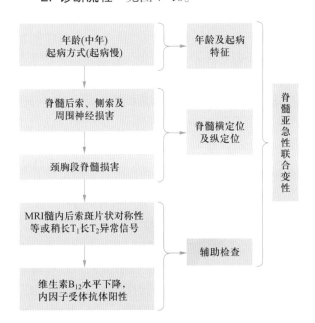

图 7-10 脊髓亚急性联合变性诊断流程图

【鉴别诊断】

1. **糖尿病性周围神经病** 周围神经受累,下肢症状重,对称性远端肢体麻木、疼痛无力,腱反射减弱或消失,病理征阴性,深感觉缺失不明显,糖耐

量试验及血糖、尿糖异常。

2. 神经梅毒（脊髓痨） 后索及后根受损，表现为感觉性共济失调，深感觉消失，闪电样疼痛，腱反射减弱或消失，无锥体束损害表现。血及脑脊液梅毒诊断试验阳性。

【治疗】

1. 尽早应用大剂量维生素 B_{12} 维生素 B_{12} 1 mg，每天 1 次，静脉注射或肌内注射，连续 4 周，然后每周 2~3 次，2~3 个月后每次 1 mg 维持，有些患者需要终身用药。合用维生素 B_1 对周围神经受损者效果更好。治疗 1 周后可检测外周全血红细胞计数和网织红细胞计数评估患者治疗后反应。

2. 贫血者 可用铁剂，如硫酸亚铁 0.3~0.6 g，口服，每日 3 次；或 10% 枸橼酸铁铵溶液 10 mL，每天 3 次。巨幼细胞高色素性贫血患者需同时口服叶酸治疗，5~10 mg，口服，每日 3 次，用 2~4 周。不宜单独应用叶酸，否则会加重神经症状。

3. 胃液中缺乏游离胃酸者 可服胃蛋白酶合剂或饭前服稀盐酸合剂 10 mL，每日 3 次。恶性贫血者，积极筛查胃部肿瘤，补充叶酸 5~10 mg，与维生素 B_{12} 联合应用。

4. 其他 加强瘫痪肢体的功能锻炼，辅以针刺、理疗、按摩等康复治疗。

【预后】 本病如不治疗，神经症状会持续加重，一般病后 2~3 年可致死亡。若能在起病后 3 个月内积极治疗，常可获得完全恢复。因此，早期确诊、及时治疗是改善本病预后的关键。如果充分治疗 6~12 个月仍有神经功能障碍，说明轴突已发生破坏，进一步改善的可能性较小。

（李劲梅）

第五节 脊髓血管病

脊髓的血液供应来源广泛，其供血动脉主要包括脊髓前动脉、脊髓后动脉和根动脉。① 脊髓前动脉：起源于双侧椎动脉颅内段，在延髓腹侧合并后下行，沿前正中裂贯穿脊髓全长，供应脊髓前 2/3 区域。胸段脊髓中部和腰段脊髓上段是脊髓前动脉供血薄弱部分，是脊髓缺血性卒中的好发部位。② 脊髓后动脉：起源于同侧椎动脉，形成脊髓后纵轴，供应脊髓后 1/3 的区域。③ 根动脉：不同节段的根动脉发出形成前根动脉和后根动脉，其上升支及下降支分别与脊髓前动脉及后动脉吻合，形成冠状动脉环，包绕脊髓。颈段和上胸段脊髓有多支根动脉供血，血液供应丰富；中胸段脊髓仅有一支前根动脉供血，前纵轴血管吻合差。

脊髓血管病（vascular disease of the spinal cord）包括脊髓缺血、椎管内出血及脊髓血管畸形等。其发病率比脑血管疾病低。然而，脊髓体积小，结构紧密，很小的血管损害就可出现明显的症状。

【病因及发病机制】 动脉粥样硬化、动脉瘤、梅毒性动脉炎、肿瘤、蛛网膜粘连、主动脉夹层、主动脉造影、胸腔和脊柱手术等严重根动脉牵扯、栓塞均可导致缺血性脊髓病。外伤是椎管内出血最主要的原因。此外，血管瘤、血液病、抗凝治疗和肿瘤等也可引起椎管内自发性出血。脊髓血管畸形为先天性血管发育异常，以压迫、盗血、血栓形成及出血等致脊髓功能损害。有 1/4~1/3 的脊髓血管畸形患者合并皮肤血管瘤、颅内血管畸形等。

【病理】 脊髓对缺血的耐受性较强，轻度间歇性供血不足不会对脊髓造成明显的病理改变。脊髓动脉血栓形成早期可见病灶处充血、水肿，之后可发生脊髓梗死，范围可涉及几个甚至十几个脊髓节段。脊髓内出血以中央灰质居多，常侵及数个节段。脊髓外出血形成血肿压迫脊髓或血液进入蛛网膜下腔，出血灶周围组织水肿、淤血及继发神经变性。

【临床表现】

1. 脊髓缺血性病变

（1）脊髓短暂性缺血发作 表现为脊髓间歇性跛行，分为典型间歇性跛行和非典型间歇性跛行。典型间歇性跛行表现为行走一段距离后出现单侧或双侧下肢沉重、乏力甚至瘫痪，休息后可缓解，有的还伴轻度锥体束征和括约肌功能障碍，间歇期上述症状消失。非典型间歇性跛行则表现为非行走诱发的发作性肢体无力或瘫痪，反复发作，可自行缓解。

（2）脊髓梗死 脊髓症状常在数分钟至数小时达到高峰。因发生闭塞的供血动脉不同而出现不同的临床综合征。① 脊髓前动脉综合征：最常见，并以中胸段和下胸段多见，急性发病，表现为脊髓前 2/3 区域缺血症状，首发症状常表现为病损水平的相应部位出现根性神经痛，短时间内即发生截瘫、痛、温度觉缺失，二便障碍，深感觉和粗略触觉保留。② 脊髓后动脉综合征：因有良好的侧支循环而极少闭塞，即使发生也症状较轻且恢复较快，表现为急性根性神经痛,病变水平以下深感觉缺失和感觉性共济失调,而痛、温度觉和肌力均未受影响,括约肌功能常不受累。

2. 椎管内出血 硬脊膜外、硬脊膜下和脊髓内出血均可出现相应部位根性神经痛,病变水平以下感觉缺失、瘫痪及括约肌功能障碍等急性横贯性脊髓损害的表现。脊髓蛛网膜下腔出血表现为急骤的颈背痛,之后出现头痛、脑膜刺激征阴性和截瘫等;若仅为脊髓表面血管破裂所致脊髓蛛网膜下腔出血,则可能只有背痛而无脊髓受压表现。

3. 脊髓血管畸形 分为动脉性、静脉性和动静脉性3种,前两者是很罕见的,多数为动静脉畸形。病变多见于胸、腰段,颈段少见。多在45岁前发病,约1/2在14岁前发病,男性:女性为3:1。缓慢起病者多见,也可为间歇性病程,间歇性跛行症状反复出现,有缓解期。突然发病者系由畸形血管破裂所致,多以急性疼痛为首发症状,表现为不同程度的截瘫、根性神经痛或传导束性分布的感觉障碍及括约肌功能障碍。也有少数患者表现为单纯脊髓蛛网膜下腔出血。

【辅助检查】 椎管内出血者腰椎穿刺示脑脊液压力增高,血肿形成可造成椎管不同程度的阻塞,脊髓蛛网膜下腔出血则脑脊液呈均匀血性。CT和MRI检查可显示脊髓局部增粗、出血、梗死,增强后可以发现血管畸形。选择性脊髓动脉造影可显示血管畸形的部位、类型或闭塞的血管。

【诊断】

1. 诊断要点 ①脊髓卒中急性起病,脊髓血管畸形亚急性或慢性起病。②脊髓前2/3区域损害(脊前动脉综合征)或全横贯性脊髓损害(脊髓畸形血管破裂出血)多见。③脊髓缺血性病变与血压波动有密切关系,间歇性跛行为短暂性脊髓缺血发作典型症状。④脑脊液、脊髓MRI血管增强扫描、脊髓血管造影可明确诊断。

2. 诊断流程 见图7-11。

【鉴别诊断】

1. 马尾性间歇性跛行 系腰椎管狭窄所致,故常有腰骶区疼痛,行走后症状加重,休息后减轻或消失,腰前屈时症状可减轻,后仰时则加重,感觉症状比运动症状重,有间歇性垂足等。

2. 血管性间歇性跛行 下肢动脉发生闭塞性脉管炎所致,临床表现为下肢间歇性疼痛、无力、苍白、皮肤温度低、足背动脉搏动减弱或消失,彩色超

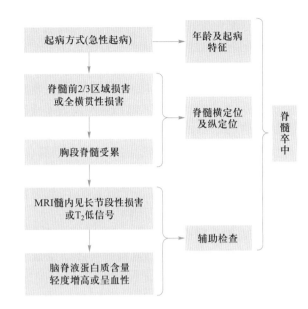

图7-11 脊髓血管病诊断流程图

声多普勒检查下肢动脉有助鉴别。

【治疗】 缺血性脊髓血管病因发病率极低,目前尚无国际指南推荐,治疗原则与缺血性脑血管疾病相似,可用抗血小板药物,低血压者应予纠正血压。硬脊膜外或硬脊膜下血肿应紧急手术清除血肿。血管内栓塞术、病灶切除术、供血动脉结扎术可用于治疗畸形血管。其他类型的椎管内出血可针对病因治疗,并使用止血剂。截瘫患者应对其加强护理,预防压疮、尿路感染等并发症。

【预后】 脊髓血管病的预后与脊髓损害程度密切相关。硬膜外或硬膜下血肿导致脊髓急性压迫者,早期手术减压脊髓功能恢复较好。脊髓血管畸形如不治疗,可反复出现卒中样发作。

(李劲梅)

第六节 脊髓空洞症与延髓空洞症

脊髓空洞症(syringomyelia)和延髓空洞症(syringobulbia)是一种缓慢进展的脊髓和(或)延髓变性疾病。由于脊髓和(或)延髓中央部形成空洞而出现受损节段分离性感觉障碍、所支配区域肌萎缩及营养障碍等。

【病因及发病机制】 本病的病因与发病机制尚未完全明确。目前较普遍的观点可概括为以下4种学说。

1. 先天发育异常 由于胚胎期脊髓神经管闭

合不全或脊髓中央管形成障碍,在脊髓实质内残留的胚胎上皮细胞缺血、坏死而形成空洞。

2. 脑脊液动力学异常 Gardner 等提出本病的发生是因第四脑室的出口处先天异常,使正常脑脊液循环受到不完全性梗阻,脉络膜丛的收缩搏动产生的脑脊液压力搏动波可通过第四脑室向下不断冲击,导致脊髓中央管逐渐扩大,而形成空洞。

3. 血液循环异常 多认为脊髓空洞症和延髓空洞症继发于局部血管畸形、供血不良,引起脊髓和(或)延髓组织缺血、坏死而形成空洞。

4. 继发性脊髓空洞症或延髓空洞症 脊髓外伤或出血后,可能损伤局部或血肿吸收而形成空洞。髓内肿瘤(胶质瘤、成血管细胞瘤、室管膜瘤)可发生囊性变而引起继发空洞。脊髓蛛网膜炎可由于脑脊液循环障碍、粘连而影响脊髓供血,使髓内发生梗死、软化而形成空洞。

【病理】 主要改变为空洞形成和胶质增生。脊髓内存在一个不规则的空腔,充满液体,其成分多与脑脊液相似。空腔最常见于脊髓颈段,通常与中央管相通,上下延伸多个节段,呈纵长形或念珠形,有的波及脊髓全长,可向上延伸至延髓而与第四脑室相通。空洞可对称或不对称地侵及前角、后角、灰质前连合及白质前连合,亦可伸向侧索或后索,破坏锥体束、薄束及楔束。镜检可见空洞壁被神经胶质所围绕,当空洞与中央管相通时,部分可见室管膜细胞覆盖。

发生在延髓的空洞常呈纵裂状,有时仅为胶质瘢痕而无空洞。延髓空洞有 3 种类型:① 空洞从第四脑室底部舌下神经核外侧向前侧方伸展,破坏孤束核、三叉神经脊束核及其纤维;② 空洞从第四脑室中缝扩展,累及内侧纵束;③ 空洞发生在锥体和下橄榄核之间,破坏舌下神经纤维。上述改变以前两种类型为多见。尚可侵犯网状结构、疑核、舌下神经核、前庭神经下核、脊髓丘脑束及锥体束等。延髓空洞多为单侧,伸入脑桥较多,脑桥空洞常位于被盖区,可侵犯展神经核、面神经核等。伸入中脑者罕见。

【临床表现】 本病可自儿童期发病,但以 20~30 岁起病多见。男性:女性为 3:1。

1. 脊髓空洞症 病程缓慢发展,最早出现的症状常在上肢分布区,呈节段性分布。

(1) **感觉症状** 空洞常始于中央管背侧一侧或双侧后角底部,最早症状为单侧或双侧节段性的痛觉、温度觉缺失,如病变侵及前连合时表现为双侧节段性痛觉、温度觉缺失,而触觉及深感觉正常,即分离性感觉障碍。痛觉、温度觉缺失范围常扩大到两侧上肢及胸背部,呈短上衣样分布。若累及三叉神经脊束核尾端,可造成面部外侧区痛觉、温度觉减退或缺失。常于痛觉缺失区内发生自发性灼痛、钝痛或撕裂样疼痛。晚期后索和(或)脊髓丘脑束受损害时,表现为病变水平以下深感觉及触觉减退或缺失。

(2) **运动与反射障碍** 前角细胞受累时,所支配肌肉(常为上肢)无力、萎缩、肌张力降低,可有肌束颤动,腱反射减弱。晚期可损害锥体束而表现为病变平面以下肌张力增高、腱反射亢进、病理反射阳性,腹壁反射消失。

(3) **营养性障碍** 病损节段分布区可出汗过多或过少,皮肤增厚或菲薄,皮肤烫伤或其他损伤后可发生无痛性溃疡,甚至指末端骨质吸收,指尖自动脱落(莫旺综合征)。颈、胸段病变损害交感神经通路时,可产生霍纳综合征。由于关节的营养障碍和痛觉缺失,引起关节磨损、萎缩和畸形,关节肿大,活动范围过度,称为神经源性关节病或沙尔科关节。晚期可以出现神经源性膀胱及大便失禁。

2. 延髓空洞症 病变常不对称,故症状和体征通常为单侧。向上累及三叉神经脊束核时,患者除病灶对侧肢体痛觉温度觉障碍,还出现同侧面部痛觉、温度觉障碍(交叉性感觉障碍)。疑核损害可造成吞咽困难、构音不良、腭垂偏歪。舌下神经核受累表现为同侧舌肌萎缩、肌束颤动,伸舌偏向患侧。波及内侧弓状纤维可出现半身深感觉缺失。若前庭小脑通路受损,则引起眼球震颤、眩晕、步态不稳。

本病常伴有多种先天畸形,如颈肋、脊柱裂、寰枕畸形、颅底凹陷症、扁平颅底、阿诺德 - 基亚里畸形(也称小脑扁桃体下疝畸形)、脊柱后凸或侧凸、弓形足等。

【辅助检查】

1. MRI 是诊断本病最准确的方法(图 7-12)。可在矢状面、横断面上清楚显示出空洞的位置、大小、范围,以及是否合并阿诺德 - 基亚里畸形。可鉴别空洞是继发性还是原发性,有助于选择手术适应证和设计手术方案。

2. 腰椎穿刺 一般无异常发现。如脊髓空洞较大则偶可出现脊髓腔部分梗阻并引起脑脊液蛋白质含量增高。

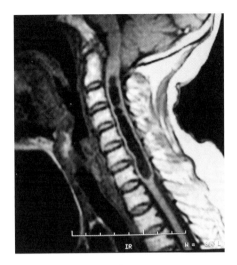

图 7-12　颈段脊髓空洞症 MRI

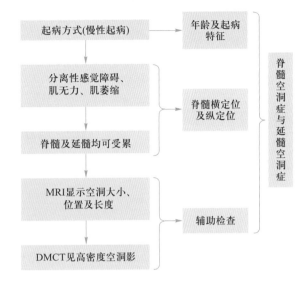

图 7-13　脊髓空洞症与延髓空洞症诊断流程图

3. X 线片　可发现沙尔科关节、寰枕畸形或脊柱畸形等。

4. 延迟脊髓 CT 扫描（DMCT）　将水溶性造影剂注入蛛网膜下腔后，延迟一定时间，分别在注射后 6 h、12 h、18 h 和 24 h 再行脊髓 CT 检查，可显示出高密度的空洞影像。

【诊断】

1. 诊断要点　① 成年期发病，起病隐袭，缓慢发展。② 临床表现为节段性分离性感觉障碍、肌无力、肌萎缩及皮肤、关节营养障碍。可能合并其他先天性发育畸形。③ MRI 或 DMCT 发现空洞确诊。

2. 诊断流程　见图 7-13。

【鉴别诊断】

1. 脊髓内肿瘤　损害脊髓节段短，进展较快，膀胱功能障碍出现较早，双侧锥体束征多为阳性，可发展为横贯性损害，但营养性障碍少见，椎管阻塞时脑脊液蛋白质含量可增高，MRI 有助于确诊。

2. 颈椎病　常以神经根性疼痛为突出症状，感觉障碍呈根性分布，可有上肢肌萎缩，但不显著，一般无营养障碍，颈椎 X 线、CT 和 MRI 检查可资鉴别。

3. 运动神经元疾病　有肌无力、肌萎缩、肌束颤动与腱反射亢进、病理反射阳性并存，也可有延髓性麻痹，但无感觉障碍及二便障碍。

【治疗】

1. 手术治疗　阿诺德－基亚里畸形、扁平颅底、第四脑室正中孔闭锁等情况可采用手术矫治，行椎板及枕骨下减压术。

2. 放疗　早期胶质增生为主时，可行 [131]I 疗法（口服法或椎管注射法）。但疗效不肯定。

3. 康复治疗　瘫痪肢体功能锻炼，辅以针刺、理疗、按摩等康复治疗。

【预后】　本病进展缓慢，病程迁延数十年之久，预后与空洞大小、位置及长度有关，多长期遗留神经功能缺损症状。

（李劲梅）

数字课程学习……

 学习目标及重点内容提示　 教学 PPT　 自测题　 拓展阅读

第 八 章

脑血管疾病

第一节 概 述

【脑血管疾病的概念】 脑血管疾病(cerebro-vascular disease,CVD)是由脑血管结构、功能、血流动力学或血液成分异常所引起的脑组织结构或功能障碍的一类疾病。主要病因为高血压性脑动脉硬化和脑动脉粥样硬化,此外,还有心脏病、先天性脑动脉病变、脑动脉炎、肿瘤、外伤和血液病等。按发病急缓,将其分为急性和慢性两大类。急性脑血管病包括短暂性脑缺血发作和脑卒中。短暂性脑缺血发作导致的局灶性症状体征持续时间短暂,影像学没有明确的责任病灶;脑卒中俗称中风,其症状体征一般持续 24 h 或以上,可分为出血性和缺血性卒中两大类,包括脑梗死、脑出血、蛛网膜下腔出血等,影像学有明确的责任病灶。脑卒中有些共同的症状和体征,包括起病突然,有局灶性神经功能缺失(瘫痪、失语和感觉障碍等)或全面性脑功能障碍(头痛、不同程度的意识障碍等)等。急性脑血管病虽然可以引起全面性脑功能障碍,但为局灶性脑损害所致。这与心搏骤停等原因引起全脑缺血,导致的全面性脑功能障碍(晕厥)不同,后者则不属于急性脑血管的范畴。脑动脉硬化症、脑血管性痴呆等因发病缓慢,逐渐进展,属于慢性脑血管病。

【脑血管疾病的分类】 近年来随着神经影像技术的快速发展和外对脑血管疾病认识的不断加深,脑血管疾病的分类也不断完善。2019 年,中华医学会神经病学分会修订了我国主要类型脑血管病诊断要点,包括较为全面、临床广泛使用的脑血管疾病主要分类(表 8-1)。

表 8-1 2019 年我国主要类型脑血管疾病
诊断要点中的疾病分类

一、缺血性脑血管病
　(一) 短暂性脑缺血发作
　(二) 缺血性卒中(脑梗死)
　(三) 脑动脉盗血综合征
二、出血性脑血管病
　(一) 脑出血
　(二) 蛛网膜下腔出血
　(三) 其他颅内出血
三、头颈部动脉粥样硬化、狭窄或闭塞(未导致脑梗死)
四、高血压脑病
五、原发性中枢神经系统血管炎
六、其他脑血管疾病
　(一) 脑底异常血管网症(烟雾病)
　(二) 伴皮质下梗死和白质脑病的常染色体显性遗传性脑动脉病和伴皮质下梗死和白质脑病的常染色体隐性遗传性脑动脉病
　(三) 头颈部动脉夹层
　(四) 可逆性脑血管收缩综合征
七、脑静脉血栓形成
八、无急性局灶性神经功能缺失的脑血管疾病
　(一) 无症状性脑梗死
　(二) 脑微出血
九、卒中后遗症
十、血管性认知障碍
　(一) 非痴呆性血管性认知障碍
　(二) 血管性痴呆
十一、卒中后情感障碍

【脑的血液循环】

1. 脑血流供应　来自颈内动脉系统和椎基底动脉系统。

(1) 颈内动脉(internal carotid artery)系统
左右颈总动脉在 C_4 水平,相当于甲状软骨上缘分叉为颈外和颈内动脉,这个分叉部是动脉粥样硬化的好发部位。颈内动脉沿咽侧壁上升至颅底,穿颞骨岩部经颈动脉管抵岩骨尖,通过破裂孔入颅内,颅内段穿硬脑膜海绵窦,依次分出眼动脉、后交通动脉、脉络丛前动脉,在视交叉旁分出大脑前动脉,终支为大脑中动脉。颈内动脉主要供应眼部和大脑半球前 3/5 部分(额叶、颞叶、顶叶和基底核)的血流,又称脑前循环(图 8-1,图 8-2)。

1) 眼动脉(ophthalmic artery):由颈内动脉发出后,经视神经孔入眼眶。在眶内最重要的分支是视网膜中央动脉。该动脉经视神经乳头穿出后,分为视网膜鼻侧上、下动脉和颞侧上、下动脉,供应视网膜的血液。

2) 后交通动脉(posterior communicating artery):从颈内动脉发出后与同侧大脑后动脉吻合,是连通颈内动脉和椎基底动脉两大系统血流的主要动脉。每侧后交通动脉还发出小穿支供应内囊后肢、丘脑、丘脑底核。

3) 脉络丛前动脉(anterior choroidal artery):是颈内动脉分为大脑前、中动脉前端或从大脑中动脉近端发出的细长动脉。主要供应脉络丛、视束的大部分和外侧膝状体、苍白球、内囊后肢的部分。

4) 大脑前动脉(anterior cerebral artery, ACA):由颈内动脉发出后,在额叶眶面向内前方行走。有前交通动脉吻合两侧大脑前动脉。沿途发出的穿通支又名前内侧丘纹动脉,供应内囊前肢及部分膝部、尾状核、豆状核前部和下丘脑。皮质支主要供应大脑半球内侧面顶枕裂以前的皮质,还供应大脑半球背外侧面的额上回、额中回上半、中央前后回上 1/4、旁中央小叶等(图 8-3)。

5) 大脑中动脉(middle cerebral artery, MCA):是颈内动脉的直接延续,其主干发出很多细小穿通支,又名前外侧丘纹动脉或豆纹动脉(lenticulostriate artery),供应豆状核、尾状核以及内囊后肢前 3/5(图 8-4)。这些穿通支呈直角从主干发出,高血压动脉硬化时极易破裂出血。皮质支主要供应大脑半球背外侧面的前 2/3,包括额叶、顶叶、颞叶和岛叶(图 8-5)。

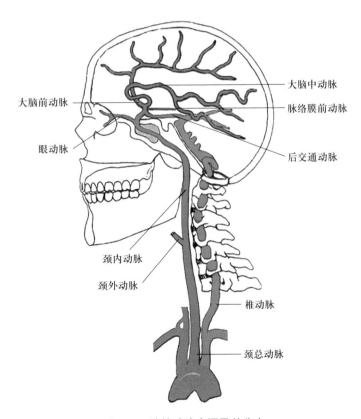

图 8-1　脑的动脉来源及其分支

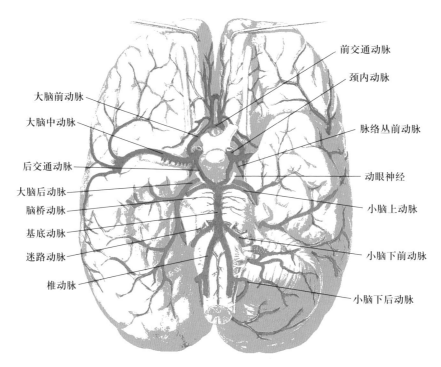

图 8-2 脑的动脉(底面观)

图中标注:
前交通动脉、颈内动脉、脉络丛前动脉、动眼神经、小脑上动脉、小脑下前动脉、小脑下后动脉
大脑前动脉、大脑中动脉、后交通动脉、大脑后动脉、脑桥动脉、基底动脉、迷路动脉、椎动脉

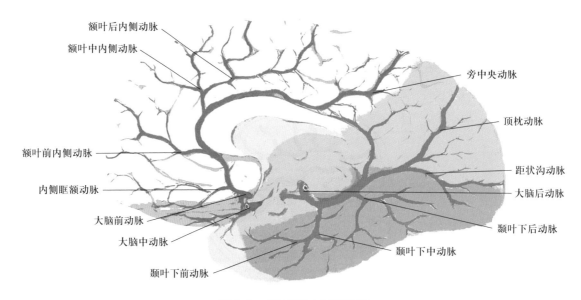

图 8-3 脑的动脉(内侧面观)

图中标注:
额叶后内侧动脉、额叶中内侧动脉、旁中央动脉、顶枕动脉、距状沟动脉、大脑后动脉、颞叶下后动脉、颞叶下中动脉、颞叶下前动脉、大脑中动脉、大脑前动脉、内侧眶额动脉、额叶前内侧动脉

（2）椎基底动脉（vertebro-basilar artery）系统
由双侧锁骨下动脉发出的椎动脉及其分支组成。主要供应脑后部 2/5 部分，包括大脑半球后部、丘脑、脑干、小脑及部分间脑，又称脑后循环（图 8-1~图 8-3）。

1）椎动脉（vertebral artery）：由锁骨下动脉发出后，通过上部 6 个颈椎横突孔，在寰枕关节后方，经枕骨大孔入颅后，两侧椎动脉发出分支组成脊髓前动脉。小脑下后动脉是椎动脉发出的长旋支，供应延髓背外侧、小脑蚓部和小脑半球下部，其短旋支和旁中央支供应延髓其余部分。

2）基底动脉（basilar artery）：两侧椎动脉逐渐向中线靠近，在脑桥下缘合成一条基底动脉，两侧发出多支旁中央支，主干延伸至脑桥上缘水平，分叉成为左右大脑后动脉。其分支主要包括短旋动脉，供应脑桥基底部外侧区、小脑中脚及大脑脚的

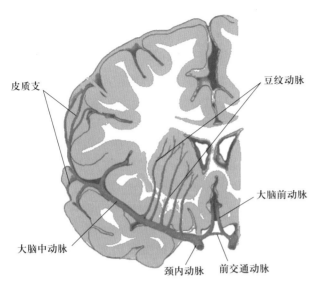

皮质支

豆纹动脉

大脑中动脉

大脑前动脉

颈内动脉 前交通动脉

图 8-4 大脑中动脉的皮质支和深穿支

一部分;长旋动脉,除直接由基底动脉分出的长旋动脉外,还包括小脑下前动脉和小脑上动脉,分别供应小脑、内耳、脑桥下部、延髓上部和小脑半球上部、上蚓部。

3) 大脑后动脉(posterior cerebral artery, PCA):两侧大脑后动脉围绕大脑脚和小脑幕切迹水平的中脑,向上呈环状,并发出多支丘脑穿通支、丘脑膝状体穿通支和脉络膜后动脉。皮质支供应大脑颞叶底面和枕叶。

脑动脉的细小分支可分为两类。① 穿通支:又称深支或中央支、旁中央支,主要由基底动脉环、大脑中动脉近端及基底动脉等大分支直接发出,垂

直穿入脑实质,供应间脑、纹状体、内囊和脑干基底部中线旁的结构。穿通支常被认为是终末动脉,虽然相邻穿通支间也存在丰富的血管吻合,但吻合支细小,穿通支闭塞后,一般不能建立有效的侧支循环。供应壳核、丘脑、内囊的中央支及供应脑桥的旁中央支是高血压脑出血和腔隙性脑梗死的好发部位。② 皮质支:又称旋支,从脑的腹面绕过外侧至背面,行程较长,主要供应大脑半球皮质及皮质下白质与脑干的背外侧。

(3) 脑动脉的侧支循环 脑的两个动脉系统并不是孤立的,相互之间有广泛的侧支循环;此外,颅内外动脉间也有丰富的吻合支。

1) 基底动脉环:是最重要的脑侧支循环,又称威利斯环,由两侧的颈内动脉末端、大脑前动脉起始段、大脑后动脉起始段、双侧后交通动脉及单一的前交通动脉吻合组成。在正常情况下,大脑动脉环左、右两侧的血流并不混合,当某一动脉近端血流受阻、环内各动脉间出现压力差时,对侧的血流即可经前、后交通动脉流入患侧,通过大脑动脉环使血流重新分配,起着重要的代偿作用,以维持脑的血液供应。但基底动脉环有多种先天变异,据统计,该环完整者仅 50% 左右。当此环中的某一动脉闭塞时,如果变异的基底动脉环不能迅速有效地建立侧支循环,就易导致脑梗死。

2) 其他侧支循环:除基底动脉环外,其他部位的脑动脉之间也相互吻合,具有一定的代偿作用,

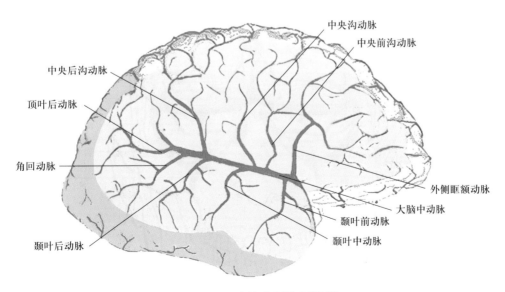

中央后沟动脉

顶叶后动脉

角回动脉

颞叶后动脉

中央沟动脉

中央前沟动脉

外侧眶额动脉

大脑中动脉

颞叶前动脉

颞叶中动脉

图 8-5 脑的动脉(外侧面观)

包括:① 大脑前、中、后动脉皮质支在大脑表面彼此吻合;② 颈内、外动脉围绕眼、耳、鼻的深、浅分支互相吻合;③ 大脑动脉皮质支与来自颈外动脉的脑膜动脉分支也存在丰富的侧支吻合,当一侧颈内动脉狭窄或闭塞时起一定的代偿作用。

(4) 脑静脉系统 分为深、浅两组。浅静脉包括大脑上、中、下静脉,收集大脑半球的静脉血液流入上矢状窦、海绵窦及横窦;深静脉包括大脑内静脉、基底静脉和大脑大静脉(盖伦静脉),引流大脑半球深部结构、脑室脉络丛和间脑的静脉血液注入直窦。深、浅两组静脉的血液最后经乙状窦由颈内静脉出颅,回流至右心房。颅内主要的静脉窦有海绵窦、上矢状窦、下矢状窦、岩上窦、岩下窦、直窦、横窦和乙状窦(图 8-6)。脑静脉有以下结构特点:① 缺乏弹力纤维致弹性差;② 大多不与动脉伴行;③ 缺乏静脉瓣导致头面部感染可逆流、蔓延至颅内;④ 血流相对缓慢,血液呈高凝状态时易形成血栓。

2. 脑血流量 人脑的血液供应非常丰富,虽然脑质量只占体质量的 2%~3%,但安静状态下其血流量占心搏出量的 20%,葡萄糖和氧耗量占全身供给量的 20%~25%。脑组织中几乎无氧、葡萄糖和糖原贮备,当脑血液供应一旦完全阻断,6 s 内神经细胞代谢受影响,10~15 s 意识丧失,2 min 内脑

电活动停止,如持续 5 min 以上,脑细胞就出现不可逆性损伤。所以,足够的脑血流供应是保持正常的脑结构和功能完整的首要条件。

(1) 正常脑血流量 健康成人每分钟脑血流量(cerebral blood flow,CBF)为 800~1 000 mL,其中 1/5 由椎基底动脉注入,其余 4/5 经颈内动脉。按平均脑质量为 1 500 g 计算,健康成人的平均脑血流量为 55 mL/(100 g·min),但分布并不均匀,大脑皮质可达 77~138 mL/(100 g·min),而脑白质血流量相对较低,仅为 14~25 mL/(100 g·min)。此外,脑血流量会随体位、活动和年龄改变而改变。

(2) 影响脑血流量的主要因素 参照泊肃叶方程(Poiseuille equation)公式,即脑动脉血流量(CBF)与血管半径(r)的 4 次方和平均动脉压(MAP)与颅内压(ICP)之差成正比,与血黏度(η)和血管长度(L)成反比。用公式表示如下。

$$CBF = (MAP - ICP)\pi \cdot r^4/(8\eta \cdot L)$$

由于脑动脉的长度恒定,所以影响脑动脉血流量的主要因素是血管的半径,其次是颅内压、平均动脉压和血黏度。血管的半径取决于血管舒张和收缩功能,受神经和体液因素调节;平均动脉压与心脏功能和体循环血压有关;颅内压则取决于颅腔和内容物的压力平衡;血黏度主要受血液有形成分的影响。

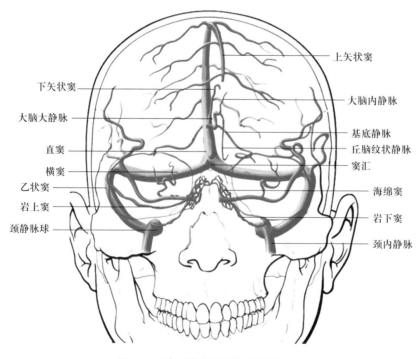

图 8-6 脑深静脉及颅内主要静脉窦

3. 脑血流量的调节　正常情况下,当平均动脉压在 60~160 mmHg 时,脑血管可通过收缩或舒张改变口径,维持脑血流量的稳定,称为脑血流量的自动调节,又称贝里斯效应(Bayliss effect)。当平均动脉下降至 60 mmHg 时,脑小动脉舒张已达最大限度,血压持续降低就会导致脑血流量减少;相反,当平均动脉压升至 160 mmHg 时,脑小动脉收缩已达最大限度,如血压持续升高就会导致脑血流量的增加。高血压患者由于脑动脉硬化,舒缩功能差,自动调节的上、下限均高于健康者,因此可耐受较高血压而不能耐受低血压,这也是临床上高血压患者急剧降压后容易诱发脑缺血的原因。

(曾进胜)

第二节　脑血管疾病的流行病学及预防

脑血管疾病具有发病率高、病死率高、致残率高和复发率高的特点,在多数西方发达国家是继心脏病和恶性肿瘤后的第三大死因,但在我国已成为第一位死因。据估算,我国每年新发脑卒中患者约 240 万人,每年死于脑卒中的患者约 110 万人,给家庭和社会带来沉重的负担。虽然 1990—2019 年期间全球脑卒中的年龄标准化死亡率和致残率急剧下降,但发病率的下降幅度却不明显,这表明脑血管疾病的预防远不如治疗工作成功。脑血管疾病可防可治,做好预防工作是降低脑血管疾病发病和复发的根本措施。

【脑血管疾病的流行病学】　近年的流行病学资料表明,我国农村地区脑卒中年发病率高于城市地区。2003—2013 年,农村地区脑卒中的患病率急剧增加,但城市地区保持相对稳定。虽然农村地区脑卒中年死亡率在 2003—2015 年变化不大,但仍比城市地区高。农村地区脑卒中的高发病率可能与这些区域较低的脑卒中一级预防质量、社会经济状况和预防脑卒中意识如出现短暂性脑缺血发作而未及时就医有关。

我国脑血管疾病的地理分布总体呈北高南低、东高西低的特点。脑卒中发病率和死亡率最高的地区是东北地区,其次为华中地区,发病率最低是西南地区,死亡率最低是华南地区。脑卒中患病率最高的是华中地区,其次为东北地区和华北地区,最低的是华南地区。此外,脑卒中的发病与季节变化也有明显关系,寒冷季节是脑卒中发病的高峰期,尤其是出血性卒中。

40 岁及以上男性脑卒中患病率显著高于女性。随着社会的进步和人民生活水平的提高及人口老龄化趋势的加剧,脑卒中的发病趋于年轻化,但高发年龄逐渐向后推迟。此外,脑血管疾病的分布也与社会经济状况、职业及种族等有关。

【脑血管疾病的预防】　脑卒中的危险因素包括高血压、心脏病、糖尿病、血脂异常、不良生活习惯、年龄、性别、种族和遗传因素等。目前我国约有 2.7 亿高血压、1.1 亿糖尿病和 1.6 亿血脂异常患者,且随着人口老龄化及生活水平的提高,这些人数还在持续攀升。虽然目前世界范围内脑血管病的临床诊治技术有了较大的提升,但仍有较多的脑卒中患者会遗留不同程度的后遗症,影响患者的工作和日常活动能力。因此,减少脑血管病危害和疾病负担的最有效方法是加强和重视脑卒中的预防,降低脑卒中发病率。此外,我国卒中复发率高于全球平均水平,且目前存活的脑卒中患者中 34% 为复发患者。卒中复发可显著增加患者致残或死亡风险,因此重视脑卒中的二级预防也是重中之重。

1. 一级预防　主要在发病前控制脑卒中的病因和危险因素。控制可干预性危险因素,包括高血压、心脏病、糖尿病、血脂异常、不良生活习惯等,是脑卒中一级预防主要针对性目标。

(1) 防治高血压　高血压是脑卒中的最重要危险因素。脑卒中发病率和病死率的上升与血压升高有着十分密切的关系,收缩压每升高 10 mmHg,脑卒中的相对发病危险增加 30%,而降压治疗能够降低 20%~30% 的脑卒中发病风险。早期诊断高血压,密切监测血压和控制血压达标是脑卒中一级预防中防治高血压的重要问题。

(2) 防治心脏病　脑卒中与各种类型的心脏病都密切相关。其中心房颤动是脑卒中一个非常重要的危险因素。非瓣膜病性心房颤动的患者,每年发生脑卒中危险性为 3%~5%,约占血栓栓塞性卒中的 50%。其他类型心脏病包括瓣膜性心脏病(如二尖瓣脱垂、心内膜炎和人工瓣膜)、扩张型心肌病及先天性心脏病(如卵圆孔未闭、房间隔缺损和房间隔动脉瘤等)等也增加血栓栓塞性卒中的危险。主动进行心房颤动筛查、适当行抗凝治疗和选用合适的抗凝药物及剂量,是心房颤动患者脑卒中一级预防的重要方面。

（3）**防治糖尿病** 糖尿病是缺血性卒中的独立危险因素,糖尿病可使脑卒中的风险增加1倍以上,而约20%的糖尿病患者最终将死于脑卒中。早期筛查和诊断糖尿病及控制血糖达标是脑卒中一级预防中防治糖尿病的关键问题。

（4）**防治血脂异常** 脑卒中发病与血脂异常存在明显相关性。研究显示,总胆固醇每升高1 mmol/L,缺血性卒中的发病风险增加17%;高密度脂蛋白胆固醇每升高0.3 mmol/L,缺血性卒中的风险减少7%;三酰甘油水平每增加30%,缺血性卒中的风险增加2%。早期发现血脂异常并加以适当控制,对脑卒中一级预防有重要意义。

（5）**改善不良生活习惯** 包括戒烟、限酒、控制体重、适当参加体育活动及合理的饮食和营养,对卒中一级预防均有重要价值。

2. **二级预防** 又称"三早"预防,即对脑血管疾病早发现、早诊断、早治疗,是在卒中发病后所进行的预防,主要针对脑卒中复发的高危因素进行控制。

（1）**脑血管疾病危险因素控制** 控制危险因素如高血压仍是脑卒中二级预防中最有效措施。其他包括防治血脂异常、糖尿病和改变不良生活习惯等,也是重要方面。其中,对于非心源性缺血性卒中患者,无论是否伴有其他动脉粥样硬化证据,推荐强化他汀类药物长期治疗,并使低密度脂蛋白胆固醇(LDL-C)下降≥50%或水平≤1.8 mmol/L。

（2）**抗栓治疗**

1）非心源性缺血性卒中的抗血小板治疗:在非心源性缺血性卒中二级预防中,目前有循证医学证据的抗血小板药物包括阿司匹林、氯吡格雷、阿司匹林+缓释型双嘧达莫复合制剂。我国临床实践中多以阿司匹林(50~150 mg/d)或氯吡格雷(75 mg/d)作为非心源性卒中二级预防中的抗血小板药物。应用原则为根据卒中的发病机制、循证医学证据及患者个体情况进行抗血小板药物单药或联合用药。如存在以下情况,包括发病24 h内的轻型缺血性卒中[美国国立卫生研究院卒中量表(National Institute of Health stroke scale, NIHSS)≤3分]或高复发风险的短暂性脑缺血发作(ABCD2评分≥4分),推荐阿司匹林+氯吡格雷(首剂负荷)双联抗血小板治疗,进行缺血性卒中的二级预防。需要注意的是,单靠抗血小板药物而不处理其他病

因和危险因素,缺血性卒中的预防显然是不能奏效的。

2）心源性卒中的抗凝治疗:对于非瓣膜病性心房颤动引起的缺血性脑卒中或短暂性脑缺血患者,推荐使用适当剂量的华法林和新型口服抗凝药物包括达比加群酯、利伐沙班、阿哌沙班及依度沙班口服抗凝治疗,预防血栓栓塞事件再发。华法林的目标剂量是维持国际标准化比值(INR)在2.0~3.0。选择何种抗凝药物,应考虑个体化因素。对于瓣膜病性心房颤动患者建议用华法林抗凝治疗。

3）不明原因栓塞性卒中的抗栓治疗:由于不明原因的栓塞性卒中具有多种潜在的病因和发病机制,目前最佳抗栓治疗策略并不明确,推荐抗血小板治疗预防缺血性卒中的复发。

（3）**动脉血运重建** 对于近期发生短暂性脑缺血发作或6个月内发生缺血性卒中合并同侧颈动脉颅外段中重度狭窄(50%~99%)的患者,在有条件的医院(围手术期卒中和死亡事件发生率<6%)可选择行颈动脉内膜剥脱术或支架植入术治疗,预防卒中再发。一般推荐首选标准内科药物治疗预防卒中复发,但当颅内动脉狭窄≥70%,标准内科药物治疗无效或责任血管供血区存在低灌注的患者,可选择血管内治疗(球囊扩张或支架植入)。

(曾进胜)

第三节 短暂性脑缺血发作

短暂性脑缺血发作(transient ischemic attack, TIA)的传统定义为由颅内动脉一过性或短暂性缺血引起的局灶性脑或视网膜功能障碍,临床症状一般持续10~15 min,多在1 h内,不超过24 h,可反复发作。MRI显示传统定义的TIA患者可有缺血性脑损害的表现,约28%的TIA患者可以检出与症状相对应的梗死灶,而当TIA持续时间>1 h,梗死灶的检出率可高达80%。因此,2002年美国TIA工作组提出了新的TIA定义:由于局部脑或视网膜缺血引起的短暂性神经功能缺损发作,典型临床症状持续不超过1 h,且在影像学上无急性脑梗死的证据。一项荟萃分析表明,即使在症状持续时间<1 h的TIA患者中,仍有33.6%在弥散加权成像(DWI)上显示出异常信号。2009年6月,

美国卒中协会发布了 TIA 的新定义:脑或视网膜局灶性缺血所致的、不伴急性梗死的短暂性神经功能障碍。这一定义认为有无梗死是鉴别诊断 TIA 或脑梗死的唯一依据,而不考虑症状持续时间。

TIA 患者发生脑卒中的概率显著高于一般人群。TIA 患者 7 d 内的卒中风险为 4%~10%,90 d 卒中风险为 10%~20%(平均为 11%)。一次 TIA 发作后 1 个月内发生脑卒中的概率是 4%~8%,1 年内为 12%~13%,5 年内高达 24%~29%。TIA 患者在第一年内的脑卒中发病率较一般人群高 13~16 倍。TIA 是急症,需要紧急干预,国际 TIA 注册登记研究显示,积极干预使 TIA 发生后 7 d、90 d、1 年和 5 年的卒中风险分别降低至 2.1%、3.7%、5.1% 和 9.5%。

【病因及发病机制】 TIA 的病因尚不完全清楚,其发病机制可能有以下几个方面。

1. 动脉狭窄和血流动力学改变 近年来随着影像学技术的发展,发现颈内动脉或椎基底动脉系统的血管狭窄主要是动脉粥样硬化的斑块所致,是 TIA 的主要原因。在颅内、外动脉粥样硬化或管腔狭窄的基础上,当出现低血压或血压波动时,引起病变血管支配区域的血流减少,发生一过性缺血症状。当血压回升后,局部脑血流恢复正常,TIA 的症状消失。

2. 微栓塞 颅内、外大动脉粥样硬化斑块脱落或其他来源的微栓子,随血液进入脑动脉系统中形成微栓塞,引起脑局部缺血症状。当微栓子崩解或向血管远端移动,局部血流会恢复,症状便消失。

3. 血液成分的改变 血液黏度增高、血浆纤维蛋白原含量增加、红细胞增多症或严重贫血等,导致血液中有形成分在脑部微血管中淤积,阻塞微血管。

4. 其他 无名动脉或锁骨下动脉狭窄或闭塞时,上肢活动可能引起椎动脉 – 锁骨下动脉盗血现象,导致椎基底动脉系统 TIA。

【临床表现】 TIA 好发于 50~70 岁,男性多于女性,患者多伴有高血压、动脉粥样硬化、糖尿病或高脂血症等脑血管疾病的危险因素。起病突然,迅速出现局灶性脑损害或视网膜功能障碍症状,持续数分钟至 1 h,在 24 h 内完全恢复,不遗留神经功能缺损。常反复发作,每次发作时的症状基本相似。椎基底动脉系统 TIA 更易出现反复发作。

1. 颈内动脉系统 TIA 多表现为单眼(同侧)或一侧(对侧)大脑半球症状。视觉症状表现为一过性单眼黑矇、雾视、视野中有黑点或有时眼前有阴影摇晃及光线减少。大脑半球症状多为一侧面部或肢体的无力或麻木,可以出现言语困难(失语)和认知及行为功能的改变。颈内动脉系统 TIA 最常见的症状是对侧发作性的单瘫或偏瘫。特征性的症状有眼动脉交叉性瘫痪(病变侧单眼一过性黑矇或失明,对侧偏瘫及感觉障碍)和霍纳征交叉性瘫(病变侧霍纳征,对侧偏瘫),优势半球受累还可出现失语。

2. 椎基底动脉系统 TIA 最常见的症状是眩晕、恶心和呕吐,大多数不伴有耳鸣,为脑干前庭系统缺血的表现。脑干和小脑缺血常引起下列症状,包括复视、眼球震颤、交叉性瘫痪(病变侧脑神经麻痹,对侧偏瘫或偏身感觉障碍)、四肢瘫、吞咽困难、构音障碍、共济失调及平衡障碍等。比较少见的特征性症状为跌倒发作(drop attack),表现为突然出现双下肢无力而倒地,但可随即自行站起,整个过程中意识清楚,系脑干网状结构缺血引起。

除上述常见的症状外,颈内动脉系统及椎基底动脉系统 TIA 还可表现有精神症状、意识障碍或偏侧舞蹈样发作等。

【辅助检查】

1. 头部 CT 和 MRI 一般情况下表现正常。TIA 发作时,磁共振灌注加权成像(PWI)可显示脑局部缺血性改变。

2. 超声

(1) **颈动脉超声** 应作为 TIA 患者的基本检查手段,常可显示动脉硬化斑块,了解斑块的性质,判断狭窄的程度。

(2) **经颅彩色多普勒超声** 是发现颅内大血管狭窄的重要手段。能发现严重的颅内血管狭窄,判断侧支循环情况,进行栓子监测及在血管造影前评估脑血液循环的状况。

(3) **经食管超声心动图** 不是常规检查。与传统的经胸骨心脏超声相比,提高了心房、心房壁、房间隔和升主动脉的可视性,可发现房间隔的异常、心房附壁血栓、二尖瓣赘生物及主动脉弓动脉粥样硬化等多种心源性栓子来源。

3. 脑血管造影

(1) **数字减影血管造影(DSA)** 是评估颅内外

动脉血管病变最准确的诊断手段。可准确显示颅内外动脉狭窄情况（图8-7）。

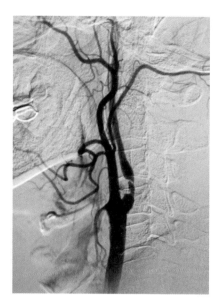

图8-7　颈内动脉起始部狭窄DSA

（2）CT血管成像（CTA）和磁共振血管成像（MRA）　是无创性血管成像新技术，但是不如DSA提供的血管情况详尽。

4. 其他　常规或24 h动态心电图有助于明确是否为心源性TIA。许多常规化验对TIA的诊断意义不大，如血红蛋白、血小板计数、凝血酶原时间、部分凝血活酶时间和血脂等，但对于查找病因是十分必要的。

【诊断】　多数TIA患者就诊时症状已经消失，故诊断主要依靠病史。中老年人突然出现局灶性脑损害症状，符合颈内动脉系统与椎基底动脉系统及其分支缺血的表现，持续数分钟到1 h，24 h内恢复完全，应高度怀疑TIA的诊断。头部CT和MRI检查正常，在排除其他疾病后，可以诊断TIA。超声检查和脑血管造影可进一步发现颅内、外血管病变情况。

【鉴别诊断】

1. 部分性癫痫　一般表现为局部肢体抽动，多起自一侧口角，然后扩展到面部或一侧肢体，或者表现为肢体麻木感和针刺感等，一般持续时间更短。脑电图可有异常。部分性癫痫多由脑部局灶性病变引起，头部CT和MRI可能发现病灶。

2. 梅尼埃病（Ménière disease）　好发于中年人，表现为发作性眩晕，伴恶心、呕吐，波动性耳聋、

耳鸣。除自发性眼球震颤外，中枢神经系统检查正常。变温试验可见前庭功能减退或消失。

3. 短暂性全面性遗忘（TGA）　出现短时间近期记忆丧失，持续不超过24 h（通常6~10 h）。表现为时间、地点定向障碍，患者对此有自知力。TGA发病与常见的血管危险因素无关，后续发生卒中风险低。其病因尚不完全清楚，目前认为与一过性大脑缺血、扩散性抑制相关。

4. 其他　某些疾病偶尔也可出现发作性症状，应注意鉴别，如多发性硬化的发作性症状可表现有构音障碍、共济失调等，类似于TIA。某些颅内接近于皮质或皮质内的占位性病变，如脑膜瘤和脑转移瘤等，也会引起近似于TIA的症状，对这些疾病要注意鉴别。

【治疗】　TIA是神经科的急症，应该给予足够的重视，及早治疗以防止发展为脑卒中。进行ABCD2评分可评估TIA患者卒中再发风险（表8-2）。如发现有与症状相对应的颈动脉颅外段中、重度及以上狭窄，应考虑行颈动脉内膜切除或支架植入术，否则应用药物治疗。

表8-2　TIA患者风险评分：ABCD2评分

项目		评分
年龄	≥60岁	1分
血压	≥140/90 mmHg	1分
临床症状	单侧肢体无力	2分
	言语障碍不伴单侧肢体无力	1分
症状持续时间	10~59 min	1分
	≥60 min	2分
糖尿病	有	1分

总分0~7分，低危0~3分，中危4~5分，高危6~7分。

1. 药物治疗

（1）**抗血小板聚集药物**　对于非心源性栓塞性TIA患者，建议给予口服抗血小板药物而非抗凝药物（Ⅰ级推荐，A级证据），以阻止血小板活化、黏附和聚集，防止血栓形成，减少TIA复发。ABCD2评分≥4分的TIA患者建议早期（最佳干预期：发病24 h内）给予阿司匹林联合氯吡格雷双联抗血小板聚集治疗，持续21 d，以降低缺血性脑卒中复发风险。之后改为阿司匹林（50~325 mg/d）或氯吡格雷（75 mg/d）单药治疗（Ⅰ级推荐，A级证据）。阿司匹林单药治疗的最佳剂量为75~150 mg/d。

阿司匹林(25 mg)+ 缓释型双嘧达莫(200 mg)2次/d 或西洛他唑(100 mg)2 次/d,均可作为阿司匹林和氯吡格雷的替代治疗药物(Ⅱ级推荐,B 级证据)。

(2) 抗凝药物　不作为 TIA 的常规治疗。但对心房颤动、频繁发作的 TIA 患者,可进行抗凝治疗。TIA 合并心房颤动患者,考虑到出血转化风险低,建议早期启动口服抗凝治疗,包括华法林(监测 INR 目标在 2~3)及直接口服抗新型凝药物(如达比加群、利伐沙班、阿哌沙班和依度沙班等)(Ⅰ级推荐,A 级证据)。频繁发作的 TIA 也可考虑使用普通肝素 100 mg 加入 5% 葡萄糖或生理盐水 500 mL 中,以每分钟 10~20 滴的速度静脉滴注,同时要监测部分凝血活酶时间(APTT),使其控制在正常范围的 1.5 倍之内。也可选用低分子量肝素(low molecular weight heparin,LMWH)4 000 U,腹壁皮下注射,每日 1~2 次,连用 7~10 d,治疗期间应该监测凝血状态。与普通肝素相比,LMWH 的生物利用度较好,使用安全。频繁发作 TIA 使用抗凝治疗循证证据较弱,关键在于尽快明确病因,针对病因给予相应二级预防治疗。

(3) 他汀类药物　明确可以降低卒中复发风险,TIA 患者合并动脉粥样硬化(颅内外动脉、冠状动脉或主动脉弓),建议高强度他汀类药物治疗,控制低密度脂蛋白胆固醇低于 1.8 mmol/L。

(4) 降纤药物　对于血浆纤维蛋白原水平增高,或频繁发作 TIA 的患者,可考虑选用巴曲酶(降纤酶)治疗。

2. 病因治疗　对于 TIA 患者要积极查找病因,针对可能存在的脑血管疾病危险因素,如高血压、糖尿病、高脂血症或心脏病等要进行积极有效的治疗。同时应建立健康的生活方式,合理运动,避免酗酒,适度降低体重等。病因治疗是预防 TIA 复发的关键。

3. 手术治疗　单次或多次发生 TIA 的患者,当责任血管是颈内动脉颅外段且狭窄程度≥50%,建议行颈动脉内膜切除术或支架植入术。

(程忻)

第四节　脑　梗　死

脑梗死(cerebral infarction)又称急性缺血性脑卒中(acute ischemic stroke),是指各种原因引起的局部脑组织血液供应障碍,使局部脑组织发生不可逆性损害,导致脑组织缺血、缺氧性坏死。

缺血性脑卒中的分型对指导治疗和评估预后有重要意义。牛津社区卒中项目(Oxfordshire community stroke project OCSP)是根据临床症状的缺血性脑卒中分型,有助于定位诊断,包括完全前循环、部分前循环、后循环和腔梗综合征。急性卒中 Org 10172 治疗试验(trial of org 10172 in acute stroke treatment ,TOAST)是目前国际广泛使用的缺血性脑卒中病因分型,将缺血性脑卒中分为 5 型:大动脉粥样硬化血栓性脑梗死、心源性脑栓塞、腔隙性脑梗死、其他明确原因引起的脑梗死和不明原因脑梗死。该分型对于判断预后、指导治疗及二级预防具有重要帮助。

一、动脉血栓性脑梗死

动脉血栓性脑梗死(thrombotic cerebral infarction)又称脑血栓形成(thrombosis),是脑梗死中最常见的类型。在脑动脉粥样硬化等原因引起的血管壁病变的基础上,管腔狭窄、闭塞或有血栓形成,造成局部脑组织因血液供应中断而发生缺血、缺氧性坏死,引起相应的神经系统症状和体征。

【病因及发病机制】

1. 病因　最常见的病因是动脉粥样硬化。高血压、糖尿病和高脂血症等是动脉粥样硬化最常见的危险因素。较少见的病因有脑动脉炎,如巨细胞性动脉炎、系统性红斑狼疮、结节性动脉周围炎、梅毒性动脉炎及艾滋病等引起的感染性血管炎;还见于高同型半胱氨酸血症、颈动脉或椎动脉壁分离(夹层)、药物滥用(如可卡因及二醋吗啡等)、烟雾病及偏头痛等。血液学异常如血小板增多症、真性红细胞增多症、血液高凝状态和镰状细胞贫血症等也是少见的病因。

2. 发病机制　实验证明,神经细胞在完全缺血、缺氧后十几秒即出现电位变化,20 s 后大脑皮质的生物电活动消失,30~90 s 后小脑及延髓的生物电活动也消失。脑动脉血流中断持续 5 min,神经细胞就开始发生不可逆性损害,出现脑梗死。上述变化是一个复杂的过程,称为缺血性级联反应。它是以细胞电生理功能停止为开端,随后细胞从有氧代谢转为无氧代谢,引起高能代谢的衰竭,继而发生兴奋性神经递质(主要是谷氨酸和门冬氨酸)大量释放,细胞膜内、外离子平衡失调,Ca^{2+} 内流增加导致细胞内钙超载,进一步激活激酶、钙调素和一氧化氮合酶等,导致大量自由基的生成,造成细胞损伤。在上述过程中,还包括转录因子的合成及炎性介质的产生等。造成缺血性损伤的另一种机制是细胞凋亡。到目前为止,缺血性级联反应的很多机制尚未完全阐明,有待于进一步研究。

急性脑梗死病灶由梗死核心区及其周围的缺血性半暗带组成。梗死核心区的脑血流量阈值为 10 mL/(100 g·min),其中的神经细胞膜离子泵和细胞能量代谢衰竭,脑组织发生不可逆性损害。缺血性半暗带的脑血流量处于电衰竭[约为 20 mL/(100 g·min)]与能量衰竭[约为 10 mL/(100 g·min)]之间,局部脑组织存在大动脉残留血流和(或)侧支循环,故脑缺血程度较轻,损伤具有可逆性。梗死核心区和缺血性半暗带是一个动态的病理生理过程,随着缺血程度的加重和时间的延长,梗死核心区逐渐扩大,缺血性半暗带逐渐缩小。

由于缺血性半暗带内的脑组织损伤具有可逆性,如果进行有效的治疗,就能减轻脑损伤的程度,促进功能恢复,但这些措施必须在一个限定的时间内进行,这个时间段称为治疗时间窗(therapeutic time window,TTW)。它包括再灌注时间窗(reperfusion time window,RTW)和神经保护时间窗(cytoprotective time window,CTW),前者指脑缺血后,若血液供应在一定时间内恢复,脑功能可恢复正常;后者指在时间窗内应用神经保护药物,可防止或减轻脑损伤,改善预后。缺血性半暗带的存在除受 TTW 的影响之外,还受到脑血管闭塞的部位、侧支循环、组织对缺血的耐受性及体温等诸多因素的影响,因此不同患者的 TTW 存在差异。一般认为,RTW 为发病后 3~4 h,不超过 6 h,在进展性脑卒中可以相应地延长;CTW 包含部分或全部RTW,包括所有神经保护疗法所对应的时间窗,时间可以延长至发病后数小时,甚至数天。

【病理】 脑动脉闭塞的早期,脑组织改变不明显,肉眼可见的变化要在数小时后才能辨认。梗死核心区发生肿胀、软化,灰、白质分界不清。大面积脑梗死时,脑组织高度肿胀,可向对侧移位,导致脑疝形成。镜下可见神经元出现急性缺血性改变,如皱缩、深染及炎症细胞浸润等,胶质细胞破坏,神经轴突和髓鞘崩解,小血管坏死,周围有红细胞渗出及组织间液的积聚。在发病后的 4~5 d 脑水肿达高峰,7~14 d 脑梗死区液化成蜂窝状囊腔。3~4 周

后,小的梗死灶可被增生的胶质细胞及肉芽组织所取代,形成胶质瘢痕;大的梗死灶中央液化成囊腔,周围由增生的胶质纤维包裹,变成中风囊。

局部血液供应中断引起的脑梗死多为白色梗死。由于脑梗死病灶内的血管壁发生缺血性病变,当管腔内的血栓溶解和(或)侧支循环开放等原因使血流恢复后,血液会从破损的血管壁漏出,或引起继发性渗出或出血,导致出血性脑梗死,也称为红色梗死。

【临床表现】 脑梗死以中老年患者多见,病前多有危险因素,如高血压、糖尿病、冠状动脉性心脏病(简称冠心病)及高脂血症等。常在安静状态下或睡眠中起病,约 1/3 的患者前驱症状表现为反复出现 TIA。根据脑动脉血栓形成部位的不同,相应地出现神经系统局灶性症状和体征。患者一般意识清楚,在发生基底动脉血栓或大面积脑梗死时,病情严重,可出现意识障碍,甚至有脑疝形成,最终导致死亡。不同部位脑梗死的临床表现如下。

1. 颈内动脉系统(前循环)脑梗死

(1) 颈内动脉血栓形成 颈内动脉闭塞的临床表现复杂多样。如果侧支循环代偿良好,可以全无症状。若侧支循环不良,可引起 TIA,也可表现为大脑中动脉和(或)大脑前动脉缺血症状,或分水岭梗死(位于大脑前、中动脉或大脑中、后动脉之间)。临床表现可有同侧霍纳综合征,对侧偏瘫、偏身感觉障碍,双眼对侧同向性偏盲,优势半球受累可出现失语。当眼动脉受累时,可有单眼一过性失明,偶尔成为永久性视力丧失。颈部触诊发现颈内动脉搏动减弱或消失,听诊可闻及血管杂音。

(2) 大脑中动脉血栓形成 大脑中动脉主干闭塞可出现对侧偏瘫、偏身感觉障碍和同向性偏盲,可伴有双眼向病灶侧凝视,优势半球受累可出现失语,非优势半球病变可有体象障碍。由于主干闭塞引起大面积的脑梗死,故患者多有不同程度的意识障碍,脑水肿严重时可导致脑疝形成,甚至死亡。皮质支闭塞引起的偏瘫及偏身感觉障碍,以面部和上肢为重,下肢和足受累较轻,累及优势半球可有失语,意识水平不受影响。深穿支闭塞更为常见,表现为对侧偏瘫,肢体、面和舌的受累程度均等,对侧偏身感觉障碍,可伴有偏盲、失语等。

(3) 大脑前动脉血栓形成 大脑前动脉近段阻塞时,由于前交通动脉的代偿,可全无症状。远段闭塞时,对侧偏瘫,下肢重于上肢,有轻度感觉障

碍,优势半球受累可有布罗卡失语,可伴有尿失禁(旁中央小叶受损)及对侧出现强握反射等。深穿支闭塞,出现对侧面、舌瘫及上肢轻瘫(内囊膝部及部分内囊前肢受损)。双侧大脑前动脉闭塞时,可有淡漠、欣快等精神症状,双下肢瘫痪,尿潴留或尿失禁,以及强握和摸索等原始反射。

2. 椎基底动脉系统(后循环)脑梗死

(1) 大脑后动脉血栓形成 大脑后动脉闭塞引起的临床症状变异很大,动脉的闭塞位置和基底动脉环的构成在很大程度上决定了脑梗死的范围和严重程度。主干闭塞表现为对侧偏盲、偏瘫及偏身感觉障碍,丘脑综合征,优势半球受累伴有失读。

皮质支闭塞出现双眼对侧视野同向性偏盲(有黄斑回避),偶为象限盲,可伴有视幻觉、视物变形和视觉失认等,优势半球受累可表现为失读及命名性失语等症状,非优势半球受累可有体象障碍。基底动脉上端闭塞,尤其是双侧后交通动脉异常细小时,会引起双侧大脑后动脉皮质支闭塞,表现为双眼全盲,对光反射存在,有时可伴有不成形的幻视发作;累及颞叶的下内侧时,会出现严重的记忆力损害。

深穿支闭塞的表现有:① 丘脑膝状体动脉闭塞出现丘脑综合征,表现为对侧偏身感觉障碍,以深感觉障碍为主,自发性疼痛,感觉过度,对侧轻偏瘫,可伴有偏盲。② 丘脑穿动脉闭塞出现红核丘脑综合征,表现为病灶侧舞蹈样不自主运动、意向性震颤、小脑性共济失调,对侧偏身感觉障碍。③ 中脑脚间支闭塞出现韦伯综合征,表现为同侧动眼神经麻痹,对侧偏瘫;或贝内迪克特综合征,表现为同侧动眼神经麻痹,对侧投掷样不自主运动。

(2) 椎动脉血栓形成 若两侧椎动脉的粗细差别不大,当一侧闭塞时,通过对侧椎动脉的代偿作用,可以无明显的症状。约 10% 的患者一侧椎动脉细小,脑干仅由另一侧椎动脉供血,此时供血动脉闭塞引起的病变范围,等同于基底动脉或双侧椎动脉阻塞后的梗死区域,症状较为严重。

瓦伦贝格综合征(延髓背外侧综合征)常由小脑后下动脉闭塞所致(图 8-8)。临床表现为:① 眩晕、恶心、呕吐和眼球震颤(前庭神经核受损);② 患侧面部及对侧身体痛、温度觉减退(交叉性感觉障碍,三叉神经脊束核及对侧交叉的脊髓丘脑束受损);③ 同侧霍纳征(交感神经下行纤维受损);④ 吞

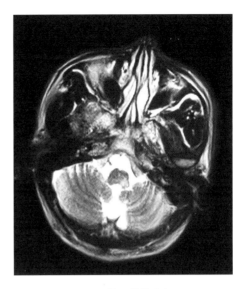

图 8-8 瓦伦贝格综合征 MRI

咽困难和声音嘶哑(舌咽、迷走神经及疑核受损);⑤ 同侧小脑性共济失调(绳状体或小脑受损)。由于小脑后下动脉的解剖变异较多,常会有不典型的临床表现。

(3) 基底动脉血栓形成 基底动脉主干闭塞,表现为眩晕、恶心、呕吐及眼球震颤、复视、构音障碍、吞咽困难及共济失调等,病情进展迅速而出现延髓性麻痹、四肢瘫、昏迷,并导致死亡。

基底动脉分支的闭塞会引起脑干和小脑的梗死,表现为各种临床综合征,常见的类型如下。

1) 米亚尔-居布勒综合征(脑桥腹外侧综合征):病变侧展神经和面神经瘫,对侧上、下肢痉挛性瘫痪及中枢性舌下神经麻痹。

2) 福维尔综合征(Foville syndrome)(脑桥中部基底综合征):病变侧展神经麻痹和对侧偏瘫,常伴有双眼向病变侧协同水平运动障碍。

3) 闭锁综合征:脑桥基底部双侧梗死,表现为双侧面瘫、延髓性麻痹、四肢瘫、不能讲话,但因脑干网状结构未受累,患者意识清楚,能随意睁闭眼,可通过睁闭眼或眼球垂直运动来表达自己的意愿。

4) 基底动脉尖综合征(top of the basilar syndrome,TBS):基底动脉尖端分出两对动脉,即大脑后动脉和小脑上动脉,供血区域包括中脑、丘脑、小脑上部、颞叶内侧和枕叶。临床表现为眼球运动障碍、瞳孔异常、觉醒和行为障碍,可伴有记忆力丧失、对侧偏盲或皮质盲,少数患者可出现大脑脚幻觉。

【辅助检查】

1. 血液化验及心电图 血液化验包括血小板

计数、凝血功能检查、血糖、血脂及同型半胱氨酸等,有利于发现脑梗死的危险因素。

2. **头部 CT**　脑梗死发病后的 24 h 内,一般无影像学改变。在 24 h 后梗死区出现低密度病灶(图 8-9)。对于急性脑卒中患者,头部 CT 是最常用的影像学检查手段,对于发病早期脑梗死与脑出血的识别很重要,缺点是对小脑和脑干病变显示不佳。

3. **头部 MRI**　脑梗死发病数小时后,病变区域呈现长 T_1、长 T_2 信号。与 CT 相比,MRI 可以发现脑干、小脑梗死及小灶梗死。功能性 MRI,如 DWI 和 PWI,可以在发病后数分钟内检测到缺血性改变,DWI 显示梗死核心区,PWI 显示血流灌注下降区(图 8-10)。DWI 与 PWI 显示的病变范围相同区域,为不可逆性损伤部位;DWI 与 PWI 的不匹配区域,为缺血性半暗带。功能性 MRI 为超时间窗溶栓、取栓治疗提供了科学依据。

4. **血管影像学检查**　DSA、CTA 和 MRA 可以显示脑部大动脉的狭窄、闭塞和其他血管病变,如血管炎、纤维肌性发育不良、颈动脉或椎动脉壁分离(夹层)及烟雾病等。作为无创性检查,MRA 的

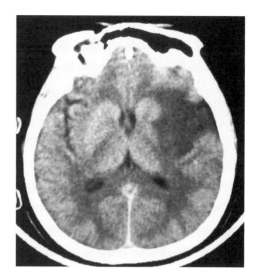

图 8-9　动脉血栓性脑梗死 CT

应用较为广泛,但对远端血管显影不清,尚不能代替 DSA 及 CTA。

5. **经颅多普勒超声(TCD)**　对评估颅内外血管狭窄、闭塞、血管痉挛或者侧支循环建立的程度有帮助。应用于溶栓治疗监测,对预后判断有参考意义。

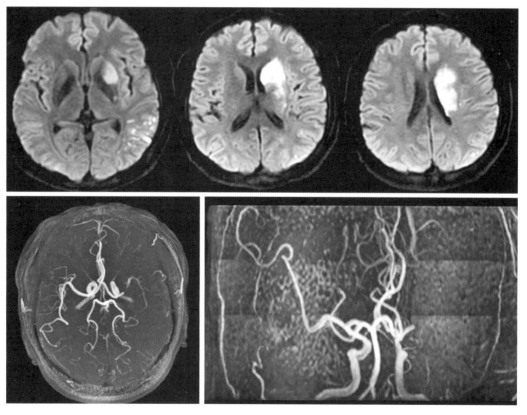

图 8-10　脑梗死 MRI

上方 DWI 序列显示左侧半球多发急性梗死,下方 MRA 序列显示左侧大脑中动脉闭塞。

6. 单光子发射计算机体层摄影（SPECT）和正电子发射体层摄影（PET） 能在发病后数分钟显示脑梗死的部位和局部脑血流的变化。通过对脑血流量（CBF）的测定，可以识别缺血性半暗带，指导溶栓治疗，并判定预后。

【诊断】 中、老年患者，有动脉粥样硬化及高血压等脑卒中的危险因素，在安静状态下或活动中起病，病前可有反复的 TIA 发作，症状常在数小时或数天内达到高峰，出现局灶性的神经功能缺损，梗死的范围与某一脑动脉的供应区域相一致，一般意识清楚。头部 CT 在早期多正常，24~48 h 出现低密度病灶。DWI、PWI、SPECT 和 PET 有助于早期诊断，血管影像学检查可发现颅内、外动脉狭窄或闭塞。

【鉴别诊断】 脑梗死需与下列疾病相鉴别。

1. 脑出血、蛛网膜下腔出血或脑栓塞 详见表 8-3。

2. 硬膜下血肿或硬膜外血肿 多有头部外伤史，病情进行性加重，出现偏瘫等局灶性神经功能缺失症状，可有意识障碍，以及头痛、恶心和呕吐等颅内压增高征象。头部 CT 检查在颅骨内板的下方可发现局限性梭形或新月形高密度区，骨窗可见颅骨骨折线及脑挫裂伤等。

3. 颅内占位性病变 颅内肿瘤或脑脓肿等也可急性发作，引起局灶性神经功能缺损，类似于脑梗死。脑脓肿可有身体其他部位感染或全身性感染的病史。头部 CT 及 MRI 检查有助于明确诊断。

【治疗】 要重视超早期（发病 6 h 内）和急性期的处理，注意整体化综合治疗和个体化治疗相结合。根据不同的病情、发病时间、临床分型及病因等，采取有针对性的治疗措施。在一般内科支持治疗的基础上，可酌情选用改善脑血液循环、脑保护、抗脑水肿和降颅压等措施。

1. 内科综合支持治疗

（1）一般治疗 卧床休息，注意对皮肤、口腔及尿道的护理，按时翻身，避免出现压疮和尿路感染等；保持呼吸道通畅，对于有意识障碍的患者，应给予气道的支持及辅助通气；尽量增加瘫痪肢体的

表 8-3 常见脑血管病的鉴别

鉴别要点	缺血性脑血管病		出血性脑血管病	
	脑血栓形成	脑栓塞	脑出血	蛛网膜下腔出血
发病年龄	老年（60 岁以上）	青壮年、老年人均可见	中老年（50~65 岁）多见	各年龄组均见，以青壮年多
常见病因	动脉粥样硬化	各种心脏病	高血压及动脉硬化	动脉瘤（先天性、动脉硬化性）、血管畸形
TIA 史	较多见	少见	少见	无
起病时状态	多在静态时	不定，多由静态到动态时	多在动态（激动、活动）时	同脑出血
起病缓急	较缓（以时、日计）	最急（以秒、分计）	急（以分、时计）	急骤（以分计）
意识障碍	无或轻度	少见、短暂	多见、持续	少见、短暂
头痛	多无	少有	多有	剧烈
呕吐	少见	少见	多见	最多见
血压	正常或增高	多正常	明显增高	正常或增高
瞳孔	多正常	多正常	患侧有时大	多正常
眼底	动脉硬化	可见动脉栓塞	动脉硬化，可见视网膜出血	可见玻璃体膜下出血
偏瘫	多见	多见	多见	无
脑膜刺激征	无	无	可有	明显
脑脊液	多正常	多正常	压力增高，含血	压力增高，血性
CT 检查	脑内低密度灶	脑内低密度灶	脑内高密度灶	蛛网膜下腔高密度影

活动,避免发生深静脉血栓和肺栓塞,对于出现此并发症的患者,主要是抗凝治疗,常用药物包括肝素、低分子量肝素及华法林等。

(2) **控制血糖**　高血糖和低血糖都能加重缺血性脑损伤,导致患者预后不良。当血糖高于 10 mmol/L 时,应给予胰岛素治疗,加强血糖监测,可将高血糖患者血糖控制在 7.8~10 mmol/L。研究表明,胰岛素具有降低血糖和脑保护的双重作用。当血糖低于 3.3 mmol/L,应及时补充 10%~20% 的葡萄糖,目标是达到正常血糖。在上述两种情况下均要进行血糖监测。

(3) **控制感染**　下列情况下要使用抗生素:①有明显意识障碍;②出现压疮、肺部或泌尿系等处感染。体温升高常预示着脑卒中预后不良,应给予物理降温,同时使用对乙酰氨基酚等解热镇痛药。

(4) **吞咽困难的处理**　有 30%~65% 的急性脑卒中患者会出现吞咽困难,主要是由口咽部功能障碍引起,可以引发肺炎、进食不足、脱水及营养不良等并发症。对于能经口进食的患者,吞咽时注意保持体位(头偏向患侧,颏向下内收),适当增加食物的黏度;也可进行吞咽功能的训练,如通过各种刺激增强咽部的感觉传入等。如果不能经口摄入足够的食物,应考虑采用经皮胃管(胃造瘘术)或鼻胃管给予。

2. 降低颅内压,控制脑水肿　脑水肿的高峰期为发病后的 3~5 d,大面积脑梗死时伴有明显颅内压升高。患者应卧床,抬高床头 30°~45°,避免头颈部过度扭曲。常用的降颅压药物为甘露醇和呋塞米。20% 的甘露醇用量为 125~250 mL,快速静脉滴注,每 6~8 h 一次;呋塞米 20~40 mg,静脉注射;或两者交替使用。其他可用的药物有高张盐水、甘油果糖、七叶皂苷钠和 20% 人血清蛋白等。条件允许时给予亚低温治疗。

3. 调控血压　患者在急性期会出现不同程度的血压升高,原因是多方面的,如脑卒中后的应激性反应、膀胱充盈、疼痛及机体对脑缺氧和颅内压升高的代偿反应等。脑梗死早期的高血压处理取决于血压升高的程度、患者的整体情况和基础血压。如收缩压在 180~200 mmHg 或舒张压在 110~120 mmHg,可不必急于降血压治疗,但应严密观察血压变化。如果血压持续升高,收缩压 ≥200 mmHg 或舒张压 ≥110 mmHg,或伴有严重

心功能不全、主动脉夹层、高血压脑病的患者,可予降压治疗,并严密观察血压变化。可选用拉贝洛尔、尼卡地平等静脉药物,避免使用引起血压急剧下降的药物。血压过低对脑梗死不利,应适当提高血压。

4. 改善脑血液循环

(1) **静脉溶栓治疗**　超早期溶栓的目的是挽救缺血性半暗带。通过溶解血栓,使闭塞的脑动脉再通,恢复梗死区的血液供应,防止缺血脑组织发生不可逆性损伤,是目前急性脑梗死最有效的药物治疗方法。溶栓治疗的时机是影响治疗的关键。对缺血性脑卒中发病 3 h 内(Ⅰ 级推荐,A 级证据)和 3~4.5 h(Ⅰ 级推荐,B 级证据)的患者,应按照适应证和禁忌证严格筛选,尽快给予静脉重组组织型纤溶酶原激活物(recombinant tissue-type plasminogen activator, rt-PA)溶栓治疗。使用方法: rtPA 0.9 mg/kg(最大剂量为 90 mg)静脉滴注,其中 10% 在最初 1 min 内静脉注射,其余持续滴注 1 h,用药期间及用药 24 h 内应严密监护患者(Ⅰ 级推荐,A 级证据)。如没有条件使用 rtPA,且发病在 6 h 内,可使用尿激酶(urokinase, UK),但出血风险较高,使用时应特别谨慎。使用方法:尿激酶 100 万 ~150 万 U,溶于生理盐水 100~200 mL,持续静脉滴注 30 min。

溶栓治疗的适应证为:① 年龄 18~75 岁;② 发病在 6 h 之内,由于基底动脉血栓形成的病死率高,溶栓时间窗可以适当放宽;③ 脑功能损害的体征持续存在超过 1 h,且比较严重;④ 头部 CT 排除颅内出血,且无早期脑梗死低密度改变及其他明显早期脑梗死改变;⑤ 患者或家属签署知情同意书。

溶栓治疗的禁忌证包括:① 既往有颅内出血,近 3 个月有头颅外伤史,近 3 个月内有颅内或椎管内手术,近 3 周内有胃肠或泌尿系统出血,近 2 周内进行过外科大手术,近 1 周内在不易压迫止血部位的动脉穿刺。② 近 3 个月内有脑卒中或心肌梗死史。③ 严重心、肝、肾功能不全或严重糖尿病患者。④ 体检发现有活动性出血或外伤(如骨折)的证据。⑤ 已口服抗凝药,且 INR >1.7 或 PT>15 s;24 h 内接受过低分子量肝素治疗;48 h 内使用凝血酶抑制或 Xa 因子抑制剂,或各种实验室检查异常(如 APTT、INR、血小板计数、ECT、TT 或 Xa 因子活性测定等)。⑥ 血小板计数 <100×10⁹/L,血糖 <2.7 mmol/L

(50 mg/dL)。⑦血压,收缩压≥180 mmHg,或舒张压≥100 mmHg。⑧妊娠。⑨不合作。⑩主动脉弓夹层。

溶栓治疗的并发症主要是脑梗死病灶继发性出血或身体其他部位的出血。

(2) 血管内机械取栓治疗　是近年急性缺血性脑卒中治疗最重要的进展,可显著改善急性大动脉闭塞导致的缺血性脑卒中患者预后。满足下述条件,可采用血管内介入治疗:① 发病前改良Rankin 评分(Modified Rankin Scale,MRS)为 0 分或 1 分;② 明确病因为颈内动脉或大脑中动脉 M1段闭塞;③ 年龄≥18 岁;④ NIHSS 评分≥6 分;⑤ Alberta 卒中项目早期 CT 评分(Alberta Stroke Program Early CT Score,ASPECTS)≥6 分;⑥ 动脉穿刺时间能够控制在发病 6 h 内(Ⅰ级推荐,A 级证据)。前循环闭塞发病在 6~24 h,经过严格的影像学筛选后可推荐血管内治疗。后循环大血管闭塞发病在 24 h 内,血管内治疗是可行的。

动脉溶栓,即使溶栓药物直接到达血栓局部,尚缺乏循证证据。目前一线的血管内治疗是血管内机械取栓治疗,而不是动脉溶栓治疗。

(3) 抗血小板聚集治疗　不符合静脉溶栓适应证且无禁忌证的脑梗死患者应在发病后尽早给予口服阿司匹林 150~300 mg/d(Ⅰ级推荐,A 级证据)。急性期后可改为预防剂量(50~325 mg/d)。溶栓治疗者,阿司匹林等抗血小板药物应在溶栓 24 h后开始使用(Ⅰ级推荐,A 级证据),如果患者存在其他特殊情况(如合并疾病),在评估获益大于风险后可以考虑在静脉溶栓 24 h 内使用抗血小板药物。对于未接受静脉溶栓治疗的轻型卒中患者(NIHSS评分≤3 分),发病 24 h 内应尽早启动双重抗血小板治疗(阿司匹林和氯吡格雷)并维持 21 d(Ⅰ级推荐,A 级证据)。对不能耐受阿司匹林者,可考虑选用氯吡格雷等抗血小板治疗(Ⅱ级推荐,C 级证据)。

(4) 抗凝治疗　对大多数急性缺血性脑卒中患者,不推荐无选择地早期进行抗凝治疗(Ⅰ级推荐,A 级证据)。抗凝治疗的适应证是:① 缺血性脑卒中伴有蛋白 C 缺乏、蛋白 S 缺乏、活性蛋白 C 抵抗等易栓症;② 症状性颅外夹层动脉瘤;③ 防止卧床患者出现深静脉血栓形成和肺栓塞。抗凝作为静脉溶栓后的辅助治疗,但不推荐在溶栓后的 24 h内应用。临床常用的药物有肝素、低分子量肝素及华法林等(药物用法见本章第三节)。

(5) 降纤、扩容、其他改善脑循环药物　循证证据尚不充分,一般不推荐使用。对不适合溶栓并经过严格筛选的脑梗死患者,特别是高纤维蛋白原血症者可选用降纤治疗,常用的药物包括降纤酶(defibrase)和巴曲酶(batroxobin)。对于低血压或脑血流低灌注所致的急性脑梗死(如脑分水岭梗死)可考虑扩容治疗,但应注意可能加重脑水肿、心力衰竭等并发症。丁苯酞、人尿激肽原酶是近年我国开发的Ⅰ类新药,主要作用机制为改善脑缺血区的微循环,促进缺血区血管新生,增加缺血区脑血流等。在临床工作中,可根据患者情况使用。

(6) 中医中药治疗　传统中医药治疗脑血管疾病已经积累了丰富的经验,治疗原则主要是活血化瘀、通经活络。可用药物有三七、丹参、川芎、红花、水蛭及地龙等,还可用针灸治疗。但是中成药和针刺治疗急性脑梗死的疗效尚需更多高质量随机对照试验证实。可根据具体情况结合患者意愿决定是否选用针刺或中成药治疗。

5. 降脂治疗　急性缺血性脑卒中患者应记录基线低密度脂蛋白胆固醇(LDL-C)水平(Ⅰ级推荐,A 级证据)。≤75 岁的缺血性脑卒中患者,建议高强度他汀类药物,使 LDL-C 降低≥50%(Ⅰ级推荐,A 级证据)。如高强度他汀类药物存在禁忌或发生他汀药物相关不良反应,建议中等强度他汀类药物,使 LDL-C 下降 30%~49%(Ⅰ级推荐,A 级证据)。>75 岁的缺血性脑卒中患者,可结合患者个体情况,启动中等或高强度他汀治疗。合并血管危险因素的缺血性脑卒中患者,已经服用最大可耐受剂量的他汀类药物但 LDL-C 仍≥1.8 mmol/L(70 mg/dL),可考虑加用依折麦布和(或)PCSK9 抑制剂。急性缺血性脑卒中起病前已服用他汀类的患者,可继续使用他汀类治疗(Ⅱ级推荐,B 级证据)。在急性期根据患者年龄、性别、卒中亚型、伴随疾病及耐受性等临床特征,确定他汀类治疗种类及强度(Ⅱ级推荐,C 级证据)。

6. 神经保护治疗　主要是针对缺血性级联反应的各种途径,进行有针对性的治疗。虽然许多神经保护药物在缺血性脑卒中的动物模型中证实有效,但到目前为止,还没有一种药物在临床试验中被证实有保护作用。常用药物有钙通道阻滞药(尼莫地平等)、胞磷胆碱、自由基清除剂(如依达拉奉)等。目前,神经保护剂的疗效与安全性尚需开展更多高质量临床试验进一步证实（Ⅰ级推荐，B级证据）。

7. 外科治疗 脑梗死伴有占位效应和进行性神经功能恶化者，为了挽救生命，可行去骨瓣或后颅窝减压术。

8. 血管成形术（颈动脉内膜切除术／颈动脉支架植入术） 急诊颈动脉内膜切除术或颈动脉支架植入术的疗效尚不明确。轻型、非致残性卒中（MRS 0~2），如果无早期血管成形的禁忌证，可考虑在急性缺血性脑卒中发生后48 h~7 d行颈动脉内膜切除术或颈动脉支架植入术，以预防卒中再发。非致残性卒中，症状性颈动脉重度狭窄70%~99%（Ⅰ级推荐，A级证据）或中度狭窄50%~69%（Ⅰ级推荐，B级证据），为预防卒中再发，在强化药物治疗的基础上可行颈动脉内膜切除术或颈动脉支架植入术。

9. 康复治疗 应尽早进行，只要患者意识清楚，生命体征平稳，病情不再进展，48 h后即可进行。康复的目标是减轻脑卒中引起的功能缺损，提高患者的生活质量。除运动康复治疗外，还应注意语言、认知、心理和职业等方面的康复。并且要进行广泛的宣传教育，强调康复是一个持续的过程，提高社会和家庭对康复重要性的认识。

10. 建立脑卒中绿色通道和脑卒中单元 脑卒中的绿色通道包括医院24 h内均能进行头部CT或MRI检查，与凝血功能有关的检查可在30 min内完成并回报结果，尽量为急性期的血管再通治疗赢得时间，使患者到院至静脉溶栓时间控制在60 min内。

脑卒中单元（stroke unit，SU）是脑血管疾病管理模式，指在卒中病房内，由神经专科医师、物理治疗专家、语言康复专家、心理医师及专业护理人员等组成，对患者进行药物治疗、肢体康复、语言训练、心理康复和健康教育等全面治疗。

【预后】 本病急性期的病死率为5%~15%。存活的患者中，致残率约为50%。影响预后的因素较多，最重要的是神经功能缺损的严重程度，其他还包括患者的年龄和脑卒中的病因等。

二、脑栓塞

脑栓塞（cerebral embolism）是指血液中的各种栓子，如心脏内的附壁血栓、动脉粥样硬化的斑块、脂肪、肿瘤细胞、纤维软骨或空气等随血流进入脑动脉而阻塞血管，当侧支循环不能代偿时，引起该动脉供血区脑组织缺血性坏死，出现局灶性神经功能缺损。脑栓塞占脑卒中的15%~20%。

【病因及发病机制】 脑栓塞按栓子来源分为3类。

1. 心源性脑栓塞 是脑栓塞中最常见的，约75%的心源性栓子栓塞于脑部。引起脑栓塞的常见心脏疾病有心房颤动、心瓣膜病、感染性心内膜炎、心肌梗死、心肌病、心脏手术及先天性心脏病等。

（1）**心房颤动（atrial fibrillation，AF）** 是引起心源性脑栓塞的最常见病因。瓣膜病心房颤动占20%，非瓣膜病心房颤动（nonvalvular atrial fibrillation，NVAF）占70%，其余10%无心脏病。瓣膜病心房颤动患者脑栓塞的发生率是无心房颤动者的14~16倍。NVAF是指由各种非心脏瓣膜病，如急性心肌梗死、心力衰竭、心肌病或甲状腺功能亢进性心脏病等引起的心房颤动，是心源性脑栓塞的独立危险因素，NVAF患者脑栓塞的危险性是无心房颤动者的5~7倍。左心房的附壁结构具有一定的收缩性，发生心房颤动后收缩性降低，血流缓慢淤滞，易导致附壁血栓形成，栓子脱落引起脑栓塞。

（2）**心瓣膜病** 是指心瓣膜先天性发育异常或后天性疾病（如风湿性心内膜炎）引起的病变。由于血流动力学紊乱，瓣膜受损并有疣状赘生物形成，赘生物机化后，瓣膜纤维化并有瘢痕形成，不易脱落。当病变累及心房或心室内膜，导致附壁血栓形成时，则可脱落形成栓子。

（3）**感染性心内膜炎** 心瓣膜表面形成含细菌的疣状赘生物，脱落后形成脑栓塞，有出血倾向。若栓子中细菌的致病力强，可引起继发性颅内感染。

（4）**心肌梗死，心肌病** 由于心内膜损伤或室壁瘤形成等原因，病变部位纤维化，容易导致附壁血栓的形成。

（5）**心脏手术** 体外循环过程中可能引起脑栓塞，栓子来源可能是空气、瓣膜组织或主动脉壁上的粥样斑块等。心脏瓣膜置换术后人工瓣膜上的血栓，可脱落引起脑栓塞。

（6）**先天性心脏病** 发生脑栓塞的机制有心律失常（如心房颤动）、细菌性心内膜炎和反常性栓塞。有房间隔或室间隔缺损，或卵圆孔未闭者，来自静脉的栓子进入右心后，有时可跟随压力变化通过缺损进入左心,再沿动脉血流栓塞相应的脑动脉分支,导致脑栓塞,称为反常性栓塞。

（7）心脏黏液瘤　是最常见的原发性心脏肿瘤,多起源于左心房。有 20%~45% 的患者首发症状为栓塞,其中 50% 为脑栓塞。栓子的成分为黏液组织,或为黏附在肿瘤表面的血栓性物质。

2. 非心源性脑栓塞　动脉来源包括主动脉弓和颅外动脉(颈动脉和椎动脉)的动脉粥样硬化性病变,斑块破裂及粥样物从裂口溢入血流,能形成栓子导致栓塞;同时损伤的动脉壁易形成附壁血栓,当血栓脱落时,亦可导致脑栓塞。其他少见的栓子有脂肪滴、空气、肿瘤细胞、寄生虫卵和异物等。

3. 来源不明栓塞　少数患者查不到栓子的来源。

【病理】　脑栓塞能发生于脑的任何部位。由于左侧颈总动脉直接起源于主动脉弓,故发病部位以左侧大脑中动脉的供血区较多,其上干是最常见的发病部位。由于脑栓塞常突然阻塞动脉,易引起脑血管痉挛,加重脑组织的缺血程度。因起病迅速,无足够的时间建立侧支循环,所以栓塞与发生在同一动脉的血栓形成相比,病变范围大,供血区周边的脑组织常不能免受损害。

脑栓塞引起的脑组织缺血性坏死可以是贫血性、出血性或混合性梗死,出血性更为常见,占 30%~50%。脑栓塞发生后,栓子可以不再移动,牢固地阻塞管腔;但更常见的情况是栓子分解碎裂,进入更小的血管,最初栓塞动脉的血管壁已受损,血流恢复后易从破损的血管壁流出,发生漏出性出血,形成出血性梗死(hemorrhagic infarct,HI)。

当栓子的来源未消除时,脑栓塞可以反复发生。某些炎性栓子可能引起脑脓肿、脑炎或局部脑动脉炎等。有时在血管内可以发现栓子,如寄生虫卵或脂肪球等。

【临床表现】　本病任何年龄均可发病,多有风湿性心脏病、心房颤动或大动脉粥样硬化等病史。一般发病前无明显诱因,也很少有前驱症状。脑栓塞是起病速度最快的一类脑卒中,症状常在数秒或数分钟之内达到高峰,多为完全性卒中。偶尔病情在数小时内逐渐进展,症状加重,可能是脑栓塞后发生了逆行性血栓形成造成的。

起病后多数患者有意识障碍,但持续时间短暂,主要原因是急性颅内压增高。脑栓塞造成急性

脑血液循环障碍,可引起癫痫发作,其发生率高于脑血栓形成。发生于颈内动脉系统的脑栓塞约占80%,而发生于椎基底动脉系统的约占 20%。临床症状取决于栓塞的血管及阻塞的位置,表现为局灶性神经功能缺损(详见本节相关部分)。约 30% 的脑栓塞为出血性梗死,可出现意识障碍突然加重或肢体瘫痪加重,应注意识别。心源性脑栓塞有时可堵塞多个脑动脉,引起多发性脑梗死。

由于导致脑栓塞的病因不同,除上述脑部症状外,常伴有原发病的症状。患者可有心房颤动、风湿性心内膜炎或心肌梗死等疾病的表现,或有心脏手术、介入性治疗及长骨骨折等病史。部分患者有皮肤、黏膜栓塞或其他器官栓塞的表现。

【辅助检查】

1. 头部 CT 及 MRI　可显示脑栓塞的部位和范围。发病后 24~48 h 的头部 CT 在病变部位出现低密度的改变。发生出血性梗死时,在低密度的梗死区出现一个或多个高密度影(图 8-11)。

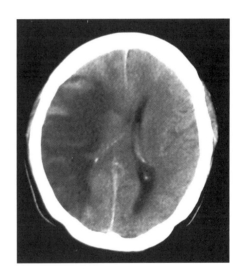

图 8-11　右侧大脑中动脉栓塞 CT

2. 脑脊液检查　压力正常或升高,在出血性梗死时红细胞增多。亚急性细菌性心内膜炎产生含细菌的栓子,故脑脊液中白细胞增加。蛋白质含量常升高,糖含量正常。

3. TCD、CTA、MRA 和 DSA　TCD 可检测颅内血流的情况,显示血管狭窄和阻塞的部位及动脉粥样硬化斑块;CTA、MRA 和 DSA 可显示闭塞的脑动脉、动脉粥样硬化斑块和栓子等。出血性脑梗死时,可显示闭塞血管再通。

4. 其他　应常规进行心电图、胸部 X 线和超

声心动图检查。怀疑亚急性感染性心内膜炎时，要查血常规、红细胞沉降率及血培养等。特殊检查还包括 24 h 动态心电图监护和经食管超声心动图等。

【诊断】 要点：① 病前有风湿性心脏病、心房颤动及大动脉粥样硬化等病史；② 起病急，症状常在数秒或数分钟达到高峰，表现为偏瘫、失语等局灶性神经功能缺损。头部 CT 和 MRI 有助于明确诊断。

【鉴别诊断】 本病应与其他脑血管疾病，如脑血栓形成和脑出血等鉴别（表 8-3）。

【治疗】 脑栓塞的治疗与动脉血栓性脑梗死的治疗类似，包括急性期的综合治疗，尽可能恢复脑部血液循环，以及进行物理治疗和康复治疗。血栓性栓子引起的脑栓塞可以考虑静脉溶栓治疗，但感染性心内膜炎引起的脑栓塞是静脉溶栓禁忌。因为心源性脑栓塞容易复发，应常规进行抗凝治疗。

发生出血性梗死时，根据出血转化的具体情况，需要权衡抗栓药物（包括抗凝、抗血小板聚集药物）的获益和出血加重、血肿扩大的风险；注意脑水肿，调整血压；若血肿量较大，内科保守治疗无效时，考虑手术治疗。对感染性栓塞应使用抗生素，禁用抗凝治疗，防止感染扩散。在脂肪栓塞时，主要用乙醇溶液治疗。

对于脑栓塞的预防非常重要。主要是进行抗凝和抗血小板聚集治疗，能防止被栓塞的血管发生逆行性血栓形成和预防复发，药物用法见本章第三节。同时要治疗原发病，纠正心律失常，针对心脏瓣膜病和引起心内膜病变的相关疾病，进行有效防治，根除栓子的来源，防止复发

【预后】 本病急性期病死率为 5%~15%，多死于严重脑水肿引起的脑疝、肺炎和心力衰竭等。脑栓塞容易复发，有 10%~20% 在 10 d 内发生第二次栓塞，复发者病死率更高。

三、腔隙性脑梗死

腔隙性脑梗死（lacunar infarction）是指大脑半球或脑干深部的小穿通动脉在长期高血压的基础上，血管壁发生病变，导致管腔闭塞，形成小的梗死灶。常见的发病部位有壳核、尾状核、内囊、丘脑和脑桥等。

【病因及病理】 病因主要是高血压引起的脑

部细、小动脉玻璃样变，导致管腔狭窄或闭塞，或是大脑中动脉和基底动脉粥样硬化及形成小血栓阻塞深穿支动脉。其他原因还有血流动力学异常、血液成分异常或各种类型微栓子阻塞小动脉等。由于病变血管是直径 100~200 μm 的深穿支，多为终末动脉，侧支循环差，当有血栓形成或微栓子脱落阻塞血管时，易发生缺血性梗死。腔隙性梗死为直径 0.2~15 mm 的囊性病灶，呈多发性，梗死灶仅稍大于血管管径。坏死组织被吸收后，可残留小囊腔。

【临床表现】 多见于中老年人，有长期高血压病史。急性或亚急性起病，一般无头痛，也无意识障碍。由于腔隙性梗死的病灶较小，多数患者无临床症状。Fisher 将本病的症状归纳为 21 种综合征，临床较为常见的有 4 种。

1. 纯运动性轻偏瘫（pure motor hemiparesis，PMH） 是最常见的类型，约占 60%。表现为对侧轻偏瘫，上下肢瘫痪程度大致均等，不伴有感觉障碍、视野改变及语言障碍。病变部位在内囊后肢、放射冠或脑桥等处。

2. 构音障碍手笨拙综合征（dysarthria clumsy hand syndrome，DCHS） 约占 20%，表现为构音障碍、吞咽困难、病变对侧中枢性面舌瘫、手轻度无力及精细运动障碍。病变常位于脑桥基底部或内囊。

3. 纯感觉性卒中（pure sensory stroke，PSS） 约占 10%，表现为对侧偏身感觉障碍，可伴有感觉异常，病变位于丘脑腹后外侧核、内囊后肢或放射冠后部等。

4. 共济失调性轻偏瘫综合征（ataxic hemiparesis syndrome，AHS） 表现为偏瘫，合并瘫痪侧肢体共济失调，常下肢重于上肢。病变多位于脑桥基底部、内囊或皮质下白质。

需要注意的是，上述 4 种腔隙性脑梗死综合征也可见于其他病因的缺血性脑卒中（如脑栓塞），以及其他脑血管病或神经系统疾病（如脑出血、脑肿瘤）。

本病常反复发作，引起多发性腔隙性脑梗死，称为腔隙状态（lacunar state）。常累及双侧皮质脊髓束和皮质脑干束，出现假性延髓性麻痹、痴呆、血管性帕金森综合征的表现。

【辅助检查】 头部 CT 检查可发现病变部位出现低密度改变（图 8-12）。当病灶较小或位于脑干时，应进行头部 MRI 检查（图 8-13）。影像学检

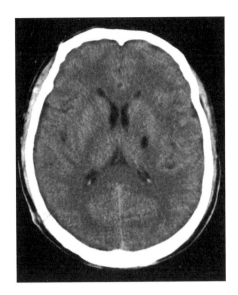

图 8-12　腔隙性脑梗死 CT
示左侧基底核区。

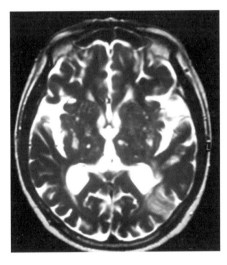

图 8-13　腔隙性脑梗死 MRI
示双侧基底核区。

查是确诊的主要依据。DWI、PWI 和 SPECT 等对于诊断更有帮助,但这些检查的普及率较低。

【诊断】　本病多见于中老年患者,有多年高血压病史,急性或亚急性起病,出现局灶性神经功能缺损,头部 CT 或 MRI 检查发现脑部有腔隙性病灶,可做出诊断。

【鉴别诊断】　本病应与少量脑出血、脱髓鞘病、脑囊虫病及转移瘤等引起的腔隙性病灶鉴别。

【治疗】　本病与动脉血栓性脑梗死的治疗类似。虽然腔隙性脑梗死的预后良好,但易反复发作,故预防复发尤为重要。要积极控制高血压,同时服用阿司匹林等抗血小板聚集药物。

【预后】　本病预后良好,病死率和致残率均低,但容易反复发作。

四、脑分水岭梗死

脑分水岭梗死(cerebral watershed infarction,CWI)又称边缘带梗死(border zone infarction),是指脑内相邻动脉供血区之间的边缘区发生的脑梗死。约占全部脑梗死的 10%。

根据脑内血液循环分布特点,CWI 分为以下几种类型。① 皮质前型:大脑前动脉(ACA)与大脑中动脉(MCA)皮质支之间的分水岭区,位于额顶叶,呈带状或楔形;② 皮质后型:MCA 和大脑后动脉(PCA)皮质支之间的分水岭区,位于角回和顶叶后部,此型最常见;③ 皮质上型:ACA/MCA/PCA 皮质支供血区之间的分水岭区,位于额中回,中央前、后回上部,顶上小叶和枕叶上部;④ 皮质下前型:ACA 皮质支与回返支、MCA 的皮质支与豆纹动脉或脉络丛前动脉之间的分水岭区,位于侧脑室前角外侧,呈条索状;⑤ 皮质下上型:脉络膜动脉与MCA 之间的分水岭区,位于侧脑室体旁,沿尾状核体外侧呈条索状前后走行;⑥ 皮质下外侧型:豆纹动脉与岛叶动脉之间的分水岭区,位于壳核外侧或与外囊之间。少见的 CWI 类型有小脑分水岭梗死和脑干的分水岭梗死等。

【病因】　脑边缘带的供血动脉是终末血管,在体循环低血压和有效循环血量减少时,边缘带最先发生缺血性改变。CWI 是在脑动脉狭窄的基础上,发生血流动力学异常(如血容量减少及体循环低血压等情况而引起)。常见病因有各种原因引起的休克、麻醉药过量、降压药使用不当、心脏手术合并低血压及严重脱水等。

颈内动脉狭窄(>50%)或闭塞时,血管远端压力会受到影响。由于大脑前、中动脉的交界区血供相对薄弱,故容易出现边缘带梗死。其他原因有血管内微栓子随血液进入脑动脉皮质支,或构成基底动脉环的后交通动脉变异,如直径小于 1 mm 或缺如等。

【病理】　CWI 最常见的发病部位是大脑中动脉与大脑后动脉之间的分水岭区,其次为大脑前、中动脉之间,大脑前、中、后动脉之间,偶见于基底核、侧脑室旁白质及小脑。皮质梗死的病灶呈楔形改变,尖端向侧脑室,底部向软脑膜面,以皮质损害为主。大脑前、中、后动脉之间的梗死灶,位于大脑皮质,由前至后呈"C"形分布,与矢状缝平行。皮质下的病灶多呈条索状。梗死灶的病理演变过程详见本节相关部分。

【临床表现】 发病年龄多在 50 岁以上,病前可有高血压、动脉硬化、冠心病、糖尿病、低血压病史,部分患者有 TIA 发作史。起病时血压常偏低。皮质前型表现为以上肢为主的中枢性偏瘫及偏身感觉障碍,可伴有额叶症状,如精神障碍、抓握反射等,优势半球受累有经皮质运动性失语。皮质后型以偏盲最常见,可有皮质感觉障碍、轻偏瘫等,优势半球受累有经皮质感觉性失语,非优势半球受累有体象障碍。皮质下型可累及基底核、内囊及侧脑室体部等,主要表现为偏瘫及偏身感觉障碍等症状。

后循环分水岭梗死主要发生于供应小脑的血管交界区,多在小脑上动脉和小脑后下动脉之间,表现为轻度小脑性共济失调。脑干的分水岭梗死常见于脑桥被盖部和基底部连接处的内侧区,可表现为意识障碍、瞳孔缩小及双眼向病灶对侧凝视等。

【辅助检查】 头部 CT 显示梗死灶呈带状或楔形低密度影,底边靠外,尖端朝内(图 8-14)。头部 MRI 的 T_1 呈低信号,T_2 呈高信号,并能明确显示梗死的部位和形状(图 8-15)。功能磁共振 DWI 和 PWI 能发现缺血损伤的程度和分布,并显示低灌注区域的范围。TCD 可发现狭窄的脑动脉,以及进行微栓子的监测。血管造影检查可发现颈内动脉或其他脑内大动脉的严重狭窄或闭塞。

【诊断】 根据多见于 50 岁以上的患者,发病

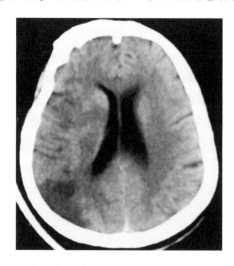

图 8-14 右侧大脑中动脉与大脑后动脉交界区分水岭梗死 CT

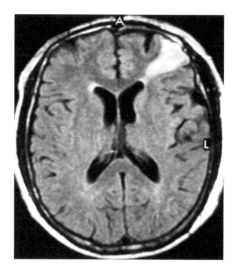

图 8-15 左侧大脑前动脉与大脑中动脉交界区分水岭梗死 CT

前有血压下降或血容量不足的表现,急性发病的局灶性神经功能缺损,头部 CT 或 MRI 显示大脑皮质楔形或带状梗死灶,或皮质下条缝形梗死灶,常可以确诊。

【鉴别诊断】 诊断分水岭脑梗死的患者,应当进一步检查有无颅内外动脉狭窄。

【治疗】 首先要纠正低血压,补充血容量,并改善患者的血液高凝状态。输液可采用生理盐水、右旋糖酐或其他血浆代用品。对脑分水岭梗死的治疗与动脉血栓性脑梗死相同。同时要积极治疗原发病。

【预后】 本病预后较好,发生并发症少,病死率低。

(程忻)

第五节 脑 出 血

脑出血(intracerebral hemorrhage,ICH)是指非外伤性原发性的脑实质内出血,也称自发性脑出血。在脑卒中各亚型中发病率仅次于缺血性脑卒中,居第二位。人群中脑出血的发病率为(12~15)/(10 万人·年)。脑出血发病凶险,病情变化快,致死致残率高,超过 70% 的患者发生早期血肿扩大或累及脑室,1 个月内的病死率为 30%~40%,是急性脑血管病中病死率最高的。本节主要介绍高血压性脑出血。

【病因及发病机制】

1. **病因** 最常见的是高血压合并细、小动脉

硬化,其他病因包括脑淀粉样血管病、脑动静脉畸形、动脉瘤或海绵状血管瘤、血液病(白血病、再生障碍性贫血、血小板减少性紫癜和血友病等)、梗死后出血、烟雾病、脑动脉炎、抗凝或溶栓治疗、瘤卒中等。

2. **发病机制** 颅内动脉与颅外动脉的显著区别是脑内动脉壁薄弱,中层肌细胞和外膜结缔组织较少,而且无外弹力层。长期高血压使脑细、小动脉发生玻璃样变及纤维素性坏死,管壁弹性减弱,在血流冲击下,血管壁病变也会导致微小动脉瘤形成,当血压剧烈波动时,微小动脉瘤破裂而导致脑出血。高血压脑出血的发病部位以基底核区最多见,主要是因为供应此处的豆纹动脉从大脑中动脉呈直角发出,在原有血管病变的基础上,受到压力较高的血流冲击后易致血管破裂。

【病理】 脑出血的常见部位是壳核,占全部脑出血的 30%~50%;其次为丘脑、脑叶、脑桥、小脑和脑室等。不同病因的脑出血,出血特点不同。高血压、脑淀粉样血管病、脑动脉瘤和脑动静脉畸形等常导致血管破裂,出血量大,病情较重;血液病、脑动脉炎及部分梗死后出血常表现为点状、环状出血,出血量小,症状相对较轻。

出血侧大脑半球肿胀,脑回宽,脑沟浅,血液可破入脑室系统或流入蛛网膜下腔。脑出血后由于血肿的占位效应及血肿周围脑组织水肿,可引起脑组织受压移位。幕上半球的出血,血肿向下挤压丘脑下部和脑干,使其变形、移位和继发出血,并常出现小脑天幕疝;如中线结构下移,可形成中心疝;如颅内压增高明显或小脑大量出血时,可发生小脑扁桃体疝。新鲜的出血呈红色,红细胞降解后形成含铁血黄素而带棕色。血块溶解,吞噬细胞清除含铁血黄素和坏死的脑组织,胶质增生,小出血灶形成胶质瘢痕,大出血灶形成中风囊,囊腔内有含铁血黄素等血红蛋白降解产物及黄色透明黏液。

【临床表现】 多发生在 50 岁以上患者,多有高血压病史。多在活动中或情绪激动时突然起病。患者一般无前驱症状,少数可有头晕、头痛及肢体无力等。发病后症状在数分钟至数小时内达到高峰。常伴有血压升高,并出现头痛、呕吐、肢体瘫痪、意识障碍、脑膜刺激征阴性和痫性发作等。临床表现的轻重主要取决于出血量和出血部位。

1. **基底核区出血** 壳核是高血压脑出血最常见的出血部位(占 50%~70%),丘脑出血约占 24%,

尾状核出血少见(图 8-16)。

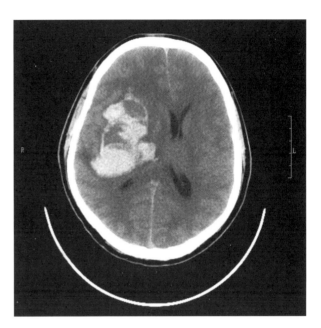

图 8-16 右侧基底核出血 CT

(1) **壳核出血** 主要是豆纹动脉尤其是其外侧支破裂引起。血肿常向内扩展波及内囊。临床表现取决于血肿部位和血肿量。损伤内囊常引起对侧偏瘫、对侧偏身感觉障碍和同向性偏盲。还可表现有双眼向病灶侧凝视,优势半球受累可有失语。出血量大时患者很快出现昏迷,病情在数小时内迅速恶化。出血量较小则可表现为纯运动或纯感觉障碍。

(2) **丘脑出血** 主要是丘脑穿通动脉或丘脑膝状体动脉破裂引起。出血侵及内囊可出现对侧肢体瘫痪,多为下肢重于上肢。感觉障碍较重,深、浅感觉同时受累,但深感觉障碍明显,可伴有偏身自发性疼痛即丘脑性疼痛和感觉过度。优势半球出血的患者,可出现失语;非优势半球受累,可有体像障碍及偏侧忽视等。丘脑出血可出现精神障碍,表现为情感淡漠、视幻觉及情绪低落等。丘脑出血向下扩展到下丘脑或中脑上部时,可引起一系列眼球活动改变,如垂直凝视或侧视麻痹等。血肿波及丘脑下部或破入第三脑室,表现为意识障碍加深,瞳孔缩小,中枢性高热及去大脑强直等症状。

(3) **尾状核出血** 较少见。一般出血量不大,多经侧脑室前角破入脑室。临床表现为头痛、呕吐、对侧中枢性面、舌瘫,轻度项强;也可无明显的肢体瘫痪,仅有脑膜刺激征阳性,与蛛网膜下腔出血的表现相似。

2. 脑叶出血 占脑出血的 5%~10%。常见原因有 CAA、脑动静脉畸形、血液病、高血压、烟雾病等。血肿常局限于一个脑叶内,也可同时累及相邻的两个脑叶,一般以顶叶最多见,其次为颞叶、枕叶及额叶。与脑深部出血相比,一般血肿体积较大。临床可表现为头痛、呕吐等,癫痫发作比其他部位出血常见,肢体瘫痪较轻,昏迷较少见。根据累及脑叶的不同,可出现不同的局灶性定位症状和体征。

(1) **额叶出血** 可有前额痛及呕吐,痫性发作较多见;对侧轻偏瘫、凝视、精神障碍;尿便障碍,并出现摸索和强握反射等;优势半球出血时可出现运动性失语。

(2) **顶叶出血** 偏瘫较轻,而偏侧感觉障碍显著;对侧下象限盲;优势半球出血时可出现混合性失语,非优势侧受累有体象障碍。

(3) **颞叶出血** 表现为对侧中枢性面、舌瘫及上肢为主的瘫痪,对侧上象限盲,优势半球出血时可出现感觉性失语或混合性失语,可有颞叶癫痫、幻嗅、幻视等。

(4) **枕叶出血** 可表现为对侧同向性偏盲,并有黄斑回避现象,也可表现为对侧象限盲;可有一过性黑矇和视物变形,多无肢体瘫痪。

3. 脑干出血 约占脑出血的 10%,绝大多数为脑桥出血,由基底动脉的脑桥支破裂导致。偶见中脑出血,延髓出血极为罕见。

脑桥出血(图 8-17)的临床表现为突然头痛、呕吐、眩晕、复视、眼球不同轴、侧视麻痹、交叉性瘫痪或偏瘫、四肢瘫等。出血量少时,患者意识清楚,可表现为典型的综合征,如福维尔综合征、米亚尔 – 居布勒综合征、闭锁综合征等。大量出血时,血肿波及脑桥双侧基底和被盖部,患者很快进入意识障碍,出现针尖样瞳孔、四肢瘫、呼吸障碍、去大脑强直、应激性溃疡、中枢性高热等,常在 48 h 内死亡。

中脑出血少见,轻症患者表现为突然出现复视、眼睑下垂、一侧或双侧瞳孔扩大、眼球不同轴、水平或垂直眼球震颤、同侧肢体共济失调,也可表现为韦伯综合征或贝内迪克特综合征。严重者很快出现意识障碍、四肢瘫、去大脑强直,常迅速死亡。延髓出血更为少见。

4. 小脑出血 占脑出血的 5%~10%。最常见的出血动脉为小脑上动脉的分支,病变多累及小脑齿状核(图 8-18)。发病突然,眩晕和共济失调明显,可伴有频繁呕吐及枕后头部疼痛等。当出血量不大时,主要表现为小脑症状,如眼球震颤、病变侧共济失调、站立和步态不稳、肌张力降低及颈强直、构音障碍和吟诗样语言,无偏瘫。出血量增加时,还可表现有脑桥受压体征,如展神经麻痹、侧视麻痹、周围性面瘫、吞咽困难及出现肢体瘫痪等。大量小脑出血,尤其是蚓部出血时,患者很快进入昏迷,双侧瞳孔缩小呈针尖样,呼吸节律不规则,有去脑强直发作,最后致小脑扁桃体疝而死亡。

5. 脑室出血 分为原发性和继发性。原发性

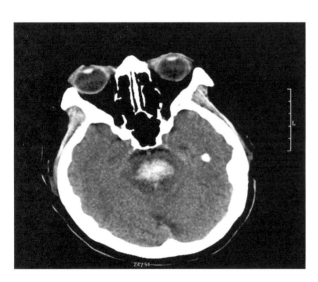

图 8-17 脑桥出血 CT

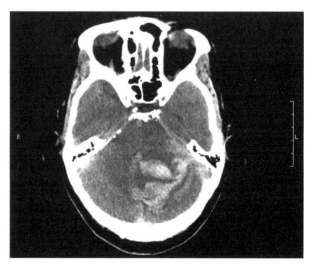

图 8-18 左侧小脑出血 CT

是指脉络丛血管出血或室管膜下 1.5 cm 内出血破入脑室,继发性是指脑实质出血破入脑室者。在此仅介绍原发性脑室出血。占脑出血的 3%~5%。出血量较少时,仅表现为头痛、呕吐、脑膜刺激征阳性,无局限性神经体征。临床上易误诊为蛛网膜下腔出血,需通过头部 CT 扫描来确定诊断。出血量大时,很快进入昏迷或昏迷逐渐加深,双侧瞳孔缩小呈针尖样,四肢肌张力增高,病理反射阳性,早期出现去大脑强直发作,脑膜刺激征阳性,常出现丘脑下部受损的症状及体征,如上消化道出血、中枢性高热、大汗、应激性溃疡、急性肺水肿、血糖增高及尿崩症,预后差,多迅速死亡。

【辅助检查】

1. **头部 CT**　因其检查时间短、扫描速度快、不受金属器械及移植物影响等优势,可确定出血部位,估计出血量,判定出血是否破入脑室,并判断有无脑疝形成,是目前临床确诊急性脑出血的首选方法。也是急诊鉴别缺血性卒中和出血性卒中,溶栓前排除脑出血最常规的筛查方法。头部 CT 可以显示直径 >5 mm 呈高密度区的急性脑出血。急性期颅内出血,头部 CT 呈高密度,系血液中血红蛋白密度高于脑组织密度所致,多为圆形或卵圆形。约 2 h 后,高密度血肿周围常有一低密度环存在,由于血肿周围的水肿和析出的血浆,通常在出血第 5 天最明显。

2. **头部 MRI**　对幕上出血的诊断价值不如头部 CT,对幕下出血的检出率优于 CT。MRI 对于脑出血的诊断敏感度主要取决于出血时间及扫描序列,主要与血管内红细胞的完整性及血红蛋白的演变有关。MRI 在脑出血急性期、亚急性期及恢复期 T_1 加权像和 T_2 加权像均有不同程度的表现,但由于缺乏特征性的表现,不建议用于早期脑出血的诊断。梯度回波成像技术通过检测脱氧血红蛋白这一顺磁性物质在磁敏感序列梯度回波 T_2 加权像上的显像,可以在急性期观察到低信号区内混杂斑块状信号,还能观察有无微出血和皮质表面铁沉积,有助于 CAA 的诊断。此外,MRI 比 CT 更易发现脑血管畸形、肿瘤及血管瘤等病变。

3. **脑血管造影、CT 血管成像和磁共振血管成像**　可显示脑血管的位置、形态及分布等,易发现脑动脉瘤、脑血管畸形及烟雾病等脑出血的病因。增强 CT 和 CTA 检查有助于在早期评价血肿扩大风险,可根据造影剂外渗情况或 CTA 斑点征预测

血肿扩大风险。

4. **其他**　血常规、尿常规、血糖、肝功能、肾功能、凝血功能、血电解质及心电图等检查,有助于了解患者的全身状态。

【诊断】　要点:50 岁以上中老年患者,有长期高血压病史,活动中或情绪激动时突然起病,血压常明显升高,出现头痛、恶心、呕吐等颅内压升高的表现,有偏瘫、失语等局灶性神经功能缺损症状和脑膜刺激征阳性,可伴有意识障碍,应高度怀疑脑出血。头部 CT 检查有助于明确诊断。

【鉴别诊断】

1. **脑梗死**　发病年龄为较高龄,多伴有动脉粥样硬化的危险因素,多在安静状态下起病,病情进展慢些,可有 TIA 史,头痛、恶心、呕吐少见,脑膜刺激征阳性少见,头部 CT 检查有助于鉴别(表 8-3)。

2. **蛛网膜下腔出血**　各年龄组均可见,以青壮年多见,多在动态时起病,病情进展急骤,头痛剧烈,多伴有恶心、呕吐,多无局灶性神经功能缺损的症状和体征,脑膜刺激征阳性最常见,头部 CT、MRI 及脑脊液检查有助于明确诊断(表 8-3)。

3. **外伤性颅内血肿**　应与硬膜下血肿鉴别,这类出血以颅内压增高的症状为主,但多有头部外伤史,头部 CT 检查有助于确诊。

【治疗】　脑出血的治疗包括内科治疗和外科治疗。其基本治疗原则为:脱水降颅压,减轻脑水肿;调整血压;防止继续出血;保护血肿周围脑组织;防治并发症;促进神经功能恢复。

1. **内科治疗**

(1) **一般治疗**

1) 卧床休息:一般应卧床休息 2~4 周,避免情绪激动及血压升高。

2) 保持呼吸道通畅:昏迷患者应将头歪向一侧,以利于口腔分泌物及呕吐物流出,并可防止舌根后坠阻塞呼吸道,随时吸出口腔内的分泌物和呕吐物,必要时行气管切开。

3) 吸氧:有意识障碍、血氧饱和度下降或缺氧现象的患者应给予吸氧。

4) 鼻饲:昏迷或吞咽困难的患者,如短期内不能恢复自主进食,则可通过鼻饲管进食。

5) 对症治疗:过度烦躁不安的患者可适量用镇静药,便秘者可选用缓泻剂。

6) 预防感染:加强口腔护理,及时吸痰,保持

呼吸道通畅;留置导尿时应做膀胱冲洗;昏迷患者可酌情用抗生素预防感染。

7) 观察病情:严密注意患者的意识、瞳孔大小、血压、呼吸等改变,有条件时应对昏迷患者进行监护。

(2) 脱水降颅压,减轻脑水肿　颅内压升高的主要原因为早期血肿的占位效应和血肿周围脑组织的水肿,脑出血后 3~5 d,脑水肿达到高峰。颅内压升高是脑出血患者死亡的主要原因,因此降低颅内压为治疗脑出血的重要任务。脑出血的降颅压治疗首先以高渗脱水药为主,药物治疗的主要目的是减轻脑水肿、降低颅内压、防止脑疝形成。颅内压升高者,应卧床,适度抬高床头,严密观察生命体征。脱水降颅压最常用的药是甘露醇静脉滴注,而用量及疗程依个体化而定。使用甘露醇应注意监测心、肾及电解质情况。其他药物也可用呋塞米、甘油果糖和白蛋白。

(3) 调控血压　脑出血多伴有血压升高,但脑出血急性期降压的时机及控制的目标尚存争议。一种观点认为,过高的血压可导致血肿扩大,与不良预后密切相关;另一种观点认为,脑出血时血压升高,是在颅内压增高的情况下,为了保证脑组织供血出现的脑血管自动调节反应,如血压控制过低,容易导致血肿周围脑组织发生缺血性损伤。因此,在管理脑出血患者的血压时,首先分析血压升高的原因,再根据血压情况决定是否进行降压治疗。其次根据血压情况使用药物,当急性脑出血患者收缩压 >220 mmHg 时,应积极使用静脉降压药降低血压;当患者收缩压 >180 mmHg 时,可使用静脉降压药控制血压,根据患者的临床表现调整降压速度,160/90 mmHg 可作为参考的降压目标值。早期积极降压是安全的,其改善患者预后的有效性还有待进一步验证。此外,在降压治疗期间应严密观察血压水平的变化,每隔 5~15 min 进行一次血压监测。

(4) 亚低温治疗　局部亚低温治疗是脑出血的一种辅助治疗方法,能够减轻脑水肿,减少自由基生成,促进神经功能缺损恢复,改善患者预后,且无不良反应,安全有效。

(5) 纠正凝血异常　对于严重凝血因子缺乏或严重血小板减少的患者,推荐给予补充凝血因子和血小板;因口服华法林导致脑出血的患者,应立即停用华法林,给予维生素 K_1,可静脉滴注新鲜冰冻血浆或凝血酶原复合物;因应用肝素引起的脑出血,应立即停用肝素,给予鱼精蛋白。

(6) 并发症的防治　肺部感染、上消化道出血、吞咽困难和水电解质紊乱的治疗可参考脑梗死治疗部分;中枢性高热,主要是由丘脑下部散热中枢受损所致,表现为体温迅速上升,出现高热,解热镇痛剂无效,可予以物理降温治疗。

其他常见的并发症有下肢深静脉血栓形成、肺栓塞、肺水肿、冠状动脉性疾病和心肌梗死、心脏损害、痫性发作等,要注意识别,并给予相应的治疗。

2. 外科治疗　主要目的是清除血肿,降低颅内压,挽救生命;其次是尽可能早期减少血肿对周围脑组织的损伤,降低致残率。同时应针对脑出血的病因,如脑动静脉畸形、脑动脉瘤等进行治疗。主要采用的方法有以下几种:去骨瓣减压术、小骨窗开颅血肿清除术、钻孔或锥孔穿刺血肿抽吸术、内镜血肿清除术、微创血肿清除术和脑室出血穿刺引流术等。目前,对手术适应证和禁忌证尚无一致意见。如患者全身状况允许的条件下,下列情况考虑手术治疗:① 基底核区出血,中等量出血(壳核出血 >30 mL,丘脑出血 >15 mL);② 小脑出血,易形成脑疝,出血量 >10 mL,或直径 >3 cm,或合并脑积水,应根据患者的具体情况尽快手术治疗;③ 脑叶出血,高龄患者常为 CAA,除出血较大危及生命或由血管畸形引起需外科治疗外,宜行内科保守治疗;④ 脑室出血,轻型的部分脑室出血可行内科保守治疗,重症全脑室出血需进行脑室穿刺引流或加腰椎穿刺放液治疗。

3. 康复治疗　可参考《中国脑卒中康复治疗指南》,并根据脑出血患者的具体情况,遵循康复治疗总的原则:如有可能,应尽早开始适合的和安全性好的康复治疗,适度强化康复治疗措施并逐步合理增加幅度。建议对脑出血患者进行多学科综合性康复治疗。

【预后】　与出血部位、出血量及是否有并发症有关。

(程忻)

第六节　蛛网膜下腔出血

蛛网膜下腔出血(subarachnoid hemorrhage, SAH)是指颅底部或脑和脊髓表面的血管破裂,血液直接流入蛛网膜下腔所致的出血性脑血管病，又称原发性SAH。脑实质内出血或外伤性出血后，血液穿破脑组织和蛛网膜，流入蛛网膜下腔，称为继发性SAH，两者有所区别。本节仅讲述原发性SAH，其占全部脑卒中的5%~10%，占出血性卒中的15%~20%。

【病因及发病机制】 本病病因多种多样，最常见的病因为先天性动脉瘤，占50%~85%，其他病因包括中脑周围非动脉瘤性蛛网膜下腔出血、脑动静脉畸形、脑底异常血管网病、硬脑膜动静脉瘘、夹层动脉瘤、血管炎、颅内静脉系统血栓形成、结缔组织病、颅内肿瘤、血液病、凝血障碍性疾病及抗凝治疗并发症等，部分患者原因不明。颅内动脉瘤出血主要因素有不良的生活习惯如吸烟、喝酒、高血压与遗传。其他可能的因素有激烈活动、口服避孕药和激素替代治疗等。

动脉瘤的形成可能由血管壁的先天缺陷和后天获得性内弹力层变性共同引起。先天性动脉瘤系动脉内弹力层和肌层先天发育缺陷，随年龄增长，受动脉硬化、血流冲击等后天因素的作用，管壁薄弱部位逐渐向外膨胀突出，最终形成囊状动脉瘤。动脉硬化性动脉瘤以脑底动脉粥样硬化为病理基础，其动脉内膜中胆固醇沉积，内弹力层变性、断裂，肌层被纤维组织替代，经血流冲击动脉逐渐扩张，形成顺动脉长轴方向增粗扩大的梭形动脉瘤；脑血管畸形多为脑动静脉畸形，畸形血管交织成团，管壁薄弱，极易破裂。脑动脉炎、颅内肿瘤等可引起血管壁病变或直接侵蚀血管而导致出血。

在上述病因的基础上，在激动、活动等诱因下，有时甚至没有可察觉的诱因而破裂出血。出血后血液流入蛛网膜下腔，导致颅内压增高；血液直接刺激血管和脑膜，以及释放血管活性物质及炎性因子，导致剧烈头痛和脑膜刺激征；血块若阻塞脑脊液循环通路，可致急性梗阻性脑积水和颅内压急剧增高，甚至形成脑疝；血红蛋白和含铁血红素沉积于蛛网膜颗粒，使脑脊液回流、吸收受阻，导致交通性脑积水；血液及血细胞破坏产生的血管活性物质刺激血管导致血管痉挛，严重者可引起脑梗死；血液还可刺激或损伤丘脑下部和脑干，引起血糖升高、高热、急性心肌缺血、心律失常等。

【病理】 动脉瘤最好发于基底动脉环及其分叉处，90%位于前循环，最常见的部位是前交通动脉（40%~45%），其次后交通动脉与颈内动脉连接处（30%~35%），大脑中动脉在外侧裂的第一个主要分支处（10%~15%）。后循环最常见于基底动脉尖端或椎动脉与小脑后下动脉的连接处。动脉瘤多为单发，典型的动脉瘤仅由内膜及外膜组成，菲薄如纸。脑动静脉畸形常见于大脑中动脉分布区，其动脉与静脉之间缺少毛细血管床。肉眼可见血液主要沉积在脑底部各脑池中，大量出血者，脑表面可见薄层血凝块覆盖，以脑底部为明显，甚至可遮盖颅底的血管、神经。部分或全脑的表面由于蛛网膜下腔的血液沉积而呈紫红色，血液甚至可逆流入脑室系统，有脑积水者可见脑室扩大。脑膜可见无菌性炎性反应。有严重动脉痉挛者，脑内可见梗死灶。

【临床表现】 各年龄组均可发病，由于主要病因为先天性动脉瘤，故以青壮年患者居多。性别无明显差异。起病突然，可有激动、活动、咳嗽、排便等诱因。最常见的症状为突发剧烈难忍的头痛，呈胀痛或炸裂样痛，位于前额、枕部或全头痛，可向项背部放射，常伴有恶心、呕吐。约50%的患者有短暂意识障碍。少数有痫性发作，也有以头晕或眩晕、呕吐起病者。个别患者有烦躁不安、定向障碍、幻觉等精神症状。严重者突发昏迷，很快呼吸心搏停止。大多数患者在发病数小时后即可查见脑膜刺激征（颈项强直、克尼格征阳性）。约20%的患者眼底可见玻璃体膜下片状出血，对诊断价值很大；约10%的患者可见视神经乳头水肿。起病时一般无局灶性神经体征，若出现一侧动眼神经麻痹，提示该侧后交通动脉瘤破裂。

动脉瘤性蛛网膜下腔出血（aneurysmal subarachnoid hemorrhage，aSAH）是动脉瘤破裂所致，占所有SAH的50%~85%。不同地区的aSAH发病率有很大差异，亚洲与欧洲国家间aSAH的发病率相差10倍，我国的年发病率为2.0/10万，芬兰为22.5/10万，日本的发病率较高，南美洲和中美洲的发病率较低。aSAH有以下临床特点：起病急剧，进展凶猛；头痛难忍，多为爆炸样或刀割样；急性梗阻性脑积水发生率高；再出血出现早期；病死率较其他原因引起的SAH高。aSAH患者有14%在到达医院之前已经死亡，总体病死率高达30%~50%。在治疗方面要迅速根除破裂的动脉瘤。

老年人蛛网膜下腔出血，此类患者起病较缓慢，临床症状不典型，如头痛、恶心呕吐、脑膜刺激征不明显,故临床误诊率高;但老年人蛛网膜下腔出血并发症高,病死率高,应引起高度重视。

中脑周围非动脉瘤性蛛网膜下腔出血(perimesencephalic nonaneurysmal subarachnoid hemorrhage, PNSH),由1980年荷兰神经病学家 van Gijn 和放射学家 van Dongen 提出,出血的中心紧邻中脑的前方,伴有或不伴有出血向环池的基底部扩展。未完全充满纵裂池的前部,一般不向侧裂池外侧扩展,无明显的脑室内血肿;临床特点也不同于 aSAH,发作时极少伴有意识障碍及局灶神经症状,预后良好。

【并发症】 发病后数日可有低热,系出血吸收所致。通常2~3周后头痛和脑膜刺激征逐渐减轻或消失。但在病后的不同时期,可出现下列常见的并发症,使病情复杂并影响预后。

1. **再出血** 再出血风险的高峰时间为发病后2~12 h。24 h内再出血发生率为4%~13.6%。实际上,1/3以上的再出血发生在3 h内,近1/2发生在出血6 h内。过早活动或情绪激动等诱因,表现为临床上已经好转或稳定的症状、体征又复出现或加重,脑脊液或CT检查可见有新鲜出血。其机制为出血后机体纤溶酶活性增高,而出血破裂口尚未完全修复,使血凝块自溶发生再出血。

2. **脑血管痉挛** 早期痉挛常见于起病后,历时数十分钟或数小时,患者可有一过性意识障碍和轻度神经功能缺失的表现。迟发性痉挛多发生于病后1~2周,可出现偏瘫、失语、偏身感觉障碍等局灶性神经系统体征。CT检查无新鲜出血,可见梗死灶,数字减影血管造影(DSA)或经颅多普勒超声(TCD)可见血管痉挛的改变,2~4周症状逐渐缓解。

3. **脑积水** 急性梗阻性脑积水多在出血后2 d内发生,表现为急性高颅内压、脑干受压、脑疝等,CT检查可见脑室系统阻塞。大部分急性脑室扩张积水可逐渐吸收好转,3%~5%的SAH可于疾病晚期出现交通性脑积水(正常颅内压脑积水),多于出血后2~6周发生,表现为智力障碍、步态异常与小便失禁,CT检查可见脑室扩大。

4. **其他** 少数重症患者可有血糖升高、高热、急性心肌缺血、心律失常和血电解质紊乱等。

【辅助检查】

1. **头部CT** 具有快速、敏感、安全、可动态观察等优点,是诊断SAH的首选检查。若显示蛛网膜下腔内高密度征象可以确诊SAH(图8-19A)根据出血量在CT上的多少与分布,可以推测出血部位及病变血管;增强扫描有时可发现较大的动脉瘤或脑血管畸形;动态CT检查可诊断再出血、继发脑梗死、脑积水及其程度,了解出血的吸收情况。

2. **头部MRI** 是确诊SAH的主要辅助诊断技术。FLAIR、质子密度成像、DWI、梯度回波序列等多种MRI序列均有助于SAH的诊断。在SAH急性期,MRI的敏感度与CT相近;但在疾病亚急性期及慢性期,其诊断敏感度优于CT。

3. **脑脊液检查** CT检查已确诊者,无需再行腰椎穿刺。若CT检查无异常发现,而临床可疑SAH或需与各种脑膜炎鉴别者应行脑脊液检查。均匀血性脑脊液、颅内压增高是SAH的特征性改变,一般于发病6 h后腰椎穿刺即可见到;脑脊液蛋白质轻度增高,糖和氯化物正常;起病1周后红细胞被溶解破坏而致脑脊液黄变,镜下可见大量的皱缩红细胞,脑脊液细胞学检查可见吞噬了含铁血黄素的吞噬细胞;一般3~4周后脑脊液可恢复正常,但含铁血黄素吞噬细胞可存在2个月左右。对有严重意识障碍、视神经乳头水肿等高颅内压表现的患者,腰椎穿刺应当谨慎,防止诱发脑疝。

4. **脑血管影像学检查**

(1) **数字减影血管造影(DSA)** 是诊断颅内动脉瘤及脑动静脉畸形等出血原因最有价值的方法(图8-19B)。尤其3D-DSA可以清楚显示动脉瘤的位置、大小、与载瘤动脉的关系,提供血管痉挛、供血动脉与引流静脉等资料,条件许可应争取尽早进行检查。约10%患者造影并未发现病变血管,可能由于动脉瘤体过小、瘤根蒂部痉挛、过细或瘤腔内血栓填塞所致。

(2) **CT血管成像(CTA)和MR血管成像(MRA)** 临床上两者也是检查SAH出血原因的常用方法,尤其CTA具有便捷快速的特点。但两者敏感性和特异性不如DSA,常用动脉瘤家族和破裂先兆者筛查,动脉瘤术后随访以及不方便有创检查者。

5. **经颅多普勒超声(TCD)** 具有无创伤、可反复检测、动态观察的特点。可根据脑血流速度及频谱的变化,判断SAH后脑血管痉挛的发生部位、时间及其程度,提供深部脑动静脉畸形的部位、供养血管和引流血管的情况,协助诊断及判断预后。

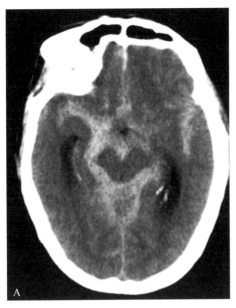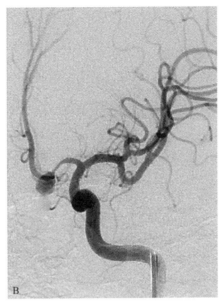

图 8-19 头部影像(1)

A. 头部 CT,示蛛网膜下腔出血　　B. DSA,示前交通动脉瘤

【诊断】　突发剧烈头痛伴呕吐、颈项强直、脑膜刺激征阳性者,应及时行头部 CT 检查。头部 CT 证实蛛网膜下腔高密度出血影,或腰椎穿刺显示压力增高、血性脑脊液者,可诊断 SAH。若有眼底玻璃体膜下片状出血等更支持本病的诊断。确定为 SAH 后,应争取进一步相关检查(如 CTA 或 DSA),以明确出血病因。

【鉴别诊断】　SAH 应与下列疾病鉴别。

1. **其他类型急性脑血管病**　小脑、脑室、脑叶等部位出血时,仅有头痛和脑膜刺激征,而无明显的瘫痪等神经体征,临床不易鉴别,但 CT 显示脑内高密度灶与 SAH 不同(表 8-3)。

2. **各种病因所致的脑膜炎**　SAH 患者发病 1~2 周后,红细胞破坏,使脑脊液黄变,反应性白细胞增多,应与脑膜炎相鉴别。但脑膜炎起病缓慢,先有发热等感染症状,脑脊液有相应的炎症性改变,CT 多为正常等可鉴别。

【治疗】　SAH 的治疗原则是迅速查出病因并根除出血动脉瘤或脑动静脉畸形、止血、降低颅内压和防治并发症。

1. **病因治疗**　一旦明确诊断,首先应积极查找原因并进行治疗,根据病情及医疗条件,选择血管内介入治疗、开颅手术、放射外科治疗等方法。对明确的动脉瘤或脑血管畸形,且有手术指征者,一般应早期行手术或血管内介入治疗。

2. **一般治疗**　应就近住院治疗,密切监测生命体征。确保绝对卧床休息 4~6 周,切勿过早离床活动。环境安静舒适,限制探访交谈,尽量减少检查和搬动。对烦躁、头痛、抽搐、咳嗽及便秘的患者,应及时予以镇静、止痛、抗癫痫、止咳及通便等对症处理。昏迷的患者应留置导尿管,注意营养支持,防止并发症。对血压高者,予以适当降压。经验证明,加强护理,避免可能引起血压、颅内压增高的因素,是控制继续出血、防止再出血的有效措施。

3. **脱水降颅内压**　常用药物及给药方法见本章第五节。适当限制液体入量、防治低钠血症过度换气等均有助于降低颅内压。药物治疗效果不佳,有脑疝可能时,可行脑室引流或颞肌下减压术以挽救生命。

4. **防治再出血**　除一般治疗措施外,可应用抗纤维蛋白溶解剂,以抑制纤溶酶的形成,推迟血管破裂口处的血块溶解,使纤维组织及血管内皮细胞在该处修复的时间得以延长,从而防止再次出血。常用药物有 6-氨基己酸(EACA)、氨甲苯酸(PAMBA)和维生素 K_3。

5. **防治迟发性脑血管痉挛**　早期使用钙通道阻滞药尼莫地平,常用剂量 10~20 mg/d,静脉滴注。注意低血压的不良反应。

6. **防治脑积水**　轻度脑积水者,可给予乙酰唑胺等药物治疗。若内科治疗无效,可行脑脊液外引流术或脑脊液分流术。

7. 脑脊液置换疗法 一般在发病后 1 周内进行,每隔 1~2 日置换一次。应注意有诱发脑疝及继发颅内感染的可能。

【预后】 本病预后取决于 SAH 的病因、病情及有无并发症等多种因素。近年来,神经介入和显微外科迅速发展,急性期对动脉瘤外科手术或血管内介入栓塞治疗技术的应用,使本病的预后显著改善。经 DSA 检查未发现病因者预后佳,脑血管畸形和动脉硬化引起的 SAH 次之,先天性动脉瘤未行夹闭手术或血管内介入栓塞治疗预后最差。病后意识清晰,病情稳定,3 周左右症状、体征基本消失者预后好。并发脑梗死或颅内血肿者,预后较差。病后病情急剧恶化、意识障碍进行性加重者预后差,甚至可致猝死。首次发病存活的患者中,约 1/3 可再发出血,再次出血者病死率接近 1/2。

(秦超)

第七节 颅内静脉系统血栓形成 🄔

(秦超)

第八节 其他脑血管疾病

一、脑底异常血管网病

脑底异常血管网病又称烟雾病(moyamoya disease,MMD),是指双侧颈内动脉虹吸部及大脑前、中动脉起始部严重狭窄或闭塞,软脑膜动脉、穿通动脉等小血管代偿增生形成脑底异常血管网为特征的一种慢性闭塞性脑血管疾病。本病于 1955 年由日本学者 Takeuchi 首次报道;之后 Suzuki 和 Takaku 根据本病在脑血管造影中的表现,即脑底的异常血管形状酷似吸烟时吐出的烟雾,因此命名为烟雾病。烟雾病的发病率具有明显的种族差异性,好发于东亚国家,特别是日本。据日本 2006 年的调查报道,该病年发病率为 0.94/10 万,患病率为 10.5/10 万。

【病因及发病机制】 本病的病因未明,多数是散发的,部分患者具有家族聚集性,遗传因素参与发病,遗传学研究表明,*RNF213* 基因是东亚人群的易感基因。具有家族史的患者出现症状的平均年龄低于散发型。后天获得性因素如感染、炎症、免疫反应等尤其免疫异常可能对本病的演变起重要的作用。有学者提出了多种病因假说,包括血管炎、感染、血栓、头颅放疗后及遗传等。目前普遍认为,包括双侧颈内动脉末端在内的基底动脉环严重狭窄或闭塞是本病的最主要病变,继之侧支血管代偿增生形成的脑底异常血管网是继发于脑缺血的改变。主要临床表现为脑血管事件发作,包括颅内出血、梗死或 TIA。基底动脉环血管内膜增厚,以及管腔狭窄或闭塞的病因尚不明确。这种改变可能与血管壁成分如弹力纤维、胶原及其他蛋白多糖的生化或结构改变有关。

【病理】 主要改变为基底动脉环和其主要分支特别是颈内动脉末端和大脑前、中动脉主干变细、变硬。病理切片见管壁增厚、管腔狭窄或闭塞;动脉内膜明显增生,增生的细胞为平滑肌细胞,内弹力层高度迂曲、分层、断裂;中膜萎缩变薄,平滑肌细胞明显减少;外膜改变不明显。脑底可见基底动脉环发出过度生长和扩张的深穿动脉,卷曲并交织成网状,即异常血管网,这些血管管腔大小不等,少数穿支动脉发生与主干血管类似的狭窄样改变,软脑膜处可发现小血管网状聚集。在基底动脉环和其主要分支还可见血栓和动脉瘤。在疾病不同时期可出现脑梗死、脑内出血、蛛网膜下腔出血等各种病理改变。

【临床表现】 本病多见于儿童和青壮年,女性患者多于男性,男女比例约为 1:2,发病年龄有两个峰值,即 5~9 岁和 45~49 岁年龄段。临床表现以脑血管事件为主,有脑缺血和脑出血两组症状,其中缺血型占 57.4%,出血型占 21.0%,无症状占 17.8%,其他占 3.8%。10 岁以下儿童以脑缺血最为常见,可表现为短暂性脑缺血发作(TIA)或脑梗死,其中 TIA 常由情绪紧张、哭泣、剧烈运动或进食热辣食物等诱发。自发性颅内出血多见于成年患者,尤其是女性,主要原因是烟雾状血管或合并的微动脉瘤破裂出血,以脑室内出血或脑实质出血破入脑室最为常见,也可见基底核区或脑叶血肿,单纯蛛网膜下腔出血较少见。神经功能障碍与脑缺血或颅内出血部位等相关。其他临床表现还包括认知功能障碍、癫痫或头痛等。

【辅助检查】

1. 实验室检查 主要是完善感染、免疫、动脉粥样硬化危险因素等方面的检查,有助于进一步鉴别诊断。

2. TCD 可发现双侧前循环脑动脉狭窄或闭塞的征象,部分患者大脑中动脉供血区可检测到多条低流速、频谱紊乱的血流信号,但因受操作水平及骨窗影响较大,其对烟雾病筛查的可靠性有限。

3. CTA与DSA CT血管成像(CTA)与数字减影血管造影(DSA)是发现及确诊本病最重要的检查方法。CTA可显本病特征性的血管狭窄和颅底异常血管网,对诊断烟雾病具有重要意义,其灵敏度和特异性较高。DSA是诊断烟雾病的"金标准",还可用于疾病分期和手术疗效评价,可显示双侧颈内动脉虹吸段,大脑前、中动脉起始段狭窄或闭塞伴脑底异常血管网,类似吸烟后吐出的烟雾形态(图8-20A)。

Suzuki等根据血管造影的表现将烟雾病的进展分为6个阶段:① 颈内动脉狭窄期;② 烟雾血管初发期;③ 烟雾血管发展加重期;④ 烟雾血管形状缩小期;⑤ 烟雾血管数量减少期;⑥ 烟雾血管消失期。

4. MRI和MRA 检查烟雾病患者的MRI显示病灶多分布在前循环供应的区域。T_1加权像增强或FLAIR显示沿着脑沟分布的线性高信号,称为"常春藤征"(图8-20B)。烟雾血管在MRA上表现为细小的异常血管影(图8-20C),在MRI上表现为流空现象,特别是儿童患者更明显。其灵敏度和特异性不如CTA与DSA。功能型磁共振(fMRI)可以评估烟雾病的血流动力学变化,磁共振血管壁成像(HR-MRI)有助于评估血管壁的病理改变。

5. 灌注氙气增强CT PCT或Xe-CT、灌注MRI、单光子发射计算机体层摄影(SPECT)和正电子发射体层摄影(PET)等灌注模式的检查能够量化脑血流量和脑血管储备容量,有助于评估治疗预后。

【诊断及鉴别诊断】 儿童或青壮年无相关脑血管病危险因素情况下反复出现脑梗死、TIA或颅内出血应考虑本病的可能,DSA可帮助确诊。如MRA或CTA已清楚显示有关病变,也可确定诊断。但需要除外烟雾综合征,即由于动脉粥样硬化、神经纤维瘤Ⅰ型、头颅放疗、自身免疫病、脑膜炎、唐氏综合征(Down syndrome,SD)、镰状细胞贫血等病因引起的一侧或双侧血管烟雾改变。

【治疗】 当前尚无确切的治疗方法预防或逆转烟雾病的进展。但是对于处在慢性期患者或烟雾综合征患者,针对卒中危险因素或合并疾病的某些药物治疗可能是有益的,如抗血小板聚集药物等,但需要警惕药物的不良反应。

1. 非手术治疗 对症治疗相应的脑血管事件。建议对基础疾病或合并疾病进行积极的药物治疗,对卒中的危险因素进行有效的控制和管理。

2. 外科治疗 主要是进行血运重建,改善低灌注脑区的血流,可有效防治缺血性卒中。目前的观点认为,血运重建手术与保守治疗相比,后续出血或缺血事件发生率均较低,由于本病呈进展性病程,目前较一致的观点是一旦确诊应尽早手术,但

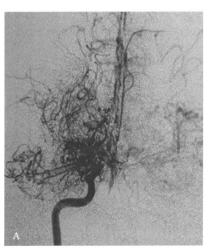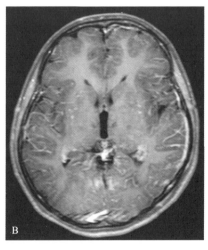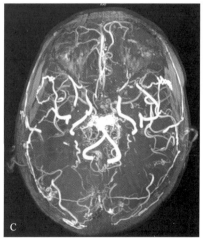

图8-20 头部影像(2)

A. DSA,示颈内动脉末端慢性闭塞与烟雾形成 B. MRI T_1加权像增强扫描,示"常春藤征" C. MRA,示双侧颈内动脉末端、大脑中动脉、大脑前动脉在内的基底动脉环严重狭窄或闭塞,脑底可见增生的异常血管影

应避开脑梗死或颅内出血的急性期。

【随访】　一旦确诊应当对患者进行终身随访。单侧烟雾病有可能进展为双侧的典型烟雾病,应加强随访以评估疾病的进展情况。

【预后】　烟雾病的预后成人与儿童不同,儿童患者日常生活能力及生存情况较好,成年患者可因发现较晚,出血或缺血时间较长可导致较差的日常生活能力及生存预后。出血性烟雾病比缺血性烟雾病复发率高,预后差。

二、脑淀粉样血管病

脑淀粉样血管病(cerebral amyloid angiopathy, CAA)是淀粉样物质沉积在脑内血管壁引起症状性脑功能障碍的一种疾病,也称嗜刚果红性血管病。其临床特点是血管破裂导致反复性、多灶性、自发性脑叶出血,临床表现为痴呆,是老年人卒中的原因之一。20世纪初开始有病例报道,但直到20世纪70年代,CAA才引起重视。有研究显示,在高龄患者非外伤性脑叶出血的原因中,CAA占37%~74%。

【病因及发病机制】　CAA病因尚不清楚,认为与遗传、感染、免疫有关。高龄、ApoE2/4、阿尔茨海默病(AD)可能是危险因素。其机制可能是:当脑组织发生退行性变和炎性浸润时,小动脉与毛细血管的通透性发生改变,促使血清中的淀粉样物质沉积在脑的血管壁上,从而导致CAA。血管中膜和外膜常为受累部位,而且可形成微动脉瘤继以血管壁破裂引起脑出血。CAA的血管淀粉样物质与AD斑块淀粉样物质的主要成分都是β淀粉样蛋白(Aβ),Aβ由淀粉样前体蛋白(amyloid precursor protein, APP)水解而成,但在正常老年人群的大脑皮质血管中也发现Aβ,说明其发病机制可能更复杂。Aβ也沉积于软脑膜、脑皮质、皮质下白质,但不沉积于脑外组织。所以,CAA不是全身性系统性淀粉样变的一部分。有学者认为,淀粉样物质沉积在脑血管引起CAA,沉积在脑组织引起AD。但与AD的淀粉样物质$Aβ_{42}$沉积不同,CAA的淀粉样物质沉积主要是$Aβ_{40}$,因此CAA与AD的关系尚待研究。

【病理】　淀粉样物质沉积在脑皮质、软脑膜和小脑的中、小动脉血管壁中、外层的外侧部是CAA的病理特点,大脑枕、额和颞叶血管最易受累,病变血管可形成微动脉瘤,血管壁同心性裂开,慢性血管周围或跨血管壁的炎症和纤维素样坏死。颅内出血为多发,出血的典型部位是大脑半球灰、白质交界区域,故脑叶出血多见,出血可流入蛛网膜下腔。皮质含铁血黄素沉积是CAA的重要病理表现。

【临床表现】　CAA多见于60岁上的老年人,平均年龄约为66岁,随年龄增长发病明显增加,男女均可发病,男性患者略多于女性。主要类型有散发型CAA、家族型CAA。其中散发型是最常见的类型,随着年龄的增长其病情严重程度逐渐加重;而家族型多由特异性基因突变导致,有发病年龄较早、病情较重、临床表现复杂的特点,分为遗传性脑出血伴淀粉样变荷兰型和冰岛型。荷兰型是由于21号染色体APP695基因的618位密码子发生了G→C的单一点突变,是Aβ第22位氨基酸残基以谷氨酰胺替代了谷氨酸所致,表现为家族性脑出血及痴呆;而冰岛型CAA,是由于Cystatin C基因突变,使其第61位氨基酸残基以谷氨酰胺取代了亮氨酸所致,主要表现为复发性脑出血,偶尔可出现其他系统淀粉样变,患者多在40岁之前死亡。CAA主要表现为以下症状。

1. **自发性颅内出血(ICH)**　是CAA最典型的临床表现,且脑出血复发率高。出血部位与血管淀粉样物质沉积的分布有关,最常见部位是皮质及皮质下区域,脑干及大脑半球深部一般不受累。其临床表现与出血部位及出血量有关。

2. **痴呆**　约1/3的CAA患者出现AD的类似症状,如严重的记忆障碍,注意力、定向力和计算力减退,甚至可出现精神异常。

3. **其他**　皮质血管因异常淀粉样物质沉积导致血流灌注减少,CAA还可出现出血性梗死。

【辅助检查】　头部CT或MRI可显示多灶性脑叶出血,呈大块或点片状,也可有梗死灶。当CT显示单个脑叶出血,无法鉴别是否伴有CAA时,利用MR梯度回波或SWI序列扫描可发现多发的微出血灶更支持CAA的诊断。PIB-PET/CT扫描可以检测到血管淀粉样物质,脑组织病理刚果红染色于偏光显微镜下在动脉壁上可见黄绿色双折光物质。皮质表面铁沉积被认为是CAA的另一特异性标志,在T_2序列或磁敏感成像表现为脑沟或邻近脑沟内出现很强的出血信号(图8-21),铁沉积可能来自淀粉样物质沉积的皮质表面或软脑膜小动脉。最后,必要时应行APOE基因检测。

【诊断及鉴别诊断】 CAA 最终确诊需经脑组织病理学检查，特别是对于老年患者、无高血压病史，反复或多灶性脑出血，排除其他原因引起出血时，临床上可考虑CAA，但行脑组织活检风险较高，尤其是对于高龄和(或)正在进行抗凝治疗的脑出血风险较高的患者。目前 CAA 的诊断在临床上沿用经典波士顿诊断标准，在 2010 年修订的改良波士顿标准较经典的波士顿标准引入脑表面铁沉积这一 CAA 的影像学特征。

多发性脑出血还可见于脑血管畸形、颅内静脉系统血栓、白血病并发颅内出血、血液系统凝血功能障碍、脑外伤等，应注意鉴别病因。

【治疗】 CAA 本身目前没有治疗方法，脑出血的治疗与高血压脑出血的治疗相同，以内科治疗、对症支持治疗为主，出血量较大必要时可考虑手术，并同时进行病理检查。CAA 合并脑梗死时慎用抗血小板类药物。继发癫痫患者可采用抗癫痫治疗。对于伴有痴呆症状的患者，药物对症治疗可辅助应用脑细胞活化剂、胆碱酯酶抑制剂及抗氧化剂等。针对患者康复治疗，需根据脑出血患者的具体情况，遵循康复治疗总原则，进行多学科综合性康复治疗。

三、伴皮质下梗死和白质脑病的常染色体显性遗传性脑动脉病

伴皮质下梗死和白质脑病的常染色体显性遗传性脑动脉病(cerebral autosomal dominant arteriopathy with subcortical infarcts and leukoencephalopathy, CADASIL)是一种单基因遗传性脑血管病。本病最早报道的是欧洲家系，van Bogaert 在 1955 年报道了一个比利时家系中的一对患病姊妹。1977 年，Sourander 和 Walinder 根据瑞典一家系的患病特点给该病命名为"遗传性多梗死性痴呆"。1993 年，法国学者报道本病为 19 号染色体突变所致，1996 年确认本病致病基因为 Notch 3 基因突变并统一命名 CADASIL。2000 年，我国首次报道了一患病家系。

【病因、病理及发病机制】 本病为常染色体显性遗传性疾病。定位于 19 号染色体上 Notch 3 基因突变，主要为错义突变，基因缺失、插入及剪切位点突变也有报道。Notch 3 基因编码的跨膜受体主要表达在血管平滑肌上，该基因突变集中在 Notch 3 蛋白类表皮生长因子重复序列区域，大多导致胱氨酸残基转变为奇数个，从而可能改变受体功能致病。基本病理特征为广泛小动脉病变，以深穿支动脉受累为主。动脉损害不是动脉硬化，也不是淀粉样变，而是血管平滑肌退变。镜下可见弥散性的髓鞘脱失及白质疏松，损害多位于半卵圆中心和脑室周围，其他脑结构区域的组织，如基底核区、脑桥等也可出现类似病灶。小动脉血管壁增厚伴管腔变小。电镜下可见受累血管中层内颗粒状嗜锇物质沉积，且可看到小动脉严重的损害。在皮肤小血管、

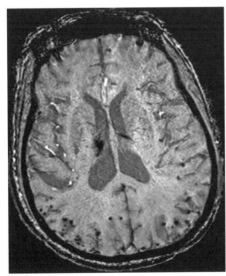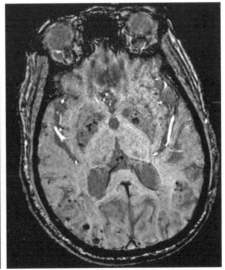

图 8-21 头部 MRI 磁敏感成像
表现为脑沟或邻近脑沟内出现很强的出血信号。

肝、脾、肾和肌肉均可出现类似改变。小血管损害在神经活组织检查中也可出现。目前检测为皮肤病理检查。

【临床表现】 本病有家族遗传性，中青年发病，以卒中发作、偏头痛和痴呆为主要表现。① TIA 或卒中发作：多无血管病危险因素，急性缺血性卒中是 CADASIL 最常见的临床表现，发病年龄为 40~50 岁，其中约 2/3 的患者有过 TIA，可表现为完全性卒中。约 2/3 为典型的小动脉闭塞性脑梗死，如纯运动性卒中、纯感觉性卒中、感觉运动性卒中或共济失调性轻偏瘫，其他可根据损害不同解剖结构出现少见的临床表现，如失语、偏盲、单瘫、单肢感觉障碍、构音障碍及共济失调等。② 偏头痛：先兆偏头痛常为 CADASIL 的首发症状，见于 20%~40% 的患者，发病年龄多在 30 岁左右。③ 痴呆：主要表现是皮质下痴呆，起病的平均年龄为 60 岁。约 30% 的 CADASIL 患者出现痴呆。认知损害可以逐渐起病、进行性加重或突然发生，与病灶进展密切相关。突出的表现为注意力缺失、记忆损害和情感淡漠。常伴假性延髓性麻痹、锥体束征、共济失调等，患者多死于吞咽障碍误吸所致的肺部感染。其他症状有情感障碍、癫痫发作等。

【辅助检查】 主要检查包括 MRI、基因检测和皮肤肌肉活检。MRI 表现为皮质下梗死、广泛对称性白质病变和基底核区多发性腔隙性梗死，T_1 加权像呈低信号，T_2 加权像呈高信号改变（图 8-22）。外囊和颞叶前部白质高信号被认为是 CADASIL 的特征性改变。基因检测可发现 Notch 3 基因突变。皮肤活组织检查可见血管中层颗粒状嗜锇物质沉着。

【诊断】 中年起病或有阳性家族史，无其他脑血管病危险因素情况下出现 TIA 或卒中、伴先兆的偏头痛、痴呆等表现，CT 或 MRI 显示皮质下白质、基底核广泛异常改变时，要考虑 CADASIL 的诊断。可进一步行 Notch 3 基因检测和皮肤活检帮助确诊。Notch 3 基因突变是诊断 CADASIL 的"金标准"，推荐用于有典型 CADASIL 临床表现、明确神经影像学改变（颞极和外囊区特征性白质高信号）或有阳性家族史的人群，尤其是无高血压等血管危险因素的脑血管病家系。当基因检测显示临床意义未明突变时，皮肤活检可作为诊断手段。《遗传性多发脑梗死性痴呆诊疗指南 2019》提示，皮肤活检目前仅推荐用于两种情况：① Notch 3 基因 23 个外显子筛查阴性，但临床症

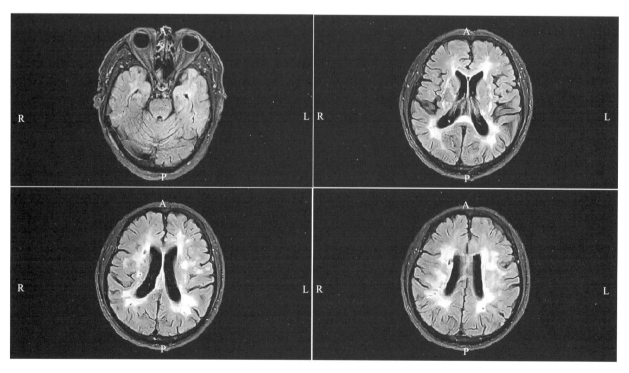

图 8-22 CADASIL头部 MRI
可见皮质下梗死、广泛对称性白质病变和基底核区多发性腔隙性梗死。

状和头部 MRI 高度提示 CADASIL;② *Notch 3* 基因筛查发现未知的变异序列且不在编码 EGF 样结构域的外显子上。

【治疗】 主要是对症支持治疗,尚无特效方案。

(秦超)

数字课程学习……

 学习目标及重点内容提示　　 教学 PPT　　 自测题　　 拓展阅读

第 九 章

中枢神经系统感染性疾病

第一节 概　　述

【中枢神经系统感染性疾病的概念】 中枢神经系统感染性疾病是指病毒、细菌、螺旋体、寄生虫、立克次体和朊粒蛋白等生物性病原体侵犯中枢神经系统的实质、被膜和血管等组织而引起的急性或慢性炎症性(或非炎症性)疾病。

【中枢神经系统感染性疾病的分类】 根据病原体侵犯的部位不同,常把中枢神经系统感染性疾病分为三大类。

1. 以脑和(或)脊髓实质受累为主者 称为脑炎(encephalitis)、脊髓炎(myelitis)和脑脊髓炎(encephalomyelitis)。

2. 以软脑膜和软脊膜受累为主者 称为脑膜炎(meningitis)、脊膜炎(spinal meningitis)和脑脊髓膜炎(cerebrospinal meningitis)。

3. 脑实质和软脑膜受累均明显时 称为脑膜脑炎(meningoencephalitis)。

【中枢神经系统感染途径】

病原体侵犯中枢神经系统的主要途径有以下3种。

1. 经血液感染 病原体通过各种途径进入人体后(如皮肤、黏膜和呼吸道感染,昆虫和动物的叮咬,肌内注射、静脉注射和输血等),随血液进入中枢神经系统。

2. 直接感染 病原体通过穿透性外伤或邻近结构的感染直接蔓延至中枢神经系统。

3. 逆行感染 一些嗜神经病毒,如单纯疱疹病毒和狂犬病毒,在感染皮肤、黏膜后,经神经末梢进入神经干,再逆行侵入中枢神经系统。

(王佳伟)

第二节 病 毒 感 染

一、单纯疱疹病毒性脑炎

单纯疱疹病毒性脑炎(herpes simplex virus encephalitis,HSE)是由单纯疱疹病毒(herpes simplex virus,HSV)引起的急性脑部炎症,是最常见的病毒性脑炎,占所有已知病毒性脑炎的20%~68%。本病无季节性,任何年龄均可发病,但青壮年多见,男女患病率相近。

【病因及发病机制】 HSV 是一种嗜神经 DNA 病毒,分为 1 型和 2 型。1 型单纯疱疹病毒引起的脑炎约占 90%,多见于成人和儿童;而 2 型单纯疱疹病毒引起的脑炎占 10% 左右,多见于新生儿。1 型单纯疱疹病毒感染后(图 9-1),可长期无症状地潜伏在三叉神经半月节和颈上神经节,当人体在发热、受寒、烈日暴晒、月经期和应用肾上腺皮质激素等使机体免疫功能下降时,病毒即可沿神经轴突进入脑组织内引起脑炎。另约有 25% 的患者是在原发感染时,病毒就沿嗅神经和三叉神经进入脑组织内。2 型单纯疱疹病毒的原发感染主要在生殖系统和会阴部皮肤黏膜,病毒潜伏在骶神经节内,新生儿往往在产道内接触了分泌物中的病毒而感染。而某些儿童 HSE 可能与 TLR(Toll 样受体)3 通路的基因突变有关。

【病理】 主要病变部位为颞叶、海马、岛叶和额叶,有时可波及枕叶,病变通常不对称。急性期

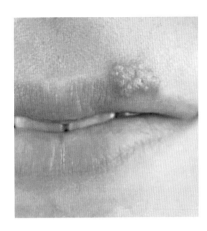

图 9-1 唇疱疹

可见病变部位神经细胞和胶质细胞变性坏死,坏死灶周围有炎性细胞浸润,脑膜血管充血、渗出。病灶边缘的部分细胞核内可见嗜酸性包涵体(Cowdry A 型包涵体)。慢性期病变部位出现神经胶质细胞增生和脑组织萎缩。

【临床表现】

1. **前驱症状** 急性类感染综合征,可有咳嗽、流涕、乏力、头痛和发热等上呼吸道感染的症状。约 1/4 的患者可有口唇、皮肤黏膜疱疹史。

2. **起病方式** 多为急性起病,少数表现为亚急性或慢性起病。

3. **常见症状**

(1) **一般症状** 可有发热、头痛、头晕、呕吐及轻度脑膜刺激征。

(2) **精神症状** 常较突出,发生率为 69%~85%。表现为表情淡漠、反应迟钝、智力减退,或有躁动,甚至谵妄。部分患者或以精神行为异常为首发甚至唯一症状。

(3) **癫痫** 患者可出现不同形式的痫性发作,同一患者亦可有多种发作表现,甚至出现癫痫持续状态。

(4) **意识障碍** 部分患者可出现嗜睡、昏睡,严重者可出现昏迷。

(5) **局灶症状** 可出现肢体瘫痪、病理反射、肌张力增高,多不对称。视野缺损、脑神经损伤及脑干症状少见。

4. **病程** 数日至 2 个月,亦可迁延数月不愈。严重者可在数日内死于脑疝或严重的并发症。

【辅助检查】

1. **血常规** 白细胞及中性粒细胞增高,红细胞沉降率增快。

2. **脑脊液检查** 压力正常或轻中度增高;白细胞轻度或中度增高,一般在 $(50\sim500)\times10^6$/L,以淋巴细胞或单核细胞为主;常出现红细胞或脑脊液黄变;蛋白质含量轻度至中度增高,多低于 1.5 g/L;糖和氯化物多正常。有 5%~10% 的患者脑脊液检查正常。

3. **脑电图** 早期就可出现异常,多表现为弥漫性高波幅慢波(图 9-2),单侧或双侧颞区、额区异常更突出,也可有局灶性异常,常有癫痫样波。以颞叶为中心的周期性同步放电最具诊断价值。

4. **影像学检查**

(1) CT 头部 CT 扫描显示颞叶或以颞叶为中心波及额叶的低密度病灶是 HSE 的特征性改变;病灶边界不清,可有占位效应,其中可见不规则高密度点、片状出血;病灶可呈不规则线状增强。

(2) MRI 早期 T_2 加权像在颞叶和额叶底面可见边界清楚的高信号区。90% 以上的 HSE 患者

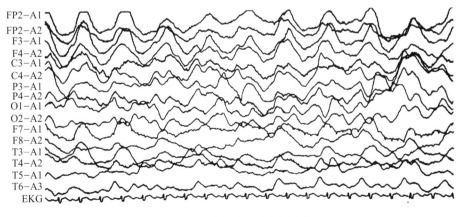

图 9-2 病毒性脑炎脑电图改变
示持续性弥漫性高波幅慢波。

发病 1 周后会出现上述改变(图 9-3)。

但在发病第 1 周,CT、MRI 常显示正常,故影像学检查不能作为早期 HSE 诊断的依据。

5. 病原学检查

(1) HSV 检测　①脑组织活检发现神经细胞核内嗜酸性包涵体,或电镜下发现 HSV 颗粒可确诊。②脑组织活检或脑脊液作 HSV 分离,阳性可确诊。③应用聚合酶链反应(PCR)技术检测脑脊液中 HSV-DNA,适用于早期快速诊断。④利用免疫荧光染色(immunofluorescence staining)对脑脊液 HSV 抗原进行检测,其敏感性为 80%,特异性 95%,甚至在发病后的 2~3 h 检测即可获得阳性结果。

(2) HSV 特异性抗体测定　常采用酶联免疫吸附试验(ELISA),敏感性最高。

(3) 其他　对仍未获得明确病原学依据的患者,可选择脑脊液宏基因组第二代测序技术(mNGS),敏感性更高。

【诊断】

1. 诊断要点　①有口唇、皮肤黏膜疱疹或上呼吸道感染病史。②起病急,病情重,发热等感染征象突出。③脑实质损害,表现为意识障碍、精神症状和癫痫等。④脑脊液常规检查符合病毒感染特点。⑤脑电图示弥漫性高波幅慢波,颞区、额区更突出。⑥影像学(CT、MRI)检查可见颞叶、额叶病灶。⑦病毒学检查呈阳性。

2. 诊断流程　见图 9-4。

【鉴别诊断】

1. 其他病毒性脑炎　包括带状疱疹病毒性脑炎、肠道病毒性脑炎、腮腺病毒性脑炎等,除了临床特点外,主要依靠病原学检查来区分。

2. 急性脱髓鞘性脑病　单纯疱疹病毒性脑炎的主要病变在灰质,而急性脱髓鞘性脑病的主要病变在白质,与脑室关系密切,MRI 可以鉴别。

3. 癫痫持续状态　患者既往多有癫痫病史,可有停药或换药等诱因,控制发作后患者可很快恢复正常。单纯疱疹病毒性脑炎患者 MRI 的改变位于额、颞叶的灰质,而癫痫持续状态患者的 MRI 可能出现白质信号异常(脑水肿)。

4. 化脓性脑膜炎　全身感染症状重,脑脊液呈化脓性改变。

5. 自身免疫性脑炎　亚急性起病,伴有工作记忆缺损、意识状态改变或精神症状者,血液和脑脊液抗体检测有助于鉴别。

【治疗】

1. 抗病毒治疗

(1) 阿昔洛韦　又名无环鸟苷,为治疗首选药物。通过干扰病毒 DNA 聚合酶而起到抗病毒作用。宜尽早应用,当临床疑似或不能排除单纯疱疹病毒性脑炎时,即可给予阿昔洛韦治疗。

剂量为 10 mg/kg,溶于生理盐水 250 mL 中,静脉滴注,每日 3 次,连用 14~21 d。阿昔洛韦治疗存在肾功能损害风险,在使用过程中应保证足够的液体摄入量并监测肾功能。

(2) 更昔洛韦(ganciclovir)　有研究指出,其抗单纯疱疹病毒的疗效是阿昔洛韦的 25~100 倍。剂量是 5~10 mg/(kg·d),分 2~3 次静脉滴注,连用 14~21 d。缺点是可产生骨髓抑制作用。

2. 肾上腺皮质激素　具有抑制炎症反应、减轻水肿的作用,病情严重时,可考虑应用。常用地塞米松,10~20 mg/d,静脉滴注,连用 10~14 d;然后改为泼尼松口服,30~50 mg,每日 1 次,每 3~5 d 减

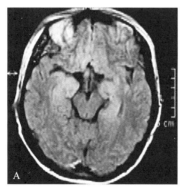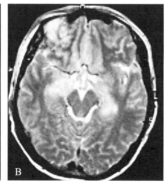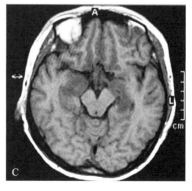

图 9-3　单纯疱疹病毒性脑炎头部 MRI

A. FLAIR 像,示双侧颞叶内侧略高信号　B. T_2 加权像,示双侧颞叶内侧长 T_2 信号　C. T_1 加权像,示双侧颞叶内侧长 T_1 信号

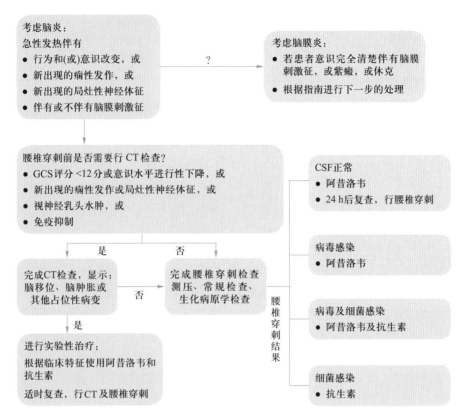

图 9-4 单纯疱疹病毒性脑炎诊断流程图

5~10 mg,直到停药。

3. 对症支持治疗 对于高热、抽搐、精神错乱、烦躁不安等症状,分别给予降温、抗惊厥、镇静等治疗。保证患者的营养,维持水、电解质平衡。

【预后】 取决于疾病的严重程度和治疗是否及时有效。年龄大于 60 岁、未经抗病毒治疗、治疗不及时或不充分,以及入院时昏迷的患者预后不良,病死率高达 60%~80%。发病数日内及时给予足量抗病毒药物者,病死率可降至 20%~28%。因此,强调早期诊断和早期治疗。5%~10% 的患者可有复发,多由治疗不充分引起。部分患者可遗留癫痫、失语、智力低下等后遗症。

二、病毒性脑膜炎

病毒性脑膜炎(viral meningitis)是一组由各种病毒感染软脑膜而引起的急性炎症性疾病,病程较短,呈良性自限性经过。

【病因及发病机制】 能引起脑膜炎的病毒有很多种,常见的有各种肠道病毒(占 85%~95%)、腮腺炎病毒、淋巴细胞脉络丛脑膜炎病毒、疱疹病毒和虫媒病毒等,其中最常见的是肠道病毒中的柯萨奇病毒和埃可病毒。

病毒可经胃肠道、呼吸道、皮肤黏膜等多种途径侵入体内,在局部复制后播散至腮腺、肝、心内膜等处,而后经脉络丛进入脑脊液感染软脑膜。

【病理】 病毒性脑膜炎病变主要累及软脑膜和脉络丛,病变处脉络丛有炎性细胞浸润,星形胶质细胞增多,伴血管壁纤维化及纤维化的基底软脑膜炎。

【临床表现】

1. 发病季节 肠道病毒性脑膜炎常在夏、秋季节发病或流行;腮腺炎病毒性脑膜炎一般在冬春季节发病,与腮腺炎同时流行;淋巴细胞脉络丛脑膜炎以秋冬季多见。

2. 发病方式 多急性起病。

3. 症状 发热、头痛、呕吐,脑膜刺激征阳性。可伴有病毒感染的一般症状,如腹泻、乏力、咽痛等。

4. 病程 数周,具有自限性。

【辅助检查】

1. 脑脊液检查 压力轻至中度增高,脑脊液无色透明,细胞数轻、中度增多$(10 \sim 500) \times 10^6/L$,蛋白质含量轻度增高,糖和氯化物含量正常。

2. 病原学检查 可用 ELISA 法测定脑脊液中的病毒抗体。

3. 脑电图及头部影像学检查 常无阳性发现。

【诊断】 要点:①急性或亚急性起病。②发热、头痛、呕吐及脑膜刺激征阳性。③脑脊液细胞数轻、中度增多,蛋白质含量轻度增加,糖和氯化物含量正常。

【鉴别诊断】

1. 化脓性脑膜炎 临床症状较重,脑脊液中细胞数和蛋白质含量明显增加,糖和氯化物含量降低。

2. 结核性脑膜炎 临床症状迁延可达数月,伴有结核中毒症状。脑脊液蛋白质含量可明显增加,糖和氯化物含量降低。当结核性脑膜炎脑脊液改变不典型时,两者很难鉴别,主要依据病原学检查。

3. 自身免疫性脑炎 亚急性起病,伴有工作记忆缺损、意识状态改变或精神症状者,血和脑脊液抗体检测有助于鉴别。

【治疗及预后】 本病为良性、自限性疾病,多于数日内开始恢复,数周内完全康复。脑脊液异常可持续 2 周或稍长时间。可用抗病毒药物治疗缩短病程和缓解症状,已知有疱疹病毒感染者,可用阿昔洛韦治疗。临床主要采用对症及支持治疗,患者需卧床休息,多饮水,头痛、发热时给予对症治疗。颅内压增高者,可给予甘露醇脱水以降低颅内压。症状较重者,可行短程、小剂量地塞米松治疗,疗程为 1 周左右。

(王佳伟)

第三节 细菌感染

一、化脓性脑膜炎

化脓性脑膜炎(purulent meningitis)是指由化脓性细菌感染引起的脑脊膜化脓性炎症。是一种严重的颅内感染性疾病,好发于婴幼儿、儿童、老年人及获得性免疫缺陷综合征(艾滋病)患者。

【病因及发病机制】 化脓性脑膜炎最常见的致病菌为脑膜炎双球菌、肺炎链球菌和流感嗜血杆菌,其次为金黄色葡萄球菌、链球菌、大肠埃希菌、变形杆菌、铜绿假单胞菌和沙门菌属等。在不同人群中,化脓性脑膜炎的常见致病菌有一些差异,新生儿以无乳链球菌最为常见,大肠埃希菌多见;儿童及免疫功能不全者以 b 型流感嗜血杆菌、脑膜炎双球菌及肺炎链球菌多见;成人则以肺炎链球菌、脑膜炎双球菌、单核细胞增生李斯特菌多见。

细菌的主要感染途径为血行播散,经肺或椎静脉丛侵入中枢神经系统。感染的来源可为心、肺及其他部位的感染;其次由附近病灶(如中耳炎、乳突炎和鼻窦炎的病灶)等向颅内扩散;或因颅脑外伤,细菌直接侵入颅内;颅脑手术、腰椎穿刺等亦可引起医源性感染。

【病理】 不同种类的化脓性细菌引起的急性化脓性脑膜炎的病理改变基本一致。软脑膜及脑浅表血管充血,大量脓性渗出物覆盖在脑表面并沉积在脑沟及脑池内。镜下可见脑膜有炎性细胞浸润,血管充血和渗出。邻近脑膜的脑皮质可见轻度水肿,重者合并脑动静脉炎可导致脑缺血、脑梗死和静脉系统血栓形成。亦可出现蛛网膜、软脑膜增厚粘连,影响脑脊液的循环吸收,进而导致脑积水。脑实质中有时可见小脓肿。

【临床表现】

1. 新生儿细菌性脑膜炎 缺乏特异性症状,表现为易怒、进食差、呼吸窘迫、面色苍白和大理石样皮肤及肌张力增高或降低等。

2. 儿童细菌性脑膜炎 最常见的临床特征是发热、头痛、颈项强直和呕吐,可伴有抽搐及意识障碍。发热最常见(92%~93%),其次头痛(>1 岁 2%~9%,>5 岁 75%)、颈强直和呕吐(55%~67%)。一些荟萃分析研究揭示了细菌性脑膜炎诊断的敏感性为:颈强直 51%,克尼格征 53% 和布鲁津斯基征 66%。

3. 成人细菌性脑膜炎 急骤起病,头痛、呕吐、畏寒、发热;颈强直及精神状态改变(41%~51%),瘀点(20%~52%),抽搐;局灶性症状,如偏瘫、失语、脑神经麻痹等。临床诊断率低,敏感性为:颈强直约 31%,布鲁津斯基征约 9%,克尼格征约 11%。

【辅助检查】

1. 血常规 急性期白细胞增多为(10~30)×10^9/L,中性粒细胞占 80% 以上。

2. 脑脊液检查 压力增高;外观混浊或呈脓性;白细胞增多(1 000~10 000)×10^6/L,早期以中性粒细胞为主;蛋白质含量增高(1~5 g/L);糖和氯化物含量降低;乳酸、乳酸脱氢酶、溶菌酶和免疫球蛋白(IgM、IgA)含量明显增高。脑脊液乳酸浓度检查的敏感性及特异性较高,但对于已接受抗生素治疗的患者或伴有其他中枢神经系统疾病的患者,该检查结果的价值有限。细菌涂片和细菌培养可查出病原菌。脑脊液涂片革兰氏染色的特异性高,敏感性不高。在腰椎穿刺前使用抗生素后其敏感性及特异性轻微减低。脑脊液培养的阳性率为60%~90%,使用抗生素后阳性率降低为10%~20%。对于CSF培养阴性者,聚合酶链反应(PCR)、病原体抗体测定有助于检出致病微生物。不同病原学感染的脑脊液特点见表9-1。

自2014年宏基因组第二代测序技术(mNGS)首次被用于临床感染患者的病原学诊断以来,该检测越来越广泛地应用于临床实践。对仍未获得明确病原学依据的患者,可选择脑脊液mNGS。且相较于传统病原学培养,mNGS检测速度更快(6 h~7 d不等,平均48 h)。

新生儿脑膜炎不能单根据临床特征排除。欧洲临床微生物与感染性疾病学会(ESCMID)强烈推荐所有怀疑细菌性脑膜炎的儿童均应行脑脊液检查,除非有腰椎穿刺禁忌。

3. 影像学检查

(1) CT 早期无异常改变,进展期有时脑沟、脑裂、脑池及脉络丛密度增高,增强扫描可见脑膜强化增厚;后期可有脑梗死、脑脓肿、脑积水的改变。

(2) MRI 早期亦无异常改变。进展期 T_1 加权像显示蛛网膜下腔不对称,信号略高, T_2 加权像显示脑膜和脑皮质信号增高;增强后蛛网膜下腔呈不规则强化。后期可见脑梗死、脑脓肿及脑积水的相应改变。

【诊断】 要点:① 急性起病,发热、头痛、呕吐,脑膜刺激征阳性。② 精神症状、意识障碍、抽搐和神经系统局灶性症状。③ 脑脊液白细胞增多,以中性粒细胞为主,蛋白质含量增高,糖和氯化物降低。涂片及培养多可查到致病菌。④ 身体其他部位发现感染灶有助于诊断。

【鉴别诊断】

1. 病毒性脑膜炎 临床症状较轻,脑脊液细胞数和蛋白质含量轻度增高,糖的含量正常,涂片及培养无细菌检出。

2. 结核性脑膜炎 起病相对缓慢,可有结核中毒症状,脑神经损害常见,脑脊液中白细胞增多程度不如化脓性脑膜炎明显,且以淋巴细胞为主;脑脊液涂片检查细菌和细菌培养对鉴别诊断有帮助。发现身体其他部位结核灶有助于鉴别诊断。

3. 隐球菌性脑膜炎 多为亚急性起病,脑脊液白细胞数升高不如化脓性脑膜炎明显,淋巴细胞为主。脑脊液涂片墨汁染色及沙氏培养基培养可发现新型隐球菌。

4. 自身免疫性脑炎 急性或亚急性起病,多表现为精神行为异常、认知障碍、癫痫发作。可伴有言语、运动障碍,不自主运动。发热及头痛不明显。进展相对较慢,可发病数周甚至数月后才进展出现其他症状。脑脊液白细胞数轻度升高(>5× 10^6/L),淋巴细胞为主,蛋白质含量升高不明显,自身免疫脑炎抗体阳性,部分患者伴有肿瘤。

【治疗】 强烈推荐尽可能早地使用抗生素。从入院到开始使用抗生素治疗的时间不能超过1 h,无论腰椎穿刺是否延迟,如头部CT、临床表现怀疑有腰椎穿刺禁忌时,即使尚未明确诊断,也应

表 9-1 不同病原学感染的脑脊液特点

病原体感染状况	压力(mmH₂O)	外观	WBC(×10⁶/L)	蛋白质(g/L)	糖(mmol/L)	氯化物(mmol/L)	其他
正常	80~180	清	0~8,单核细胞为主	0.015~0.045	血糖的1/2~2/3	120~130	
化脓性脑膜炎	升高	混浊	1 000~10 000,多核为主	0.1~0.5	常<2.2	降低	涂片或培养出细菌
结核性脑膜炎	明显升高,可达400或以上	毛玻璃样	50~500,淋巴细胞为主	0.1~0.2	明显下降	明显下降	结核Xpert阳性,抗酸染色、结核分枝杆菌培养可阳性
病毒性脑膜炎	正常或轻度升高	多数清亮	50~100,淋巴细胞为主	正常或稍增高	正常	正常	细菌培养阴性病毒抗体或病毒DNA阳性

该立即开始经验性治疗（A 级）。

1. 病原菌尚未确定　应基于年龄和当地耐药率选用抗生素（A 级）。我国推荐选用第三代头孢菌素，如头孢曲松钠或头孢噻肟，它们对脑膜炎双球菌、肺炎链球菌、流感嗜血杆菌、金黄色葡萄球菌和链球菌等均有较强的作用，常规持续应用 12~15 d。未培养出病原体的细菌性脑膜炎的治疗应根据经验性方案治疗至少 2 周（A 级）。

2. 病原菌明确　应根据病原菌选用敏感的抗生素（A 级）。

（1）**脑膜炎双球菌脑膜炎（流行性脑脊髓膜炎，简称流脑）**　对青霉素敏感者可首选青霉素，青霉素耐药时选用第三代头孢菌素，如头孢曲松钠、头孢噻肟。对头孢类过敏者可选用氯霉素，须严密注意其骨髓抑制等不良反应。

（2）**肺炎双球菌脑膜炎**　对青霉素敏感者可首选青霉素。对青霉素耐药时，可选用第三代头孢菌素，如头孢曲松钠或头孢噻肟，必要时可联用万古霉素。治疗 14 d。

（3）**金黄色葡萄球菌脑膜炎**　对甲氧西林敏感者首选氟氯西林、萘夫西林及苯唑西林。对其不敏感或过敏时选用万古霉素。万古霉素抵抗时选用利奈唑胺。治疗至少 14 d。

（4）**流感嗜血杆菌**　脑膜炎 β- 内酰胺酶阴性者首选阿莫西林或氨苄西林。β- 内酰胺酶阳性者，可选用第三代头孢菌素，如头孢曲松钠或头孢噻肟。β- 内酰胺酶阴性伴氨苄西林耐药，可选头孢曲松钠 / 头孢噻肟加美罗培南。治疗 7~10 d。

（5）**大肠埃希菌脑膜炎**　选用第三代头孢菌素，如头孢曲松钠或头孢噻肟，联合应用庆大霉素或卡那霉素。

（6）**单核细胞增多性李斯特菌脑膜炎**　首选阿莫西林或氨苄西林、青霉素 G，建议治疗至少 21 d。

3. 皮质类固醇　可显著减少听力损失和神经后遗症，但不降低病死率。目前不推荐对新生儿使用地塞米松。强烈推荐在高收入国家经验性使用地塞米松治疗成人（10 mg，持续 4 天）或儿童细菌性脑膜炎（0.15 mg/kg，4 次 /d，持续 4 天），且从抗生素首次剂量开始使用地塞米松（A 级）。如果已经开始静脉使用抗生素，地塞米松仍可在首次静脉使用抗生素后 4 h 开始使用（C 级）。如果发现患者不是细菌性脑膜炎或致病菌不是脑膜炎奈瑟菌或肺炎链球菌时，应该停用地塞米松（B 级）。

4. 辅助治疗　颅内压增高者可考虑应用甘露醇、高渗盐水等脱水降颅压。对伴发抽搐者可予抗癫痫药治疗。高热者可予物理降温或使用退热剂。

【预防】　对脑膜炎奈瑟菌性脑膜炎患者的家庭接触者及其他密切接触者预防性使用抗生素治疗，如头孢曲松钠、环丙沙星或利福平（A 级）。对伴有脑脊液漏的肺炎链球菌性脑膜炎患者在重建硬脑膜屏障的同时接种肺炎链球菌疫苗。伴有脑脊液漏的患者可考虑接种 b 型流感嗜血杆菌和脑膜炎奈瑟菌疫苗（B 级）。

【预后】　多数化脓性脑膜炎预后良好，但如治疗不及时、不彻底，则少量患者可留有脑积水、癫痫、眼肌瘫痪、智力减退等后遗症。

二、结核性脑膜炎

结核性脑膜炎（tuberculous meningitis，TBM）是由结核分枝杆菌引起的非化脓性软脑膜炎性疾病。是最常见的神经系统结核病，常继发于体内其他器官结核病，如粟粒性肺结核等。

【病因及发病机制】　结核性脑膜炎由结核分枝杆菌感染所致。其主要感染途径为血行播散，结核分枝杆菌经血液进入颅内，在软脑膜上种植并形成粟粒状结核结节，当这些结核结节破溃后，大量结核分枝杆菌进入蛛网膜下腔，形成结核性脑膜炎。此外，结核分枝杆菌还可由脊柱结核、颅骨结核、乳突结核直接侵入颅内和椎管内，引起结核性脑膜炎或结核性脑脊髓膜炎。

【病理】　结核性脑膜炎主要侵犯颅底软脑膜，以颅中凹的脚间池、桥池和视交叉池等部位为重，其病变性质为慢性纤维素性渗出性炎症。病变处软脑膜增厚明显，附着灰白色渗出物，可与邻近的脑神经（如动眼神经和展神经粘连，引起神经损伤。侵及血管时，可产生结核性血管炎，严重时血管狭窄甚至关闭，形成脑梗死。脑膜的炎症、粘连可引起第四脑室出口的阻塞，形成梗阻性脑积水。病变有时可向下波及脊膜，脊膜增厚粘连，并可损伤供应脊髓的血管，引起脊髓中心坏死，形成空洞，称为铅笔芯样软化。镜下可见软脑膜和蛛网膜下腔内有纤维素性渗出物、小结核结节和干酪样坏死等改变。

【临床表现】

1. 临床症状

（1）多急性或亚急性起病，慢性病程。常伴有低热、食欲缺乏、乏力等结核中毒症状。

（2）头痛、呕吐等颅内压增高表现，可出现脑膜刺激征阳性。

（3）脑神经损害症状，可出现动眼神经、展神经麻痹、面神经受累。

（4）脑实质损伤。病变较重时，可出现脑实质损害，包括精神症状、意识障碍、痫性发作。血管病变较重时，可出现肢体瘫痪。

（5）炎症波及脊膜，特别是晚期脊膜肥厚粘连时，可出现尿便障碍、双下肢或四肢瘫痪，或呈脊髓空洞症样脊髓损伤的表现。

2. **分级** 英国医学研究学会根据格拉斯哥昏迷量表（GCS）评分和是否存在局灶性神经体征将结核性脑膜炎分为 3 级。

（1）**I 级** GCS 评分 15 分，无神经系统定位体征。

（2）**II 级** GCS 评分 11~14 分，伴有或不伴有神经系统定位体征，或 GCS 评分为 15 分伴有神经系统定位体征。

（3）**III 级** GCS 评分 ≤10 分，伴有或不伴有神经系统定位体征。

【辅助检查】

1. **血常规** 大多正常，部分患者红细胞沉降率及 C 反应蛋白（CRP）升高。结核菌素皮肤试验及外周血 γ 干扰素释放试验阳性可助于结核感染的诊断。

2. **脑脊液检查**

（1）**常规检查** 压力多增高，脑脊液外观无色透明或微黄，放置 12~24 h 后，部分可出现白色纤维薄膜，呈漏斗状或丝状物漂浮于脑脊液中，有人称为"结网"。白细胞数增多[（100~500）×10⁶/L]，以淋巴细胞为主，但早期可一过性以多核细胞为主；蛋白质含量多增高（1~2 g/L），糖 <2.2 mmol/L，95% 的患者其脑脊液糖/同步血糖 <0.5。氯化物含量降低明显。

（2）**病原学检查** ① 脑脊液抗酸染色可寻找结核分枝杆菌，但其阳性率低（<10%），进行改良抗酸染色可提高结核性脑膜炎的诊断效能。抗酸染色阳性时需注意排除奴卡菌及非结核分枝杆菌。② 脑脊液结核分枝杆菌培养阳性率低（<50%），且结核分枝杆菌生长缓慢，常需 4~8 周，不利于早期确诊。③ 部分快速核酸检测技术通过检测结核分枝杆菌特有的 *rpoB* 基因中的利福平耐药相关片段核心区域，数小时内可回报结果。在评估检测效能后可考虑作为结核性脑膜炎的确诊试验。④ 可应用宏基因组第二代测序技术（mNGS）协助检出结核分枝杆菌。抗结核治疗后，抗酸染色、培养及核酸检测阳性率显著下降。

3. **影像学检查**

（1）**MRI** 基底池脑膜强化、脑积水、脑梗死和结核瘤是中枢神经系统结核病的主要影像学特征，可单独或联合发生。颅底脑膜强化伴或不伴结核瘤是结核性脑膜炎最常见的征象，其诊断特异性高。约 20% 的患者因闭塞性血管炎出现脑梗死，最常累及基底核、内侧豆纹动脉或丘脑动脉的供血区域。MRI 增强检查对软脑膜病灶的显示优于 CT 检查，弥散加权成像有助于发现新近的梗死（图 9-5，图 9-6）。

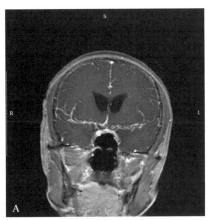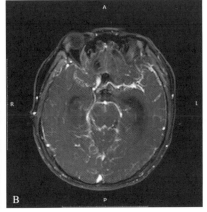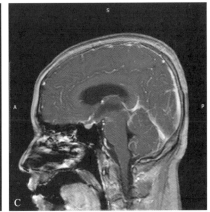

图 9-5 结核性脑膜炎头部 MRI

A. 轴状位增强 B. 冠状位增强 C. 矢状位增强

示小脑幕及软脑膜明显强化表现。

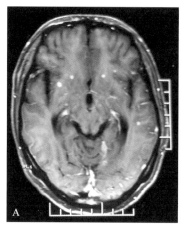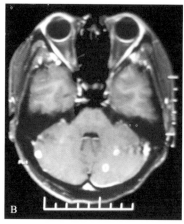

图 9-6　结核性脑膜炎头部 MRI 轴位增强
A. 基底核、颞叶白质多个环形强化灶　B. 小脑实质多个环形强化病灶

(2) CT　临床怀疑结核性脑膜炎者,建议有条件时做胸部 CT 检查,如发现活动性肺结核,可帮助确诊。

【诊断】　要点:① 亚急性起病,结核中毒症状。② 头痛、呕吐、发热,脑膜刺激征阳性,可伴有意识障碍、抽搐、局灶性神经损伤等。③ 脑脊液检查符合结核性脑膜炎的特点。④ 发现身体其他部位结核灶,密切接触结核患者病史。⑤ 获得结核分枝杆菌的病原学证据可确诊。

【鉴别诊断】

1. **病毒性脑膜炎**　临床症状轻,病程自限。脑脊液细胞数和蛋白质含量轻度增高,糖含量正常,脑脊液涂片及培养无结核分枝杆菌。

2. **隐球菌性脑膜炎**　两者在临床表现及脑脊液常规生化改变方面均很相似,最可靠的鉴别方法是脑脊液涂片和培养发现隐球菌或结核分枝杆菌。

3. **囊尾蚴性脑膜炎**　脑囊虫病的脑膜炎型也与结核性脑膜炎有相似的症状,但囊尾蚴性脑膜炎病史更长,患者一般状态好,无结核中毒症状。脑脊液囊尾蚴免疫学检查阳性,头部 MRI 可发现脑囊尾蚴。

4. **自身免疫性脑炎**　也可亚急性起病,表现为精神症状、脑神经异常等,但无结核中毒表现,脑脊液压力正常,细胞数及蛋白质水平多正常或轻度升高。血和脑脊液可检测自身免疫性脑炎相关抗体。

【治疗】

1. **抗结核药物治疗**　应遵循早期用药、合理选药、联合用药和系统治疗的原则。结核药物穿过血脑屏障的能力不同,因此在选择时应有所考虑。目前世界卫生组织(WHO)认可的结核性脑膜炎的有效抗结核药物的一线用药包括经典的抗结核药和氟喹诺酮类药物及一系列二线抗结核药物。

结核性脑膜炎的常规抗结核治疗包括初期的经典四联“强化”治疗(2 个月)和随后的二联“维持”治疗(异烟肼和利福平再联合使用 7 个月)。四联强化治疗包括基础用药异烟肼、利福平、吡嗪酰胺,再加上链霉素或乙胺丁醇。喹诺酮类药物是最近尝试的另一类第四联抗结核药。

上述药物的有效性和毒性之间的距离较小,因此在临床使用时需极为小心,注意预防各种药物的不良反应。异烟肼、利福平和吡嗪酰胺均影响肝功能,异烟肼还可引起周围神经炎,链霉素对第Ⅷ对脑神经有不可逆的毒性损害,乙胺丁醇可致球后视神经炎,用药时应保持警惕。

耐多药结核性脑膜炎的耐多药主要指对异烟肼和利福平均耐药,常规治疗效果不佳,需要选择对结核分枝杆菌敏感的抗生素急性期使用,确保强化期初始方案包含至少 4 种有效药物。莫西沙星、左氧氟沙星、利奈唑胺可作为优先选择药物替代利福平或异烟肼。建议强化期不少于 8 个月,全疗程不少于 20 个月。

2. **抗炎治疗**　肾上腺皮质激素主要通过抑制患者脑脊液过度的炎症反应和减轻患者蛛网膜下腔的粘连。适应证:有局灶性损害的症状,如脑神经麻痹、肢体瘫痪和尿便障碍;有意识障碍;脑脊液蛋白质含量明显增高;严重中毒症状者。

3. 并发症管理 颅内压增高者给予脱水降颅内压治疗,常用甘露醇。对痫性发作者给予抗癫痫药治疗。脑梗死是结核性脑膜炎常见的临床并发症,有小样本研究尝试使用阿司匹林预防结核性脑膜炎后脑梗死的发生,认为在减少并发脑梗死方面有潜在获益。脑积水、结核性脑脓肿、椎体结核伴下肢轻瘫是神经外科干预适应证(A 级)。

【预后】 取决于病情轻重,治疗是否及时、系统。早期确诊、及时系统治疗者,预后较好。部分患者遗有癫痫发作、脑积水、脑神经麻痹、肢体瘫痪和智力障碍。

(王佳伟)

第四节 新型隐球菌性脑膜炎

新型隐球菌性脑膜炎(cryptococcus neoformans meningitis)是由新型隐球菌感染引起的一种真菌性脑膜炎,是最常见的中枢神经系统真菌感染。新型隐球菌性脑膜炎临床表现无特异性,极易与结核性脑膜炎混淆,诊断困难,治疗效果差,病死率高。

【病因及发病机制】 新型隐球菌在组织中呈圆形或椭圆形,直径 2~20 μm,为红细胞的 2~3 倍。新型隐球菌广泛存在于土壤和鸽粪中,其他禽类如鸡、鹦鹉、云雀等的粪便中亦可分离出新型隐球菌,而土壤中的新型隐球菌是鸽粪等鸟类的粪便污染所致。含有新型隐球菌的尘土是新型隐球菌性脑膜炎的主要传染源。

新型隐球菌为条件致病菌,主要通过呼吸道进入体内,先在肺部形成小的病灶,然后经血液播散至颅内软脑膜,大量繁殖后引起脑膜炎。也有少数患者经由鼻腔黏膜侵入或皮肤感染后经血液侵入颅内。

【病理】 病变除侵犯软脑膜外,还常侵及脑实质。肉眼可见脑膜充血、增厚,蛛网膜下腔内有胶样渗出物,以脑底部为著。脑膜、脑沟、脑裂及脑皮质可见散在的粟粒状小结节样肉芽肿和小囊肿。镜下脑膜有淋巴细胞和单核细胞浸润,肉芽肿由成纤维细胞、巨噬细胞和坏死组织构成,并可见含有胶样物质的囊肿。所有这些病变处都可找到新型隐球菌。

【临床表现】 ① 多亚急性或慢性起病,进展缓慢。② 发热、头痛、呕吐及脑膜刺激征阳性。③ 也可有脑神经损害,多累及视神经、动眼神经、展神经、面神经和听神经。④ 部分患者有精神症状、意识障碍、癫痫和偏瘫等脑实质损害的表现。

【辅助检查】

1. 脑脊液常规检查 脑脊液压力增高,细胞数轻中度增加,多为(10~500)×10⁶/L,以淋巴细胞为主,蛋白质含量轻中度增高,糖和氯化物降低。新型隐球菌性脑膜炎的脑脊液压力增高和糖含量降低较其他脑膜炎更显著。

2. 脑脊液病原体检查 脑脊液涂片墨汁染色可发现周围有透亮厚荚膜的新型隐球菌,1 次检菌的阳性率为 70% 左右,但有时需反复检查 3~4 次方能查到。脑脊液沙氏培养基培养,2~5 d 可有新型隐球菌生长,阳性率为 75% 左右,脑脊液离心后的沉淀物培养,阳性率更高。

3. 脑脊液免疫学检查 乳胶凝集试验等免疫学检查可直接检测隐球菌荚膜多糖抗原,其敏感性和特异性均达到 90% 以上,有助于诊断,但有时有假阳性。隐球菌荚膜多糖抗原阳性提示隐球菌感染,滴度的高低提示疾病的严重程度。

4. 影像学检查

(1) CT 约50% 患者的 CT 无改变。有改变时,可见弥漫性脑膜强化,脑水肿。较大的囊肿和肉芽肿有时 CT 可以显示。

(2) MRI 脑膜强化、肉芽肿和囊肿的显示均比 CT 敏感。

(3) 胸部影像学检查 偶可发现肺部浸润、胸腔积液等表现。

【诊断】 要点:① 亚急性或慢性起病。② 发热、头痛、呕吐,脑膜刺激征阳性。③ 腰椎穿刺脑脊液压力、细胞数、蛋白质含量均增高,糖含量降低。④ 脑脊液涂片或培养发现新型隐球菌。

【鉴别诊断】 主要与结核性脑膜炎相鉴别,两者在临床表现和脑脊液常规检查方面很相似,主要依靠病原学检查来鉴别。

【治疗】

1. 抗真菌治疗

(1) 两性霉素 B 常作为首选药物,通过干扰真菌代谢、抑制其生长而致其死亡。使用方法:成人首日剂量为 1 mg,加入 5% 葡萄糖溶液 250 mL,缓慢静脉滴注,时间不少于 6 h。第 2 天 2 mg,第 3 天 5 mg,均加入 500 mL 葡萄糖溶液中静脉滴注,若无严重反应,第 4 天 10 mg,仍无严重反应,以后每日递增 5 mg,至 0.5~0.7 mg/(kg·d)即可,疗程一般需 3~4 个月甚至更长。不良反应较重,常见的有头痛、呕吐、高热、肾功能损害、低钾、贫血、静脉炎等。可用药同时给予地塞米松 2~5 mg 以减轻不良反应。

病情严重的患者,可鞘内注射两性霉素 B,首次 0.1 mg,以后每次增加 0.1 mg 至 0.5~1 mg,加入生理盐水 1~2 mL,也可加入地塞米松 2 mg,注射时用 3~5 mL 脑脊液反复稀释混合,缓慢注入,每周 2~3 次。颅内压明显增高者慎用。对于血液系统疾病合并隐球菌性脑膜炎的患者,以及不能耐受两性霉素 B 的患者,可换用两性霉素 B 脂质制剂。

(2) **氟胞嘧啶**　通过影响真菌核酸和蛋白质合成而产生抑菌作用。成人剂量为 100 mg/(kg·d),分 3~4 次口服或 2~3 次静脉滴注,疗程为 3 个月或更长。不良反应比两性霉素轻,主要为食欲减退、恶心、白细胞和血小板减少、肾功能损害、皮疹等,停药后很快消失。单用易产生耐药性,故多与两性霉素 B 联合使用,联合应用时,两性霉素 B 的日剂量可减量。也可与氟康唑合用,疗效亦佳。

(3) **氟康唑**　为广谱抗真菌药,毒性较低,不良反应少。首次剂量 400 mg,以后每日 200~400 mg,加入 5% 葡萄糖溶液 250~500 mL,分 2 次缓慢静脉滴注。不良反应为恶心、腹泻、腹胀和皮疹。单用易产生耐药性,多与氟胞嘧啶或两性霉素 B 联合使用。

2. **对症治疗**　颅内压增高者给予脱水降颅内压治疗,常用甘露醇、甘油果糖和呋塞米等,应注意水、电解质平衡。高热时给予降温处理。有癫痫发作时给予抗癫痫治疗。脑积水严重者可考虑行侧脑室分流减压术。

【预后】　多数患者经彻底的抗真菌治疗可好转或治愈,但病死率仍可达 10%~40%,部分患者遗有脑神经损害、智力障碍、癫痫或肢体瘫痪。

(王佳伟)

第五节　慢病毒感染

一、进行性多灶性白质脑病

进行性多灶性白质脑病(progressive multifocal leukoencephalopathy, PML)是由乳头多瘤空泡病毒(papovavirus)感染所致的亚急性脱髓鞘疾病。多见于免疫功能低下的人群。艾滋病患者,有 2%~5% 发生 PML,其中一半患者以 PML 为首发表现。多发性硬化患者服用富马酸二甲酯或那他珠单抗治疗时,罹患 PML 的风险增加。目前,随着器官移植的广泛开展和艾滋病患者的增多,本病的发生率逐渐增加。

【病因及发病机制】　已证实,乳头多瘤空泡病毒感染是 PML 的病因。该病毒广泛存在于健康人群中,70% 的健康者可查到该病毒的抗体。也有报道,猴病毒 SV$_{40}$ 可引起 PML。

PML 的其发病机制可能是潜伏在人体内的乳头多瘤空泡病毒在机体免疫功能低下时,随激活的淋巴细胞进入脑内,侵入少突胶质细胞,导致髓鞘破坏,产生严重的多节段髓鞘病变。

【病理】　脱髓鞘病灶广泛分布在大脑皮质下白质,也见于小脑和脑干,可融合成片。镜下可见髓鞘脱失,轴突相对保持完整。少突胶质细胞核内有包涵体,电镜显示这些包涵体由乳头多瘤空泡病毒颗粒组成。

【临床表现】　多见于成人,平均发病年龄 54 岁(32~82 岁)。常伴发于艾滋病、淋巴网状系统恶性肿瘤(慢性淋巴细胞性白血病、霍奇金病、淋巴肉瘤)、癌肿。少见于结核、结节病。还可见于器官移植和长期应用免疫抑制剂者。

多亚急性或慢性起病,先有人格改变和智力下降,数日或数周后出现神经系统症状和体征。神经系统表现多种多样,可有单瘫、偏瘫或四肢瘫、失语、构音障碍、视野缺损、皮质盲、共济失调、痴呆、精神错乱、昏迷等。

【辅助检查】

1. **脑脊液检查**　多数患者正常,偶有少量单核细胞或蛋白质含量轻度增高。

2. **脑电图**　呈非特异性弥漫性慢波或局灶性慢波。

3. **影像学检查**　头部 CT 显示皮质下白质多发低密度灶,散在不对称分布,无占位效应,增强扫描无改变。MRI 改变与 CT 类似,显示更清楚,极少数患者病灶可累及皮质和基底核。

4. **脑脊液核酸检测**　有助于诊断,宏基因组第二代测序技术(mNGS)具有更高的敏感性。

5. **脑组织活检**　髓鞘脱失,少突胶质细胞核内有包涵体,电镜可见乳头多瘤空泡病毒颗粒。

【诊断】　要点:① 患者有免疫功能低下,同时有多种多样的神经系统临床症状和体征,病情持续性进展。②影像学检查发现皮质下白质多发病灶,无占位效应、无强化。③脑脊液核酸检测阳性。④脑组织活检示典型 PML 的病理改变。

【鉴别诊断】　临床上应与其他机会性感染,如脑弓形虫病、脑内淋巴瘤及多发性硬化相鉴别,有免疫功能低下病史,影像学改变和脑组织活检可资鉴别。

【治疗】　尚无较好的治疗方法,临床试用阿昔洛韦、激素、转移因子等治疗,均无确切疗效。

【预后】　病程一般仅数月,80% 的患者 9 个月内死亡。

二、亚急性硬化性全脑炎

亚急性硬化性全脑炎(subacute sclerosing panencephalitis,SSPE)是由麻疹病毒慢性持续性感染而导致的中枢神经系统慢性病毒感染性疾病。随着麻疹疫苗接种的普及和深入,本病已罕见,每百万儿童中约 1 名发病。

【病因及发病机制】　现已明确本病为麻疹病毒在脑内的持续感染所致。

麻疹是一种急性感染性疾病,对引起急性感染的病毒会引起慢性感染并在多年以后发展成脑炎的原因,有人认为,可能是初始感染的麻疹病毒在体内增殖时产生变异,或者感染的麻疹病毒是有缺陷的病毒,所以不能被清除;还有人认为,是人体对麻疹发生异常反应,产生"抑制性感染"阶段,在此阶段,感染在细胞间进行扩散,增高的血清麻疹抗体仍不能阻止疾病的进展,一旦感染波及中枢神经系统就可发病。

【病理】　主要侵犯大脑半球的灰质、白质和脑干,一般不累及小脑。肉眼可见脑萎缩。镜下灰白质的血管周围有淋巴细胞和浆细胞袖套状浸润,神经细胞脱失,胶质细胞增生,白质脱髓鞘改变。细胞内可见嗜伊红包涵体。电镜下可见麻疹病毒颗粒。

【临床表现】　主要见于儿童和少年,18 岁以后发病者很少。隐袭起病,可持续数月至数年。根据临床特征分为 4 期。

1. 第 1 期　开始表现为学习成绩下降,注意力不集中,易发脾气,后期逐渐出现智力减退、精神衰退和人格改变,对日常活动缺乏兴趣。

2. 第 2 期　以运动功能障碍为主,出现意向性震颤、不随意运动、共济失调、运动过多或过少。多伴有局灶性或全身性抽搐、广泛性肌阵挛和视力下降。

3. 第 3 期　出现四肢强直、角弓反张,病理征阳性,后期昏迷。伴有多汗、高热等自主神经失调症状。

4. 第 4 期　皮质功能完全丧失,呈去皮质状态。

【辅助检查】

1. 免疫学检查　血清和脑脊液中检测到高浓度的麻疹病毒抗体。

2. 脑脊液检查　细胞数正常或轻度增高,但蛋白质含量增高,免疫球蛋白 IgG 含量明显增高,有特异性。琼脂明胶电泳呈现 IgG 寡克隆区带。

3. 脑电图　特征性改变为周期性(每 5~8 s)同步发放 2~3 Hz 的高波幅慢波,随后为相对平坦的波。

4. 影像学检查　CT 及 MRI 可见脑萎缩,白质单个或多个病灶。

【诊断】　要点:①典型的临床病程和相应的临床表现。②特殊的脑电图所见。③脑脊液的典型改变(IgG 指数及鞘合成率增加,寡克隆区带)。④血清及脑脊液中检测到高水平的麻疹抗体。⑤脑组织病理有典型改变,如神经细胞和神经胶质细胞中有包涵体。⑥脑组织分离出麻疹病毒。具备上述中的 4 条即可诊断。

【鉴别诊断】　凭借脑脊液麻疹抗体滴度增高及脑组织活检可与其他慢性脑炎和痴呆相鉴别。

【治疗】　现仍无有效的治疗方法,以对症支持治疗为主。激素有时可能缓解病情。也可试用抗病毒药物、干扰素等,无确切疗效。

【预后】　病程 1 年左右居多,通常 1~3 年死亡。也有存活 10 年以上的患者,约 10% 的患者长期病情稳定或缓解。

（王佳伟）

第六节　朊病毒病

朊病毒病(prion disease)是一组由构象异常朊粒蛋白引起的可传递的神经系统变性疾病,亦称为朊粒病。是一种人畜共患的神经系统慢性非炎性致死性疾病。

朊病毒病是由一种特殊的、具有感染性质的蛋白质——朊粒蛋白(prion protein,PrP)引起的,但现已证实,它不是病毒。

人类朊病毒病主要包括克罗伊茨费尔特－雅各布病、格斯特曼－施特劳斯勒尔－沙因克尔综合征、库鲁病及致死性家族型失眠症(fatal familial insomnia,FFI)。它们的共同特征是:① 除新变异型 CJD 外,多为中年以上起病;② 进展迅速,85% 的 CJD 1 年内发展为去皮质状态;③ 临床表现为既有神经症状如抽搐、共济失调等,又有明显的智力障碍如记忆力减退、痴呆;④ 预后不良,CJD 多于 1 年内、GSS 多于 5 年内死亡,FFI 生存期平均为 13 个月;⑤ 病理主要改变是神经细胞脱失、胶质细胞增生,以灰质为主的海绵状变性;⑥ 实验动物可以传播。

人类朊病毒病的发病途径有 3 个。① 外源性朊粒蛋白的感染,如进食或接触已被感染的动物或物质,包括少数的医源性感染。② 人体内朊粒蛋白基因突变,如 *D178N*、*V180I*、*P102L* 等突变基因可导致不同亚型的朊病毒病。近年研究发现,*PRNP Y163X* 基因的截断突变,可导致以慢性腹泻、自主神经功能衰竭和神经病变为主要临床表型的新型朊粒蛋白沉积性疾病。③ 散发性,由体内蛋白质稳态受到破坏所致,其机制尚未完全阐明。

克罗伊茨费尔特－雅各布病

克罗伊茨费尔特－雅各布(Creutzfeldt-Jakob disease,CJD)又称克－雅脑病,过去也称皮质－纹状体－脊髓变性,是最常见的朊病毒病。多中年以上发病,进展迅速。

【病因及发病机制】

1. 内源性病因 家族性 CJD 为患者自身朊粒蛋白基因的突变。

细胞朊粒蛋白(PrP^c)存在于正常的中枢神经系统细胞表面。PrP^c 是一种由 253 个氨基酸组成的糖蛋白,在神经系统的信息传递中起重要作用。外源致病性朊粒蛋白及体内基因突变可指导宿主细胞的核酸合成不溶性的变异朊粒蛋白(PrP^{sc}),使神经细胞变性而发病。PrP^c 与 PrP^{sc} 两者互为异构体,具有相同的氨基酸序列,但是空间构型不同。

2. 外源性感染病因 外源性朊粒蛋白通过以下途径进入体内:① 进食感染蛋白粒子的动物食品,如疯牛病牛肉制品。② 破损的皮肤黏膜接触患疯牛病的牛或朊病毒病患者的血液或神经组织。③ 接受朊病毒病患者的器官移植。④ 使用了被朊粒蛋白污染的手术器械。⑤ 注射了从感染朊粒蛋白的动物和人提取的生物制品。

【病理】 广泛的神经细胞脱失,可产生皮质萎缩;胶质细胞增生,以星形胶质细胞为主;大脑皮质、基底核和脑干可见海绵状变性。

【临床表现】 发病年龄在 27~78 岁,平均 58 岁,无性别差异。根据临床特点,可分为 3 期。

1. 早期 主要表现为乏力、易疲劳、精神萎靡或抑郁、记忆力减退,有时伴有头痛、头晕、视力下降。

2. 中期 为痴呆－肌阵挛期,出现明显的记忆障碍,很快进展至痴呆,伴有人格改变;2/3 的患者出现肌阵挛;锥体外系症状中,震颤和肌张力增高较突出,也可有手足徐动等;可出现肢体瘫痪、腱反射亢进和病理反射;可有小脑性共济失调;少数人伴有肌萎缩。

3. 晚期 尿便失禁、痴呆,最后出现去皮质状态或昏迷、死亡。

【辅助检查】

1. 脑脊液常规检查 多正常,部分患者淋巴细胞数和蛋白质含量可轻度增高。

2. 脑脊液特殊检查 脑脊液 14-3-3 蛋白测定对诊断有重要价值,有学者报道敏感性为 96%,特异性为 80%,尤其是进行性痴呆,近期无脑梗死或脑膜炎的患者,更有诊断价值。

3. 脑电图 早期仅为广泛的非特异性慢波。中期以后可出现特异性的周期性同步放电(periodic synchronous discharge,PSD),表现为间歇性或连续性中至高波幅的尖慢复合波或棘慢复合波,每隔 0.6~2.0 s 一次,持续数秒至数十秒(图 9-7),是诊断的重要根据。PSD 的出现与肌阵挛关系密切,伴肌阵挛者 79% 出现 PSD。

4. 影像学检查

(1) CT 早期正常,晚期可见脑萎缩。

(2) MRI T_1 加权像多正常,弥散加权成像(DWI)和 FLAIR 相可见大脑皮质缎带样高信号,基底核区高信号。无增强效应。对诊断有重要价值。

5. 经实时震动诱导转化(real-time quaking-induced conversion,RT-QuIC) 检测到皮肤和(或)脑脊液中的 PrP^{sc}。

6. 脑组织病理 可见特征性病理改变。

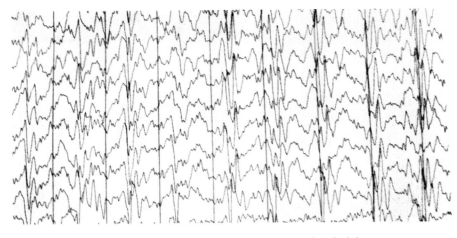

图 9-7　CJD 患者脑电图特异性的周期性同步放电

【诊断】

1. 确诊的 CJD

（1）进行性痴呆。

（2）有以下两种以上的临床表现：肌阵挛、视力改变、小脑性共济失调、锥体束征或锥体外系症状、无动性缄默症。

（3）典型脑电图改变，即出现 PSD，或脑脊液发现 14-3-3 蛋白，皮肤和（或）脑脊液 RT-QuIC 检测到 PrP^{Sc}。

（4）特征性神经病理改变和（或）免疫组化方法检测到脑组织 PrP^{Sc}。

2. 很可能的 CJD　具备上述（1）~（3）项。

3. 可能的 CJD　具备上述（1）、（2）项。

【鉴别诊断】

1. 阿尔茨海默病　CJD 痴呆进展迅速，脑电图和脑脊液有特征性改变。

2. 帕金森病　锥体外系症状突出，痴呆出现较晚，进展缓慢，无 CJD 的特征性脑电图和脑脊液改变。

3. 其他伴有痴呆的疾病　如自身免疫性脑炎等，也表现为快速进展性痴呆，癫痫发作等。影像、脑电图、脑脊液改变、相关抗体检测等可资鉴别。

【治疗】　目前除对症支持治疗外，尚无针对性的治疗办法。

【预后】　病死率为 100%，85% 在 1 年内死亡，平均生存期为 6 个月。

（王佳伟）

第七节　脑寄生虫感染

脑寄生虫感染是指寄生虫侵入颅内引起脑损害的一类疾病，是全身寄生虫病的一部分，具有地域性的特点。

一、脑囊虫病

脑囊虫病（cerebral cysticercosis）又称脑囊尾蚴病，是猪带绦虫的幼虫——囊尾蚴寄生于脑部而引起的疾病。是最常见的脑寄生虫感染，在我国主要流行于东北、西北、华北地区。

【病因及发病机制】　人既是猪带绦虫的终末宿主，又是其中间宿主。食用被囊尾蚴感染的猪肉可引起绦虫病，而绦虫卵进入消化道后孵化出六钩蚴，侵入肠壁随血液进入颅内而寄生于脑部，引起脑囊尾蚴病。

感染的途径如下。① 内源性自身感染：绦虫病患者，肠内有猪带绦虫寄生，呕吐时虫卵或孕片随肠液反流入胃内；② 外源性自身感染：绦虫病患者，排便时手被虫卵污染，进食时虫卵进入消化道；③ 外来感染：无绦虫病者，食用被虫卵污染的食物而感染。

囊尾蚴进入脑内的途径有两条：① 通过血液进入脑实质；② 通过血液先进入脉络丛，然后再进入脑室系统和蛛网膜下腔。

【病理】

1. 分部病理改变　脑囊尾蚴在不同的部位，它们的病理改变也不同。

（1）**脑实质**　脑囊尾蚴多位于灰白质交界处，呈圆形或卵圆形，直径为 0.2~1.0 cm。

（2）**脑室内**　脑囊尾蚴多为单发，呈圆形，直径为 2~3 cm，60%~80% 位于第四脑室内。

（3）**蛛网膜下腔**　脑囊尾蚴呈葡萄状，位于脑池、脑裂的脑囊尾蚴较大，直径可达 5~6 cm。

2. 病理改变分期　根据脑囊尾蚴的生存状态，它们的病理改变可分为 3 期。

（1）**生存期**　脑囊尾蚴被周围脑组织形成的膜所包绕，囊液透明，囊壁较薄，周围有炎性细胞浸润和成纤维细胞增生，但炎性反应较轻。

（2）**退变死亡期**　虫体死亡，囊液混浊，囊壁破溃，周围炎症反应明显，形成炎性肉芽肿。

（3）**静止期**　虫体死亡后溶解吸收、机化、钙化。脑囊尾蚴在脑内可存活 3~10 年，个别达数十年。

【临床表现】　根据脑囊尾蚴在脑内寄生的部位及临床表现，可分为以下类型。

1. 癫痫型　此型约占脑囊尾蚴病的 80%，可以仅表现为癫痫发作，而无其他症状和体征。虽然发作可多种多样，但以全面强直 - 阵挛性发作最多，亦可出现癫痫持续状态。

2. 脑膜炎型　患者可有发热、头痛、呕吐和脑膜刺激征阳性，但均较轻，病程迁延，时轻时重。脑脊液压力和蛋白质含量增高，细胞数轻度增多，糖及氯化物含量多正常。有时需与结核性脑膜炎或病毒性脑膜炎鉴别。

3. 颅内压增高型　急性或亚急性起病，以进行性加重的颅内压增高为特征，表现为严重的头痛，伴有呕吐、视物模糊、复视。查体可见视神经乳头水肿、展神经麻痹。

4. 精神障碍型　以进行性精神异常和智力减退为特征，严重者可有幻觉和妄想，可误诊为精神病。

5. 脑室型　脑囊尾蚴可寄生在第三或第四脑室，形成梗阻性脑积水。以第四脑室更常见，脑囊尾蚴在脑室内可移动，而突然阻塞脑室出口，产生急性梗阻性脑积水，引起颅内压急剧升高，出现剧烈头痛，呕吐，眩晕发作，意识障碍。常因体位改变而诱发，称为布隆征（Brun sign）。

【辅助检查】

1. 脑脊液检查　压力增高，白细胞增多，一般 $<100 \times 10^6/L$，以淋巴细胞为主，可见嗜酸性粒细胞；蛋白质含量可不同程度增高，多在 1 g/L 以下，个别可达 10 g/L；糖及氯化物含量多正常，部分患者可降低。

2. 囊尾蚴免疫学检查　具有较高的敏感性和特异性，对诊断有重要价值。常用的检查方法有间接血凝试验、囊尾蚴补体结合试验、酶联免疫吸附试验等。

3. 影像学检查　CT 对存活期脑囊尾蚴不如 MRI 敏感，但对钙化病灶比 MRI 优越。CT 上脑囊尾蚴显示为小的低密度灶，可呈环形增强，可清楚显示钙化灶。MRI 在 T_1 加权像显示囊尾蚴病灶为边缘清楚的低信号，T_2 加权像显示为高信号；病灶内的囊尾蚴头节，T_1 为高信号，T_2 为低信号。

4. 脑脊液二代测序　可发现脑脊液猪囊尾蚴 DNA 序列，对孤立囊尾蚴病灶、慢性复发性脑膜炎为主要表现的脑囊尾蚴病诊断具有重要意义。

【诊断】　要点：① 流行病区生活史。② 有头痛、癫痫、脑膜炎或颅内压增高、精神异常和智力减退等临床表现。③ 皮下有囊尾蚴结节。④ 脑脊液囊尾蚴免疫学检查阳性。⑤ 影像学检查有典型囊尾蚴改变。

【鉴别诊断】

1. 结核性脑膜炎　脑膜炎型脑囊虫病的临床表现类似结核性脑膜炎，当脑脊液糖含量减低时，更易混淆。可借影像学典型囊尾蚴改变和脑脊液囊尾蚴免疫学检查来鉴别。

2. 病毒性脑膜炎　病情轻，病程短，脑脊液囊尾蚴免疫学检查阴性，影像学无脑囊尾蚴改变。

3. 多发性脑转移瘤　转移瘤大小不一，头部 CT 显示低密度、高密度或混杂密度影，圆形或不规则形，块状或环形增强，周围水肿明显，一般可与脑囊虫病鉴别，脑脊液囊尾蚴免疫学检查亦可提供有价值的帮助。

4. 脑脓肿　可借助典型脑囊尾蚴的影像学改变及脑脊液囊尾蚴免疫学检查鉴别。

【治疗】

1. 病因治疗

（1）驱绦虫

1）槟榔和南瓜子：槟榔对绦虫的头节和前段有麻痹作用，南瓜子对绦虫的中段和后段有麻痹作用。两药合用可使整个虫体变软，借肠蠕动作用，随粪便排出体外。服用方法：南瓜子 120 g，带皮炒熟于清晨空腹服用，2 h 后服槟榔水（120 g 生药煎煮），2.5 h 后服 50% 硫酸镁溶液 50 mL，经 3~4 h 后绦虫可排出。

2）氯硝柳胺（灭绦灵）：可通过抑制虫体的线粒体氧化磷酸化作用而杀死头节。清晨空腹口服 1 g（咬碎药片），1 h 后再服 1 g。疗效优于槟榔和南瓜子,而且不良反应小。

3)丙米嗪(阿的平):有麻痹绦虫的作用。清晨空腹口服 0.8 g,同时服用碳酸氢钠 1 g,2 h 后服用 50% 硫酸镁溶液 50 mL。

(2) 杀囊虫

1)吡喹酮:属广谱抗寄生虫药。用量:总量为 180~200 mg/kg。为避免治疗过程中强烈的免疫反应,须先从小剂量开始,每日 100~200 mg,如没有头痛、呕吐等颅内压增高反应,可逐渐增加剂量(但每日不能超过 1 g),达总量为止。间隔 3~4 个月可重复治疗,一般 2~3 个疗程可治愈。从理论上讲,该药有较强的杀灭囊尾蚴作用,并能通过血脑屏障,但在实际效果的认识上尚有分歧。此外,该药可使颅内压增高,甚或促发脑疝形成。因此,需同时使用 20% 甘露醇或地塞米松降低颅内压,以防不测。其他不良反应为肝轻度受损,可出现低热、皮疹、厌食和胃肠道反应,但均较轻微。

2)阿苯达唑(丙硫咪唑):是一种广谱、高效、安全的抗蠕虫药。对囊尾蚴的作用是抑制虫体对葡萄糖的摄取,导致虫体糖原耗竭,阻碍 ATP 产生,最后死亡。一般死亡过程较缓,不引起脑组织强烈反应。该药胃肠道反应较轻,但对颅内压增高者可能导致颅内压进一步增高。服用方法为:每日总量 <1 g,10~15 g 为 1 个疗程,间隔 2~3 个月后可重复第二疗程,一般 2~3 个疗程即可。存在 1~2 个囊肿时可单用阿苯达唑。

3)阿苯达唑与吡喹酮联合治疗:囊肿 >2 个时可以阿苯达唑 15 mg/(kg·d)联合吡喹酮 50 mg/(kg·d)治疗。疗效优于单用一种药物。

应注意的是,杀虫治疗前务必检查有无眼囊尾蚴病,如有眼囊尾蚴病,务必先行眼科手术治疗摘除囊尾蚴,因杀虫治疗过程中囊尾蚴死亡所引起的过敏、免疫反应可致失明;为了减少杀虫治疗过程中囊尾蚴在体内大量死亡所引起的超敏反应,推荐应用肾上腺皮质激素等。

2. 对症治疗 有系统、有计划地控制癫痫发作十分必要。对有精神障碍者,应考虑应用奋乃静、氯丙嗪、氟哌啶醇等药物控制症状,对有幻觉、妄想的患者,除用药外,宜行保护措施,以防意外;对颅内压增高者给予脱水降颅内压治疗。

3. 手术治疗 脑室系统囊尾蚴及眼部囊尾蚴则不宜应用吡喹酮治疗,应尽快采取手术治疗。脑积水则可行脑脊液分流术。

【预后】 囊尾蚴数量多,且伴有精神异常和智力减退者预后较差;囊尾蚴数量少,或位于非脑功能区,经及时治疗,预后较好。

二、脑型血吸虫病

脑型血吸虫病(cerebral schistosomiasis)是血吸虫虫卵沉积在脑组织中引起的脑寄生虫病。长江中下游地区是血吸虫病流行区,本病多由日本血吸虫引起,近年来发病率有增加趋势。

【病因及发病机制】 血吸虫虫卵在中间宿主钉螺内孵育成尾蚴,浮游于水中,人接触疫水后,尾蚴经皮肤黏膜侵入体内,在门静脉系统内发育为成虫,所排出的虫卵经血液侵入脑内。

【病理】 基本病理变化是以虫卵为中心的炎性肉芽肿,多分布在顶叶和颞叶,病变位于软脑膜、软脑膜下灰质和白质浅层,除虫卵性肉芽肿外,还有假性结核结节及瘢痕形成。脑内中小血管内膜增生、管壁水肿、炎性细胞浸润,灶周可见大量胶质细胞增生,毛细血管网形成,脑白质广泛水肿。

【临床表现】

1. 急性型 主要是脑膜脑炎型和急性脊髓炎型,表现为发热、头痛、呕吐、精神异常、意识障碍、抽搐、偏瘫及脑膜刺激征阳性或急性截瘫。

2. 慢性型 较多见,发病于感染后数月至 4 年不等,根据临床特点分为以下几型。

(1) 癫痫型 可为各种类型癫痫发作,部分性发作多见,因虫卵在大脑皮质脑膜引起局限性脑膜炎所致。慢性型中以此型居多。

(2) 脑瘤型 虫卵沉积形成占位性嗜酸性肉芽肿,临床上出现逐渐加重的头痛、呕吐、视物模糊等颅内压增高症状,可伴有视神经乳头水肿、偏瘫和失语等。

(3) 脑卒中型 由虫卵栓塞或小动脉炎症所致,表现为卒中样起病、偏瘫、失语、意识障碍、抽搐等。

【辅助检查】

1. 血常规 白细胞增高,多为(10~30)× 10^9/L,急性血吸虫病时,嗜酸性粒细胞增高,可达 20%~30%。

2. 脑脊液检查 白细胞增加,多为(10~100)× 10^6/L,以淋巴细胞为主,可见嗜酸性粒细胞;蛋白质含量正常或轻度增高,糖含量正常。偶可见血吸虫虫卵。

3. 免疫学检查　包括皮内试验、环卵沉淀试验、间接血凝试验和酶联免疫吸附试验等,均有较高的诊断价值,其中环卵沉淀试验有较高的特异性与敏感性。

4. 影像学检查

(1) CT　急性期表现为脑实质内多发低密度灶,大小不一,边缘不清楚,增强后无改变。慢性期表现为肉芽肿,呈等密度、略高密度或混杂密度影,有占位效应,周边有水肿,病灶呈结节状增强。

(2) MRI　急性期主要表现为脑水肿改变,脑皮质呈片状长 T_1、长 T_2 信号。慢性期肉芽肿型表现为 T_1 加权像病灶呈等或低信号,T_2 加权像呈略高信号,周围有水肿及占位效应。增强后呈小结节状、集团状强化,邻近脑膜有时有线状强化,此点可与肿瘤鉴别。

5. 脑脊液二代测序　可发现脑脊液血吸虫 DNA 序列,对诊断具有重要意义。

【诊断】　依据如下要点。

1. 流行病学病史　居住在或到过流行病区,并有血吸虫感染史或疫水接触史。

2. 临床症状　有颅内压增高、癫痫和其他脑损害的表现。

3. 实验室检查　粪便中查到虫卵或毛蚴及尾蚴,脑脊液中查到虫卵,免疫学检查阳性。

4. 影像学检查　相应的 CT、MRI 改变对诊断有帮助。

【鉴别诊断】

1. 急性型　需与病毒性脑炎、感染中毒性脑病、脑梗死相鉴别。

2. 慢性型　需与脑肿瘤、脑结核瘤、脑脓肿相鉴别。

流行病学史、血吸虫病的临床症状或血吸虫病原学检查阳性结果、影像学表现等可资鉴别。

【治疗】

1. 病因治疗

(1) 阿苯达唑　具有低毒、高效、疗程短和口服方便的特点。急性血吸虫病的总剂量为 140 mg/kg,共 5 d 分服,每日 3 次,饭后服用。慢性血吸虫病总剂量为 60 mg/kg,儿童为 70 mg/kg,疗程为 2~3 d,每日 3 次。

(2) 吡喹酮　每次 10 mg/kg,每日 3 次,口服,总剂量为 120~150 mg/kg,分 4 d,12 次服完。不良反应轻微,多能耐受。

2. 对症支持治疗

(1) 脱水降颅内压治疗　脑水肿较重,颅内压增高者,应给予甘露醇脱水降颅内压治疗。

(2) 抗癫痫治疗　对有各种癫痫发作者,应给予及时、充分的抗癫痫治疗。

(3) 激素治疗　对有高热或病情较重者,可考虑激素治疗,常用地塞米松 10 mg,每日 1 次,静脉滴注。

【预后】　脑型血吸虫病一般预后较好,经系统治疗后,80% 的患者可恢复正常工作和生活。

三、脑型肺吸虫病

脑型肺吸虫病(cerebral paragonimiasis)是由寄生于人体的卫氏并殖吸虫侵入脑内引起的疾病。此病在世界范围内分布广泛,我国 23 个省、自治区、直辖市、自治区都有卫氏并殖吸虫病流行,主要流行地区有云南、广东、浙江、四川、贵州、辽宁、吉林、江西、山西、山东等。脑型并殖吸虫病占卫氏肺吸虫病的 20%~26%。

【病因及发病机制】　人若进食了被卫氏并殖吸虫囊尾蚴污染的河蟹、蝲蛄等食物,幼虫在十二指肠内脱囊后穿过肠壁进入腹腔,再经膈肌进入胸腔,最后寄生于肺部并在此成熟。同时,虫体可沿颈动脉周围软组织经破裂孔进入脑内。虫体在脑内移行时直接损害脑组织,代谢产物和虫卵大量沉积可刺激和损害脑组织。

【病理】　卫氏并殖吸虫侵犯脑的部位以大脑颞叶最常见,约占 80%,枕叶和顶叶次之,额叶和小脑少见。主要病理改变为虫体移行和虫卵沉积所致,可分 3 期。

1. 浸润期　又称组织破坏期,虫体移行造成脑组织破坏和出血,虫体毒素刺激脑膜和脑组织产生炎症。

2. 囊肿期　周围结缔组织增生包裹虫体和虫卵形成肉芽肿,并有炎性细胞浸润,病变中央组织可以坏死、液化。

3. 瘢痕期　病灶处坏死组织吸收,虫体死亡、钙化,肉芽组织纤维化或钙化。可见脑萎缩。

【临床表现】　多数患者先有卫氏并殖吸虫病,常有咳嗽、咯血、胸痛,神经系统症状多发生在卫氏并殖吸虫病后 10 个月左右,也有 3 年后才出现。临床上可分为以下几种类型。

1. 头痛型　占 40%~60%,特点为急性发生、时间短暂、反复发作、夜间较重。

2. 癫痫型 占 12%~30%，表现为各种类型癫痫发作，部分性发作更为常见，严重者可出现癫痫持续状态。

3. 瘫痪型 由于卫氏并殖吸虫在脑内寄生的部位不同，可出现偏瘫、单瘫，偶有寄生在脊髓的患者出现截瘫。

4. 脑瘤型 主要表现为颅内压增高的症状，头痛、呕吐、视神经乳头水肿或有其他局灶性体征。CT 及 MRI 表现为占位病变。

5. 脑膜炎型 多见于疾病早期，表现为发热、头痛、呕吐，以及脑膜刺激征阳性。脑脊液压力增高，白细胞数增加，以淋巴细胞为主，嗜酸性粒细胞增多，蛋白质含量轻度增高。

6. 脑卒中型 由于幼虫侵犯蛛网膜下腔血管或大脑血管，造成血管破裂，引起蛛网膜下腔出血或脑叶出血。

【辅助检查】

1. 脑脊液检查 稳定期患者的脑脊液可正常；急性期尤其是脑膜炎型患者的脑脊液压力增高，细胞数增多，以淋巴细胞为主，可见较多的嗜酸性粒细胞，蛋白质含量轻度增高；合并脑脓肿患者的蛋白质含量可明显增加；脑脊液中有时可查到虫卵。

2. 免疫学检查 免疫学试验阳性对诊断有重要价值，包括卫氏并殖吸虫皮内试验（阳性率 95%）、血清补体结合试验（阳性率 75%~98%）和脑脊液补体结合试验（阳性率 85%~100%）。

3. 影像学检查

(1) CT 显示脑实质内大小不一的低密度、等密度或混杂密度病灶，周围有水肿，有占位效应，可呈环状或结节状强化。

(2) MRI 急性期表现为多发、不规则、大小不等的出血灶，可伴有较大的水肿区。慢性期有囊状改变，囊壁可有短 T_1、短 T_2 的出血信号；还可有特征性的"隧道"征，即虫体在脑组织内移行产生的改变。急性期 MRI 表现为线状出血的异常信号，出血吸收后为长 T_1 线状异常信号。

(3) 胸部 X 线片 有卫氏并殖吸虫病者可见浸润、囊肿结节阴影。

4. 痰液 有卫氏并殖吸虫病者痰呈铁锈色，可查到卫氏并殖吸虫虫卵。

5. 皮下包块活检 可发现卫氏并殖吸虫。

6. 脑脊液二代测序 可发现脑脊液并殖吸虫

DNA 序列，对诊断具有重要意义。

【诊断】 要点：① 在流行病区有进食未煮熟河蟹、蝲蛄或饮生水史，并有咳嗽、咳铁锈色痰。② 有头痛、呕吐、癫痫发作和肢体瘫痪。③ 卫氏并殖吸虫免疫学试验阳性。④ 痰或皮下结节查到卫氏并殖吸虫。⑤ 影像学检查示脑型肺吸虫病的相应改变。

【鉴别诊断】

1. 结核性脑膜炎 脑型肺吸虫病患者有流行病学史和肺部症状，脑脊液糖含量正常，影像学检查示脑内有多发病灶，卫氏并殖吸虫免疫学试验阳性。

2. 脑囊虫病 流行病史、影像学特点、卫氏肺吸虫免疫学试验阳性可资鉴别。

3. 脑脓肿 多单发，影像学特点不同。脑型并殖吸虫病有流行病学史和卫氏并殖吸虫免疫学试验阳性可资鉴别。

4. 蛛网膜下腔出血 可根据 CT 脑内多发病灶、流行病学史和卫氏并殖吸虫免疫学试验阳性鉴别。

【治疗】

1. 病原治疗

(1) 阿苯达唑 是目前较理想的治疗药物，剂量为 10 mg/kg，每日 3 次，共 2 d；或 15~20 mg/kg，每日 3 次，共 1 d。不良反应为头痛、头晕、恶心和乏力等，个别患者可出现颅内压增高。需要时可加服适量泼尼松，以减轻不良反应。

(2) 吡喹酮 剂量为每日 25 mg/kg，分 3 次口服，连服 3 d。疗效较好，不良反应轻微。

(3) 硫氯酚 剂量为 1 g，每日 3 次口服，10~15 d 为 1 个疗程，间隔 1 个月后可重复治疗。

2. 对症治疗 脑水肿明显者可应用脱水药物和激素治疗；继发细菌感染时，应给予抗生素治疗；抽搐者给予抗癫痫治疗。

3. 手术治疗 药物治疗后病变仍持续发展，尤其是有明显的脑或脊髓压迫症状，或有明显的颅内压增高者，可手术治疗。

【预后】 一般的脑型肺吸虫病经及时治疗后，预后较好；少数病情严重者预后较差，可遗留癫痫、偏瘫等。

四、脑型疟疾

脑型疟疾（cerebral malaria）是一种由恶性疟原

虫感染脑部而引起的急性弥漫性脑病。脑型疟疾在我国主要流行于广东、广西、云南、贵州和海南等热带地区,一年四季均可发病,但夏、秋两季多见。脑型疟疾多急骤起病,病情凶险,病死率高达 70% 以上。

【病因及发病机制】　脑型疟疾主要由恶性疟原虫感染引起。携带恶性疟原虫的按蚊叮咬人时,将恶性疟原虫注入人体内,在肝细胞和红细胞内大量繁殖,当红细胞破裂时,大量疟原虫及其毒素进入血液循环,引起寒战、发热等全身症状。疟原虫寄生的红细胞在脑血管内黏聚成团,堵塞脑的微小血管,引起局部脑血流减慢或停滞,产生脑组织缺血、缺氧、水肿,继之发生灶状坏死和点状出血,加上疟原虫毒素的作用,导致严重的脑损害。

【病理】　大体可见脑膜明显充血,脑组织水肿,脑白质有散在点状出血。镜下脑内微小血管明显扩张充血,其内可见含有疟原虫的红细胞沿血管呈线状排列,周围白质有灶状坏死和环状出血,胶质细胞增生,后期形成肉芽肿。软脑膜和微小血管周围有炎性细胞浸润。

【临床表现】

1. 全身症状　为疟疾的常见症状,间歇性寒战、高热,可伴有贫血和脾大。

2. 神经系统症状　① 剧烈头痛、呕吐,脑膜刺激征阳性。② 精神症状和意识障碍,表现为精神错乱、谵妄、嗜睡、昏迷。③ 可有肢体瘫痪、抽搐、失语。

【辅助检查】

1. 血常规　常有贫血,厚血片染色检查可发现疟原虫滋养体和配子体。

2. 骨髓片　较易查到疟原虫。

3. 脑脊液检查　压力增高,细胞数轻度增多,以淋巴细胞为主,可见嗜酸性粒细胞,约 1/2 的患者蛋白质含量轻度增高。

4. CT 及 MRI　多无异常改变,部分患者可见脑水肿改变,也可有脑梗死的改变。

5. 脑脊液二代测序　可发现脑脊液疟原虫 DNA 序列,对诊断具有重要意义。

【诊断】　要点:① 流行病学史。② 疟疾的全身表现。③ 神经系统损害的表现。④ 病原学检查阳性。

【鉴别诊断】　根据流行病学史、典型的疟疾全身症状及病原学检查阳性,一般较易与流行性乙型

脑炎、化脓性脑膜炎、中毒性痢疾、中暑及其他感染性中毒性脑病鉴别。

【治疗】

1. 治疗原则　尽快控制疟疾发作。

2. 药物治疗

(1) 病原治疗　一般多选用下述高效、快速的抗疟药物。

1) 青蒿琥酯:成人用 60 mg 加入 5% 碳酸氢钠溶液 0.6 mL,摇匀 2 min 至完全溶解,再加 5% 葡萄糖注射液 5.4 mL,使最终含量为 10 mg/mL,缓慢静脉注射,或按 1.2 mg/kg 体重计算每次用量。4 h、24 h、48 h 后再各注射 1 次相同剂量的药物。若患者的意识恢复,可改为口服,100 mg/d,连服 2~3 d。

2) 磷酸咯萘啶:3~6 mg/kg,加入生理盐水 250~500 mL 中,静脉滴注,12 h 后可重复应用。意识恢复后可改为口服,400 mg/d,1 次口服。

3) 磷酸氯喹:0.2~0.3 g,加入生理盐水或 5% 葡萄糖注射液 250~500 mL 中,静脉缓慢滴注(<40 滴/min),首日 24 h 内给药 3 次,第 2~3 日各给药 1 次。

4) 奎宁:用于耐氯喹疟原虫感染患者,二盐酸奎宁 0.5 g 加入生理盐水或 5% 葡萄糖注射液 250~500 mL 内静脉缓慢滴注。首日 24 h 内给药 3 次,第 2 日据情给药 1~2 次,总剂量不超过 4.5 g。复方奎宁 3~4 mL 深部肌内注射,每 6 h 一次。不良反应有耳鸣、耳聋、头晕、畏光、复视、恶心、呕吐等,注射速度过快或过量可引起房室传导阻滞、血压下降甚至死亡。肾功能不良者酌情减量,孕妇禁用。

(2) 防治脑水肿,降低颅内压　昏迷或癫痫大发作较频繁的患者,一般会有不同程度的脑水肿,甚至有脑疝形成。如能及时而正确地防治脑水肿和降低颅内压,有利于病情改善。为此应定期给予高渗性利尿脱水剂,如每 4~6 h 静脉滴注 20% 甘露醇 250 mL 一次,并根据病情变化,适当调整以后用药剂量和间隔时间。如患者有严重失水,应先纠正失水,以免加剧已有的循环功能障碍和病情。

(3) 防治并发症　应及时、有效地处理高热、抽搐、贫血、肺水肿、心力衰竭、肾衰竭和酸中毒等并发症,并随时注意循环、呼吸功能的维护以及营养的保证,水和电解质的平衡。肾上腺皮质激素具有良好的解毒、抗高热、抗脑水肿、抗休克等作用,可每日静脉滴注氢化可的松 100~300 mg,每日 1 次,或地塞米松 10~20 mg,每日 1 次。

(4) **应用神经保护剂治疗** 在上述急症处理的同时,可给予大剂量的多种维生素,以及 ATP、辅酶 A、辅酶 Q10、都可喜和脑蛋白水解物注射液(脑活素)等药物,以加强对脑细胞功能的保护和修复。

【预后】 脑型疟疾病情多较重,病死率较高,尤其是儿童和老年人。

(王佳伟)

第八节 神经梅毒

神经梅毒(neurosyphilis)是梅毒螺旋体感染中枢神经系统,引起大脑、脑膜或脊髓损害的一组临床综合征,是全身性梅毒(syphilis)的一部分。神经梅毒分为间质梅毒和实质梅毒,间质梅毒主要侵犯脑脊髓膜和血管,常发生在全身梅毒感染后的数周至数月间;实质梅毒侵犯脑脊髓实质,临床表现为脊髓痨和麻痹性痴呆,常发生在感染后数年至30年间。近年来,我国梅毒的发病率增高,因时间较短,所以临床上神经梅毒以间质梅毒多见,可能随着时间推移,实质梅毒也会出现,应提高警惕。

【病因及发病机制】 梅毒是由螺旋状梅毒螺旋体引起,活动力较强。早期损害皮肤和黏膜,晚期侵犯中枢神经系统及心血管系统,绝大多数通过性接触传染,称后天性梅毒。少数是病原体由母体血液经胎盘和脐带进入胎儿体内,为先天性梅毒。

神经梅毒早期表现是无症状性脑膜炎,约占梅毒感染的25%。脑膜梅毒持续数年后,可出现慢性脑膜炎等继发性损害,如脑膜血管梅毒、麻痹性神经梅毒、脊髓痨、梅毒性视神经萎缩和梅毒性脑脊膜脊髓炎等。严重脑膜炎性反应和实质性损害常累及大脑半球、视神经和脊髓。

【病理】 神经梅毒的病理主要包括间质型和主质型两种类型。

1. **间质型** 主要有急性脑膜炎、动脉及动脉周围的炎性浸润、梅毒性树胶肿(肉芽肿)。脑膜炎镜下可见软脑膜组织血管周围和蛛网膜下腔大量淋巴细胞和浆细胞浸润。增生性动脉内膜炎以基底动脉环、豆纹动脉、基底动脉和脊髓动脉病变为主,可见动脉周围炎性细胞浸润,并可见小动脉闭塞引起脑、脊髓局灶性缺血坏死。梅毒样树胶肿分布在大脑的硬膜和软膜处,镜下表现为小血管周围组织增生、中央区坏死,外周单核及上皮样细胞围绕。

2. **主质型** 病理主要表现为脑组织神经细胞弥漫性变性、坏死和脱失,伴有胶质细胞的增生及神经纤维的斑块样脱髓鞘。

脊髓痨可见脊髓后索和后根变性萎缩,镜下可见明显的脱髓鞘,腰骶段最明显。

梅毒性视神经萎缩可见视神经纤维变性、胶质增生和纤维化。

【临床表现】

1. **无症状神经梅毒**(asymptomatic neurosyphilis) 无临床症状和体征,脑脊液轻度炎症反应,血清和脑脊液梅毒试验阳性。

2. **梅毒性脑膜炎**(syphilitic meningitis) 常发生于原发性梅毒感染后1年内。急性梅毒性脑膜炎发病急,表现为发热、明显的头痛、呕吐及脑膜刺激征阳性,少数患者可出现精神症状和意识障碍。亚急性和慢性梅毒性脑膜炎起病缓慢,以颅底脑膜炎症为主,常可引起多组脑神经麻痹、脑积水和颅内压增高。

3. **脑血管型梅毒**(cerebrovascular neurosyphilis) 多在梅毒感染后2~10年出现,神经梅毒所致的脑梗死与其他原因引起的脑梗死表现相同,可急性或慢性起病,出现肢体瘫痪、脑神经麻痹、失语、偏盲等。此外,脊髓膜血管也可受累,表现为横贯性(脊膜)脊髓炎,出现运动、感觉及排尿异常,需与脊髓痨鉴别。

4. **脊髓痨**(tabes dorsalis)

(1) **发病时间** 多在梅毒感染后15~30年出现,隐袭起病、缓慢进展。

(2) **首发症状** 多为双下肢阵发性、短暂的、反复发作的电击样剧痛。

(3) **一般症状** 深感觉障碍明显,出现感觉性共济失调,下肢腱反射、音叉振动觉和关节位置觉消失,肌张力减低。

(4) **阿-罗瞳孔** 表现为瞳孔缩小、对光反射消失、调节反射正常,出现率为94%~97%。其他体征可见膝腱反射和踝反射消失,小腿振动觉、位置觉缺失和龙贝格征阳性。

(5) **内脏危象** 10%~15%的患者可出现。胃危象常见,突然出现的上腹部疼痛伴持续性恶心、呕吐;膀胱危象表现为下腹部疼痛和尿频;喉危象出现喉部疼痛、咳嗽和呼吸困难。

5. **麻痹性痴呆**(paralytic dementia)

(1) **发病时间** 多在梅毒感染后10~20年发

病,缓慢进展。

(2) 明显的精神异常　人格改变、虚构、妄想、悭吝。

(3) 进行性痴呆　早期为记忆力下降,逐渐出现计算力、定向力障碍,很快发展为痴呆。

(4) 其他症状　阿 – 罗瞳孔、语言不清、肢体震颤及无力、腱反射亢进、病理反射阳性。

6. **先天性神经梅毒**　梅毒螺旋体在妊娠期4~7 个月时由母体传播给胎儿,可表现为除脊髓痨以外的其他所有临床类型,多为脑积水和哈钦森三联征(间质性角膜炎、畸形齿和听力丧失)。

【辅助检查】

1. **脑脊液检查**　急性梅毒性脑膜炎时,脑脊液压力增高,其他临床类型压力多正常;白细胞数不同程度增多,多数 <300×10⁶/L,以淋巴细胞为主;蛋白质含量轻中度增高;糖含量多正常。

2. **血清和脑脊液免疫学检查**

(1) 特异性螺旋体抗原试验　① 荧光梅毒螺旋体抗体吸附试验(FTA–ABS);② 梅毒螺旋体移动抑制试验(CTPI),是神经梅毒的确诊实验,阳性率可达 98%。如血及脑脊液试验均阴性,可排除梅毒。

(2) 非特异性螺旋体试验　主要有高效价血清 VDRL 试验、快速血浆反应素(RPR)试验和梅毒螺旋体血凝试验(TPHA)。血清试验阳性结果只表明曾经接触过梅毒螺旋体,并不一定就是神经梅毒;脑脊液梅毒学试验阳性,对诊断神经梅毒有帮助,阳性率约 70%。

3. **影像学检查**

(1) CT　梅毒性脑膜炎时,可出现脑室扩大,脑膜增强改变。脑血管型梅毒时,可出现多发的低密度梗死灶。麻痹性痴呆则表现为广泛大脑皮质萎缩和脑室扩大。

(2) MRI　改变较 CT 更明显、更敏感,此外,能发现受累平面的脊髓异常信号。头部 MRI T₂ 加权像高信号,提示脑缺血坏死及脑树胶肿所致。

(3) CTA 或 DSA　颈动脉及分支血管造影呈弥漫不规则狭窄,狭窄动脉近端瘤样扩张,串珠样或腊肠状,狭窄动脉远端小动脉梗死。

【诊断】　要点:① 梅毒感染史。② 神经梅毒常见症状,如头痛、呕吐、阿 – 罗瞳孔、电击样疼痛、深感觉障碍,精神异常和麻痹性痴呆等。③ 血清和脑脊液梅毒学试验阳性。

【鉴别诊断】　神经梅毒临床表现复杂,故需与多种神经疾病相鉴别,如各种脑膜炎、脑梗死、脊髓病、阿尔茨海默病等。梅毒感染史、神经梅毒常见症状及血清和脑脊液梅毒试验检查可资鉴别。

【治疗】

1. **治疗原则**　及早诊断,尽快治疗,足够剂量,规则疗程。

2. **病因治疗**

(1) 青霉素 G　仍是治疗各型神经梅毒的首选药物,并可预防晚期梅毒和神经梅毒的发生。成人剂量为 1 800 万 ~2 400 万 U/d,静脉滴注(每 4 h 300 万 ~400 万 U),10~14 d 为 1 个疗程。再用苄星青霉素 240 万 U,肌内注射,每周 1 次,共 3 周。

(2) 其他　如青霉素过敏,可用头孢、四环素、多西环素、米诺环素等替代,但能否治愈报道甚少。

在治疗过程中由于大量梅毒螺旋体死亡,可引起赫氏反应(Herxheimer reaction),此时,患者出现高热、寒战、头痛、脉搏加快,也可呈现体温骤降、低血压甚或休克。为预防此反应,在青霉素治疗开始前一天,服用泼尼松 5~10 mg,每日 3~4 次口服,连用 3 d。

驱梅毒治疗后的 1、3、6、12、18、24 个月,复查血及脑脊液,2 年后每年复查血和脑脊液,如有阳性发现,脑脊液细胞数仍不正常,血清或脑脊液特异抗体滴度未见降低或呈 ≥4 倍增加者,重复治疗,直至两次脑脊液常规生化正常,梅毒试验阴性才可停止驱梅治疗。传染源和性接触者应同时检查和治疗。

(王佳伟)

第九节　艾滋病的神经系统损害

艾滋病是获得性免疫缺陷综合征(acquired immunodeficiency syndrome)英文缩写 AIDS 的音译,是人类免疫缺陷病毒(HIV)感染引起的全身性疾病。WHO 统计,2020 年约 150 万人新发感染艾滋病,有约 3 770 万人为 HIV 携带者,约 68 万人的死亡与 HIV 相关。40%~50% 的艾滋病患者有神经系统症状,10%~20% 为首发症状。

【病因及发病机制】　艾滋病的病因是 HIV 感染。HIV 属反转录病毒,分为 HIV–1 和 HIV–2 两个亚型,主要致病型为 HIV–1 型。目前认为其侵入中枢神经系统的机制是通过单核细胞或受感染的 T 细胞自血液迁移至中枢神经系统。艾滋病患者神经系统损害的病因主要是 HIV 直接感染神经系统和 HIV 感染后人体细胞免疫缺陷。

人类感染 HIV 的途径有 3 种,即性交感染、血液感染和母婴感染。

【病理】 有不同程度的脑萎缩,额叶、颞叶明显,镜下可见神经细胞脱失、胶质细胞明显增生,白质有脱髓鞘改变,可见多核巨细胞,该细胞体积较大,细胞质呈嗜酸性,细胞核 2~10 个不等,是大脑感染 HIV 的重要标志。伴有感染和肿瘤时有相应的病理改变。

【临床表现】

1. 艾滋病相关复合征 为艾滋病初期的非特异症状,表现为不规则发热、盗汗、腹泻、体重下降、头痛、肌痛、皮疹、淋巴结和肝脾大。

2. 神经系统 HIV 原发性感染

(1) 急性脑膜脑炎 较少见,多在 HIV 侵入人体 6 周后发病,表现为急性起病的发热、头痛、呕吐,精神症状和意识障碍,可有抽搐、偏瘫、失语,以及脑膜刺激征阳性。血清 HIV 抗体阳性。脑脊液细胞数和蛋白质含量增高,糖含量正常,脑脊液可分离出 HIV。影像学表现正常。经过数天或数周可自愈,但可反复发生,形成慢性脑膜脑炎。

(2) 慢性脑膜脑炎 急性脑膜脑炎迁延超过 3 个月时即转变成慢性脑膜脑炎,约有 15% 的急性脑膜脑炎发展成为慢性脑膜脑炎。主要表现为慢性头痛,以及脑膜刺激征阳性,伴有第 V、Ⅶ、Ⅷ 对脑神经麻痹。血清 HIV 抗体阳性,脑脊液可分离出 HIV。

(3) HIV 相关神经认知障碍 既往称为 HIV 脑病或艾滋病相关痴呆,2007 年由美国国家心理健康研究所和美国国立神经病学与卒中研究所统一为 HIV 相关神经认知障碍,包括 HIV 相关无症状性神经认知障碍、HIV 相关轻度神经认知障碍和 HIV 相关痴呆。该病发病隐匿,进展缓慢,早期表现为注意力、记忆力和执行功能障碍,随着疾病进展,逐渐出现精神运动迟缓,抑郁等情感障碍,最终进展为完全痴呆。脑脊液正常或细胞数、蛋白质含量轻度增高。脑脊液 HIV 抗原(P_{24})阳性。CT 显示脑萎缩;MRI 表现除脑萎缩外,可见 T_2 加权像白质斑片状高信号,两侧大致对称。

(4) 空泡性脊髓病(vacuolar myelopathy) 为 HIV 感染,破坏脊髓白质尤其是胸段侧索和后索形成空泡和空洞所致。多发生在艾滋病的晚期,可与痴呆并存。临床上主要表现为隐袭出现的双下肢无力、肌张力增高、腱反射亢进(当合并周围神经病变时,肌张力低、腱反射消失),病理反射阳性,深感觉障碍,可伴有尿便障碍。MRI 有时可见脊髓萎缩和 T_2 加权像高信号。在引入抗反转录病毒治疗前,约 22% 的艾滋病患者尸检中可见该病,引入抗反转录病毒疗法后,该病的发病率显著下降。

(5) 周围神经病 约有 50% 的艾滋病患者伴有周围神经病,其原因不甚清楚,可能与机会感染、营养缺乏、代谢异常和药物不良反应等有关。主要有以下 4 种类型。

1) 远端对称性感觉性神经病:最常见,为肢体远端深浅感觉障碍,呈对称性,深感觉障碍重,可有腱反射减弱或消失,感觉性共济失调,不伴有运动障碍。

2) 多发性单神经病:可出现在艾滋病相关综合征期,表现为非对称性的脑神经、脊神经损害,常累及动眼神经、展神经、面神经、尺神经、股神经和坐骨神经等。电生理显示周围神经轴索损害。脑脊液细胞数可增加。

3) 急性炎症性脱髓鞘性多发性神经病:艾滋病早期即可出现,临床表现与吉兰 - 巴雷综合征相似,脑脊液也呈蛋白 - 细胞分离现象,但有时有细胞数增加,当早期 HIV 检查阴性时,此点有重要临床意义。部分患者呈慢性经过或反复发生。

4) 进行性痛性神经根病:表现为腰骶神经根痛,可伴有大小便障碍,脑脊液蛋白质含量轻微增高。

(6) 肌病 表现为肢体近端肌无力、肌肉酸痛,可有肌萎缩,尤其是臀部肌萎缩明显。血清肌酶增高,肌肉活检见散在的肌纤维变性、炎性细胞浸润。

3. 神经系统继发性损害

(1) 中枢神经系统机会性感染 由于细胞免疫功能低下,艾滋病患者常出现各种机会性感染,常见的有以下几种。

1) 脑弓形虫病:弓形虫是一种寄生虫,主要传染源为猫,艾滋病患者是易感人群。典型临床症状为慢性头痛、抽搐和脑部局灶性损害的表现,如偏瘫、失语、视野缺损。部分患者表现为亚急性脑病,出现精神症状和意识障碍。血清弓形虫抗体阳性,脑脊液蛋白质含量和细胞数轻微增高。影像学可见脑内多发占位病灶,多位于基底核附近,可呈环形或结节状增强。脑组织活检可查到弓形虫。

2)真菌感染:新型隐球菌脑膜炎最常见。

3)进行性多灶性白质脑病:多由乳头多瘤空泡病毒引起。

4)脑结核病:18%的患者合并脑结核病,表现为结核性脑膜炎、结核性脑膜脑炎或结核瘤。

5)巨细胞病毒性脑炎:常见,多亚急性或慢性经过,表现为精神异常和进行性痴呆,可伴有头痛和抽搐,临床上很难与HIV相关痴呆相鉴别。脑组织活检和病毒分离有助于诊断。

(2)中枢神经系统继发肿瘤 淋巴瘤最常见,发生率占艾滋病患者的0.3%~6%,多出现在艾滋病的晚期,表现为头痛、精神障碍和局灶性症状。脑脊液中淋巴细胞增多,蛋白质含量增高。影像学检查可见脑室周围有单发或多发性结节,呈环形增强。脑活检可确诊。

(3)脑卒中 0.5%~0.8%的艾滋病患者出现脑卒中症状,可出现在继发感染或肿瘤之后,常见病因有HIV相关慢性炎症导致的早期动脉粥样硬化、凝血功能障碍、动脉狭窄,机会性感染导致的动脉内膜炎及血栓形成,抗反转录病毒药物如蛋白酶抑制剂导致血脂异常、脂肪营养不良和代谢综合征等。

4. 免疫重建炎症综合征 在杀灭或抑制HIV的过程中,仍有部分患者可能出现临床症状突然恶化,表现为系统或受累器官出现严重炎症反应,即头痛、发热、意识混乱、乏力、颈部疼痛、癫痫发作、视力下降等。这是由于机体对抗原(机会性感染引起的死亡或垂死的病原体,或者持续感染的病原体,或者自身抗原)的免疫反应恢复所致。主要病因为血液中HIV RNA水平下降,CD4+T细胞数目增加,此时较高的抗原浓度使免疫系统高度激活并释放促炎因子和趋化因子,诱导细胞死亡,从而导致免疫重建炎症综合征。

【辅助检查】

1. 血液检查 白细胞或淋巴细胞减少。CD4+T细胞亚群绝对值降低,CD8+T细胞亚群数量增加,CD4/CD8比值降低或逆转,CD4细胞数量下降有助于判断HIV感染状态及预后。

2. 免疫学检查 用ELISA方法检测HIV感染者的血清、尿液、脑脊液的抗体,感染后3个月内绝大部分可呈阳性。而HIV抗原(P_{24}抗原)在血清中出现时间早于HIV抗体,因此HIV抗体阴性时,HIV抗原可能阳性。

3. 病毒载量检测 是HIV感染早期诊断的参考指标。

【诊断】 要点:① 高危人群。② 不明原因的中枢神经系统机会性感染或肿瘤。③ 辅助性T细胞绝对值减少,CD4/CD8比值降低。④ HIV检查阳性。具备以上4项即可确诊。

【鉴别诊断】 主要是除外其他原因的神经系统病变,特别是神经系统机会性感染,如新型隐球菌性脑膜炎、脑结核病等本身可以单独存在,因此在考虑是否为艾滋病并发症时,应特别注意反复进行HIV病原学检查。

【治疗】 艾滋病的治疗应包括杀灭或抑制HIV,增强细胞免疫功能,治疗机会性感染、肿瘤,以及营养和支持治疗。增强和调节免疫功能,常用的药物有异丙肌苷、转移因子、干扰素及其诱生剂、白细胞介素-2、胸腺激素、甘草酸、香菇多糖等。伴有AIDP、CIDP的患者可采用肾上腺皮质激素和血浆置换等药物和方法。

【预后】 一旦出现临床症状,约50%的患者会在1~3年死亡。

(王佳伟)

第十节 自身免疫性脑炎

脑炎(encephalitis)是由脑实质的弥漫性或者多发性炎性病变导致的神经功能障碍。其病理改变以灰质与神经元受累为主,也可累及白质和血管。脑炎按病因大致分为感染性脑炎和非感染性脑炎。非感染性脑炎中自身免疫性脑炎(autoimmune encephalitis,AE)占据重要比例,AE占临床全部拟诊脑炎患者的20%左右。AE泛指一类由于免疫系统与脑实质相互作用而导致的急性或亚急性炎性疾病,其临床上符合脑炎的主要表现,病理上则显示以淋巴细胞为主的炎性细胞浸润脑实质,并在血管周围形成"套袖样"结构,可伴有小胶质细胞激活及浆细胞脑膜浸润,而组织中出血坏死、病毒抗原、核酸及包涵体少见。绝大部分AE的病因、诊断依据及对治疗反应与抗神经元抗体密切相关(表9-2)。AE抗体根据其针对抗原部位不同,分为抗细胞表面抗原抗体（antibody against cell surface antigen，CSAab）和抗细胞内抗原抗体（antibody against intracellular antigen，INAab），后者由于常在神经系统副肿瘤综合征患者中检出，既往又称肿瘤神经抗体（onconeural antibodies）。

【病因】

1. **感染因素**　部分 AE 患者发病前可有头痛、上呼吸道症状、腹泻等前驱感染症状，因此感染性因素被认为可能是产生自身免疫病的触发因素。一项前瞻性研究结果显示，有 27% 的单纯疱疹病毒（HSV）性脑炎患者经治疗后继发 AE。对上述患者进行血清自身抗体检测，提示 64% 为抗 N- 甲基 -D 天冬氨酸受体（N-methyl-D-aspartate receptor，NMDAR）脑炎抗体，36% 为未知抗体。

2. **肿瘤因素**　早期研究显示，年轻女性抗 NMDAR 脑炎患者患卵巢畸胎瘤的比例高达 58%，抗 α- 氨基 -3- 羟基 -5- 甲基 -4- 异噁唑丙酸 受体 1/2（anti-α-amino-3-hydroxy-5-methyl -4-isoxazolepropionic acid receptor 1/2，AMPAR1/2） 脑炎可能合并胸腺瘤或小细胞肺癌；超过 50% 的抗 γ- 氨基丁酸 B 受体（gamma-aminobutyric acid–B receptor，GABA$_B$R）脑炎罹患小细胞肺癌；抗 LGI1、抗接触蛋白相关蛋白 2（contactin associated protein-like 2，CASPR2）及抗 γ- 氨基丁酸 A 受体（gamma-aminobutyric acid–A receptor，GABA$_A$R）脑炎均可能合并胸腺瘤；而抗代谢型谷氨酸受体 5（metabotropic glutamate receptor 5，mGluR5）脑炎及抗代谢型谷氨酸受体 1（metabotropic glutamate receptor 1，mGluR1）

表 9-2　常见的抗体介导脑炎的临床特征、免疫特征和抗体效应

抗体	男性：女性	主要临床特征	主要临床综合征	MRI 结果	肿瘤发生频率	主要的 IgG 亚型	体外抗体效应
NMDAR	1：4	儿童：癫痫、不自主运动；成人：行为改变、心理症状	NMDAR 脑炎	正常(70%)或非特异性改变	随年龄和性别变化而变化，18~45 岁女性畸胎瘤	IgG1	NMDAR 内化，中断 NMDAR 与 B2 受体结合
AMPAR	1：2.3	意识障碍，记忆障碍，少部分心理障碍	边缘叶脑炎	内侧颞叶高信号(67%)	小细胞肺癌、胸腺瘤或乳腺癌(56%)	IgG1	AMPAR 内化
GABA$_B$R	1.5：1	癫痫，记忆障碍，意识障碍	边缘叶脑炎，明显癫痫	内侧颞叶高信号(45%)	小细胞肺癌(50%)	IgG1	阻断巴氯芬在 GABA$_B$ 受体的激动作用
LGI1	2：1	记忆缺失，面-臂肌张力障碍发作，低钠血症	边缘叶脑炎	内侧颞叶高信号(83%)	胸腺瘤(<5%)	IgG4	抑制 LGI1 与 ADAM22 及 ADAM23 的相互作用，降低突触后 AMPAR
CASPR2	9：1	记忆缺失，失眠，自主神经功能失调，共济失调，周围神经过度兴奋，神经性疼痛	边缘叶脑炎	内侧颞叶高信号(67%)	不同综合征	IgG4	改变抑制性突触中的尾桥蛋白组
mGluR5	1.5：1	意识障碍，心理症状	脑炎	11 名患者中的 5 名是正常的结果	11 名患者中的 6 名患霍奇金淋巴瘤	IgG1	降低 mGluR5 表面的密度
D2R	1：1	帕金森综合征，肌张力障碍，心理症状	基底核脑炎	基底核区信号增高(50%)	与肿瘤无关	未知	受体内化和 D2R 表面密度减少
DPPX	2.3：1	意识障碍，腹泻，体重下降	脑炎，肌阵挛，震颤，惊恐发作	正常结果或无特异性改变(100%)	B 细胞肿瘤(<10%)	IgG4	降低 DPPX 和 Kv4.2 表面密度

脑炎均有合并霍奇金淋巴瘤的报道。

3. 遗传易感性　AE 患者可能存在遗传易感性。抗富含亮氨酸胶质瘤失活蛋白 1(leucine-rich glioma-inactivated protein 1，LGI1)脑炎与 HLA-Ⅱ类基因 DRB1*07:01-DQB1*02:02 单倍型、HLA-Ⅰ类基因 B*44:03 和 C*07:06 相关，这些等位基因在抗 LGI1 脑炎患者中出现率明显高于对照组。而 IgLON5 脑病则与 HLA-DRB1*10:01 和 HLA-DQB1*05:01 等位基因有很强相关性。

【发病机制】　仍未完全清楚。AE 可分为细胞免疫介导型和体液免疫介导型。其中，细胞免疫介导型 AE 中抗体多为 INAab，提示合并某种肿瘤而其本身并不致病。体液免疫介导型 AE 中抗体多为 CSAb，其针对的靶抗原是参与神经元信号传导和突触延展性的细胞表面蛋白。

【临床表现】　AE 总体上任何年龄均可发病，无明显性别差异，急性或亚急性起病，可有复发。部分患者有前驱症状，如抗 NMDAR 脑炎常有发热、头痛等症状，或发生于单纯疱疹病毒性脑炎之后。临床表现多样，多数患者出现近记忆力减退、精神行为异常、意识水平下降、癫痫和局灶性神经功能缺损。亦可有不自主运动；睡眠障碍，如失眠、异常睡眠活动和行为、睡眠呼吸暂停和过度睡眠；自主神经功能障碍，如血压异常、心动过速和通气不足；胃肠症状，如腹泻、胃瘫和便秘；周围神经兴奋性增高等。上述症状可能提示特定抗体和潜在肿瘤。

1. 抗 NMDAR 脑炎　是最常见的 AE。2007 年最初报道的 12 名患者中有 11 例为合并卵巢畸胎瘤的青年女性。后续不伴有畸胎瘤以及男性患者日益见诸报道。单纯疱疹病毒 1 型脑炎是抗 NMDAR 脑炎诱因之一。

病前 2 周，约 70% 的患者出现发热、头痛、恶心、呕吐和流感样前驱症状。抗 NMDAR 脑炎早期表现为行为异常、偏执、妄想、幻觉，伴有记忆缺陷和语言障碍。最常见的运动障碍是口面部运动障碍、舞蹈症和肌张力障碍。部分患者可能会进展为紧张症或缄默症，随后出现意识障碍和自主神经功能障碍。儿童更常出现行为症状和运动障碍，而成人则表现为精神症状和癫痫。癫痫可表现为局灶性发作，也可能出现癫痫持续状态。30% 的抗 NMDAR 脑炎患者脑电图可出现"极端 delta 刷"这一种特殊表现。33% 的患者早期头部 MRI 异

常，晚期则有 50% 的患者出现异常，主要表现为累及灰质和白质的非特异性液体抑制反转恢复序列(fluid attenuated inversion recovery sequence，FLAIR)高信号。少数患者叠加抗体介导的中枢炎性脱髓鞘病变，如抗水通道蛋白 4(AQP4)抗体阳性视神经脊髓炎谱系病或髓鞘寡突胶质糖蛋白(myelin oligodendroglia glycoprotein，MOG)抗体相关疾病。

2. 抗电压门控钾通道复合体脑炎　涉及神经性肌强直、莫旺综合征(Morvan syndrome)和边缘性脑炎等多种临床表型。后续研究发现，抗电压门控钾通道复合体抗体中包含抗 LGI1 抗体和抗 CASPR2 抗体，分别对应不同的临床表现。

LGI1 是一种分泌型突触蛋白，与跨膜蛋白 ADAM22 和 ADAM23 相互作用，形成跨突触复合体，涉及钾通道和 AMPAR。人 LGI1 基因突变导致常染色体显性遗传颞叶外侧癫痫。抗 LGI1 脑炎的临床表现通常包括边缘性脑炎、低钠血症和癫痫发作。约 50% 的患者出现面-臂肌张力障碍，其特征是手臂短暂的单侧收缩(通常蔓延到同侧面部或腿部)，持续时间不到 3 s，每日发生数十次。67% 的患者内侧颞叶出现 FLAIR 高信号。副肿瘤性抗 LGI1 脑炎并不常见，但仍应常规行肺纵隔 CT 扫描，除外肺癌及胸腺瘤。约 20% 的患者可能复发。

CASPR2 是一种节旁黏附分子，与接触蛋白 2(contactin 2)及细胞骨架相互作用，参与有髓纤维轴突上钾通道聚集。抗 CASPR2 抗体与周围神经过度兴奋性(如肌纤维颤搐、束颤、肌痉挛)和脑炎有关。其他症状包括自主神经功能障碍和兴奋性失眠。部分患者为副肿瘤性，通常与胸腺瘤或肺癌有关。

3. 抗 GABA_BR 脑炎　特征是伴有严重癫痫发作或癫痫持续状态的认知功能障碍。其他表现包括共济失调和眼阵挛-肌阵挛。本病男女罹患比例相当，约 50% 的患者合并小细胞肺癌。因此其长期预后往往取决于恶性肿瘤的控制情况。

4. 抗 AMPAR 脑炎　由抗体作用于 AMPAR2 亚单位造成癫痫发作、记忆障碍和精神错乱。部分患者出现睡眠和运动障碍。约 60% 的患者合并肿瘤，主要为胸腺瘤、卵巢畸胎瘤、肺癌和乳腺癌。头部 MRI 示颞叶内侧 FLAIR 高信号，部分患者伴皮质和皮质下病变。脑脊液检查可能示白细胞增多症和脑脊液特异性寡克隆区带。

5. IgLON5 抗体相关脑病　IgLON 家族成员

5（IgLON5）是一种神经细胞黏附分子,属于免疫球蛋白家族。临床主要表现为独特的非快速眼动（non-rapid eye movement,NREM）睡眠及快速眼动（rapid eye movement,REM）睡眠异常,伴有阻塞性睡眠呼吸暂停、喘鸣、发作性中枢性低通气、痴呆、步态不稳、舞蹈病、构音障碍、吞咽困难、自主神经障碍和核上性凝视麻痹,与经典的 tau 蛋白病极其相似。已报道病例几乎都存在 HLA-DQB1*0501 和 HLA-DRB1*1001 等位基因,提示本病的遗传易感性。尸检发现,过度磷酸化 tau 蛋白广泛沉积在脑干被盖和下丘脑。本病提供了神经系统变性疾病和针对细胞表面抗原自身免疫之间存在联系的证据。

6. 抗谷氨酸脱羧酶（glutamic acid decarboxylase,GAD）65 脑炎 GAD65 催化谷氨酸转化为神经递质 GABA。抗 GAD65 抗体与其他神经系统外自身免疫病,如胰岛素依赖型糖尿病（1 型糖尿病）有关。与抗 GAD65 抗体相关的主要神经系统疾病包括僵人综合征、小脑性共济失调、癫痫和边缘性脑炎。

僵人综合征可见躯干、四肢及颈部肌肉持续性或波动性僵硬,腹肌呈板样坚实,主动肌和对抗肌可同时受累。静息状态下,持续、自发发放的运动单位电位是其主要的电生理特征,睡眠、苯二氮草类药物、巴氯芬可以减少其发放。另外一个特征是共同收缩（co-contraction）,正常情况下,一块肌肉收缩时,其拮抗肌放松,而僵人综合征患者的拮抗肌仍在发放运动单位电位。

抗 GAD65 抗体相关的小脑性共济失调通常进展缓慢,持续数月或数年。可合并眼动异常及自发性下跳眼球震颤。近 7% 的抗 GAD65 抗体阳性患者出现颞叶癫痫或癫痫持续状态,5% 的患者发展为边缘性脑炎。

在边缘性脑炎或其他典型的副肿瘤综合征（副肿瘤性小脑变性、眼阵挛 - 肌阵挛综合征或副肿瘤性脑脊髓炎）患者中,抗 GAD65 抗体出现与癌症风险增加 10 倍有关,因此建议进行肿瘤筛查。

【诊断】

1. AE

（1）诊断条件 包括临床表现、辅助检查、确诊试验与排除其他病因 4 个方面。

1）临床表现:急性或者亚急性起病（<3 个月）,具备以下一个或者多个神经与精神症状或者临床综合征。① 边缘系统症状:近记忆减退、癫痫发作、精神行为异常,3 个症状中的一个或者多个。② 脑炎综合征:弥漫性或者多灶性脑损害的临床表现。③ 基底核和（或）间脑 / 下丘脑受累的临床表现。④ 精神障碍,且精神心理专科认为不符合非器质疾病。

2）辅助检查:具有以下一个或者多个辅助检查发现,或者合并相关肿瘤。① 脑脊液异常:CSF 白细胞增多（>5 × 10^6/L）,或者脑脊液细胞学呈淋巴细胞性炎症,或有特异性寡克隆区带。② 神经影像学或者电生理异常:MRI 边缘系统 T$_2$ 加权像或者 FLAIR 异常信号,单侧或者双侧,或者其他区域的 T$_2$ 加权像或者 FLAIR 异常信号（除外非特异性白质改变和卒中）;或者脑电图边缘系统高代谢改变,或者多发的皮质和（或）基底核的高代谢;或者脑电图异常:局灶性癫痫或者癫痫样放电（位于颞叶或者颞叶以外）,或者弥漫或者多灶分布的慢波节律。③ 与 AE 相关的特定类型的肿瘤:如边缘性脑炎合并小细胞肺癌,抗 NMDAR 脑炎合并畸胎瘤。

3）确诊试验:抗神经细胞抗体阳性。其中,CSAb 检测主要采用间接免疫荧光法。根据抗原底物分为基于细胞底物的试验与基于组织底物的试验两种。

4）排除其他病因:参考鉴别诊断部分。

（2）诊断标准 可能的 AE:符合（1）中 1）、2）与 4）3 个条件。确诊的 AE:符合（1）中 1）、2）、3）与 4）4 个条件。

综上,AE 的诊断需要综合患者的临床表现、脑脊液检查、神经影像学和脑电图检查等结果,抗神经抗体阳性是确诊的主要依据。

2. 自身免疫性边缘性脑炎 满足全部以下 4 项条件方可确诊自身免疫性边缘性脑炎。

（1）亚急性（3 个月内迅速进展）起病的工作记忆缺陷（短期记忆丧失）,癫痫发作,精神症状,提示边缘系统受累。

（2）MRI 的 FLAIR 序列示双侧颞叶内侧异常信号影。

（3）至少符合以下一项:① 脑脊液白细胞增多（WBC>5 × 10^6/L）;② 脑电图提示颞叶痫样放电或慢波活动。

（4）合理地排除其他病因。

满足全部 4 项条件可确诊为自身免疫性边缘

性脑炎;若前3项条件中的某一条未能符合,则需抗神经元抗体阳性才能确诊。

【鉴别诊断】 AE的鉴别诊断通常包括以下几类疾病。

1. **代谢性疾病** 韦尼克脑病、肺性脑病、肝性脑病、肾性脑病等。

2. **感染性疾病** 病毒性脑炎(尤其是单纯疱疹病毒性脑炎,需警惕其可能会成为某些AE的诱因)、结核性脑膜脑炎、神经梅毒、神经莱姆病、克-雅病(需警惕该病可能合并血清CSAab阳性),以及细菌、真菌或寄生虫所致中枢神经系统感染等。

3. **神经系统变性病** 路易体痴呆等。

4. **神经系统肿瘤** 颅内原发肿瘤及转移瘤,特别需警惕大脑胶质瘤病、大脑淋巴瘤病以及中枢神经系统淋巴瘤。

5. **遗传性疾病** 线粒体脑肌病伴高乳酸血症和卒中样发作(mitochondrial encephalomyopathy with lactic acidosis and stroke-like episode,MELAS)、肾上腺脑白质营养不良等。

6. **中毒性疾病** 一氧化碳中毒、砷中毒、放射性脑病。

7. **血管性疾病** 硬脑膜动静脉瘘、脑淀粉样血管病相关炎症等。

【治疗】

1. **对症治疗** AE癫痫发作时对于药物反应较差,可选用广谱抗癫痫药,如苯二氮䓬类、丙戊酸钠、拉莫三嗪、拉考沙胺(lacosamide)或托吡酯,使用左乙拉西坦时须注意其精神症状不良反应。针对精神症状可选用奥氮平、氯硝西泮、丙戊酸钠、氟哌啶醇和喹硫平等药物,但需要注意药物对意识水平的影响及其锥体外系的不良反应等。

2. **免疫治疗** 早期免疫治疗可改善疗效。一线免疫治疗包括糖皮质激素、静脉注射免疫球蛋白、血浆置换或免疫吸附等方法。急性期患者应接受甲泼尼龙1g静脉滴注,疗程3~5d,并静脉注射免疫球蛋白[0.4 g/(kg·d),连续5 d]或甲泼尼龙+血浆置换。避免静脉注射免疫球蛋白后立即进行血浆置换。如激素有效,可逐渐口服激素减量,同时选择吗替麦考酚酯或硫唑嘌呤长期维持。如AIE患者在一线免疫治疗10~14d后仍无好转,应接受二线治疗,包括利妥昔单抗与静脉注射环磷酰胺。与血浆置换相比,免疫吸附可以更有针对性地去除蛋白质,并避免血浆置换造成感染或超敏反应的风险以及对凝血的影响。

3. **外科及针对肿瘤治疗** 抗NMDAR脑炎患者合并卵巢畸胎瘤应尽快手术切除;如合并恶性肿瘤,应由相关专科进行手术、化疗和放疗等综合治疗。

【预后】 早期治疗,无需重症监护和非副肿瘤性AE预后较好。AE患者治疗反应和复发率各不相同。抗NMDAR脑炎复发率为12%。31%的抗LGI1脑炎患者和10%的抗CASPR2脑炎患者可能会复发。约33%的抗LGI1脑炎患者残留记忆障碍。

(王佳伟)

数字课程学习……

 学习目标及重点内容提示　　 教学PPT　　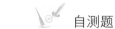 自测题　　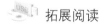 拓展阅读

第 十 章

脱髓鞘疾病

第一节　概　述

中枢神经的髓鞘沿轴突呈节段性、念珠状排列。每一节段由一个少突胶质细胞突起螺旋状缠绕而成，一个少突胶质细胞可以伸出多个胞突，每个胞突围绕一个相邻的轴索形成一段髓鞘。纵切面可见郎飞结将髓鞘分成多节段。在郎飞结处轴突直接暴露于细胞外间隙。周围神经的髓鞘结构与中枢的基本相同，但其髓鞘是由施万细胞而非少突胶质细胞构成的，且一个施万细胞只包绕一个结间髓鞘。髓鞘由含脂蛋白、髓磷脂、胆固醇、糖脂及碱性蛋白等多种成分的脂质双分子层细胞膜构成。脂质占干重的70%~78%，蛋白质占干重的22%~30%，后者包括碱性蛋白、脂蛋白、糖蛋白及代谢所需要的转换酶。髓磷脂在髓鞘的形成、功能和脱髓鞘疾病中具有非常重要的作用，主要包括髓鞘碱性蛋白质（myelin basic protein，MBP）、蛋白脂质蛋白（proteolipid protein，PLP）、髓鞘寡突胶质糖蛋白（MOG）和髓鞘相关糖蛋白（myelin-associated glycoprotein，MAG）。MBP 占髓鞘总蛋白的40%，带有正电荷，与髓鞘脂质紧密结合，维持中枢神经系统髓鞘结构和功能的稳定。研究表明，MBP 与实验性变态反应性脑脊髓炎、多发性硬化及许多其他神经疾病有关。

多种致病因素均可导致脱髓鞘性疾病，主要包括获得性和遗传性两大类。遗传性脱髓鞘疾病又称遗传性代谢性脑白质营养不良。获得性脱髓鞘疾病又分为周围性和中枢性两大类。周围性脱髓鞘疾病中最具代表性的为急性和慢性炎症性脱髓鞘性多发性神经病。中枢性脱髓鞘疾病包括

多发性硬化、视神经脊髓炎谱系病（NMOSD）、抗髓鞘寡突胶质糖蛋白免疫球蛋白 G 抗体（anti-myelin oligodendrogia glycoprotein-IgG，MOG-IgG）相关疾病（MOG-IgG associated disorder，MOGAD）、急性播散性脑脊髓炎、急性出血性白质脑炎（acute haemorrhagic leukoencephalitis，AHLE）、弥漫性硬化、脑桥中央髓鞘溶解（central pontine myelinolysis，CPM）、马-比二氏病和放射性脑白质损伤等，本章选择常见类型予以介绍。中枢神经系统脱髓鞘疾病的分类见表10-1。

表 10-1　中枢神经系统脱髓鞘疾病的分类

Ⅰ. 获得性脱髓鞘病（以正常髓鞘为基础的脱髓鞘疾病）
　　1. 原发性免疫介导的炎性脱髓鞘疾病
　　　（1）多发性硬化（multiple sclerosis，MS）
　　　（2）弥漫性硬化（Schilder disease）
　　　（3）同心圆性硬化（Balo disease）
　　　（4）视神经脊髓炎谱系病（neuromyelitis optica spe-
　　　　　ctrum disorders，NMOSD）
　　2. 继发性脱髓鞘疾病　继发于中毒、营养缺乏、代谢
　　　　异常、感染、缺血、渗透压改变、外伤、肿瘤等
Ⅱ. 遗传性脱髓鞘疾病（髓鞘形成障碍性疾病）
　　1. X 染色体连锁遗传
　　　（1）肾上腺脑白质营养不良（adrenoleukodystrophy）
　　　（2）佩-梅病（Pelizaeus-Merzbacher disease）
　　2. 常染色体隐性遗传
　　　（1）球形细胞脑白质营养不良（Krabbe disease）
　　　（2）异染性脑白质营养不良（metachromatic leuko-
　　　　　dystrophy，MLD）
　　　（3）卡纳尤病（Canavan disease）
　　　（4）科凯恩综合征（Cockayne syndrome）
　　　（5）艾卡尔迪-古特雷斯综合征（Aicardi-Goutières
　　　　　syndrome）
　　3. 常染色体显性遗传：亚历山大病（Alexander disease）

（刘三鑫　陆正齐）

第二节　多发性硬化

多发性硬化(multiple sclerosis,MS)是一种以中枢神经系统炎性脱髓鞘病变为主要特点的自身免疫病。MS 好发于青壮年,是 40 岁以下人群非创伤性致残的最常见原因,女性稍多于男性,男女患病比例约为 1：2。MS 病变主要累及白质,具有时间多发和空间多发的特点,中枢神经系统各个部位均可受累,临床表现多样。

【流行病学】 MS 呈全球性分布,不同的地区发病率不同,我国属低发病区,截至 2020 年,全球 MS 患者约 280 万人(患病率约 35/10 万人)。我国 MS 的年发病率为 0.235/10 万人。MS 的发病主要受以下因素影响。

1. **地理分布** MS 的发病率与地区的纬度有密切关系,离赤道越远,其发病率越高。高发病区〔≥(30~60)/10 万人〕包括北欧、美国北部、加拿大、新西兰等地区,中等发病区〔(5~10)/10 万人〕包括美国南部、南欧和中东等地区,低发病区(≤5/10 万人)包括亚洲、非洲等地区,赤道地区年发病率 <1/10 万人。

2. **种族差异** 北美与欧洲的高加索人种 MS 的患病率显著高于非洲黑种人和亚洲人。人种差异还可能影响 MS 的病变部位、病程及预后等。例如,在我国和日本等亚洲国家,一部分 MS 患者可能存在严重的视神经和脊髓受累的情况,又称视神经脊髓型 MS(opticospinal multiple sclerosis,OSMS)。

3. **环境影响** 环境能改变 MS 的危险性,例如,流行病学资料表明,15 岁前从 MS 高发病区移至低发病区的移民发病率明显降低,推测某些特殊外源性因子可能是 MS 的环境性病因。

【病因及发病机制】 MS 的确切病因及发病机制迄今不明。目前认为,MS 是由遗传因素和环境因素的复杂相互作用导致的自身免疫病,可能是具有特定遗传背景的个体在后天环境中一些外因(如病毒感染、外伤等)的作用下,引发对中枢髓鞘成分的异常自身免疫应答而发生。

1. **遗传因素** 超过 100 种基因被发现可能增加 MS 的风险,其中与 MS 易感性关系最为确切的基因是人类白细胞抗原(human leukocyte antigen,HLA)基因。在高加索人群中,与健康人群相比,携带 HLA-DRB1*15：01 基因者罹患 MS 的风险增加 3 倍,但在一些非高加索人群中,如美国黑种人、巴西人、伊朗人及某些日本人种,HLA-DRB1*15：01 与 MS 易感性无关;HLA-DRB1*03：01 和 HLA-DRB1*04：01 可能是地中海地区 MS 人群(高加索人种)的易感基因;HLA-DQB1*06：02 基因是我国 MS 患者的易感基因之一,HLA-DRB1*09：01 则是东方 MS 患者的抵抗基因。HLA 基因多态性不仅影响 MS 的易感性,还可能与 MS 的临床表型相关。此外,T 细胞受体(T cell receptor,TCR)基因、髓鞘碱性蛋白质(MBP)基因、神经源性位点切迹同源蛋白 4(neurogenic locus notch homolog protein 4,Notch4)基因、载脂蛋白 E(apolipoprotein E,APO-E)基因、细胞毒性 T 淋巴细胞相关抗原 -4(cytotoxic T lymphocyte associated antigen 4,CTLA-4)基因、肿瘤坏死因子 -α(tumor necrosis factor-α,TNF-α)基因、细胞间黏附分子 -1(intercellular adhesion molecule-1,ICAM-1)基因及 Fas 配体的基因等均被发现可能与易感性相关,但在不同人群中研究结果并不完全一致,尚有待进一步探讨。数量众多的易感基因强调了 MS 遗传背景的复杂性,提示 MS 的遗传易感性是由多种低外显率的等位基因共同决定的。

2. **环境因素** 与 MS 相关的环境因素包括感染和非感染因素。数种病毒和细菌已被怀疑在 MS 的发病中发挥作用,包括人类疱疹病毒 -6(human herpes virus-6,HHV-6)、EB 病毒(EBV)、单纯疱疹病毒(HSV)、内源逆转录病毒(endogenous retrovirus,ERV)、水痘带状疱疹病毒(varicella-zoster virus,VZV)、巨细胞病毒(CMV)、犬瘟热病毒(canine distemper virus,CDV)、人多瘤病毒(human polyoma virus,HPOV)、副流感病毒(parainfluenza virus,PIV)、小核糖核酸病毒(pico-RNA-virus)、麻疹病毒、风疹病毒、流行性腮腺炎病毒、冠状病毒、Borna 病毒和 Marek 病毒及葡萄球菌等。然而,迄今为止尚未在 MS 患者脑组织中证实或分离出病毒。病毒感染的致病机制包括分子模拟、B 细胞克隆的无限增长及细胞毒性 T 细胞功能障碍等。其中分子模拟学说最受关注,MS 患者所感染的病毒与中枢神经系统髓鞘蛋白或少突胶质细胞间可能存在共同抗原,病毒的氨基酸序列与髓鞘蛋白组分如髓鞘碱性蛋白质(MBP)某段多肽的氨基酸序列相同或相近,使免疫系统发生错误识别,导致其对自身抗原的免疫攻击。

MS 相关的非感染因素包括低日光照射时间、低维生素 D 水平、高盐饮食、肥胖、低褪黑素水平、吸烟及肠道菌群等。MS 的易感性是许多低风险因素相互作用的结果，目前尚未分辨出某单一的环境因素可以作为 MS 发病的独立诱因。

3. 自身免疫反应

（1）细胞免疫　目前认为，MS 的发病与 Th1/Th2 轴向 Th1 细胞方向偏移，Th1 细胞分泌 TNF-α、γ 干扰素（interferon-γ，IFN-γ）等细胞因子，介导细胞免疫为主的免疫反应有关。Th17 细胞和 IL-17 在 MS 的发病中也起着重要作用，调节性 T 细胞（regulatory T cell，Treg）功能低下也是 MS 发病的另一重要原因。

（2）体液免疫　局部免疫事件导致大量的 B 细胞进入中枢神经系统，并促使 B 细胞向浆细胞转化，发挥体液免疫的致病作用。大多数 MS 患者 CSF-IgG 指数或 24 h 合成率增高，脑脊液中可检出 IgG 寡克隆区带（oligoclonal band，OCB），均表明体液免疫反应在 MS 中扮演了重要角色。B 细胞和自身抗体可通过多种途径影响 MS 的发病和病程转归，B 细胞和抗体引起 MS 免疫损伤的可能机制包括抗体通过 Fc 片段结合自然杀伤细胞、巨噬细胞等，发挥抗体依赖性细胞介导的细胞毒作用；髓鞘特异性自身抗体可通过增强吞噬细胞的吞噬作用，介导脱髓鞘；抗体可趋化多种炎症细胞进入脱髓鞘部位；抗体还可以通过经典途径激活补体，发挥多种效应。近年来，包括以 CD20、CD19、CD52 和各种 B 细胞相关细胞因子为靶点的治疗被证实是有效的。

4. 神经变性　近年来，有一些专家认为，MS 病程中还存在除自身免疫外的其他发病机制，如神经变性。在原发进展型 MS 和继发进展型 MS 中，存在独立于复发的病情进展，且免疫调节治疗无效，可能是神经变性导致了 MS 不可逆的神经功能缺损。

【病理】　MS 的病理特征为中枢神经系统白质内多发性脱髓鞘斑块，多发生于侧脑室周围、视神经、脊髓白质、小脑和脑干等处，尤其多见于侧脑室体及前角部位。在大体标本中，MS 的急性期可见软脑膜轻度充血、脑水肿和脊髓局限性不平整；慢性期可见软脑膜增厚，脑和脊髓萎缩，脑沟增宽，脑室扩大。脑和脊髓的冠状切面可见较多分散的脱髓鞘病灶，急性病灶呈粉红色，陈旧性病灶呈灰色，

多数分布在脑室旁白质或灰白质交界处。镜下所见新鲜病灶急性期有充血、水肿或少量环状出血，静脉血管周围可见大量炎症细胞呈袖套状浸润，如 T 细胞、浆细胞、大单核细胞和巨噬细胞等，其中以 T 细胞为主，病灶内绝大多数神经纤维的髓鞘被破坏。神经元损伤的程度不同。在较严重的病灶中，轴索可能被完全破坏，但更常见的情况是仅少数轴索严重损伤，其余呈正常状态或仅有轻微改变。随着病情的好转，充血、水肿消退，髓鞘再生，炎性改变代之以细胞相对较少的神经胶质组织，病灶颜色变浅，构成晚期硬化斑或瘢痕。

【临床表现】　MS 多于 20~40 岁起病，男女患病之比约为 1：2。起病方式以急性和亚急性多见。约 50% 的患者起病前存在诱因，包括上呼吸道感染、过度劳累、应激、外伤、手术、分娩及其他感染等。绝大多数 MS 患者在临床上表现为空间和时间多发性，空间多发性是指病变部位的多发；时间多发性是指复发 - 缓解的病程，整个病程可复发数次或 10 余次，缓解期可长可短，最长可达 20 年，每次复发通常都残留部分症状和体征，逐渐累积致使病情加重。由于 MS 患者大脑、脑干、小脑、脊髓可同时或相继受累，根据受累位置的不同，其临床症状和体征多种多样。MS 体征多于症状，例如主诉一侧下肢无力、麻木刺痛感的患者，查体时往往可见双侧皮质脊髓束或后索受累的体征。MS 症状体征的主要特点如下。

1. 视力障碍　常为 MS 的首发症状，表现为急性视神经炎或球后视神经炎，多为数天内单眼视力急剧下降，双眼同时受累少见，可伴眼球疼痛。眼底检查早期可见视神经乳头水肿或正常，以后出现视神经萎缩。约 30% 的患者有眼肌瘫痪及复视。核间性眼肌瘫痪被认为是 MS 的重要体征之一，提示内侧纵束受累。青年人的双侧核间性眼肌瘫痪常高度提示本病。视束或视交叉的髓鞘脱失能够引起不同类型的视野缺损，如同向性偏盲和双颞偏盲，但象限盲并不常见，因为病灶极少累及视辐射。

2. 肢体无力　约 50% 的患者首发症状为一个或多个肢体的无力。运动障碍一般下肢比上肢明显，可为四肢瘫、偏瘫、截瘫或单瘫，其中以不对称瘫痪最常见。腱反射早期正常，以后可发展为亢进，腹壁反射减弱或消失，病理反射阳性，腹壁反射减低往往是最早的体征之一。另一常见的症状

是疲劳,程度可轻可重,有时稍微活动即感觉极度疲劳,可为 MS 的首发症状,也可见于急性复发前。应注意与肌无力、步态痉挛或共济失调引起的疲劳相鉴别。

3. 感觉异常 常见的浅感觉障碍表现为肢体、躯干或面部针刺麻木感,异常的肢体发冷、蚁走感、瘙痒感或尖锐、烧灼样疼痛及定位不明确的感觉异常。疼痛感可能与脊髓神经根部的脱髓鞘病灶有关,具有显著特征性。亦可有深感觉障碍。被动屈颈时会诱导出刺痛感或闪电样感觉,从颈部放射至背部,称为莱尔米特征,是因屈颈时脊髓局部的牵拉力和压力升高,脱髓鞘的脊髓颈段后索受激惹引起的,是 MS 特征性的症状之一。

4. 共济失调 相当一部分患者有不同程度的共济运动障碍,多以四肢为主,伴有轻度的意向性震颤,有时为躯干性共济失调,可伴有或不伴有构音障碍。部分晚期 MS 患者可见到典型的沙尔科三联征:眼球震颤、意向性震颤和吟诗样语言。眼球震颤提示病变位于脑桥的前庭神经核、小脑及其联系纤维。意向性震颤反映小脑或小脑传出通路有病变,提示控制随意协调运动的齿状核 – 红核 – 丘脑通路继发受损。姿势性震颤在维持姿势如伸臂时可发生,但不常见。此外,亦可出现辨距不良、肌张力减低及复杂运动协调困难等表现,多见于上肢。

5. 自主神经功能障碍 直肠、膀胱和性功能障碍一般不单独出现,常同时伴有肢体感觉和运动功能异常,尤其多见于下肢,提示脊髓受累。常见症状有尿频、尿失禁、便秘或者便秘与腹泻交替出现、性欲减退,此外还可出现半身多汗和流涎等。

6. 精神症状和认知功能障碍 多表现为抑郁、易怒和脾气暴躁,部分患者出现欣快、兴奋,也可表现为淡漠、嗜睡、强哭强笑、重复言语、猜疑和被害妄想等。约 50% 的 MS 患者可出现认知功能障碍,通常表现为记忆力减退、反应迟钝、判断力下降和抽象思维能力减退等。

7. 发作性症状 是指持续时间短暂、可被特殊因素诱发的感觉或运动异常。发作性的神经功能障碍每次持续数秒至数分钟不等,频繁或过度换气、焦虑或维持肢体某种姿势可诱发,其发生机制可能与兴奋性信号传递到脱髓鞘带并扩散至邻近的轴突引起异常兴奋有关,也是 MS 特征性的症状

之一。多见于复发 – 缓解期,极少以首发症状出现。较常见的发作性症状是构音障碍、共济失调、单肢痛性发作及感觉迟钝、面肌痉挛、闪光、阵发性瘙痒和强直性发作等,一般持续数秒或数分钟,有时一日之内可反复发作。其中,局限于肢体或面部的强直性痉挛,常伴放射性异常疼痛,亦称痛性痉挛,发作时一般无意识丧失和脑电图异常。发生于年轻人的短暂性双侧面部感觉缺失或三叉神经痛常提示 MS,为三叉神经髓鞘及髓内纤维受累所致。2%~3% 的 MS 患者病程中有一次或多次癫痫发作,为邻近皮质的白质病灶所致。

8. 其他症状 MS 尚可伴有周围神经损害和多种其他自身免疫病,如类风湿综合征、干燥综合征、重症肌无力等。MS 合并其他自身免疫病的机制是由于机体的免疫调节障碍引起多个靶器官受累的结果。

【临床分型】

1. 复发缓解型 MS(relapsing-remitting multiple sclerosis,RRMS) 表现为明显的复发和缓解过程,每次发作后均基本恢复,不留或仅留下轻微后遗症。80%~85% 的 MS 患者最初为本类型。

2. 继发进展型 MS(secondary progressive multiple sclerosis,SPMS) 约 50% 的 RRMS 患者在患病 10~15 年后疾病不再有复发 – 缓解,呈缓慢进行性加重过程。

3. 原发进展型 MS(primary progressive multiple sclerosis,PPMS) 病程超过 1 年,疾病呈缓慢进行性加重,无复发 – 缓解过程。约 10% 的 MS 患者表现为本类型。

4. 进展复发型 MS(progressive relapsing multiple sclerosis,PRMS) 疾病最初呈缓慢进行性加重,病程中偶尔出现较明显的复发及部分缓解过程。约 5% 的 MS 患者表现为本类型。

5. 其他类型 根据 MS 的发病及预后情况,有以下两种少见临床类型作为补充,其与前面国际通用临床病程分型存在一定交叉。

(1) **良性型 MS(benign MS)** 少部分 MS 患者在发病 15 年内几乎不留任何神经系统残留症状及体征,对日常生活和工作无明显影响。目前对良性型无法做出早期预测。

(2) **恶性型 MS(malignant MS)** 又名暴发型 MS(fulminant MS)或马尔堡变异型 MS(Marburg variant MS),疾病呈暴发起病,短时间内迅速达到高

峰,神经功能严重受损甚至死亡。

【辅助检查】

1. 脑脊液检查

(1) 压力和外观 MS患者腰椎穿刺压力多正常,脑脊液外观无色透明。

(2) 单个核细胞数(MNC) 可正常或轻度升高,一般不高于 $15 \times 10^6/L$。约30%的患者尤其是急性期或恶性型患者可有轻到中度的单个核细胞数增多,通常不超过 $50 \times 10^6/L$,如超过此值,则MS的可能性很小。脑脊液细胞增多是衡量疾病活动的指标。

(3) 生化检验 糖和氯化物正常,约75%的脑脊液蛋白质含量正常,约25%轻度到中度增高,其中以免疫球蛋白增高为主,蛋白质含量增加与鞘内免疫反应以及血脑屏障被破坏有关。

(4) 细胞学检查 可发现免疫活性细胞,如激活型淋巴细胞、浆细胞和激活型单核细胞。急性期常以小淋巴细胞为主,伴有激活型淋巴细胞和浆细胞,偶见多核细胞,是疾病活动的标志;缓解期主要为激活的单核细胞和巨噬细胞;发作间期细胞学可完全正常。

(5) IgG鞘内合成检测 MS患者脑脊液中免疫球蛋白增加,主要是IgG升高。鞘内IgG指数升高和IgG寡克隆区带是临床诊断MS的重要辅助指标。

1) IgG指数:是反映IgG鞘内合成的定量检测指标,MS患者的阳性率为70%~75%。IgG指数 = [CSF-IgG/S(血清)-IgG]/[CSF-Alb(白蛋白)/S-Alb],超过0.7提示存在IgG鞘内合成。约70%的患者该指数增高。判定IgG鞘内合成的前提是CSF-Alb/S-Alb的比值正常,该比值提示血脑屏障的功能正常。病程中连续两次检测CSF-Alb/S-Alb比值正常,而CSF-IgG/S-IgG比值增高4倍以上时,可确认有鞘内合成。

2) IgG寡克隆区带(OCB):是IgG鞘内合成的重要定性指标,指脑脊液电泳时在γ球蛋白区形成数条狭窄的不连续条带,对判定IgG鞘内合成具有重要价值,85%~95%的MS患者可在脑脊液中检出。检测OCB时应同时检测患者CSF和血清。CSF中存在OCB而血清中缺如,提示寡克隆IgG是在鞘内合成的,支持MS诊断。

2. 电生理检查 在发现亚临床病灶方面具有一定的敏感性,可协助早期诊断,也可以作为观察MS病情变化的手段。但以下电生理检查在MS的诊断方面无特异性,应结合临床综合分析。

(1) 视觉诱发电位(VEP) 75%~90%临床确诊且伴眼部症状的MS患者存在VEP异常。主要表现为各波峰潜伏期延长,也可出现单纯P100延长、波幅降低、波形改变,甚至波不出现等。其中波峰潜伏期延长较典型。53%~75%无视觉障碍的MS患者VEP有异常改变,提示VEP能早期发现亚临床病灶,尤其是对临床缺乏多个病灶征象的MS,有辅助诊断价值。

(2) 脑干听觉诱发电位(BAEP) MS的BAEP异常改变表现为Ⅲ~Ⅴ峰潜伏期延长,Ⅴ波波峰降低,BAEP阳性率为21%~26%。对可疑而无脑干症状的MS患者,如存在BAEP异常,往往提示脑干存在亚临床病灶。BAEP可提供亚临床病变的客观依据,从而有利于早期诊断。

(3) 躯体感觉诱发电位(SEP) MS的SEP异常表现为潜伏期延长或波形改变。MS患者下肢异常SEP检出率高于上肢,可能与下肢的传导通路长于上肢,且MS病灶多发生于颈髓和上胸段脊髓有关。

3. 影像学检查

(1) CT MS患者常规CT扫描多正常,只有存在较大病灶时才可能见到白质内低密度灶,不对称分布于脑室周围,垂直于脑室长轴。但CT对视神经、脑干和脊髓的病灶敏感性不高,双倍剂量造影剂和延迟CT扫描可提高病灶检出率。

(2) MRI 是检测MS最有效的辅助诊断手段,阳性率可达62%~94%,且能发现CT难以显示的小脑、脑干、脊髓、视神经内的脱髓鞘病灶。MS的特征性MRI表现为白质内多发长 T_1、长 T_2 异常信号,脑内病灶直径常 <1.0 cm,一般为 0.3~1.0 cm,散在分布于脑室周围、胼胝体、脑干和小脑,少数在灰白质交界处。脑室旁病灶呈椭圆形或线条形,垂直于脑室长轴,与病理上病灶沿脑室周围的小静脉放射状分布相符合(图10-1),这种病灶垂直于脑室壁的特点,称为直角脱髓鞘征,是MS特征性的表现之一。在高分辨率 T_2 加权像上,有时MS病灶中可见位于病灶中心的直径 <2 mm 的线状或小型静脉影,称为"中央静脉征",是MS病灶的特征性表现之一,在脑室周围和深部白质病变中最为常见,在皮质、小脑幕下和脊髓区域中出现的比例尚未探明。在诊断临床孤立综合征和神经系统表现不典

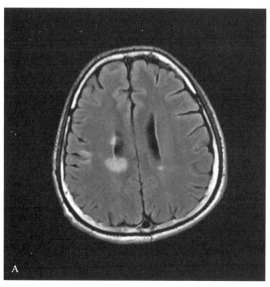
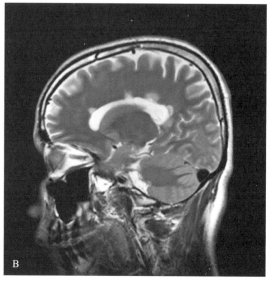

图 10-1　MS 头部 MRI
A. 轴位，右侧脑室后角旁白质椭圆形异常信号　B. 矢状位，脑室旁病灶呈圆形或线条形，垂直于脑室长轴

型的 MS 中具有较高的预测价值。脊髓 MS 病灶以颈胸段多见，形态多样，多为散在小点状、斑块状、圆形或椭圆形，少数为不规则片状，部分病灶可融合，多分布于脊髓外周的白质部分，呈偏心分布，病灶直径 >3 mm 但长度很少超过两个椎体节段，脊髓肿胀不明显(图 10-2)。近年来推出的 MRI 新技术，如磁敏感加权成像(SWI)、磁化传递成像(MTI)、弥散成像[包括弥散加权成像(DWI)和弥散张量成像(DTI)]、MR 波谱(MRS)等对 MS 的诊断敏感性更高。SWI 可以更清楚地显示小静脉的走行，对中央静脉征的识别有帮助。MTI 通过改变组织器官的对比度，产生新的图像对比，对脑内髓鞘脱失敏感并能提供定量数据。DTI 可以利用组织中水分子的热运动，描述和量化常规 MRI 所不能显示的 MS 斑块内部及其周围的异常改变，并且反映出白质纤维束的空间方向性和完整性。MRS 是能进行活体组织代谢定量分析的无创性检测手段，能够较早显示 MS 患者局灶性的胆碱、脂质及其他与髓鞘相关的大分子的改变，还能显示常规 MRI 较难发现的皮质病变。

所有患者在考虑 MS 诊断时，均应行头部 MRI 检查。尽管脊髓 MRI 在所有患者并不必要，但在脊髓受累为首发症状、原发性进展性病程以及在 MS 少见的人群(老年人或亚种人群)中考虑 MS，或者需要进一步资料增加诊断的可靠性时，应行脊髓 MRI 检查。

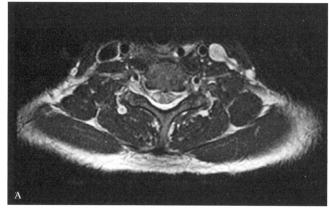
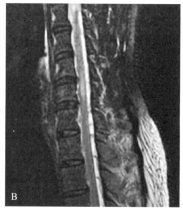

图 10-2　MS 脊髓 MRI
A. 轴位，脊髓右侧可见斑片状异常信号　B. 矢状位，脊髓内可见不规则片状异常信号，长度未超过 2 个椎体节段，脊髓肿胀不明显

【诊断】

1. 典型发作 MS 目前多使用 2017 年 McDonald MS 诊断标准(表 10-2)对典型发作 MS 进行诊断,以往 2001 年、2005 年及 2010 年诊断标准同样适用。

2. 临床孤立综合征(clinically isolated syndrome,CIS) 是指由单次发作的中枢神经系统炎性脱髓鞘事件而组成的临床综合征。临床上既可表现为孤立的视神经炎、脑干脑炎、脊髓炎或某个解剖部位受累后导致的临床事件,亦可出现多部位同时受累的复合临床表现。常见的有视力下降、肢体麻木、肢体无力、尿便障碍等;病变表现为时间上的孤立,并且临床症状持续 24 h 以上。神经系统查体、影像学(MRI 或光学相干断层成像)或神经生理学检查(视觉诱发电位)显示应与 CIS 的解剖位置相对应。应当谨慎将仅有患者主观改变的症状作为当前或以前的疾病发作证据。50% 以上的欧美 CIS 患者最终发展为 MS。CIS 的临床表现与预后密切相关,预后良好者多表现为:只有感觉症状,临床症状完全缓解,5 年后仍没有活动障碍,MRI 正常。预后较差者往往表现为:多病变,运动系统受累,不完全缓解,有大病灶者。

3. 放射学孤立综合征(radiologically isolated syndrome,RIS) 没有神经系统表现的患者,MRI 中出现强烈提示 MS 的病灶表现时,可考虑为 RIS。目前多数专家认为,需要出现临床症状才能诊断 MS,一旦发生典型 RIS,既往时间和空间多发性的 MRI 证据能够支持 MS 的诊断。约 1/3 的 RIS 患者发病后 5 年内能够诊断 MS,通常为 RRMS。

【鉴别诊断】 对于早期的 MS,尤其应注意与其他临床及影像上同样具有时间多发和空间多发特点的疾病进行鉴别,尽可能完善实验室及其他相关辅助检查,如水通道蛋白 4(AQP4)抗体、其他自身免疫相关抗体筛查,排除其他疾病可能。

表 10-2 2017 年 McDonald MS 诊断标准

临床表现	诊断 MS 所需附加资料
≥2 次发作,有≥2 个以上客观临床证据的病变	无[a]
≥2 次发作,1 个病变的客观临床证据(并且有明确的历史证据证明以往的发作涉及特定解剖部位的 1 个病灶[b])	无[a]
≥2 次发作,具有 1 个病变的客观临床证据	通过不同中枢神经系统部位的临床发作或 MRI 检查证明了空间多发性
1 次发作,具有≥2 个病变的客观临床证据	通过额外的临床发作或 MRI 检查证明了时间多发性或具有脑脊液寡克隆区带[c]的证据
有 1 次发作,存在 1 个病变的客观临床证据	通过不同中枢神经系统部位的临床发作或 MRI 检查证明了空间多发性,并且通过额外的临床发作或 MRI 检查证明了时间多发性或具有脑脊液寡克隆区带的证据
提示 MS 的隐匿的神经功能障碍进展(原发进展型 MS)	疾病进展 1 年(回顾性或前瞻性确定)同时具有下列 3 项标准的 2 项:① 脑内病变的空间多发证据:根据 MS 特征性的病变区域(脑室周围、皮质/近皮质或幕下)内≥1 个 T_2 病变;② 脊髓病变的空间多发证据,根据脊髓≥2 个 T_2 病变;③ 脑脊液阳性(等电聚焦电泳显示寡克隆区带)

如果患者满足 2017 年 McDonald 标准,并且临床表现没有更好的解释,则诊断为 MS;如有因临床孤立综合征怀疑为 MS,但并不完全满足 2017 年 McDonald 标准,则诊断为可能的 MS;如果评估中出现了另一个可以更好解释临床表现的诊断,则诊断不是 MS。

a:不需要额外的测试来证明空间和时间的多发性。除非 MRI 不可用,否则所有考虑诊断为 MS 的患者均应该接受头部 MRI 检查。此外,临床证据不足而 MRI 提示 MS,表现为典型临床孤立综合征以外或具有非典型特征的患者,应考虑脊髓 MRI 或脑脊液检查,如果完成影像学或其他检查(如脑脊液)且结果为阴性,则在做出 MS 诊断之前需要谨慎,并且应该考虑其他诊断。

b:基于客观的 2 次发作的临床发现做出诊断是最保险的。在没有记录在案的客观神经学发现的情况下,既往 1 次发作的合理历史证据可以包括具有症状的历史事件,以及先前炎性脱髓鞘发作的演变特征;但至少有 1 次发作必须得到客观结果的支持。在没有残余客观证据的情况下,诊断需要谨慎。

c:脑脊液特异性寡克隆区带的存在本身并没有体现出时间多发性,但可以作为这项表现的替代。

1. 视神经脊髓炎谱系病（NMOSD） 是一种亚洲人群相对多发的中枢神经系统（CSF）脱髓鞘疾病，其在我国的发病率推测高于 MS，既往曾认为 NMOSD 是 MS 的一个亚型，但目前认为两者是两个独立的疾病。NMOSD 女性患者明显多于男性，平均发病年龄接近 40 岁，较 MS 晚。NMOSD 也主要表现为复发－缓解病程，主要累及视神经、脊髓、延髓最后区，症状一般比 MS 重，进展快，复发率高，预后差。头部 MRI 在 NMOSD 初期可表现正常，脊髓 MRI 病灶常为横贯性，累及超过 3 个脊椎节段，脊髓肿胀明显，视神经病变常累及视交叉。90% 以上的 NMOSD 患者血清 AQP4 抗体阳性。NMOSD 患者的 CSF-MNC 可 $>50 \times 10^6/L$，且中性粒细胞升高较常见，而 MS 患者的 CSF-MNC 很少超过 $50 \times 10^6/L$，且以淋巴细胞为主；多数 MS 患者可见脑脊液 OCB，而 NMOSD 患者少见。

2. 急性播散性脑脊髓炎 常发生于感染或疫苗接种后，好发于儿童，起病较 MS 急，病情更为凶险。常伴发热、剧烈头痛或神经根放射性痛、脑膜刺激征阳性、抽搐、意识障碍等，球后视神经炎少见。病程比 MS 短，多为单时相病程，无复发－缓解病史。

3. 多发性脑梗死 也可表现为反复发作，如同 MS 一样两次发作间症状可明显缓解。但多发性脑梗死患者一般年龄偏大，既往有动脉硬化、高血压、糖尿病病史及其他脑血管病危险因素，MRI 显示病灶主要位于大脑灰质，呈楔形分布，长轴平行于侧脑室。

4. 皮质下动脉硬化性脑病 特点是多发散在的缺血病灶与脑萎缩相伴随，同时伴有侧脑室体部周围的脑白质变性，MRI 表现为对称分布的呈蝶翼状的长 T_1、长 T_2 信号；而 MS 只有在反复发作多年后才会出现脑萎缩表现，很少伴随白质变性，根据影像学特征及临床表现可鉴别。

5. 原发性中枢神经系统淋巴瘤 是一种少见的高度恶性非霍奇金淋巴瘤，病理上表现为浸润整个脑实质、脊髓及软脑膜等多个部位的弥漫性病变。头部 MRI 可显示病变明显增强，室管膜下浸润时脑室周围增强，占位效应明显。

6. 脑白质营养不良 是指遗传因素所致的中枢神经系统髓鞘发育异常的疾病，多发生于儿童或青少年，起病隐袭，进行性加重，无复发－缓解，临床表现多样，包括发育迟缓、智力减退、抽搐和局灶性症状等，MRI 显示病灶对称，确诊主要依靠病理

和生化酶学检查。本病预后不良。

7. 热带痉挛性截瘫 又称 HTLV-1 相关脊髓病，是人类嗜 T 细胞病毒－1（human T-cell lymphotropic virus type-1，HTLV-1）感染引起的自身免疫反应。多在 35~45 岁发病，女性稍多。起病隐袭，病情进行性加重，痉挛性截瘫是突出的临床特点，颇似 MS 脊髓型，脑脊液细胞数可增高，以淋巴细胞为主。多数患者脑脊液可见寡克隆区带，VEP、BAEP 和 SEP 异常。放射性免疫法或酶联免疫吸附试验可检出血清和脑脊液中 HTLV-1 抗体。

8. 脊髓肿瘤 慢性起病，症状进行性加重，腰椎穿刺奎氏试验常不通畅，脑脊液蛋白质含量明显升高，MRI 可显示病变有占位效应。

此外，MS 还应注意与颈椎病、颅内转移瘤、胶质瘤、中枢神经系统血管炎等相鉴别。

【治疗】 MS 应该在遵循循证医学证据的基础上，结合患者的经济条件和意愿，进行早期、合理治疗。

1. 急性期治疗 以减轻恶化期症状、缩短病程、改善残疾程度和防治并发症为主要目标。在急性复发期，有客观神经缺损证据的功能残疾症状方需治疗，如视力下降、运动障碍和小脑／脑干症状等。轻微感觉症状无需治疗，一般休息或对症处理后可缓解。主要治疗方法如下。

（1）糖皮质激素 是 MS 急性期治疗的一线治疗方案，能促进急性发病 MS 患者神经功能恢复，但延长糖皮质激素用药对神经功能恢复无长期获益。因此，其治疗原则为大剂量、短疗程。多采用大剂量甲泼尼龙冲击治疗，具体用法如下：① 成人从 1 g/d 开始，静脉滴注 3~4 h，共 3~5 d，如临床神经功能缺损明显恢复可直接停用。如临床神经功能缺损恢复不明显，可改为口服醋酸泼尼松或泼尼松龙 60~80 mg，1 次/d，每 2 d 减 5~10 mg，直至减停，原则上总疗程不超过 3~4 周。若在减量的过程中病情明确再次加重或出现新的体征和（或）出现新的 MRI 病变，可再次甲泼尼龙冲击治疗或改用二线治疗。② 儿童 20~30 mg/(kg·d)，静脉滴注 3~4 h，每日 1 次，共 5 d，症状完全缓解者，可直接停用；否则可继续给予口服醋酸泼尼松或泼尼松龙，1 mg/(kg·d)，每 2 d 减 5 mg，直至停用。口服激素减量过程中，若出现新发症状，可再次甲泼尼龙冲击治疗或给予 1 个疗程静脉大剂量免疫球蛋白治疗（IVIG）。常见不良反应包括电解质紊乱，血糖、

血压、血脂异常,上消化道出血,骨质疏松、股骨头坏死等。

(2) **血浆置换** 二线治疗。对于急性重症或对激素治疗无效者可于起病 2~3 周应用 5~7 d 的血浆置换。

(3) **IVIG** 缺乏有效证据,仅作为一种可选择的治疗手段,用于妊娠或哺乳期等不能应用糖皮质激素的成年患者或对激素治疗无效的儿童患者。推荐用法为:静脉滴注 0.4 g/(kg·d),连续用 5 d 为 1 个疗程,5 d 后,如果没有疗效,则不建议患者再用,如果有疗效但疗效不是特别满意,可继续每周用 1 d,连用 3~4 周。

2. 缓解期治疗 MS 为终身性疾病,其缓解期治疗以控制疾病进展为主要目标,推荐使用疾病修正治疗(disease-modifying therapy,DMT)。主要药物及用法如下。

(1) **特立氟胺(teriflunomide)** 是一种口服嘧啶合成酶抑制剂和免疫调节剂,通过抑制二氢乳清酸脱氢酶(DHODH)从而抑制嘧啶合成,进而抑制活化的淋巴细胞增殖。特立氟胺为 DMT 中的一线口服治疗药物,已确诊的复发型 MS 患者(RRMS 和有复发的 SPMS 患者)可给予特立氟胺治疗。治疗原则:早期、序贯、长期。推荐用法:我国患者推荐 14 mg,口服,每日 1 次。常见不良反应为腹泻、呕吐、头发稀疏、谷丙转氨酶(ALT)水平升高。腹泻和呕吐可适当给予对症处理。重度肝损伤患者不应给予特立氟胺治疗。开始治疗前,应检测患者的 ALT 和胆红素水平,开始治疗后,应每月监测 ALT 水平,至少持续 6 个月。因特立氟胺具有潜在致畸性,因此,妊娠或正在计划妊娠患者禁用特立氟胺。开始用药前,育龄女性应行妊娠试验,阴性者方可开始用药。开始治疗后,发现妊娠的患者或者计划妊娠的女性和男性患者应停用特立氟胺,并连续 11 d 采用考来烯胺或药用碳粉治疗,以加速药物清除,血清特立氟胺浓度 <0.02 mg/L 之前应避免妊娠。

(2) **注射用重组人 β1b 干扰素** 作用机制是免疫调节,包括对细胞因子的调节、抑制炎性细胞迁移进入脑内、抑制 T 细胞的活化等,为 DMT 中的一线治疗药物,有可能发展为 MS 的高危 CIS(不满足 MS 诊断标准但 MRI 病灶高度提示 MS)或已确诊的 RRMS 或仍有复发的 SPMS 患者可给予注射用重组人 β1b 干扰素治疗。治疗原则为早期、序贯、长期。推荐用法:推荐剂量为 250 μg,皮下注射,

隔日 1 次。起始剂量为 62.5 μg,皮下注射,隔日 1 次,以后每注射 2 次后,增加 62.5 μg,直至推荐剂量。常见不良反应及处理:① 注射部位反应,常见,甚至可引起注射局部坏死。注射前 30 min 将药物从冰箱取出,用药前后冰敷,变更注射部位,注射部位皮肤避免直接日照和加强无菌注射技术等可有效改善注射部位反应。② 流感样症状,常见于首次注射或增加剂量时。从小剂量开始、睡前给药和适当应用解热镇痛类药物(如对乙酰氨基酚、布洛芬等)可改善流感样症状。应注意避免常规使用对乙酰氨基酚,因其可能增加注射用重组人 β1b 干扰素相关肝功能异常的发生。随着注射时间的延长,流感样症状可逐渐减轻直至完全消失。③ 无症状肝功能异常,多为一过性,减量或停药后可恢复正常。注意定期监测肝功能异常。④ 其他,部分患者还可出现白细胞减少和甲状腺功能异常,注意定期监测血常规和甲状腺功能,推荐开始用药的前 6 个月每月检查。

(3) **醋酸格拉默** 是人工合成的 4 种氨基酸随机组合的多肽,其免疫化学特性模拟抗原 MBP,作为"分子诱饵"进行免疫耐受治疗。可作为 IFN-β 治疗复发缓解型 MS 的替代疗法。常规用法为 20 mg,皮下注射,每日 1 次,疗程 2 年。本药耐受性较好,注射部位可出现红斑,症状较轻,持续数天后自行好转。部分患者注射后出现面红、胸闷、心悸、烦躁、呼吸困难等。

(4) **芬戈莫德(fingolimod)** 是一种针对淋巴细胞鞘氨醇 1-磷酸(s1P)受体的免疫调节剂,作用机制主要为促使淋巴细胞回迁至淋巴组织,减少中枢神经系统的淋巴细胞浸润。用法:0.5 mg 口服,每日 1 次。常见不良反应包括头痛、咳嗽、背痛等流感样症状以及氨基转移酶升高,还可能造成心动过缓和黄斑水肿,因此使用前应检查眼底情况,第一次使用时应监测心率。

(5) **阿仑单抗(alemtuzumab)** 已确诊的复发型 MS 患者(RRMS 和有复发的 SPMS 患者)可给予阿仑单抗治疗。推荐用法:12 mg/d,静脉滴注,持续 2 个疗程。首个疗程:12 mg/d,连续 5 d(总剂量 60 mg)。第二个疗程:首个疗程 12 个月后,给予 12 mg/d,连续 3 d(总剂量 36 mg)。主要不良反应及处理:为了监测潜在严重不良反应的早期体征,在基线时和末次治疗后 48 个月进行下述定期实验室检查:① 全血细胞计数(CBC)及其分类计数(治

疗开始前和随后每月 1 次)。②血清肌酐水平(治疗开始前和随后每月 1 次)。③尿液分析与尿细胞计数(治疗开始前和随后每月 1 次)。④甲状腺功能检查,如促甲状腺激素(TSH)水平测定(治疗开始前和随后每 3 个月 1 次)。⑤进行基线和每年 1 次的皮肤检查,以监测黑素瘤。

(6) **米托蒽醌(mitoxantrone)** 作用机制为诱导 DNA 链断裂和凋亡,抑制 DNA 修复合成,是第一个被美国食品药品监督管理局(FDA)批准用于治疗 MS 的免疫抑制剂。几项研究证实,米托蒽醌治疗可以减少 RRMS 患者的复发率,延缓RRMS、SPMS 和 PRMS 患者的疾病进展,但由于其严重的心脏毒性和白血病的不良反应,建议用于快速进展、其他治疗无效的患者。推荐用法:$8\sim12\ mg/m^2$,静脉注射,每 3 个月 1 次,终身总累积剂量限制在小于 $104\ mg/m^2$,疗程不宜超过 2 年。主要不良反应为心脏毒性和白血病。2010 年一项系统性综述显示,应用米托蒽醌治疗,心脏收缩功能障碍、心力衰竭和急性白血病的发生风险分别为12.0%、0.4% 和 0.8%。使用时应注意监测其心脏毒性,每次注射前应检测左室射血分数(LVEF),若LVEF<50% 或较前显著下降,应停用米托蒽醌。此外,因米托蒽醌的心脏毒性有迟发效应,整个疗程结束后,也应定期监测 LVEF。

3. **对症治疗** MS 的有些症状是由疾病直接引起的,有些则是由于功能障碍导致的,常使患者异常痛苦,影响日常生活,故应特别重视 MS 的对症处理。

(1) **痛性痉挛** 可应用卡马西平、加巴喷丁、巴氯芬等药物。

(2) **慢性疼痛、感觉异常等** 可用阿米替林、普瑞巴林、选择性 5-羟色胺及去甲肾上腺素再摄取抑制药(SSNRI)及去甲肾上腺素能与特异性 5-羟色胺能抗抑郁药(NaSSA)类药物。

(3) **抑郁焦虑** 可应用选择性 5-羟色胺再摄取抑制药、SSNRI、NaSSA 类药物以及心理辅导治疗。

(4) **乏力、疲劳(MS 患者较明显的症状)** 可用莫达非尼、金刚烷胺。

(5) **震颤** 可应用盐酸苯海索、盐酸阿罗洛尔等药物。

(6) **膀胱直肠功能障碍** 配合药物治疗或借助导尿等处理。

(7) **性功能障碍** 可应用改善性功能药物等。

(8) **认知障碍** 可应用胆碱酯酶抑制剂等。

4. **康复治疗及生活指导** MS 的康复治疗同样重要。对伴有肢体、语言、吞咽等功能障碍的患者,应早期在专业医师的指导下进行相应的功能康复训练。在对疾病的认识上,医师应耐心对患者及亲属进行宣教指导,强调早期干预、早期治疗的必要性,合理交代病情及预后,增加患者治疗疾病的信心,提高治疗的依从性。医师还应在遗传、婚姻、妊娠、饮食、心理及用药等生活的各个方面提供合理建议,包括避免预防接种,避免过热的热水澡、强烈阳光下高温暴晒,保持心情愉快,不吸烟,作息规律,适量运动,补充维生素 D 等。

【预后】 MS 病程多样,预后不一。大多数患者预后较好,可存活 20~30 年。临床良性型预后最好,起病 15 年后仍无明显功能障碍,此型约占10%;进展型 MS 病情持续发展,病残发生早且重,预后较差;恶性 MS 可于病后数周死亡,预后极差。

(李蕊 陆正齐)

第三节 视神经脊髓炎谱系病

视神经脊髓炎(optic neuromyelitis,NMO)是一种主要累及视神经和脊髓的中枢神经系统炎性脱髓鞘疾病。临床上以视神经和脊髓同时或相继受累为主要特征,呈进行性或复发 - 缓解病程。本病由 Devic(1894)首次描述,通常将单时相的 NMO 称为视神经脊髓炎,而多时相的 NMO 称为复发型 NMO,80%~90% 的 NMO 为复发型。2004 年,Lennon 等在 NMO 患者的血清中发现了一种特异性抗体,命名为 NMO–IgG,其靶抗原是位于星形胶质细胞足突上的水通道蛋白 4(AQP4),其在 NMO发病机制中发挥了重要作用,血清 NMO–IgG 诊断NMO 患者的敏感性和特异性分别达 73% 和 91%。临床上,除 NMO 之外,在一些发病机制与 NMO 类似的非特异性炎性脱髓鞘病中,NMO– IgG 阳性率亦较高。2007 年,Wingerchuk 将其归纳,并提出了视神经脊髓炎谱系病(NMOSD)这一概念。并且经研究发现,这些疾病患者在临床表现、血液及脑脊液检测结果、MRI 特征、病程最终演变及治疗上并没有显著差异。本节将着重介绍包括经典 NMO 在内的 NMOSD 相关内容。

【病因及发病机制】 NMOSD 的病因及确切

发病机制不明,可能与 HIV、登革热病毒、人类疱疹病毒(感染后引起传染性单核细胞增多症)、甲型肝炎病毒及结核分枝杆菌、肺炎支原体感染有关。NMOSD 的遗传因素不明,多无家族史,有少数家系的病例报道,其中包括 1 例同卵双胎同时患 NMO 的报道。同卵双胎虽受共同的基因影响,但也不能排除宫内环境、幼年成长等环境因素的影响。与白种人对 MS 的种族易感性相似,非白种人具有对 NMO 的种族易感性。目前认为, NMOSD 的可能发病机制为 AQP4-Ab 与 AQP4 特异性地结合,改变了 AQP4 在星形胶质细胞中的极性分布,在补体参与下,AQP4 抗体激活补体依赖和抗体依赖的细胞毒途径,星形胶质细胞足突被抗 AQP4 自身抗体和补体沉积物降解,继而活化的巨噬细胞与嗜酸性粒细胞和中性粒细胞一起产生细胞因子、氧自由基等,造成血管和实质的损伤,最终导致包括轴索和少突胶质细胞在内的白质和灰质的损伤。因此,目前多数学者认为 NMOSD 是以体液免疫为主的独立疾病。

【病理】 病变主要累及视神经和脊髓,而中枢神经系统的其他部位较少受累。视神经损害多位于视神经和视交叉部位,偶累及视束,表现为髓鞘脱失,轻度炎性细胞浸润。脑组织大致正常,或有小范围斑点状髓鞘脱失、胶质细胞增生和血管周围炎性细胞浸润。脊髓病灶可累及多个节段,大体观可见肿胀、软化和空洞形成,镜下可见灰质和白质血管周围轻度炎性脱髓鞘至出血、坏死等不同程度改变。典型的病灶位于脊髓中央,少突胶质细胞丢失明显,病灶内可见巨噬细胞、小胶质细胞及淋巴细胞浸润。

【临床表现】

1. **发病情况** 任何年龄均可发病,平均发病年龄接近 40 岁,比典型 MS 晚 10 年。性别构成上 NMOSD 男女患病比率为 1 :(9~12)。

2. **病程特征** NMOSD 为高复发、高致残性疾病,90% 以上为多时相病程。一般呈急性或亚急性起病,分别在数天内和 1~2 个月达到高峰。

3. **症状** NMOSD 有 6 组核心临床症候:视神经炎、急性脊髓炎、极后区综合征、急性脑干综合征、急性间脑综合征和大脑综合征;同时,具有与之相对应的影像学特征性表现(表 10-3)。

表 10-3　NMOSD 的临床表现与 MRI 影像特征

疾病	临床表现	MRI 影像特征
视神经炎	急性起病,迅速达峰。多为双眼同时或相继发病,伴有眼痛,视功能受损,程度多严重:视野缺损,视力明显下降,严重者仅留光感甚至失明	眼眶 MRI:病变节段多大于 1/2 视神经长度,视交叉易受累。急性期视神经增粗、强化,可合并视神经周围组织强化。缓解期视神经萎缩、变细,形成双轨征(图 10-3)。也可以为阴性
急性脊髓炎	急性起病,多出现明显感觉、运动及尿便障碍。多有神经根性疼痛,颈髓后索受累可出现莱尔米特征。严重者可表现为截瘫或四肢瘫,甚至呼吸肌麻痹。恢复期易残留较长时期痛性或非痛性痉挛、瘙痒、尿便障碍等	脊髓病变长度多超过 3 个椎体节段,甚至可累及全脊髓(图 10-4)。轴位多为横贯性,累及脊髓中央灰质和部分白质,呈圆形或 H 形,脊髓后索易受累。少数病变可小于 2 个椎体节段。急性期病变肿胀明显,可呈亮斑样、斑片样或线样强化,脊膜亦可强化。缓解期长节段病变可转变为间断、不连续信号,部分可有萎缩或空洞形成
极后区综合征	不能用其他原因解释的顽固性呃逆、恶心、呕吐,亦可无临床症候	延髓背侧为主,轴位主要累及最后区域,矢状位呈片状或线状长 T_2 信号,可与颈髓病变相连
急性脑干综合征	头晕、复视、面部感觉障碍、共济失调,亦可无临床症状	脑干背盖部、第四脑室周边、桥小脑脚;病变呈弥漫性、斑片状,边界不清
急性间脑综合征	嗜睡、发作性睡病、体温调节异常、低钠血症等,亦可无临床症候	丘脑、下丘脑、第三脑室周边弥漫性病变,边界不清
大脑综合征	意识水平下降、高级皮质功能减退、头痛等,亦可无临床症候	不符合经典 MS 影像特征,幕上病变多位于皮质下白质,呈弥漫云雾状。可以出现点状、泼墨状病变。胼胝体病变纵向可大于 1/2 全长,多弥漫,边界模糊。病变可沿锥体束走行,包括基底核、内囊后肢、大脑脚。少部分可为 ADEM 或 TDL 表现,有轻度占位效应等

NMOSD:视神经脊髓炎谱系病;ADEM:急性播散性脑脊髓炎;TDL:肿瘤样脱髓鞘病变。

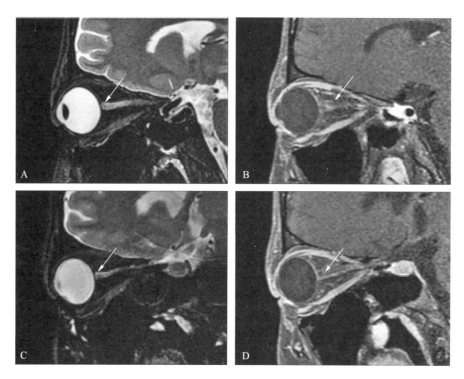

图 10-3 视神经 MRI

A. 右眼 T_2 序列,示视神经表面 T_2 加权像高信号 B. 右眼 T_1 加权像增强,示视神经部分强化 C. 左眼 T_2 序列,示视神经表面 T_2 加权像高信号 D. 左眼 T_1 加权像增强,示视神经轨道样强化(双轨征)

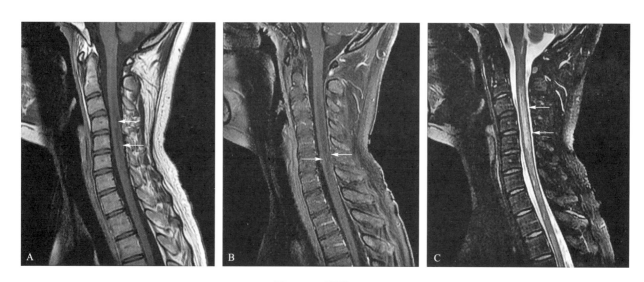

图 10-4 颈髓 MRI

A. 平扫,可见延髓、C_1~C_4 段长 T_1 病灶,病灶处脊髓增粗 B. 增强扫描,可见病灶轻度强化 C. T_2 加权像,为长 T_2 表现

4. 伴发症状 部分 NMO 患者可伴有其他自身免疫病,如甲状腺功能亢进症、桥本甲状腺炎、干燥综合征、系统性红斑狼疮、混合性结缔组织病、重症肌无力等。

【辅助检查】

1. 脑脊液检查 压力与外观一般正常。细胞数轻度增多,以淋巴细胞为主,通常不超过 $100 \times 10^9/L$,30% 的患者急性期脑脊液白细胞 $>50 \times 10^9/L$,且以中性粒细胞为主,有时可见嗜酸性粒细胞;蛋白质含量正常或轻度增高,多在 1 g/L 以下,免疫球蛋白轻度增高,以 IgA 和 IgG 为主,复发型患者脑脊液蛋白质含量显著高于单时相病程患者;蛋白电泳检查可见寡克隆区带,阳性率 20%~40%,明显低于 MS。

2. 血清 NMO-IgG(AQP4 抗体)检测 是 NMO 的特异性自身抗体标志物,用间接免疫荧光法检测,约 70% 患者的血清 NMO-IgG 阳性。部分血清 NMO-IgG 阴性患者,脑脊液中可检测到 AQP4 抗体。NMO-IgG 呈强阳性的 NMO 患者复发可能性较大,其滴定度可作为复发与治疗疗效的评价指标。

3. 血清自身抗体检测 NMO 患者血清常可检出一个或多个自身抗体,如抗核抗体、抗双链 DNA 抗体、可提取性核抗原(ENA)抗体和抗甲状腺抗体,50% 的患者至少存在上述一种抗体阳性。

4. 诱发电位 多数患者有视觉诱发电位异常,主要表现为 P100 潜伏期延长、波幅降低或 P100 引不出。少数患者脑干听觉诱发电位异常,提示脑内有潜在的脱髓鞘病灶。

【诊断】 1999 年,Wingerchuk 等研究并制定了一套 NMO 的诊断标准。从 1999 年至今,国际上一直沿用这套标准,但该套标准存在一定的局限性。近年来认为,NMO 也可以出现视神经和脊髓以外的其他中枢神经系统结构的累及,包括脑干、小脑、大脑半球等部位的病变。NMO-IgG 被认为是 NMO 特异的免疫标志物,对诊断 NMO 具有高度特异性。基于上述新的认识,2006 年,Wingerchuk 在美国神经病学年会上对 NMO 提出新的修订标准,删去 1999 年提出的"没有视神经炎和脊髓炎以外的其他神经损伤证据",将患者血清 NMO-IgG 检测阳性纳入标准诊断。2010 年,欧洲神经病学联盟(EFNS)在 NMO 诊治指南中对 NMOSD 进行了明确定义,特指一组潜在发病机制与 NMO 相近,但临床受累局限,不完全符合 NMO 诊断的相关疾病。具体包括:① 受累部位局限的类型,如长节段横断性脊髓炎(longitudinally extensive transverse myelitis,LETM)、复发性孤立性视神经炎(recurrent isolated optic neuritis,RION)和双侧视神经炎(bilateral optic neuritis,BON);② 在器官特异性或非器官特异性自身免疫病背景下发生的 NMO;③ 伴有症状性或无症状性脑内病灶的不典型病例;④ 亚洲国家的视神经脊髓型 MS(optic-spinal MS,OSMS)。2015 年 6 月 19 日,"国际 NMO 诊断小组(International Panel for Neuromyelitis Optica Diagnosis,IPND)"更新了 NMOSD 的诊断标准,取

消了 NMO 的单独定义,将 NMO 整合入 NMOSD 的大范畴中,并进一步将其分为 AQP4 抗体阳性组和 AQP4 抗体阴性组,分别制定相应的诊断细则(表 10-4)。

表 10-4 成人 NMOSD 诊断标准(IPND,2015)

AQP4-IgG 阳性的 NMOSD 诊断标准

(1) 至少 1 项核心临床特征

(2) 用可靠的方法检测 AQP4-IgG 阳性(推荐 CBA 法)

(3) 排除其他诊断

AQP4-IgG 阴性或 AQP4-IgG 未知状态的 NMOSD 诊断标准

(1) 在 1 次或多次临床发作中,至少 2 项核心临床特征并满足下列全部条件:① 至少 1 项临床核心特征为 ON、急性 LETM 或延髓最后区综合征;② 空间多发(2 个或以上不同的临床核心特征);③ 满足 MRI 附加条件

(2) 用可靠的方法检测 AQP4-IgG 阴性或未检测

(3) 排除其他诊断

核心临床特征

(1) ON

(2) 急性脊髓炎

(3) 极后区综合征,无其他原因能解释的发作性呃逆、恶心、呕吐

(4) 其他脑干综合征

(5) 症状性发作性睡病、间脑综合征,脑 MRI 有 NMOSD 特征性间脑病变

(6) 大脑综合征伴有 NMOSD 特征性大脑病变

AQP4-IgG 阴性或未知状态下的 NMOSD MRI 附加条件

(1) 急性 ON:需头部 MRI 有下列之一表现:① 头部 MRI 正常或仅有非特异性白质病变;② 视神经长 T_2 加权像信号或 T_1 加权像增强信号 >1/2 视神经长度,或病变累及视交叉

(2) 急性脊髓炎:长脊髓病变 >3 个连续椎体节段,或有脊髓炎病史的患者相应脊髓萎缩 >3 个连续椎体节段

(3) 极后区综合征:延髓背侧 / 最后区病变

(4) 急性脑干综合征:脑干室管膜周围病变

IPND:国际 NMO 诊断小组;NMOSD:视神经脊髓炎谱系病;AQP4-IgG:水通道蛋白 4 抗体;ON:视神经炎;LETM:长节段横贯性脊髓炎。

【鉴别诊断】

1. MS 根据两者的临床表现、影像学特征、血清 NMO-IgG 及相应的临床诊断标准的不同以资鉴别(表 10-5)。

2. 其他自身免疫病 包括系统性红斑狼疮、干燥综合征、贝赫切特综合征等。系统性红斑狼疮

表 10-5　NMO 与 MS 的鉴别

鉴别要点	NMO	MS
种族	亚洲人多发	西方人多发
前驱感染或预防接种史	多无	可诱发
发病年龄	任何年龄,中位数 39 岁	儿童和 50 岁以上少见,中位数 29 岁
性别(女性:男性)	(9~12):1	2:1
发病严重程度	中重度多见	轻中度多见
发病遗留障碍	可致盲或严重视力障碍	不致盲
临床病程	>85% 为复发型,较少发展为继发进展型,少数为单时相型	85% 为复发缓解型,最后大多发展为继发进展型,10% 为原发进展型,5% 为进展复发型
血清 NMO-IgG	大多阳性	大多阴性
脑脊液细胞	多数患者白细胞 >5×10⁶/L,少数患者白细胞 >50×10⁶/L,中性粒细胞为主,甚至可见嗜酸性粒细胞	多数正常,白细胞 <50×10⁶/L,以淋巴细胞为主
脑脊液寡克隆区带	较少见(约 20%)	常见(国外约 85%)
IgG 指数	多正常	多增高
脊髓 MRI	长脊髓病灶 >3 个椎体节段,轴位像多位于脊髓中央,可强化	脊髓病灶 <2 个椎体节段,多位于白质,可强化
头部 MRI	无,或点片状;皮质下、下丘脑、丘脑、导水管周围,无明显强化	侧脑室旁白质、皮质下白质、小脑及脑干,可强化

和干燥综合征都可以累及视神经和脊髓,而且在脊髓的 MRI 表现与 NMO 相似,但系统性红斑狼疮、干燥综合征及贝赫切特综合征的其他系统受损及抗中性粒细胞抗体或抗核抗体阳性可资鉴别。

3. 急性脊髓炎　起病急,瘫痪重,病变双侧对称,多遗留病残,病程中无缓解复发,无视神经受损表现。

4. 视神经炎　临床表现与 NMO 的眼部症状相同,但始终不出现脊髓病变。如果 NMO 以视神经损害为首发症状,且与脊髓症状间隔较长,则鉴别困难。

5. 急性播散性脑脊髓炎　多发生于某些感染或免疫接种后,病势严重,常有发热、头痛、昏迷等脑和脊髓弥漫性损害的表现,一般呈单时相病程。

【治疗】　NMO 的治疗包括急性发作期治疗、缓解期治疗和对症康复治疗。

1. 急性期治疗

(1)糖皮质激素　采用大剂量甲泼尼龙冲击疗法能加速 NMO 病情缓解。总原则是大剂量、短疗程。从 1 g/d 开始,静脉滴注 3~4 h,共 3 d,剂量阶梯依次减半,后改为泼尼松 1 mg/(kg·d)口服,逐渐减量。与 MS 不同,有部分 NMO 患者对激素有一定依赖性,在减量过程中病情反复。对激素依赖性患者,激素减量过程要慢,可每周减 5 mg,至维持量(15~20 mg/d),小剂量激素维持时间应较 MS 要长一些。

(2)血浆置换　有部分 NMO 患者对甲泼尼龙冲击疗法反应差,可试用血浆置换疗法,可能有效。一般建议置换 3~5 次,每次血浆交换量为 2~3 L,多数置换 1~2 次后见效。

(3)静脉注射免疫球蛋白(IVIG)　对甲泼尼龙冲击疗法反应差的患者,可选用 IVIG,从临床经验看,用 IVIG 治疗 NMO 较治疗 MS 效果好。免疫球蛋白用量为 0.4 g/(kg·d),静脉滴注,一般连续用 5 d 为 1 个疗程。

(4)激素联合其他免疫抑制剂　在激素冲击治疗收效不佳时,尤其合并其他自身免疫病的患者,可选择激素联合其他免疫抑制剂,如联合环磷酰胺治疗。

2. 缓解期治疗　目的为预防复发,对于急性发作后的 NMO、NMO 高危综合征及血清 NMO-IgG 阳性者应早期预防治疗。一线药物包括硫唑嘌呤、吗替麦考酚酯,有条件者可使用利妥昔单抗;二线药物包括环磷酰胺、甲氨蝶呤及米托蒽醌等,定期IVIG治疗也可用于NMO的治疗。其他如环孢素A、他克莫司(FK506)、来氟米特等免疫抑制剂也可试用。与MS不同,β干扰素预防NMO复发的疗效不确定。

(1) **硫唑嘌呤** 按 2~3 mg/(kg·d) 单用或联合口服泼尼松 [1 mg/(kg·d)],通常在硫唑嘌呤起效后(2~3个月)将泼尼松逐渐减量,长期用激素应防止骨质疏松甚至股骨头坏死等。对于AQP4抗体阳性患者应长期应用免疫抑制剂,以防止复发。但部分患者用硫唑嘌呤可出现白细胞数减少、胃肠道症状等不良反应,应注意定期监测血象。

(2) **吗替麦考酚酯** 通常 1~3 g/d,口服,可用于硫唑嘌呤无效或不耐受者。其不良反应主要为胃肠道症状和增加感染机会。

(3) **利妥昔单抗** 是一种针对B细胞表面CD20的单克隆抗体,能够有效减灭B细胞。临床研究表明,利妥昔单抗对NMO的治疗有显著疗效。用法:按 375 mg/m² 静脉滴注,每周1次,连用4周;或 1 000 mg 静脉滴注,共用2次(间隔2周)。

(4) **环磷酰胺** 按 7~25 mg/kg 静脉滴注,每月1次,共用6个月。可同时应用美司钠(uromitexan)注射,以预防出血性膀胱炎。

(5) **米托蒽醌** 按 12 mg/m² 静脉滴注,每月1次,共6个月,后改为每3个月1次再用3次,对预防复发有效,对于反复发作而其他方法治疗效果不佳的NMO可选用,但应监测米托蒽醌的心脏毒性。

(6) **糖皮质激素** 对于MS缓解期治疗不用糖皮质激素,NMO是否也不用还值得商榷,应权衡利弊个体化治疗。有部分NMO患者对糖皮质激素有一定依赖性,对于这些患者激素减量要比MS慢。有报道,小剂量泼尼松维持治疗能减少NMO复发,特别对血清其他自身免疫抗体增高的患者更适用;也有报道,定期激素冲击治疗,如每3个月冲击1次,能减少复发,但尚无大样本多中心随机对照试验结果。

(7) **间断静脉注射免疫球蛋白** 是否能预防NMO复发,仅有小样本报道有效,尚缺乏大样本随机对照试验研究。从理论上和经验上看,以体液免疫为主的NMO,对IVIG的疗效较MS好。

3. 对症治疗 见本章第二节。

【预后】 NMO的预后多与脊髓炎的严重程度、并发症有关。总体而言,NMO患者年龄大,预后较MS差。单时相型病损重于复发型,但长期预后如视力、肌力、感觉功能均较复发型好,不复发且遗留的神经功能障碍不再进展。单时相型患者5年生存率约90%。复发型预后差,多数患者呈阶梯式进展,发生全盲或截瘫等严重残疾。50%以上复发型NMO患者至少一眼永久遗有严重的视力损害,或者发病后5年内因截瘫或单瘫导致无法行走。复发型患者5年生存率约68%,33%的患者死于呼吸衰竭。

(常艳宇　陆正齐)

第四节　急性播散性脑脊髓炎

急性播散性脑脊髓炎(acute disseminated encephalomyelitis, ADEM)是一种广泛累及中枢神经系统白质的急性炎症性脱髓鞘疾病,以多灶性或弥漫性脱髓鞘为其主要病理特点。通常发生于感染、出疹及疫苗接种后,故又称为感染后、出疹后或疫苗接种后脑脊髓炎。患者可表现为急性出血性白质脑炎(acute hemorrhagic leukoencephalitis, AHLE),被认为是ADEM的暴发型,临床经过急骤,病情凶险,病死率高。

ADEM是一种异质性的综合征,而不是一种特定的疾病。MOG-IgG阳性的ADEM可符合MOGAD的诊断,部分ADEM也可能转化为多发性硬化(MS)或视神经脊髓炎谱系病(NMOSD)。

【病因】 1790年,首次发现感染麻疹病毒的患者于1周后出现双下肢无力、尿潴留等临床表现,最后被诊断为ADEM。以后又陆续发现本病常发生于风疹病毒、天花病毒、流感病毒、腮腺炎病毒、水痘病毒、EB病毒、单纯疱疹病毒、甲型肝炎病毒、柯萨奇病毒等感染后及疫苗接种后,分别被称为感染后脑脊髓炎和疫苗接种后脑脊髓炎。服用某些药物或食物,如左旋咪唑、四米唑(驱虫净)、复方磺胺甲噁唑、蚕蛹等亦可引起本病。极少数患者发生于某些特殊时期,如围生期、术后。还有部分患者既无疫苗接种史,亦无其他感染病史,称为特发性ADEM。目前认为,ADEM的发病与免疫有关,可能是与髓鞘相关肽具有相似抗原表位的传染源或其他因素,通过分子模拟触发自身免疫反应。

【病理】 ADEM的病理改变为弥漫性、较对称的静脉周围炎性脱髓鞘病灶,病变分布于大脑、脑干、小脑和脊髓,灰质、白质均可受累,以白质为主。脑部病变好发于皮质深层、丘脑、下丘脑、基底核、脑桥腹侧、黑质、内侧膝状体、外侧膝状体、半球白质,也可累及侧脑室和第三脑室室壁的血管床。脊髓病损也呈播散性分布,重症时可见多个小病灶的融合,直径0.1 mm至数毫米不等。急性期可见脑和脊髓组织肿胀,切面可见水肿和散在的出血点,白质静脉扩张。镜下见小静脉周围有散在的伴单核细胞和小胶质细胞浸润的脱髓鞘病灶,病变偶可融合,形成软化灶,无出血,轴突相对保存。血管周围有炎性细胞浸润,多数为淋巴细胞、巨噬细胞和浆细胞,粒细胞少见,常伴有内皮细胞增生,其特点是形成以小静脉和中静脉为中心的、巨噬细胞为主、伴有炎性细胞浸润的袖套样结构。严重时可见轴索、神经细胞及其他组织成分的破坏。随着病程进展,炎性反应逐渐减轻,星形胶质细胞增生,少突胶质细胞常呈固缩状态,最后胶质瘢痕形成。

AHLE的病理改变表现为大脑肿胀、点状或环形出血,静脉周围脱髓鞘,有的融合成较大病灶。镜下可见广泛的小血管纤维素样坏死和小血管周围脑组织坏死,中性粒细胞、嗜酸性粒细胞浸润,血浆蛋白、红细胞、粒细胞分布于血管周围,环状出血合并静脉血栓形成,常可见血管壁内及周围组织有纤维素样渗出。病灶多位于半卵圆区、脑干、小脑和胼胝体。与MS不同的是,本病常伴多灶性炎性细胞浸润脑膜。

【临床表现】 本病好发于儿童和青壮年,男女发病率无明显差异,四季均可发病,散发病例多见。多在感染或疫苗接种后1~2周急性起病,少数也可呈暴发式或亚急性起病,脑脊髓炎通常出现于皮疹后2~4 d,常表现为疹斑正在消退、症状正在改善时患者突然再次出现高热,并伴有头晕、头痛、乏力、全身酸痛,严重时出现抽搐和意识障碍。临床表现为多灶性神经功能障碍,绝大多数患者大脑弥漫性损害的"脑病"症状突出,是ADEM的重要临床特征,表现为发热、全身疾病或发作后症状不能解释的意识改变(如昏迷、嗜睡)或行为改变;脑局灶性损害的表现,如偏瘫、偏盲、视力障碍和共济失调等也较为常见;少数患者脑膜受累,可出现头痛、呕吐,脑膜刺激征阳性;锥体外系受累出现震颤、舞蹈样动作等;脊髓病变时出现受损平面以下部分或完

全性截瘫或四肢瘫,上升性麻痹,传导束性感觉减退或消失,不同程度的膀胱及直肠功能障碍等。周围神经亦可累及。依据临床症状和病变部位可分为脑型、脑脊髓型和脊髓型。

AHLE常见于青壮年,病前1~14 d可有上呼吸道感染史,常呈暴发起病,病情凶险,临床表现为高热、头痛、颈强直、精神异常与昏迷,症状及体征迅速达到高峰,不少患者在2~4 d,甚至数小时内死亡。

大多数ADEM是单时相病程的,ADEM后的复发性脱髓鞘事件仅发生在少数患者中。多相性ADEM表现为两次符合ADEM的发作,间隔超过3个月,并且后续没有其他脱髓鞘临床事件。其中第二次发作可以表现为新的或与既往相同的神经症状、体征和MRI表现。MOG-IgG阳性的ADEM患者可以呈单时相型或复发型病程,MOG-IgG阴性的ADEM如出现复发性脱髓鞘事件,诊断应谨慎。如果ADEM患者出现多于两次脱髓鞘发作事件,需要考虑慢性疾病如MS或NMOSD的转化。

【辅助检查】

1. 自身抗体检测 ADEM患者需要进行MOG-IgG检测,以助于治疗选择和复发、预后评估。AQP4-IgG和自身免疫脑炎相关抗体等神经系统免疫疾病抗体检测和风湿免疫抗体也很有必要,以进行鉴别诊断和筛查合并疾病。

2. 脑脊液检查 脑脊液压力增高或正常,细胞数正常或轻度增加,以单个核细胞为主。AHLE则以多核细胞为主,红细胞常见,细胞数可高达$1\,000 \times 10^6/L$以上。蛋白质轻度至中度增高(一般<1 g/L),以IgG增高为主,可发现寡克隆区带(OCB),儿童OCB的阳性率为3%~29%,成人为58%。

3. 影像学检查 头部CT扫描可发现白质内弥散性多灶性大片状或斑片状低密度区,增强CT可出现环形或结节状强化。MRI显示病变更清楚,主要表现为长T_1、长T_2异常信号(图10-5),为多灶性、非对称性病变,多分布在皮质下白质、脑室周围、脑干、小脑及脊髓白质,也可见胼胝体病变,病灶可强化,近50%的患者病灶不强化。约40%的患者出现丘脑病灶;约15%的患者出现双侧丘脑或基底核对称性病灶;病灶可局限在脑干或小脑,有时出现假瘤样改变。丘脑受累是鉴别本病与MS的依据之一。

早期AHLE的MRI表现为不同数量的白质、

胼胝体、丘脑、基底核和脑干高信号,伴或不伴小出血灶。病情恶化后迅速出现 MRI 病变的明显出血和水肿。

4. 眼科检查　累及视神经的患者进行眼科检查可发现视力下降、视野缺损等。

5. 电生理检查　脑电图多为广泛性中度以上异常,常见 θ 波和 δ 波,亦可见棘波和棘慢复合波。部分患者根据病变部位不同可出现诱发电位检查异常。

6. 其他　可伴系统性炎症表现,如外周血象中白细胞增多,红细胞沉降率增快等。

【诊断】　在非特异性病毒感染或免疫接种后,出现急性或亚急性脑和脊髓弥漫性损害的症状要高度警惕本病。脑脊液中细胞数轻度增多,脑电图广泛中度以上异常,CT 或 MRI 发现脑和脊髓白质内多发散在病灶,特别是丘脑部位,有助于诊断。

2007 年,国际儿童 MS 研究小组(International Pediatric Multiple Sclerosis Study Group,IPMSG) 制定了 ADEM 的诊断标准,并于 2012 年进行了更新(表 10–6)。

表 10–6　ADEM 诊断标准(IPMSG,2012)

儿童 ADEM(需要符合全部条件)
(1) 首次发作的多灶性临床中枢神经系统事件,病因可能是炎性脱髓鞘
(2) 伴有不能用发热解释的脑病样症状
(3) 发病 3 个月或更长时间没有新的临床和 MRI 发现
(4) 急性期(3 个月)头部 MRI 异常
(5) 典型头部 MRI 表现:①弥漫性边界不清的大病灶(直径 >1~2 cm),主要累及脑白质;②T₁ 加权像低信号白质病灶,罕见;③可见灰质深部(如丘脑或基底核)病灶

【鉴别诊断】　ADEM 需要进行广泛的鉴别诊断。重点鉴别典型的脱髓鞘综合征(如 MS 和 NMOSD)、中枢神经系统感染、自身免疫性脑炎。此

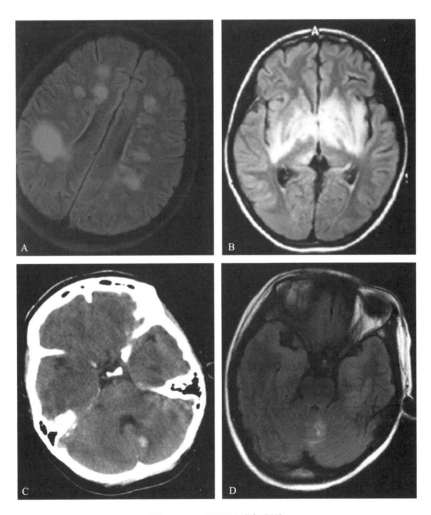

图 10–5　ADEM 头部影像

A、B. 典型 ADEM 的 MRI 多灶性、非对称性皮质下白质病变和深部灰质病变　C. AHLE CT,示小脑出血　D. AHLE MRI,示多发性白质病变伴水肿出血

外,在儿童中还应考虑白质营养不良/白质脑病和线粒体疾病等遗传疾病。在成人和儿童中都需要排除肿瘤、慢性感染的异常表现和罕见的风湿病表现(红斑狼疮、贝赫切特综合征、神经肉瘤、硬皮病、血管炎等)。

典型的 ADEM 与首次发病的 MS 可试从以下几点进行鉴别:① 一般认为,ADEM 儿童、成人均可发病;而 MS 少见于儿童,多见于成人。② ADEM 患者多有明确的前驱感染史或疫苗接种史,而 MS 患者少见。③ ADEM 弥漫性脑损害的症状明显,而 MS 患者全脑受损症状不突出;如累及脊髓,ADEM 多为横贯性,而 MS 常为不完全的脊髓损害;如累及视神经,MS 常先累及一侧,而 ADEM 则多同时累及双侧。④ 绝大多数 ADEM 呈单时相病程,而大多数 MS 患者病程表现为时间上的多发性。⑤ ADEM 脑脊液一般缺少 OCB,而 MS 常为阳性。⑥ ADEM 的 MRI 表现常为同期大量广泛两侧不对称的白质受损,常累及深部灰质,尤其是丘脑;MS 常为不同时期局部性损害,一般位于深部白质,很少累及丘脑。⑦ 急性 MS 炎性细胞浸润局限于脱髓鞘病变的血管周围,正常白质内无炎性细胞浸润;而 ADEM 病变范围广,在正常白质内仍可见炎性细胞浸润,且炎性反应重。

【治疗】 早期使用足量皮质激素能减轻脑和脊髓的充血和水肿,保护血脑屏障,抑制炎性脱髓鞘过程。目前主张静脉滴注大剂量甲泼尼龙[30 kg 以下儿童为 10~30 mg/(kg·d),30 kg 以上者为 1 000 mg/d]冲击治疗,连用 5 d,随后改为口服泼尼松,逐渐减量且维持数周,有一定疗效。有些患者在使用皮质激素后症状缓解,但停药后病情又反复,而恢复用药后又获得改善。对皮质激素治疗无效的患者可考虑用血浆置换、免疫吸附或静脉注射免疫球蛋白治疗。

出现复发性脱髓鞘事件或高复发风险的患者应根据可能的诊断转归选择预防复发的治疗方案。

除上述治疗外,对症支持治疗非常重要。高热、昏迷患者可采用物理降温和冬眠疗法,颅内压增高可用脱水剂,还要注意控制感染和痫性发作,补充营养,维持水及电解质平衡。

【预后】 本病预后与发病诱因及病情轻重有关,病死率为 10%~30%。单时相 ADEM 患者通常预后良好,幸存者多在发病 2~3 周后开始逐渐好转,绝大多数恢复较好,部分患者残留运动障碍、认知障碍、视觉缺失和行为异常,9% 有反复抽搐。复

发型患者通常预后较单时相患者差,与疾病的病理和最终转化有关。

(钟晓南 陆正齐)

第五节 抗髓鞘寡突胶质糖蛋白免疫球蛋白 G 抗体相关疾病

抗髓鞘寡突胶质糖蛋白免疫球蛋白 G 抗体相关疾病(MOGAD)是近年来提出的一种中枢神经系统特发性炎症性脱髓鞘疾病(idiopathic inflammatory demyelinating disease,IIDD)。MOG-IgG 可能是 MOGAD 的致病性抗体。MOGAD 在儿童发病率较高,性别差异不明显。MOGAD 可为单时相或复发病程。

最初应用以线性、重折叠或变性的 MOG 蛋白作为抗原的 ELISA 法或免疫印迹法检测 MOG 抗体,这些抗原与天然的 MOG 蛋白在蛋白三级结构的抗原构象和免疫优势表位上存在差异,导致 MOG 抗体检测精度有限,仅观察到 MOG 抗体不但存在于部分多发性硬化(MS)和急性播散性脑脊髓炎(ADEM)患者,还存在于一些健康对照者和非脱髓鞘疾病患者中。直至使用以哺乳动物细胞转染 MOG 抗原的细胞法(CBA),检测系统中 MOG 蛋白的天然构象得以保持,MOG 抗体检测的灵敏度和特异性有了重大飞跃,才逐渐发现在健康对照组或其他神经疾病中很少能检测到 MOG-IgG,而 MOG-IgG 与血清水通道蛋白 4 自身抗体(aquaporin-4-IgG,AQP4-IgG)阴性的视神经脊髓炎谱系病(NMOSD)和视神经炎之间存在更密切的联系。此后,研究者逐渐证实 MOGAD 具有区别于其他 IIDD 的临床特征,且 MOG-IgG 滴度与 MOGAD 病情严重程度相关。病理学研究发现,MOGAD 有独特的免疫病理改变。此外,动物实验结果亦支持 MOG-IgG 是一种致病性抗体。目前认为,MOGAD 是不同于 MS 和 NMOSD 的独立疾病谱。

【病因及发病机制】 MOGAD 的病因及发病机制尚未完全阐明,可能与其他 IIDD 类似,与环境和遗传等多方面的因素相关。一些患者起病前可有感染或疫苗接种史,因此认为环境因素可能促使 MOGAD 的发病,但也有的患者无明显环境诱因起病。MOGAD 并非遗传性疾病,患者多无家族史,但目前一些初步研究发现,MOGAD 的遗传易感性可能与 HLA 基因相关。

关于 MOGAD 的发病机制有多种学说。研究最多的机制是分子模拟：与 MOG 蛋白具有相同抗原表位的外源性抗原致敏 MOG 特异性的脑炎性 T 细胞，并可随后激活 MOG 特异性 B 细胞，从而产生 MOG-IgG。MOGAD 发病的另一个机制是自身抗原暴露，中枢神经系统直接感染或其他周围循环因素可能破坏血脑屏障，使 MOG 蛋白进入外周循环，或使循环淋巴细胞进入中枢神经系统。当与外周淋巴细胞相遇时，过去仅存在于中枢神经系统的 MOG 可能被识别为非自身抗原，从而启动 MOG 特异性免疫反应，包括 MOG-IgG 的分泌。针对 MOG 蛋白的免疫应答导致神经系统损伤的具体机制还有待进一步研究。根据目前研究的证据，体液免疫和细胞免疫可能同时参与，其中体液免疫与补体固定的 IgG1 抗体相关，尤其是识别 MOG 蛋白胞外区构象表位的抗体，而细胞免疫方面已经观察到针对几种不同 T 细胞表位的特异性 T 细胞，部分具有致脑炎的效应。

【病理】 MOGAD 病灶可累及脑部、脊髓和视神经等多个部位。脑部脑膜、皮质、白质、深部灰质均可受累，脊髓横断面上可分布在中央或周边，纵向可分布在各个节段，包括腰骶部，视神经病灶常位于视神经前段。镜下可见少突胶质细胞和轴突破坏，皮质内脱髓鞘显著，并存在静脉周围脱髓鞘伴或不伴汇合的白质脱髓鞘。其炎症反应表现为 CD4+T 细胞为主的炎症反应伴明显粒细胞浸润。补体沉积存在于所有活动性白质病变。

【临床表现】 MOGAD 男女发病比例为 1：(1~2)。起病前可有感染或疫苗接种等诱因，诱因出现后 4 d~4 周发病。MOGAD 可呈单时相或复发病程，复发者可出现频繁发作。MOGAD 病灶可广泛累及中枢神经系统，临床表现多样，包括视神经炎、脑膜脑炎、脑干脑炎、脊髓炎等，可为单一症状或以上症状的多种组合。

MOGAD 在儿童中较成人中更常见。此外，MOGAD 临床表现存在年龄相关性特征，儿童多表现为 ADEM 样表型（ADEM、ADEM 相关性视神经炎、多时相 ADEM 和脑炎），而成人则多表现为视神经 - 脊髓表型（视神经炎、脊髓炎）和脑干脑炎。

1. **视神经炎** 是 MOGAD 最常见的临床分型。MOGAD 相关视神经炎患者视神经水肿明显，常合并眼眶结缔组织受累的视神经周围炎，患者常诉有比较明显的眼痛或眼球转动痛，常合并眼眶痛；急性期出现单眼或双眼视力急剧下降、视野缺损等。

发病部位常累及视神经前段，导致视神经乳头水肿多见。MOGAD 相关视神经炎的视功能预后较好，但复发率高，复发周期短。

2. **脑膜脑炎** 除脑部局灶性定位症状外，意识障碍、认知障碍、行为改变或癫痫发作是 MOGAD 的常见脑部症状，可伴随脑膜炎症状，包括头痛、恶心、呕吐和脑膜刺激征等。

3. **脑干脑炎** MOGAD 脑干脑炎的症状多样，包括呼吸功能衰竭、顽固性恶心和呕吐、构音障碍、吞咽困难、动眼神经麻痹和复视、眼球震颤、核间性眼肌瘫痪、面神经麻痹、三叉神经感觉迟钝、眩晕、听力丧失、平衡障碍等。

4. **脊髓炎** MOGAD 脊髓炎可为长节段横贯性脊髓炎，也可见短节段脊髓炎，可出现肢体乏力、感觉障碍和二便障碍等自主功能症状。有报道，MOGAD 脊髓炎累及腰髓和圆锥常见。

5. **其他特殊类型** 已有 MOGAD 炎性脱髓鞘假瘤的报道。此外，MOG-IgG 在其他炎症性疾病中亦可被检测到，如与抗 N- 甲基 -D- 天冬氨酸（N-methyl-D-aspartate，NMDA）受体抗体共阳性。

【辅助检查】

1. **MOG-IgG 检测** MOG-IgG 是 MOGAD 的诊断生物学标志物。目前国际推荐的 MOG-IgG 检测方法是 CBA 法。因 MOG-IgG 在外周血产生，故血清是首选的检测样品，脑脊液（CSF）检测仅提供补充信息。血清 MOG-IgG 滴度与疾病病程、病情活动和治疗状态相关。因此，建议确诊的 MOGAD 患者或 MOG-IgG 阴性但高度疑诊 MOGAD 的患者定期复查 MOG-IgG 以评估病情和指导治疗。

2. **脑脊液检查** MOGAD 患者脑脊液常规检查指标可正常，50% 的患者脑脊液中白细胞计数 $>5 \times 10^6$/L，脑脊液蛋白质水平也可升高。10% 的 MOGAD 患者脑脊液有 IgG 寡克隆区带。存在脑膜炎表现的 MOGAD 常合并颅内压增高，脑脊液白细胞可超过 100×10^6/L，并伴随脑脊液总蛋白水平上升。

3. **影像学检查** CT 对 MOGAD 诊断价值有限，因此推荐临床进行 MRI 检查。视神经 MRI 可见病灶累及单侧或双侧视神经，双侧多见；病灶常位于视神经前段，包括视神经乳头；长节段病灶多见；视神经增粗明显，边缘模糊，明显和均匀强化。常合并视神经周围炎表现。头部 MRI 常表现为多发病灶，两侧脑室旁白质区多见，皮质、丘脑、海马病灶在 MOGAD 具有相对特异性，病灶亦可见于胼胝体、内囊和脑干、小脑；病灶绝大多数呈斑片状；病灶可有强化；脑病或癫痫患者有时可出现软脑膜强化；大病灶可类似于脱髓鞘假瘤样。脊髓 MRI 可出现长节段及短节段病灶，短节段病灶相对多见；横断面病灶可见于脊髓中央或周边，斑片状（图 10-6）；脊髓病灶累及腰髓和圆锥常见。

4. 眼科检查　MOGAD 相关视神经炎患者急性期视力下降，视野缩小。眼底检查可发现显著视神经乳头水肿。视觉诱发电位（visual evoked potential，VEP）表现为 P100 波潜伏期延迟，振幅降低。光学相干断层扫描（optical coherence tomography，OCT）显示 MOGAD 相关视神经炎患者急性发作后视网膜神经纤维层变薄。

5. 电生理检查　出现脑膜脑炎的 MOGAD 患者脑电图可有慢波表现，出现癫痫的患者可见相应棘波、尖波等异常放电表现。根据病变部分不同，MOGAD 患者可以出现视觉诱发电位（VEP）、脑干听觉诱发电位和躯体感觉诱发电位等电生理检查异常，有助于提示潜在病变或评估病变严重程度。

【诊断】　暂无特征性的临床症状可以直接提示 MOGAD 诊断。在血清 MOG-IgG 阳性的基础上，以病史和临床表现为依据，结合辅助检查，尽可能寻找亚临床和免疫学证据辅助诊断。同时，需要排除其他疾病可能。我国专家于 2020 年制定了我国的 MOGAD 诊断和治疗专家共识，诊断标准见表 10-7。

表 10-7　我国专家组建议的 MOGAD 诊断标准[a]

符合以下所有标准：
（1）用全长人 MOG 作为靶抗原的细胞法检测血清 MOG-IgG 阳性
（2）临床有下列表现之一或组合：① 视神经炎，包括慢性复发性炎性视神经病变；② 横贯性脊髓炎；③ 脑炎或脑膜脑炎；④ 脑干脑炎
（3）与中枢神经系统脱髓鞘相关的 MRI 或电生理（孤立性视神经炎患者的 VEP）检查结果
（4）排除其他诊断

a. 应注意的是，由于可能存在 MOG-IgG 短暂阳性或低 MOG-IgG 滴度的患者，因此对于存在非典型表现的患者，且在第 2 次采用不同细胞法检测后未确认 MOG-IgG 阳性的患者，应诊断为"可能 MOGAD"。

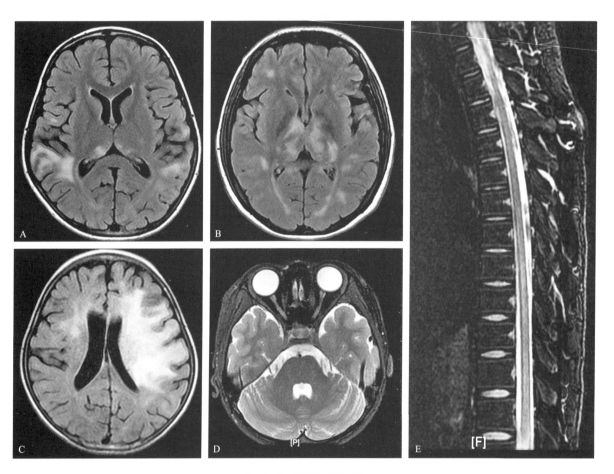

图 10-6　MOGAD MRI
A. 皮质下病灶　B. 丘脑病灶　C. 脱髓鞘假瘤样病灶　D. 视神经前段病灶　E. 脊髓短片状病灶

【鉴别诊断】　除与常见的 IIDD 如 MS 和 NMOSD 进行重点鉴别外(表 10-8),还需要与神经结核、神经梅毒、脊髓亚急性联合变性、莱伯遗传性视神经病变、血管炎、神经贝赫切特综合征、中枢神经系统淋巴瘤、脑胶质瘤病、副肿瘤性神经系统疾病等鉴别。

【治疗】　目前,MOGAD 治疗研究数据有限,治疗推荐均来自一些小样本、回顾性研究,并借助其他自身免疫病的经验。MOGAD 的治疗包括急性发作期治疗、缓解期治疗及对症康复治疗。

1. **急性期治疗**　主要药物及疗法包括激素冲击治疗、大剂量静脉注射免疫球蛋白(IVIG)和血浆置换(plasma exchange,PE)。

(1) **糖皮质激素**　有助于 MOGAD 患者急性期神经功能的恢复。应用原则为大剂量冲击,缓慢阶梯减量,小剂量维持。成人甲泼尼龙 1 g 静脉注射,

1 次 /d,共 3~5 d;逐渐减量,改为泼尼松口服并继续减量,减量速度依据免疫抑制剂起效快慢与之衔接。儿童起始剂量为甲泼尼龙静脉注射 20~30 mg/(kg·d),参考成人方案阶梯减量。部分 MOGAD 患者对激素依赖,减量过程中可出现病情再次加重,需要减慢激素减量速度,并可与免疫抑制剂联合使用。

(2) **IVIG**　对大剂量激素冲击治疗疗效差的 MOGAD 患者,可试用 IVIG 治疗。剂量 0.4 g/(kg·d),连续用 5 d 为 1 个疗程。

(3) **PE**　可为激素和 IVIG 治疗失败后的一个选择。建议行 PE 治疗 5~7 次,每次置换血浆 1~2 L。临床应避免 PE 与 IVIG 同时使用。

2. **缓解期治疗**　对于已出现复发的 MOGAD 患者应进行缓解期预防复发的治疗,对于初次发作的 MOGAD 患者是否需要长期免疫调节治疗有

表 10-8　MOGAD 与 MS 和 NMOSD 的鉴别

鉴别要点	MOGAD	AQP4-IgG 阳性 NMOSD	MS
生物标志物	血清 MOG-IgG 阳性	血清 AQP4-IgG 阳性	脑脊液寡克隆区带
女性：男性	(1~2)：1	(5~11)：1	(1.5~2.0)：1
好发年龄	儿童期较成人常见	20~40 岁	20~30 岁
病程	单时相型,复发型(常表现为视神经炎)	单时相型,复发型(多见)	复发缓解型或慢性进展型
临床表现	急性播散性脑脊髓炎样表型(儿童多见),或视神经 – 脊髓表型(成人多见)或脑干脑炎	视神经炎、脊髓炎、极后区综合征、脑干综合征、嗜睡或急性间脑综合征,伴 NMOSD 典型脑部病灶的脑部症状	视神经炎、脊髓炎、脑干或小脑症状,认知功能障碍和累及其他 MS 典型脑区的症状
头部 MRI	多发或单发白质病灶,斑片状,可伴有丘脑、海马、皮质 / 近皮质病灶,大病灶肿瘤样,可见软脑膜受累	延髓极后区、第三和第四脑室周围、下丘脑、丘脑病变,皮质下或深部较大融合的白质病变,胼胝体病变较长较弥散(>1/2 胼胝体),沿锥体束走行对称较长病变	脑室旁(毗邻侧脑室的大脑白质病变,直角征)、皮质 / 近皮质(大脑皮质内的病灶 / 大脑白质病变,毗邻皮质)、幕下(脑干病灶通常靠近表面、小脑脚或小脑),圆形、类圆形病变
脊髓 MRI	长或短节段病灶,横断面可见于中央或周边,累及腰髓 / 圆锥为相对特异性表现	长节段病灶(纵向延伸超过 3 个椎体节段),中央	短节段病灶,偏侧
视神经 MRI	长病灶(长于视神经的 1/2),视神经前段病灶	长病灶(长于视神经的 1/2),视神经后段或视交叉病灶	短节段病灶
脑脊液白细胞增多	常见(>70% 的患者)	常见(>70% 的患者)	中度(<50% 的患者)
治疗	免疫抑制剂	免疫抑制剂	免疫调节剂
预后	致残率低,发作后恢复较好;部分患者初次发作恢复差	致残率高,与高复发率和发作时恢复不良相关	致残率高,与疾病进展相关

待进一步观察,需要根据患者受累部位、病情轻重、MOG-IgG 滴度和阳性持续时间等综合评估。不同免疫药物,包括小剂量激素、硫唑嘌呤、吗替麦考酚酯、利妥昔单抗和甲氨蝶呤等,可能会降低 MOGAD 患者的复发风险,特别是当治疗持续 3 个月以上时。

(1) 小剂量激素维持治疗 能减少 MOGAD 复发概率,联合其他免疫抑制药物可能使患者获益。建议 10~15 mg/d 的泼尼松(或相等当量的其他口服激素),建议小剂量激素维持治疗应超过 6 个月。

(2) 硫唑嘌呤 有可能减少 MOGAD 复发,尤其与小剂量激素联合应用。按体质量 2~3 mg/(kg·d)单用或联合口服泼尼松[按体质量 0.75 mg/(kg·d)]。一般于硫唑嘌呤起效后(4~5 个月)将泼尼松渐减量至小剂量长期维持。

(3) 吗替麦考酚酯 和激素联合治疗可能有效。由于吗替麦考酚酯需要数个月才能充分起效,因此联合使用的泼尼松需缓慢减量。推荐用法为 1~1.5 g/d 口服。

(4) 利妥昔单抗 小样本量研究提示,33%~100% 的 MOGAD 患者对利妥昔单抗治疗有效。使用方法尚未统一,目前最常用的方法是按体表面积 375 mg/m² 计算剂量,第 1 天及第 15 天分别静脉注射。大部分患者利妥昔单抗治疗后,B 细胞消减可维持 6 个月,若 B 细胞再募集可进行第二疗程治疗。

(5) 其他药物 甲氨蝶呤耐受性较好,价格较低,适用于不能耐受硫唑嘌呤不良反应及经济条件有限的患者。间断性 IVIG 治疗可能是部分存在免疫抑制剂治疗禁忌人群的备选方案。

3. 对症康复治疗 可参考其他 IIDD 疾病。

【预后】 与其他 IIDD 相比,MOGAD 预后良好,但一些患者出现激素依赖而在激素减量过程中反复发作,部分患者发作后遗留较严重的神经系统功能残疾。

(钟晓南 陆正齐)

第六节 弥漫性硬化

弥漫性硬化又称为弥漫性轴周性脑炎或希尔德病(Schilder disease),是一种好发于儿童的大脑白质广泛脱髓鞘疾病,脱髓鞘病变虽可累及大脑白质的任何部分,但常不对称,且大多数以一侧枕叶为主,其次为顶颞叶,病灶之间界线分明。早期可见病灶内血管周围淋巴细胞浸润和巨噬细胞反应,晚期胶质细胞增生,囊变和空洞形成,可累及胼胝体,呈明显融合倾向。目前多数学者认为,本病是发生于幼年的多发性硬化变异型。

【临床表现】 弥漫性硬化多于 5~12 岁慢性或亚急性起病,男性较女性多见,临床表现为亚急性严重脑病,病程呈进行性发展,无复发 – 缓解倾向。常以视力障碍为首发症状,表现为皮质盲、偏盲或象限盲。继之出现精神、智力障碍和癫痫发作,晚期可出现四肢瘫、假性延髓性麻痹、共济失调、视神经乳头水肿、失语和二便障碍等。本病平均病程 6.2 年,1 年以内者占 40%,死因多为肺部感染。

【辅助检查】 脑脊液检查细胞数正常或轻度增多,可达 50×10^6/L,蛋白质含量轻度增高,50%~60% 的患者 IgG 含量增高,出现寡克隆区带。脑电图可见枕区及颞区慢波、棘波及棘慢复合波。视觉诱发电位多有异常,且与患者的视野及主观视敏度缺陷一致。CT 可显示脑白质大片状低密度区,以枕区、顶区和颞区为主,虽累及两侧半球,但常不对称,以一侧为主;MRI 可见上述区域长 T_1、长 T_2 异常信号。

【诊断及鉴别诊断】 儿童起病的进行性视力障碍、智力和精神衰退伴锥体束症状,影像学上以单侧枕叶为主,同时累及大脑半球其他部位的广泛脱髓鞘病变的患者应考虑本病。

临床上应注意与肾上腺脑白质营养不良鉴别,可根据后者有肾上腺萎缩、皮肤黝黑、血中极长链脂肪酸含量升高、MRI 上病变对称加以区分。

亚急性硬化性全脑炎亦好发于 12 岁以下儿童,表现为进行性发展的全脑受损的症状,但病情更凶险,进展更快,血清和脑脊液中麻疹抗体升高,脑电图上呈周期性 4~20 s 暴发 – 抑制性高波幅慢波和尖慢复合波,CT 和 MRI 可见以皮质萎缩为主伴有局灶性白质病灶,凭借此特点可资鉴别。

【治疗】 本病目前尚无有效的治疗方法,应用肾上腺皮质激素和免疫抑制剂并不能改善病情,主要采取对症及支持疗法。

(舒崖清 陆正齐)

第七节 同心圆性硬化

同心圆性硬化(concentric sclerosis)又称为巴洛病(Balo disease),是少见的具有特征性病理改变的大脑白质脱髓鞘疾病,即病灶内髓鞘脱失带与髓鞘保存带呈同心圆层状交互排列,形似树木年轮或大理石花纹状,这种同心圆病灶仅仅累及深层白质,不累及灰质。1906 年,Marburg 以"轴突周围硬化性脑脊髓炎(encephalomyelitis periaxialis scleroticans)"的命名首次报道;1928 年,Balo 报道 1 例相同病例,着重强调了其病灶呈同心圆样改变,称为"同心圆性轴周性脑炎(encephalitis periaxialis concentrica)"。同心圆性硬化的临床表现和病理改变与 MS 相似,故多数学者认为它可能是 MS 的一种变异型。

【病理】 本病的特征性病理改变是同心圆病灶,主要位于额叶、颞叶及顶叶白质,偶见于小脑、脑干和脊髓。大体标本可见多个散在、大小不一的圆形或不规则形浅灰或灰黄色软化灶,直径 2~5 cm,呈灰白相间的多层同心圆排列。镜下可见白质少突细胞脱失,髓鞘脱失区与髓鞘相对正常区呈同心圆性层状交互排列,髓鞘脱失区髓鞘崩解、脱失,轴突保存相对完好,小胶质细胞增生、肥大,小静脉周围有较多淋巴细胞及少量浆细胞浸润,并可形成血管套。

【临床表现】

1. **发病及病程** 好发于青壮年,性别差异国内外报道不一致,国内报道女性患者居多,国外统计男性稍多于女性。其临床缺乏特异性表现,呈急性或亚急性发病,多为单时相病程,病程较短,进展迅速。

2. **症状与体征** 多数患者以精神障碍起病,如表情淡漠、发呆、反应迟钝、无故哭笑、重复言语及幻听等,之后相继出现大脑多灶性损害的症状和体征,如头痛、失语、痫性发作、轻偏瘫或四肢轻瘫、二便失禁、认知功能障碍,部分可有意识障碍,甚至呈去皮质状态。查体可见锥体束征及假性延髓性麻痹等。

【辅助检查】

1. **脑脊液检查** 常规和生化检查多正常,个别颅内压稍高,少数患者出现细胞数稍高和不典型的寡克隆区带。

2. **脑电图** 可见中高波幅慢波。

3. **影像学检查** 头部 CT 可见大脑白质多个散在低密度病灶,急性活动期病灶在增强扫描时可见边缘强化。MRI 可见大脑白质病灶呈同心圆样改变,典型同心圆形病灶层数为 3~5 层,急性期 T_2 加权像可见病变中心类圆形高信号和周边较高信号,构成"煎鸡蛋"样病灶,T_1 加权像呈低和较低信号;亚急性期(发病后约 1 个月)中央区 T_2 加权像上高信号渐淡化,病灶内高低信号相互交叠,排列成层状,即同心圆病灶。病灶常为多发,多累及双侧大脑半球脑白质,额叶、顶叶和半卵圆中心是其最好发部位,其次为颞叶、枕叶和脑室周围;在视神经、视交叉、脑桥、延髓、小脑和脊髓也可看到不典型的同心圆形病灶。同心圆形病灶的磁共振波谱分析显示胆碱峰增高,而 N- 乙酰天冬氨酸(NAA)及脂质峰下降。

4. **脑立体定向活组织检查** 可为本病诊断提供重要病理学证据。

【诊断及鉴别诊断】 根据临床表现,以及 MRI 示大脑白质多个散在长 T_1、长 T_2 信号,且呈同心圆样改变时,可拟诊本病。确诊依靠脑活检。临床主要与病毒性脑炎和急性播散性脑脊髓炎相鉴别。

【治疗】 尚无公认的特异性治疗方法。目前仍将肾上腺皮质激素作为一线治疗药物,通常数月后病情可改善。如激素治疗无效,可试用血浆置换疗法。

【预后】 以往认为本病起病急,病程为快速进展性致死性过程,多数患者存活时间仅数周至数月。近年来国内外报道多数患者均为非致死性,进展较慢,有的呈半自限性发展,预后良好。

（舒崖清　陆正齐）

第八节 脑白质营养不良

一、肾上腺脑白质营养不良

肾上腺脑白质营养不良(adrenoleukodystrophy,ALD)是一种常见的过氧化物酶体病,以大脑白质进行性髓鞘脱失和肾上腺皮质功能不全为临床特征。

【病因及发病机制】 本病有两种遗传方式,儿童或青年期发病为 X 连锁隐性遗传,突变基因定位在 Xq^{28};新生儿型为常染色体隐性遗传。本病是由于溶酶体过氧化物酶的遗传缺陷,体内多种氧化酶活力缺乏,导致细胞过氧化物酶体对饱和极长链脂肪酸(very long chain fatty acids,VLCFA)的 β 氧化发生障碍,引起 VLCFA(主要是 C23~C30 脂肪酸,尤其是 C26)在血浆和组织中异常堆积,尤其在脑、肾上腺皮质中沉积。

【病理】 肉眼观脑皮质厚度正常或稍薄,严重者皮髓质分界不清。特征性表现是脑白质的脱髓鞘改变,可有显著胶质增生,典型者病变由后向前进展,逐渐累及枕叶、顶叶、颞叶及额叶,且病变呈对称性分布,常侵犯胼胝体压部,但一般不侵犯皮质下弓状纤维。可累及脑干、小脑、视神经,偶累及脊髓及周围神经。额叶的髓鞘脱失发生稍迟,且多不对称。光镜下可见脱髓鞘病灶内存在气球样巨噬细胞形成及血管周围单核细胞浸润,并可见钙质沉积。电镜下可见巨噬细胞、胶质细胞内有特异性的板层状胞质包涵体。可有肾上腺皮质萎缩、睾丸间质纤维化和输精管萎缩等。

【临床表现】 患者几乎均为男性,在男性新生儿中患病率约为 1/20 000。多在儿童期(5~14 岁)发病,偶见于成人,部分患者有家族史,同一家系可有不同表现类型。约 67% 的患者有肾上腺皮质功能不全,可与神经系统症状先后出现。

约 85% 的患者神经系统症状先于肾上腺皮质功能不全出现,表现为程度不同的视力下降、听力障碍、智力减退、行为异常和运动障碍。早期症状常表现为学龄期儿童成绩退步,性格改变,易哭、傻笑等情感障碍,步态不稳和上肢意向性震颤等;晚期出现偏瘫或四肢瘫、假性延髓性麻痹、皮质盲和耳聋等,重症患者可见痴呆、癫痫发作和去大脑强直等。90% 的患者脑白质及肾上腺皮质均受累,肾上腺皮质功能不全表现为全身皮肤色素沉着、疲劳、食欲下降、呕吐、体重减轻、血压低等。

根据肾上腺脑白质营养不良的发病年龄及临床表现分为 7 种类型:儿童脑型、青少年脑型、成人脑型、肾上腺脊髓神经病型(AMN)、单纯艾迪生病型、无症状型和杂合子型。其中儿童脑型和 AMN 型占 70%~80%。AMN 型主要侵犯脊髓及周围神经,多于 20~40 岁发病,表现为进行性下肢痉挛性瘫痪,括约肌和性功能障碍等,可伴有周围神经损害。约 33% 的患者有脑白质受累,病情进展缓慢,症状轻者可长期存活。15%~20% 的女性杂合子可以出现与 AMN 类似的症状,但程度轻微且出现较晚,一般仅表现为下肢轻瘫、轻度感觉缺失等周围神经病变,仅有 15% 会出现中度以上的脊神经病变,大脑受累则罕见(约 2%),一般无肾上腺皮质功能不全(<1%)。

【辅助检查】

1. VLCFA 水平测定 血浆、培养的皮肤成纤维细胞 VLCFA 水平(特别是二十六烷酸、二十六烷酸 / 二十二碳六烯酸比值、二十四烷酸 / 二十二碳六烯酸比值)的异常升高对诊断肾上腺脑白质营养不良具有重要价值。

2. 血清皮质类固醇水平测定 24 h 尿 17- 羟类固醇和 17- 酮类固醇排出减少,血浆 ACTH 升高,ACTH 兴奋试验呈低反应或无反应。

3. CT 和 MRI CT 显示在枕顶颞叶交界处,尤其是两侧脑室三角区呈对称分布的蝶翼状大片低密度影,可有钙化和强化。MRI 显示双侧顶枕区白质内对称分布的蝴蝶状异常信号(图 10-7),T_1 加权像呈低信号,T_2 加权像呈高信号,从后向前逐渐发展,受累胼胝体可将两侧病灶连为一体,无占位效应,边缘可增强,小脑、脑干白质也可受累。病灶呈蝶形分布是肾上腺脑白质营养不良所特有的,其他脑白质病少见。

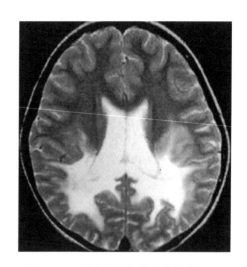

图 10-7 肾上腺脑白质营养不良 MRI 示蝶形病灶。

【诊断】 男孩出现步态不稳、行为异常、偏瘫、皮质盲、耳聋等,缓慢进行性加重,应考虑本病,如伴有肾上腺皮质功能减退的表现和生化指标异常,MRI 显示顶枕区对称性白质病变可临床确诊。血清或皮肤培养成纤维细胞中 VLCFA 水平高于正常具有诊断价值。基因检测有助于发现无症状患者和致病基因的携带者。

【鉴别诊断】 临床上须注意与其他类型脑白质营养不良和弥漫性硬化相鉴别。

【治疗】

1. 激素 肾上腺皮质激素替代治疗可延长生命,部分缓解神经系统症状,但不能阻止髓鞘破坏。

2. 改变生活方式 食用富含不饱和脂肪酸的

食物,避免食用含极长链脂肪酸的食物。65% 的患者服用 Lorenzo 油(三油酸甘油酯与三芥酸甘油酯按 4∶1 混合)1 年后,血浆极长链脂肪酸水平显著下降或正常,可减慢病程的进展,但不能改善已发生的神经系统症状。

3. 其他 在少数患者证实,骨髓移植可以稳定临床症状。

【**预后**】 本病预后差,在发病后 2~4 年病情呈进行性恶化直至死亡,一般不超过 9 年。

二、异染性脑白质营养不良

异染性脑白质营养不良(metachromatic leuko-dystrophy,MLD)是一种常染色体隐性遗传性疾病,是最常见的溶酶体病。由于 22 号染色体上芳基硫酸酯酶 A(arylsulfatase A,ARSA)的基因缺乏或突变,导致 ARSA 生成不足,使溶酶体内脑硫脂无法被降解为脑苷脂和硫酸,过多的脑硫脂沉积在中枢神经系统的白质、周围神经及其他内脏器官如肝、肾、胰、脾、肾上腺和胆囊等,引起脑白质、周围神经脱髓鞘等病变。本病年发病率为(0.8~2.5)/10 万。

【**病理**】 病变主要累及大脑白质和肾集合小管,还可累及周围神经、肝管、胆囊、视网膜节细胞及小脑、脑干、基底核。大脑外观可有轻度萎缩,脑白质呈灰暗色,与灰质分界尚清。光镜下脑白质和周围神经有脱髓鞘现象,并见大量吞噬细胞;冷冻切片用碱性染料甲苯胺蓝染色时,可见不显紫蓝色而呈棕红色的异染物质,此物质为脑硫脂,MLD 由此得名。电镜下异染物质主要沉积在少

突胶质细胞、星形细胞、施万细胞及肾集合小管内皮细胞。

【**临床表现**】 任何年龄均可发病。根据发病年龄和临床表现不同,本病分为晚婴型(1~2 岁)、少年型(4~12 岁)和成人型(青春期以后)。

1. 晚婴型 最常见,占 80% 左右。通常 1~2 岁发病,主要表现为步态不稳、共济失调、四肢瘫、语言障碍及进行性智力减退,4 个月至 4 年内死亡。

2. 少年型 常以精神障碍、行为异常、记忆力减退为首发症状,晚期出现构音障碍、四肢活动障碍、痫性发作、共济失调、眼肌瘫痪及周围神经病等。病情可缓慢进展,也可快速进展,年龄较小者周围神经受累较重,年龄较大者则以学习和行为障碍等脑部症状为主。

3. 成人型 多在 21 岁后发病,症状与少年型相似,但病情较轻,常以精神症状首发,运动障碍和姿势异常出现较晚,可伴有周围神经受累。

【**辅助检查**】

1. 实验室检查 尿液 ARSA 明显缺乏、活性消失,脑硫脂阳性支持本病诊断。检测血白细胞及皮肤成纤维细胞中 ARSA 活性可确诊本病。

2. 影像学检查 头部 CT 可见脑白质或脑室旁对称的不规则低密度区,无占位效应,不强化。MRI 表现为脑室周围及皮质下白质广泛的、对称性的改变,T_1 加权像呈低信号,T_2 加权像呈高信号,通常自双侧额叶向后发展,注入造影剂后病灶无强化。部分典型的 MRI 表现为"虎斑样""豹皮样"异常信号(图 10-8)。

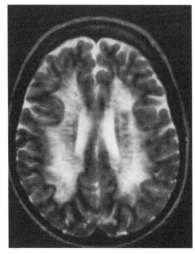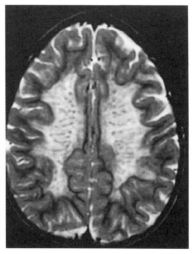

图 10-8 异染性脑白质营养不良 MRI
示"虎斑样""豹皮样"病灶。

3. 基因检测 ARSA 基因突变检测多用于鉴别携带者及产前诊断。

【诊断】 婴幼儿出现进行性运动障碍、视力减退和精神异常,应考虑本病的可能,及时行生化及影像学检查,必要时行病理检查或基因检测以明确诊断。

【治疗】 目前本病无有效治疗方法,仍以支持和对症治疗为主。骨髓移植可纠正 MLD 患者的代谢异常,基因治疗尚处于探索阶段。由于维生素 A 是合成硫苷脂的辅酶,患儿应避免和限制摄入富含维生素 A 的食物。

【预后】 本病预后差,婴幼儿发病后 1~3 年常因四肢瘫而卧床不起,伴严重语言和认知功能障碍,一般在 5 岁内死亡。成人患者进展相对缓慢,存活时间较长。

(王玉鸽 陆正齐)

数字课程学习……

 学习目标及重点内容提示　　 教学 PPT　　 自测题　　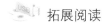 拓展阅读

第十一章

运动障碍性疾病

第一节 概　　述

【运动障碍性疾病的概念】　运动障碍性疾病又称锥体外系疾病，是常见的神经系统疾病，主要是随意运动的调节功能受到损害，但是肌力、感觉及小脑系统并没有直接受损。是以运动过度（hyperkinesia）或运动减少（hypokinesia）、执行自主运动困难为特征性表现的一类神经病学综合征。通常，用"运动障碍（dyskinesia）"这一术语，统指运动过度和运动减少。

【运动障碍性疾病的分类】

1. **运动减少型运动障碍病（hypokinetic movement disorder）**　临床上常使用"运动不能（akinesia）""运动减少""运动迟缓（bradykinesia）"等术语。帕金森病是一种最为常见的、典型的运动减少型运动障碍性疾病。

2. **运动过度型运动障碍病（hyperkinetic movement disorder）**　可根据异常运动的速率、频率、振幅、是否具有节律性及其刺激敏感性（stimulus-sensitivity）情况，进一步加以分类。一旦患者确定为运动过度型运动障碍病，则应进一步判断究竟为哪种类型的运动过度型运动障碍病。5 种主要表现类型是肌张力障碍、舞蹈症、抽动症、肌阵挛和震颤。较为少见的运动过度型运动障碍性疾病为发作性运动障碍（paroxysmal dyskinesia）、刻板症（stereotypia）、发作性共济失调（episodic ataxia）、不宁腿综合征（restless leg syndrome）、睡眠肢体周期性运动（periodic limb movements of sleep）、肌纤维颤搐（myokymia）、节律性肌收缩（myorhythmia）、偏侧面肌痉挛、过度惊吓综合征（hyperekplexia）。

【运动障碍性疾病的解剖生理基础】　锥体外系的主要组成部分是基底核，由脑深部的一系列核团构成，有解剖和功能两种定义。解剖上，基底核指的是端脑深部的一些皮质下核团的总称。功能上，联系紧密的丘脑底核（位于间脑）、黑质和桥脚核（此两者位于中脑）也归属于基底核，它们参与构成基底核的运动环路。基底核主要的运动核团包括尾状核、壳核、苍白球、丘脑底核、黑质和桥脚核。壳核与苍白球合称为豆状核，与尾状核一起合称为纹状体。壳核与尾状核的组织结构相同，含小细胞和多极神经细胞，在发生学上属纹状体中较新的部分，称为新纹状体；苍白球分内、外两节，由较大的梭形细胞组成，含有较多的有髓鞘纤维，呈苍白色而得名，在发生学上属纹状体中古老部分，故称旧纹状体。

基底核的基本环路包括 3 个相互关联的神经链。① 皮质 – 皮质环路：从皮质经尾状核和壳核、苍白球内层，而后经过丘脑再回到皮质。② 黑质纹状体环路：把黑质和尾状核、壳核连接起来。③ 纹状体苍白球环路：尾状核和壳核的投射纤维到达苍白球外层后再到丘脑底核，最后到达苍白球内层。这些核团或环路的病变与运动障碍性疾病的产生关系密切。

神经递质间的平衡失调，是导致运动障碍性疾病发生症状的直接原因。涉及的主要神经递质包括多巴胺（dopamine，DA）、乙酰胆碱（acetylcholine，ACh）、γ- 氨基丁酸（GABA）、谷氨酸（glutamic acid）、5- 羟色胺（5-HT）、去甲肾上腺素（noradrenaline，NA）、P 物质（substance P）和内啡肽（endorphin，EP）

等。例如，帕金森病患者的黑质多巴胺能神经元缺失，造成输入纹状体系统的多巴胺递质减少，进而使乙酰胆碱的作用相对增强，最终导致运动减少和肌张力增高的症状；亨廷顿病患者的 γ- 氨基丁酸合成减少，造成多巴胺作用相对增强，最终导致运动过度、不自主运动的症状。

【运动障碍性疾病的诊断及治疗】　详细询问病史、认真进行体格检查及必要的辅助检查是保证正确诊断的关键。许多运动障碍性疾病系遗传性病因所致，某些遗传性运动障碍性疾病的特异性致病基因目前也已被证实。例如，亨廷顿病、肝豆状核变性、家族性特发性震颤，均是较为常见的家族遗传性运动障碍性疾病。随着精准医学的到来，基因检测对于疾病的诊断作用也日趋重要。

运动障碍性疾病的治疗原则主要有病因治疗和症状治疗。症状治疗包括药物治疗、肉毒毒素治疗、立体定向手术治疗、深部脑刺激疗法等。临床上要根据患者的具体情况制订个体化治疗方案。

（洪桢）

第二节　帕金森病

帕金森病（Parkinson disease，PD）又称震颤麻痹（paralysis agitans），由 James Parkinson 于 1817 年首先报道，是一种好发于 50 岁以上中、老年人，临床上以静止性震颤、运动迟缓、肌强直和姿势步态异常为主要特征的中枢神经系统变性疾病。本病可发生于各个种族，其年发病率约为 20/10 万，患病率近 160/10 万，发病率和患病率均随年龄的增长而增加，两性分布差异不大。

【病因及发病机制】

1. 环境因素　流行病学研究发现，PD 的发病与乡村生活、农作方式、除草剂、农药及杀虫剂等的接触有关，长期饮用露天井水或食用坚果者发病数增多，吸烟者发病率降低或发病时间延迟，吸毒者因吸食二醋吗啡（海洛因）的副产品 1- 甲基 -4- 苯基 -1，2，3，6 四氢吡啶（MPTP）易出现帕金森样临床症状，并应用 MPTP 成功地建立了帕金森病的动物模型。长期接触 MPTP 的患者，黑质 - 纹状体中的多巴胺神经元的变性死亡可能与 MPTP 在胶质细胞中被单胺氧化酶（MAO-β）氧化为具有神经毒性的 N- 甲基 -4- 苯基吡啶离子（MPP⁺）有关。

2. 遗传因素　有 10%~15% 的 PD 患者有阳性家族史，根据双胞胎研究，50 岁以前发生的帕金森病更可能与遗传因素有关，多呈常染色体显性遗传。PD 的发病与多种基因突变有关，例如 α 突触核蛋白的基因突变位于染色体 4q²¹⁻²²，Parkin 蛋白的基因突变位于染色体 6q²⁵·²⁻²⁷，并不断有新的基因突变被发现，目前与帕金森病相关的遗传基因见表 11-1。另一方面，PD 的发病与遗传的易感性有关，这可能与黑质中线粒体复合物 I 基因缺陷有关。

表 11-1　PD 相关基因

常染色体显性遗传的基因	常染色体隐性遗传的基因
α 突触核蛋白（alpha-synuclein）基因	Parkin 基因
LRRK2 基因（Leucine-rich repeat kinase 2 gene，富含亮氨酸重复蛋白激酶）	DJ-1 基因
泛素 C- 末端水解酶基因（ubiquitin carboxyl-terminal hydrolase L1 gene，UCH-L1 基因）	PINK1 基因
Nurr1 基因	DRDN 基因
Synphilin-1 基因	

3. 其他因素　包括体内氧自由基（O₂⁻）和羟基自由基（OH⁻）的产生增多导致脂质过氧化，兴奋性氨基酸的产生增多和细胞内钙超载，这些改变在黑质 - 纹状体中多巴胺神经元的变性死亡中具有重要作用。近期研究表明，初始的神经元损害可能会激活胶质细胞，其活跃则加重神经元退行性病变。

【病理及发病机制】　肉眼可见中脑黑质颜色变浅，有时蓝斑颜色也变浅。镜下见黑质（特别是背侧致密部）色素细胞严重脱失（临床出现症状时一般已缺失 70%~80%）（图 11-1），残存的神经细胞

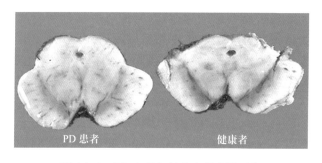

图 11-1　PD 患者与健康者的中脑对比
相对正常对照，PD 患者黑质致密部的色素脱失。

变性、色素减少、胶质细胞增生，胞质内可见圆形、分层状、嗜酸性的包涵体即路易体（图11-2）。类似的病变也可见于蓝斑、迷走神经背核、下丘脑、交感神经节等，但均较轻，有时迈纳特核亦可受侵，这可能与出现痴呆有关。

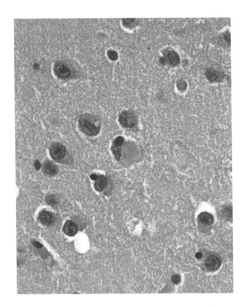

图11-2　PD患者的神经元胞核（HE染色）可见路易体。

多巴胺为纹状体内的抑制性递质，ACh为兴奋性递质，正常时两者处于动态平衡状态，对基底核环路活动起重要调节作用。PD时，黑质致密部多巴胺神经元的变性、脱落导致纹状体中多巴胺显著减少，而ACh含量却无变化，多巴胺的抑制作用降低，ACh的兴奋作用相对增强，两者的动态平衡受到破坏，从而导致PD。近来发现，中脑-边缘系统和中脑-皮质系统的多巴胺含量亦明显减少，这可能是某些患者出现智力减退、言语错乱和情感行为异常的原因。另外也有学者认为，组胺-5羟色胺系统的平衡紊乱和蓝斑核去甲肾上腺（NA）的功能障碍与PD的发病有关。

【临床表现】　PD的临床表现包括运动障碍和非运动症状。其运动障碍的主要临床特点包括震颤、强直、运动迟缓和姿势障碍等。

1. 震颤（tremor）　在日常生活中最易引起注意，易成为初发症状，见于约90%的患者。震颤是由协调肌和拮抗肌有节律地交替收缩所致，其节律为4~6 Hz，多在静止时、休息时明显，运动时减轻或消失，故称静止性震颤。震颤在情绪激动或精神

紧张时加重，睡眠时消失。静止性震颤常开始于一侧上肢或下肢，可累及头、下颌、舌和躯体的双侧，拇指与屈曲的示指震颤明显时可形成所谓"搓丸样（pill-rolling）动作"。某些患者可出现姿势性震颤，少数老年患者（多为70岁以上）可无震颤。

2. 强直（rigidity）　见于95%以上的患者，为本病最重要的症状之一。强直常开始于一侧上肢近端，通常上肢重于下肢，可累及四肢、躯干、颈部和面部，协调肌和拮抗肌的张力均增高。当被动地做肌伸展时，常出现齿轮样强直或铅管样强直，前者是合并震颤所致。由于肌强直，患者可能出现头向前倾、躯干和下肢屈曲的特殊姿势，称为屈曲体姿。强直严重者可出现肢体疼痛。

3. 运动迟缓　由于肌肉强直，患者常感到肢体僵硬和无力，随意运动迟缓，行走时上肢伴随运动减少或消失，严重时穿衣、翻身、进食、洗漱等日常活动难以完成；患者面部表情肌运动减少，呈现"面具脸（mask face）"；上肢和手部肌肉强直，出现书写困难或写字过小；由于协调运动障碍，步伐变小、变快并向前冲，形成特殊的慌张步态（festination）；患者可出现起步困难，精细或快速的轮替动作受损，但力量并未降低；口、舌、腭部的肌肉运动障碍，常出现流涎或吞咽困难、说话低音调、讲话缓慢、吐字不清等。

4. 其他非运动障碍表现　PD精神症状中以抑郁最多见。有14%~80%的患者逐渐发生痴呆。其他较常见的有睡眠障碍、焦虑。也可有疼痛、发凉或灼热、麻木等异常感觉。自主神经症状也较普遍，可见皮脂腺分泌亢进所致的"脂颜（oily face）"，尚可见口干、下肢水肿、尿频、尿急、顽固性便秘和直立性低血压等。另外，嗅觉障碍目前被认为是PD非运动症状的最常见表现之一，嗅觉障碍往往先于运动障碍出现。

【辅助检查】　血、尿、脑脊液的常规检查无异常。头部CT检查正常，MRI也难以见到特殊改变。

正电子发射体层摄影（PET）可见壳核和尾状核的放射性聚集减低，且壳核重于尾状核。嗅觉检测可发现嗅觉减退或丧失。心脏间碘苄胍（MIBG）闪烁显像法显示心脏去交感神经支配。头部超声显示黑质异常高回声（>20 mm^2）。

PD患者病情程度的轻重，可采用量表进行评分。目前常用的量表是Hoehn-Yahr分级（H&Y分级）（表11-2）及统一帕金森病评定量表（unifed

Parkinson's disease rating scale, UPDRS)。UPDRS 根据日常行为能力分为 17 个项目,每一项的计分值用 0、1、2、3、4、5 分为 5 个等级。分值越高,PD 症状越严重。

表 11-2 帕金森病 H&Y 分级

0= 无体征
1.0= 单侧患病
1.5= 单侧患病,并影响到中轴的肌肉
2.0= 双侧患病,未损害平衡
2.5= 轻度双侧患病,姿势反射稍差,但是能自己纠正
3.0= 双侧患病,有姿势平衡障碍,后拉试验阳性
4.0= 严重的残疾,但是能自己站立或行走
5.0= 不能起床,或生活在轮椅上

【诊断】 2015 年,国际运动障碍协会(MDS)公布了修订版的最新诊断标准(表 11-3)。与此前 1997 年英国脑库标准相比,增加了非运动症状在诊断中的作用,并且对诊断的确定性进行了分类(确诊 PD 和很可能 PD);对绝对支持性标准(4 条)、绝对排除标准(9 条)、警示征象(10 条)进行了归类,根据此三项对帕金森病做出诊断,操作性较强。

我国中华医学会《中国帕金森病诊断标准(2016 版)》与 2015 年 MDS 公布的帕金森病最新临床诊断标准基本一致,如下。

首先,明确帕金森综合征:必备运动迟缓,且至少存在静止性震颤或肌强直这两项主征中的一项。核心症状必须是显而易见的,且与其他干扰因素无关。

临床确诊帕金森病(PD)需要具备:① 无绝对排除标准;② 至少两条支持性标准;③ 没有警示征象。

临床很可能帕金森病需要具备:① 无绝对排除标准;② 如果出现警示征象,警示征象需≤两条,且需要支持性标准数量≥警示征象数量。

【鉴别诊断】 依据发病年龄、典型的临床表现及病程,相关的辅助检查如 CT 和 MRI 等排除其他中枢神经系统的器质性疾病,通常典型的帕金森病诊断并不困难,主要鉴别诊断是继发性帕金森综合征和帕金森叠加综合征,并还需要与特发性震颤、抑郁症等进行鉴别。

1. 帕金森综合征(Parkinson syndrome, PS) 有明确的病因可寻,如感染、药物、中毒、动脉硬化和外伤等。

(1) **血管性帕金森综合征** 患者有高血压、动脉硬化及卒中史,常出现假性延髓性麻痹、腱反射亢进、病理征等,在 CT 或 MRI 上显示脑实质的多发性血管性损伤可资鉴别。

(2) **药物诱导的帕金森综合征** 神经安定药(吩噻嗪类及丁酰苯类)、氟桂利嗪、利血平、α- 甲基多巴、桂利嗪、甲氧氯普胺及锂盐等药物可诱发可逆性帕金森综合征。

(3) **中毒性帕金森综合征** 常在 CO、锰、二硫化碳、甲醇、MPTP 和水银中毒后出现。

(4) **脑炎后帕金森综合征** 在 19 世纪 20 年代,流行性病毒性昏睡性脑炎后,常遗留帕金森综合征。

(5) **正常压力脑积水**(normal pressure hydrocephalus, NPH) 可造成步态的障碍、尿失禁和痴呆。头部 CT、MRI 的明显改变,可行脑脊液放液实验进一步评估鉴别。

(6) **其他** 另外还要与非动脉硬化性基底核钙化(CT 证实)及外伤后帕金森综合征相鉴别。

2. 帕金森叠加综合征(Parkinson plus syndrome, PLS) 伴发帕金森表现的其他神经变性疾病,在疾病早期即出现突出的语言和步态障碍,姿势不稳,中轴肌张力明显高于四肢,无静止性震颤,突出的自主神经功能障碍,对左旋多巴无反应或疗效不持续,均提示帕金森叠加综合征的可能。尽管上述线索有助于判定帕金森叠加综合征的诊断,但要明确具体的亚型则较困难。一般来说,存在突出的直立性低血压或伴随有小脑体征者多提示多系统萎缩。垂直注视麻痹,尤其是下视困难,颈部过伸,早期跌倒,多提示进行性核上性麻痹。不对称性的局限性肌张力增高,肌阵挛,失用,异己肢现象多提示皮质基底核变性。具体而言,常见的有下列疾病。

(1) **弥漫性路易体病**(diffuse lewy body disease, DLBD) 患者虽有帕金森综合征的表现,但临床表现以痴呆和幻觉为主,并可有肌阵挛。痴呆症状出现早且迅速进展,发病年龄明显年轻。对左旋多巴反应不佳。

(2) **进行性核上性麻痹**(progressive supranuclear palsy, PSP) 发生于中老年人,隐匿起病,缓慢加重。疾病早期常出现跌倒现象。本病虽然也可以出现运动迟缓和强直,但其特征性表现是失去

表 11-3　MDS 帕金森病诊断标准 (2015)

1. 绝对支持性标准

(1) 对多巴胺能药物治疗具有明确且显著的有效应答。初始治疗显著应答分两种情况

　　1) 药物剂量增加时症状显著改善,减少时症状显著加重;不包括轻微的改变。以上改变通过客观评分(治疗后 UPDRS-Ⅲ评分改善超过 30%)或主观(可靠的患者或看护者提供明确证实存在显著改变)记录

　　2) 明确且显著的(开/关)期波动,必须在某种程度上包括可预测的剂末现象

(2) 出现左旋多巴诱导的异动症

(3) 临床体格检查记录的单个肢体静止性震颤(既往或本次检查)

(4) 存在嗅觉丧失或心脏 MIBG 闪烁显像法显示存在心脏去交感神经支配　(两个非运动症状)

2. 绝对排除标准:出现下列任何一项即可排除 PD 诊断

(1) 明确的小脑异常,如小脑性步态、肢体共济失调或者小脑性眼动异常(持续凝视诱发的眼球震颤、巨大的方波急跳、超节律扫视)

(2) 向下的垂直性核上性凝视瘫痪,或者选择性的向下的垂直性扫视减慢

(3) 在发病的前 5 年内,诊断为很可能的行为变异型额颞叶痴呆或原发性进行性失语(根据 2011 年发表的共识标准)

(4) 明确的皮质性的感觉丧失(如在主要感觉器官完整的情况下出现皮肤书写觉和实体辨别觉损害),明确的肢体观念运动性失用或者进行性失语

(5) 采用多巴胺受体阻滞剂或多巴胺耗竭剂治疗,且剂量和时间过程与药物诱导的帕金森综合征一致

(6) 尽管病情至少为中等严重程度,但对高剂量的左旋多巴治疗缺乏可观察到的治疗应答

(7) 发病超过 3 年仍局限在下肢的帕金森综合征的表现

(8) 突触前多巴胺能系统功能神经影像学检查正常

(9) 明确记录的可导致帕金森综合征或疑似与患者症状相关的其他疾病,或者基于整体诊断学评估、专业评估医师感觉可能为其他综合征,而不是 PD

3. 警示征象

(1) 在发病 3 年内因平衡损害导致的反复(>1 次/年)摔倒

(2) 在发病 5 年内出现快速进展的步态障碍,且需要规律使用轮椅

(3) 早期出现的球部功能障碍:发病 5 年内出现的严重的发音困难或构音障碍(大部分时候言语难以理解)或严重的吞咽困难(需要进食较软的食物,或鼻胃管、胃造瘘进食)

(4) 在发病 5 年内出现严重自主神经功能障碍,包括如下

　　1) 直立性低血压——在站起后 3 min 内,收缩压下降至少 30 mmHg 或舒张压下降至少 15 mmHg,且患者不存在脱水、其他药物治疗或可能解释自主神经功能障碍的疾病

　　2) 在发病 5 年内出现严重的尿潴留或尿失禁(不包括女性长期或小量压力性尿失禁),且并不是简单的功能性尿失禁。男性患者,尿潴留不是由于前列腺疾病引起的,且必须与勃起障碍相关

(5) 发病 5 年或 5 年以上,运动症状或体征完全没有进展,除非这种稳定是与治疗相关的

(6) 即使是病程到了 5 年也不出现任何一种常见的非运动症状,包括睡眠障碍(保持睡眠障碍性失眠、日间过度嗜睡、快速眼动期睡眠行为障碍),自主神经功能障碍(便秘、日间尿急、症状性直立性低血压)、嗅觉减退、精神障碍(抑郁、焦虑、或幻觉)

(7) 发病 10 年内出现不成比例的颈部前倾(肌张力障碍)或手足挛缩

(8) 吸气性呼吸功能障碍:出现白天或夜间吸气性喘鸣或者频繁的吸气性叹息

(9) 其他原因不能解释的锥体束征,定义为锥体束性肢体无力或明确的病理性反射活跃(包括轻度的反射不对称及孤立性的跖趾反应)

(10) 始终双侧对称性的帕金森综合征。患者或看护者报告为双侧起病,没有任何侧别优势,且客观体格检查也没有观察到明显的侧别性

对眼球运动的自主控制(特别是垂直凝视不能)、痴呆、假性延髓性麻痹及锥体束征、构音障碍和轴性肌张力障碍,震颤不明显。本病对治疗 PD 药物反应差。

(3) **多系统萎缩**　主要累及基底核、脑桥、橄榄、小脑及自主神经系统,除了表现锥体外系症状

外,在疾病的早期就会出现明显的自主神经症状、锥体束征和小脑体征。磁共振影像学可出现典型的十字征等。

(4) 皮质基底节变性 (corticobasal degeneration, CBD) 有额顶叶局限性萎缩,气球样皮质细胞肥大、黑质色素脱失和广泛的神经元丧失。临床表现为皮质和基底核功能障碍,在出现强直、运动减少、震颤和姿势障碍的同时还伴有其他一些功能缺损,如皮质性感觉缺失、失用、局部反射性肌阵挛、痴呆或失语。症状常常显著不对称。抗帕金森病药物治疗无效。

(5) 肝豆状核变性 发病年龄小,常出现其他类型不自主运动,有角膜色素环,肝功能损害,血清铜、铜蓝蛋白及铜氧化酶活性均降低,尿铜增加。还可能出现锥体束征及扑翼样震颤。

3. 特发性震颤 发病年龄早,震颤以姿势性或意向性为特征,饮酒或服用普萘洛尔(心得安)后震颤可显著减轻,无肌强直和运动迟缓,1/3 的患者有家族史。

4. 抑郁症 伴有表情贫乏、言语单调、随意运动减少的老年患者易被误诊为 PD。这两种疾病也可同时存在。抑郁症不具有 PD 的肌强直和震颤,抗抑郁治疗有效。

5. 亨廷顿病 当表现为运动减少和强直为主时易被误认为 PD,但家族史及伴随的痴呆和精神症状会有助于鉴别,并可通过基因检测确诊。

【治疗】 应该对 PD 的运动症状和非运动症状采取全面综合的治疗。治疗方法和手段包括药物治疗、手术治疗、运动疗法、心理疏导及照料护理等。药物治疗为首选,且是整个治疗过程中的主要手段;手术治疗则是药物治疗的一种有效补充。目前应用的治疗手段,无论是药物治疗还是手术治疗,只能改善患者的症状,并不能阻止病情的发展,更无法治愈。因此,目前 PD 的治疗目标是减轻症状,延缓进程,提高生存质量,PD 治疗不仅要立足当前,并且需要长期管理,以达到长期获益。

1. 药物治疗

(1) 用药原则 应该以达到有效改善症状、提高工作能力和生活质量为目标。提倡早期诊断、早期治疗,不仅可以更好地改善症状,而且可能会起到延缓疾病进展的效果。应坚持"剂量滴定"以避免产生药物的急性不良反应,力求实现"尽可能以小剂量达到满意临床效果"的用药原则,避免或降

低运动并发症尤其是异动症的发生率。进行抗帕金森病药物治疗时,特别是使用左旋多巴时不能突然停药,以免发生撤药恶性综合征。

(2) 治疗药物

1) 抗胆碱能药:目前我国主要应用苯海索,剂量为 1~2 mg,3 次/d。主要适用于伴有震颤的患者,而对无震颤的患者不推荐应用。对 <60 岁的患者,要告知长期应用本类药物可能导致其认知功能下降,要定期复查认知功能,一旦发现患者的认知功能下降则应立即停用;对 ≥60 岁的患者,最好不应用抗胆碱能药。闭角型青光眼及前列腺肥大患者禁用。

2) 金刚烷胺:剂量为 50~100 mg,2~3 次/d,末次应在下午 4 时前服用。对少动、强直、震颤均有改善作用,并且对改善异动症有帮助(C 级证据)。肾功能不全、癫痫、严重胃溃疡、肝病患者慎用,哺乳期妇女禁用。

3) 复方左旋多巴:初始用量为 62.5~125.0 mg,2~3 次/d,根据病情而逐渐增加剂量至疗效满意和不出现不良反应的适宜剂量维持,餐前 1 h 或餐后 1.5 h 服药。以往多主张尽可能推迟应用,因为早期应用会诱发异动症;现有证据提示,早期应用小剂量(≤400 mg/d)并不增加异动症的发生。复方左旋多巴常释剂具有起效快的特点;而控释剂虽维持时间相对长,但起效慢、生物利用度低,在使用时,尤其是两种不同剂型转换时需加以注意。活动性消化道溃疡者慎用,闭角型青光眼、精神病患者禁用。

4) DR 激动剂:目前大多推崇非麦角类 DR 激动剂为首选药物,尤其适用于早发型 PD 患者的病程初期。因为这类长半衰期制剂能避免对纹状体突触后膜的 DR 产生"脉冲"样刺激,从而预防或减少运动并发症的发生。激动剂均应从小剂量开始,逐渐增加剂量至获得满意疗效而不出现不良反应为止。DR 激动剂的不良反应与复方左旋多巴相似,不同之处是它的症状波动和异动症发生率低,而直立性低血压、脚踝水肿和精神异常(幻觉、食欲亢进、性欲亢进等)的发生率较高。

DR 激动剂有两种类型,麦角类包括溴隐亭、培高利特、α-二氢麦角隐亭、卡麦角林和利舒脲,非麦角类包括普拉克索、罗匹尼罗、吡贝地尔、罗替高汀和阿扑吗啡。麦角类 DR 激动剂可导致心脏瓣膜病变和肺胸膜纤维化,因此,目前已不主张使用,

其中培高利特在我国已停用。

目前我国上市多年的非麦角类 DR 激动剂有：① 吡贝地尔缓释剂：初始剂量为 50 mg，每日 1 次；易产生不良反应患者可改为 25 mg，每日 2 次，第 2 周增至 50 mg，每日 2 次。有效剂量为 150 mg/d，分 3 次口服，最大剂量不超过 250 mg/d。② 普拉克索：有两种剂型：常释剂和缓释剂。常释剂的用法：初始剂量为 0.125 mg，每日 3 次（个别易产生不良反应患者则为 1~2 次），每周增加 0.125 mg，每日 3 次，一般有效剂量为 0.50~0.75 mg，每日 3 次，最大剂量不超过 4.5 mg/d。缓释剂的用法：每日的剂量与常释剂相同，但为每日 1 次服用。

新上市的非麦角类 DR 激动剂有：① 罗匹尼罗：初始剂量为 0.25 mg，每日 3 次，每周增加 0.75~3 mg/d，一般有效剂量为 3~9 mg/d，分 3 次服用，最大日剂量为 24 mg；② 罗替高汀：初始剂量 2 mg，每日 1 次，每周增加 2 mg，一般有效剂量早期患者为 6~8 mg/d，中晚期患者为 8~16 mg/d。

我国上市多年的麦角类 DR 激动剂有：① 溴隐亭：0.625 mg，每日 1 次，每隔 5 d 增加 0.625 mg，有效剂量 3.75~15.00 mg/d，分 3 次口服；② α - 二氢麦角隐亭：2.5 mg，每日 2 次，每隔 5 d 增加 2.5 mg，有效剂量 30~ 50 mg/d，分 3 次口服。

上述 5 种药物之间的剂量转换为：吡贝地尔：普拉克索：罗匹尼罗：溴隐亭：α - 二氢麦角隐亭 = 100：1：5：10：60，因个体差异仅作为参考。

5）MAO-B 抑制剂：主要有司来吉兰和雷沙吉兰，其中司来吉兰有常释剂和口腔黏膜崩解剂。司来吉兰（常释剂）的用法为 2.5~5.0 mg，每日 2 次，在早晨、中午服用，勿在傍晚或晚上应用，以免引起失眠，或与维生素 E 2 000 U 合用（DATATOP 方案）；口腔黏膜崩解剂的吸收、作用、安全性均好于司来吉兰常释剂，用量为 1.25~2.50 mg/d。雷沙吉兰的用量为 1 mg，每日 1 次，早晨服用。此类药物胃溃疡者慎用，禁与选择性 5- 羟色胺再摄取抑制药（SSRI）合用。

6）COMT 抑制剂：在疾病早期首选复方左旋多巴 +COMT 抑制剂如恩他卡朋双多巴片（为恩他卡朋 / 左旋多巴 / 卡比多巴复合制剂，按左旋多巴剂量不同分成 4 种剂型治疗，不仅可以改善患者症状，而且有可能预防或延迟运动并发症的发生。但 FIRST-STEP 及 STRIDE-PD 研究提示，恩他卡朋双多巴早期应用并不能推迟运动并发症且增加异动症发生的概率，目前尚存争议，有待进一步来验证。在疾病中晚期，应用复方左旋多巴疗效减退时可以添加恩他卡朋或托卡朋治疗而起到进一步改善症状的作用。恩他卡朋用量为每次 100~200 mg，需与复方左旋多巴同服，单用无效。服用次数与复方左旋多巴相同，若每日服用复方左旋多巴次数较多，也可少于复方左旋多巴次数。托卡朋每次用量为 100 mg，每日 3 次，第一剂与复方左旋多巴同服，此后间隔 6 h 服用，可以单用，每日最大剂量为 600 mg。其药物不良反应有腹泻、头痛、多汗、口干、氨基转移酶升高、腹痛、尿色变黄等。托卡朋可能会导致肝功能损害，需严密监测肝功能，尤其在用药之后的前 3 个月。

2. 分期治疗 根据临床症状严重度的不同，可以将 PD 的病程分为早期和中晚期，即将 H&Y 1~2.5 级定义为早期，H&Y 3~5 级定义为中晚期。

（1）早期 一旦早期诊断，即应尽早开始治疗，争取掌握疾病的修正时机，对今后 PD 的整个治疗成败起关键性作用。早期治疗可以分为非药物治疗（包括认识和了解疾病，补充营养，加强锻炼，坚定战胜疾病的信心，以及社会和家人对患者的理解、关心与支持）和药物治疗。一般疾病初期多予单药治疗，但也可采用优化的小剂量多种药物（体现多靶点）的联合应用，力求达到疗效最佳、维持时间更长而运动并发症发生率最低的目标。首选药物原则见图 11-3。

药物治疗包括疾病修正治疗药物和症状性治疗药物。疾病修正治疗药物除了可能的疾病修正作用外，也具有改善症状的作用；症状性治疗药物除了能够明显改善疾病症状外，部分也兼有一定的疾病修正作用。

疾病修正治疗的目的是延缓疾病的进展。目前，临床上可能有疾病修正作用的药物主要包括单胺氧化酶 B 型（MAO-B）抑制剂和多巴胺受体（DR）激动剂等。MAO-B 抑制剂中的司来吉兰 + 维生素 E（DATATOP）和雷沙吉兰（ADAGIO）临床试验可能具有延缓疾病进展的作用，DR 激动剂中的普拉克索 CALM-PD 研究和罗匹尼罗 REAL-PET 研究提示其可能具有疾病修正作用。大剂量（1 200 mg/d）辅酶 Q10 的临床试验也提示其可能具有疾病修正的作用。

1）早发型患者：在不伴有智力减退的情况下，可有如下选择：① 非麦角类 DR 激动剂；② MAO-B

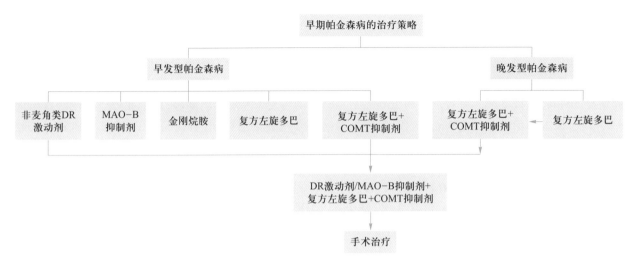

图 11-3　早期帕金森病的治疗策略

抑制剂;③ 金刚烷胺;④ 复方左旋多巴;⑤ 复方左旋多巴 +COMT 抑制剂。首选药物并非按照以上顺序,需根据不同患者的具体情况而选择不同方案。若遵照治疗指南应首选方案①、②或⑤;若患者由于经济原因不能承受高价格的药物,则可首选方案③;若因特殊工作之需,力求显著改善运动症状,或出现认知功能减退,则可首选方案④或⑤;也可在小剂量应用方案①、②或③时,同时小剂量联合应用方案④。对于震颤明显而其他抗帕金森病药物疗效欠佳的情况下,可选用抗胆碱能药,如苯海索。

2) 晚发型或有伴智力减退的患者:一般首选复方左旋多巴治疗。可添加 DR 激动剂、MAO-B 抑制剂或 COMT 抑制剂治疗。尽量不应用抗胆碱能药,尤其针对老年男性患者,因其具有较多的不良反应。

(2) 中晚期　中晚期 PD,尤其是晚期 PD 的临床表现极其复杂,其中有疾病本身的进展,也有药物不良反应或运动并发症的因素参与其中。对中晚期 PD 患者的治疗,一方面要继续力求改善患者的运动症状,另一方面要妥善处理一些运动并发症和非运动症状。

1) 运动并发症的治疗:运动并发症(症状波动和异动症)是 PD 中晚期常见的症状,调整药物种类、剂量及服药次数可以改善症状,手术治疗如深部脑刺激亦有疗效。

Ⅰ. 症状波动的治疗:症状波动主要包括剂末恶化、开 - 关现象(图 11-4)。

剂末恶化的处理方法为:① 不增加服用复方左旋多巴的每日总剂量,而适当增加每日服药次数,减少每次服药剂量(以仍能有效改善运动症状为前提);或适当增加每日总剂量(原有剂量不大的情况下),每次服药剂量不变,而增加服药次数。② 由常释剂换用控释剂以延长左旋多巴的作用时间,更适宜在早期出现剂末恶化,尤其发生在夜间时为较佳选择,剂量需增加 20%~30%(美国指南认为不能缩短"关"期,为 C 级证据;而英国 NICE 指南推荐可在晚期患者中应用,但不作为首选,为 B 级证据)。③ 加用长半衰期的 DR 激动剂,其中普拉克索、罗匹尼罗为 B 级证据,卡麦角林、阿扑吗啡为 C 级证据,溴隐亭不能缩短"关"期,为 C 级证据。若已用 DR 激动剂而疗效减退可尝试换用另一种 DR 激动剂。④ 加用对纹状体产生持续性 DA 能刺激的 COMT 抑制剂,其中恩他卡朋为 A 级

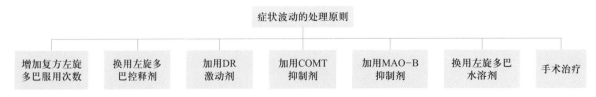

图 11-4　症状波动的处理原则

证据,托卡朋为 B 级证据。⑤ 加用 MAO-B 抑制剂,其中雷沙吉兰为 A 级证据,司来吉兰为 C 级证据。⑥ 避免饮食(含蛋白质)对左旋多巴吸收及通过血脑屏障的影响,宜在餐前 1 h 或餐后 1.5 h 服药,调整蛋白质饮食可能有效。⑦ 手术治疗,主要为丘脑底核(STN)行 DBS 可获裨益,为 C 级证据。对开 - 关现象的处理较为困难,可以选用口服 DR 激动剂,或可采用微泵持续输注左旋多巴甲酯或乙酯或 DR 激动剂(如利舒脲等)。

Ⅱ. 异动症的治疗:异动症(AIMs)又称为运动障碍,包括剂峰异动症、双相异动症和肌张力障碍。(图 11-5)

对剂峰异动症的处理方法为:① 减少每次复方左旋多巴的剂量;② 若患者是单用复方左旋多巴,可适当减少剂量,同时加用 DR 激动剂,或加用 COMT 抑制剂;③ 加用金刚烷胺(C 级证据);④ 加用非典型抗精神病药如氯氮平;⑤ 若使用复方左旋多巴控释剂,则应换用常释剂,避免控释剂的累积效应。

对双相异动症(包括剂初异动症和剂末异动症)的处理方法为:① 若再使用复方左旋多巴控释剂,应换用常释剂,最好换用水溶剂,可以有效缓解剂初异动症;② 加用长半衰期的 DR 激动剂或延长左旋多巴血浆清除半衰期的 COMT 抑制剂,可以缓解剂末异动症,也可能有助于改善剂初异动症。微泵持续输注 DR 激动剂或左旋多巴甲酯或乙酯可以同时改善异动症和症状波动,目前正在试验口服制剂是否能达到同样效果。其他治疗异动症的药物,如作用于基底核非 DA 能的腺苷 A2A 受体拮抗剂等治疗效果的相关临床试验正在开展。对晨起肌张力障碍的处理方法为:睡前加用复方左旋多巴控释片或长效 DR 激动剂,或在起床前服用复方左旋多巴常释剂或水溶剂;对"开"期肌张力障碍

的处理方法同剂峰异动症。手术治疗方式主要为深部脑刺激,可获裨益。

2) 姿势平衡障碍的治疗:姿势平衡障碍是 PD 患者跌倒的最常见原因,易在变换体位如转身、起身和弯腰时发生,目前缺乏有效的治疗措施,调整药物剂量或添加药物偶尔奏效。主动调整身体重心、踏步走、大步走、听口令、听音乐或拍拍子行走或跨越物体(真实的或假想的)等可能有益。必要时使用助行器甚至轮椅,做好防护。

3. 外科治疗　手术治疗是 PD 治疗中的一种方法,但不能作为首选,也不适用于所有的 PD 患者。只有在药物治疗效果不佳,以一侧症状为主,尤其出现运动障碍的患者可择用手术治疗。手术治疗仅是改善症状,不能根治疾病,术后仍需药物治疗。目前常用的手术方法有:① 苍白球毁损术,可改善少动、震颤、强直和异动症,但长期疗效和安全性有待进一步评价;② 丘脑毁损术,对震颤、强直和异动症状改变明显,双侧丘脑毁损易出现言语障碍;③ 深部脑刺激(deep brain stimulation,DBS),定位准确,损伤范围小,并发症少,安全性高,对震颤、强直和异动症状改善明显,但长期疗效有待进一步评价。

4. 康复治疗　为减轻患者残疾,延缓病情进展和改善生活质量,对患者进行语言、进食、走路及各种日常生活能力的训练和指导十分重要。晚期卧床患者应加强护理,减少并发症的发生。PD 患者的康复治疗包括语音语调的锻炼,面部肌肉的锻炼,手部、四肢及躯干的锻炼,步态和平衡的锻炼,以及姿势恢复锻炼等。

【预后】　目前由于左旋多巴药物的应用,PD 患者的死亡率几乎与非 PD 同龄人群相同。PD 本身并不对生命构成威胁,死亡的直接原因是肺炎、骨折等各种并发症。

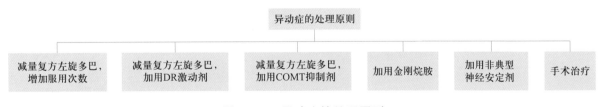

图 11-5　异动症的处理原则

(洪桢)

第三节 风湿性舞蹈症

风湿性舞蹈症(rheumatic chorea)又称风湿性舞蹈病,曾称小舞蹈病。本病由 Sydenham(1684)首先描述,是风湿热在神经系统的常见表现。本病主要表现为不自主的舞蹈样动作、肌张力降低、肌力减弱、自主运动障碍和情绪改变,多见于儿童和青少年,女性患病数是男性的 2 倍。本病可自行缓解,但复发者并不少见。

【病因及发病机制】 本病发病与 A 组 β 溶血性链球菌感染有关,多数患者有 A 组 β 溶血性链球菌感染和(或)风湿热病史。溶血性链球菌感染能诱导与尾状核、丘脑底核神经元胞质抗原有交叉反应的抗体产生,提示可能属于自身免疫病。本病好发于围青春期,部分患者在妊娠或口服避孕药时复发,提示其发病可能与内分泌变化有关。

【病理】 主要病理改变为基底核(以尾状核和壳核明显)、大脑皮质、丘脑底核、小脑齿状核及黑质等处散在的动脉炎及神经细胞变性、脱失,软脑膜及脑膜血管周围可有轻度单核细胞浸润。本病尸检患者中 90% 有风湿性心脏病的证据。偶见脑内点状出血和小灶梗死。

【临床表现】

1. **发病情况** 约 2/3 的患者为 5~15 岁儿童,女性多于男性。大多数为亚急性或隐袭起病,约 1/3 的患者舞蹈症出现前 2~6 个月或更长时间内有 β 溶血性链球菌感染史,出现相应的临床症状和体征。早期症状表现为情绪激动、行为变化、易激惹、注意力散漫和学业退步,其后舞蹈样动作和肌张力改变可日趋明显。

2. **舞蹈样动作** 可急性或隐袭出现,表现为快速、不规则、多变、不随意的舞蹈样运动。面部的舞蹈样动作表现为挤眉、皱额、努嘴、吐舌等;肢体表现常起于一肢,逐渐累及一侧或对侧,上肢比下肢明显,上肢各关节交替伸直、屈曲、内收等动作,下肢步态颠簸、行走摇晃、易跌倒;躯干表现为脊柱不停弯、伸或扭转,舌肌和咽喉肌的不自主运动可致构音障碍及吞咽困难。以上症状均在情绪紧张时加重,安静时减轻,睡眠时消失。

3. **肌张力降低及肌力减退** 导致特征性的旋前肌征,即当患者举臂过头时,手掌旋前;当手臂前伸时,因张力过低而呈腕屈、掌指关节过伸,称舞蹈

病手姿。做握拳状时,可发现其握力不均匀,时强时弱,时紧时松,如挤乳状,称为"挤奶征"或"盈亏征"。肌张力普遍降低,各关节可过度伸直。腱反射减低或消失。

4. **精神症状** 可有失眠、躁动、不安、精神错乱、幻觉、妄想等精神症状,有些患者的精神症状可与躯体症状同样显著,以致呈现舞蹈性精神病。随着舞蹈样症状消除,精神症状很快缓解。

5. **其他风湿病的表现** 部分患者可同时出现如关节肿痛、结节、红斑、风湿性心脏病等。

【辅助检查】

1. **影像学检查** CT 可见尾状核区低密度灶,MRI T_2 加权像可显示尾状核、壳核、苍白球和双侧黑质异常高信号,临床好转时消退;PET 显示纹状体呈高代谢改变。

2. **脑电图** 无特异性,常为轻度弥漫性慢活动。

3. **其他** 红细胞沉降率增快,血清黏蛋白及抗"O"滴定度增高,C 反应蛋白阳性,心电图、胸部 X 线片、超声心动图可见风湿性心脏病的相应改变等。

【诊断及鉴别诊断】 根据发病年龄、典型的舞蹈动作、肌张力降低、自主运动障碍、情绪精神改变等症状诊断不难,如同时有风湿病的其他表现诊断更加肯定。但需与习惯性痉挛、亨廷顿病及其他症状性舞蹈病相鉴别。

【治疗】 本病的治疗分病因治疗和对症治疗两方面。急性期应卧床休息,避免强光或其他刺激,给予足够的营养支持。

1. **病因治疗** 确诊后均应使用青霉素或其他有效抗生素治疗,10~14 d 为 1 个疗程。同时给予水杨酸钠或泼尼松 30~60 mg/d(或地塞米松静脉滴注)10~14 d,或症状消失后再逐渐减量至停药,以最大限度防止或减少本病复发,并控制心肌炎、心瓣膜病的发生。

2. **对症治疗** 舞蹈症状可用:① 地西泮 2.5~5 mg,每日 2~3 次口服;或氯硝西泮 2.5 mg,每日 2~3 次口服;或丁苯那嗪 25 mg,每日 2~3 次口服。② 氯丙嗪 12.5~25 mg,每日 2~3 次。③ 氟哌啶醇 1~2 mg,每日 2~3 次。④ 硫必利 25~50 mg,每日 2~3 次。

(洪桢)

第四节 亨 廷 顿 病

亨廷顿病(Huntington disease,HD)又称亨廷顿舞蹈症(Huntington chorea),本病由美国医师 George Huntington 于 1872 年系统描述,是一种常染色体显性遗传性疾病(4 号染色体短臂,完全外显,具有不同的表型),主要表现为缓慢起病和逐渐进展的运动过多,肌张力下降,精神障碍和痴呆。患病率为(0.4~8)/10 万。白种人发病率较高,我国较少。

【病因及发病机制】 本病起病的主要原因为 4 号染色体短臂不稳定的 CAG 三核苷酸在 $4q^{16.3}$ 的重复,编码的蛋白质称为亨廷顿蛋白(huntingtin),如果发现 ≥39% 的 CAG 重复即可确立诊断。父或母患病者,后代发病的概率为 50%,杂合子的临床表现和纯合子一样。虽然基因突变位点已经明确,但亨廷顿病的发病机制还不明确,主要理论是脂质过氧化导致能量代谢的异常,后者进一步引起细胞的兴奋毒性和凋亡。亨廷顿蛋白出现在患者的大脑皮质及纹状体的神经细胞包涵体内和营养不良的轴突中,但亨廷顿蛋白与这些发病因素存在何种关系及通过何种途径导致神经细胞凋亡还不明确。

【病理】 病变主要为广泛性的大脑皮质、基底核(特别是纹状体)、黑质及小脑浦肯野细胞的脱失。大脑皮质突出的变化为皮质萎缩,特别是第Ⅲ、Ⅴ和Ⅵ层神经节细胞脱失,胶质细胞增生,由于尾状核萎缩明显,侧脑室前脚扩大(图 11-6,图 11-7),晚期全脑均可见萎缩。在纹状体,含有 γ- 氨基丁酸(GABA)和脑啡肽的神经元丧失最明显,投射到

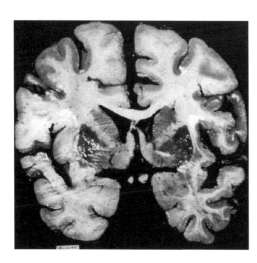

图 11-6 亨廷顿病患者的脑片
可见尾状核及豆状核萎缩、侧脑室变大。

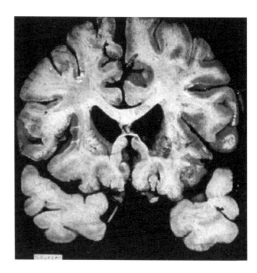

图 11-7 健康者的脑片

苍白球外节有树突的小神经元最早受累,随着病情加重,其他细胞群相继受累。生化研究显示,在患者基底核中的 GABA 及其合成酶谷氨酸脱羧酶,乙酰胆碱及其合成酶胆碱乙酰转移酶的含量均下降;多巴胺的含量正常或轻度增加;P 物质、蛋氨酸、脑啡肽、强啡肽和缩胆素减少,生长抑素和神经肽 Y 增加;由于基底核中神经递质的含量发生变化,皮质运动功能易化过强而出现肌张力减低及多动等症状。

【临床表现】 本病好发年龄为 30~50 岁,症状常常是进展性的,平均的生存年限为 15 年。主要临床核心症状包括三方面,即运动障碍、认知障碍和精神症状。这些临床表现均可以作为首发症状出现。

1. **运动障碍(movement disorder)** 进行性发展的运动障碍表现为四肢、面部、躯干突然、快速、不自主地跳动或抽动。舞蹈样不自主运动(choreic movement)是本病最突出的特征,当病情发展时,随意运动受损越加明显,运动笨拙、僵直,不能完成复杂的随意活动,可出现吞咽困难和构音障碍。疾病晚期随意运动减慢,呈现四肢不能活动的木僵状态。多数患者腱反射和感觉正常。

2. **认知障碍(cognitive dysfunction)** 进行性痴呆是亨廷顿病患者的另一特征。早期表现为皮质下痴呆,后期表现为皮质和皮质下混合性痴呆。认知障碍开始表现为日常生活和工作中的记忆和计算能力下降,随后出现理解、判断能力下降,患者变得比较混乱,出现人格改变。言语的改变包括口语流利性下降、轻度找词困难和构音障碍。

舞蹈样运动障碍常累及舌和唇,破坏了发音的韵律和敏捷性,妨碍了言语的量、速度、节律和短语的长度,使口语呈现一种爆发性质。

3. 精神症状(psychiatric symptom) 开始表现为人格行为改变,包括焦虑、紧张、兴奋易怒、闷闷不乐、不整洁和反社会行为,随后出现抑郁、淡漠、不安等情感障碍和其他精神症状,如幻觉、狂躁和退缩等。情感障碍多见,且多在运动障碍之前发生。对患者的重度抑郁症状如能早期发现并及时治疗,可预防自杀。亨廷顿病患者的神经和精神障碍进行性加重,最后患者处于呆傻、缄默状态。

4. 非核心症状 除以上3个核心症状外,亨廷顿病患者还有许多非核心症状。如快速眼运动异常,常于执行眼扫视运动时出现眨眼。还可伴癫痫发作、睡眠觉醒周期紊乱和体重减轻(但无食欲减退)。

【辅助检查】 头部 CT 和 MRI 对诊断有重要价值,典型的影像学改变是双侧尾状核萎缩,导致侧脑室额角外侧面向外膨起,出现特征性的蝴蝶征(图 11-8)。SPECT 检查发现尾状核和豆状核区血流明显下降,额叶和顶叶血流也有下降。PET 表现为尾状核区葡萄糖代谢明显下降,可先于 CT 和 MRI 所示的尾状核萎缩。上述影像学检查阳性发现有参考价值,但不可作为独立诊断依据。

基因检测发现亨廷顿蛋白基因三核苷酸串联重复序列不稳定地异常扩展在 36~39 可能为发病者,超过 40 肯定为患者。基因检测对本病的早期诊断和产前诊断是可靠的方法。

【诊断及鉴别诊断】 临床诊断标准是:① 典型的家族史;② 非其他因素导致的进行性运动异常伴舞蹈和僵直;③ 非其他因素导致的精神障碍伴随进行性痴呆。影像学检查发现对称性尾状核萎缩可以进一步支持诊断。

需要与以下疾病鉴别。

1. 抽动秽语综合征 可依据其特征性的发声并可伴秽语,没有家族史,没有进行性痴呆,以及抽动为主要的不自主运动,并可暂时性控制。

2. 小舞蹈症 多见于 5~15 岁的儿童和少年,起病多有精神异常,而后出现不自主运动,多涉及面部及四肢,可伴有构音障碍和吞咽困难,肌张力低下,一般智力正常。部分患者可伴有风湿病的其他症状。影像学检查可无异常改变。

3. 神经棘红细胞增多症 特征是进行性神经退行性变伴舞蹈样动作及棘红细胞增多。临床表现与亨廷顿病有许多共同特点:有舞蹈症状、口、面运动障碍,情绪和行为障碍,但常合并周围神经病,无明显痴呆,血涂片有棘红细胞增多,多在 15~35 岁发病,呈隐性遗传。

4. 肝豆状核变性 特征是常染色体隐性遗传,粗大震颤、肌强直、肌张力增高,实验室检查血清铜、铜蓝蛋白、尿铜水平异常,角膜色素环及头部 MRI 特征性改变。

5. 类亨廷顿病样疾病 -1(Huntington disease like 1,HDL1) 是一种早期起病的缓慢进行性的

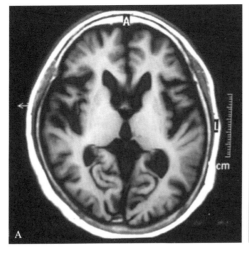
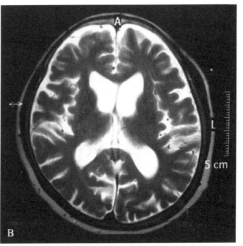

图 11-8　亨廷顿病头部 MRI
A. T$_1$ 加权像　B. T$_2$ 加权像
示脑室扩大、尾状核头部萎缩。

常染色体显性遗传性疾病,由朊病毒蛋白的基因 PRNP 基因突变所致。

6. 类亨廷顿病样疾病 -2(HDL2) 临床与亨廷顿病不易鉴别。由 junctophilin-3(*JPH3*)基因 CTG/CAG 三核苷酸重复扩展异常所致,主要见于非洲人后裔,常染色体显性遗传。

7. 良性遗传性舞蹈症 为常染色体显性遗传,但是疾病不进展并且不出现痴呆。

8. 其他类型的舞蹈病 药物性迟发性运动障碍出现在精神病患者长期服用抗精神病药后,最显著的动作累及口和舌,但手、腿、躯干和呼吸肌也可发生舞蹈或手足徐动症。此病的诊断主要依靠长期应用抗精神病药的用药史。血管疾病、甲状腺功能亢进症、红斑狼疮、红细胞增多症可以出现舞蹈样动作,这些疾病均存在相应的内科表现,鉴别诊断并不困难。

【治疗】 目前没有任何药物可以改变亨廷顿病的自然病程,但可以采取措施改善临床症状、减少舞蹈样动作等对症治疗。

亨廷顿病患者脑内 GABA 减少,胆碱能活动受抑制,而多巴胺活动过度,可选用对抗多巴胺能药物或多巴胺受体抑制剂。多巴胺能受体阻滞剂(如氟哌啶醇、奋乃静)和突触前多巴胺耗竭剂(如利血平),可以控制亨廷顿病患者的舞蹈症样运动。但突触前多巴胺耗竭剂较多巴胺受体阻滞剂更佳,因为多巴胺受体阻滞剂可以导致迟发性运动障碍。氘丁苯那嗪片是一种囊泡单胺转运体 2(VMAT2)抑制剂,2017 年获批用于治疗 HD,具有明确疗效。

抗抑郁药、经典抗精神病药或非典型抗精神病药(如氯氮平、喹硫平),可以针对亨廷顿病患者的抑郁及精神病性症状行对症治疗。

【预后】 本病预后不良,疾病在 10~20 年逐渐进展,最后死于肺部感染、心力衰竭或呛咳。大多数病程可持续约 20 年,症状出现早(<20 岁)的病情发展较快;发病年龄 > 50 岁的病情发展相对较慢。

(洪桢)

第五节　肝豆状核变性

肝豆状核变性(hepatolenticular degeneration,HLD)是由 Kinnear Wilson(1912)首先报道,故也称威尔逊病,是一种常染色体隐性遗传的铜代谢障碍疾病。临床表现为进行性加重的锥体外系症状、肝硬化、精神症状、肾功能损害及角膜色素环[又称凯－弗环(Kayser-Fleischer ring)]。年发病率为(0.5~3)/10 万。我国及亚洲其他国家的发病率高于西方国家。

【病因及发病机制】 本病的病因是铜代谢障碍。铜是维持细胞正常功能的必需元素,健康成人每日通过进食摄取 2~5 mg 的铜。健康人体内含铜 100~200 mg,有 50%~70% 存在于肌肉和骨骼中,20% 存在于肝中,5%~10% 分布于血液中。从食物吸收的铜进入肝门静脉,在血浆中铜与白蛋白疏松结合,运至肝内储存并供机体利用。肝合成的原铜蓝蛋白(apoceruloplasmin),与铜牢固结合形成铜蓝蛋白(ceruloplasmin),约占成人血浆铜的 95%,释入血液运送全身。

肝豆状核变性患者的铜蓝蛋白合成发生障碍,90% 以上患者的血清铜蓝蛋白含量明显减少;但患者肝内的原铜蓝蛋白含量及结构正常。因此,本病的基本生化障碍发生在肝内原铜蓝蛋白与铜的结合环节,导致铜蓝蛋白形成障碍。血清铜及血清铜蓝蛋白含量降低,尿铜排泄增多,胆汁排铜减少,过量的铜在肝、脑、肾、角膜等器官组织沉积致病。

本病是常染色体隐性遗传性疾病,致病基因位于第 13 号染色体长臂,编码铜转运 P 型 ATP 酶(P-type ATPase,ATP7B)。ATP7B 转运蛋白既具有合成功能,又具有排泄功能:一方面,ATP7B 转运蛋白可将铜转运至反面高尔基网(trans-Golgi network,TGN),用于合成铜蓝蛋白;另一方面,ATP7B 转运蛋白与铜离子结合后,又可将铜分泌至胆汁排泄。基因突变引起 ATP7B 蛋白的铜转运功能部分或完全丧失,无法将多余的铜从细胞内转运出去,铜在肝、脑、肾、角膜等组织内大量沉积,最终致病。目前已发现 300 余种突变型,其中错义突变(missense mutation)占 1/2。8、11、12 和 16 号为我国患者的常见突变外显子。不同基因型决定何种临床表现,目前尚不明确。

【病理】 病变主要累及肝、脑、肾、角膜等处。肝表面和切片均可见大小不等的结节或假小叶,肝细胞脂肪变性,含铜颗粒增加,有巨大的线粒体和不全晶体的包涵体。由于多数肝细胞的灶性坏死和纤维增生,最终出现结节性坏死性肝硬化。脑的损害广泛,大脑皮质、基底核(特别是尾状核和豆状核)、小脑齿状核、黑质和蓝斑等部位有神经元脱失、轴突变性和星形胶质细胞增生肥大，可见巨型细胞。肝豆状核变性最具特征性的细胞为奥帕尔斯基细胞（Opalski cell），被认为由退化变性的星形胶质细胞演变而来。角膜边缘后弹力层及内皮细胞的胞质内见棕黄色细小铜颗粒沉积。在角膜边缘后弹力层及内皮细胞胞质中铜沉积形成褐绿或棕绿色的角膜色素环。

【临床表现】 本病发病年龄为 5~60 岁，多于青少年期发病，少数可迟至成年期，前者病程进展较快，后者进展缓慢。约 1/3 的患者有阳性家族史。多以神经精神症状为首发症状，极少数患者先出现肝损伤症状，亦可以急性溶血性贫血、皮下出血及鼻出血等为首发症状。

1. **神经系统症状** 本病患者脑损害常引起神经精神症状。神经症状的突出表现是锥体外系病征，如帕金森病样少动–强直症状。震颤和强直是最早期的临床表现，震颤可为意向性，也可为静止性，但以上肢扑翼样震颤最常见。强直和痉挛可累及所有肌肉，咽喉的肌肉受累时可出现言语障碍和吞咽困难。20 岁以前起病者常以肌张力障碍和帕金森综合征为主要表现，年龄更大者常表现震颤、舞蹈样和投掷样动作。小脑损害导致共济失调；锥体系损害出现腱反射亢进、病理征和假性延髓性麻痹等；精神症状包括心境障碍、幻觉、妄想、行为及人格障碍等；部分患者出现癫痫、认知功能障碍，学习能力下降和皮质下痴呆。症状常缓慢发展，可有阶段性缓解或加重，亦有进展迅速者，特别是年轻患者。

2. **肝损伤症状** 约 80% 的患者出现肝损伤症状。肝损伤的临床特点为：起病隐匿，进展较缓慢；表现为食欲缺乏、倦怠无力、肝区疼痛、轻度黄疸、少量腹水或脾功能亢进等症状；10%~30% 的患者发生慢性活动性肝炎。因肝损害导致体内激素代谢异常，内分泌失调，出现青春期延迟、月经不调或闭经，男性乳房发育。偶尔可出现以急性肝衰竭和急性溶血性贫血为首发症状的患者，可能由于肝细胞内铜向溶酶体转移过快，引起溶酶体损害，导致肝细胞大量坏死，大量的铜进入血液，造成溶血性贫血。

3. **眼部损害** 角膜色素环是本病的重要体征，可见于 95%~98% 的患者角膜色素。由铜沉积于角膜边缘后弹力层所致，绝大多数见于双眼，个别见于单眼。多数情况下，出现肝损害和神经系统损害时就可发现角膜色素环，它位于角膜和巩膜的交界处，在角膜的内表面上，呈绿褐色或金褐色，宽约 1.3 mm，早期常需用裂隙灯才能观察到。

4. **其他** 大部分患者有皮肤色素沉着，尤以面部及双小腿伸侧明显。有肾损害者常有蛋白尿、氨基酸尿、尿酸尿、高钙尿等，可发生肾小管性酸中毒。由于钙、磷代谢障碍，可有骨质疏松、脱钙，可呈佝偻病样改变。

【辅助检查】

1. **血清铜蓝蛋白和铜氧化酶活性测定** 健康者血清铜蓝蛋白（CP）含量为 0.26~0.36 g/L，肝豆状核变性患者 CP 含量显著降低（低于 0.2 g/L）。CP 含量降低是诊断本病的重要依据之一，但血清 CP 含量与病情、病程及驱铜治疗效果无关。血清铜氧化酶活性强弱与血清 CP 含量成正比，因此测定铜氧化酶活性可间接反映血清 CP 含量，其意义与直接测定血清 CP 含量相同。但应注意，血清 CP 含量降低还可见于肾病综合征、慢性活动性肝炎、原发性胆汁性肝硬化、某些吸收不良综合征等。

2. **人体微量铜测定**

（1）**血清铜** 正常值为 17.4~20.5 μmol/L，90% 的肝豆状核变性患者血清铜降低。诊断意义较 CP 略低。与 CP 一样，血清铜也与病情、治疗效果无关。血清总铜量降低，而游离铜增加。

（2）**尿铜** 大多数患者 24 h 尿铜排出量显著增加，>1.6 μmol/24 h（正常值为 0.24~0.48 μmol/24 h）。未经治疗时可以增高数倍至数十倍，服用排铜药物后尿铜进一步增高，待体内蓄积铜大量排出后，尿铜量又渐减少，这些变化可以作为临床排铜药物剂量调整的参考指标。对一些尿铜量改变不明显的可疑患者可采用青霉胺负荷试验。口服青霉胺后，患者和健康者的尿铜均明显增高，但患者比健康者更显著，可以作为本病的一种辅助诊断方法。

（3）**肝铜量** 是诊断肝豆状核变性的"金标准"之一。对经体检和生化检查未确诊者测定肝铜量是必要的。因为肝穿刺有一定的危险性，所以不能成为常规检查方法。绝大多数患者的肝铜含量在 250 μg/g 干重以上，为正常的 5 倍以上（正常值为 50 μg/g 干重）。

3. **肝肾功能** 以锥体外系症状为主的患者早期可无肝功能异常。以肝损害为主要表现的患者可出现不同程度的肝功能异常，如血清总蛋白降低、球蛋白增高等；以肾功能损害为主者，可出现尿素氮、肌酐增高及蛋白尿等。

4. 影像学检查　本病患者的头部 MRI 可于壳核、苍白球、尾状核、丘脑处见广泛病灶(图 11-9A)，中脑、脑桥、小脑处亦可见病灶(图 11-9B)，此外，还可发现皮质萎缩及白质异常，T_2 加权像呈高信号、T_1 加权像呈低信号。

5. 基因检测　对 ATP7B 的基因突变进行检测，有助于确诊。多数患者为复合杂合子突变。随着二代测序技术的推广和基因检测费用的降低，基因检测在肝豆状核变性的临床诊断上发挥了越来越重要的作用。

【诊断】　对青少年起病，主要表现为震颤、强直、肌张力障碍和精神症状者，如果有角膜色素环和肝损伤病史者，应该高度疑诊本病，进一步查血清铜蓝蛋白、尿铜、血清总铜量即可确诊。CT 及 MRI 示基底核对称性改变及阳性家族史则更有助于诊断。测定肝豆状核变性患者同胞血清 CP 或肝铜水平，如果检查结果有肝豆状核变性的类似改变，即使没有明显的临床症状，也应进行治疗和随访。

【鉴别诊断】　本病的临床表现复杂，鉴别诊断应从肝及神经系统两方面考虑。

1. 肝疾病　由于 CP 含量减低和角膜色素环也可见于一些肝疾病，如慢性病毒性肝炎、自身免疫性肝炎、药物性肝炎、遗传性血色病、酒精性肝病、原发性胆汁性肝硬化等，因此诊断肝豆状核变性时，需要综合考虑，有时需要借助致病基因的

检测。

2. 其他具有运动障碍症状的神经科系统疾病如特发性震颤、帕金森病、亨廷顿病、肌张力障碍、药物性的迟发性运动障碍、中枢神经系统肿瘤、遗传性共济失调、尼曼-皮克病。特征性的血液生化改变、角膜色素环、神经影像学检查可以帮助与肝豆状核变性鉴别。

【治疗】　目的是排除体内过多的铜，阻止铜在组织内的再沉积，减少铜在消化道的吸收，减轻临床症状，提高生存质量。铜离子螯合剂是肝豆状核变性的一线治疗，能增加尿铜的排泄。然而对于 3 岁以下的儿童使用该药还没有得到充分的论证，有可能会对生长发育造成影响。患者在疾病初期接受螯合剂治疗后，通常需待临床表现发生缓解之后，才能进入维持治疗阶段；维持治疗方案，既可以选择将螯合剂逐渐减量，也可以选择锌剂作为单药治疗。

1. 增加铜的排出

(1) 青霉胺(penicillamine)　口服容易吸收，服用 1 h 约 75% 被吸收，2.5 h 达血药浓度峰值，分布于全身组织，血浆与皮肤最多。青霉胺和组织中沉积的铜离子络合成铜-青霉胺复合物，从尿中排出。常用量为：治疗初期小剂量(250~500 mg/d)口服，随后数周内逐渐加量。应在进食前 1 h 或进食后 2 h 口服。成人每日 3~4 次，最大量为 2 000 mg/d；儿童每日 20 mg/kg，分 3 次口服，需长期服用。尽管 D-青霉胺排铜量较高，但其不良反应也较多，

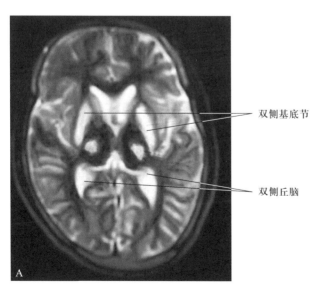
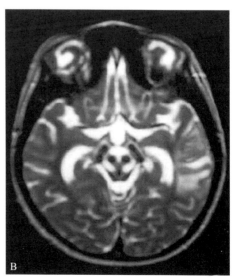

双侧基底节

双侧丘脑

图 11-9　肝豆状核变性头部 MRI T_2 加权像
A. 于双侧基底核区、丘脑见高信号病灶　B. 于中脑见典型的"大熊猫脸"征

早期可发生消化道症状和过敏反应,少数可引起白细胞和(或)血小板减少、溶血性贫血等。长期服用可影响血细胞及骨髓功能,引起粒细胞减少及再生障碍性贫血等,极少数患者可发生狼疮样综合征、肾病综合征等严重不良反应。因为该药可增加体内维生素 B_6 的排出,有导致维生素 B_6 缺乏症的可能,故应同时加服维生素 B_6,20~30 mg/d。通常服药 3 个月左右症状改善,严重患者需服药 1 年左右才能显效。患者首次使用需要做青霉素皮肤过敏试验,阴性才能使用。

(2) 曲恩汀(trientine) 治疗肝豆状核变性有效的证据逐渐增多,且其导致的不良反应比青霉胺更少,因此曲恩汀可以作为初期治疗的药物。曲恩汀的治疗剂量为 750~1 250 mg/d,分 2~4 次口服;最大剂量 2 000 mg/d。

(3) 其他螯合剂 包括二巯丁二酸钠、二巯丙磺酸(DMPS)、依地酸钙钠(EDTA)和二巯丙醇(BAL)等。其中,DMPS 为常用静脉驱铜药,也可用于汞中毒的治疗。

(4) 中医中药治疗 以肝豆汤为代表,具有一定的利尿和排铜作用。

2. 减少铜的吸收

(1) 低铜高蛋白质饮食 尽量避免食用含铜较多的食物,如坚果类、巧克力、豌豆、蚕豆、香菇、贝类、螺类、动物的肝和血液等。

(2) 硫酸锌和葡萄糖酸锌 锌制剂除可能动员和排泄体内沉积的铜外,还具有抑制胃肠道对铜的吸收作用。

3. 症状性治疗 目的是控制神经精神症状。有肌强直和震颤者可用苯海索和(或)金刚烷胺,症状明显者可用左旋多巴;精神症状明显者可给予抗精神病药,抑郁症状明显者可用抗抑郁药;有睡眠障碍者,可选用地西泮、氯硝西泮等。护肝治疗可选用葡醛内酯、肌酐、维生素 C 等。

4. 手术治疗 包括脾切除和肝移植。脾切除是肝豆状核变性患者合并严重脾功能亢进症的重要辅助治疗措施。经各种治疗无效,肝功能严重障碍的患者,可考虑肝移植。

【预后】 本病若早期诊断并及时治疗,一般较少影响患者的生活质量。但未能及时诊断并接受治疗者、病情进展迅速者,则可能出现严重的肝及神经系统损害,甚至最终导致死亡。

(王刚)

第六节 肌张力障碍

肌张力障碍(dystonia)是一组因躯体骨骼肌的主动肌和拮抗肌不协调,并且间隙持续收缩造成重复的不自主运动和异常扭转姿势的症状群。可累及躯体的任何部位,但以颈、胸、腰、下肢足部多见。肌张力障碍症状在运动或情绪激动时明显,休息或安静时减轻,睡眠中消失。

【分类】 目前尚无肌张力障碍的统一分类。主要根据肌张力障碍范围、发病年龄、病因、遗传学等进行分类。

1. 按肌张力障碍范围分类

(1) 局限性肌张力障碍(focal dystonia) 累及身体某一部分,如痉挛性斜颈、书写痉挛、眼睑痉挛、口下颌肌张力障碍等。

(2) 节段性肌张力障碍(segmental dystonia) 累及邻近数个部位,如颈部节段性肌张力障碍、纵轴节段性肌张力障碍、臀部节段性肌张力障碍、下身节段性肌张力障碍等。

(3) 多灶性肌张力障碍(multifocal dystonia) 两个及以上分离部位的肌张力障碍,如左手臂和左腿的肌力同时出现障碍。

(4) 偏身性肌张力障碍(hemidystonia) 即身体的一侧出现肌张力障碍。其中,颈部肌张力障碍和眼睑痉挛约占90%,出现较晚,通常不会逐渐加重,也不累及其他部位的肌肉。

(5) 全身性肌张力障碍(generalized dystonia) 躯干和至少两个其他部位的肌肉受到影响,可累及下肢。

2. 按发病年龄分类 按照发病年龄对肌张力障碍进行分类很重要,因为发病年龄是与原发性肌张力障碍预后有关的最重要因素。一般而言,分为儿童型肌张力障碍、青少年型肌张力障碍、成年型肌张力障碍。儿童型肌张力障碍(childhood onset dystonia,0~12 岁)和青少年型肌张力障碍(adolescent onset dystonia,13~20 岁)的患者,常首先表现为肢体局灶性肌张力障碍,随后躯体其他部位亦逐渐受累,最终发展为严重的全身性肌张力障碍。但成年型肌张力障碍(adult onset dystonia,>20 岁)的患者,常头颈部肌肉首先发病,并常维持局灶性或节段性肌张力障碍,不进展。

3. 按病因分类

(1) **原发性肌张力障碍**(primary dystonia)　具有肌张力障碍的临床表现,没有特定的或已知的外源性原因或遗传、变性疾病。

(2) **肌张力障碍叠加综合征**(dystonia-plus syndrome)　肌张力障碍作为主要临床表现,但同时合并其他运动障碍。

(3) **继发性肌张力障碍**(secondary dystonia)　指由外伤、感染、肿瘤、血管性、药源性等继发性因素引起的神经系统损害所致的肌张力障碍。

(4) **遗传性变性疾病型肌张力障碍**(heredo-degenerative dystonia)　由遗传性变性疾病引起,肌张力障碍为主要临床表现,可以合并其他神经症状。

4. 按遗传学分类　原发性肌张力障碍和肌张力障碍叠加综合征是最重要和最常见的肌张力障碍类型,无论是散发性,还是家族性,大多数患者均与遗传因素有关。依据基因位点不同而进行遗传学分类,有常染色体显性遗传、常染色体隐性遗传、X 连锁原发性肌张力障碍和 X 连锁肌张力障碍叠加综合征类型。

【病因及发病机制】　肌张力障碍中原发性约占 90%,一般原发性肌张力障碍除姿势、位置、基底核的生化异常外,其他病因尚不清楚。很少有其他神经系统损害的体征。许多继发性肌张力障碍与基底核及其联系的病变有关,可有应用或接触药物或毒物史,神经系统检查可发现认知功能障碍、锥体束损害、视力和视野障碍,以及其他神经肌肉损害表现。辅助检查可发现生化代谢异常、MRI 或 CT 表现异常,脑电图异常等。

大量的基因研究认为,儿童和少年发病的自发性扭转痉挛可能是常染色体显性遗传病,典型肌张力障碍的基因 *DYT1* 定位于 9q^{34},儿童或成人发病的颅颈肢体肌张力障碍的基因 *DYT6* 定位于 8p$^{21\sim22}$,成年发病的颈及其他局限性肌张力障碍的基因 *DYT7* 定位于 18p。多巴反应性肌张力障碍也是一种遗传性肌张力障碍叠加综合征,其相关基因 *DYT5* 表达 GTP 环水解酶,定位于 14q$^{22.1}$。其他一些继发性肌张力障碍性疾病,如帕金森病、肝豆状核变性、亨廷顿病等的基因位点也已经确定,许多代谢性疾病、线粒体疾病、发作性肌张力障碍或药源性疾病的病因和发病机制也已经明确。

【病理】　原发性扭转痉挛可见壳核、尾状核、丘脑的神经细胞变性、脱失,胶质细胞增生,并可见脂褐素沉积;继发性肌张力障碍的病理改变随原发病不同而异。梅热综合征、痉挛性斜颈、书写痉挛等一般均未发现特殊的病理改变。

【临床表现】　肌张力障碍是一种较常见的运动障碍疾病,发病率仅次于帕金森病。

1. 扭转痉挛(torsion spasm)　多见于儿童及年轻人,病初只表现局限性的肌张力障碍症状,以后波及全身,造成扭转痉挛。可有阳性家族史。最突出的症状是以躯干为纵轴的扭转或螺旋样运动,当自主运动及情绪激动时加重,睡眠时消失。发生扭转痉挛的原因是一组肌群的肌张力过高,而其拮抗肌肌张力降低,以后又逐渐变换,交替出现张力的缓慢变化。肌群的肌张力变化多端,没有固定模式,致使出现奇怪的姿势和运动状态。轻者仅有一侧下肢的牵拉或僵硬的感觉,并有轻度行走不便,以后加重,足部内旋呈马蹄内翻样,行走时足跟不着地,约 20% 将发展成全身性。患者尚可表现挤眉弄眼、牵嘴歪舌、眼睑痉挛、扭转及各种肢体的不自主运动等。总之,本病主要累及颈肌、躯干肌及四肢近端肌肉。

2. 局限性肌张力障碍

(1) **痉挛性斜颈**(spasmodic torticollis)　是指由颈肌阵发性不自主收缩引起头向一侧扭转或阵发性倾斜。本病多由基底核变性所引起,也可为心因性。多成年起病,颈部的深浅肌肉均可受累,以胸锁乳突肌、斜方肌收缩最易出现症状。一侧胸锁乳突肌收缩时引起头向对侧旋转,颈部向收缩一侧屈曲;两侧胸锁乳突肌同时收缩时则头部向前屈曲;颈肌收缩多呈痉挛样跳动,往往一侧更为严重,患肌常有疼痛,并可见肥大。不随意运动于情绪激动时加重,睡眠中消失。

(2) **梅热综合征**　多见于老年人,一般在 50 岁以后起病,女性多见。临床分为三型:眼睑痉挛型、眼睑痉挛合并口-下颌肌张力障碍型、口-下颌肌张力障碍型。最常见的首发症状是双眼睑痉挛,口、下颌和舌痉挛常表现为张口、牙关紧咬、缩唇、噘嘴、伸舌等,致面部表情古怪,痉挛可持续数秒或数分钟,在精神紧张、强光照射、阅读、注视时加重,讲话、唱歌、咀嚼、欢笑时减轻,睡眠时消失。严重时患者需用手掰开眼睑方可视物,以致影响日常生活;口下颌肌受累严重者可引起下颌脱臼和牙齿磨损。一般无智力障碍,无锥体束病变,约 1/3 的患者有情感障碍。

（3）书写痉挛（graphospasm）和其他职业性痉挛　指在执行书写或弹钢琴、打字等动作时手和前臂出现的肌张力障碍和异常姿势，以致出现书写或其他职业的动作困难，而进行与此无关的其他动作（如持筷）时则为正常。

【诊断及鉴别诊断】　首先需根据病史、有无不自主运动和（或）异常姿势的特征性表现确定是否为肌张力障碍，然后区分是原发性还是继发性。原发性肌张力障碍患者年龄较小，可有遗传家族史，基因分析有助于确诊。继发性肌张力障碍患者年龄较大，症状多为局限性，体格检查和辅助检查可发现继发原因及脑脊髓病理损害证据。应与破伤风、僵人综合征、神经性肌强直、偏侧面肌痉挛等相鉴别。

【治疗】

1. 药物治疗　大剂量抗胆碱能药如苯海索、中枢肌松剂巴氯芬，苯二氮䓬类如氯硝西泮、地西泮等，抗多巴胺能药物如利血平、氟哌啶醇，以及抗惊厥药如卡马西平等对缓解肌张力障碍有效。A 型肉毒杆菌毒素对局限型肌张力障碍有效。注射部位应选择临床检查痉挛最严重的肌肉或肌电图检查有明显异常放电的肌群，注射剂量应个体化。继发性肌张力障碍患者需要同时治疗原发疾病。

2. 外科治疗　立体定向丘脑切开术对单侧肌张力障碍有益，但是双侧丘脑切开术可导致构音障碍。还可以对受累肌肉进行选择性硬膜外颈前根切断术或脊髓的传入神经纤维切断术，对难治性颈性肌张力障碍的治疗有效。部分切除受累肌肉也有一定效果。深部脑刺激（DBS）治疗肌张力障碍也有不错的效果。只有在药物治疗效果不佳且病情严重影响患者生活质量时才考虑手术治疗。

（王刚）

第七节　特发性震颤

特发性震颤（essential tremor，ET）又称原发性震颤，主要为手、头和身体其他部位的姿势性和运动性震颤。约 60% 的患者有家族史，呈常染色体显性遗传，故本病又称为家族性震颤。特发性震颤在普通人群中的发病率为 0.3%~1.7%，随年龄增长而增加。

【病因及发病机制】　尚未明了。认为与纹状体小脑系统变性及多巴胺能、去甲肾上腺素能的功能过剩有关。

【临床表现】　特发性震颤可在任何年龄发病，多见于中老年人，20~30 岁和 50~60 岁是两个高峰。本病唯一的症状就是震颤，肌张力无改变，偶有报道伴有语调和轻微步态异常。一般认为，特发性震颤是双侧上肢对称起病，也可单侧上肢起病。一旦上肢影响后常向上发展至头部、面部、舌、下颌部。累及躯干和双侧下肢者少见，仅在病程晚期出现，程度较轻。震颤于运动及维持某种姿势时出现，精神紧张时加重，静止或睡眠时消失。典型症状是手的节律性外展内收样震颤和屈伸样震颤，类似帕金森病的旋前旋后样震颤少见。头颈肌肉群较少见，头部肌、舌肌或发声肌均可受累。特发性震颤患者对酒精的反应是特征性的，许多患者即使只摄取少量酒精就可以减少震颤。特发性震颤可以伴发其他运动障碍性疾病，最常见的是伴发帕金森病。部分患者存在肌张力障碍，少数患者甚至可以伴有抽动秽语综合征和不宁腿综合征。

【诊断】　中老年人出现双上肢明显的持续的姿势性震颤或伴有运动性震颤者可考虑特发性震颤。

特发性震颤的诊断标准为：① 双上肢可见的、持续的姿势性震颤或伴有运动性震颤和身体其他部位的震颤，肌张力无改变。② 病程超过 3 年。③ 除外其他神经系统疾病，排除药源性、外伤性、心因性因素。

【鉴别诊断】　主要与帕金森病相鉴别（表 11-4），并应与甲状腺功能亢进症引起的震颤相鉴别。

【治疗】　大多数患者仅有轻微症状，仅少数患者需要治疗。其中不足 1/2 的患者用药物（包括阿罗洛尔、普萘洛尔、扑米酮等）能很好地控制症状；其余患者对药物治疗不敏感，需要注射 A 型肉毒杆菌毒素或 DBS 治疗。

【预后】　发病年龄与预后无关，震颤的严重程度与病死率无关。虽然特发性震颤长期或终身处于稳定状态，但部分严重的患者会出现活动困难，甚至丧失劳动力，生活难以自理。

表 11-4　帕金森病与特发性震颤的鉴别

鉴别要点	帕金森病	特发性震颤
家族史	大多数没有	>60%
起病年龄	中老年	所有年龄段均可发病
震颤类型	静止性震颤,偶有姿势性震颤	动作性、姿势性、罕见静止性
身体受累部分	手、腿和躯干	手、头、声带
病程	进展性	长期稳定,缓慢进展
运动徐缓、强直和姿势不稳	有	无
对酒精的反应	减少姿势性震颤	显著抑制震颤
治疗时间	病程早期	病程晚期
左旋多巴	有效	无效
普萘洛尔	有效	有效
扑米酮	不明确	有效

（王刚）

第八节　抽动秽语综合征

抽动秽语综合征（Gilles de la Tourette syndrome）又称日勒德拉图雷特综合征、慢性多发性抽动,是发生在青少年期的一组以头部、肢体和躯干等多部位肌肉突发的不自主的抽动,并伴有污秽性言语为特征的锥体外系疾病。

【病因及发病机制】　病因不明,多数学者推测本病与基底核、前额叶、边缘系统等部位神经元功能紊乱有关,其机制可是遗传因素、神经生化代谢及环境因素在发育过程中相互作用的结果。

1. 遗传因素　很多研究认为,遗传因素在抽动秽语综合征的发生中起重要作用。本病有明显的家族倾向,65%~90% 的患者是家族性的,单卵孪生子的发病率（53%~56%）明显高于双卵孪生子（8%）。本病的遗传方式现多认为是一种常染色体显性遗传伴不完全外显率,且外显率存在性别差异,男性外显率高（0.5~0.9）,女性外显率低（0.2~0.8）。患者存在基因缺陷,但到目前为止,基因定位研究尚未得出肯定的结论。

2. 中枢神经系统的器质性损伤　患者的大脑影像学改变主要在基底核。难产、窒息、早产、抽搐及头部外伤等造成的儿童器质性脑损伤可能是导致抽动秽语综合征发病的危险因素。

3. 中枢神经递质系统异常　本病可能与多巴胺功能亢进及多巴胺受体超敏、性激素及兴奋性氨基酸的作用、去甲肾上腺功能失调有关。

4. 其他　本病可能与社会、心理、感染和免疫因素相关。

【病理】　有关抽动秽语综合征的神经病理报道甚少。Balehasar（1957）在一名患者尸检中发现,纹状体富含多巴胺的细胞群中有一种异常类型的细胞。Haber 对一名患者尸检脑标本的免疫组织化学研究发现,苍白球外侧段背部和苍白球腹侧强啡肽（dynorphin）阳性绒毛纤维完全缺乏或明显减少,提示从纹状体纤维投射至苍白球中的神经纤维存在异常。这些病理结果都不一致,因此目前还未确定本病的病理基础。

【临床表现】　本病为慢性病程,有家族遗传倾向,发病年龄 2~18 岁,多在 4~12 岁起病,至青春期后逐渐减少。男性多见,男性:女性为（3~9）:1。临床表现如下。

1. 运动抽动　抽动症状具有一些特征性,如突然、快速、重复、不自主、刻板性及多变性,睡眠时消失。简单的运动性抽动为突然发生的、短暂、重复、无目的的动作,通常是一个或几个较小的分离的肌肉受累,常常是暴发性的,平均时间为 1~3 s;复杂的运动性抽动较慢,似有目的,多组肌群受累,持续时间较长。

2. 发声抽动 是诊断的主要条件。常于运动抽动开始后数月至 4 年内出现,也有患者在病初即有此症状,另有少数仅为单一发声抽动。喉部抽动伴发出各种怪声,如犬吠声、喉鸣声和咳嗽声等,约 1/2 的患者有污秽性言语。

3. 感觉抽动 在运动和发声抽动之前有一种感觉即先兆症状感觉,可以是局部的一种压力或不舒服感,当抽动发作后,先兆症状很快消失。先兆症状也可以是一种非局限性、无特征性感觉,如一种冲动、焦虑或其他精神感觉。

4. 伴随症状 常见的有情绪障碍、强迫症、注意缺陷、多动、学习困难、违纪行为、猥亵和攻击行为、社会适应困难等。

上述症状在安静或入睡后消失或减轻,紧张、疲劳时可加重。体格检查无其他阳性神经体征。

【辅助检查】 血、脑脊液实验室检查多正常,心电图多正常。脑电图检查可有异常,表现为高波幅慢波、棘波、棘慢复合波等,动态脑电图异常率可达 50%,但无特异性诊断价值。头部 CT 多正常,头部 MRI 检查可能发现两侧基底核体积不对称,头部 SPECT 检查可见颞叶、额叶及基底核局限性血流灌注减低区。

【诊断】 依据 DSM-Ⅲ 的诊断标准:① 发病年龄 2~15 岁;② 有复发性不自主的重复、快速、无目的动作,并涉及多组肌肉;③ 多发性发声抽动;④ 可受意志控制达数分钟至数小时;⑤ 数周或数月内症状可有波动;⑥ 病程至少持续 1 年。

【鉴别诊断】 本病需与风湿性舞蹈症和点头样(bobble-head)综合征相鉴别。风湿性舞蹈症是一种自限性疾病,通常 3~6 个月好转,多有风湿热或多发性关节炎病史。点头样综合征表现为有进行性脑积水的患者快速、有节律地点头,可通过脑积水的其他体征鉴别。

【治疗】 一般症状较轻的患者无需治疗,对已经确诊者则应早期采用药物治疗并配合心理疏导。目前可选的抗抽动药物有舒必利、硫必利、氟哌啶醇、匹莫齐特、可乐定、氯硝西泮及三环类抗抑郁药等。药物使用疗程现无统一意见,一般主张症状控制后,为减少复发还需 1~2 年的维持治疗,剂量为原剂量的 1/2~2/3,也有主张症状控制后应逐渐减量并维持 1~3 个月。部分药物无效的患者可行 DBS 治疗。

(王刚)

第九节 迟发性运动障碍

迟发性运动障碍(tardive dyskinesia,TD)是由抗精神病药诱发的一种持久性、异常的不自主运动。最常见的是阻断多巴胺 D_2 受体的药物,如吩噻嗪类及丁酰苯类。这些 D_2 受体阻滞剂可引起下列神经系统不良反应:急性肌张力障碍、动眼危象、急性静坐不能、药物诱发的帕金森综合征、神经阻滞剂恶性综合征、戒瘾急性综合征、持续的运动障碍(迟发性运动障碍综合征)、典型的口颊舌运动障碍、迟发性肌张力障碍、迟发性静坐不能、迟发性抽动、迟发性肌阵挛、迟发性震颤等。

典型的迟发性运动障碍的发生率随年龄增长而增加,多见于老年女性及长期使用抗精神病药的患者。发病时间很难确定,因为药物可能掩盖症状。减量或停药后症状出现,重新开始用药可抑制此不自主运动。

【病因及发病机制】 迟发性运动障碍综合征的发病机制不明。单一假说不能解释此病,可能涉及多种因素,包括多巴胺受体超敏、多巴胺 D_1 受体激活及丘脑底核 γ- 氨基丁酸活性丧失等。

【临床表现】 本病各年龄均可发生,年轻人更常见严重的全身性迟发性肌张力障碍。其表现常从面部或颈部开始,可局限在此区域,也可扩展至手臂及躯干,下肢较少受累,通常出现颈后倾,躯干后仰,手臂内旋,肘部伸直,腕部屈曲。

迟发性静坐不能是一种致残的迟发性运动障碍。表现为经常而重复的刻板运动,如原地踏步,交叉及分开双腿以及反复用手擦脸或搔头等。也可表现为局部不适感,如疼痛或呻吟。与急性静坐不能相反,停用抗精神病药后,迟发性静坐不会加重。本病常伴有典型的口部运动障碍。迟发性运动障碍、迟发性肌张力障碍及迟发性静坐不能常同时出现。

迟发性运动障碍的少见类型包括迟发性抽动、迟发性肌阵挛及迟发性震颤。

【诊断及鉴别诊断】 不是所有的口部运动障碍都是典型的迟发性运动障碍,还有许多其他舞蹈性及非舞蹈性病因。迟发性运动障碍的诊断基础是有使用多巴胺 D_2 受体阻滞剂的病史。症状开始于患者在服药时或停药后 3 个月之内。如果口部运动障碍由其他类型的药物引起,则在定义上不能称为迟发性运动障碍。口部运动障碍需与亨廷顿病及口–下颌肌张力障碍相鉴别。

　　鉴别诊断包括所有原因的肌张力障碍,有精神分裂症及肌张力障碍的患者尤其要排除肝豆状核变性。

　　【预防】　首选办法是慎用抗精神病药。抗精神病药只能用于精神病或用于其他药物无效的情况,如某些舞蹈症或抽动。用药量尽可能小,时间尽可能短。若精神病已被控制,应考虑减药或停药。一旦出现迟发性运动障碍综合征,应立即停用抗精神病药。因停药后会使精神病复发,如确需用药,可增加抗精神病药的剂量或加用利血平以抑制运动障碍或静坐不能。若抗精神病药能安全减量或停药,运动障碍或静坐不能可在数月或数年之内缓慢消退。

　　【治疗】　本病可用多巴胺耗竭剂和抗胆碱能药治疗。部分迟发性肌张力障碍的患者用氯氮平治疗有效。

（王刚）

第十节　多系统萎缩

　　多系统萎缩(multiple system atrophy,MSA)一词由 Graham 和 Oppenheimer 于 1969 年首次提出,是一组原因未明的神经系统多个部位进行性萎缩的变性疾病。其临床特点为散发性,成年起病,主要表现为帕金森综合征、小脑性共济失调、自主神经障碍三大综合征,此外,还有锥体束、脑干、脊髓前角等受累表现。以前把它分为夏伊–德雷格尔综合征(Shy-Drager syndrome,SDS)、橄榄体脑桥小脑萎缩(olivopontocerebellar atrophy,OPCA)、纹状体黑质变性(striatonigral degeneration,SND)。1989年,神经胶质细胞包涵体(glial cytoplasmic inclusion GCI)在 MSA 患者脑中被发现,这种包涵体在其他神经退行性疾病中不出现,而在 MSA 所有亚型患者中均出现。由此,现在把 3 种亚型归结为一种疾病即多系统萎缩。国外研究资料显示,MSA 年发病率为 0.6/10 万人,50 岁以上的年发病率为 3.0/10 万人。目前尚未发现独立的环境因素能增加或减少 MSA 的发病风险。

　　【病因及发病机制】　本病病因迄今未明,目前从病理发现在神经胶质细胞(特别是少突胶质细胞)胞质内有神经胶质细胞包涵体(GCI)及神经元包涵体(NCI)的存在,而在其他中枢神经系统变性疾病及家族性 OPCA 中均无此结构,考虑此包涵体与 MSA 的发病有关。MSA 脑干、脊髓、小脑等部位均有 α 突触核蛋白表达,高表达 α 突触核蛋白的转基因小鼠也能出现类似 MSA 的症状,提示该蛋白质在发病中可能起很重要的作用。

　　【病理】　MSA 病变部位广泛,中枢神经系统及周围神经系统均可累及,但病变主要在黑质、豆状核、小脑、脑干、胸腰髓中间外侧柱的交感神经细胞及骶髓的副交感神经和节前纤维。运动减少与黑质及壳核细胞减少有关,强直与壳核病变有关,直立性低血压与脊髓中间外侧柱细胞变性有关,骶髓奥奴弗罗维奇核变形导致尿便障碍及阳痿。病理改变主要为弥漫性神经元变性、消失,反应性胶质细胞增生。

　　【临床表现】　MSA 为散发型,男性和女性均能发病,通常在 60 岁以后开始,平均生存期为 6~9 年,有些患者生存超过 15 年。

　　其主要临床特征包括:帕金森综合征、小脑性共济失调、自主神经功能衰竭和锥体束征,这些特征可相互组合。有研究显示,29%~33% 的晚发孤立的小脑共济失调患者和 8% 的帕金森综合征患者最终发展成为 MSA。运动障碍中有两个主要的综合征,一个是帕金森综合征,占 80%,称为 MSA-P 亚型;另一个是小脑共济失调,占 20%,称为 MSA-C 亚型。两种亚型的生存时间是相同的,但 MSA-P 亚型功能衰退比 MSA-C 亚型快。

　　1. 帕金森综合征　MSA-P 亚型相关的帕金森综合征的特点是进行性运动迟缓、强直,伴随急促的姿势性震颤,静止性震颤相对少见。许多患者有口面部或头颈部的张力障碍,伴随一种特征性的颤抖的高音调构音障碍。早期 30% 的患者通过左旋多巴治疗,帕金森综合征能改善,但这种改善是短暂的。从长远来看,90% 的 MSA-P 亚型患者对左旋多巴反应很差。50% 的患者不但没有效果,而且还会出现左旋多巴诱导的口面部和颈部的运动障碍。绝大部分患者,发病 5 年内 MSA-P 亚型的临床症状能完全表现出来。

　　2. 小脑性共济失调　MSA-C 亚型小脑共济失调的特点是共济失调步态、肢体共济失调、断续发音障碍、凝视诱发性眼球震颤。MSA-C 亚型患者随病情发展还会出现许多非小脑的症状和体征。

3. **自主神经功能障碍**　在MSA-P亚型和MSA-C亚型中均可见到。常见直立性低血压,卧位时血压正常,但站立时血压迅速下降,以收缩压下降明显,达20~40 mmHg及以上,且心率无显著改变,亦无一般晕厥常见的面色苍白、恶心、多汗等症状。轻者站立时感头晕、眼花、下肢发软,重者出现晕厥,更重者则需长期卧床。男性患者几乎都有勃起障碍,女性患者表现为性感缺失、闭经。可有括约肌功能障碍,如尿潴留、尿失禁、便秘、腹泻等;局部或全身发汗异常;还可有皮肤温度异常,皮肤划痕试验减弱或消失,血管收缩反应消失,少数患者还有霍纳综合征等。由于疑核损害导致声音嘶哑、吞咽困难,迷走神经损害可导致心搏骤停。

4. **其他**　不正常呼吸:夜间或白天的吸气性喘鸣,不自主深呼吸,睡眠呼吸暂停等。REM睡眠行为障碍:间断失肌张力和梦境中出现动作。雷诺现象及情感失控。

【辅助检查】

1. **肌电图检查**　尿道括约肌或肛门括约肌肌电图检查早期即可发现神经源性受损,此点可与早期帕金森病鉴别。肌电图可见前角细胞损害,神经传导速度减慢。

2. **卧立位血压测定**　直立位收缩压较卧位下降30 mmHg以上,而无代偿性心率加快。

3. **MRI**　可显示脑干、小脑萎缩,环池及第四脑室扩大,T_1加权像示壳核萎缩,T_2加权像示壳核信号降低,这是由于铁过度沉积(壳核裂隙征)及神经细胞坏死造成双侧壳核对称性的短T_2信号。部分患者在脑桥基底和小脑中脚会出现T_2相对称性的高信号,甚至会出现一种特殊的改变"脑桥十字征"的高信号带(图11-10)。

4. **发汗试验**　明显异常,提示有自主神经受损,有一定的诊断价值。

5. **PET**　可见锥体、小脑蚓部、丘脑及大脑半球后部、脑桥和中脑葡萄糖代谢明显异常。

【诊断】　MSA的诊断目前仍主要依靠症状和体征。随着技术的提高,辅助检查在诊断中的作用也越来越大。1998年在MSA诊断共识讨论会上,制定了MSA的诊断标准专家共识。在随后几年的使用中稍做更改,2008年又进行修订,现在已在国际上普遍使用(表11-5)。

【鉴别诊断】

1. **帕金森病**　可有自主神经功能不全,但不

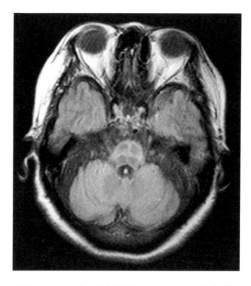

图11-10　多系统萎缩头部 MRI T_2加权像示脑桥十字征。

如MSA严重,伴有自主神经功能不全的帕金森病的特点是严重的直立性低血压、餐后低血压,对去甲肾上腺素敏感,为节后交感神经病变。MSA-P亚型对多巴胺治疗无反应。在早期鉴别诊断有困难,肌电图有助于鉴别。在后期MSA表现明显,鉴别相对容易。

2. **其他类型的小脑性共济失调**　如弗里德赖希共济失调、遗传性痉挛性共济失调等,可根据前者有深感觉障碍、心脏及骨骼改变,后者有肌张力增高、腱反射亢进及锥体束征等,而多无自主神经功能障碍及帕金森样症状,且有家族史可做鉴别。

3. **特发性直立性低血压**　是指体位变化时仅有血压改变而不伴有其他自主神经及中枢神经系统症状。

4. **交感张力性直立性低血压**　患者站立时心率明显增快,而血压下降。

5. **引起晕厥的其他疾病**　应注意与血容量不足或贫血、心源性晕厥、血管抑制性晕厥、糖尿病直立性低血压等鉴别。还应与神经系统其他疾病,如多发性周围神经病、家族性自主神经功能不全等鉴别,这些疾病影响正常调节血压的自主神经通路及反射弧,可导致直立性低血压。

【治疗】　目前对于MSA的治疗除了在直立性低血压方面有一些对照研究外,大部分依赖于经验性的证据。

1. **自主神经功能失调**　治疗方案针对临床

表 11-5　2008 年修订的多系统萎缩诊断标准专家共识

确诊的多系统萎缩（definite MSA）	病理诊断:中枢神经系统广泛分布 α- 突触蛋白阳性少突胶质细胞胞质包涵体,以及黑质 - 纹状体系统变性或橄榄脑桥小脑系统神经变性
可能的多系统萎缩（probable MSA）	30 岁以后发病、散发、进行性病程,具备以下表现: 1. 自主神经功能障碍,包括尿失禁(男性阳痿)、直立性低血压(卧位变立位 3 min 内收缩压至少降低 30 mmHg 或者舒张压至少下降 15 mmHg) 2. 下列两项之一:① 左旋多巴反应欠佳的帕金森综合征。② 小脑综合征
可疑的多系统萎缩（possible MSA）	30 岁以后发病、散发、进行性病程,具备以下表现: 1. 下列两项之一:① 左旋多巴反应欠佳的帕金森综合征。② 小脑综合征 2. 至少有 1 项自主神经功能障碍症状:无其他病因可以解释的尿频、尿急、膀胱排空障碍、男性勃起障碍、明显的直立性低血压(未达到可能 MSA 标准) 3. 至少有 1 项以下表现: 　(1) 对于可疑的 MSA:① 巴宾斯基征阳性伴腱反射亢进。② 喘鸣 　(2) 对于可疑的 MSA-P 亚型:① 对左旋多巴反应不佳。② 运动症状出现后,3 年内出现姿势不稳。③ 共济失调步态、肢体共济失调、小脑性构音障碍、小脑性眼球运动障碍。④ 运动状态出现后 5 年内发生吞咽困难。⑤ MRI 显示壳核、小脑中脚、脑桥或小脑萎缩。⑥ ^{18}F-FDG PET 显示壳核、脑干或小脑低代谢 　(3) 对于可疑的 MSA-C 亚型:① 帕金森综合征。② MRI 显示壳核、小脑中脚、脑桥或小脑萎缩。③ ^{18}F-FDG PET 显示壳核、脑干或小脑低代谢。④ SPECT 或 PET 显示黑质 - 纹状体多巴胺能神经递质系统功能减退

症状和生活质量的改善。对直立性低血压患者鼓励适量活动以促进静脉回流,注意少用或不用利尿药,避免快速、突然的体位改变。给予足够的液体,高盐饮食,少量多餐,穿弹力衣物等。夜间头低足高位睡眠能减少清晨的低血压。结合盐皮质激素,如氟氢可的松,0.1 mg/ 次,每日 2 次口服,效果较好,但有引起卧位高血压的危险。米多君为外周 α 肾上腺素受体激动剂,起始剂量 2.5 mg/ 次,每4 h 一次,以后渐增至 5 mg/ 次,每 4 h 一次口服。生长抑素对于餐后低血压有一定的效果。抗利尿激素能缓解夜间多尿和清晨的餐后低血压。促红细胞生成素多肽能提高血细胞比容,改善脑的氧合作用。每天间断导尿 3~4 次能缓解尿潴留。抗胆碱能药奥昔布宁或托特罗定在疾病早期能改善逼尿肌反射亢进和逼尿肌括约肌失调,而改善尿失禁。泌尿外科手术可能会加剧症状。男性性功能障碍可以通过海绵体注射或阴茎埋置罂粟碱或前列腺素 E_2 等方法改善。初步证据表明,西地那非对勃起障碍有效,但由于其心血管的不良反应,须慎用。便秘患者可用液状石蜡。

2. 运动障碍　理疗能预防肌肉挛缩,语言矫治能改善语言和吞咽功能。吞咽障碍患者可以插鼻胃管,或者经皮内镜下胃造瘘。尽管左旋多巴在MSA 患者效果较 PD 差,而且也缺乏对照试验,但左旋多巴替代治疗仍然在 MSA 抗帕金森病治疗中占主流地位。有研究提示,左旋多巴在 30%~40%的 MSA 患者中至少能获得短暂的疗效。有些患者虽然对左旋多巴没有反应,但撤药后症状恶化的,左旋多巴仍可应用。但对于有自主神经功能障碍的患者,左旋多巴能使已经存在的直立性低血压更加明显或恶化。从目前的研究结果看,多巴胺受体激动剂对帕金森综合征没有效果。金刚烷胺也没有明显作用。

3. 小脑性共济失调　目前对于 MSA-C 亚型的进展性共济失调没有有效的治疗方法。丁螺环酮、金刚烷胺、5- 羟色胺、异烟肼、普萘洛尔等在少数患者中有效,但在大宗患者研究中被证实无效。尼古丁系统在小脑功能中发挥一定的作用,尼古丁拮抗剂在 MSC-C 亚型患者中值得进行试验。

4. 其他运动障碍　30% 的患者可出现吸气性喘鸣,持续呼吸道正压通气对这些患者有帮助。睑肌痉挛和肢体肌张力障碍可局部注射肉毒杆菌毒素 A,但颈项前曲者不合适。

【预后】 MSA 发病后平均可存活 6~9 年。约 1/3 的患者死于呼吸心搏骤停,其他死亡原因包括尿路感染、吸入性肺炎、感染性肺炎、全身衰竭等。

(王刚)

数字课程学习……

 学习目标及重点内容提示　　 教学 PPT　　 自测题　　 拓展阅读

第十二章

癫　　痫

【概念】

1. **癫痫发作（epileptic seizure）** 是因脑部神经元异常过度超同步化放电所造成的短暂的临床表现。由于大脑中异常放电的起源部位不同，传播通路不同，癫痫发作的临床表现多种多样，可以是运动、感觉、认知、精神、行为或自主神经异常，并伴有或不伴有意识或者警觉程度的变化。癫痫发作具有发作性、短暂性、刻板性等特征。

2. **癫痫（epilepsy）** 是一种慢性脑部疾病，其特点是持续存在能够反复产生癫痫发作的脑部持久性改变并出现相应的神经生物、认知、心理及社会等方面的后果。依据 2014 年国际抗癫痫联盟（International League Against Epilepsy，ILAE）的新定义，至少两次间隔 24 h 的非诱发性（或反射性）发作或一次非诱发性（或反射性）发作，并且在未来10 年内，再次发作风险与两次非诱发性发作后的再发风险相当时（至少 60%）或诊断某种癫痫综合征时，都可确诊为癫痫。单次／单簇的癫痫发作，因为不能证实存在反复发作的特征，故诊断为癫痫发作，而不诊断为癫痫。有病理性诱因，如发热、酒精戒断、低血糖或者高血糖等原因造成的癫痫发作，去除以上诱因后，发作也随之消失，属于诱发性癫痫发作，也不诊断为癫痫。慢性脑功能障碍是癫痫的发病基础，除了会造成反复的癫痫发作以外，还会对大脑的其他功能产生不良影响，同时长期的癫痫发作也会对患者的躯体、认知、精神心理和社会功能等多方面产生不良的影响。

3. **癫痫综合征（epilepsy syndrome）** 1970 年国际上首次提出癫痫综合征的分类，ILAE 在 1989 年做了修订，2010 年提出了"电临床综合征"的概念。癫痫综合征的概念也在逐渐演变，目前主要是指包括癫痫发作类型、脑电图和往往同时出现的影像学特征在内的一组综合征。癫痫综合征通常具有年龄依赖性，如特定的发病年龄和缓解年龄（如适用），有一定的发作诱因、每日发作频率以及预后。有时会有相同的共病，如精神智力迟滞，以及脑电图和影像学上共同的特异性表现，并可能与病因、预后和治疗有关。

4. **癫痫持续状态（status epilepticus，SE）** 是神经科常见的急症之一，年发病率（10~41)/10 万，总病死率接近 20%。根据是否有惊厥，可以分为惊厥性癫痫持续状态性（convulsive status epilepticus，CSE）和非惊厥性癫痫持续状态（non convulsive status epilepticus，NCSE)，前者的病死率和致残率更高，而后者往往更不易识别。2015 年，ILAE 对 SE提出了新定义：SE 是由于导致癫痫发作终止的机制失效或者新的启动机制导致的异常的、超长时间癫痫发作（时间点 T_1 以后）的状态。这是一种会产生长期后果（时间点 T_2 以后）的疾病，包括神经元死亡、损伤和神经元网络的改变，具体取决于癫痫发作的类型和持续时间。时间点 T_1 指癫痫发作持续的时间，超过这个时间点，癫痫发作就应该被视为"持续的癫痫发作"。时间点 T_2 是正在进行的癫痫发作活动的持续时间，超过 T_2 时间点即存在长期后果的风险（表 12-1）。

【病因】 2017 年 ILAE 的分类强调从患者第一次出现癫痫发作起，就需要考虑癫痫的病因，包括结构性、基因性、代谢性、免疫性、感染性和未知原因。明确的病因有助于选择恰当的治疗。同一患者可以有一种以上的病因，相互间不存在分级

表 12-1 不同类型癫痫持续状态的定义时间

SE 类型	T$_1$	T$_2$
强直 - 阵挛 SE	5 min	30 min
局灶性 SE 伴意识损害	10 min	>60 min
失神 SE	10～15 min	未知

T$_1$ 代表应当启动 SE 紧急治疗的时间，T$_2$ 代表预期可能造成长期后果的时间。

关系。

1. 结构性病因 是指结构神经影像学可见异常，电临床评估和影像学表现都可以做出该病灶可能导致患者癫痫发作的合理推断。结构性病因包括灰质发育异常、血管畸形、海马硬化、缺血缺氧性损伤、脑外伤、肿瘤、脑穿通性囊肿等。

2. 基因性病因 是多种特发性癫痫的重要原因，包括染色体异常和基因异常。前者如唐氏综合征、5q$^{13.3}$ 微缺失综合征、20 号环状染色体综合征等；后者如 *SCN1A* 基因，目前发现其 150 余种突变都与癫痫有关，如 *SCN2A* 基因相关的自限性家族性新生儿 - 婴儿癫痫、自限性家族性婴儿癫痫等。需要强调的是，基因性不等同于遗传性，一方面，基因异常可由个体的新发突变造成；另一方面，由于外显率的差别，单个基因的突变可能不足以导致个体表现出癫痫。这就解释了为何有些患者基因异常但并没有癫痫家族史。

3. 代谢性病因 是指一种明确的代谢缺陷并可增加癫痫的风险。如生物素酶和全羧化酶合成酶缺乏症、脑叶酸缺乏症、线粒体病。

4. 免疫性病因 是由自身免疫病直接导致的，癫痫发作是这种疾病的一个核心症状，包括拉斯马森综合征 (Rasmussen syndrome) 和抗体介导的癫痫，后者包括 NMDA 受体抗体、电压门控钾通道抗体、GAD65 抗体、GABA-b 受体抗体、AMPA 受体抗体、自身免疫性甲状腺炎相关的激素有效的脑病及乳糜泻、癫痫和脑钙化综合征等。

5. 感染性病因 感染是全球范围内，尤其是发展中国家最常见的癫痫病因，中枢神经系统感染可造成急性症状性癫痫发作和癫痫，包括结核、HIV、脑疟疾、脑囊虫病、亚急性硬化性全脑炎、脑弓形体病等。

6. 未知病因 是指癫痫的病因尚不清楚，除了基本的电临床症状学诊断（如额叶癫痫）之外，无法做出特定的病因诊断。这类患者能在何种程度上找到病因，取决于患者可获得评估的程度。

上述情况因不同的卫生保健环境和国家而异，随着时间的推移，资源匮乏国家的情况会有所改善。

【发病机制】 癫痫发作的本质是神经元过度同步放电，包括痫性放电的发生、扩散和终止。兴奋性神经递质与抑制性神经递质的失衡影响神经元的兴奋性，神经元膜电位不稳定，出现去极化偏移，即持续性去极化状态，产生高频率的异常棘波发放。神经元功能状态的失衡引起神经网络的功能异常，如果异常放电起始于一侧半球，则表现为局灶性发作；如起始于双侧半球且快速扩散至双侧网络，则表现为全面性发作。不同的起始区和不同的扩散途径导致患者有不同的表现。放电的终止机制尚不明确，一旦不能自发终止，则出现癫痫持续状态。

近年来关于癫痫发病机制的研究表明，癫痫的发生与离子通道、神经递质、突触连接、神经血管单元、神经胶质细胞等均存在密切联系。上述各种机制引起神经元内在性质、突触传递及神经元生存环境的改变，导致兴奋与抑制的不平衡，从而产生神经元异常放电，进而导致癫痫的发生。

【临床表现】 癫痫发作有两个主要特征：① 共性，是所有癫痫发作的共同特征，即发作性、短暂性、重复性、刻板性。发作性指癫痫发生很突然，持续一段时间后很快恢复，突发突止，发作间歇期正常；短暂性指患者发作持续的时间都非常短，数秒钟或数分钟，除癫痫持续状态外，很少超过 5 min；重复性指癫痫都有反复发作的特征；刻板性指就某一患者而言，发作的临床表现几乎一致。② 个性，即不同类型癫痫所具有的特征，是癫痫的一种类型区别于另一种类型的主要依据。

癫痫发作症状与大脑功能密切相关。全面细致地观察和记录癫痫发作的症状，是深入认识癫痫，鉴别癫痫发作与非癫痫发作和对癫痫发作进行分类的基础，特别是在定位局灶性癫痫发作的起源部位时，能够提供重要的价值。

ILAE 发布的癫痫发作、癫痫综合征的分类，将繁杂的癫痫发作症状，依照某种规律标准进行分类，为临床实践和研究提供了框架。多年来经历了多次修订，目前国际最新的癫痫发作分类方案是 2017 年发布的。

2017 年 ILAE 提出的新的癫痫发作分类由以

往的部分性发作、全面性发作的二分法改进为局灶起始、全面起始和未知起始的三分法。

知觉保留是指在癫痫发作的过程中,患者即使不能运动,但仍对自身和周围环境存在感知。局灶起始的癫痫发作,依据发作时知觉保留或者知觉受损进行分类,再依据是否为运动起始及是否进展至双侧强直–阵挛进一步分类。全面起始的癫痫发作,依据症状分为运动性发作和非运动性发作(失神发作),前者又进一步分为强直–阵挛和其他运动。未知起始的癫痫发作,依据症状也分为运动性发作和非运动性发作,运动性发作又分为强直–阵挛和其他运动,此外还有不能分类的发作(图 12-1)。

除了以上的基础版分类,2017 年 ILAE 对癫痫发作还进行了扩展版分类(图 12-2)。

1. 局灶起始的发作

(1) 运动性发作

1)自动症:是在癫痫发作时出现的不自主、无目的性的动作或行为,可以是继续发作前的动作或者行为,也可以是与发作前的动作或者行为无关系

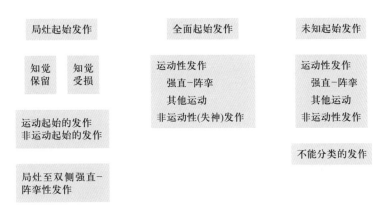

图 12-1 癫痫发作分类(ILAE,2017 基础版)

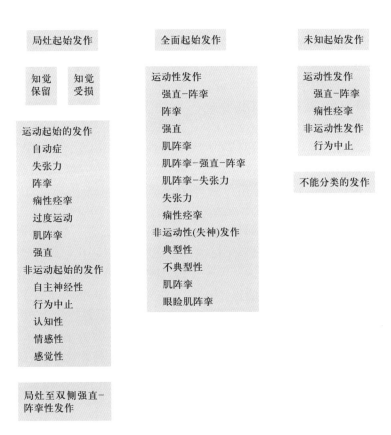

图 12-2 癫痫发作分类(ILAE,2017 扩展版)

的、新出现的动作或者行为,具有重复性、刻板性特点,动作多具有协调性,对发作过程无法回忆。自动症可以与其他的运动症状合并出现,如过度运动。常见的自动症包括:① 口咽自动症,最为常见,表现为不自主的舔唇、咂嘴、咀嚼、吞咽等进食样动作;② 手部自动症,简单重复的手部动作,如摸索、抓握、擦脸、拍手等,可为单侧,也可为双侧同时出现;③ 行走自动症,无目的地走动、奔跑,可避开障碍物;④ 言语自动症,自言自语,多为重复简单的词语或句子,可伴有喊叫或者发笑。

2) 失张力发作:局灶性的肌张力突然丧失。

3) 强直发作:局灶性的肌肉持续收缩而僵硬。

4) 阵挛发作:局灶性的持续性节律性肌肉抽动,发作具有刻板性。

5) 肌阵挛发作:局灶性的、非节律性的短暂的肌肉抽动。

6) 痉性痉挛:上肢局部的屈曲或伸展及躯干的屈曲状态。

7) 过度运动:表现为躯干和四肢的不规则扭动,运动幅度大,如投掷样动作、拍打样动作、翻滚、蹬踏、行走等,常伴有恐惧面容和喊叫,多于睡眠中出现,放电多起源于额叶内侧辅助运动区。

(2) 非运动性发作

1) 自主神经性发作:症状复杂多样,如腹部不适感、发热或发冷感、压迫感、恶心、呕吐、面部或者口唇苍白或潮红、出汗、心律及心率改变、性兴奋、呼吸节律改变、体温调节失常、竖毛等。放电起源于岛叶及边缘系统多见。

2) 行为中止:主要表现为动作停止且对周围无反应。

3) 认知性发作:认知在癫痫术语中是指与皮质高级功能相关的脑活动,如语言、空间知觉、记忆等。常见的认知发作表现有失语、注意力障碍、似曾相识感、言语障碍、幻觉、错觉、旧事如新感、记忆障碍、强迫思考和反应障碍等。

4) 情感性发作:伴有情绪变化,包括恐惧、焦虑、躁动、愤怒、偏执、愉悦、喜悦、狂喜、发笑(痴笑)或哭泣(流泪)。有些症状是主观的,必须由患者或护理人员回忆和报告。情感表现包括主观因素,但可以伴有或不伴有主观情感。

5) 感觉性发作:发作起源于相应的感觉皮质,为非外界刺激的躯体感觉性或者特殊感觉性发作。感觉性发作包括:① 躯体感觉性发作,表现为身体局部感觉异常,如麻木感、针刺感、电击感、烧灼感、(渴望)运动感等。发作可以局限于身体某一部位,也可以沿感觉皮质分布逐渐扩散到周围部位。放电起源于症状对侧的中央后回皮质。② 嗅觉性发作,表现为嗅觉的错觉或者幻觉,常为不愉快的气味,如烧橡胶的气味等。放电起源于钩回的前上部。③ 视觉性发作,表现为简单的视觉症状,如暗点、斑点、黑朦、闪光、简单的图形等,发作起源于枕叶距状回皮质。④ 听觉性发作,多表现为重复的噪声或者单调的声音,如蝉鸣、噪声等,也可表现为复杂的听幻觉或者听错觉。前者发作起源于颞上回、颞横回皮质,后者起源于颞叶听觉联合皮质区。⑤ 味觉性发作,表现为味觉的错觉或者幻觉,常为不愉快的味觉,以苦味、臭味或者金属味多见。单纯的味觉性发作少见,放电起源于杏仁核或者岛叶。⑥ 眩晕性发作,常表现为突然出现的、短暂的、反复发作的自身移动感或者周围环境的位置错觉,如旋转感、倾向感、坠落或者漂浮感,突发突止,持续时间多 <1 min,放电多起源于颞叶。

(3) 局灶起始至双侧强直-阵挛发作 为局灶性起始,伴知觉损伤,运动性或非运动性发作,之后进展为双侧强直-阵挛发作。

2. 全面起始的发作

(1) 运动性发作

1) 强直-阵挛发作:以突发意识丧失、双侧强直,之后出现阵挛表现为特征,典型的发作过程可分为"强直期-阵挛期-发作后期"。① 强直期:主要表现为全身骨骼肌强直性收缩。可出现几种特异性症状:眼睑上牵、两眼上翻或双目凝视、口舌咬伤、喉内发声、口吐白沫;头颈部和躯干先屈曲后反张,上肢由上举后旋转为内收前旋,下肢先屈曲后伸直,持续 10~20 s 后进入阵挛期。② 阵挛期:每次阵挛后都有一短暂的间歇,阵挛频率逐渐变慢,间歇期延长,在一次剧烈的阵挛后,发作停止,进入发作后期。以上两期均伴有呼吸停止、血压升高、瞳孔扩大、唾液和其他分泌物增多。③ 发作后期:此期尚有短暂的阵挛,可引起牙关紧闭和大小便失禁。随后呼吸、瞳孔、血压、心率和意识逐渐恢复。一次发作持续时间一般 <5 min,醒后患者感头痛、全身酸痛、嗜睡,部分患者有意识模糊,此时强行约束患者可能发生伤人和自伤。

2) 强直发作:表现为双侧肢体僵硬或抬高,常伴有颈部僵硬,是肌肉持续性强直收缩所致,是一种持续的异常姿势。可以是伸直的,也可以是屈曲的,有时还伴有四肢震颤。持续 2~60 s,多在 10 余秒后缓解,强直发作可以导致跌倒。需要注意与肌张力障碍进行鉴别,肌张力障碍是指主动肌和拮抗肌持续收缩,产生类似于抽动或扭转的运动,这种运动持续存在可能导致姿势异常。

3) 阵挛发作:发作的起始、过程和结束均表现为双侧肢体、头部、面部、颈部、躯干的持续性节律性抽动,为肌肉规律的交替性收缩与松弛导致。阵挛发作远不如强直 - 阵挛发作常见,仅于婴儿期多见,需要与神经过敏和颤抖发作鉴别。

4) 肌阵挛发作:表现为全身肌肉或部分肌群不自主地、快速、短暂、触电样收缩,持续时间多短于 100 ms,可单一或成簇发作,节律不规则。全面起始的肌阵挛发作可以单独出现,也可以与强直发作、失张力发作合并出现。肌阵挛与阵挛的主要区别在于,肌阵挛发作更短暂,无节律性和重复性。作为一种症状,肌阵挛的病因可以是癫痫性,也可以是非癫痫性。

5) 肌阵挛 - 强直 - 阵挛发作:起始为几次肌阵挛发作,之后出现强直 - 阵挛。主要见于青少年肌阵挛癫痫,偶见于全面起始的癫痫。关于起始的肌肉抽动是肌阵挛还是阵挛尚有争议,但归为阵挛的理由尚不充分。

6) 肌阵挛 - 失张力发作:表现为肢体或躯干的短暂的抽动,之后出现肢体下坠,最常见于 Doose 综合征,也可见于伦诺克斯 - 加斯托综合征和其他综合征。

7) 失张力发作:是由于全身肌肉或部分肌群肌张力突然丧失或减低,导致不能维持原有姿势而出现跌倒、低头、肢体下坠等表现,多在数秒钟内恢复。下肢出现失张力发作时,常出现跌倒,臀部着地,或者向前跌倒,膝盖或面部着地。相反,强直 - 阵挛发作往往使患者向后跌倒。

8) 痉挛性痉挛:表现为肢体近端和躯干肌肉为主的突然屈曲、伸直,或既有屈曲又有伸直,通常成簇出现,最常见的是在婴儿期。

(2) 非运动性发作

1) 典型失神发作:多见于儿童和少年,表现为突然出现的动作或语言中止,无目的凝视,可有眼睛向上方注视,发作时对问话无反应,持续数秒钟至 30 s 后迅速恢复,易被过度换气诱发,发作后无法回忆发作过程,患者本人往往意识不到发作。可

见于儿童失神癫痫、青少年失神癫痫及青少年失神肌阵挛等。

2) 不典型失神发作:与典型失神发作的脑电图表现、治疗及预后均不同。意识障碍的出现和结束都较缓慢,意识障碍程度较轻,发作持续时间比典型失神发作更长,可伴有少量轻微运动症状或自动症表现,可伴有肌张力减低,主要见于伦诺克斯 - 加斯托综合征。

3) 肌阵挛失神发作:失神发作伴随每秒 3 次的肌阵挛动作,导致上肢呈齿轮样外展和上抬,持续时间多在 10~60 s,意识障碍不明显。

4) 眼睑肌阵挛失神发作:特征为发作性眼睑肌阵挛性抽动伴眼睛向上斜视,经常由闭目或光刺激所诱发,持续时间一般小于 10 s。眼睑肌阵挛可伴短暂失神,也可伴其他运动性癫痫发作。2017 年的分类将其归为非运动性发作中。失神伴肌阵挛、癫痫发作、闭目或光刺激诱发的脑电图异常(图 12-3)是 Jeavons 综合征的三联征。

3. 未知起始的癫痫发作

(1) 运动性发作 主要用于强直 - 阵挛性发作的起始不明确时,痉挛性痉挛也较常见。

(2) 非运动性发作 行为中止在此类中较常见。

(3) 未分类的癫痫发作 包括两种情况,一种是癫痫发作的模式不属于其他类型,另一种是癫痫发作可提供的信息不足,无法对其进行分类。需要注意的是,未分类的癫痫发作是为癫痫发作的少见表现而保留的术语,当一次发作性事件不能被明确为癫痫发作时,不可将其归类为未分类的癫痫发作。

【病史问诊】 由于癫痫发作时多数患者知觉受损,且发作具有不确定性,癫痫患者的病史询问除了询问患者本人以外,还需要详细询问患者家属或监护人以及目击者,条件允许时可由患者家属、监护人或目击者提供发作视频。对于患者本人,需要重点询问有无发作先兆和先兆表现,对局灶性起始的发作的定位和定侧有重要意义。对于患者家属、监护人或目击者,需要询问患者发作有无诱因、发作的最初表现,随着发作进展,症状的演变过程、持续时间及有无末次征(对定侧有意义)。还需询问发病年龄、发作频率、发作严重程度(是否每次发作都会导致外伤)、患者工作性质和对学习、生活、工作的影响等。由于很多时候患者不止一种发作

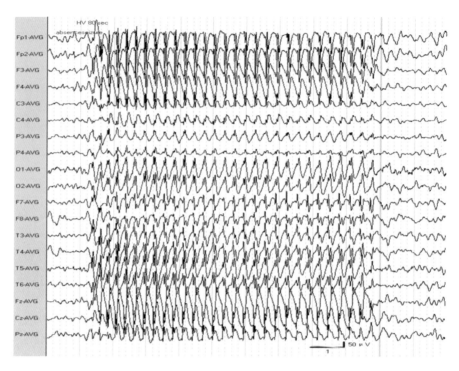

图 12-3　失神发作的脑电图改变

形式,而癫痫患者家属或监护人大多对全面强直 - 阵挛发作警惕性很高,往往容易忽视自动症和行为中止的发作,故需要仔细询问患者家属或监护人,患者是否表现出重复的、无目的的行为片段,而这些行为是看似正常的,但与其正处于的环境状态不相吻合,或者短暂的动作停顿,对外界无反应等表现。癫痫患者容易共患多种疾病,还需重点询问有无情绪障碍等,必要时进行相关的量表测评和积极干预。个人史、既往史和家族史需询问有无出生时缺血缺氧史,生长发育史和智力发育史,有无颅脑外伤史、热性惊厥史、颅内感染史、相关家族史等。

詳细的病史询问不仅可以帮助判断是否为癫痫发作、癫痫发作的类型、发作的定位和定侧及癫痫综合征的诊断,还可以为抗癫痫药的选择提供依据,对决定是否需要进一步检查和治疗具有重要的参考价值。

【体格检查】　癫痫患者的体格检查对病因诊断可能会有提示作用,包括细致全面的全身检查和神经系统检查:观察患者的头颅形状、大小、外貌、意识状态、精神状态、生长发育水平、认知和运动能力,有无身体畸形和神经皮肤综合征,有无局灶体征、各种反射及病理征等。

癫痫发作的本质是发作性脑功能异常,而局灶起始的发作可以通过仔细观察发作的症状寻找相对应的脑功能异常区域,即发作症状区,这对于耐药性癫痫手术治疗前的评估,寻找致痫区有很大帮助。但是,在局灶起始的癫痫发作中,并不是所有的症状都具有定位或定侧意义。目前主要的定位、定侧症状或体征总结见表 12-2~ 表 12-4。

【辅助检查】

1. 脑电图　癫痫的异常脑电图表现相对具有特异性,分为发作间歇期异常和发作期异常(图 12-4)。

(1) 头皮电极脑电图　癫痫主要的放电模式有:

1) 发作间歇期癫痫样放电:表现为明显区别于背景活动的棘波、尖波、棘慢复合波、尖慢复合波、多棘慢复合波等。不同类型的癫痫发作,间期放电可以是局灶性(仅累及单个或相邻几个电极)或者多灶性(一个以上的独立的癫痫样放电出现在一侧半球或两侧半球的不同位置,可同时出现或者非同时出现)或者广泛性出现。对于癫痫患者,首次常规脑电图发现间期放电的概率约50%,适当延长记录时间(30~60 min)可将阳性率增加30%左右。

2) 发作期异常放电:包括发作起始、扩散和发作后电抑制。发作起始可有多种异常电活动,如背景活动变得有节律性,可以是不同于背景的任何节

表 12-2 先兆的定侧定位

类型	癫痫灶定侧	可能的定位
一侧体感先兆	对侧	初级体感中枢
一侧听觉先兆	对侧	颞上回
一侧视野初级视觉先兆	对侧	距状回
复杂视觉先兆	不提示定侧	颞顶枕交界
发作性尿意/勃起	非优势半球	岛叶/内侧额、颞叶
发作性立毛	同侧,右侧多见	扣带回、杏仁核

表 12-3 发作期症状的定侧定位

类型	癫痫灶定侧	可能的定位
一侧阵挛	对侧	初级运动区
一侧强直	对侧	辅助运动区,初级运动区
4 字征	(伸直肢体)对侧	辅助运动区或额叶前部
一侧肌张力障碍性姿势	对侧	基底核
GTCS 不对称结束	(末次阵挛肢体)同侧	可能为发作侧运动区功能耗竭
发作时一侧眨眼	同侧 > 对侧	不明
一侧运动不能	对侧	负性运动区
发作时吐痰	非优势半球	岛叶受累可能
发作时呕吐	非优势半球	岛叶受累可能
一侧肢体自动症,对侧肌张力障碍姿势	自动症同侧	扣带回前部/基底核区
自动症伴反应保留	非优势侧	不明
情感性面部不对称	(强直侧)对侧	不明
发作性发声	右侧半球	额叶布罗卡区
发作性失语/语言障碍	优势半球	语言区

表 12-4 发作后症状的定侧定位

类型	癫痫灶定侧	可能的定位
发作后一侧托德瘫痪	对侧	初级运动区(功能耗竭)
发作后偏盲	对侧	初级视皮质区(功能耗竭)
发作后失语/语言障碍	优势半球	语言区(功能耗竭)
发作后定向力障碍	非优势半球	不明
发作后情感淡漠	非优势半球	不明
发作后饮水	非优势半球	边缘系统,下丘脑
发作后擦鼻子	同侧	不明
发作后眼球震颤	快相同侧	扫视区受累可能

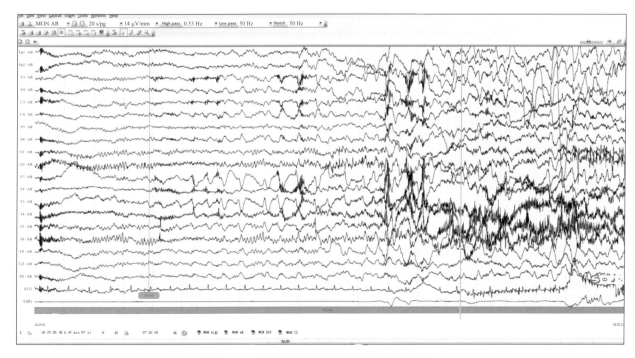

图 12-4 部分继发全面性发作的脑电图改变

律,尤其是快节律多见,波幅多较背景活动压低,也可见波幅突然增高。局灶起源的癫痫发作,邻近致痫区的导联最先出现节律变化,之后逐渐向周围扩散或扩散到全部导联,频率逐渐由快变慢,波幅逐渐由低变高,可以表现为多种波形,但相同发作类型的波形往往是刻板并持续重复发放的。全面起始的癫痫发作,起始即表现为广泛而突然的节律变化,双侧对称同步。一些全面起始的癫痫发作后期,可以见到电抑制表现。

(2) 颅内电极脑电图 在进行药物难治性癫痫患者的术前评估时,有些由于致痫区范围较小或者位置过深,头皮脑电图不能准确反映定位信息,就需要进行颅内电极脑电图监测。颅内电极可以最大限度地去除头皮、颅骨等结构的干扰,近距离记录脑电信号,空间分辨率较头皮脑电图有了明显提高,并且可以在局部放电的开始阶段迅速记录;此外,还可以避免眼动、肌电等伪差,提高判读准确度。常见的颅内电极可置于硬膜外、硬膜下和深部。立体脑电图具有创伤小、并发症少、可三维定位、个体化制定电极位置等优势,近年来在临床上应用越来越多。随着科技的发展,微电极技术甚至可以记录到数个甚至单个神经元的放电。

颅内电极的记录范围远小于头皮电极,尤其立体脑电图费用较高,所以需要先依据头皮脑电图和神经影像学信息确定相对准确的致痫区范围,再进行颅内电极的植入。

除了定位起始区,颅内电极脑电图还可以通过局部电刺激进行功能定位,为避免或者减少手术导致的神经功能缺损提供帮助。

作为一项有创性检查,植入颅内电极也有相应的风险。主要的并发症包括:电极植入和拔出时出现颅内出血或者感染,植入面积较大的电极时易导致脑水肿,硬膜下电极可能导致脑脊液漏,在功能区植入电极可能导致相应的功能损伤等。此外,相对于头皮脑电来讲,颅内电极费用较高,需避免电极滥用,植入前必须充分谨慎地评估颅内电极植入所带来的收益与风险比。

2. 脑磁图 由于同一范围内磁信号与电信号的方向不同,在癫痫定位时可以与脑电图检查互补。近几年来发展起来的脑磁图(MEG)致痫灶定位技术,能将捕捉到的瞬时磁信号与三维 MRI 解剖图融合,从而精确确定致病灶的解剖部位,有极高的时间和空间分辨率,同时由于磁信号穿过头皮及颅骨等解剖结构时不会发生畸变,所以 MEG 定位致病灶较其他功能检查具有更高的准确性。传统的脑磁图分析一般只限于低频信号,而近年来,>100 Hz 的高频振荡(high frequency oscillation,HFO)信号得到了越来越多的关注。多项研究显示,病理性高频振荡与癫痫的致痫灶关系密切。用脑磁图技术检测大脑的高频振荡信号,具有无创、高时间分辨率和高空间分辨率的优点。

3. 影像学检查

(1) 结构神经影像学检查　通过薄层扫描或容积成像可以显示大脑的结构性异常,如皮质发育不良、占位性病变、血管畸形、海马硬化等,寻找癫痫的潜在病因。

1) 头部 CT:由于软组织分辨率较低,很难显示细微的结构性异常,但可显示钙化性病变,为病变定性提供帮助。

2) 头部 MRI:3.0 T 及以上的超高场强 MRI 的空间分辨率极高,能够发现大脑细微的结构异常,且容积扫描可以多角度重建图像,对病灶的定位和病因学诊断具有很高的价值。

(2) 功能神经影像学检查　在结构影像阴性时,可以通过显示大脑的代谢或灌注异常及神经生化物质的改变等,无创性地了解大脑功能变化。主要应用于术前评估致痫区的定位。

1) 单光子发射计算机体层摄影(SPECT):通过向体内注射能够发射 γ 线的放射性示踪剂,之后检测体内辐射的 γ 线而成像,可以反映脑灌注。致痫区在发作间歇期表现为低灌注,发作期为高灌注。

2) 正电子发射体层摄影(PET):将人体代谢所必需的物质进行放射性标记,从而通过其在大脑中的分布反映脑代谢情况。在致痫区的定位中,目前临床常用示踪剂为 ^{18}F 标记的脱氧葡萄糖(FDG),显示脑代谢的变化。致痫区在发作间歇期呈现低代谢,发作期呈现高代谢。

3) 功能磁共振和功能连接磁共振(fMRI):通过血氧水平依赖技术,不应用示踪剂或对比剂,无创地显示大脑内神经元激活的区域,从而进行脑功能区的划分。目前主要用于科研方面,尚未广泛应用于临床。

4. 其他检查

(1) 血液检查　为病因诊断提供帮助,并通过药物浓度测定及血常规、肝功能、肾功能等的检测,为是否需调整药物提供依据。

(2) 尿液检查　可以对遗传代谢性疾病进行筛查,协助进行病因学诊断。

(3) 脑脊液检查　为进行病因学诊断时的有创性检查,如明确有无颅内感染、自身免疫性脑炎等。

(4) 遗传学检查　尽管目前发现部分癫痫与遗传相关,但并不建议遗传学检查应用于癫痫病因的常规筛查。

(5) 其他　可针对临床可疑的病因进行某些特异性检查。

【诊断】　癫痫的诊断主要依靠详细且完整的病史。另外,脑电图是诊断癫痫发作和癫痫并对其进行分类的最有价值的辅助检查方法,也是遇到可疑癫痫发作的患者时的首选检查,还对评估治疗效果、判断预后及抗癫痫药调整和减停非常有帮助。

目前对于癫痫的分层诊断包括:① 明确发作性事件是不是癫痫发作;② 明确其属于哪种类型的癫痫发作;③ 确定癫痫和癫痫综合征的类型;④ 明确癫痫的病因;⑤ 有无共病。

2017 年 ILAE 对其进行了重新分类,包括:局灶性癫痫、全面性癫痫、全面合并局灶性癫痫和未知的癫痫,其中全面合并局灶性癫痫为新的类型。某些癫痫可以包括多种类型的癫痫发作。全面性癫痫脑电图可见全面性的尖波活动,在临床症状的基础上,发现典型的间期脑电图放电即可诊断。对于全面起始的强直-阵挛性癫痫发作,但脑电图正常的患者,诊断需要谨慎,需要有支持性证据如肌阵挛性抽搐或相关的家族史才能诊断为全面性癫痫。局灶性癫痫包括单一病灶性、多发病灶性及涉及一侧半球的癫痫。发作间期脑电图的典型表现为局灶性癫痫样放电,但诊断还需要基于临床表现。对于同时具有全面起始和局灶起始的发作,考虑全面性合并局灶性癫痫。诊断同样需要基于临床,并有脑电图的支持。发作期的脑电图非常有帮助,但不是必要的。术语"未知"表示患者患有癫痫,但临床医师掌握的信息欠充分,无法确定癫痫类型是局灶起始还是全面起始。

在全面性癫痫中,特发性癫痫包括以下 4 种公认的癫痫综合征。① 儿童失神癫痫:具有自限性,发病年龄 2~12 岁,每日频繁出现的失神发作,15%~20% 的患儿既往有高热惊厥史,生长发育和认知发育大多正常。脑电图背景节律正常,可见广泛 2.5~3.5 Hz 尖慢波,可被过度换气诱发。② 青少年失神癫痫:发病年龄 8~20 岁,不太常见,失神发作后可出现全面强直-阵挛发作,生长发育和认知发育大多正常。脑电图背景节律正常,发作间期可见广泛尖慢波发放,发作期可见广泛尖慢波或多棘慢波。③ 青少年肌阵挛性癫痫:最常见的基因性/特发性全面性癫痫之一,发病年龄 8~25 岁,少数患者由儿童失神癫痫发展而来。表现为肌阵挛和全面强直-阵挛发作,多有光敏感性,生长发育和认知大多正常。脑电图背景节律正常,发作间期可见 3.5~6 Hz 的广泛尖慢波或多棘慢波,肌阵挛发作时可见广泛多棘慢波。④ 仅有全面强直-阵挛性癫痫:发病年龄 5~40 岁,80% 的患者 20 余岁时首次发作,发作不频繁,20% 的患者治疗前的全面强直-阵挛发作频率在每月 1 次以上。生长发育和认知大多正常。脑电图背景节律正常,发作间期可见广泛的棘慢波或多棘慢波,50% 的患者仅在睡眠期可见异常。发作期常被伪影掩盖,强直期可见广泛分布的快节律尖波,阵挛期可见同节律的棘慢波暴发,最后是非节律性的慢活动。

自限性局灶性癫痫常于儿童期发病,最常见的是儿童癫痫伴中央颞部棘波,此外还有儿童枕叶癫痫等。① 儿童癫痫伴中央颞部棘波:是儿童期最常见的癫痫类型之一,大部分患者表现为单侧面部的运动、感觉症状和唾液分泌过多,偶可全面化。脑电图的特征为双侧中央、颞区棘波,困倦时和睡眠中频繁出现。患儿发育正常,预后良好,青春期前有自我缓解的趋势。② 晚发型儿童良性枕叶癫痫(Gastaut 型):发病年龄为 15 个月 ~19 岁,属于晚发型儿童自限性癫痫。发作为短暂的局灶性视觉发作,绝大多数持续时间在 3min 以内。脑电图表现为枕区尖波或尖慢波,有些患儿仅在睡眠期出现脑电异常。90% 以上的患儿对卡马西平有戏剧性的效果。预后相对良好,有自限性,50%~60% 的患儿在发病 2~4 年后缓解。③ 早发型儿童良性枕叶癫痫:儿童早期发病的局灶性自主神经性发作。癫痫发作在大多数患儿中并不常见,25% 的患儿只有 1 次癫痫发作(可能是自主神经性癫痫持续状态),50% 的患儿仅有 6 次或更少的癫痫发作。脑电图通常表现为局灶性的高波幅尖波。具有自限性,一般在发病后数年内缓解。

非自限性癫痫综合征主要有以下类型:① 朗道-克莱夫纳综合征(Landau-Kleffner syndrome):发病年龄 2~8 岁,表现为亚急性起病的获得性语言功能障碍伴或不伴癫痫发作,失语呈进行性加重,癫痫发作不频繁,多在夜间发作,具有自限性,10 岁左右可缓解。脑电图可见单侧或双侧癫痫样电活动。② Dravet 综合征:生后 5 个月起病多见,多有热敏感性,首次发作表现为热性惊厥,逐渐出现多种发作形式及精神运动发育迟滞。随着病程的进展,脑电图背景逐渐变慢,多棘波或棘慢复合波阵发性出现,双侧不对称。大多数 Dravet 综合征由 *SCN1A* 基因的新发严重突变(错义、移码或无义突变)所致,属于药物难治性癫痫,钠通道阻滞药会加重发作。③ 韦斯特综合征:多于出生后半年内发病,病因多样,如结节性硬化、围生期脑损伤等。典型表现为频繁发作的"点头"样痉挛,有时伴躯体和肢体的短暂性强直性收缩,呈丛集性发作。脑电图高度失律,背景紊乱,多灶性的尖慢或棘慢复合波等,属于药物难治性癫痫。④ 伦诺克斯-加斯托综合征:学龄前发病,病因多样,也可由韦斯特综合征演变而来,表现为频繁的癫痫发作,发作形式多样。发作间歇期脑电图表现为背景异常基础上的慢棘慢复合波节律(<3 Hz),睡眠中可有快波节律,伴智力发育迟滞,属于药物难治性癫痫。⑤ 进行性肌阵挛癫痫:青少年多见,表现为进行性加重的肌阵挛发作,伴或不伴全面强直-阵挛发作、认知损伤、运动障碍、小脑性共济失调。脑电图背景变慢,全面性和(或)多灶性棘慢复合波、多棘慢复合波。预后差,为药物难治性癫痫。⑥ 颞叶癫痫:最常见的癫痫综合征之一,发作起源于颞叶,进一步分为内侧颞叶癫痫(mesial temporal lobe epilepsy,MTLE)和外侧颞叶癫痫(lateral temporal lobe epilepsy,LTLE),前者更多见,病因多为婴幼儿时热性惊厥,静止 10 年左右后出现海马硬化而频繁发作。脑电图为颞区的癫痫样放电。多为药物难治性,手术切除对控制发作效果较好。⑦ 额叶癫痫:发作起源于额叶,多种病因,发作多为运动性症状,也可类似于颞叶癫痫。脑电图可见额区癫痫样放电。

【鉴别诊断】 癫痫发作需要与多种发作性事件相鉴别。有时非癫痫发作的表现与癫痫发作极为相似,仅凭症状或者一次脑电图结果难以区分,有时需要反复监测脑电图,明确有无异常放电。

非癫痫发作可以是生理性的也可以是病理性的,前者多见于婴儿,后者临床多见,如晕厥、心因性、睡眠障碍、偏头痛、短暂性脑缺血发作等。鉴别发作性事件是否为癫痫发作,需要注意区分发作时的细节并仔细判读脑电图。

常见的非癫痫发作如晕厥、短暂性脑缺血发作(TIA)、癔症性发作、偏头痛、生理性发作性症状等

（表 12-5）。额叶癫痫多于夜间发作，且以运动症状为主，需要注意与睡眠障碍进行鉴别（表 12-6）。发作性运动诱发性运动障碍（paroxysmal kinesigenic dyskinesia，PKD）是发作性运动障碍中最常见的一种，由突然运动诱发，往往需要与癫痫发作进行鉴别。PKD 青少年男性多见，可被突然出现的动作或者情绪紧张、声音、图像刺激、过度换气等诱发，大部分患者发作前可有先兆，如肢体无力、肌肉紧张、头晕等。发作形式包括肌张力障碍、舞蹈样或投掷

样动作，可一日发作数次至数十次，每次发作持续时间多短于 1 min，苯妥英钠或卡马西平有效。

【治疗】 有明确病因者应首先行病因治疗，如颅内肿瘤，需用手术方法切除新生物；寄生虫感染，则需用抗寄生虫的方法进行治疗等。无法进行病因治疗或病因治疗仍不能终止发作者，要考虑药物治疗。

对癫痫发作和癫痫综合征的正确分类是治疗成功的前提。尽管目前治疗癫痫的方法众多，但抗

表 12-5 癫痫发作的常见鉴别诊断

诊断	临床特征
过度换气	明显的焦虑和过度呼吸，常出现口唇发绀、手麻、手足搐搦，明显的环境诱因
偏头痛	神经系统症状进展缓慢，视觉症状突出，基底型偏头痛的少见特征包括神志不清、恍惚、双侧失明，头痛可能轻微或无头痛
惊恐发作	突然出现的强烈的濒死感或恐惧感、窒息感，自主神经功能突出（如心动过速、出汗、恶心），较典型的癫痫发作持续时间长（5~30 min），没有意识丧失
心因性发作	精神病史；发病时患者通常不动，闭眼；常见眼睛来回摆动并双目紧闭，四肢和髋部不协调地扭动，尿失禁不常见，难以治疗
晕厥	发作一般可识别；头晕是前驱症状，但无先兆或单侧症状；短暂的意识丧失（<20 s），迅速恢复正常；在发作最后可以由于缺氧而导致部分肌肉抽搐（抽搐性晕厥）
短暂性全面遗忘	孤立的失忆症，持续时间较长（数小时），意识没有改变，没有意识模糊、无力或失语症，发作期间持续的记忆空白，极少复发
短暂性脑缺血发作	发作突然，无症状进展过程；与大脑和血管解剖相关的多种症状；缺失性症状为主（如无力、感觉丧失、失语）

表 12-6 额叶癫痫的鉴别诊断

特点	额叶癫痫	心因性非癫痫发作	REM 异态睡眠	NREM 异态睡眠
发病年龄	任何年龄	20~30 岁多见	儿童——梦魇，老年人——RBD	儿童
家族史	有——常染色体显性遗传夜间发作性额叶癫痫	常见	不常见（但在创伤后应激障碍时可见）	无（但常有压力增加）
发作频率	数次 / 夜间	很频繁	数次 / 夜间	周或月计
发作时间	短（数秒）	长（分）	长（分）	长（分）
临床表现	刻板的运动模式	非刻板性，哭泣，开 - 关，闭眼	非刻板性，有目的，自主神经兴奋	混乱，迷惑
刻板	是	无	无	无
MRI	多正常	正常	异常，变性特征	正常
脑电图模式	发作性	正常	REM	N3
夜间性	是，任意时间，常在 2 期	假睡时	夜间后 1/3	夜间前 1/3
发作后回忆	是	多样	是（梦中）	无

REM：快速眼动睡眠；NREM：非快速眼动睡眠。

癫痫发作药物(anti-seizure medication,ASM)治疗仍是癫痫治疗的首选和主要方法,约80%的患者可以通过规范的药物治疗达到控制发作,少数患者甚至可以完全治愈。不同的癫痫发作或者癫痫综合征类型对于药物有不同的反应,且抗癫痫药的应用往往是长期的,随患者的工作、生活环境及状态的改变而进行调整,所以需要临床医师对抗癫痫药有全面而熟悉的掌握。对于药物难治性癫痫,还可以通过术前评估,明确是否适宜进行外科手术治疗来控制或者减少癫痫发作,改善患者生活质量。

1. 药物治疗

(1) 主要的抗癫痫药 一般把20世纪90年代以前上市的抗癫痫药称为传统的抗癫痫药,包括苯巴比妥、苯妥英、苯二氮䓬类、卡马西平和丙戊酸等,而之后上市的称为抗癫痫新药,目前在我国已经上市的有托吡酯、拉莫三嗪、奥卡西平、左乙拉西坦、加巴喷丁、普瑞巴林、唑尼沙胺、拉考沙胺和吡仑帕奈等。

(2) 药物作用机制 目前应用的抗癫痫药的作用机制尚未全部明确,主要通过直接作用于离子通道或者改变神经递质数量及与受体的结合,间接作用于离子通道,从而降低神经元的兴奋性或抑制放电的传导。

(3) 药物不良反应 所有抗癫痫药都可能产生不良反应,其严重程度与药物剂量及患者的个体差异有关。不能耐受或严重的药物不良反应是导致药物治疗失败的主要原因之一。抗癫痫新药较传统抗癫痫药的不良反应相对较少。

大部分抗癫痫药的不良反应较为轻微且可逐渐耐受,但是少数也可危及生命(表12-7)。常见的不良反应包括以下4类。

1) 剂量相关的不良反应:是药物对中枢神经系统的影响。例如,苯巴比妥的镇静作用,丙戊酸导致的震颤,苯妥英、卡马西平、奥卡西平、拉莫三嗪引起的头晕、共济失调等都与剂量有关。应从小剂量开始缓慢增加剂量,延长增加剂量时间,控制每日剂量不超过说明书推荐的最大治疗剂量,必要时可调整服药时间,可以减轻此类不良反应。

2) 特异体质的不良反应:一般出现在治疗的开始阶段,与剂量无明显关系。部分此类不良反应虽然罕见,但可能危及生命。主要有皮肤损害、严重的肝毒性、骨髓抑制等。部分严重者如卡马西平、苯妥英、拉莫三嗪导致的史 – 约综合征(Stevens-Johnson syndrome),需要立即停药,并积极对症处理。

3) 长期治疗的不良反应:与累积剂量有关,需给予患者可控制发作的最低剂量,临床无发作符合减停药物要求后可尝试逐渐减停药物,可减少此类不良反应。如丙戊酸导致的体重增加、多囊卵巢综合征,卡马西平、奥卡西平引起的低钠血症等。

4) 致畸作用:癫痫女性后代的畸形发生率是健康妇女的2倍左右。大多数研究认为,抗癫痫药是致畸的主要原因,但还需考虑到妊娠期的癫痫发作本身对胎儿的影响。总体而言,抗癫痫新药较传统抗癫痫药对妊娠的影响更小,但不排除应用时间较短,相关数据不如传统抗癫痫药完整。总之,对于妊娠期或备孕期癫痫患者,要全面评估抗癫痫药的致畸风险和癫痫发作本身的风险,必要时调整药物治疗并监测血药浓度。

(4) 药物治疗原则 ASM治疗应遵循以下三大原则:根据癫痫发作类型和癫痫综合征分类选择抗癫痫药是癫痫治疗的基本原则;同时还需要考虑病因、共病、共用药、患者的年龄及其患者或监护人的意愿等个体化原则;以及有些基于致病基因治疗的精准原则。另外,大多数ASM不会改变癫痫的病程,基本上是控制发作的"对症治疗",因此,寻找新的治疗靶点和开发有效的药物来预防或逆转癫痫疾病发生和进展是临床和临床前研究的一个重要目标。目前提倡干预癫痫发生(anti-epileptogenic)途径作为靶点来实现癫痫的疾病修正治疗(disease modifying epilepsy medication, DMEM)或可真正成为治疗及预防癫痫的有效手段。

1) 一般原则:① 根据发作类型和综合征分类选择ASM是治疗癫痫的基本原则,同时还需要考虑共病、共用药、患者的年龄及其患者或监护人的意愿等进行个体化。② 如果合理使用一线ASM仍有发作,需严格评估癫痫的诊断。③ 尽可能单药治疗。④ 如果选用的第一种ASM因为不良反应或仍有发作而治疗失败,应试用另一种药物,并加量至足够剂量后,将第一种用药缓慢地减量。⑤ 如果第二种用药仍无效,在开始另一种药物前,应根据相对疗效、不良反应和药物耐受性将第一种或第二种药物缓慢撤药。⑥ 仅在单药治疗没有达到无发作时才推荐联合治疗。⑦ 如果联合治疗没有使患者获益,治疗应回到原来患者最能接受的方案(单药治疗或联合治疗),以取得疗效和不良反应

表 12-7 抗癫痫药主要的不良反应

抗癫痫药	常见的不良反应	严重的不良反应
卡马西平	皮疹,头晕,困倦,共济失调,眼球震颤,复视,震颤,阳痿,低钠血症,心律失常	史-约综合征,抗癫痫药高敏综合征,肝功能异常,骨髓抑制
氯巴占	困倦,便秘,流涎,共济失调,构音障碍,攻击性行为,药物依赖性和撤药综合征	史-约综合征,中毒性表皮坏死松解症
氯硝西泮	同氯巴占	无
乙琥胺	皮疹,厌食,体重减轻,困倦,头晕,头痛	史-约综合征,抗癫痫药高敏综合征,肝肾功能异常,血液系统异常,自杀倾向
加巴喷丁	嗜睡,疲劳,头晕,呕吐,体重增加,失眠,共济失调	史-约综合征
拉莫三嗪	皮疹,腹痛,腹泻,共济失调,头晕,头痛,视物模糊,	史-约综合征,抗癫痫药高敏综合征,肝衰竭,血液系统异常,抗精神病药恶性综合征
左乙拉西坦	嗜睡,乏力,头晕,易激惹,厌食	无
奥卡西平	皮疹,头痛,头晕,疲劳,恶心,嗜睡,共济失调,复视,低钠血症	史-约综合征,抗癫痫药高敏综合征,血液系统异常
苯巴比妥	特异体质性皮疹,严重困倦,镇静,疲劳,困倦,儿童的易激惹,记忆力下降	史-约综合征,中毒性表皮坏死松解症
苯妥英	皮疹,共济失调,困倦,周围神经病,脑病,牙龈增生,多毛症,致畸性,骨质疏松	史-约综合征,肝功能损伤,血液系统异常
噻加宾	昏睡,无力	史-约综合征,抗癫痫药高敏综合征,肝功能异常,血液系统异常
托吡酯	嗜睡,头晕,疲劳,易激惹,体重下降,记忆力下降,反应迟钝,感觉异常,复视,共济失调	肝功能异常,无汗症
丙戊酸	震颤,恶心,呕吐,牙龈异常,低钠血症,体重增加,贫血,出血,记忆障碍,头痛,头晕,眼球震颤,耳聋,脱发,痛经,低钠血症,行为改变	肝和胰腺功能异常,史-约综合征,致畸
氨己烯酸	皮疹,困倦,注意力不集中,厌食,儿童的易激惹,震颤,体重增加	不可逆的视觉障碍
唑尼沙胺	困倦,厌食,乏力,共济失调	史-约综合征,肝功能异常,代谢性酸中毒,血液系统损伤
拉考沙胺	头晕,头痛,恶心,复视	史-约综合征,中毒性表皮坏死松解症,心律失常,精神行为异常
吡仑帕奈	头晕,困倦,疲劳,易怒,共济失调,体重增加	伴随嗜酸性粒细胞增多和全身症状的药物反应,攻击性行为,杀人念头,自杀念头

耐受方面的最佳平衡。⑧ 对于儿童、妇女等特殊人群用药需要考虑患者特点。⑨ 对治疗困难的癫痫综合征及难治性癫痫,建议转诊至癫痫专科医师或三级癫痫中心诊治。

2) 新诊断癫痫的治疗:当癫痫诊断明确时应开始 ASM 治疗,除非一些特殊情况需与患者或监护人进行讨论并达成一致。ASM 治疗的起始决定需要与患者或其监护人进行充分的讨论,衡量风险和收益后决定,讨论时要考虑到癫痫综合征的类型及预后。通常情况下,第二次癫痫发作后推荐开始用 ASM 治疗。虽然已有两次发作,但发作间隔期在 1 年以上,可在告知抗癫痫药可能的不良反应和不治疗的可能后果情况下,根据患者及家属的意愿,酌情暂时推迟药物治疗。以下情况抗癫痫药治疗在第一次无诱因发作后开始,并与患者或监护人进行商议:① 患者有脑功能缺陷;② 脑电图提示明确的痫样放电;③ 患者或监护人认为不能承受再发一次的风险;④ 头部影像显示脑结构损害。

3) 单药治疗:开始 ASM 治疗时首选一线单药治疗,其优势在于有利于减少抗癫痫药的不良反应和药物间的相互作用,方便对疗效和不良反应进行判断,治疗方案简单,患者依从性好且经济负担轻。治疗时应从小剂量开始,密切观察患者有无不良反应,如不良反应轻微且可耐受,可继续缓慢增至推荐的有效剂量;如出现严重不良反应或由于个体差异,对不良反应不能耐受,需换用另一种一线 ASM 或者停止加量,考虑联合用药。

根据发作类型和癫痫综合征类型选择药物是 ASM 治疗的基本原则。应尽可能依据癫痫综合征类型选择 ASM,如果癫痫综合征诊断不明确,应根据癫痫发作类型做出决定。卡马西平、奥卡西平、拉莫三嗪、拉考沙胺是治疗局灶起源癫痫的首选,此外,丙戊酸、左乙拉西坦、托吡酯、唑尼沙胺、吡仑帕奈也可用于局灶起源癫痫的单药治疗。丙戊酸、拉莫三嗪、左乙拉西坦、托吡酯、唑尼沙胺、吡仑帕奈可以用于各种类型的全面起源的癫痫发作和癫痫的单药治疗。丙戊酸、拉莫三嗪、左乙拉西坦、托吡酯、唑尼沙胺、吡仑帕奈是广谱的 ASM,对局灶和全面起源的发作均有效,可用于未知起源的发作。

① 癫痫发作类型和药物治疗

Ⅰ. 全面强直-阵挛发作:丙戊酸是一线用药。如果丙戊酸不适用则使用拉莫三嗪、左乙拉西坦。拉莫三嗪对青少年原发肌阵挛癫痫有效,但可能会加重继发肌阵挛发作。卡马西平、奥卡西平和拉考沙胺可用于仅有全面强直-阵挛发作的患者。当第一种药物治疗无效或不能耐受时,拉莫三嗪、左乙拉西坦、丙戊酸、托吡酯、唑尼沙胺或吡仑帕奈可作为添加治疗。如果患者同时有失神或肌阵挛发作,或者怀疑青少年肌阵挛癫痫,不能使用苯妥英钠、卡马西平、奥卡西平、加巴喷丁、普瑞巴林、噻加宾或氨己烯酸。

Ⅱ. 强直或失张力发作:丙戊酸是一线用药。如果丙戊酸无效或不能耐受,可选拉莫三嗪添加治疗。如果添加治疗仍然无效或者不能耐受,可考虑托吡酯或唑尼沙胺。不建议应用卡马西平、奥卡西平、加巴喷丁、普瑞巴林、噻加宾或氨己烯酸。

Ⅲ. 失神发作:乙琥胺或丙戊酸是一线用药。如果出现全面强直-阵挛发作的风险高,无禁忌证,应优先考虑丙戊酸。当乙琥胺和丙戊酸不适用、无效或不能耐受时,可考虑拉莫三嗪。如果两种一

线抗癫痫药无效,可考虑乙琥胺、丙戊酸和拉莫三嗪三种药中的两药联合使用。如果联合治疗无效或不能耐受,可考虑选用氯硝西泮、氯巴占、左乙拉西坦、托吡酯或唑尼沙胺。不能选用苯妥英钠、卡马西平、奥卡西平、加巴喷丁、普瑞巴林、噻加宾或氨己烯酸。

Ⅳ. 肌阵挛发作:丙戊酸和左乙拉西坦是一线用药。如果丙戊酸和左乙拉西坦不适用或不耐受,可考虑使用托吡酯或唑尼沙胺。拉莫三嗪对青少年原发肌阵挛癫痫有效,但可能会加重继发肌阵挛发作。当第一种药物治疗无效或无法耐受,以上药物可以联合作为肌阵挛发作患者的添加用药。如果添加用药无效或无法耐受,可考虑选用氯巴占、氯硝西泮。不能选用苯妥英钠、卡马西平、奥卡西平、加巴喷丁、普瑞巴林、噻加宾或氨己烯酸。

Ⅴ. 局灶性发作:卡马西平、奥卡西平、拉莫三嗪或拉考沙胺作为一线用药。如果以上抗癫痫药中的第一种药物无效,可从中选择另一种药物。如果以上药物不合适或不耐受,可考虑丙戊酸、左乙拉西坦、托吡酯、唑尼沙胺或吡仑帕奈。如果第二种耐受性好的抗癫痫药无效,可考虑以上两类药物中的之一添加联合治疗。如果添加治疗无效或不能耐受,可考虑其他抗癫痫药,如氯巴占、苯巴比妥或苯二氮䓬类药物。对育龄期女性,应警惕丙戊酸对胎儿的致畸性风险。

② 常见癫痫综合征类型的药物治疗

Ⅰ. 儿童失神癫痫、青少年失神癫痫与其他失神癫痫综合征:乙琥胺或丙戊酸为一线治疗药物。如果患者有发生全面强直-阵挛发作的风险,应该首选丙戊酸,除非存在不适合的因素。如果乙琥胺和丙戊酸均不适合选用、无效或不能耐受,可以考虑选用拉莫三嗪。如果联合治疗仍无效或者不能耐受,可以考虑应用氯巴占、氯硝西泮、左乙拉西坦、托吡酯、唑尼沙胺或吡仑帕奈。不推荐使用苯妥英钠、卡马西平、奥卡西平、加巴喷丁、普瑞巴林、噻加宾或氨己烯酸。

Ⅱ. 青少年肌阵挛癫痫(juvenile myoclonic epilepsy,JME):对于新诊断的 JME 患者,除部分不适合的患者外,均考虑给予丙戊酸或左乙拉西坦作为首选治疗。如果两者不适合或不耐受,考虑拉莫三嗪、托吡酯、唑尼沙胺或吡仑帕奈进行治疗。拉莫三嗪可能会加重继发性肌阵挛性发作,要注意鉴别。如果首选治疗无效或不能耐受,可以给予上述药物相

互添加治疗。如果添加治疗无效或者不能耐受，可以考虑应用氯硝西泮、苯巴比妥或氯巴占治疗。不推荐应用苯妥英钠、卡马西平、奥卡西平、加巴喷丁、普瑞巴林、噻加宾或氨己烯酸治疗。

Ⅲ. 仅有全面强直 - 阵挛发作的癫痫：对于仅有全面性强直 - 阵挛发作的癫痫患者推荐应用丙戊酸、左乙拉西坦或者拉莫三嗪作为一线治疗药物。如果患者存在可疑的肌阵挛发作，或者怀疑为JME，则首先推荐丙戊酸和左乙拉西坦，除非患者不适合应用丙戊酸。还可以考虑选用卡马西平与奥卡西平，但应当注意其加重与恶化一些肌阵挛或失神发作的风险。如果一线治疗无效或者不能耐受，建议使用托吡酯、唑尼沙胺、吡仑帕奈、氯巴占、苯巴比妥为添加治疗。

Ⅳ. 特发性全面性癫痫（idiopathic generalized epilepsy，IGE）：丙戊酸作为一线治疗药物，特别是当脑电图存在光敏性反应时。如果丙戊酸不合适或不耐受，可以考虑应用左乙拉西坦和拉莫三嗪。应当注意拉莫三嗪可能会加重继发性肌阵挛发作。也可以考虑应用托吡酯、唑尼沙胺或吡仑帕奈治疗。如果第一种药物治疗无效或者不能耐受，可以给予以上不同的药物作为添加治疗。如果添加治疗无效或者不能耐受，可考虑应用氯硝西泮、氯巴占、苯巴比妥治疗。不推荐应用苯妥英钠、卡马西平、奥卡西平、加巴喷丁、普瑞巴林、噻加宾或氨己烯酸治疗。

Ⅴ. 儿童良性癫痫伴中央颞区棘波、早发型儿童良性枕叶癫痫或晚发型儿童良性枕叶癫痫（Gastaut 型）：对于以上 3 类儿童部分性癫痫综合征，给予卡马西平、奥卡西平或拉考沙胺作为一线治疗药物。需要注意少数儿童良性癫痫伴中央颞区棘波的患儿，卡马西平与奥卡西平可能会加重慢波睡眠期的持续性棘慢波发放。如果无效或不耐受，可以应用拉莫三嗪、左乙拉西坦或丙戊酸治疗。如果首选治疗无效或不耐受，建议给予托吡酯、唑尼沙胺、吡仑帕奈、氯巴占等作为添加治疗。

Ⅵ. 韦斯特综合征（West syndrome）：又称婴儿痉挛症。对于不伴结节性硬化的患儿给予类固醇，包括促肾上腺皮质激素（adrenocorticotropic hormone，ACTH）及泼尼松，或者氨己烯酸作为一线治疗药物。对于由结节性硬化引起的韦斯特综合征给予氨己烯酸作为一线治疗药物，如果无效，再给予类固醇（ACTH 或泼尼松）治疗。应用类固醇

或氨己烯酸时要权衡用药的风险 - 效益比。如果一线药物治疗无效或不能耐受，可以应用丙戊酸、托吡酯、唑尼沙胺、拉莫三嗪或氯硝西泮作为添加治疗。不建议或慎用卡马西平、奥卡西平、苯妥英钠等药物。

Ⅶ. 伦诺克斯 - 加斯特综合征（Lennox-Gastaut syndrome，LGS）：首选丙戊酸。如果一线应用丙戊酸治疗无效或不能耐受，可以应用拉莫三嗪作为添加治疗。如果添加治疗仍无效或不能耐受，可考虑托吡酯、唑尼沙胺、左乙拉西坦、卢非酰胺、大麻二酚和非氨酯。不建议应用卡马西平、奥卡西平、加巴喷丁、普瑞巴林、噻加宾或氨己烯酸。对于 LGS 病因为结节性硬化症的患者如果伴有相关室管膜下巨细胞星形细胞瘤，可以选用 mTOR 抑制剂如依维莫司或西罗莫司，干预结节性硬化症合并癫痫发生的病理生理机制，实现癫痫的疾病修正治疗（DMEM）。

Ⅷ. Dravet 综合征：首选丙戊酸或托吡酯。如果一线药物治疗无效或不能耐受，可考虑应用唑尼沙胺、左乙拉西坦、吡仑帕奈、氯巴占、氯硝西泮或司替戊醇作为添加治疗。不建议应用苯妥英钠、卡马西平、奥卡西平、拉莫三嗪、加巴喷丁、普瑞巴林、替加宾或氨己烯酸。

Ⅸ. 癫痫性脑病伴慢波睡眠期持续性棘慢波和朗道 - 克莱夫纳综合征：首选丙戊酸治疗，如果无效，给予氯硝西泮或类固醇（ACTH 或泼尼松）治疗。应用类固醇时应权衡用药的风险 - 效益比。如果一线药物治疗无效或不能耐受，可以应用拉莫三嗪、左乙拉西坦、托吡酯、唑尼沙胺或吡仑帕奈作为添加治疗。

Ⅹ. 肌阵挛 - 失张力癫痫：首选丙戊酸治疗，如果无效或不耐受，给予托吡酯、唑尼沙胺或氯硝西泮治疗。如果一线药物治疗无效或不能耐受，可以应用左乙拉西坦、拉莫三嗪、吡仑帕奈作为添加治疗。不推荐应用苯妥英钠、卡马西平、奥卡西平、加巴喷丁、普瑞巴林、噻加宾或氨己烯酸治疗。对育龄期女性，应警惕丙戊酸对胎儿的致畸性风险。

（5）特殊人群的药物治疗

1）儿童：儿童处于生长发育和学习的重要阶段，在选择抗癫痫药时，应充分考虑到药物可能对认知功能的影响。

2）孕龄女性：一方面，服用酶诱导类抗癫痫药会减弱避孕效果。另一方面，服用抗癫痫药的

女性,胎儿的致畸率会增高。此外,还应重视癫痫发作本身对胎儿的影响,在控制发作的基础上,选用抗癫痫新药相对安全,同时应该在妊娠前3个月每天服用叶酸5 mg,减少胎儿神经系统畸形的风险。新生儿分娩后,建议肌内注射维生素K 1 mg。

3) 老年:针对老年新出现的癫痫和癫痫延续到老年期的患者,药物治疗时应注意其特殊性。老年人体内药物蛋白结合率减少,药物分布容积减少,加之肝肾对药物的清除率减低,因此,药物治疗时需减量,一般减少至成人的1/2左右。同时,由于老年人可能同时服用多种非抗癫痫药,应尽可能选择非肝酶诱导或者抑制的药物,以减少药物之间的相互作用。此外,由于老年人对于头晕等药物不良反应更为敏感,更易出现低钠血症,需避免选用相关药。在抗癫痫新药中,拉莫三嗪和左乙拉西坦在老年人中有很好的安全性。

(6) **常见癫痫共病的药物治疗**　共病(comorbidity)是指患者同时患有非因果关联的两种及两种以上疾病,分别达到各自疾病的诊断标准。共病的共同患病率高于一般人群,提示两种疾病可能存在共同的病因病理机制。

1) 共患偏头痛:癫痫和偏头痛可能存在共同的发病机制,目前循证认为有些ASM可同时治疗两种疾病,如托吡酯和丙戊酸在国外研究有这方面适应证。

2) 共患抑郁、焦虑:癫痫患者共病精神疾病的发生率高,据报道,共患抑郁达20%~55%,共患焦虑达20%~30%。丙戊酸、拉莫三嗪、奥卡西平和拉考沙胺对伴发抑郁的患者有一定情绪改善作用,加巴喷丁对癫痫合并焦虑有改善作用,而左乙拉西坦和吡仑帕奈可能加重癫痫患者情绪异常。

(7) **合理多药联合治疗**　当正规的单药治疗不能很好地控制发作时,需要考虑联合治疗。研究显示,联合治疗较单药替换或单药加量将更有可能获得癫痫无发作。合用的药物越多,相互作用越复杂,不良反应的发生率就越高。因此建议最多不要超过3种ASM联合应用。

联合治疗时需要尽量选择具有与当前的ASM作用机制不同的药物,以增加治疗的有效率并且避免不良反应的增加。拉莫三嗪联合丙戊酸钠为目前证据等级最强的联用方案。避免有相同不良反应、复杂相互作用和肝酶诱导的药物合用。如果

联合治疗仍然不能获得满意的疗效,建议转换为患者最能耐受的治疗方案或可考虑手术治疗的可能性。

除了ASM的联合治疗外,针对癫痫病因、发病机制及癫痫发作造成的脑损伤保护的疾病修正治疗(DMEM)也越来越引起重视,ASM和DMEM的联合治疗真正可以治疗及预防癫痫,从而实现疾病修正治疗,达到预防癫痫发作、发生和神经保护目的。

(8) **抗癫痫药的减停**　通常情况下,癫痫患者如果持续无发作2年以上,即存在减停药的可能性,但具体如何减停需视个体情况而定(如发作类型或癫痫综合征,有无脑结构或脑电图异常,有无癫痫持续状态病史等),也要避免在患者的青春期、月经期、妊娠期等停药。大部分患者在药物治疗的情况下,2~5年完全无发作,可以考虑停药。即使患者已无癫痫发作数年之久又无上述之一的情况,停药也有癫痫复发的风险。应与患者或其监护人充分沟通。脑电图对减停抗癫痫药有参考价值。

单药治疗时,减药过程应当不少于6个月;多药治疗时宜先停一种药物,每种抗癫痫药减药时间不少于3个月,对发作无影响时再停另一种药物。如撤药过程中再次出现癫痫发作,应将药物恢复至减量前一次的剂量并给予医疗建议。

(9) **癫痫持续状态的治疗**　癫痫持续状态是神经科的急症、重症,需要尽快终止发作。治疗原则包括:① 尽快控制临床癫痫发作和脑细胞的异常放电;② 确保足够的脑氧供应,维持心肺功能,防治并发症;③ 积极寻找病因及诱发因素,及时治疗原发病,避免诱因。

1) 全面性惊厥性癫痫持续状态的治疗:根据美国癫痫协会2016年儿童和成人癫痫持续状态指南,综合现有循证证据及我国现有药品实际,惊厥性癫痫持续状态的处置应参考以下方案。① 一般措施:保持呼吸道通畅;氧气吸入;监测生命体征;建立静脉通道;对症治疗,维持生命体征和内环境稳定;根据具体情况进行实验室检查,如血常规、生化、凝血功能、血气分析等。② 药物治疗:一阶段治疗,选择下述两种药物中的一种作为一线药物:咪达唑仑(>40 kg:10 mg;13~40 kg:5 mg;单次肌内注射),或地西泮(0.15~0.2 mg/kg静脉注射,最大剂量10 mg,可重复该剂量一次)。如果上述选择均不可用,则选择下述的一种:苯巴比妥(15 mg/kg静脉

注射),或地西泮(0.2~0.5 mg/kg,直肠给药,最大剂量20 mg,单次)。二阶段治疗,选择下述两种药物中的一种加用作为二线选择:丙戊酸(40 mg/kg 静脉注射,最大剂量 3 000 mg),或左乙拉西坦(60 mg/kg,最大剂量 4 500 mg)。如果以上选项均不可用,且尚未使用苯巴比妥,给予苯巴比妥(15 mg/kg 静脉注射,最大剂量)。三阶段治疗:可以重复二线疗法,或麻醉剂量的硫喷妥钠、咪达唑仑、戊巴比妥或丙泊酚,以上药物使用时持续监测脑电图(适用于惊厥性癫痫持续状态,不推荐用于非惊厥性癫痫持续状态)。发作终止 24~48 h 后向常规治疗过渡,首选同种抗癫痫药静脉注射剂向肌内注射剂或口服剂过渡。③ 病因治疗:积极寻找病因,并针对病因治疗。

2) 非惊厥性癫痫持续状态的治疗:首选静脉注射地西泮,用法同惊厥性癫痫持续状态。也有认为麻醉性抗癫痫持续状态药物适用于惊厥性癫痫持续状态,不推荐用于非惊厥性癫痫持续状态。

2. 外科治疗 近 10 年来,随着对致痫区及致痫网络理解的加深,结构和功能神经影像学、脑电监测技术及神经外科技术和设备的快速发展,手术治疗成为治疗药物难治性癫痫的有力手段。尤其是对于神经元发育异常导致的儿童局灶性起源的癫痫发作,尽早进行外科手术治疗不仅能控制癫痫发作,还可以通过儿童生长发育过程中脑网络重构、功能区转移等方式,最大限度地挽救神经功能。外科治疗的重点在于对适应证的把握和术前评估的准确性。

(1) 适应证

1) 药物难治性癫痫:ILAE 2010 年将药物难治性癫痫定义为至少足量应用两种适宜此种发作类型且患者能耐受的抗癫痫药,单药或者联合治疗,仍不能达到症状持续无发作者。

在临床实践中需要做到准确判断癫痫发作类型,选取恰当有效的药物,此外由于个体差异,还需注意患者服用的剂量是否达到有效且稳定的血药浓度。还需注意的是,并非任两种抗癫痫药不能控制癫痫发作即可诊断为药物难治性癫痫发作。

2) 颅内病变导致的癫痫:包括外伤或者术后癫痫、局灶性神经元发育异常导致的癫痫、脑炎后癫痫、海马硬化导致的内侧颞叶癫痫、肿瘤相关癫痫、脑血管病导致的癫痫等。

(2) 术前评估 癫痫的术前评估是外科治疗

前的关键环节,能否进行准确、全面的术前评估对外科治疗的预后意义重大。术前评估需要解决三方面的问题:① 能否准确定位致痫区:是手术成功与否的关键;② 致痫区是否位于功能区:是减少手术造成神经功能缺损的关键;③ 是否适合手术治疗:在前两项的基础上,结合患者发作频率、发作风险、经济基础、工作及生活环境等多种因素综合考虑,决定是否适合手术治疗,适宜哪种手术方式。

癫痫的术前评估需要对患者的详细临床信息、神经影像学、神经电生理学及神经心理学等方面全面评估。具体说来,术前评估分为两个阶段。

1) 一阶段:无创性评估。通过对相关疾病史、发作症状学、头皮脑电图、结构和功能神经影像学、神经心理学等进行细致分析,有条件时可以加做脑磁图检测,对致痫区和功能区综合评估。如定位明确,单一病灶、局限且不在功能区内,可考虑直接手术治疗。如评估过程中发现各项检查提示的致痫区定位不一致,或者不明确,或者与临床症状不完全吻合,或者致痫区靠近功能区,则有必要考虑有创性评估。

2) 二阶段:有创性评估。① 颅内脑电图:通过植入颅内电极,进一步精确定位致痫区和划分功能区,主要包括硬膜下电极、深部和立体脑电图。立体脑电图由于创伤小,可记录深部放电和多灶放电,可个体化植入电极,可三维记录致痫网络等优势,近年来逐渐成为主流;但其同时具有费用高、空间分辨率较低等不足,需要在无创性评估阶段依据丰富的经验定位大致的致痫区。② 有条件时可以应用异戊巴比妥试验,对语言区和记忆功能定侧。

(3) 手术治疗 根据术前评估结果和外科治疗目标,手术方式主要分为以下几种。

1) 切除性手术:完整切除致痫区的外科手术,目前应用最多,目的在于切除致痫区,达到无发作或缓解,是最普通也是外科治疗中最有价值的方法,如治疗颞叶癫痫的前颞叶切除术。也可以选用微创手术如局部激光热凝或射频消融去除致痫灶。

手术适应证包括单一、局灶起源的癫痫,致痫区定位明确且位于非功能区。切除性手术能够显著改善癫痫发作。

2) 姑息性手术:对于不能进行切除性手术的患者,有些可以通过离断神经连接的方式,减少发作的严重程度和频率,如胼胝体切开术。

手术适应证包括全面性或者多灶性起源的癫痫发作、致痫区不能准确定位或者位于重要功能区内。

3)神经调控治疗:对于不能或者不愿进行开颅手术的患者,可以进行神经调控治疗以减少发作严重程度和频率,极少数患者可达到无发作。迷走神经电刺激术目前应用较成熟,丘脑底核和海马深部电刺激可明显减少药物难治性颞叶癫痫的发作频率。无创神经调控如经颅重复电刺激、经颅磁刺激和耳迷走神经刺激也越来越多地应用于此类患者。

【预后】 影响癫痫的预后因素包括癫痫的自然病史、病因、病情和治疗情况等。总体看来,大多数癫痫患者抗癫痫药治疗的预后较好,约 2/3 的患者可获得长期的发作缓解,其中部分患者可完全停药仍长期无发作。如果正确选择抗癫痫药,新诊断癫痫患者的无发作率可达到 60%~70%。有研究显示,使用第一种单药治疗后有 47% 的新诊断癫痫患者能达到无发作,再使用第二种及第三种单药治疗时则又有 13% 和 1% 的患者可达到无发作。新生儿良性发作、良性部分性癫痫(儿童良性癫痫伴中央颞区棘波/儿童良性枕叶癫痫等)、婴儿良性肌阵挛癫痫及某些由特殊原因促发的癫痫预后良好。各种癫痫性脑病、进行性肌阵挛癫痫和某些症状性或隐源性部分性癫痫,药物反应常欠佳,甚至伴有进行性神经精神功能衰退。

(王群)

数字课程学习……

 学习目标及重点内容提示　 教学 PPT　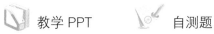 自测题　 拓展阅读

第十三章

头　　痛

第一节　概　　述

头痛（headache）是临床上十分常见的症状，是指外眦、外耳道与枕外隆凸连线以上部位的疼痛，而连线以下至下颌部的疼痛称为面痛。据统计，50%~96% 的人一生中有过头痛或头痛的体验。

【病因】 头痛不是单一的疾病，而是许多病因引起的综合征。引起头痛的原因众多，可分为原发性头痛和继发性头痛两大类。

1. **原发性头痛**　常规临床检查未发现可引起头痛的明确原因，头痛是患者的主要症状，常见的有偏头痛、紧张性头痛、丛集性头痛等。

2. **继发性头痛**　头痛有明确原因，头痛是其他疾病的表现之一，如蛛网膜下腔出血、脑膜炎、颅内压增高、脑肿瘤等引起的头痛。

【发病机制】 头痛是各种原因引起颅内外疼痛敏感组织受到异常刺激所致，主要包括以下机制。

1. **神经刺激**　病变刺激头部的三叉神经、迷走神经、颈神经均可引起头痛。国际头痛分类中的神经痛主要指病变直接刺激头部感觉神经引起的疼痛。

2. **血管病变**　各种病因引起颅内外血管牵拉、移位、挤压或动 / 静脉扩张都可引起头痛。偏头痛、蛛网膜下腔出血等引起的头痛主要与这种血管病变有关。颞浅动脉炎所致的头痛则与血管的炎症和痉挛有关。

3. **脑膜病变**　炎性渗出、出血对脑膜神经或血管的刺激，脑水肿对脑膜的牵拉等，均可引起头痛。

4. **生化因素**　包括 P 物质、肠道活性多肽、前列腺素、组胺等可刺激神经末梢，引起动脉扩张导致头痛。

5. **精神因素**　这类头痛患者无颅内外结构损伤，但有明显的精神症状。

【头部的痛觉敏感组织】 大多数头痛是由于致病因素刺激颅内外痛觉敏感组织，经特定的感觉传导通路到达痛觉中枢而产生的一种异常感觉。头部的痛觉敏感组织结构主要如下。

1. **颅内痛觉敏感组织**　包括颅内静脉窦（如矢状窦等）及其分支，脑膜前动脉、脑膜中动脉，颈内动脉颅内段及其在基底动脉环周围的分支，颅底部的硬脑膜，三叉神经、舌咽神经及迷走神经，中脑导水管周围灰质和丘脑感觉核。

2. **颅外痛觉敏感组织**　主要有颅外皮肤、肌肉、动脉、骨膜，第 V 对脑神经、第 III 对脑神经及眼、耳、鼻旁窦等器官，尤其是腔内黏膜。

3. **头颈肌肉**　主要有颞肌、半棘肌、头最长肌、颈最长肌、枕下肌群和颈中、浅肌群，这些肌肉的损伤也可引起头痛。

【分类】 头痛的分类较为复杂，2018 年国际头痛疾病分类第 3 版（正式版）（ICHD-3）将头痛分为原发性头痛，继发性头痛，痛性脑神经病变、其他面痛及其他类型头痛，共三大类（表 13-1）。

【诊断注意事项】

1. **仔细询问病史**　头痛预后差别很大，有些患者头痛数十年不会引起严重后果，而有些患者的头痛可在几小时或几天内引起死亡。因此，对头痛

表 13-1　国际头痛疾病分类（ICHD-3）

1　原发性头痛
　1.1　偏头痛
　1.2　紧张性头痛
　1.3　三叉自主神经性头痛
　1.4　其他的原发性头痛

2　继发性头痛
　2.1　头和(或)颈部外伤引起的头痛
　2.2　头颈部血管疾病引起的头痛
　2.3　非血管性颅内疾病引起的头痛
　2.4　物质或非物质戒断引起的头痛
　2.5　感染引起的头痛
　2.6　内环境紊乱引起的头痛
　2.7　头、颈、眼、耳、鼻、鼻窦、牙齿、口腔或其他头面部结构病变引起的头面痛
　2.8　精神疾病引起的头痛

3　痛性脑神经病变、其他面痛及其他类型头痛
　3.1　脑神经的痛性损伤和其他面痛
　3.2　其他头痛性疾病

患者一定要仔细询问病史，寻找病因，根据病情进行合理检查，应特别注意以下几点。

（1）**是否真正头痛**　头痛是一种主观症状，也是一种比较含糊的症状，每位患者所反映的头痛的含义可能不同，有些患者可能将头晕、头部沉重感也称为头痛，需注意区别。

（2）**起病缓急**　突然起病的头痛，应注意是否为蛛网膜下腔出血、脑膜炎、脑静脉窦血栓形成、脑外伤、高血压脑病或青光眼等；数周到数月内逐渐加重的头痛，应考虑颅内占位性病变；反复发作的慢性头痛，主要见于偏头痛、丛集性头痛；持续多年的头痛常为紧张性头痛。

（3）**诱发因素**　紧张性头痛患者，病前可能有精神创伤、紧张等诱因；进食或咀嚼常诱发舌咽神经痛；酒精、硝酸甘油引起的头痛常与丛集性头痛有关；口服避孕药易诱发偏头痛。

（4）**头痛部位**　额部疼痛一般由幕上病变所致，但也见于鼻窦炎或颅内压增高；枕部头痛常反映后颅凹病变；单侧头痛见于丛集性头痛、偏头痛、青光眼、颞动脉炎等；紧张性头痛常为双侧；合并单侧眼痛，要注意有无青光眼或急性虹膜炎、视神经病变；占位性病变引起的头痛多为局灶性，随着颅内压增高，可出现双侧枕部或额部的疼痛等。

（5）**头痛的性质**　搏动性疼痛是偏头痛和高血压性头痛的常见表现，烧灼、针刺样疼痛主要见于神经痛，胀痛、钝痛、持续性疼痛是紧张性头痛和颅内压增高的表现。

（6）**伴随症状**　头痛伴恶心、呕吐主要见于颅内压增高、颅内感染、脑出血、颅内占位性病变、偏头痛、丛集性头痛、头外伤后综合征等；头痛与体位有关时，要考虑低颅内压性头痛；头痛伴有体重下降，则应注意肿瘤、巨细胞性动脉炎或抑郁症；头痛伴寒战、发热，可能与全身感染或脑膜炎有关；头痛伴视神经功能障碍，提示偏头痛视觉先兆、视神经病变、青光眼等；头痛伴畏光则主要见于偏头痛和蛛网膜下腔出血；发作性头痛伴有血压增高、心动过速和出汗，是嗜铬细胞瘤的特征。

（7）**生活工作习惯**　例如，有无入睡困难，睡眠连续性差，早醒等，有无情绪障碍，运动、体质量、工作或生活方式的变化，避孕方式的改变、月经周期和外源性激素的影响等。

2. **全面细致的体格检查**　体温升高往往提示有全身或中枢神经系统感染，如脑膜炎、脑脓肿、脑炎等；血压明显升高，应注意是否高血压性头痛；心率加快见于紧张性头痛或其他重症疾病引起的头痛；任何形式的呼吸困难都可能通过升高颅内压导致头痛；测量眼压有助于青光眼的诊断；脑膜刺激征提示蛛网膜下腔出血、脑膜炎；颞动脉增粗、变硬是巨细胞性动脉炎的表现；压迫颈动脉后头痛减轻可能是偏头痛；有肢体瘫痪、锥体束损伤的头痛要注意颅内占位性病变的可能。

3. **必要的辅助检查**　X线片对颈椎病的诊断有帮助，对某些发育障碍引起的头痛，如额窦发育不全引起的头痛也有帮助；疑有颅内占位性病变者需做头部 CT 或 MRI 检查。

（屈秋民）

第二节　偏头痛

偏头痛（migraine）是一种常见的原发性头痛。其特点是发作性偏侧头痛，少数表现为双侧头痛，常伴有恶心、呕吐和(或)畏光、畏声，有些患者头痛发作前可有视觉、感觉或运动先兆，可自发缓解、反复发作、间歇期正常。

【病因】　偏头痛的病因尚未完全明了，可能与以下因素有关。

1. **遗传因素**　不少患者有偏头痛的阳性家族史，其亲属出现偏头痛的概率明显高于一般人群，

但未发现典型的孟德尔遗传模式,提示可能系多基因遗传的复合性疾病,并与环境因素相关。某些亚型偏头痛,如有先兆的偏瘫型偏头痛,则呈常染色体显性遗传,有 3 个基因位点被确定,一个位于 Chr19 p^{13},系电压门控钙通道基因;另两个位于 1 号染色体短臂附近。

2. 内分泌功能异常 偏头痛主要发生在中青年女性,青年女性的偏头痛多数于月经期或月经前后发作,至围绝经期有自发缓解的趋势。这些现象提示,偏头痛发生可能与内分泌改变有关。

3. 饮食与精神因素 某些食物可诱发偏头痛发作,包括含酪氨酸、苯丙胺的食物(如奶酪、腊肉、火腿、巧克力、红酒)及某些食物添加剂、香料等。利血平等药物也可能诱发偏头痛发作,紧张、焦虑、应激等情绪障碍也可诱发。

【发病机制】 偏头痛的发病机制尚不十分明确,目前主要有以下几种学说。

1. 血管学说 由 Wolff 和 Granham 等提出,认为偏头痛的先兆症状与颅内血管收缩有关,随后颅内、外血管扩张,血管周围组织产生血管活性多肽,导致无菌性炎症而诱发头痛。血管收缩药麦角生物碱(如麦角胺)可中断偏头痛急性发作,血管扩张药(如亚硝酸异戊酯)可消除偏头痛先兆,均支持这一理论。

2. 皮质扩散抑制(cortical spreading depressing,CSD)学说 由巴西生理学家 Leao 首先提出,是指各种因素刺激大脑皮质后出现的从刺激部位向周围组织波浪式扩展的皮质电活动抑制,其扩散速度缓慢,约 3 mm/min,脑血流降低区域也随之扩大,CSD 到达区域出现局灶性神经症状与体征。这一理论可以充分解释偏头痛发作的神经功能缺损,可能是偏头痛的一个重要发病机制。

3. 神经递质假说 5-羟色胺(5-HT)含量的异常可能与偏头痛的发病有密切关系。经研究证实,5-HT 含量在偏头痛发作期低于正常,间歇期高于正常。5-HT 含量减少时,其收缩血管作用降低,5-HT 受体兴奋,使血管扩张、头痛发作。

4. 三叉神经血管学说 颅内疼痛敏感组织主要为脑膜、脑膜上的血管,其上分布着来自三叉神经的无髓鞘纤维。目前普遍认为,这些传入神经纤维兴奋是诱发疼痛的原因。三叉神经血管复合体或中枢神经内源性疼痛调节系统存在功能缺陷,分布于硬膜的三叉神经无髓纤维受到刺激时,释放血管活性物质,如降钙素基因相关肽(calcitonin gene-related peptide,CGRP)、P 物质(SP)、神经激肽 A 等,产生无菌性炎症,使血管扩张、血浆成分外渗、肥大细胞脱颗粒和血小板激活,从而导致头痛。动物模型已经证实,高选择性曲普坦类药物可以抑制三叉神经血管复合体释放神经肽,抑制血浆蛋白外渗和脑膜血管扩张,还对传入三叉神经二级神经元的冲动具有抑制作用,其药理作用也支持了三叉神经血管学说。

此外,还有低镁学说、高钾诱导的血管痉挛学说、免疫理论等,都对偏头痛的发病机制有一定的阐释。

【分类】 2018 年国际偏头痛分类见表 13-2。

表 13-2 国际头痛协会偏头痛分型(ICHD-3)

1.1 无先兆偏头痛(migraine without aura)
1.2 有先兆偏头痛(migraine with aura)
    1.2.1 伴有典型先兆的偏头痛(migraine with typical aura)
        1.2.1.1 伴有头痛的典型先兆(typical aura with headache)
        1.2.1.2 不伴头痛的典型先兆(typical aura without headache)
    1.2.2 伴有脑干先兆的偏头痛(migraine with brainstem aura)
    1.2.3 偏瘫型偏头痛(hemiplegic migraine)
        1.2.3.1 家族性偏瘫型偏头痛(familial hemiplegic migraine)
        1.2.3.2 散发性偏瘫型偏头痛(sporadic hemiplegic migraine)
    1.2.4 视网膜型偏头痛(retinal migraine)
1.3 慢性偏头痛(chronic migraine)
1.4 偏头痛并发症(complications of migraine)
    1.4.1 偏头痛持续状态(status migrainosus)
    1.4.2 不伴脑梗死的持续先兆(persistent aura without infarction)
    1.4.3 偏头痛性脑梗死(migrainous infarction)
    1.4.4 偏头痛先兆诱发的痫性发作(migraine aura-triggered seizure)
1.5 很可能的偏头痛(probable migraine)
    1.5.1 不伴先兆的很可能的偏头痛(probable migraine without aura)
    1.5.2 伴有先兆的很可能偏头痛(probable migraine with aura)
1.6 可能与偏头痛相关的周期综合征(episodic syndromes that may be associated with migraine)

【临床表现】

1. 流行病学特征 研究表明，偏头痛患病率较高，对社会经济及个人有巨大影响。目前 WHO 列出的世界范围内造成伤残的所有疾病中，偏头痛位于第 19 名。偏头痛可见于任何年龄，其中 25% 出现在 10 岁前，55% 出现在 20 岁前，90% 以上在 40 岁以前发病；67% 发生于女性；多数患者可有家族史。

2. 临床症状

(1) **无先兆偏头痛** 反复发作的头痛，每次持续 4~72 h，其时间为未治疗或治疗不成功的时间。如患者在偏头痛发作期间入睡，并且睡醒后偏头痛消失，计算偏头痛发作时间要计算到患者醒来的时间。儿童发作时间一般为 1~72 h。头痛通常呈搏动性，位于额颞部，呈单侧。但在儿童通常为双侧，在青春期后期或成年早期出现的偏头痛多为单侧。无论单侧或双侧枕部头痛在儿童均少见，诊断时应慎重，因为许多患者由结构性损害引起。疼痛程度多为中度或重度，常规体力活动如散步或爬楼梯可加重疼痛，伴有恶心、呕吐和（或）畏光、畏声。

(2) **有先兆性偏头痛** 先兆是复杂的神经症状，出现在偏头痛发作之前或头痛发作时，是一种逐渐发展的可逆性局灶症状，持续时间通常在 5~20 min，少于 60 min。

先兆为以下各种症状的组合：疲劳、注意力涣散、颈部僵硬、对光或声音敏感、恶心、闪光视野、打哈欠或面色苍白。其中视觉症状是最常见的先兆类型，通常表现为光谱增强，如注视点附近呈现锯齿状，可能逐渐向右或向左扩散；假想的凸出形状其外有闪光的边缘，在它的暗区有不同程度的绝对或相对暗点，但仔细检查会发现它通常逐渐扩大；也有部分患者产生阴性症状，如视野缺损等。另一种常见的先兆是感觉症状，针刺样感觉异常从起始点开始逐渐移动，可影响一侧身体和面部；有时可

出现麻木，但麻木也可能是唯一症状。不太常见的是语言障碍，但有时难以分类。

先兆症状通常一个随着另一个依次出现，以视觉症状开始，随后是感觉症状和言语障碍，但是也可有相反或其他的顺序。通常在先兆症状之后出现头痛，或具有无先兆偏头痛的特点。少数情况下，可能只有先兆而缺乏偏头痛，甚至完全不出现头痛。

【诊断】 反复发作的单侧或双侧头痛，具有搏动性，伴有恶心、呕吐、畏光、畏声，头痛时日常活动受限，要考虑偏头痛，如有家族史，更支持偏头痛的诊断。

【鉴别诊断】

1. 蛛网膜下腔出血 突然起病、剧烈头痛，尤其伴有恶心、呕吐时应注意鉴别。本病头痛多为持续性，常有脑膜刺激征，很少反复发作，睡眠不能缓解。如头部 CT 扫描发现蛛网膜下腔有高密度影或腰椎穿刺发现有血性脑脊液，则支持蛛网膜下腔出血的诊断。

2. 高血压脑病 与偏头痛相似，也可突然起病，出现剧烈头痛，伴有恶心、呕吐，个别患者有不同程度的意识障碍，测血压有助于鉴别。

3. 低颅内压或高颅内压引起的头痛 原发性颅内低压综合征表现为突然起病、剧烈头痛、恶心、呕吐，易与偏头痛混淆。头痛在直立时明显，卧位减轻或消失，常为胀痛而非搏动性，这些特征可与偏头痛区别。颅内压增高的头痛多呈持续性，伴有阵发性加重，可有局限性神经系统损伤的症状和体征，眼底检查可有视神经乳头水肿，易与偏头痛区别，行头部 CT 或 MRI 检查对两者的鉴别有帮助。

4. 青光眼 急性发作时也可表现为一侧眼后、前额头痛，甚至伴有视力下降或闪光等，可能误诊为偏头痛，测量眼压，容易鉴别。

【治疗】 偏头痛的治疗目的是终止头痛发作，缓解伴随症状和预防复发，分为发作期治疗和发作间歇期治疗。

1. 发作期治疗 终止头痛发作是治疗的首要任务。

(1) **治疗的主要原则** 疼痛较轻时即应尽早使用药物治疗；选择合适的剂量及给药途径（如经鼻喷雾、注射、栓剂），非口服途径给药对于中重度发作、疼痛达峰快、恶心呕吐明显的患者是合

理的;初始治疗后疼痛缓解较慢或24~48 h未完全缓解的,可联用不同作用机制的药物;告知频繁发作的患者过量使用止痛药物有导致药物滥用性头痛的风险,每月使用单一止痛药不要超过15 d,曲普坦类、麦角类或复合止痛药不要超过10 d。

(2) **药物选择**　发作期偏头痛药物治疗分为非特异性药物和特异性药物两类,即非甾体抗炎药和曲普坦类药物,必要时联用预防药(如抗抑郁药、降压药及抗癫痫药)。急性期选药应根据头痛严重程度、既往用药和患者个体情况确定,遵循阶梯法和分层法。① 阶梯法:首选非甾体抗炎药,治疗失败后选择曲普坦类药物;② 分层法:若发作严重则使用曲普坦类药物。曲普坦类药物是终止偏头痛发作的首选药物。如舒马普坦(英明格)25~50 mg,口服;或6~12 mg,皮下注射。利扎曲普坦(欣渠)5~10 mg,口服。佐米曲普坦(佐米格)2.5~5 mg,口服。曲普坦类药物慎用于有心脑血管病危险因素或严重高血压患者。对于曲普坦类药物治疗无反应或不能耐受的患者可使用双氢麦角胺,该药也可用于曲普坦类或止痛药使用过量需撤药时。

(3) **其他症状的处理**　呕吐是偏头痛常见症状,也是某些镇痛药的不良反应,严重的呕吐可能妨碍患者服用药物,可选用甲氧氯普胺(metoclo-pramide)10 mg,肌内注射以止吐。也可选用小剂量的氯丙嗪(12.5 mg加入20 mL生理盐水中静脉缓慢注射)。理疗也有助于头痛的缓解,如冰袋疗法,将盛有冰的袋子或杯子置于痛侧颞部或头痛明显处,或用有弹性的带子压迫头痛处。

2. 发作间期治疗　治疗的主要目的是预防偏头痛发作。对于偏头痛的患者,发作间期的预防性治疗非常重要,这可减少发作或达到无发作,或减轻疼痛的程度。首先要针对危险因素进行预防,避免各种常见诱因;其次为药物治疗。

目前常用的预防性药物有普萘洛尔(心得安)10~20 mg,每日3次;氟桂利嗪5~10 mg,每晚1次;加巴喷丁,从小剂量开始,逐渐加量至300~400 mg,每日3次;丙戊酸200~400 mg,每日3次;托吡酯25~200 mg/d;阿米替林10~150 mg,睡前口服。这些药物结构不同,一种药物无效时,换用另一种药物仍可能有效。必要时可联合用药。预防性治疗往往需较长时间用药,要特别注意药物的不良反应。

(屈秋民)

第三节　紧张性头痛

紧张性头痛(tension-type headache,TTH)是原发性头痛中最常见的类型,约占40%。主要表现为双侧紧束样或压迫性头痛,常为轻度或中度头痛,不伴有恶心或呕吐,部分患者头部触诊时可有颅周压痛。

【病因及发病机制】　紧张性头痛的病因和发病机制尚不完全清楚,可能与多种因素有关。如颅周肌肉或肌筋膜结构收缩或血流下降,可导致颅周肌肉和皮肤的痛阈值降低,肌筋膜痛敏感性增加;细胞内外钾离子转运障碍;一氧化氮(NO)、5-羟色胺(5-HT)、乳酸、神经肽等物质含量的变化等。此外,情绪障碍,如紧张、焦虑、抑郁、应激等因素可导致持续性头部及颈肩部肌肉收缩,但这也可能是继发现象。

【临床表现】　本病发作频率不尽相同,可每月发作小于1 d,亦可每月发作大于15 d。当发展为慢性紧张性头痛时,可每日发作。头痛通常持续30 min~7 d,典型的头痛为轻到中度双侧压迫性或紧箍样头痛,日常活动(如行走或爬楼梯)不加重头痛。无恶心和呕吐(可以有厌食),可以有畏光、畏声表现,畏光或畏声不同时出现。部分患者头部触诊可有颅周压痛。即用示指和中指紧压并做小范围旋转的动作,在额部、颞部、咬肌、翼状肌、胸锁乳突肌、夹肌、斜方肌等处触诊。

【诊断】　紧张性头痛的诊断如同其他原发性头痛的诊断,详细的病史询问最为重要,并应开展必要的体格检查及辅助检查,以排除继发性头痛。

【治疗】　用于治疗偏头痛的许多药物也可用于紧张性头痛。急性期可选用非甾体抗炎药或对乙酰氨基酚(扑热息痛)类药物。焦虑明显者可选用抗焦虑药,如阿普唑仑、劳拉西泮、氯硝西泮等;抑郁症状明显者可选用阿米替林25 mg每晚1次,口服,每2~4 d增加25 mg,直至50~250 mg/d;有肌紧张的患者可用盐酸乙哌立松(妙纳)50 mg,每日3次口服。

预防头痛可选用:① 抗抑郁药,主要为三环类抗抑郁药、选择性5-羟色胺再摄取抑制药;② 肌肉松弛剂,如盐酸乙哌立松;③ 部分抗癫痫药,如丙戊酸;④ A型肉毒毒素注射,适用于口服药物不能耐受的顽固性头痛患者。虽然很多患者对苯二氮草类药物反应良好，但考虑到这类药物潜在的不良反应，仍需慎用。精神治疗、心理疗法对部分患者有效。按摩、热水浴也能改善症状。

（屈秋民）

第四节　丛集性头痛

丛集性头痛（cluster headache）是三叉神经自主神经性头痛这一大类中最常见的类型。

【病因及发病机制】　丛集性头痛的病因不清楚，由于其发作有明显的周期性，曾有研究者提出下丘脑生物钟学说，认为是体内生物钟紊乱引起头痛的发生。之后发现用组胺可诱导头痛，发作时血中组胺也升高，用组胺刺激三叉神经末梢能引起头痛的复发，之为是组胺代谢障碍引起的头痛。此后研究发现，病变处肥大细胞数量增多、活性增强，稳定肥大细胞的药物能缓解头痛，提出了肥大细胞功能障碍学说。但随后的研究发现，偏头痛患者也有肥大细胞功能障碍，因而不能用肥大细胞学说来解释丛集性头痛的发生。

丛集性头痛急性发作涉及下丘脑后部灰质兴奋，致调控生物钟的神经元功能紊乱。约 5% 的患者可能是遗传性（常染色体显性遗传）。慢性及亚急性患者在丛集期可被酒精、组胺或硝酸甘油诱发。

【临床表现】　发病年龄通常为 20~40 岁。男性发病率较女性高 3~4 倍，其原因未明。症状特点为剧烈爆炸样头痛发作，通常发生于眶、眶上和（或）颞部的重度、极重度单侧疼痛，如不治疗疼痛可持续 15~180 min，常伴有同侧结膜充血和（或）流泪、鼻充血和（或）流涕、眼睑水肿、前额和面部出汗、瞳孔缩小和（或）上睑下垂及坐立不安。在最严重发作期间，患者因疼痛极度痛苦，常不能平卧休息。发作频率从隔日 1 次到每日 8 次不等，通常连续发作，持续数周或数月，然后被持续数月或数年的缓解期所分割。持续期为 7~365 d，丛集期通常持续 2 周 ~3 个月，头痛缓解持续 3 个月以上，称为发作性丛集性头痛；而头痛发作超过 1 年不缓解，或缓解期小于 3 个月，则称为慢性丛集性头痛。

【诊断及鉴别诊断】　本病表现特殊，不难诊断。注意其反复、密集性头痛的特点，有明显的周期性可明确诊断。但应注意与偏头痛鉴别（表 13-3）。

【治疗】　治疗原则与偏头痛相同。发作时一方面要终止头痛，另一方面要预防再发。发作时皮下注射舒马普坦 6 mg，或佐米曲普坦 5~10 mg 鼻腔喷入，可在几分钟内终止头痛发作。吸入 100% 纯氧（7~12 L/min），连续 15 min，可使大部分患者头痛缓解。过渡性治疗可选用泼尼松 40~80 mg/d，连用 1 周，逐渐减量并在 1 周内停药，部分患者头痛戏剧性好转，无效时 48 h 后换药。

有些用于预防偏头痛复发的药物，如托吡酯、5- 羟色胺受体拮抗剂、美西麦角、双氢麦角碱、钙通道阻滞药维拉帕米也可用来预防丛集性头痛复发。

表 13-3　紧张性头痛、偏头痛、丛集性头痛的鉴别

鉴别要点	紧张性头痛	偏头痛	丛集性头痛
疼痛部位	双侧，或全头	单侧或双侧	单侧
疼痛性质	压痛或发紧	搏动性	多样性
疼痛强度	轻或中度	中或重度	严重或非常严重
活动影响	日常活动不加剧	可加剧	烦躁不安或躁动
其他症状	睡眠障碍、抑郁等	恶心、呕吐和（或）畏光、畏声	无恶心和呕吐（可有厌食），有畏光、畏声（不超过一个）。头部触诊可有颅周压痛
头痛时限	30 min~7 d	4~72 h	15~180 min
频率	<1 d/月到 >15 d/月	<15 天/月到 >15 天/月	隔日 1 次到每日 8 次

（屈秋民）

第五节 药物过度使用性头痛

由某些物质或药物引起,对该物质或药物有依赖性的慢性头痛称为药物过度使用性头痛(medication overuse headache,MOH)。

【病因及发病机制】

1. **病因** 药物过度使用性头痛主要是止痛药滥用所致,常见的如下。

(1)**非那西丁及复方制剂** 非那西丁有较强的止痛作用,常与某些镇静剂组成复方制剂,作为止痛药广泛使用。长期使用这类药物可能引起药物过度使用性头痛。

(2)**咖啡因及其复合制品** 咖啡因能缓解疲劳,改善行为和思维,有兴奋作用。咖啡因与水杨酸合用,止痛作用提高40%;与对乙酰氨基酚、可待因、麦角胺、苯巴比妥合用也有明显的止痛作用,因而小剂量短期使用可缓解头痛。大剂量长期应用,则可引起药物过度使用性头痛。

(3)**阿司匹林和对乙酰氨基酚** 其药理作用很多,因而在临床上广泛应用,最近才认识到在大剂量长期使用时可引起药物过度使用性头痛。

(4)**吲哚美辛(消炎痛)** 长期使用吲哚美辛的患者中,有20%~60%出现药物过度使用性头痛。

(5)**抗抑郁剂** 阿米替林是治疗抑郁引起的头痛的常用药物,能很好地缓解抑郁性头痛的发生,但它又是引起慢性药物过度使用性头痛的重要原因。由于阿米替林中毒后多有更为严重的并发症发生,因而常常掩盖其致慢性头痛的作用,一旦认识到这种作用,就要严格限制其应用。

(6)**麦角胺** 麦角胺咖啡因是治疗偏头痛发作的主要药物,也是引起药物过度使用性头痛的常见药物。一般说来,用药剂量与用药时间相比,长期用药更易引起药物过度使用性头痛;与单用相比,联合用药尤其是固定搭配的联合用药更易出现药物过度使用性头痛。

在各类头痛中,偏头痛、紧张性头痛、外伤性头痛更易发生药物过度使用性头痛。

2. **发病机制** 药物过度使用性头痛发生的机制尚不清楚。药物对脑细胞,尤其是血管内皮细胞和活动性高、所需能量大的脑胶质细胞等的影响是可能机制之一。胶质细胞有调节细胞外 K^+ 浓度的作用,功能受损后可引起细胞外 K^+ 浓度升高,改变细胞的兴奋性,引起慢性头痛的发生;麦角胺及其衍生物可在脑内各级血管内膜上沉积,改变内皮细胞对其他刺激的反应性,引起慢性头痛。

【临床表现】 药物过度使用性头痛主要见于女性。表现为一种慢性持续性疼痛,几乎整天不间断,往往持续每月 15 d 以上,有些患者诉头痛从未停止过。疼痛多在后颈部、顶部或枕部,有时也可表现为广泛性全头痛。多数情况下性质难以描述,少数表现为非搏动性钝痛,常伴有心烦、疲倦。服止痛药无效,停药加重,部分患者体重下降、畏寒、睡眠障碍。

【诊断】 典型的药物过度使用性头痛不难诊断。长期慢性头痛,每月头痛 15 d 以上,规律服用某种药物 3 个月以上,药效逐渐减退,头痛加重结合长期规律性服用止痛药的病史,即可做出诊断。既往有原发性头痛史的患者,若其头痛表现形式出现转变或是恶化,均要考虑药物过度使用性头痛的可能。

【治疗】

1. **撤药** 40%~100% 的患者停用止痛药后头痛可缓解,但应注意如下要点。① 缓慢减量,逐渐停用:药物不能突然停用,要在 3~5 d 缓慢减量,然后再停用。② 逐步替代:少数患者停药后戒断症状明显,常见的戒断症状包括恶心、呕吐、焦虑、睡眠障碍、反跳性头痛、低血压、心动过速等。治疗方法有静脉补液(尤其是频繁呕吐的患者)、止吐(如甲氧氯普胺)、镇静(如氯丙嗪、苯二氮䓬类)、皮质激素、阿司匹林、肠道外使用双氢麦角碱、皮下注射舒马普坦或口服镇痛药。如反跳性头痛突出,患者不能耐受,可选用普萘洛尔、氟桂利嗪等预防性用药作为替代治疗,也可在局部放置冰袋,减轻反跳性头痛的发生,但在替代性治疗中一定要缓慢地停药。

2. **处理反跳性头痛** 停药后患者的头痛常有持续 2 周左右的明显加重,少数患者伴有恶心、呕吐,不能进食,一般不需要处理。非阿米替林引起的重症患者可用阿米替林 10~25 mg,睡前口服,以减轻头痛的程度。严重者需输液支持,保持稳定的生命体征。

(屈秋民)

第六节 其他头痛

一、枕神经痛

枕神经痛（occipital neuralgia）是枕大神经、枕小神经和耳后神经分布区疼痛的总称。临床上可分为原发性和继发性两大类。原发性枕神经痛可能系一种非特异性炎症，继发性枕神经痛则与颅底畸形、后颅凹病变及全身性疾病有关。好发于20~50岁，男女发病率无明显差异。多为一侧，少数为双侧。疼痛位于枕大神经、枕小神经和耳后神经分布区，可向顶部、颈部、耳前放射。原发性枕神经痛常为针刺样、电击样、烧灼样疼痛，呈发作性。继发性多为钝痛、胀痛、跳痛，持续性疼痛伴阵发性加剧，有强迫头位。检查时可发现枕神经穿出处有明显压痛，部分患者在上述神经分布区有痛觉过敏或减退。

治疗可选用消炎止痛药物，效果不佳时，可选用钙通道阻滞药普瑞巴林，对神经病理性疼痛也有较好效果。必要时可采用局部神经封闭。

二、巨细胞性动脉炎

巨细胞性动脉炎（giant cell arteritis，GCA）由颈外动脉分支和眼动脉分支的炎症及闭塞性疾病所致。以头痛为突出表现，常伴有肌痛、复视或失明。

头痛主要位于单侧或双侧颞部，其次为额枕部，部分波及全头部。头痛呈剧烈钻痛、烧灼样疼痛，常在几小时内逐渐加重，少数呈暴发性，夜间较重。多数患者的头痛呈持续性，不用药物治疗很难自行缓解。

失明多在头痛后4~7周出现，突然发生，近50%的患者清晨醒后发现视物模糊，30%左右的患者出现双眼失明。

多数患者有以肢体近端为主的游走性肌痛，初为一侧，后为双侧。清晨常有关节僵硬，部分患者有手的肿胀和关节液渗出。40%左右的患者有全身症状，表现为低热、疲乏、厌食、体重下降等。检查时可发现局部颞动脉增粗、变硬、迂曲、搏动减弱或消失。颞动脉活检有助于明确诊断。

应尽早大剂量使用糖皮质激素，尽可能地减少并发症的发生。一般情况下用药后10~72 h症状缓解。

三、颅内高压性头痛

侧卧位脑池脑脊液压力高于200 mmH$_2$O 称为颅内压增高，由于颅内压增高引起的头痛称为颅内高压性头痛（intracranial hypertension headache）。这种类型的头痛多数是非特异性的轻、中度头痛，呈持续性，也可为间歇性，以前额为主。任何增加颅内压的动作或姿势，如咳嗽、打喷嚏、用力等都能使头痛加重。头痛在清晨醒来时最明显，常伴有恶心、呕吐和眼底视神经乳头水肿。能引起颅内压增高的原因很多，中老年人的急性或亚急性头痛多数与颅内占位性病变如脑肿瘤、慢性硬膜下血肿、脑脓肿等有关；虽然80%的颅内肿瘤患者有头痛，但其中仅有30%的患者以头痛为首发症状；少数颅内肿瘤患者可表现为发作性头痛，在几秒钟内达高峰，持续几分钟到几小时，可能伴有意识丧失和跌倒。诊断颅内肿瘤最有价值的检查是进行头部CT或MRI扫描。没有颅内器质性损伤的颅内压增高性头痛患者，应努力查找病因，特别要注意除外脑静脉窦血栓形成、脑膜癌病等。若全面检查均未发现异常且预后良好者，称为良性颅内高压征。

四、颅内低压综合征

健康成人侧卧位时，脑脊液压力为80~180 mmH$_2$O，低于70 mmH$_2$O 者，为颅内压降低。颅内低压综合征（intracranial hypotension syndrome）是一种以位置性头痛为主要表现的综合征。其可能的病因有自发性或外伤性脑脊液漏、各种原因引起脑脊液生成过少及脑脊液吸收过快。根据病因，可分为原发性和继发性两大类。有人认为，颅内低压头痛主要是由于颅内压降低后，脑脊液的"液垫"作用减弱，脑组织下沉移位，使颅底的痛觉敏感结构和硬脑膜、血管、神经等受牵拉所致。

颅内低压综合征多见于青壮年，常急性起病，最突出的症状是额叶、颞叶、枕叶的头部剧烈胀痛，有时波及全头，或向项、肩、背及下肢放射。其头痛与体位有明显关系，当患者处于坐位或立位时头痛剧烈，平卧后头痛明显减轻或消失。此外，常常伴有恶心、呕吐、头晕、耳鸣等症状。个别严重者可出现精神智力改变、尿便障碍及锥体束征。腰椎穿刺检查颅内压低于70 mmH$_2$O，脑脊液有以红细胞为主的细胞增多，蛋白质含量可增高，糖及氯化物正常。

本病通常预后良好,治疗以促进脑脊液分泌、增加脑脊液的量、提高颅内压为原则。具体措施为:① 鼓励患者高钠饮食、大量饮水和保持水平卧位;② 椎管内注射林格液或生理盐水 15~30 mL;③ 给予大剂量生理盐水及适量地塞米松静脉滴注;④ 应用脑血管扩张药物(如尼莫地平等),改善脉络丛供血,促进脑脊液分泌;⑤ 病因治疗及对症支持治疗。补液治疗无效时,可行硬膜外自体血贴疗法。

(屈秋民)

数字课程学习……

 学习目标及重点内容提示　　 教学 PPT　　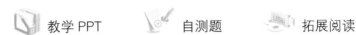 自测题　　 拓展阅读

第十四章

认知障碍性疾病

第一节　概　　述

【认知及认知障碍性疾病的概念】　人脑接受外界输入的信息,经过大脑的加工处理,转换成内在的心理活动,进而支配人的行为。人类通过上述的信息加工过程获取或运用知识的过程,即为认知。它包括记忆、语言、视空间、执行、理解、判断、计算等方面。上述认知功能的一项或多项受损,即为认知障碍。根据日常生活能力是否受影响,可将认知障碍分为轻度认知障碍和痴呆。痴呆是一种获得性的认知损害综合征,痴呆患者必须有两项或以上的认知域受损,并影响其生活或社会能力。而轻度认知障碍则是介于正常老化和衰老之间的一种认知障碍综合征,患者可有一项以上的认知域受损,但其日常生活能力没有受到显著影响。

【认知障碍性疾病的病因及病理】　认知障碍作为一种临床综合征,尽管大部分为退行性疾病,但其背后潜在多种病因,其中部分病因是可干预的,若能积极治疗,部分认知障碍可逆转。临床上常用 VITAMINS 来记忆快速进展的认知障碍性疾病的病因:即血管性(vascular)、感染性(infectious)、中毒 - 代谢(toxic-metabolic)、自身免疫性(autoimmune)、转移癌 / 肿瘤性(metastases/neoplasm)、医源性 / 遗传性代谢缺陷(iatrogenic/inborn error of metabolism)、神经系统变性病(neurodegenerative)和系统性(systemic)等。

正常认知过程有其结构基础,认知障碍性疾病中由于脑区受累的相对选择性而呈现出特定的认知损害临床表现。如典型阿尔茨海默病中由

于内侧颞叶海马受累而情景记忆障碍突出,行为变异型额颞叶痴呆(bvFTD)中由于额叶受累而出现执行功能障碍,语义变异型额颞叶痴呆由于优势半球额颞叶语言功能区受累而出现言语障碍,而路易体痴呆由于顶枕叶受累而出现明显视空间障碍。

目前多认为,某些认知障碍性疾病的分子基础为特定蛋白的异常聚集,如阿尔茨海默病中为 β 淀粉样蛋白(Aβ)和 tau 蛋白,路易体痴呆中为 α 突触核蛋白,而额颞叶变性中为 tau 蛋白、TDP-43 或 FUS 蛋白。

认知障碍性疾病涉及病种较多,本章仅选取阿尔茨海默病、血管性认知障碍、额颞叶变性、路易体痴呆等代表性疾病介绍。

总之,认知障碍性疾病是一大类临床综合征,临床上主要应当做好认知障碍性疾病的病因鉴别诊断,及时精准干预可治性认知障碍性疾病,以挽救认知。而对于大多数认知障碍性疾病,尽管临床治疗主要以对症治疗为主,但值得欣喜的是,许多根据疾病相关分子基础设计的生物标志物及疾病修正治疗正走向临床,认知障碍性疾病早期诊断及精准治疗未来可期。

(陈晓春)

第二节　阿尔茨海默病

阿尔茨海默病(Alzheimer disease,AD)是老年人最常见的一种慢性进行性中枢神经系统变性疾病,它以渐进性认知功能障碍和人格精神异常及生活自理能力下降为主要的临床表现,神经炎性斑

块、神经原纤维缠结(neurofibrillary tangles,NFT)、神经突触和神经元脱失是其特征性的神经病理改变。其发病率随着年龄增长不断升高,65 岁以上患病率约为 5%,85 岁以上的高龄人群可高达 25%~30%,女性较男性多见。根据新近的流行病学研究,我国 60 岁以上老年人中约为 3.9%,估算 60 岁以上老年人中 AD 患者有近 1 000 万。

【病因及发病机制】 AD 的病因至今仍不十分清楚,近年大量研究表明,主要与遗传和环境因素有关。AD 的发病机制也不十分明确,其中 Aβ 级联反应学说、免疫功能异常学说和神经递质功能障碍学说已受到广泛的重视。

1. 病因 家族性 AD(familial Alzheimer disease,FAD)在 AD 患者中 <5%,多呈常染色体显性遗传。位于 14、1、21 号染色体上的早老蛋白 1(presenilin-1,PS1)基因、早老蛋白 2(PS2)基因、淀粉样前体蛋白(APP)基因是已经明确的 FAD 的致病基因。而对于散发性 AD(sporadic Alzheimer disease,sAD)较为公认的危险因素包括衰老、APOE4 等,新近流行病学研究表明,低教育水平、高血压、听力减退、吸烟、肥胖、抑郁、缺乏体育锻炼、糖尿病、低社会接触、中年饮酒过量、外伤性脑损伤及晚年接触污染空气等也是 sAD 的危险因素。此外,除 APOE4 外,遗传学研究表明 sAD 也存在着遗传易感基因,包括 *TREM2*、*ABCA7*、*SORL1*、*CR1*、*BIN1*、*CLU*、*ADAM10*、*CD33*、*SPI1* 和 *PILRA* 等。

2. 发病机制

(1) **Aβ 级联反应学说** 虽然 AD 的发病机制尚未完全阐明,但"Aβ 级联反应学说"已为大多数学者所接受,即各种原因所导致的 Aβ 生成和清除的代谢失衡,引起 Aβ 在脑组织中的异常积聚,进而触发了与 AD 病理生理、生化相关的级联反应。Aβ 是由淀粉样前体蛋白(APP)经 β 分泌酶和 γ 分泌酶异常剪切而来,FAD 中基因突变导致 Aβ 生成增多和 sAD 中 Aβ 清除障碍都将导致 Aβ 异常聚集。Aβ 的异常沉积可损害线粒体的功能,增强氧化应激反应,促进 tau 蛋白过度磷酸化和诱导神经元的凋亡;Aβ 的异常沉积也可影响神经突触的可塑性,抑制长时程增强的形成和破坏学习记忆的过程。

(2) **免疫调节异常学说** 小胶质细胞是脑内主要的固有免疫细胞,在 Aβ 清除和脑内内环境稳态中发挥重要作用。AD 脑内存在着小胶质细胞和星形胶质细胞的激活及其介导的神经炎症。但既往对于神经炎症在 AD 病理生理中是始动因素还是结果存在争议。近年来发现,许多 AD 风险基因(如 *TREM2*、*ABCA7* 等)均表达于小胶质细胞,与小胶质细胞功能密切相关,且 AD 脑内存在特定表型的小胶质细胞,进一步支持固有免疫在 AD 病理生理中的作用。此外,新近研究也表明,适应性免疫系统(T 细胞、B 细胞)等也参与 AD 的病理生理过程。

(3) **神经递质障碍学说** 皮质和海马神经元乙酰胆碱水平的异常降低及谷氨酸水平的持续升高是 AD 最有特征性的神经递质变化。AD 患者的大脑皮质和海马部位乙酰胆碱转移酶活性降低,直接影响了乙酰胆碱的合成和胆碱能系统的功能,被认为是记忆障碍和其他认知功能障碍的原因之一。AD 所引起的能量缺乏可导致细胞的膜电位随 Na^+-K^+-ATP 酶及其他泵活性的降低而降低,这时谷氨酸的释放增加、摄取减少,加速了去极化的过程。谷氨酸水平升高和去极化使通过 NMDA 受体的 Ca^{2+} 内流增加,增加的细胞内 Ca^{2+} 启动了神经元退变程序,从而产生神经兴奋毒性作用。神经递质障碍假说是目前临床主要治疗药物的机制基础。

(4) **蛋白稳态失衡假说** 细胞内的内体-溶酶体网络和自噬系统在清除损伤蛋白,维持胞内蛋白质稳态和突触可塑性方面具有重要作用。AD 患者中,由于内体-溶酶体网络和自噬系统功能紊乱,导致一系列病理生理事件:病程早期,内体肿胀、扩大、内吞增加,引起 AMPA 等受体内吞增加,从而影响突触可塑性;病程晚期,由于内体-溶酶体网络和自噬系统功能下降,引起 Aβ 等毒性蛋白产物的聚集,使胞内蛋白稳态失衡,从而影响突触和神经元功能。

【病理】 AD 的大体病理检查见弥漫性脑萎缩,脑回变平,脑沟增宽,脑室扩大,质量减轻。萎缩于颞叶、顶叶、前额和海马(hippocampus)区最明显,早期起病者表现更加显著。镜下组织学检查见广泛的神经元缺失及轴突和突触的损害、星形胶质细胞和小胶质细胞增生。重要的病理改变有神经炎性斑块、神经原纤维缠结、神经元缺失、突触丢失、颗粒空泡变性和脑血管淀粉样沉着等。

1. 神经炎性斑块 又称为老年斑,是 AD 特征性的病理改变之一,由 Aβ 在神经元间异常沉积所致。神经炎性斑块多呈圆形或不规则形,中心是细丝状成束排列的 Aβ,周围为变性的神经突触末梢、增生的小胶质细胞和星形胶质细胞。神经炎性斑块分布于皮质、海马和杏仁核等部位,海马与记忆有关,其病理变化可能是 AD 患者记忆力减退的病理学基础。

2. 神经原纤维缠结 是在神经元胞体中出现的增粗的、嗜银的和弯曲的原纤维,含有由大量异常磷酸化的 tau 蛋白组成的双股螺旋细丝(paired helix filament,PHF)结构。多见于皮质深层的大神经细胞中,海马、颞叶和海马旁回的密度最高。神经炎性斑块与神经原纤维缠结的存在并不一致,有的 AD 患者可见较多的神经炎性斑块,但仅有少量的神经原纤维缠结。

3. 神经元脱失 是脑萎缩的病理基础,最严重的神经元脱失发生在颞叶,其次是额叶和扣带回,海马和杏仁核以及一些皮质下核团也有不同程度的神经元脱失,往往伴有神经胶质细胞增生。年轻患者神经元脱失程度明显高于老年患者,与同龄人相比,50~69 岁患者神经元减少 60%,而 70~90 岁患者却只减少 30%。

4. 突触丢失 多发生在神经炎性斑块部位。研究发现,AD 患者的认知障碍与突触丢失密切相关。

5. 颗粒空泡变性 是神经元胞质中的一种膜包被的包涵体,直径 3~5 μm,中心有一致密颗粒。AD 患者中只累及海马和下托(subiculum)的锥体细胞。这种改变也可出现在非痴呆个体中,但其受累的海马锥体细胞比例不超过 9%。

6. 脑血管淀粉样蛋白沉着 也是 AD 常见的病理改变,在受累的血管壁中可见大量淀粉样蛋白纤维,现已知与神经炎性斑块中的类淀粉核心是同一种物质。病变主要累及软膜和皮质小血管,额顶叶和枕叶病变最严重。

【临床表现】 尽管生物学标识(如可以检测淀粉样蛋白的 PET 技术)在 AD 的诊断中起着重要的作用,但是临床特点和代表性的临床症状仍然是 AD 诊断的重要依据。认知功能障碍(C)、精神行为异常(B)和日常生活能力下降(A)仍然是 AD 的核心临床表现(即 ABC 症状)。AD 多数隐袭起病,少数患者由躯体疾病或精神刺激诱发,慢性进行性加重。目前认为 AD 是一个连续的疾病谱,分为临床前阶段、轻度认知功能障碍期和痴呆期,在 AD 临

床症状出现的 15~20 年前,患者脑内即可出现 Aβ 和 tau 蛋白的异常沉积,而当临床症状出现之时,脑内已出现明显的神经变性改变。

1. 临床前阶段和轻度认知障碍期(mild cognitive impairment,MCI) 在 AD 的临床前阶段,患者没有认知障碍的临床表现或仅有轻微的记忆力减退的主诉,客观的神经心理检查正常,但患者存在着 Aβ 和(或)tau 蛋白沉积的病理生理学改变。AD 的 MCI 期,即 AD 源性 MCI,患者出现认知损害但未达痴呆程度,客观神经心理学检查可发现一个或多个认知域受损,尤以记忆障碍为著,但日常生活能力未受影响,且其临床符合 AD 病理生理过程。

2. 痴呆期 即通常所述 AD,此期患者表现为 AD 的核心临床表现,早期多以记忆障碍为主要表现,临床中后期常出现精神行为异常和日常生活能力下降。

(1) 认知功能障碍 大多数 AD 患者的临床特征表现为记忆力的损害。在早期阶段,表现为近期的情节记忆障碍,随着疾病的进展,可出现工作记忆和语义记忆的损害。另外,在 AD 早期可表现有轻度的寻词障碍、轻度的视空间障碍。

(2) 行为异常 在 AD 患者中常常出现精神行为异常,而这种异常一般具有波动性和不持续性,但是给照料者带来负担。在 AD 早期主要表现为冷漠、焦虑和烦躁,也可表现为轻中度的抑郁症状。到晚期,可表现为食欲和睡眠障碍、脱抑制、幻觉和谵妄。

(3) 日常生活能力下降 日常生活能力包括应用工具的能力和基本生活能力两方面。AD 患者逐渐出现了以上两方面的改变,最后生活完全不能自理。

(4) 神经系统查体 在 AD 患者的早期神经科查体中,常表现为正常。到后期可出现帕金森综合征的临床表现,并且可出现一些病理反射,如强握反射、吸吮反射。最后可表现吞咽障碍、营养不良、深静脉血栓及感染等症状。

此外,还存在一些特殊类型 AD,如额叶变异型痴呆、后大脑皮质萎缩症、变异性少词型进行性失语。其临床表现不典型,常常表现为额叶、视空间和语言障碍,需要注意加以鉴别。患者病情通常以不可逆的方式进行性发展和恶化,平均经历 8~10 年,最后出现全面性认知功能障碍,并发

展成严重的痴呆,日常生活能力完全丧失,最终常因压疮、骨折、肺炎等继发性躯体疾患或衰竭而死亡。

【辅助检查】

1. **实验室检查** 患者的血常规、生化检查、梅毒、HIV 等检查均正常,脑脊液或血液中可发现 $A\beta_{42}$ 降低,总 tau、p-tau181、p-tau217、p-tau231 和神经丝轻链升高。

2. **脑电图** 可见非特异性的弥漫性慢波,α波节律变慢、波幅变低;严重者,双侧可同步发放 0.5 c/s 的尖波。

3. **影像学检查** CT、MRI 检查常显示不同程度的脑室扩大、皮质萎缩和脑沟变宽,尤其在额叶、颞叶,MRI 冠状切面还可见海马萎缩,被认为是 AD 的诊断指征。胼胝体萎缩,尤其是嘴部和压部,是 AD 的另一特点。PET、SPECT 和功能性 MRI(fMRI)可发现额叶、颞叶、顶叶脑区代谢率或脑血流量减低,在中、重度患者更为明显。另外,采用相应的示踪剂,PET 可检测海马、杏仁核及皮质异常淀粉样蛋白或 tau 蛋白沉积。

4. **神经心理学检查** AD-8 痴呆筛查量表、简易精神状态检查量表(MMSE)、蒙特利尔认知测验(MoCA)、长谷川痴呆量表(HDS)、临床痴呆评定量表(CDR)、AD 评价计分表 - 认知部分积分(ADAS-Cog)、神经精神问卷(NPI)、Hachinski 缺血指数量表(HIS)等可用于痴呆的筛查、诊断和鉴别诊断。

5. **基因检测** 随着科技的进步,分子基因的检测越来越容易,早发家族性 AD 可检测 *APP*、*PS1*、*PS2* 基因突变。散发性 AD 可检测 AD 发病相关的危险因素 ApoEε4 多态性。

【诊断】 临床常用 2011 年美国国立老化研究所和阿尔茨海默协会(National Institute of Aging and Alzheimer's Association,NIA-AA)提出的 AD 诊断标准(表 14-1)。

新近国际上提出基于生物标志物的生物标志物 ATN 框架[即反映 Aβ 沉积(A)、tau 蛋白沉积(T)、神经元损伤(N)的生物标志物],在有条件的单位可在临床实践或研究中纳入生物标志物,提高诊断的证据级别。而国际工作组也于 2021 年更新了其指南,指出 AD 诊断不应只依靠生物学标志物,而应整合生物学标志物和特定临床表型。

【鉴别诊断】 AD 需与下列疾病相鉴别。

1. **假性痴呆** 发生于老年抑郁症或其他精神

表 14-1 NIA-AA 的 AD 诊断标准(2011)

很可能 AD

核心临床标准

(1) 符合痴呆诊断标准

(2) 起病隐袭,症状在数月至数年中逐渐出现

(3) 有明确的认知损害病史

(4) 表现为遗忘综合征(学习和近记忆下降,伴 1 个或 1 个以上其他认知域损害),或者非遗忘综合征(语言、视空间或执行功能三者之一损害,伴 1 个或 1 个以上其他认知域损害)

排除标准

(1) 伴有与认知障碍发生或恶化相关的卒中史,或存在多发或广泛脑梗死,或存在严重的白质病变

(2) 有路易体痴呆的核心症状

(3) 有额颞叶痴呆的显著特征

(4) 有原发性进行性失语的显著性特征

(5) 有其他引起记忆和认知功能损害的神经系统疾病,或非神经系统疾病,或药物过量或滥用证据

支持标准

(1) 在以知情人提供和正规神经心理学检查得到的信息为基础的评估中,发现进行性认知下降的证据

(2) 找到致病基因(*APP*、*PSEN1* 或 *PSEN2*)突变的证据

可能 AD(符合以下任一情况)

(1) 非典型过程:符合很可能 AD 痴呆核心临床标准中的第(1)和(4)条,但认知障碍突然发生,或病史不详,或认知进行性下降的客观证据不足

(2) 满足 AD 痴呆的所有核心临床标准,但具有以下证据:① 伴有与认知障碍发生或恶化相关的卒中史,或存在多发或广泛脑梗死,或存在严重的白质病变;② 有其他疾病引起的痴呆特征,或痴呆症状可用其他疾病和原因解释

疾病,患者记忆减退、思维困难、对答缓慢、反应迟钝、动作减少,易给人以 "痴呆" 的假象。但抑郁症状起病较急,病前智力和人格完好,临床症状以情绪抑郁为主,若仔细检查可发现应答内容切题,自知力仍可保持,对抗抑郁药的疗效良好。老年期发生的中毒性、症状性、反应性精神病和精神分裂症,可根据详细病史、仔细的体格检查和精神检查加以鉴别。

2. **其他表现为痴呆的疾病** 有许多疾病可以引起痴呆的征象,如脑血管疾病、恶性贫血、神经梅毒、额叶肿瘤、正常压力脑积水,以及其他脑原发性退行性病变所引起的痴呆,如额颞叶变性、路易体痴呆、亨廷顿病、帕金森病痴呆等。

（1）**血管性痴呆**（vascular dementia，VaD）　起病迅速，呈阶梯式进展，智力非全面障碍，记忆障碍明显，情绪易波动，人格改变不明显，有明显的脑局灶体征，多有高血压及卒中史。CT 或 MRI 检查发现有多发性脑梗死，或多发性腔隙性脑梗死，多位于丘脑及额、颞叶，或有皮质下动脉硬化性脑病表现。

（2）**额颞叶变性**　多于 65 岁之前起病，行为变异型临床上早期就有人格改变、精神障碍，语义变异型早期则语言障碍突出，而记忆力减退出现得相对较晚，CT 和 MRI 检查可见额叶和颞叶萎缩，病理特点是神经炎性斑块和神经原纤维缠结相对 AD 少，神经细胞内可见到皮克小体。

（3）**路易体痴呆**　通常以波动性认知功能障碍、反复发生的视幻觉和自发性锥体外系功能障碍为特征性的临床表现，病理特点是神经细胞中可见路易体，一般情况下患者对镇静剂治疗高度敏感。

【治疗】　目标是控制症状，延缓疾病发展。临床上常用的治疗手段包括药物治疗和非药物治疗。

1. **药物治疗**　旨在于改善认知，控制精神症状。

（1）**乙酰胆碱酯酶抑制剂**（AChEI）　主要通过抑制乙酰胆碱酯酶的活性，延缓功能完整的胆碱能神经元对释放乙酰胆碱的降解，而促进胆碱能神经的传导，以选择性增强脑皮质和海马等部位的乙酰胆碱的效应，改善 AD 患者胆碱能介导的认知功能障碍。常用药物有多奈哌齐（donepezil）、利斯的明（rivastigmine）、加兰他敏（galanthamine）和石杉碱甲（huperzine A），主要用于轻、中、重度 AD 的治疗，多奈哌齐在 MCI 治疗中的应用还需更多的循证医学证据。

（2）***N*-甲基-D-天冬氨酸**（NMDA）**受体拮抗剂**　主要通过选择性地降低 Ca^{2+} 通过 NMDA 受体的内流，抑制脑内兴奋性神经递质——谷氨酸的毒性作用，促进长时程增强形成，缓解和改善 AD 患者的认知功能损害。常用药物有美金刚（memantine），主要用于中、重度 AD 的治疗。

（3）**选择性 5-羟色胺再摄取抑制药**（selective serotonin reuptake inhibitor，SSRI）**和非典型抗精神病药**　对于非药物治疗及充分 AChEI 和 NMDA 受体拮抗剂无法控制的精神行为症状，可加用 SSRI 和非典型抗精神病药。对于抑郁症状的患者，应使用 SSRI 治疗。对于激惹和破坏症状的患者，可予小剂量非典型的抗精神病药，如奥氮平、喹硫平和利培酮等，但应尽量使用最小有效剂量，短期使用，以避免其潜在的认知损害。

（4）**疾病修正治疗**　阿杜那单抗（aducanumab）是一种靶向 Aβ 的单克隆抗体，可以清除患者大脑中 Aβ，减少淀粉样蛋白斑块，从而改善患者的认知功能，减缓 AD 病情进展，目前已被美国 FDA 批准用于 AD 源性 MCI 和轻度 AD 患者的治疗。

（5）**多靶点小分子药物**　甘露特纳胶囊（GV-971）是以海洋褐藻提取物为原料，制备获得的低分子酸性寡糖化合物，作用机制包括减少 Aβ 聚集、重塑脑-肠轴等，我国目前已有条件批准上市，用于轻、中度 AD，改善患者的认知功能。目前该药的全球性多中心临床试验正在进行之中。

2. **非药物治疗**　是综合治疗的重要组成部分，旨在提高患者生活质量，减轻照料者负担。

推荐患者采用健康的饮食，如地中海饮食、终止高血压饮食（dietary approaches to stop hypertension，DASH）饮食等。鼓励患者参加适当活动，以减缓其精神衰退。避免让患者单独从事有可能发生危险的活动。移动穿戴技术可用于防止患者走失。通过环境改造和行为治疗以控制精神症状。有条件的单位可结合经颅磁刺激、虚拟现实等手段开展认知训练、认知刺激、认知康复等认知干预治疗。而对于晚期卧床的患者要严防发生压疮、合并感染和骨折，做好支持治疗。

AD 是复杂的神经系统退行性疾病，很难通过单一目标、单一药物或方法治疗来实现治疗目的。所以，目前采用多种联合治疗来全面管理 AD 患者，尽可能给患者带来最大化的获益。

（陈晓春）

第三节　其他认知障碍性疾病

认知障碍是一种临床综合征，背后潜在诸多病因。除阿尔茨海默病外，血管性认知障碍、路易体痴呆、额颞叶变性等疾病在痴呆患者中也占据较大比例。

一、血管性认知障碍

血管性认知障碍（vascular cognitive impairment，VCI）是脑血管病变及其危险因素导致的临床卒中或亚临床血管性脑损伤，涉及至少一个认知域受损的临床综合征，涵盖了从轻度认知障碍到痴呆，也包括合并 AD 等混合性病理所致的不同程度的认知障碍。脑血管病和血管危险因素所致的轻度认知障碍占所有认知障碍的 42%，而 65 岁以上老年人群中，血管性痴呆是仅次于 AD 的常见痴呆类型。按认知障碍严重程度，可分为轻度 VCI 和重度 VCI，由于血管性痴呆（VaD）一词广泛使用，目前仍保留其为重度 VCI 的同义词。重度 VCI 可进一步分为卒中后痴呆、皮质下缺血性血管性痴呆、多发梗死性痴呆和混合型痴呆 4 种类型。

【临床表现】 VCI 的发生在时间上与一个或多个脑血管事件相关，认知障碍的发生往往是突发的，并随着多次类似脑血管事件的发生而表现为阶梯式进展或波动性，且认知障碍在脑血管事件发生后 3 个月仍然持续存在。

【诊断】 血管性认知障碍的诊断应基于临床评估、神经心理评估和影像学评估。临床评估主要用于明确认知障碍与脑血管病发生、发展的关系。神经心理评估是识别和诊断 VCI 的重要方法，也是观察疗效和转归的重要工具。VCI 患者最常见的受损认知领域是处理速度和执行功能，因此，对 VCI 患者的认知功能评估应包括执行功能、注意力、语言功能、记忆功能和视空间等认知域，记忆障碍并非诊断 VCI 的必备条件。神经影像学检查是确定 VCI 病因和病理诊断的主要方法，首选 MRI 检查。

VCI 的诊断需要具备 3 个核心要素：① 存在认知损害，主诉或者知情者报告，或有临床经验的医师评估存在认知障碍，且客观的神经心理评估证实认知较前减退，且至少存在一个认知域的损害；② 存在血管性脑损伤的证据，包括血管危险因素、卒中病史、脑血管的损伤症状、影像学证实的血管损伤证据等；③ 明确血管性脑损害在认知障碍中占主导地位。

【预防】 VCI 预防的关键是防治脑血管病和痴呆危险因素，主要包括生活方式干预和血管危险因素的控制。

【治疗】 VCI 的治疗包括药物治疗和非药物治疗。胆碱酯酶抑制剂和 NMDA 受体拮抗剂对于 VCI 的治疗效果有待进一步临床评价。丁苯酞、尼莫地平、银杏叶提取物等对 VCI 的治疗可能有效，但仍需积累更多的临床研究证据。对于 VCI 患者合并的精神症状，尽量采用非药物治疗，药物治疗方面在胆碱酯酶抑制剂和 NMDA 受体拮抗剂治疗

的基础上，合并抑郁者可选用 SSRI，而对于合并兴奋、激越等阳性症状者，若确需使用抗精神病药，应注意权衡其临床获益与潜在风险。

二、路易体痴呆

路易体痴呆（dementia with Lewy body，DLB）是一种以波动性认知障碍、帕金森综合征和生动形象的视幻觉为突出表现的神经系统变性疾病。在神经系统变性疾病所致的痴呆中，DLB 患病率仅次于 AD。

【病理】 DLB 典型的病理改变为 α 突触核蛋白和泛素（ubiquitin）等异常沉积形成的路易体。

【临床表现】 DLB 的发病年龄在 50~85 岁，男性多见。与 AD 相比，DLB 的认知障碍具有两个特点，其一是波动性；其二在于认知损害以执行功能和视空间功能突出，而近记忆受损相对较轻。除核心临床表现外，DLB 患者还可出现睡眠障碍、自主神经症状、精神症状等。DLB 患者可在快速动眼期睡眠出现肢体运动和梦境演绎，称为快速动眼期睡眠行为障碍，常是患者最早出现的临床症状。自主神经功能障碍较 PD 患者突出，可表现为便秘、直立性低血压、性功能障碍等。精神症状包括妄想、谵妄、抑郁等。此外，DLB 患者对抗精神病药高度敏感，且此类药物可加重患者的认知障碍、运动障碍及自主神经功能障碍。

【辅助检查】 DLB 患者实验室检查常无异常，头部 MRI 可见脑广泛萎缩，以顶枕叶为著，而颞叶较 AD 相对保留。神经心理学检测可见患者认知域损害主要在执行功能和视空间。标记多巴胺转运体的 PET-CT 可发现其尾状核、壳核摄取减低，FDG-PET 可出现"扣带回岛征"，即枕叶皮质代谢下降，而扣带回中后部相对完整，该代谢模式具有很高的特异性，可作为与其他类型痴呆鉴别的特点。此外，间碘苄胍（MIBG）闪烁扫描可见心肌摄取率减低。DLB 患者典型的脑电图表现为在弥漫背景慢波节律下，后头部可见更为显著的 θ 和 δ 波。

【诊断及鉴别诊断】 目前，DLB 临床诊断多采用 2017 年 McKeith 等提出的标准。DLB 的认知障碍一般早于或与帕金森症状同时出现，但有时临床上对于路易体痴呆和帕金森病痴呆鉴别存在困难，目前多遵循"一年原则"，即若帕金森病症状出现 1 年内出现痴呆，则临床考虑路易体痴呆；反之，若痴呆症状晚于帕金森病症状出现 1 年以上，则临床考

虑帕金森病痴呆。

【治疗】 目前，DLB 尚无疾病修正治疗，临床治疗以对症治疗为主。对于其认知障碍，首选胆碱酯酶抑制剂，治疗效果较为确切，且优于 AD，另外胆碱酯酶抑制剂也可在一定程度上缓解患者的幻觉及精神症状。美金刚对于认知和情绪障碍也有一定作用，可作为经验性用药。由于 DLB 患者对抗精神病药高度敏感，故临床一线治疗应首先考虑胆碱酯酶抑制剂和减少帕金森病药物，确需使用时可从极小剂量开始试用奥氮平、利培酮、喹硫平等新型非典型抗精神病药和 SSRI。左旋多巴可加重患者幻觉，当运动症状显著影响患者生活时，可酌情从小剂量开始、缓慢加量用药。

三、额颞叶变性

额颞叶变性（frontotemporal lobar degeneration，FTLD）是一组临床主要特征为进行性精神行为异常、执行功能障碍和语言损害，病理特点为以进行性额叶和（或）颞叶萎缩为特征的痴呆综合征。临床主要分为行为变异型额颞叶痴呆（behavioral variant frontotemporal dementia，bvFTD）、原发性进行性失语（primary progressive aphasia，PPA）中的语义变异型（semantic-variant PPA，svPPA）和非流利变异型（non-fluent-variant PPA，nfvPPA）。此外，FTLD 可与进行性核上性麻痹（PSP）、皮质基底节综合征（CBS）、运动神经元病/肌萎缩侧索硬化（MND/ALS）等神经退行性运动障碍合并存在，这些可作为 FTLD 的特殊亚型。由于术语的演变，FTLD 曾存在皮克病、非阿尔茨海默型额叶痴呆、额叶型痴呆、额颞叶变性等多种提法，目前习惯上 FTD 用于描述临床诊断，FTLD 用于描述病理诊断。

FTLD 是早发型痴呆的第二位原因，我国目前尚无 FTLD 的详细流行病学数据。国外研究显示，FTLD 以 45~64 岁发病最为常见，在 45~65 岁人群中患病率为（15~22）/10 万。

【发病机制】 FTLD 的发病机制尚未完全阐明。神经递质方面主要为额叶及颞叶皮质 5-羟色胺（5-HT）能递质减少。1/3 以上的患者有遗传家族史，微管相关蛋白 tau 基因（MAPT）、颗粒体蛋白基因（progranulin，PGRN）和 9 号染色体第 72 开放阅读框基因（C9orf 72）是目前发现的最常见的 FTLD 相关基因突变。

【病理】 FTLD 大体病理表现为脑萎缩，主要累及额叶和（或）前颞叶，皮质和（或）基底核萎缩可能对称或不对称。微观病理主要为受累皮质的神经元变性及数目减少。按照细胞内沉积蛋白的不同，FTLD 病理主要分为 3 种亚型：FTLD-tau、FTLD-TDP43、FTLD-非 tau/TDP43，分别约占 40%、50%、10%。神经病理分型与临床表型无绝对对应关系，但与特定遗传突变相关，如 tau 病理主要与 MAPT 突变相关，TDP43 病理主要与 TARDBP、PGRN、VCP 等基因突变相关。

【临床表现】 bvFTD 是最常见的 FTLD 亚型，该型以人格、情感和行为改变为突出表现，上述症状早期出现，并可伴有食欲亢进和饮食改变。自发语言的流畅性障碍和语句中的语法缺失而复述受损较小是 nfvPPA 的核心特征。而语义性痴呆核心特征是命名障碍及单词理解缺陷，为诊断必备条件。

【辅助检查】 FTLD 常规实验室检查常无特殊发现，推荐对临床拟诊患者常规进行腰椎穿刺检查，脑脊液中 tau 蛋白升高不伴 $A\beta_{42}$ 下降可能有助于 bvFTD 与 AD 的鉴别诊断。CT 或者 MRI 检查可见有特征性的额叶和（或）前颞叶萎缩，多呈双侧不对称。SPECT 和 PET 检查可见不对称性额、颞叶代谢减低。神经心理学检查宜采用 FTLD-CDR、NPI 和 FBI 等更能反映 FTLD 独特特征的量表，以更好发现其认知损害。推荐对有明确痴呆家族史、早发的散发性患者及特殊临床表型、叠加综合征患者尽早进行候选基因检测，必要时可行全基因或全外显子测序。

【诊断】 临床诊断 bvFTD 常采用 Rascovsky 等于 2011 年修订的临床诊断标准，PPA 诊断可参考由 Gorno-Tempini 等于 2011 年提出的诊断标准。

【治疗】 由于本病尚缺乏特异性疗法，临床仍以对症治疗为主。治疗方案首选非药物治疗，美金刚可缓解部分精神症状，可作为经验性用药，临床上安全性和耐受性均较好。必要时可采用 SSRI 和小剂量非典型抗精神病药。

（陈晓春）

数字课程学习……

 学习目标及重点内容提示　　 教学 PPT　　 自测题　　 拓展阅读

第十五章

运动神经元病

运动神经元病(motor neuron disease,MND)是一组选择性侵犯脊髓前角细胞、脑干运动神经元、皮质锥体细胞和锥体束(皮质脊髓束和皮质延髓束)的慢性进行性神经变性疾病。临床症状和体征因病理损害的范围和程度的不同而呈现多样化,可同时、相继或单独出现上、下运动神经元损害的症状和体征,表现为肌无力、肌萎缩、延髓性麻痹和锥体束征。由于选择性侵犯运动神经元,所以感觉和括约肌功能一般不受影响。本病多为散发,其年发病率为(0.4~2.6)/10万,其中肌萎缩侧索硬化(amyotrophic lateral sclerosis,ALS)年发病率约为1.62/10万,患病率约为2.97/10万。ALS患病率有随年龄增大而增高的趋势,30岁以前少见,40~50岁发病增多,年龄更大患病率又下降;男性多发,男性:女性为(1.2~2.6):1。

【病因及发病机制】 由于MND的病因和发病机制不清,很难用统一的病因或假说来解释,主要与遗传因素、兴奋性氨基酸的毒性作用、自身免疫因素、环境因素等有关。目前,兴奋性氨基酸的毒性作用和氧化应激机制备受关注。多数学者认为,在遗传背景基础上的氧化损害和兴奋性氨基酸的毒性作用共同损害运动神经元,主要是影响线粒体和细胞骨架的结构及功能。

1. **遗传因素** 家族性肌萎缩侧索硬化(familial amyotrophic lateral sclerosis,FALS)占所有ALS的5%~10%。家族性成年型ALS的遗传方式为常染色体显性遗传,可有外显不全现象;青年型为常染色体显性或隐性遗传。亚洲人群中最常见的致病基因是铜与锌超氧化物歧化酶(SOD1)基因,25%家族性和4%散发性的患者发现与21号染色体长臂上的SOD1基因$21q^{22.1}$突变有关。其次是FUS基因、TARDBP基因等。而欧美人群最常见的致病基因为C9orf 72基因。此外,与FALS发病有关的基因还有运动神经元生存(SMN)基因、神经元凋亡抑制蛋白(NAIP)基因、细胞色素P450(CYP)基因、血管内皮生长因子(VEGF)基因、睫状神经营养因子(CNTF)基因、兴奋性氨基酸转运蛋白2(EAAT2)基因和神经微丝重链(NFH)基因等。遗传性进行性近端脊肌萎缩症(SMA)则与运动神经元生存(SMN)基因、神经元凋亡抑制蛋白(NAIP)基因有关。

2. **兴奋性氨基酸的毒性作用** 由谷氨酸和其他兴奋性氨基酸引起谷氨酸受体的过度兴奋所致。有研究发现,ALS患者的血浆和脑脊液中谷氨酸水平升高。由于神经元去极化时间延长或过度去极化导致谷氨酸的毒性作用,使Ca^{2+}大量进入胞内,造成细胞内Ca^{2+}超载,引发一系列瀑布反应,包括自由基生成等,最终导致神经细胞变性。受体兴奋也可引起Ca^{2+}大量内流,致细胞肿胀。

3. **蛋白错误折叠、聚集** ALS患者发现3种主要的错误折叠蛋白聚集,分别为SOD1蛋白(约占2%)、FUS蛋白(约占1%)、TDP43蛋白的聚集(约占97%)。异常聚集的错误折叠蛋白导致细胞氧化应激损伤及兴奋性氨基酸毒性增加,最终促使运动神经元凋亡。

4. **RNA加工异常** ALS致病突变基因包括TARDBP、FUS等基因参与编码DNA/RNA结合蛋白,突变产生的错误折叠蛋白聚集形成包涵体存在于胞质内,影响核糖体和RNA的结合,进而影响正常的转录翻译。同样,C9orf 72基因GGGGCC六核苷酸重复序列的增加导致无效RNA转录体增多,影响转录后翻译过程,进而影响细胞的功能,最终引起神经元退行性变。

5. 免疫因素 ALS自身免疫学说的证据有:① 大多数散发性ALS患者存在L型抗钙通道抗体。② 许多ALS患者存在抗神经节苷脂GM1抗体。③ ALS常合并单克隆丙种球蛋白血症(monoclonal gammopathy)、淋巴细胞浸润性疾病。尽管从MND患者血清中曾检出多种抗体和免疫复合物,但尚无证据表明这些抗体和免疫复合物能选择性以运动神经元为靶细胞,其为致病原因还是继发改变尚不能确定。

6. 环境因素 植物毒素(如木薯)中毒,微量元素缺乏或堆积,摄入过多的铝、锰、铜、硅等元素可能与发病有关。

【病理】 大脑皮质大锥体运动神经元数量减少。在其相邻的皮质,包括运动前区、感觉皮质和颞叶皮质也可见到神经元胞体变性和数量减少。高尔基(Golgi)染色检查可见皮质神经元稀疏,轴突变短、断裂和紊乱。研究发现,一种泛素化包涵体存在于散发型ALS患者的神经元胞质中,主要成分为TDP-43。FALS患者则可观察到主要成分是神经纤维丝,而不含泛素的包涵体。脊髓前角运动神经元和脑干运动神经元明显减少。脊髓前角运动神经元的受累呈散在或局灶分布,受累神经元的轴突和树突皱缩,神经突起变小。在残留神经元中可见到不同时相的变性现象,包括中央染色质溶解、空泡形成、噬神经细胞现象及神经细胞模糊不清。脊髓髓鞘染色显示,皮质脊髓侧束和前束脱髓鞘改变。镜下可见胶质化和降解的脂质沉积。皮质脊髓束轴索肿胀或球样化,内含包裹的神经微丝物质或其他一些细胞残留物质。综上所述,病理诊断ALS的标准是运动皮质的大锥体细胞消失,脊髓前角和脑干的运动神经元脱失并出现异常的细胞病理改变,皮质脊髓束变性和脱髓鞘。

【临床分型】 传统概念上,MND的临床分类主要根据肌无力、肌萎缩、锥体束损害等症状的不同组合分为4型,即经典或沙尔科型肌萎缩侧索硬化、进行性肌萎缩、进行性延髓性麻痹和原发性侧索硬化。以往认为这4种类型基本过程大致相同,差别在于累及的病变部位先后次序不同。随着本病的病因和发病机制的深入研究,尤其是致病基因不断被定位和克隆,人们逐步认识到以上各类型并非同一疾病的不同阶段,而是几种相对独立的疾病单元。

【临床表现】

1. 肌萎缩侧索硬化(ALS) 是成人MND最常见的类型。多数为散发,有5%~10%为家族性。多于40~50岁发病,30岁以前极少发病,男性多于女性。主要侵犯脊髓前角细胞、下部脑干运动神经核、皮质锥体细胞和锥体束,出现上、下运动神经元同时病损的症状,如肌萎缩、无力、肌束颤动和锥体束征。

ALS起病隐袭,症状多从一侧肢体开始,再发展为双侧。因颈膨大处前角细胞常先受累,故首发症状常为手指运动笨拙而不灵活,精细动作不准确、无力;继而大小鱼际肌、骨间肌、蚓状肌萎缩,双手呈鹰爪形,并逐步向心扩展至前臂、上臂及肩部肌肉,直至肌萎缩和肌无力扩展至躯干与颈部,最后到面肌和咽喉肌。部分患者在上肢症状出现的同时或相隔一段时间,双下肢亦出现无力、僵直,动作不协调,行走困难,但萎缩少见。少部分患者,首发症状(肌萎缩和无力)可从下肢或躯干开始,或见于全身任何一个或一组肌肉中,如肩部肌肉、下肢肌肉、腹部肌肉等。还有极少数患者以缓慢进展的强直性轻偏瘫表现为主。由于锥体束受累,上运动神经元损害,故早期出现的持久性腱反射亢进是本病的重要标志。

随着病情进展,后期或晚期可出现延髓性麻痹,在少数患者可为首发症状。表现为舌肌萎缩伴肌束颤动,伸舌无力,而后出现腭肌、咽喉肌、咀嚼肌及口轮匝肌萎缩无力,出现构音障碍、吞咽困难、饮水呛咳、咀嚼无力、面部无表情等;眼球运动一般不受影响。常有主观感觉异常,如麻木、疼痛。患者意识清楚,只有少数患者出现精神症状或痴呆。最后患者常被迫卧床,多在3~5年因呼吸肌受累致呼吸肌麻痹或继发肺部感染而死亡。

研究发现,ALS可合并额颞叶痴呆(frontotemporal dementia,FTD),其表现为认知功能异常和(或)行为异常。ALS合并的认知功能异常表现为语言流畅性和动词产生异常,而行为异常表现为冷漠、行为脱抑制、易怒、缺乏同情心、执拗或进食行为异常中的某一表现。

家族遗传性ALS(FALS)临床表现类似散发ALS,主要为常染色体显性遗传,少数为常染色体隐性遗传。通常在早期出现延髓性麻痹和呼吸衰竭者,预后最差,从发病到死亡时间平均为20个月。家族性关岛ALS(Mariana型ALS),发病年龄较年轻,女性多于男性,临床症状与 ALS 相同。部分 Madras 型 ALS 可合并帕金森病和痴呆,关岛 Chamorro 族和日本纪伊半岛当地人群发生 ALS 也常合并帕金森病和痴呆,表现为帕金森病 – 痴呆 – 肌萎缩侧索硬化综合征。

2. 进行性肌萎缩(progressive muscular atrophy,PMA) 发病年龄 20~50 岁,多数在 30 岁左右发病,男性多于女性,起病隐袭,进展缓慢,病程可达 10 年以上。病变仅累及下运动神经元,以脊髓前角细胞支配的肌肉为主,也可累及脑神经运动核支配的肌肉,表现为肌萎缩和肌无力而无锥体束征。因颈膨大常先受累,故首发症状常为对称性双手大小鱼际肌萎缩、无力,之后逐渐累及骨间肌和蚓状肌、前臂、上臂、肩胛带肌、颈肌、躯干肌及下肢、全身。同时还可出现肌束震颤。肌萎缩也可从一侧开始,渐波及对侧,由远端向近端缓慢发展,受累肌萎缩明显。极少数患者肌萎缩首先从下肢开始,当累及呼吸肌时出现呼吸肌麻痹或合并肺部感染而致死亡。无感觉障碍,括约肌功能不受累。

3. 进行性延髓性麻痹(progressive bulbar palsy,PBP) 多在 40 岁以后发病,早期累及延髓的舌下神经核、疑核,出现构音不清,声音嘶哑,鼻音重,饮水呛咳,吞咽困难,流涎,舌肌萎缩及肌束颤动。下面部肌受累可致表情淡漠,呆板。后期可侵犯脑桥的面神经核及三叉神经核,出现唇肌的萎缩,咀嚼无力。若累及双侧皮质延髓束则出现强哭、强笑。因病变常波及皮质脑干束,故常合并核上性延髓性麻痹,呈现真假延髓性麻痹并存的现象。本病发展迅速,多在 1~2 年因呼吸肌麻痹或继发肺部感染而死亡。

4. 原发性侧索硬化(primary lateral sclerosis,PLS) 极少见。多于中年以后发病,平均发病年龄 50 岁,起病隐袭,进展缓慢,起病 4 年或更长时间没有明显进行性下运动神经元退行性病变。仅累及皮质脊髓束而出现痉挛性瘫痪和锥体束征,无肌萎缩,痉挛较无力明显为其特征。因病变常先侵及下胸段皮质脊髓束,故临床上常先出现双下肢无力,肌张力增高,行走时出现痉挛性或剪刀样步态。逐渐发展到双上肢。一般无肌萎缩和感觉障碍,不伴有括约肌障碍。若皮质延髓束发生变性,可出现假性延髓性麻痹征象,且伴有情绪不稳定,如强哭、强笑,并有口吃与吞咽困难,舌体狭长强直,活动受限。

5. 特殊类型 根据 2009 年 Wijesekera 提出的诊断标准,特殊类型有:① 连枷臂综合征(flail arm syndrome,FAS),为双上肢下运动神经元损害,表现为近端无力和萎缩,症状进行性发展;病程中可以出现上肢的病理性反射阳性(如霍夫曼征),症状局限在上肢持续 12 个月以上;② 连枷腿综合征(flail leg syndrome,FLS),表现为双下肢下运动神经元损害,主要为远端无力和萎缩,症状进行性发展,病程中可以出现下肢的病理性反射阳性(如巴宾斯基征),症状局限在下肢持续 12 个月以上。

此外,临床实践中发现部分运动神经元病患者出现了锥体外系症状、感觉异常、膀胱直肠功能障碍等,将伴有这些表现的 ALS 称为 ALS 叠加综合征。还有部分患者出现不同程度认知功能障碍,部分可发展成 FTD,随着基因诊断、病理学诊断的发展,发现 ALS 和 FTD 构成 ALS-FTD 谱系病。

【辅助检查】

1. 神经电生理检查

(1) 肌电图 常规肌电图有一定诊断价值,下运动神经元变性可呈典型神经源性改变,肌电图显示插入电位延长。主动收缩时运动单位电位时限增加,波幅增宽,可记录到巨大动作电位;静止时可见典型不规则纤颤电位,有时可见束颤电位。常规肌电图特点为:① 分布,应包括 3 个节段以上神经源性损害,如颈段、胸段、腰骶段和舌肌等;② 进行性失神经电位与慢性失神经共存,自发电位、运动单位及收缩募集电位改变等;③ 感觉传导速度(SCV)异常可排除 ALS 的诊断。此外,运动单位数目估计(motor unit number estimation,MUNE)对早期诊断有一定价值并为预后的判断提供客观依据,也有利于检测治疗效果。MND 在临床肌力正常的肌肉也能检测到 MUNE 显著下降,肌无力时更明显,表明临床症状明显前已发病。研究显示,临床症状的出现通常是在运动单位的突然丢失后,3 个月内运动单位数量减少 30% 以上者预后较差。

(2) 单纤维肌电图(SFEMG) 可用于临床诊断困难者(如同时存在颈椎病、腰椎病),ALS 患者 SFEMG 的主要特点是颤抖和阻滞增加;SFEMG 有助于了解神经再生情况及评价患者的疗效和预后,颤抖增宽的程度和阻滞的百分比与临床上肌无力的程度和预后有相关性。

(3) 诱发电位 运动诱发电位(MEP)为 ALS 提供上运动神经元受累的客观依据,表现为 MEP

显著降低或缺失,可见潜伏期延长,中枢运动传导时间中度延长。躯体感觉诱发电位和脑干听觉诱发电位多无异常。

2. 影像学检查　CT 检查多无异常,MRI 检查部分患者可见皮质、脊髓萎缩,约 40% 的患者在 MRI T_2 加权像上可发现沿皮质脊髓束的信号增强。少数患者在两侧中央前回见到 T_2 加权像低信号病灶。弥散张量成像(diffusion tensor imaging,DTI)技术可发现运动系统以外的病变,病变主要部位在颞叶,表现为各向异性分数(fraction anisotropy,FA)减低,而临床上无明显额颞叶痴呆的表现。有延髓受累者双侧内囊膝部 FA 减低,有肢体症状者内囊后肢 FA 减低。PET、SPECT 检查可发现脑皮质感觉运动区有脑血流异常和神经元代谢降低。

3. 基因检测　并非所有患者均需基因检测,基因检测对 FALS 的家庭成员和无症状患者更有价值,例如,除可发现 SOD1 携带者外,更重要的是检出携带者基因位点不同而产生 ALS 的危险性也明显不同。其他遗传性 MND 可通过基因诊断明确类型,如采用 PCR-SSCP 或 PCR-酶切法可检出 95% 以上儿童近端型 SMA 缺失 SMNt 的 7、8 号外显子。

4. 肌肉活检　无特异性,已很少应用,主要用于鉴别类似 MND 的肌病,早期为神经源性肌萎缩,晚期光镜下与肌源性萎缩不易鉴别。

5. 生化检查和脑脊液检查　多无异常。近年来,陆续报道有生物学标志物用于 ALS 的鉴别诊断。研究发现,血清神经丝轻链(neurofilament light chain,NfL)诊断 ALS 的灵敏度和特异度均超过 90%,且与 ALS 疾病进展程度正相关。

【诊断】　ALS 的临床表现多样,缺乏特异的生物学确诊指标。目前诊断主要依据详细的病史、细致的体检和规范的神经电生理检查。确定上、下运动神经元受累范围是诊断的关键步骤。2015 年,世界神经病学联盟(WFN)再次对 ALS 的 El Escorial 诊断标准进行修改(表 15-1)。

另外,50% 的 ALS 合并认知功能的改变,所以认知功能异常的相关疾病如 FTD、AD,不作为排除 ALS 的诊断依据。

【鉴别诊断】　ALS 常需与以下疾病相鉴别。

1. 脊髓型颈椎病(cervical spondylotic myelopathy)　可有手肌萎缩,四肢腱反射亢进,双侧病理反射阳性。但颈椎病脊髓型多伴有上肢或肩部疼痛,检查有感觉障碍,肌束震颤少见,一般无延

表 15-1　肌萎缩侧索硬化的诊断标准(WFN,2015)

ALS 诊断的前提条件	1. 已行相关检查排除引起上或下运动神经元损害的其他疾病 2. 病程呈进展样
ALS 诊断的最低条件(任何一项)	1. 至少一个肢体或部位出现进行性的上运动神经元和下运动神经元损害 2. 一个部位的下运动神经元损害的临床表现和(或)两个部位(脑干、颈、胸、腰骶)的肌电图改变[肌电图改变表现包括神经源性损害,纤颤电位和(或)正锐波]
局限型 ALS 识别	1. 进行性延髓性麻痹:仅累及延髓运动神经核和皮质延髓束支配的肌肉,并且表现为上运动神经元损害和下运动神经元损害,可诊断 ALS 2. 连枷臂综合征和连枷腿综合征:以非对称性的臂部或腿部下运动神经元损害起病,病变累及至少两个部位,即使没有上运动神经元损害证据,仍可考虑 ALS 3. 进行性肌萎缩:如果一个肢体或体区出现下运动神经元损害的临床表现,并且相邻的肢体或体区也存在下运动神经元损害的临床表现或肌电图改变,当这些损害至少累及两个体区时,在行基因学检测排除累及其他运动神经疾病的前提下,即使没有上运动神经元损害的证据仍然可以考虑 ALS 4. 原发性侧索硬化:在单独出现上运动神经元损害的临床表现情况下,如果至少有一个肢体或体区出现下运动神经元损害的临床表现或电生理改变,可以考虑 ALS
ALS 的遗传学诊断	一个可导致病理改变的突变基因阳性,可代替上或下运动神经元损害证据,因此 ALS 诊断可根据一个体区发生上或下运动神经元损害,结合基因检测阳性

髓症状,或有下肢痉挛性瘫痪,上肢为痉挛性或弛缓性瘫痪,颈部活动受限,颈部 MRI 有异常改变。ALS 胸锁乳突肌肌电图阳性率可达 94%,而在颈椎病为阴性,可有助鉴别。

2. 脊髓性肌萎缩(spinal muscular atrophy,SMA)　多由 SMN1 基因的缺失和突变引起的常染色体隐性遗传的神经元疾病,以进行性对称性近端肌无力萎缩为主要临床表现,累及下运动神经元,没有上运动神经元受累。起病在婴儿期的 SMA,多在 2 岁内死亡。起病于儿童、青少年或成人的

SMA 大部分发展较慢。

3. **延髓空洞症或脊髓空洞症** 手部小肌萎缩，或舌肌萎缩，或肌束颤动，病情发展缓慢，可出现延髓性麻痹，空洞积水时可有锥体束征阳性。病变节段出现分离性感觉障碍（痛、温度觉消失，触觉存在），肌肉营养障碍。MRI 检查可发现空洞病灶。

4. **青少年上肢远端肌萎缩（juvenile muscular atrophy of unilateral upper extremity）** 是一种良性自限性疾病，又称为平山病（Hirayama disease）或良性单肢肌萎缩症，临床易与肌萎缩侧索硬化或脊肌萎缩症等运动神经元病混淆。本病特点为：青年早期隐袭起病，男性多见；局限于上肢远端，手指及腕无力，伴手和前臂远端肌群萎缩；寒冷麻痹和手指伸展时出现震颤；症状为单侧或以一侧明显为主；无感觉异常、脑神经损害及括约肌功能异常；病后数年病情进行性加重，但 85% 的患者病情在 5 年内停止发展，预后与运动神经元病截然不同。

5. **多灶性运动神经病（MMN）** 为局灶性下运动神经元损害，无上运动神经元损害表现。临床表现为非对称性肢体无力、萎缩、肌束颤动，感觉多不受累。不累及延髓。腱反射可以保留。30%~80% 的患者存在血清抗 GM1 抗体滴度升高，可予免疫球蛋白治疗。

6. **脊髓延髓性肌萎缩（spinal and bulbar muscular atrophy，SBMA）** 又称肯尼迪病（Kennedy disease），是 X 染色体连锁隐性遗传疾病，由 X 染色体上的雄激素受体（androgen receptor，AR）基因 CAG 三核苷酸出现重复扩增导致发病。多在 20~60 岁起病，表现为缓慢进行性肌无力和萎缩，主要累及面部、球部和肢体肌肉。一般无上运动神经元受累的表现。此外，还有男性乳房女性化、精子生成缺陷和阳痿等雄激素不足的表现。多伴有肌酸磷酸激酶增高。基因检测可协助确诊。

【治疗】 尽管 ALS 目前仍然无法治愈，但是有许多方法可以改善患者的生活质量，故应该尽早诊断、尽早治疗，提高生活质量。治疗包括延缓病情进展的药物，还包括呼吸支持及呼吸道分泌物管理、营养管理和心理治疗等综合治疗。

1. **延缓病情进展的药物** 主要为利鲁唑（riluzole），是一种谷氨酸能递质抑制剂及细胞凋亡抑制剂，有广泛的神经保护作用。利鲁唑虽不能根治 ALS，也不能显著改善症状，但能延长患者的存活时间和推迟气管切开的时间。在病史不到 5 年、肺活量大于 60%、无气管切开的患者效果较好。服用方法是成人每次 50 mg，每日 2 次，不良反应主要有无力、腹痛、恶心、厌食、肝药酶升高等，个别患者发生可逆性中毒性肝损害，停药 4~8 周后可恢复正常。此外，目前有循证证据支持对于病程 2 年内、未出现呼吸功能障碍的 ALS 患者予依达拉奉（edaravone）治疗可延缓疾病进展。基因治疗是 ALS 疾病修正治疗的重要进展。

2. **呼吸支持及呼吸道分泌物管理** 定期复查肺功能，早期使用双相气道正压（bi-level positive airway pressure，BiPAP）维持通气；当患者无力咳痰时，应及时进行有效的排痰处理，如使用吸痰器；当无创通气不能满足患者需要，则需要使用有创呼吸机辅助呼吸。

3. **营养管理** 正常进食时采用均衡饮食；当吞咽困难时宜采用高蛋白质、高热量饮食；当吞咽明显困难、体重减轻、脱水或存在误吸风险时，可考虑尽早行经皮内镜造口术（percutaneous endoscopic gastrostomy，PEG）。

此外，在 ALS 的不同阶段可有不同处理，包括心理治疗的综合管理，以达到提高生活质量、延缓病程、减少并发症的目的。

【预后】 ALS 患者最终多死于呼吸肌麻痹或其他并发症所致的呼吸衰竭。生存期短者数月，长者可达 10 余年，一般 2~5 年死亡，约 20% 的患者可生存 5 年。影响 ALS 预后的因素如下。① 发病年龄：年轻人发病预后相对较好，发病年龄越晚预后越差。② 首发症状：下肢受累逐渐累及上肢，最后累及球部者存活时间较长；球部为首发症状，有明显的 UMN 基因受累者预后相对较好。③ 受累部位：球部和肢体上、下运动神经元同时受累者预后较差。④ 单纤维肌电图检查：无阻滞者预后相对较好。⑤ 其他因素：心脏病和吸烟者预后差，高血压对预后无明显的影响。

（陈晓春）

数字课程学习……

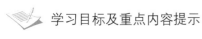 学习目标及重点内容提示 教学 PPT　　自测题　　拓展阅读

第十六章

神经系统遗传性疾病

第一节 概　　述

神经系统遗传性疾病(nervous system hereditary disease)是指由遗传物质(染色体、基因和线粒体)的结构和功能改变所致的、主要累及神经系统的疾病。遗传物质的数量、结构和功能改变既可以发生在生殖细胞或受精卵引起染色体病、单基因病、多基因病和线粒体病,也可发生在体细胞引起体细胞遗传病。本章主要介绍神经系统常见的单基因遗传病。

神经系统单基因遗传病是由于生殖细胞或受精卵里的突变基因按一定方式在上下代之间垂直传递,使发育的个体出现以神经系统缺陷为主要临床表现的疾病。神经系统遗传性疾病不同于胎儿在母亲妊娠期间受到体内外某些物理、化学或生物因素的影响而引起的一般非遗传性的先天性疾病,如胎儿宫内感染风疹病毒所引起的先天性心脏病;也不同于单纯由某种相同的环境因子所引起的非遗传性的家族性疾病,如家族性甲状腺功能减退症。

【发病概况】 随着现代医学的进步和医疗水平的提高,人类的疾病谱已经发生了很大的变化,以前严重危害人类生命的传染性疾病的发病率已显著下降,与此同时,遗传性疾病在疾病谱中占的比例越来越大。

神经系统遗传性疾病是人类遗传病(genetic disease)的重要组成部分,在已发现的单基因遗传病中,50%以上可累及神经系统。我国神经系统单基因遗传病中以遗传性共济失调和进行性肌营养

不良症最常见。神经系统遗传性疾病可在任何年龄发病,出生后即表现异常的有唐氏综合征(先天愚型),婴儿期发病的有婴儿型脊肌萎缩症,儿童期发病的有假肥大型肌营养不良症,少年期发病的有肝豆状核变性、少年型脊肌萎缩症,青年期起病的有腓骨肌萎缩症,成年期起病的有强直性肌营养不良症,成年后期起病的有遗传性共济失调。此外,同一疾病的不同亚型发病年龄也有所不同,例如,遗传性共济失调有出生后或婴儿期发病的马里内斯科 - 舍格伦综合征,也有到中老年才发病的脊髓小脑性共济失调 23 型。不过,大多数神经系统遗传性疾病患者在 30 岁前出现症状。

神经系统遗传性疾病种类繁多,家族性和终身性是其特点,目前,不少疾病的病因和发病机制尚未阐明,致残、致畸及致愚率很高,治疗困难。近年来,随着分子遗传学的迅速发展及人类基因组计划的完成,神经系统遗传性疾病的基因定位、克隆、基因产物及基因诊断和治疗等方面不断得到突破,都推动了神经遗传学的发展。

【临床表现】 神经系统遗传性疾病的临床症状多种多样,包括共同性症状和特征性症状。① 共同性症状:如智力发育不全、痴呆、行为异常、语言障碍、抽搐、眼球震颤、不自主运动、共济失调、笨拙、瘫痪、感觉异常、肌张力改变和肌萎缩等,还可有面部五官畸形、脊柱裂、弓形足、指趾畸形、皮肤毛发异常和肝脾大等。② 特征性症状:如肝豆状核变性的角膜色素环、黑矇性痴呆的眼底樱桃红斑、毛细血管扩张性共济失调综合征的眼结合膜毛细血管扩张、结节性硬化症的面部皮肤血管纤维瘤、进行性肌营养不良症的学龄前男孩的小腿腓肠

肌肥大等。

【诊断】 神经系统遗传性疾病的诊断既依赖于病史、症状、体征及常规辅助检查等一般诊断程序；又依赖于特殊的遗传学关键诊断手段，如系谱分析、染色体检查、DNA 和基因产物分析等。临床诊断步骤如下。

1. 临床资料搜集 尤其注意发病年龄、性别、独特的症状和体征，如皮肤牛奶咖啡斑应考虑神经纤维瘤病。

2. 系谱分析 可判断是否为遗传病，并区分是单基因遗传病、多基因遗传病，还是线粒体遗传病；根据有无遗传早现现象，推测是否为动态突变性遗传病。

3. 常规辅助检查 包括生化、电生理、影像学和病理检查等，对诊断和鉴别诊断十分重要。某些检查甚至对某种神经系统遗传性疾病具有确诊价值，如假肥大型肌营养不良症的血清肌酸激酶和乳酸脱氢酶，肝豆状核变性的血清铜蓝蛋白、血清铜和尿铜，雷夫叙姆病的血清植烷酸含量，遗传性阵挛性癫痫的脑电图和肌电图，结节性硬化症、脊髓小脑性共济失调和橄榄体脑桥小脑萎缩的头部 MRI 检查，中央核肌病和杆状体肌病的肌肉活检等。

4. 遗传物质检测 包括染色体数量和结构变化、DNA 分析（即基因诊断）、基因产物的检测等。这些检查直接分析遗传物质本身和基因表达的异常，可对遗传病进行确诊和预测。常用的检测方法如下。

（1）**染色体检查** 可查出染色体数目异常和结构畸变，如染色体数目多于或少于 46 条，染色体断裂后造成的缺失、倒位、重复和易位等畸变。染色体检查主要用于疑为唐氏综合征的患儿及其双亲，精神发育迟滞伴体态异常者，多次流产的妇女及其丈夫，出现过先天畸形患者的家庭成员。

（2）**基因检测** 主要用于单基因遗传病，如假肥大型肌营养不良症、家族性肌萎缩侧索硬化等。方法主要有 DNA 印迹法、聚合酶链反应（PCR）法、毛细管电泳和 DNA 测序，可直接检出 DNA 缺失、重复和点突变，以及是否携带致病基因。诊断对象包括有症状患者、症状前患者、隐性遗传病基因携带者和高危胎儿（产前诊断）。

（3）**基因产物检测** 主要应用免疫技术对已知基因产物的蛋白进行分析，如假肥大型肌营养

不良症患者中，免疫测定活检肌肉中肌细胞膜上抗肌萎缩蛋白（dystrophin）含量，可不依赖于基因诊断而确诊，因基因缺陷须通过其蛋白产物的异常致病。

【预防及治疗】 目前神经系统遗传性疾病治疗方法不多，疗效不满意，故以预防为主。预防措施包括避免近亲结婚、遗传咨询、携带者检测、产前诊断、试管婴儿及选择性人工流产，以减少患儿出生。

随着医学的发展，目前能够医治的遗传病越来越多，若能早诊断、及时治疗，可使症状减轻、延缓或缓解。如青霉胺等螯合剂帮助体内铜的排出治疗肝豆状核变性，低苯丙氨酸奶粉和苯丙氨酸降氨酶治疗苯丙酮尿症等；其他治疗如神经营养药、饮食疗法、酶替代疗法（糖原贮积病 2 型）、康复和手术等有一定的疗效。

基因治疗（gene therapy）是指应用基因工程技术来替换、校正或增补缺陷基因，以达到治疗遗传病的目的。近年发展起来的基因编辑技术（如 CRISPR/Cas9 技术）、反义寡核苷酸技术（antisense oligonucleotide technology，ASO）、腺相关病毒（adeno-associated virus，AAV）基因沉默技术、RNA 干扰（RNA interference，RNAi）技术等大大促进了遗传病基因治疗的发展，如诺西那生钠（nusinersen，一种 ASO）鞘内注射治疗脊髓性肌萎缩（SMA）患者。

干细胞治疗是将同源或者异源性具有正常功能的干细胞移植到患者体内，从而修复或替换受损细胞或组织，最终达到治疗的目的。间充质干细胞（mesenchymal stem cell，MSC）是干细胞治疗中最常用的成体干细胞，目前已有一些研究在临床中逐步开展（如 DMD、SCA3 等）。虽然目前大多研究仍处于临床前阶段，但随着干细胞治疗相关技术的迅速发展，干细胞治疗有望为神经系统遗传性疾病患者带来福音。

（江泓）

第二节　遗传性共济失调

遗传性共济失调（hereditary ataxia）是指由遗传因素所致的以共济失调为主要表现的一大类中枢神经系统变性疾病。虽然本病临床症状复杂，交错重叠，具有高度的遗传异质性，分类困难，但具有世代相传的遗传背景、共济失调的临床表现及以小

脑损害为主的病理改变这三大特征。除了小脑及其传导纤维受累以外，还常常累及脊髓后柱、锥体束、基底核、脑神经核、脊神经节及自主神经。遗传性共济失调的传统分类是根据主要受累部位分为脊髓性共济失调、脊髓小脑性共济失调和小脑性共济失调。Harding（1993）根据发病年龄、临床特征、遗传方式和生化改变提出新的分类方法：早发性共济失调（如弗里德赖希共济失调）、晚发性共济失调（如常染色体显性小脑性共济失调）和已知生化异常的共济失调（如维生素 E 缺乏共济失调）。这种分类方法已被广泛接受。近年来，常染色体显性小脑性共济失调（autosomal dominant cerebellar ataxia，ADCA）的部分亚型的基因已被克隆和测序，阐明了三核苷酸重复序列动态突变，即致病基因内三核苷酸（如 CAG）的拷贝数逐代增加的突变是最常见的致病原因。因为 ADCA 的病理改变以小脑、脊髓和脑干变性为主，故又称为脊髓小脑性共济失调，根据其临床特点和基因定位可分为不同的亚型。

一、弗里德赖希共济失调

弗里德赖希共济失调（Friedreich ataxia，FRDA）也称少年脊髓型共济失调，由 Friedreich（1863）首先报道，人群年患病率为 2/10 万，常染色体隐性遗传，男女均受累。近亲结婚发病率高，可达 5.6%~28%。患者常在青少年期起病，病变累及脊髓后索和侧索，主要临床特征为肢体进行性共济失调，常伴有发音困难、视听力减退、病理征阳性、脊柱侧凸、弓形足和心脏损害等。

【病因及发病机制】 弗里德赖希共济失调是由位于 9 号染色体长臂（$9q^{13-21.1}$）的 FXN 基因缺陷所致。FXN 基因包含 7 个外显子。95% 以上的患者有该基因第 1 号内含子的 GAA 异常扩增，重复次数达 66~1 700 次，而健康者 GAA 重复次数 42 次以下。异常扩增的 GAA 形成的异常螺旋结构可抑制基因转录。FXN 基因的蛋白产物共济蛋白主要位于脊髓、骨骼肌及心脏等细胞线粒体的内膜，其缺陷可导致线粒体功能障碍而发病。

【病理】 肉眼可见脊髓变细，胸段为著，小脑可有萎缩。镜下可见脊髓后索、脊髓小脑束和皮质脊髓束变性，后根神经节和克拉克柱神经细胞丢失；周围神经脱髓鞘，胶质增生；脑干、小脑和大脑受累较轻；心脏因心肌肥厚而扩大。

【临床表现】

1. **发病情况** 通常 8~15 岁起病，偶见婴儿和 50 岁以后起病者。

2. **临床症状** 首发症状为双下肢共济失调，步态不稳、步态蹒跚、左右摇晃、易于跌倒；继而发展至双上肢共济失调，动作笨拙、取物不准和意向性震颤；常有言语不清或爆发性语言，视力及听力减退，反应迟钝。

3. **体格检查** 可见水平眼球震颤，垂直性和旋转性眼球震颤较少，双下肢肌无力，肌张力低，跟－膝－胫试验和龙贝格征阳性，下肢音叉振动觉和关节位置觉减退或消失；后期可有巴宾斯基征、肌萎缩，偶有括约肌功能障碍。约 25% 的患者有视神经萎缩，75% 有上胸段脊柱畸形，50% 有弓形足，85% 有心律失常、心脏杂音，10%~20% 伴有 1 型糖尿病。

【辅助检查】

1. **影像学检查** 骨骼 X 线片可见骨骼畸形；CT 或 MRI 示脊髓变细，小脑和脑干受累较少。

2. **电生理检查** 心电图常有 T 波倒置、心律失常及传导阻滞，超声心动图示心室肥大、梗阻。视觉诱发电位波幅下降。

3. **实验室检查** 血糖升高或糖耐量异常，脑脊液蛋白质含量正常。

4. **DNA 分析** FXN 基因 1 号内含子 GAA 大于 66 次重复。

【诊断】

1. **诊断要点** ① 儿童或青少年期起病，逐渐从下肢向上肢发展。② 常染色体隐性遗传。③ 进行性共济失调，步态不稳，动作笨拙，构音障碍，眼球震颤；下肢振动觉、位置觉消失；弓形足，膝踝反射消失，巴宾斯基征阳性。④ MRI 显示脊髓萎缩，脊柱侧凸。⑤ FXN 基因 GAA 异常扩增。

2. **诊断流程** 见图 16-1。

【鉴别诊断】

1. **维生素 E 缺乏的共济失调** 因有典型的共济失调症状，需与弗里德赖希共济失调鉴别。但该病为 2~25 岁起病，除有共济失调的症状外，头部震颤较明显，血清维生素 E 缺乏，用维生素 E 治疗效果较好。

2. **棘红细胞增多症** 又称无 β- 脂蛋白血症，因常染色体隐性遗传、共济失调的表现需与弗里德赖希共济失调鉴别。但该病以儿童或青年期起病

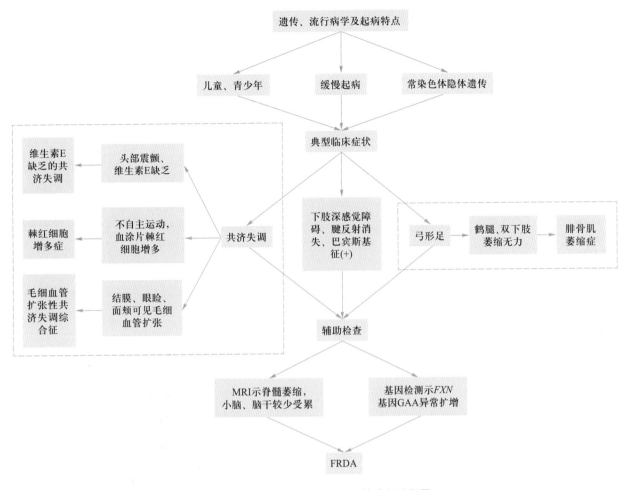

图 16-1　弗里德赖希共济失调的诊断流程图

的共济失调或舞蹈样不自主运动为特征,伴周围神经、视网膜及肠道症状,周围血中红细胞形态异常,棘红细胞比例增多,β- 脂蛋白缺失。治疗主要为控制长链脂肪酸和补充中链脂肪类,并辅以维生素 E、维生素 A 等,有一定效果。

3. 毛细血管扩张性共济失调综合征　又称 Louis-Bar 综合征,因共济失调、构音障碍、膝反射减弱、病理征阳性等需与弗里德赖希共济失调鉴别。但该病多在婴幼儿起病,4~6 岁时结合膜、眼睑、面颊相继出现毛细血管扩张可与之鉴别。

4. 腓骨肌萎缩症　可在少年期发病,缓慢发生双下肢无力、肌萎缩,有弓形足,需与不典型的弗里德赖希共济失调鉴别。但该病无明显的共济失调,易与之鉴别。

【治疗】　本病目前尚无特效治疗方法。轻症患者可给予支持疗法,进行功能锻炼;重症者可手术矫治弓形足等畸形。心功能不全和糖代谢障碍的对症治疗也很重要。

【预后】　本病预后不良。死亡年龄在 21~69 岁。死亡原因 90% 是心脏病,10% 为糖尿病并发症。

二、脊髓小脑性共济失调

脊髓小脑性共济失调(spinocerebellar ataxia, SCA)是遗传性共济失调的主要类型。其共同特征是中年发病、常染色体显性遗传和共济失调。病理改变以小脑、脊髓和脑干神经细胞变性为主,其机制与多聚谷氨酰胺选择性损害小脑、脊髓和脑干的神经细胞和神经胶质细胞有关。临床表现除小脑性共济失调外,可伴有眼球运动障碍、视神经萎缩、视网膜色素变性、锥体束征、锥体外系征、肌萎缩、周围神经损害和痴呆等。SCA 的患病率为(1~5)/10 万,其发病与种族有关,SCA1、SCA2 在意大利、英国多见,我国和葡萄牙、德国以 SCA3 最常见。

【病因及发病机制】　SCA 中常见的亚型绝大多数是由相应的基因外显子 CAG 拷贝数异常扩增产生多聚谷氨酰胺所致。每一 SCA 亚型的基因位于不同的染色体,各基因的跨度和突变部位都有所不同。例如 SCA1 基因位于染色体 6p$^{22.3}$,基因长度约 450 kb,含有 9 个外显子,编码 816 个氨基酸残基组成 ataxin-1 蛋白,该蛋白位于胞核;CAG 突变位于第 8 号外显子,其扩增的拷贝数为 41~83,健康者为 6~39。而 SCA3,又称马查多 – 约瑟夫病(Machado-Joseph disease,MJD),其基因位于染色体 14q$^{32.12}$,含有 11 个外显子,编码 361 个氨基酸残基组成 ataxin-3 蛋白,分布在胞质中;CAG 突变位于第 10 号外显子,扩增后的拷贝数介于 55~86,健康者为 12~44;SCA3 是我国最常见的 SCA 亚型。迄今为止,SCA 致病基因位点已发现约 48 个,其中 37 个已被克隆。

常见的 SCA 亚型有共同的突变机制,即外显子中 CAG 拷贝数异常扩增,产生多聚谷氨酰胺(polyglutamine,polyQ)肽链,获得新的毒性作用引起细胞凋亡。共同的突变机制也可能是 SCA 各亚型的临床表现部分相似的原因。然而,SCA 各亚型的临床表现仍有差异,如 SCA7 伴有视网膜色素变性,SCA2 伴有明显的眼球慢运动。另外,病理损害的部位和程度也有所不同,这提示除了多聚谷氨酰胺毒性作用之外,可能还有其他因素参与发病。

【病理】　SCA 的病理表现多种多样,各亚型间的病理改变有重叠,常见的病理改变如下。神经元萎缩或消失,胞质或胞核内包涵体(intranuclear inclusion,INI)形成,蛋白质样沉积,轴索球形成(特别是小脑浦肯野细胞轴索肿胀、神经轴索变性和脱髓),跨神经元变性和胶质细胞增生。除共同病理改变外,各亚型也有其特点,如 SCA1 主要是小脑、脑干的神经元丢失,脊髓小脑束和后索受损,很少累及黑质、基底核及脊髓前角细胞;SCA2 以下橄榄核、脑桥、小脑损害为重;SCA3 主要损害基底核、黑质、纹状体和脑桥神经细胞,小脑白质、3 对皮质小脑脚、皮质脊髓束、脊髓小脑束也有明显脱髓鞘;SCA7 的特征是视网膜神经细胞变性。

【临床表现】　SCA 是高度遗传异质性疾病,各亚型的症状相似,交替重叠,其共同临床表现如下。

1. **发病情况**　一般在 30~40 岁隐袭起病,缓慢进展,但也有儿童期及 70 岁起病者。

2. **临床症状**　首发症状多为下肢共济失调,走路摇晃、突然跌倒、发音困难;继而出现双手笨拙及意向性震颤,可见眼球震颤、眼慢扫视运动、痴呆

和远端肌萎缩;检查可见肌张力障碍、腱反射亢进、病理反射阳性、痉挛步态等。

3. **遗传家族史**　常有遗传早现(anticipation)现象,即在同一 SCA 家系中患者发病年龄逐代提前,症状逐代加重,这是 SCA 非常突出的表现。一般起病后 10~20 年患者不能行走。

4. **各亚型特点**　除了上述共同的症状和体征外,各亚型也具各自的特点而构成不同的疾病。如 SCA1 的眼肌瘫痪,尤其以上视不能较突出;SCA2 的上肢腱反射减弱或消失,慢眼扫视运动较明显;SCA3 的肌萎缩、面肌及舌肌纤颤,眼睑退缩形成突眼(图 16-2);SCA6 早期出现大腿肌肉痉挛、下视震颤、复视和位置性眩晕;SCA7 的特征性症状是视力减退或丧失,视网膜色素变性,心脏损害也较突出。

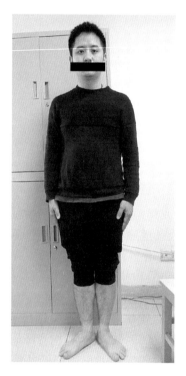

图 16-2　SCA3 患者的轻微突眼

【辅助检查】

1. **CT 或 MRI**　示小脑和脑干萎缩,尤其是脑桥和小脑中脚萎缩(图 16-3)。

2. **电生理检查**　脑干诱发电位可异常,肌电图示周围神经损害。

3. **脑脊液检查**　正常。

4. **DNA 检测**　确诊及区分亚型可进行 DNA PCR 分析,检测相应基因 CAG 扩增的情况(图 16-4)。

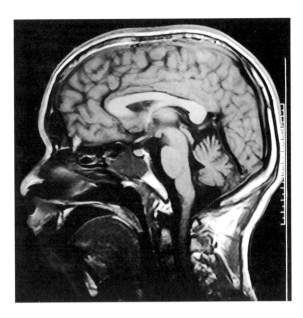

图 16-3 SCA 头部 MRI
示小脑萎缩。

【诊断】

1. **诊断要点** ①30~40 岁隐袭起病,缓慢进展,绝大多数为常染色体显性遗传,有遗传早现。②首发症状多为下肢共济失调、发音困难、眼球震颤,继而出现双上肢共济失调、肌张力增高、腱反射亢进、病理反射阳性等。③CT 或 MRI 示小脑和脑干萎缩。④外周血基因分析可确定 SCA 各亚型。

2. **诊断流程** 见图 16-5。

【鉴别诊断】

1. **遗传性痉挛性截瘫复杂型** 因存在下肢共济失调、腱反射亢进、病理反射阳性、眼球震颤等需与 SCA 鉴别。但该病各亚型致病基因与 SCA 不同,可资鉴别。

2. **多系统萎缩** 因多系统萎缩小脑型的突出表现为小脑性共济失调,需与 SCA 鉴别。但本病往往存在自主神经功能障碍,一般无家族史,目前尚未发现明确致病基因,可资鉴别。

3. **其他获得性共济失调** 如中毒性共济失调(酒精、药物、重金属、有机溶剂等所致)、免疫介导性共济失调(多发性硬化、副肿瘤综合征等)、感染/感染后疾病(小脑脓肿、小脑炎等)、颅脑创伤、新生性疾病(小脑肿瘤、转移性肿瘤等)、内分泌代谢异常(甲状腺功能减退等)等,因表现共济失调的症状需与 SCA 鉴别。但该类疾病存在明显诱因,且非特定的基因突变所致,可资鉴别。

【治疗】 本病迄今尚无特效治疗方法,以对症和支持治疗为主,目标是减轻症状、延缓病情进展、改善日常生活能力。

1. **药物治疗** 利鲁唑、4- 氨基吡啶、丙戊酸、丁螺环酮、伐尼克兰等药物均有报道能够缓解共济失调的症状。建议同时服用维生素 B 复合物、维生素 E、维生素 C 和辅酶 Q10 等抗氧化剂混合物。

2. **非药物治疗** 理疗、康复及功能锻炼等,可有裨益。

3. **姑息治疗及临终关怀** 适用于重症患者或晚期患者。

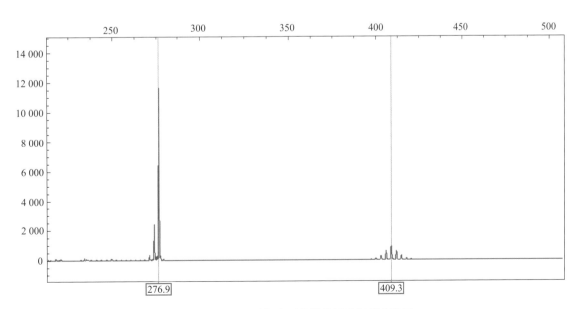

图 16-4 CAG 重复序列扩增检测毛细管电泳图

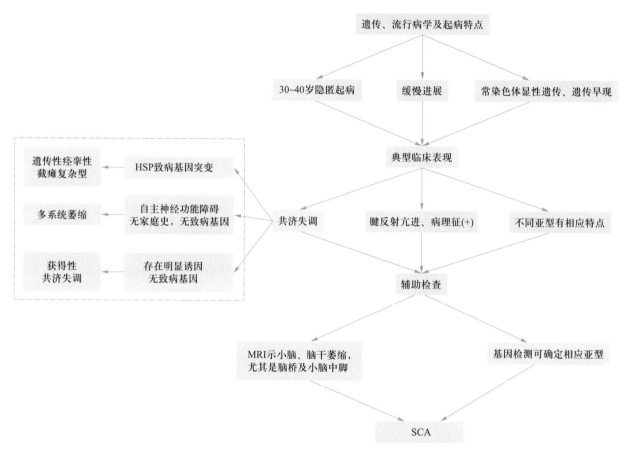

图 16-5　脊髓小脑性共济失调的诊断流程图

【预后】　本病因无有效的治疗方法,对症治疗不能改变病程的进展,故预后不良。遗传咨询和产前诊断可减少患儿的出生。

（江泓）

第三节　遗传性运动感觉神经病

遗传性运动感觉神经病(hereditary motor-sensory neuropathy,HMSN)又称沙尔科-马里-图思病(Charcot-Marie-Tooth disease),也称为进行性神经性腓骨肌萎缩症,由 Charcot、Marie 和 Tooth 3 位学者(1886)首先报道。本病由基因突变所致,是遗传性周围神经病中最常见的类型,发病率约为 1/2 500。多在儿童期或青少年期起病,主要表现为进行性四肢远端肌萎缩和无力,以双下肢明显。根据神经传导速度和神经病理,将 CMT 分为脱髓鞘型(Ⅰ型和Ⅳ型)和轴索型(Ⅱ型),以及介于两者之间的 CMT X 型。基因定位后将上述各型进一步分为各亚型,其中以 ⅠA 型最常见。

【病因及发病机制】　遗传性运动感觉神经病多为常染色体显性遗传,少部分是常染色体隐性遗传、X 性染色体连锁遗传,其主要病因是基因突变,本节主要介绍几种常见类型 CMT 的基因突变位点和发病机制。

1. ⅠA 型　该型为常染色体显性遗传,是由于 $17p^{11.2-12}$ 上编码周围神经髓鞘蛋白 22(PMP22)的基因重复突变所致,该蛋白主要分布在髓鞘施万细胞膜,占周围神经髓鞘蛋白的 2%~5%,其功能与维持髓鞘结构的完整性、调节细胞的增殖有关。其较常见的变异为重复突变,可导致 PMP22 基因过度表达(基因剂量效应)而使施万细胞的增殖失调,故引起髓鞘脱失(节段性脱髓鞘)和髓鞘再生(洋葱球样结构)。

2. Ⅱ型　也是常染色体显性遗传,不同亚型的突变基因定位在不同的染色体,如染色体 $1p^{35-36}$(ⅡA)、$3q^{13-22}$(ⅡB)、$7p^{14}$(ⅡD)、$8p^{21}$(ⅡE)和 $7q^{11-21}$(ⅡF)。ⅡE 为编码神经丝轻链(NfL)的基因突变所致。正常时该基因编码神经丝轻链蛋白,是构成有髓轴突的细胞骨架成分,具有轴突再生和轴突寿命维持的功能。当该基因突变时引起神经丝轻链蛋白减少,从而导致轴突的结构和功能障碍。

　　3. X1 型　为 X 性染色体连锁遗传性运动感觉神经病的最常见类型,由 *GJB1* 基因突变致病,该基因编码连接蛋白 32(Cx32),主要分布在施万细胞及少突胶质细胞。

　　【病理】　周围神经轴突和髓鞘均受累,远端重于近端。I 型神经纤维呈对称性节段性脱髓鞘,部分髓鞘再生,施万细胞增殖与修复,形成"洋葱头"样结构,造成运动和感觉神经传导速度减慢。II 型为轴突变性,运动感觉传导速度改变不明显;前角细胞数量轻度减少,当累及感觉后根纤维时,薄束变性比楔束更严重;自主神经保持相对完整,肌肉为簇状萎缩。X 型病理改变与性别相关,如 X1 在男性中表现为脱髓鞘病变,在女性中则表现为轴突或混合性脱髓鞘 – 轴突神经病。

　　【临床表现】

　　1. I 型(脱髓鞘型)

　　(1) 儿童晚期或青春期发病　对称性周围神经进行性变性导致远端肌萎缩,开始是足和下肢,数月至数年可波及手肌和前臂肌。踇长伸肌、趾长伸肌、腓骨肌和足固有肌等伸肌早期受累,屈肌基本正常,产生马蹄内翻足、爪形足及弓形足畸形,常伴有脊柱侧弯。行走时垂足,呈跨阈步态。仅少数患者先出现手肌和前臂肌肌萎缩,而后出现下肢远端肌萎缩。

　　(2) 体格检查　可见小腿肌肉和大腿的下 1/3 肌肉无力和萎缩,形似鹤腿(图 16-6)或"倒立的香槟酒瓶"状,足屈曲能力减弱或丧失,受累肢体腱反射消失。手肌萎缩,并波及前臂肌肉,变成爪形手(图 16-7,图 16-8)。萎缩很少波及肘以上部分或大腿的中上 1/3 部分。深、浅感觉减退可从远端开始,呈手套、袜套样分布;伴有自主神经功能障碍和营养代谢障碍,但严重的感觉缺失伴穿透性溃疡罕见。

　　(3) 病程进展　非常缓慢,在很长时期内都很稳定,脑神经通常不受累。部分患者虽然存在基因突变,但无肌无力和肌萎缩,仅有弓形足或神经传导速度减慢,有的甚至完全无临床症状。

　　2. II 型(轴索型)　发病晚,成年开始出现肌萎缩,部位和症状与 I 型相似,但程度较轻。

　　3. X 型　临床表现介于 I 型与 II 型之间。

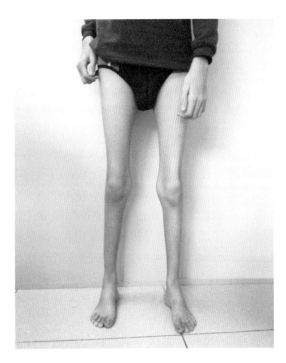

图 16-6　"鹤腿"

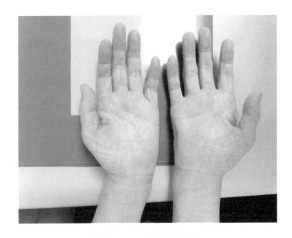

图 16-7　鱼际肌萎缩

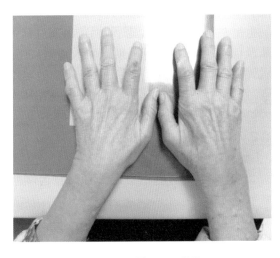

图 16-8　骨间肌肌萎缩

【辅助检查】

1. 肌电图和神经传导速度检测 检查神经传导速度（NCV）对分型至关重要。Ⅰ型运动 NCV 从正常的 50 m/s 减慢为 38 m/s 以下，通常为 15~20 m/s，在临床症状出现以前即可检测到运动 NCV 减慢。Ⅱ型 NCV 接近正常。肌电图示两型均有运动单位电位波幅下降，有纤颤或束颤电位，远端潜伏期延长，呈神经源性损害。多数患者的感觉电位消失。

2. 诱发电位 当病变可能涉及周围和中枢神经系统时，建议检查脑干听觉诱发电位、视觉诱发电位及周围神经诱发电位。如 X 型患者存在中枢和周围神经传导通路受损，可出现听觉和视觉诱发电位异常，躯体感觉诱发电位的中枢和周围传导速度减慢。

3. 肌肉及神经活检 肌活检显示为神经源性肌萎缩，可与肌源性损害的疾病进行鉴别。神经活检Ⅰ型的周围神经改变主要是脱髓鞘和施万细胞增殖形成"洋葱头"，Ⅱ型主要是轴突变性。

4. 脑脊液检查 通常正常，少数患者蛋白质含量增高。

5. 基因检测 临床上不易进一步分出各亚型，需用基因分析的方法来确定各亚型。随着基因检测技术如全外显子测序、全基因组测序等技术的不断发展，可更加准确地从基因层面对遗传性运动感觉神经病进行诊断及分型。

【诊断】

1. 诊断要点 ① 儿童期或青春期出现缓慢进展的对称性双下肢肌萎缩和肌无力。② 常有家族史，以常染色体显性遗传为主，也可有常染色体隐性和 X 性染色体连锁遗传方式。③ 双下肢"鹤腿"，垂足、弓形足，跨阈步态；晚期可出现对称性鱼际肌及前臂肌肉萎缩；踝反射减弱或消失，常伴有感觉障碍；可有脊柱侧弯。④ 周围神经运动传导速度减慢，神经活检显示神经源性肌萎缩；外周血基因检测有各特异性的基因突变。

2. 诊断流程 见图 16-9。

【鉴别诊断】

1. 远端型肌营养不良症 有四肢远端肌无力、肌萎缩，渐向上发展。但该病成年起病，肌电图显示肌源性损害，运动神经传导速度正常，可资鉴别。

2. 慢性炎症性脱髓鞘性多发性神经病 有四肢肌萎缩和肌无力。但该病进展相对较快，脑脊液蛋白质含量增多，泼尼松治疗效果较好，可资鉴别。

3. 慢性进行性远端型脊肌萎缩症 有四肢远端肌萎缩和肌无力。但该病有肌肉跳动，肌电图显示为前角损害、无感觉传导障碍，可与 CMT 鉴别。

4. 遗传性压迫易感性神经病（hereditary neuropathy with liability to pressure palsies，HNPP） 有四肢肌无力、萎缩和运动神经传导速度减慢及显性遗传。但 HNPP 尚伴有在轻微牵拉、压迫或外伤后反复出现肌无力、麻木和肌萎缩，其肌无力的症状可缓解，可与 CMT 鉴别。

5. 植烷酸贮积病 又称雷夫叙姆病，有对称性肢体无力和肌萎缩及腱反射减弱。但该病除有多发性周围神经损害外，还有小脑性共济失调、夜盲、视网膜色素变性和脑脊液蛋白质含量增高等特点，神经活检见有代谢产物沉积在周围神经，易与 CMT 区别。

【治疗】 本病目前尚无特殊治疗方法，主要是对症支持疗法，如垂足或足畸形可穿矫形鞋，踝关节挛缩严重者可手术松解或肌腱移植等。近年来随着研究的不断深入，也有些新的治疗方式正在探索中，如 PXT3003 可降低 *PMP22* 基因的表达，对 CMT ⅠA 型有疗效，目前已进入Ⅲ期临床试验。另外，通过反义寡核苷酸（ASO）、小干扰 RNA（siRNA）或发夹 RNA（shRNA）的基因沉默也是一种很有前景的治疗方式。

【预防】 应首先进行基因诊断，确定先证者的基因型，然后利用胎儿绒毛、羊水或脐带血，分析胎儿的基因型以明确产前诊断，对患胎终止妊娠，中断遗传链。

【预后】 本病因病程进展缓慢，预后良好。大多数患者发病仍可存活数十年，接近正常生命年限。对症处理可提高患者的生活质量。

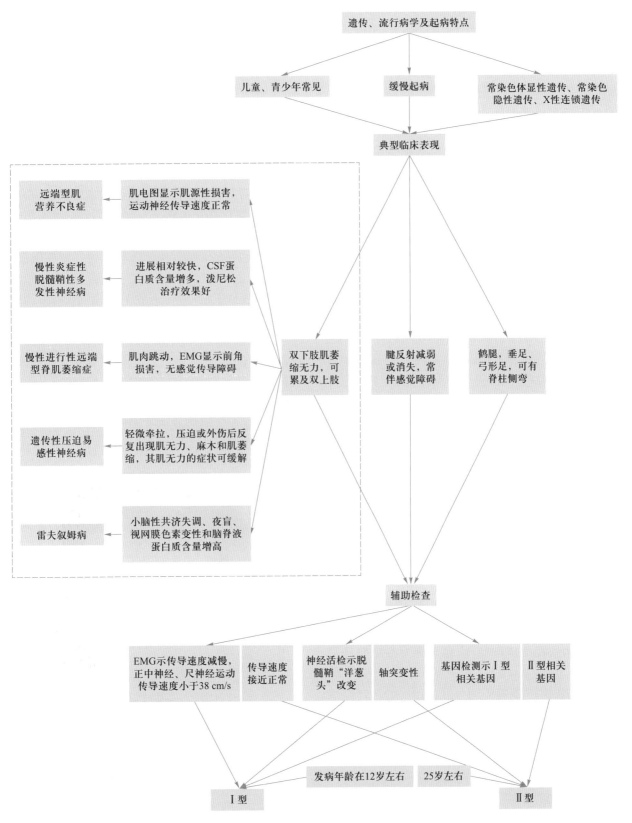

图 16-9 遗传性运动感觉神经病的诊断流程图

（江泓）

第四节 神经皮肤综合征

神经皮肤综合征（neurocutaneous syndrome）是指源于外胚层组织的器官发育异常而引起的疾病。病变不仅累及神经系统、皮肤和眼，还可累及中胚层、内胚层的器官（如心、肺、骨、肾和胃肠等）。临床特点为多系统、多器官受损，常表现为神经系统、皮肤和眼球的异常，多为常染色体显性遗传。常见的有神经纤维瘤病、结节性硬化症和脑面血管瘤病。

一、神经纤维瘤病

神经纤维瘤病（neurofibromatosis, NF）是由于基因缺陷导致神经嵴细胞发育异常而引起多系统损害的常染色体显性遗传病。根据临床表现和基因定位，可将 NF 分为神经纤维瘤病 I 型（NF I）和 II 型（NF II）。NF I 型由 von Recklinghausen（1882）首次描述，主要特征为皮肤牛奶咖啡斑和周围神经多发性神经纤维瘤，外显率高，基因位于染色体 $17q^{11.2}$。患病率为 3/10 万。NF II 型又称中枢神经纤维瘤病或双侧听神经瘤病，基因位于染色体 $22q^{11}$。

【病因及发病机制】 NF 是由于基因突变所致。*NF I* 基因跨度 350 kb，cDNA 长 11 kb，含 59 个外显子，编码 2 818 个氨基酸，组成 $327×10^3$ 的神经纤维素蛋白（neutofibronin），分布在神经元，具有调控细胞增殖与分化的功能。*NF I* 基因是肿瘤抑制基因，当该基因发生易位、缺失、重排或点突变时，引起细胞增殖与分化异常，从而导致肿瘤抑制功能丧失而致病。*NF II* 基因的产物为膜突样蛋白，参与细胞的生长和调控。*NF II* 基因突变引起膜突样蛋白功能异常，细胞的增殖与分化加快而形成肿瘤，主要为施万细胞瘤和脑膜瘤。

【病理】 主要特点为外胚层结构的神经组织发育不良、过度增生和肿瘤形成。NF I 神经纤维瘤好发于周围神经远端、脊神经根，尤其是马尾。肿瘤沿神经走向呈串珠状生长，大小不一，为灰白色或红色的梭形膨大。脑神经多见于听神经、视神经和三叉神经受累。脊髓内肿瘤有室管膜瘤和星形胶质细胞瘤，最常见的颅内肿瘤是半球胶质细胞瘤，肿瘤大小不等，镜下可见细胞呈梭状排列，细胞核似栅栏状。皮肤或皮下神经纤维瘤多位于真皮或皮下组织，无胞膜。皮肤色素斑由表皮基底细胞层内黑色素沉积所致。NF II 型以双侧听神经瘤和多发性脑膜瘤多见，瘤细胞排列松散，常有巨核细胞。肿瘤一般为良性，但也可恶变为神经纤维肉瘤，恶变发生率为 3%~5%。

【临床表现】

1. 皮肤症状 ① 几乎所有患者出生时就可见到皮肤牛奶咖啡斑，形状及大小不一，边缘不整，不凸出皮肤，好发于躯干不暴露部位；青春期前有 6 个以上 >5 mm 的皮肤牛奶咖啡斑（青春期后 >15 mm）者（图 16-10）具有高度的诊断价值，全身和腋窝雀斑也是特征之一。② 大而黑的色素沉着常提示簇状神经纤维瘤，如果位于中线提示有脊髓肿瘤。③ 皮肤纤维瘤和纤维软瘤在儿童期发病，多呈粉红色，主要分布于躯干和面部，也可见于四肢皮肤；数目不定，多可达数千；大小不等，多为芝麻或绿豆至柑橘大小，质软。软瘤固定或有蒂，触之柔软而有弹性。浅表皮神经上的神经纤维瘤似可移动的珠样结节，可引起疼痛、压痛、放射痛或感觉异常。丛状神经纤维瘤是神经干及其分支的弥漫性神经纤维瘤，常伴有皮肤和皮下组织的大量增生，而引起该区域或肢体弥漫性肥大，称神经纤维瘤性象皮病。

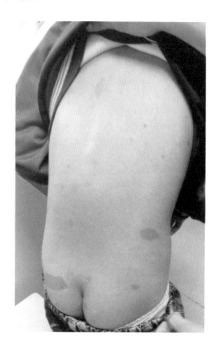

图 16-10 NF 患者皮肤牛奶咖啡斑

2. 神经系统症状 约 50% 的患者有神经系统症状，主要由中枢或周围神经肿瘤压迫引起，其次为胶质细胞增生、血管增生、骨骼畸形所致。

（1）**颅内肿瘤**　一侧或两侧听神经瘤最常见，视神经、三叉神经及后组脑神经均可发生；尚可合并多发性脑膜瘤、神经胶质瘤、脑室管膜瘤、脑膜膨出及脑积水等，引起颅内压增高、痫性发作、肢体运动障碍等，少数患者可有智力减退、记忆障碍。

（2）**椎管内肿瘤**　脊髓任何平面均可发生单个或多个神经纤维瘤、脊膜瘤等，尚可合并脊柱畸形、脊髓膨出和脊髓空洞症等。

（3）**周围神经肿瘤**　全身的周围神经均可累及，以马尾好发，肿瘤沿神经干分布，呈串珠状，一般无明显症状，如突然长大或剧烈疼痛可能为恶变。

3. **眼部症状**　上睑可见纤维软瘤或丛状神经纤维瘤，眼眶可扪及肿块和突眼搏动，裂隙灯可见虹膜有粟粒状橙黄色圆形小结节，为错构瘤，也称Lisch 结节，可随年龄增大而增多，为 NF Ⅰ型所特有。眼底可见灰白色肿瘤，视神经乳头前凸；视神经胶质瘤可致突眼和视力丧失。

4. **其他症状**　常见的先天性骨发育异常为脊柱侧凸、前凸、后凸、颅骨不对称、缺损及凹陷等。肿瘤直接压迫也可造成骨骼改变，如听神经瘤引起内听道扩大，脊神经瘤引起椎间孔扩大、骨质破坏。长骨、面骨和胸骨过度生长，肢体长骨骨质增生、骨干弯曲和假关节形成也较常见。肾上腺、心、肺、消化道及纵隔等均可发生肿瘤。

NF Ⅱ型的主要特征是双侧听神经瘤，并常合并脑膜脊膜瘤、星形细胞瘤及脊索后根神经鞘瘤。

【**辅助检查**】

1. **影像学检查**　X 线检查可发现各种骨骼畸形。椎管造影、CT 及 MRI 检查有助于发现中枢神经系统肿瘤。

2. **脑干诱发电位**　对听神经瘤有较大诊断价值。

3. **活体病理检查**　皮肤、皮下结节或神经干包块的活检，尤其是免疫组织化学检测施万细胞NF Ⅰ蛋白表达减少，有助于诊断。

4. **基因检测**　外周血基因检测可确定大部分NF Ⅰ和 NF Ⅱ基因的突变类型。部分患者需对病变组织进行基因检测。

【**诊断**】

1. **诊断要点**

（1）**美国 NIH（1987）制定的 NF Ⅰ诊断标准**　① 6 个或 6 个以上牛奶咖啡斑，在青春期前最大直径 >5 mm，青春期后 >15 mm。② 腋窝和腹股沟区

雀斑。③ 两个或两个以上神经纤维瘤或一个丛状神经纤维瘤。④ 视神经胶质瘤。⑤ 两个或两个以上 Lisch 结节。⑥ 骨损害。⑦ 一级亲属中有确诊的 NF Ⅰ患者。

凡符合两条或两条以上者可诊断本病。

（2）**NF Ⅱ诊断标准**　① 影像学确诊为双侧听神经瘤。② 一级亲属患 NF Ⅱ伴一侧听神经瘤，或伴发下列肿瘤中的两种：神经纤维瘤、脑脊膜瘤、胶质瘤、施万细胞瘤、青少年后囊下晶状体混浊。双下肢"鹤腿"，垂足、弓形足；踝反射减弱或消失，常伴有感觉障碍；可有脊柱侧弯。

（3）**基因分析**　外周血基因检测可确定基因的突变类型

2. **诊断流程**　见图 16-11。

【**鉴别诊断**】

1. **结节性硬化症**　因有面部皮肤血管纤维瘤、甲床下纤维瘤等需与 NF 鉴别。但本病的皮损表现还有皮肤白斑、鲨鱼皮斑，常有智力障碍和癫痫发作，面部血管纤维瘤和鲨鱼皮斑均高出皮肤，可与 NF 鉴别。

2. **脊髓空洞症**　因有肢体或躯干自发性疼痛、感觉减退、双下肢锥体束征需与有脊髓和神经根损害的 NF 鉴别。但本病还伴有痛、温度觉丧失，触觉和深感觉保留的节段性感觉分离现象，脊髓MRI 可见脊髓空洞可资鉴别。

【**治疗**】　目前无特异性治疗方法。对于视神经瘤、听神经瘤等颅内及椎管内肿瘤宜手术治疗，解除压迫。有癫痫发作可用抗痫药治疗。部分患者可用放疗。

【**预后**】　因病程进展缓慢，神经纤维瘤为良性肿瘤，一般预后良好。

二、结节性硬化症

结节性硬化症（tuberous sclerosis，TS）又称为伯恩维尔病（Bourneville disease），临床特征是面部皮肤血管纤维瘤、癫痫发作和智力减退。发病率为1/10 万，患病率为 5/10 万，男性：女性约为 2：1。

【**病因及发病机制**】　结节性硬化症是由基因突变所致，呈常染色体显性遗传，散发病例也较多见。目前已确定有两个基因，分别位于染色体 9q^{34}（TS1）和 16p$^{13.3}$（TS2），其基因产物分别为错构瘤蛋白（hamartin）和结节蛋白（tuberin），它们通过抑制mTOR 信号通路来调节细胞的生长和分化。其中

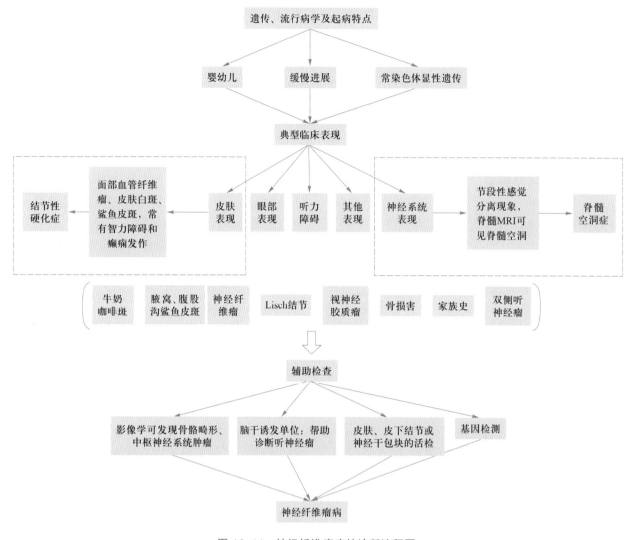

图 16-11　神经纤维瘤病的诊断流程图

TS1 基因以截短突变、插入/缺失突变为主，*TS2* 基因以错义突变和大片段的缺失突变为主。现认为 *TS1* 和 *TS2* 基因是肿瘤抑制基因，因其突变引起细胞过度生长。

【病理】　主要改变为神经胶质增生性硬化结节，呈灰白色，质硬，广泛发生于大脑皮质、白质、基底核和室管膜下，尤其是侧脑室前角。镜下可见结节内结构紊乱，神经胶质细胞增生，常伴有钙质沉积及血管增生。若硬化结节凸入脑室内，可形成影像上特有的"烛泪"征，若阻塞室间孔、第三脑室等可引起脑积水和颅内压增高。皮肤血管纤维瘤是由皮肤神经末梢、增生的纤维结缔组织和血管组成。视网膜上可见胶质瘤、神经节细胞瘤。心、肾、肺、肝等内脏也可有肿瘤发生。

【临床表现】

1. 皮肤损害　特征性症状是口鼻三角区皮肤血管纤维瘤，对称蝶形分布，呈淡红色或红褐色，为针尖至蚕豆大小的坚硬蜡样丘疹（图 16-12）。90% 在 4 岁前出现，随年龄增长丘疹逐渐增大，青春期后融合成片。皮肤血管纤维瘤可发生在前额，很少累及上唇。85% 的患者出生后就有 3 个以上 1 mm 长树叶形色素脱失斑，沿躯干四肢分布（图 16-13）。约 20% 的患者 10 岁以后可见腰骶区的鲨鱼皮斑（图 16-14），呈灰褐色、粗糙，略高于皮肤，为结缔组织增生所致；还可见白斑、甲床下纤维瘤和神经纤维瘤等。

2. 神经系统损害　① 癫痫：70%~90% 的患者有癫痫发作，可自婴儿痉挛症开始，以后转化为全面性、简单部分性和复杂部分性发作，频繁发作者多有违拗、固执和呆滞等性格改变。② 智力减退：多呈进行性加重，常伴有情绪不稳、行为幼稚、易冲动和思维紊乱等精神症状，智力减退者几乎都有癫肪瘤和甲状腺癌等(图 16-15)。

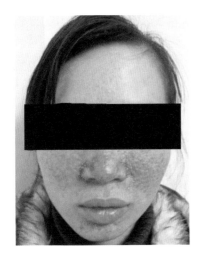

图 16-12　TS 患者面部皮肤血管纤维瘤

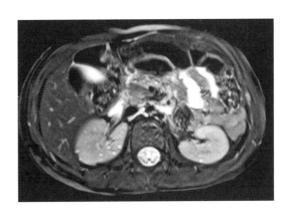

图 16-15　TS 腰部 CT
示肾血管平滑肌脂肪瘤。

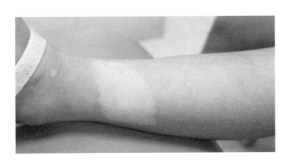

图 16-13　TS 患者左小腿树叶形色素脱失斑

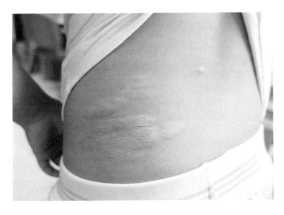

图 16-14　TS 患者腰部鲨鱼皮斑

5. **其他症状**　其他较为罕见的症状还包括骨硬化症、胃错构瘤、胃息肉、肝良性肿瘤、胰腺神经内分泌肿瘤等。

【辅助检查】

1. **头部 X 线片**　可见脑内结节性钙化和因巨脑回而导致的巨脑回压迹。

2. **头部 CT/MRI**　可发现侧脑室结节和钙化，皮质发育不良和小脑结节，具有确诊意义(图 16-16，图 16-17)。

3. **脑电图**　可见高波幅失律及各种癫痫波。

4. **基因检测**　外周血基因检测可确定 TS1 和 TS2 基因的突变类型。

5. **其他**　脑脊液检查正常。超声波检查可见肾错构瘤。肾损害时可有蛋白尿和镜下血尿。

【诊断】

1. **诊断要点**　① 婴幼儿起病，常染色体显性遗传，但常有散发。② 口鼻三角区皮肤血管纤维瘤，皮肤白斑，腰骶区的鲨鱼皮斑，指(趾)甲下纤维瘤；癫痫发作，智力减退，情绪不稳、行为幼稚、易冲动；眼底视网膜星形细胞瘤；肾血管平滑肌脂肪瘤和囊肿、肺淋巴血管平滑肌脂肪瘤。③ 头部 CT/MRI 可见侧脑室结节和钙化，皮质发育不良；脑电图可见高波幅失律及各种癫痫波。④ 外周血基因检测可确定 TS1 和 TS2 基因的突变类型。

2. **诊断流程**　见图 16-18。

【鉴别诊断】

1. **原发性癫痫**　因有反复癫痫发作和脑电图癫痫波，需与结节性硬化症进行鉴别。但原发性癫痫除了有癫痫发作以外，头部 CT、MRI 基本正常可

痫发作。③ 少数患者有颅内压增高和神经系统阳性体征，如单瘫、偏瘫或锥体外系症状等。

3. **眼部症状**　50% 的患者有视网膜和视神经胶质瘤。眼底检查在视神经乳头或其附近可见多个虫卵样钙化结节，或在视网膜周边有黄白色环状损害，易误诊为视神经乳头水肿或假性视神经乳头炎。

4. **内脏损害**　肾血管平滑肌脂肪瘤和囊肿最常见，其次为心脏横纹肌瘤、肺淋巴血管平滑肌脂

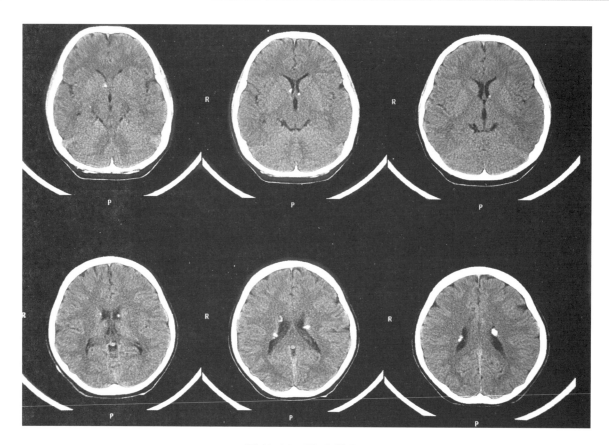

图 16-16　TS 头部 CT
示"滴泪征"。

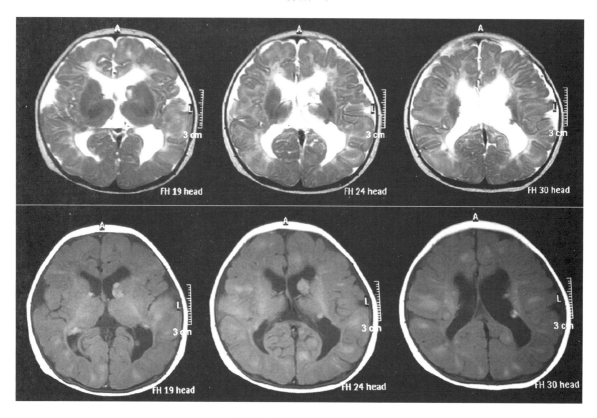

图 16-17　TS 头部 MRI
示星形细胞瘤。

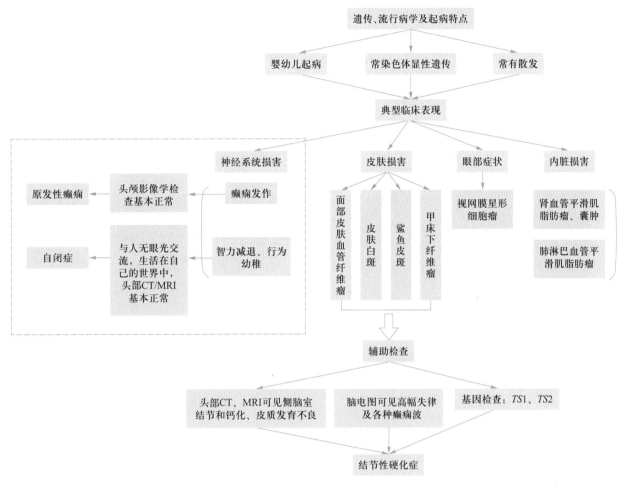

图 16-18 结节性硬化症的诊断流程图

资鉴别。

2. 孤独症 因有智力减退,情绪不稳、行为幼稚、少与人交流,需与结节性硬化症鉴别。但本病基本上与人无眼光交流,生活在自己的世界中,头部 CT、MRI 基本正常可资鉴别。

【治疗】 西罗莫司(sirolimus)可用于结节性硬化症的肾血管平滑肌脂肪瘤、肺淋巴血管平滑肌脂肪瘤、脑室管膜下巨细胞星形胶质细胞瘤的治疗,可控制细胞增殖、减小肿瘤的体积。对症治疗包括控制癫痫发作、降颅内压等,婴儿痉挛可用 ACTH;脑脊液循环受阻可手术治疗,面部皮肤血管纤维瘤可整容治疗。

【预后】 临床表现差异大,一般预后良好。

三、脑面血管瘤病

脑面血管瘤病(encephalofacial angiomatosis)又称斯德奇 – 韦伯综合征(Sturge-Weber syndrome)或脑三叉神经血管瘤病,以一侧面部三叉神经分布区

内有不规则斑片状血管斑痣、对侧偏瘫、偏身萎缩、青光眼、癫痫发作和智力减退为特征。发病率为 2/10 万,多为散发病例,部分呈家族性发病特点。

【病因及发病机制】 病因未明,属出生后就有面部斑片状血管斑痣的先天性疾病,少数病例有家族聚集性,可能与遗传有关。其发生机制为外胚层和中胚层发育障碍,可能与脑面血管的结构和功能调控异常、血管的神经支配异常有关。

【病理】 主要改变是软脑膜血管瘤和毛细血管畸形,并填充于蛛网膜下腔。静脉内皮细胞增生,脑膜增厚,最常见于面部血管痣同侧的枕叶,也可见于颞叶、顶叶或整个大脑半球。血管瘤下脑皮质萎缩和钙化是本病的特征,可有局限性脑室扩大。镜下可见神经元脱失、胶质细胞增生和钙质沉着。皮肤组织病理改变为毛细血管扩张,而非真正的血管瘤。

【临床表现】

1. 皮肤改变 出生即有的红葡萄酒色扁平血

管痣沿三叉神经第一支范围分布,也可波及第二、第三支,严重者可蔓延至对侧面部、颈部和躯干,少数可见于口腔黏膜。血管痣边缘清楚,斑片状或略高出皮肤,压之不褪色,又称为"葡萄酒色斑"(图16-19)。只有当血管痣累及前额和上睑时才会伴发青光眼和神经系统并发症,若只累及三叉神经第二或第三支,则神经症状少。

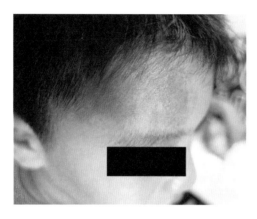

图16-19　脑面血管瘤病患者的面部血管痣

2. **神经系统症状**　在1岁左右出现癫痫发作,多为血管痣对侧肢体局限性抽搐,发作后可有托德瘫痪,且抗癫痫药难以控制癫痫发作。随年龄增大常有智力减退,皮肤血管痣对侧可有偏瘫、偏盲、偏身感觉障碍和偏侧肢体萎缩。

3. **眼部症状**　约30%的患者有青光眼和突眼,突眼是由于产前眼内压过高所致;枕叶受损出现同侧偏盲,还可有虹膜缺损和晶状体混浊等先天异常。

4. **其他症状**　部分患者可合并隐睾、脊柱裂、下颌前突等先天畸形。

【辅助检查】

1. **影像学检查**

(1) X线片　2岁后头部X线片可显示特征性的与脑回外形一致的双轨状钙化,可见脑内结节性钙化和因巨脑回而导致的巨脑回压迹。

(2) CT　可见脑组织钙化和单侧脑萎缩。

(3) MRA　可见软脑膜血管瘤。

(4) DSA　可发现毛细血管和静脉异常,受累半球表面的毛细血管增生,静脉显著减少,上矢状窦发育不良。

(5) SPECT　早期可见皮质高灌注,后期为低灌注。

(6) PET　可见受累脑半球代谢降低。

2. **脑电图**　受累半球可见脑电波波幅低、α波减少和痫性波。

3. **病理检查**　神经系统与皮肤组织病理检查有助于诊断。

【诊断】

1. **诊断要点**　① 出生时有面部皮肤血管痣,多为散发病例,少数有家族聚集性。面部皮肤红葡萄酒色扁平血管痣沿三叉神经第一支范围分布,也可波及第二、第三支,边缘清楚,略高出皮肤,压之不褪色。伴有癫痫发作、青光眼、突眼、对侧偏瘫、偏身肢体萎缩。② 头部X线片特征性的与脑回一致的双轨状钙化及CT和MRI显示的脑萎缩和脑膜血管瘤。

2. **诊断流程**　见图16-20。

【鉴别诊断】

1. **中位型鲜红斑痣**　又称毛细胞血管扩张痣或葡萄酒样痣,因出生时面部有红色斑,不高出皮肤,压之褪色,需与脑面血管瘤病鉴别。但本病除面部皮肤外,常伴有枕部皮肤片状红斑,且红斑随年龄增大而消退,可资鉴别。

2. **草莓状血管瘤**　又称为毛细胞血管瘤,因出生时面部有单个或数个边界清楚的鲜红色斑块需与脑面血管瘤病鉴别。但本病除面部皮肤外,在肩、头、颈部皮肤也有红斑,在5~7岁可自行消退,可资鉴别。

【治疗】　面部血管痣可行整容手术或激光治疗;癫痫可用药物控制,部分患者可做脑叶或脑半球切除术;偏瘫患者可进行康复治疗,青光眼和突眼可手术治疗。

【预后】　临床表现差异大,一般预后良好。

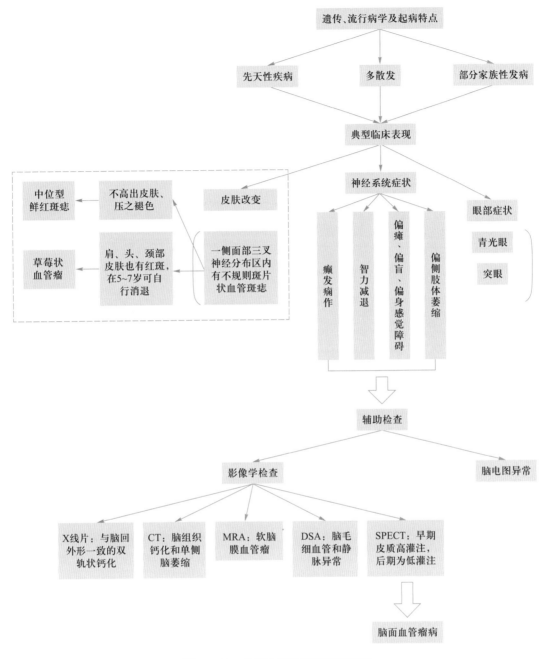

图 16-20　脑面血管瘤病诊断流程图

（江泓）

数字课程学习……

　学习目标及重点内容提示　　教学 PPT　　自测题　　拓展阅读

第十七章

神经系统先天性疾病

第一节 概　述

神经系统先天性疾病(congenital disease of the nervous system)又称神经系统发育异常性疾病(developmental disease of the nervous system),是指胎儿在宫内发育的整个过程中,特别是妊娠最初的3个月内受到母体内外环境各种有害因素的侵袭,导致不同程度的发育障碍、缺陷或迟滞,出生后表现为神经组织及其覆盖的被膜以及颅骨的各种畸形和功能失常。神经系统功能异常的症状在婴儿出生时即可出现,也可在出生后神经系统发育的过程中逐渐表现出来,严重者可能导致胎儿流产或在出生后1年内夭折。

【病因及发病机制】　神经系统先天性疾病的病因复杂,多为遗传和环境共同导致。其发病机制目前尚未完全清楚。妊娠期常见的病因有:① 感染,细菌、病毒、原虫、螺旋体等病原体感染母体后,可能通过胎盘侵犯胎儿,导致胎儿先天性感染而致畸。如风疹、脊髓灰质炎、唾液腺包涵体病、弓形虫病等可使胎儿罹患脑膜炎、脑发育异常、脑积水、先天性心脏病、白内障及耳聋等。② 药物,肾上腺皮质激素、雄性激素、地西泮类药物、抗癌药物、抗痉药物和抗甲状腺药物等对胎儿均有致畸可能。③ 辐射,对妊娠4个月内的孕妇骨盆及下腹部做放疗或强烈γ线辐射可导致胎儿畸形,以小头畸形最常见。④ 躯体疾病,孕妇重度贫血、营养不良、异位胎盘等可导致胎儿营养不良;频繁惊厥发作、羊水过多可致宫内压力过高,使胎儿窘迫、缺氧;糖尿病、代谢障碍性疾病等都能直接影响胚胎发育,

导致畸形发生。⑤ 心理社会因素,孕妇紧张、焦虑、恐惧、抑郁、不安全感等消极情绪,以及某些不良行为或习惯如吸烟、酗酒等,均对胎儿的发育有害。先天性因素与后天性因素是相对的,有时两者可共存,如新生儿窒息、产伤等。并且有先天性缺陷的患儿,比健康婴儿更易受到围生期和产褥期环境因素的影响,如脑性瘫痪、胆红素脑病等。

【分类及临床表现】

1. 颅骨和脊柱畸形

(1) **神经管闭合缺陷**　可引起颅骨裂、脊柱裂等畸形,分为隐性和显性两类,在显性颅骨裂和脊柱裂时可有脑膜膨出、脊髓外翻及相应症状。

(2) **颅骨、脊柱畸形**　如狭颅症、枕骨大孔附近畸形(扁平颅底、颅底凹陷症等)、寰枢椎脱位、寰椎枕化、颈椎融合、小脑延髓下疝、小头畸形、脂肪软骨营养不良症。

(3) **脑室系统发育畸形**　中脑导水管闭塞、第四脑室正中孔及外侧孔闭锁等导致的先天性脑积水,常合并脑发育障碍。

2. 神经组织发育缺陷

(1) **脑皮质发育不良**　如脑回增厚、脑回狭小、脑叶萎缩性硬化、脑灰质异位等。

(2) **先天性脑穿通畸形**(congenital porencephaly)　局部脑皮质发育缺陷,脑室呈漏斗状向外开放,可双侧对称发生。

(3) **胼胝体发育不良**　胼胝体部分或全部缺如,常伴有其他畸形,如先天性脑积水、巨脑畸形、小头畸形及颅内先天性脂肪瘤等。

(4) **全脑畸形**　如脑发育不良 – 无脑畸形、先天性脑缺失性脑积水、左右半球分裂不全或仅有一

个脑室等。

3. 神经外胚层发育不全　也称斑痣性错构瘤(phakomatosis),临床上称神经皮肤综合征,如结节性硬化症、多发性神经纤维瘤病、共济失调 – 毛细血管扩张症和视网膜小脑血管瘤病等。

4. 其他　如脑性瘫痪、先天性肌病、代谢功能障碍、言语功能发育不全等。

(钟莲梅)

第二节　先天性脑积水

先天性脑积水(congenital hydrocephalus)称婴儿脑积水,是由于脑脊液分泌过多,循环受阻或吸收障碍所致脑脊液在脑室系统及蛛网膜下腔内积聚并不断增多,继发脑室扩张、颅内压增高和脑实质萎缩等。婴儿因颅缝尚未闭合,头颅常迅速增大。

【病因及分类】　先天性脑积水的常见病因有基里亚畸形Ⅱ型、遗传性导水管狭窄畸形、胎内已形成的后颅窝肿瘤和脉络丛乳头状瘤及产后感染(如弓形虫病)等。临床分为交通性脑积水和梗阻性脑积水两类:

1. 交通性脑积水(communicating hydrocephalus)　脑脊液能从脑室系统流至蛛网膜下腔,但脑脊液分泌过多或蛛网膜在吸收脑脊液时发生障碍。

2. 梗阻性脑积水(obstructive hydrocephalus)　脑脊液循环通路上的某一部位受阻,使脑脊液梗阻在脑室系统内,多伴有脑室扩张。先天性脑积水脑脊液分泌过多的情况极少见,吸收障碍也仅偶见于胎儿期的脑膜炎症,大多数的先天性脑积水是梗阻性脑积水。常见病因如下。

(1) **先天性导水管狭窄畸形**　中脑导水管狭窄、分叉、中隔形成或导水管周围胶质增生。

(2) **丹迪 – 沃克综合征(Dandy-walker syndrome)**　又称第四脑室侧孔闭锁,先天性第四脑室形成大囊,枕部突出及小脑畸形。

(3) **小脑扁桃体下疝畸形**　小脑扁桃体下蚓部疝入椎管内,脑桥和延髓扭曲延长,并且部分延髓向椎管内移位。

(4) **盖伦大静脉畸形**　压迫导水管引起脑积水。

(5) **颅内出血**　后颅凹出血所致的蛛网膜炎引起脑脊液循环受阻于第四脑室或小脑幕切迹水平的蛛网膜下腔。

(6) **新生儿细菌性脑膜炎**　脑膜炎后的纤维粘连使第四脑室出口或蛛网膜下腔粘连。

(7) **其他**　脑膜脑膨出、脑穿通畸形、无脑回畸形等也可并发脑积水。

【病理改变】　脑积水的病理特点是脑室扩张,可表现为第三脑室以上或侧脑室的扩张,也可以是全脑室系统的扩张。脑实质因长期受压变薄,脑回平坦,脑沟消失,脑白质萎缩明显,胼胝体、基底核及四叠体最易受到损害。

【临床表现】

1. 症状　最重要的是头颅异常增大,即头颅增长速度增加。头围增大常在出生时或出生不久出现且呈进行性加剧,在一定时间内连续测量头围可有明显改变。患儿头颅过大与躯干生长比例不协调,呈头颅大、颜面小、前额突出、下颌尖细的面貌。若头部过重,颈部难以支撑,表现为垂头,通常不能坐或站立。因婴儿期颅缝未闭,颅内压力使患儿前囟扩大、张力增高、颅缝裂开,有时后囟、侧囟也开大。由于颅内压增高,静脉回流受阻,故头皮静脉明显怒张;颅骨变薄,叩诊时可出现破壶音征(麦克尤恩征);且患儿头发稀少。

2. 特有体征　若第三脑室后部的松果体侧隐窝扩张明显,压迫中脑顶盖部可出现眼肌瘫痪,类似帕里诺综合征,表现为双眼球下旋,上部巩膜时常暴露,可见眼球下半部常落到下眼睑下方,称之为"落日征",是先天性脑积水的特有体征。

3. 其他　如展神经麻痹常见。

4. 病程进展　本病病程缓慢,早期发育均正常,晚期也可见痉挛性瘫痪,视觉和嗅觉障碍,眼球震颤,共济失调和智力发育不全等。在脑积水进展期常见颅内压增高的症状。

【辅助检查】

1. 头围测量　本病患儿的头围(周径、前后径和横径)较正常同龄婴儿大 2~3 倍。正常新生儿头围周径(最大头围,自眉间至枕外粗隆间)为 33~35 cm,出生后头 6 个月每月增加 1.2~1.3 cm。

2. 影像学检查　头部 X 线片显示颅腔扩大,颅骨变薄,板障结构稀少甚至消失,颅缝分离,前囟扩大等。头部 CT、MRI 可清楚显示脑室系统扩大,脑实质显著变薄,并且可发现畸形结构,可了解是否为脑室系统阻塞及阻塞部位(图 17-1)。

3. 脑脊液酚红试验　可鉴别梗阻性与交通性

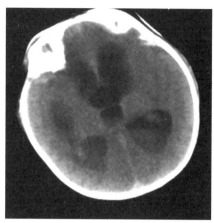
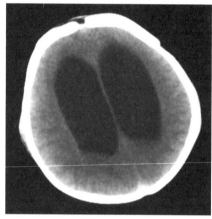

图 17-1 先天性脑积水头部 CT

脑积水,及脑室系统内与脑室系统外梗阻。

【诊断】 要点:① 好发于婴儿。② 头颅快速增长及其特殊形态改变,如前囟扩大或膨出,头围较正常同龄婴儿明显增大,特殊头型,常伴有颅内压增高症状、落日征及叩诊破壶音等。③ 头部 CT 或 MRI 可清楚显示脑积水。

【鉴别诊断】 本病应注意与脑脊液增多症、婴儿硬膜下血肿、巨脑症及佝偻病等鉴别,头部 CT、MRI 可帮助鉴别。

【治疗】 本病应以手术治疗为主,尤其对有进展的脑积水更应手术治疗;药物治疗用于症状轻且稳定者,也可作为手术治疗的辅助治疗。做好产前诊断和选择性终止妊娠,可以降低本病的发病率。

1. 手术治疗

(1) **病因治疗** 解除阻塞病因是最理想的治疗方法。导水管狭窄者可行导水管扩张术或置管术,第四脑室正中孔粘连可行粘连松解、切开成形术,枕大孔区畸形合并脑积水者可行枕下减压及上颈椎椎板切除减压术等。

(2) **减少脑脊液形成** 如侧脑室脉络丛切除

术等。

(3) **脑脊液分流术** 常用的有侧脑室腹腔分流术、侧脑室颈内静脉分流术和侧脑室心房分流术等。

2. 药物治疗 可暂时减少脑脊液的分泌或增加机体水分的排出,一般作为暂时对症或手术治疗的辅助治疗,不宜长期使用。临床首选乙酰唑胺,可抑制脑脊液分泌,但可能引起代谢性酸中毒;亦可选用高渗脱水药物与利尿药物,如甘露醇、呋塞米等;对于有蛛网膜粘连的患者可试用地塞米松口服、肌内或鞘内注射等。

【预后】 由于先天性脑积水的各种手术方式疗效均不够满意,常用的分流术仅能在几年内保持有效,且有效率低,预后欠佳。

(钟莲梅)

第三节 脑性瘫痪

脑性瘫痪(cerebral palsy)又称为利特尔病(Little disease),是指先天或围生期多种不同原因造成的中枢神经系统损害,表现为非进行性运动功能障碍及姿势异常的临床综合征,包括痉挛型双瘫、偏瘫、手足徐动等锥体与锥体外系症状,可伴先天性畸形、智力低下及癫痫发作等。本病发病率相当高,不同国家和地区发生率在 0.06%~0.59%,我国脑性瘫痪的发病率为 0.18%~0.40%。

【病因及发病机制】 病因繁多,包括遗传性和获得性。后者可分为出生前、出生时和出生后病因,部分患儿找不到明确病因。我国脑性瘫痪多发生于早产、低出生体重、产时缺氧窒息及产后黄疸的婴儿。

1. 出生前病因 胚胎期脑发育异常,孕妇妊娠期间受外伤或患重症感染、严重营养缺乏、妊娠毒血症、糖尿病及放射线照射等影响胎儿脑发育而致永久性脑损害,妊娠早期患风疹、带状疱疹、弓形虫病、巨细胞病毒感染等使中枢神经系统遭受损害,早产儿,过期产儿等。

2. 出生时病因 产程过长、脐带绕颈、胎盘早剥、前置胎盘等致胎儿脑缺氧,产伤、急产、难产等所致的颅内出血,新生儿高胆红素血症所致的胆红素脑病等。

3. 出生后病因 中枢神经系统感染、中毒、头部外伤、严重窒息、持续惊厥、颅内出血及原因不明的脑病。

4. 遗传性因素　一些患儿可有家族史或遗传病史。父母近亲结婚及在家族中出现脑性瘫痪、智力障碍或先天性畸形者,幼儿发生脑性瘫痪的概率增高。

人体正常肌张力调节及姿势反射的维持有赖于皮质下行纤维抑制作用与周围Ⅰa类传入纤维易化作用的动态平衡。当脑发育异常使皮质下行纤维束受损时,下行抑制作用减弱,周围传入纤维的兴奋性作用相对增强,导致痉挛性运动障碍和姿势异常。感知能力(如视、听力)受损可加重患儿的智力发育低下,基底核受损可导致手足徐动症,小脑损害可发生共济失调等。

【病理】　病理改变可广泛累及大脑及小脑,以弥散的、不等程度的大脑皮质发育不良或萎缩性脑叶硬化为最多见,皮质和基底核有分散的如大理石样的病灶瘢痕。其次为脑局部白质硬化、脑积水和巨大脑穿通畸形。也可见脑点状出血或局部出血,锥体束变性等。1/3的患者有肉眼可见的畸形,如脑回狭窄、脑沟增宽等;2/3的患者有镜下结构异常,如皮质各层次的神经细胞退行性变,神经细胞数目减少、白质萎缩,部分中枢结构胶质细胞增生等。出血与缺氧引起的病理变化极其重要:出血性损害,如室管膜下出血或脑室内出血,多见于妊娠不足32周的早产儿;缺血性损害,如脑白质软化、皮质萎缩或萎缩性脑硬化等,多见于缺氧窒息的婴儿。出生前损害以脑发育不良为主,出生时及出生后损害以瘢痕、硬化、软化和部分脑萎缩、脑实质缺陷为主。

【临床表现】　不同病因脑性瘫痪的临床表现各异,主要特点为运动障碍,主要为锥体系损伤,并发锥体外系、小脑、脑干、脊髓等损伤,常伴智力发育障碍和癫痫发作。临床症状多始于婴幼儿期。病情轻重不一,最严重者在出生数日就出现症状,多表现肌肉强直、角弓反张、吃奶困难。多数患儿在出生数月后被家人试图扶起时才发现。多表现不同程度的瘫痪、肌张力增高、腱反射亢进、病理征阳性。患儿常有视力障碍(如斜视、弱视、视野缺损)、听力障碍及认知、行为异常等。症状体征随年龄增长可能会有所改善,这是脑性瘫痪区别于其他遗传代谢疾病的特点。常见类型如下。

1. 痉挛型脑性瘫痪　占脑性瘫痪患儿的60%~70%,是脑性瘫痪中最常见和最典型的一类,损害部位主要位于大脑皮质运动区和锥体束。主要表现为肢体的异常痉挛,腱反射亢进及锥体束征阳性。严重时表现为四肢呈僵硬状态的强直型,其牵张反射呈特殊亢进状态,做被动运动时,四肢无论屈伸都有抵抗。

(1) 痉挛型双侧瘫痪　下肢重于上肢。患儿行走延迟,肌张力增高明显,尤以双下肢内收肌、膝关节的伸肌和足部跖屈肌肌张力增高突出,双足呈马蹄内翻状,步行时足尖着地,双髋、双下肢内收甚至交叉,呈剪刀步态,严重者可有双下肢失用性萎缩,生长发育受累。本型患儿智力发育多正常,少有癫痫发作。

(2) 弛缓型双侧瘫痪　又称张力低下型双侧瘫痪,系痉挛性双侧瘫痪的一个特殊过程,主要表现为运动发育延迟,肌张力松弛,患儿被扶起时不能维持体位,甚至不能竖颈,无肌萎缩,腱反射正常或减弱,关节被动运动幅度异常增大等,且患儿智力低下。此型多发生于8个月以内的婴儿,病程至2岁左右,肌张力逐渐增高,腱反射增强,关节过伸消失。

(3) 痉挛型偏瘫　右侧发病较左侧多,上肢受累较下肢重,瘫痪肢体自发运动减少。患侧手运动功能异常1岁前即可发现,18~24个月时才能行走,并呈环行步态。患侧肢端生长发育迟滞,手足背屈无力,肢体痉挛明显,患足呈马蹄内翻样,因肌张力增高患儿用足尖行走,患侧腱反射亢进、踝阵挛、病理征阳性。部分患儿有癫痫发作,约25%的患儿伴有智力低下。

(4) 痉挛型四肢瘫　四肢呈几乎相等的瘫痪,但上肢运动障碍一般较下肢为重。患儿四肢痉挛,肌张力增高,自发运动少,腱反射亢进,双侧病理征阳性,伴有智力低下、癫痫发作,并常有语言发育障碍和视力异常。

(5) 痉挛型截瘫　仅双下肢受累,多双侧对称,常因脊髓病变引起,少有脑部病变者,其特点为双下肢呈外展强直的剪刀样步态。

2. 运动障碍型脑性瘫痪　即锥体外系瘫痪,约占脑性瘫痪患儿的20%。病变主要位于基底核区。表现为双侧肢体不自主、无规律、无目的、不能控制的动作,睡眠时消失。其中,手足徐动型动作缓慢,常累及四肢,也可累及面、颈、躯干,双侧对称或不对称,少累及一个肢体。患儿多有肌张力降低,抬头无力,喂养困难,常有舌外伸及流涎,1岁后手足徐动明显,在身体松弛时不明显,紧张时加重,多无锥体束征,癫痫发作少见。因胆红素脑病引起者常伴有耳聋。震颤麻痹型患儿,表现为全身肌张力增强,静止状态下出现震颤,运动时加重,呈齿轮样强直,腱反射正常或减弱。

3. 共济失调型脑性瘫痪 此型约占5%,病变主要在小脑。患儿在2岁时开始出现意向性震颤、共济失调步态,快复轮替动作失常,指鼻试验不能,肌张力低下,眼球震颤少见。

4. 弛缓型(肌张力低下型)脑性瘫痪 重症患者随意运动、不随意运动均缺乏,无反应,表现为躯干和四肢肌张力明显低下,关节活动度过大,不能竖颈和维持直立体位等,常伴有智力和语言障碍。

5. 混合型脑性瘫痪 脑部广泛性病变时可以表现为以上任何类型混合存在,其中以痉挛型和手足徐动型混合常见。

【辅助检查】 头部MRI、CT可以了解脑性瘫痪患儿颅内有无结构异常。脑电图对明确患儿有无合并癫痫及合并癫痫的风险具有意义,脑诱发电位可发现幼儿的视听功能异常。这些检查有助于明确病因,提供确诊依据,判断预后和指导治疗。

【诊断】 脑性瘫痪缺乏特异性指标,主要依靠临床诊断。

1. 诊断要点 ① 婴儿期内出现脑损伤的早期症状,有脑损伤的神经学异常,如中枢性运动障碍及姿势和反射异常。② 可伴有智力低下、惊厥、行为异常、感知障碍及其他异常。③ 除外进行性疾病所致的中枢性瘫痪及正常小儿一过性运动发育落后。

2. 可能诊断 有以下情况应高度警惕脑性瘫痪的可能:① 在出生前至出生后1个月内有致脑损伤的高危因素存在,如早产儿、低出生体重儿、围生期及新生儿期严重缺氧、惊厥、颅内出血及胆红素脑病等。② 精神发育迟滞、情绪不稳、易惊恐等。③ 运动发育迟缓,有肢体及躯干肌张力增高和痉挛的典型表现。④ 锥体外系症状伴双侧耳聋及上视麻痹。

【鉴别诊断】 应注意与以下疾病相鉴别。

1. 遗传性痉挛性截瘫 本病多有家族史,儿童期起病,病程呈缓慢进展,无智力障碍可以鉴别。

2. 先天性肌张力不全 与弛缓型双侧脑性瘫痪都有肌张力低下,但先天性肌张力不全肌腱反射消失,无智力障碍,也无不自主运动和其他锥体束损害征。

3. 小脑退行性病变 其共济运动障碍的表现随年龄增长而加剧可资鉴别。

4. 婴儿肌营养不良 可有进行性肌萎缩和肌无力。进行性肌萎缩伴舌体肥大、肝脾大应考虑糖原贮积病。

5. 毛细血管扩张性共济失调综合征 为常染色体显性遗传,进行性病程。除共济失调、锥体外系症状外,还可有眼结膜毛细血管扩张,甲胎蛋白显著升高等特异性表现。

【治疗】 本病尚无特别有效的治疗方法。目前主要采取理疗、康复训练,辅以药物治疗的综合治疗,必要时可行手术治疗。治疗的目的是促进患儿各系统功能的恢复和正常发育,纠正异常姿势,减少伤残程度。

1. 一般治疗和康复训练

(1) **一般治疗** 加强患儿的护理,注意其营养状况,对言语障碍及智力不全者加强语言和文体音乐训练,提高智力;重视患儿心理发育;进行理疗、体疗、按摩,改善和提高患肢的运动功能;对患儿现有能力进行鉴定,制订康复治疗方案和训练,使其达到最佳水平。

(2) **康复治疗** ① 家庭康复:包括正确的卧姿、抱姿、运动训练,头部稳定性、翻身、坐立、爬行、跪立、站立、行走、语言等训练。② 特殊教育:在特殊学校、福利院、康复机构中,对不能适应通常学校环境的脑性瘫痪患儿进行的特殊教育康复形式,将医疗、康复、教育、抚养等融于一体。③ 引导式教育:是一种集体的、游戏式的综合康复方法,患儿通过认识和感觉交流的方式,接受日常生活中的各种游戏刺激,逐渐形成功能性动作与运动。④ 感觉整合训练:感觉整合是指人体器官各个部分将感觉信息组合起来,经大脑的整合作用,对身体内外知觉做出反应。⑤ 音乐治疗:可以提高患儿的四肢协调能力、语言表达能力及对学习的兴趣和积极性。

2. 药物治疗 疗效有限,主要是对症治疗,如癫痫发作者可根据不同类型服用恰当的抗癫痫药,苯海索、巴氯芬等肌肉松弛药物可降低肌张力等。近年来,肉毒素注射治疗痉挛型脑性瘫痪,能很快缓解肌肉痉挛,降低肌张力。同时,还可以用促进脑代谢的脑神经细胞营养药物,以利于患儿神经功能的恢复。

3. 手术治疗 经保守治疗无效者可行选择性脊神经后根切断术(selective posterior rhizotomy, SPR)治疗肢体痉挛。对于由于关节囊挛缩而出现关节不易改变的畸形及肢体痉挛经长期治疗运动能力进展不大者可行肌腱切开、移植或延长等矫形手术。

【预后】 取决于智力障碍的程度,智力正常患儿预后较好。频繁的癫痫发作可因脑缺氧而使智力障碍加重,预后较差。

(钟莲梅)

第四节 枕骨大孔附近畸形

枕骨大孔附近畸形又称颅颈交界区的畸形,指发生于颅底枕大孔区及上颈椎的畸形,伴有或不伴有神经系统损害症状。在胚胎发育、神经管闭合过程中,此处闭合最晚,故此区最易发生先天性畸形。枕骨大孔附近畸形分为扁平颅底、颅底凹陷症、小脑扁桃体下疝和寰枕融合和颈椎融合(克利佩尔 - 费尔综合征)、寰枢椎融合和寰枢椎脱位等。临床上常见的是扁平颅底、颅底凹陷症及小脑扁桃体下疝,它们可单独发生,也可合并存在。

一、扁平颅底

扁平颅底(platybasia)是指颅前窝、颅中窝及颅后窝的颅底部,特别是鞍背至枕大孔前缘处,向颅腔内上凸,使颅底成为扁平,蝶骨体长轴与枕骨斜坡构成的颅底角度变大,超过145°。扁平颅底常与颅底凹陷症合并存在。

【病因及病理】 本病多为原发性先天发育缺陷,少数有遗传因素存在。如无其他畸形合并存在,不累及颅底骨质及周围支持组织,可无明显病理改变。

【临床表现】 扁平颅底本身可无临床症状,或仅有短颈、蹼状颈等外观。可根据头部 X 线侧位片测颅底角或 Boogard 角增大做出诊断。颅底角指颅骨 X 线侧位片上从鼻根向蝶鞍中心连线与蝶鞍中心向枕骨大孔前缘连线所形成的夹角,正常值为125°~145°,平均132°,超过145°则为扁平颅底。Boogard 角为枕骨大孔的平面与斜坡之间的角度,正常为119°~131°,超过131°即为扁平颅底。

【治疗】 单纯扁平颅底无需治疗。

二、颅底凹陷症

颅底凹陷症(basilar invagination)又称颅底压迹(basilar impression),系颅底骨组织(以枕骨大孔区为主)向颅腔内陷,枢椎的齿状突上移,进入枕骨大孔,使枕骨大孔狭窄,颅后窝变小,引起脑桥、延髓、小脑、颈髓及其神经根受压或牵拉,以及椎动脉供血障碍,导致相应的神经系统症状,是枕骨大孔区一种常见的先天性畸形。

【病因及发病机制】 本病可分为原发性和继发性。原发性者多见,因先天发育异常所致,多合并小脑扁桃体下疝、扁平颅底、寰枕融合等畸形。继发性者常见于佝偻病、骨软化症、畸形性骨炎(佩吉特病)、类风湿关节炎和甲状腺功能亢进症等。本病主要是枕骨大孔狭窄,颅后窝缩小,枕骨大孔附近的肌膜、韧带和硬脑膜均有增厚粘连,有时可形成囊肿,以致小脑、延髓、后组脑神经、高位颈髓和颈神经受压迫或刺激,并影响椎动脉供血和脑脊液循环,而出现各种神经症状和体征。晚期常出现脑脊液循环障碍,导致梗阻性脑积水和颅内压增高,颅内压增高可进一步导致小脑扁桃体、延髓下疝,造成死亡。

【临床表现】 多在青少年或成年后起病,症状缓慢进展。头部突然用力可诱发症状,或使原有症状骤然加重。患者常伴有特殊的外貌(如颈短、身材短小、发际低)及头部活动受限或强迫头位等。患者临床症状的有无和轻重与畸形本身的严重程度并不成正比。

本病可有以下几组临床表现。

1. **后组脑神经症状** 表现为吞咽困难、声音嘶哑、语言不清、舌肌萎缩等。偶可见第Ⅴ、Ⅶ、Ⅷ对脑神经受累症状。

2. **颈神经根症状** 枕部及颈部疼痛、强硬、颈部活动受限。单侧或双侧上肢麻木、疼痛无力、肌萎缩、腱反射减低或消失等。

3. **高位颈髓及延髓症状** 四肢无力或瘫痪、感觉障碍、锥体束征、括约肌功能障碍及呼吸困难等,部分患者出现延髓、脊髓空洞症样的感觉分离。

4. **小脑症状** 以眼球震颤最常见,晚期可出现小脑性共济失调等。

5. **颅内压增高** 疾病晚期因脑脊液循环障碍而出现头痛、呕吐、视神经乳头水肿等颅内压增高的症状,甚至可有脑疝形成。

【辅助检查】 头颅侧位、张口正位 X 线片上测量枢椎齿状突的位置是确诊本病的主要依据。硬腭－枕大孔线为从硬腭后缘至枕骨大孔后上缘的连线,如齿状突高出此线 3 mm 即可诊断本病(图 17-2)。硬腭－枕骨线(基底线,Mc Gregor line)为从硬腭后缘至枕骨最低点的连线,如齿状突高出此线 7 mm 为可疑,超过 9 mm 则可诊断为本病。

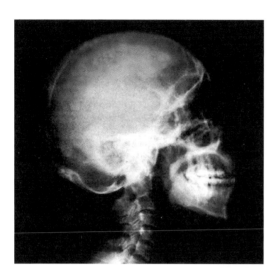

图 17-2 颅底凹陷症头部 X 线侧位片

头部 CT 可发现脑室扩大、脑积水等异常。MRI 可清楚地显示中脑导水管、第四脑室及脑干的改变,能够发现小脑扁桃体下疝、中脑导水管狭窄及延髓、脊髓空洞症等。

【诊断】 要点:① 多在青少年或成年发病,症状缓慢进展。② 颈短、身材短小、后发际低及头颈部活动受限等。③ 枕骨大孔区综合征的症状和体征。④ 典型的影像学改变,同时注意是否合并扁平颅底、寰枢椎脱位等其他畸形。

【鉴别诊断】 本病应与延髓、脊髓空洞症,后颅窝或枕骨大孔区占位性病变,多发性硬化及其他脑干、小脑、后组脑神经、脊髓损伤所引起的疾病相鉴别。CT、MRI 检查是鉴别诊断的重要依据。

【治疗】 无症状或症状轻微的患者不必治疗,予长期观察。对有延髓、颈髓受压,颈神经受累伴脊髓空洞,小脑和脑神经症状加重,颅内压增高者,均应行手术治疗。切除部分枕骨,扩大枕骨大孔,并切除部分 C_{1-3} 椎板减压,分离粘连,能够在一定程度上解除脑脊液循环障碍。对不能解除梗阻者应施行分流术,对不稳定的寰枢椎脱位者应行枕骨－颈椎融合术。

【预后】 病史越短,年龄越小,手术效果越好。

三、小脑扁桃体下疝畸形

小脑扁桃体下疝畸形又称为阿诺德－基亚里畸形(Arnold-Chiari malformation),为枕骨大孔区先天性发育异常,使颅后窝容积变小,后脑部下端、小脑扁桃体向下疝入枕骨大孔,甚至达颈段椎管,造成枕大池变小或闭塞,蛛网膜粘连、肥厚等,多伴有延髓和第四脑室受压、移位。

【病因及发病机制】 病因尚不清楚,可能与胚胎第 3 个月时神经组织生长过快或脑组织发育不良,以及脑室系统和蛛网膜下腔之间脑脊液动力学紊乱有关。本病多并发颅底凹陷症、脊柱裂、第四脑室囊肿、脊髓空洞症和小脑发育不全等。

依畸形的形成及轻重程度分为四型。① Ⅰ型:小脑扁桃体及下蚓部疝到椎管内,延髓与第四脑室位置正常或轻度下移,约 50% 有脊髓空洞症,一般无脊髓脊膜膨出。② Ⅱ型:最常见,小脑扁桃体和延髓疝入椎管内,颈髓细小变性与下疝的延髓重叠,脑桥延长变薄,第四脑室正中孔与导水管粘连狭窄导致梗阻性脑积水,多伴有脊髓脊膜膨出。③ Ⅲ型:最严重,在Ⅱ型基础上,伴发脑积水和高颈、枕部脑膜脑膨出。④ Ⅳ型:小脑发育不全,不向下方移动。

【临床表现】 本病女性多于男性,起病年龄可从婴幼儿期到成年。Ⅰ型多见于儿童与成人;Ⅱ型多见于婴儿;Ⅲ型罕见,在新生儿期发病;Ⅳ型罕见,在婴儿期发病。临床表现依小脑－延髓下疝的程度而不同。

1. 首发症状 多先出现头部或颈枕部疼痛,疼痛呈发作性,并向肩部放射。有颈枕部压痛及强迫头位。

2. 其他症状 随病情进展,在颈枕部疼痛的同时,可出现以下几组症状:

(1) 延髓、上颈髓受压症状 如偏瘫或四肢瘫,偏身或四肢感觉障碍,病理征阳性。合并脊髓空洞症可出现节段性痛、温度觉障碍及呼吸困难、括约肌障碍等。

(2) 脑神经、颈神经症状 手部麻木无力,手肌萎缩,耳鸣、吞咽困难及声音嘶哑等。

(3) 小脑症状 可出现眼球震颤、共济失调及步态不稳等。

(4) 颅内压增高 头痛、呕吐及眼底视神经乳头水肿等。

(5) 脑积水 可继发。

【辅助检查】 首选头部 MRI 检查，矢状位可发现小脑扁桃体疝出枕骨大孔（小脑扁桃体向下移位至枕骨大孔前、后唇连线以下，至少 0.3 cm）是诊断的重要依据（图 17-3）。

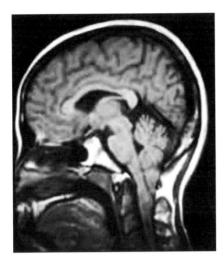

图 17-3　小脑扁桃体下疝畸形头部 MRI

头颅及颈椎 X 线检查和 CT 扫描侧位片可见枕骨大孔区、头颅、颈椎骨的畸形，如低位横窦、后颅窝较小、枕大孔扩大、颅底凹陷和寰枕融合等。

【诊断】 要点：① 起病年龄为婴幼儿期到成年。② 临床表现如后组脑神经、延髓、小脑、脑积水等颅脊交界处病损症状。③ 典型 MRI 影像学表现。

【鉴别诊断】 本病应与多发性硬化、脊髓空洞症、运动神经元病、颈椎病、小脑共济失调等疾病相鉴别。主要根据本病特征性的 MRI 表现。

【治疗】 手术治疗为本病的主要治疗方法，其目的是解除压迫和粘连，缓解症状。症状十分轻微的患者应密切随访。

手术指征：① 延髓和上颈髓受压症状；② 小脑和脑神经症状进行性加重；③ 颅内压增高，尤其进行性加重者；④ 寰枢椎脱位。

手术方法多采用枕下开颅、上颈椎椎板切除减压术。有梗阻性脑积水者需要行脑脊液分流术。小脑扁桃体下疝畸形合并脊髓空洞症者应行枕大孔区减压、空洞引流术，解除第四脑室出口处梗阻和脊髓的积水。

【预后】 有手术指征者应及早行手术治疗。症状出现在 2 年内手术治疗效果最好，疼痛可在术后缓解，但肢体力弱不易改善，尤其是已有肌萎缩者。

（钟莲梅）

数字课程学习……

 学习目标及重点内容提示　　 教学 PPT　　 自测题　　 拓展阅读

第十八章

神经肌肉接头疾病与肌病

第一节 概　述

神经肌肉接头疾病是指神经肌肉接头间传递障碍所引起的疾病，主要包括重症肌无力和兰伯特 – 伊顿综合征等；肌病是指骨骼肌本身病变引起的疾病，主要包括周期性瘫痪、多发性肌炎、进行性肌营养不良、强直性肌营养不良和线粒体肌病等。

【神经肌肉接头和骨骼肌的解剖生理】 骨骼肌又称随意肌，是运动系统的效应器，也是机体能量的存储和代谢的主要场所。人体共有 600 多块肌肉。肌纤维接受脊髓前角或脑神经运动核的神经元支配，一个前角细胞及其轴突支配的一组肌纤维构成一个运动单位，是所有反射、姿势及随意运动的基本功能单位。一个运动神经元的轴突可分出数十至数千分支，分别与所支配的肌纤维形成神经肌肉接头（neuromuscular junction, NMJ）的突触联系，亦称运动终板（motor end plate）。

NMJ 由突触前膜、突触后膜和突触间隙构成。运动轴突末梢无髓鞘并膨大形成突触前膜（presynaptic membrane），其活动区内有许多突触囊泡，每个囊泡约含有 5 000 mol 的乙酰胆碱（ACh）。突触前膜上有 P/Q 型电压门控钙离子通道，介导囊泡中 ACh 的释放。与突触前膜对应的肌膜特化为突触后膜（postsynaptic membrane），突触后膜凹陷形成褶皱（fold），褶皱顶部聚集分布乙酰胆碱受体（AChR），褶皱内聚集分布电压门控钠离子通道，是肌膜电位产生的关键部位。AChR 是配体门控的非特异性阳离子通道，支配骨骼肌的 AChR 为烟碱型，由两个 α 亚单位、一个 β 亚单位、一个 δ 亚单

位和一个 ε 亚单位构成五聚体，其中 α 亚单位有结合 ACh 的部位。突触后膜上有低密度脂蛋白受体相关蛋白 4（low-density lipoprotein receptor-related protein-4, LRP4）、肌肉特异性酪氨酸激酶、缔合蛋白等跨膜和肌内分子形成的信号传递链，突触前膜释放的聚集蛋白与 LRP4 结合通过该信号传递链，促使 AChR 在褶皱顶部聚集，LRP4 还有维持突触前膜结构的作用。突触前膜和后膜的间隙称作突触间隙（synaptic cleft），内含乙酰胆碱酯酶（AChE），通过胶原蛋白 Q（collagen Q）和肌肉特异性激酶锚定在 NMJ 的基膜上，降解 ACh。

每块肌肉由许多肌束构成，每个肌束由许多纵向排列的肌纤维（肌细胞）组成。结缔组织包绕肌纤维构成肌内膜（endomysium），内含毛细血管和神经纤维。结缔组织包绕肌束构成肌束膜（perimysium），包绕多个肌束和整块肌肉构成肌外膜（epimysium），其中有丰富的血供。肌外膜又称肌筋膜。肌纤维末端与肌腱的结缔组织相连，肌腱与骨骼连接，肌肉收缩借此达到维持姿势或产生肢体运动的功能。肌纤维是肌肉收缩功能的最小解剖单位，呈圆柱状，长 1~30 cm，直径 10~100 μm，为多核细胞，由肌膜、肌核和肌质构成。肌膜为一层致密的匀质性薄膜，除普通细胞膜功能外，还有传递兴奋的功能，包括在突触后膜将化学信号转为电兴奋及电兴奋在肌膜的扩布。细胞核位于肌膜下，呈椭圆形，一个肌细胞的细胞核可有数百个。肌质主要包含肌原纤维（myofibril）和细胞器，后者包括内质网、线粒体、核糖体、高尔基体和溶酶体等，还有糖原和脂肪滴。肌肉中还有一种位于肌纤维表面基底膜和浆膜之间的单个核细胞，称作卫星细胞

(satellite cell)，为静止的肌纤维干细胞，在肌纤维受损时激活、分裂、再生，起修复作用。

肌原纤维平行排列纵贯肌纤维，电镜下呈明暗相间的节段，分别称为明带和暗带。明带中央各有一条横线分别称为 Z 线和 M 线，立体结构上构成 Z 盘和 M 盘。两条 Z 线间的节段为肌节（sarcomere），是肌纤维收缩的基本功能单位，肌节缩短或恢复原长度导致肌纤维的收缩与舒张。明带主要含有细肌丝，由肌动蛋白（actin）、原肌球蛋白（tropomyosin）和肌钙蛋白（troponin）组成，锚定在 Z 盘；暗带含有粗肌丝，由肌球蛋白（myosin）组成，锚定在 M 盘。肌球蛋白和肌动蛋白参与肌细胞收缩，原肌球蛋白和肌钙蛋白对收缩调节起调节作用。肌质网（sarcoplasmic reticulum, SR）是肌纤维内特化的滑面内质网，纵行包绕在肌原纤维周围，称作纵小管（longitudinal tubule）或 L 管。肌膜凹陷到细胞内形成与肌纤维纵轴垂直的管道系统，称作横小管（transverse tubule）或 T 管。T 管上有电压门控二氢吡啶受体（dihydropyridine receptor, DHPR），肌质网上有雷诺丁受体（ryanodine receptor, RyR），均为钙离子通道，介导钙离子从肌质网的释放。肌质网的纵小管与 T 管交界处膨大形成称终池（terminal cisterna），内含钙离子。每个 T 管与肌节两侧的纵小管终池构成一个三联体（triad）结构。

运动冲动传导到突触前膜时引起去极化，激活 P/Q 型钙离子通道使之开放，钙离子流入并激活突触结合蛋白（synaptotagmin），使活动区内的多个 ACh 囊泡同步向突触前膜移动，并与之融合以胞吐机制释放到突触间隙，称作量子释放（quantal release）。每个动作电位可释放 100~300 个囊泡。AChE 降解释放到突触间隙的 ACh 分子，没有降解的 ACh 分子弥散到突触后膜与 AChR 结合。AChR 上有 ACh 结合区，位于两个 α 亚单位与一个非 α 亚单位的交界处。两个 ACh 分子与 AChR 上的两个结合区结合后 AChR 发生变构，中央的通道开放，钠离子内流钾离子外流。运动轴突末梢可自发性释放单个 ACh 囊泡，导致突触后膜产生微小终板电位（miniature end-plate potential, mEPP），其波幅在 0.3~1.5 mV。多个囊泡同时释放导致钠离子内流增加，引起突触后膜的局限性去极化，形成终板电位（end-plate potential, EPP），波幅与 ACh 有效结合并开放通道的量有关，具有累加效应，在向附近传播的过程中其波幅减低。生理情况下，EPP 的

波幅为 50~70 mV，足以传播到褶皱内触发电压门控钠离子通道，产生可扩布到整个肌纤维的动作电位。

突触前膜的复极化由钠离子通道失活和电压门控整流钾离子通道开放协同完成。AChR 开放后关闭，ACh 解离，AChE 将 ACh 降解为胆碱和乙酸，胆碱被神经末梢再摄取用于 ACh 合成。通过以上过程完成一次 NMJ 的运动冲动传递。突触前膜释放的 ACh 数量和突触后膜 AChR 与 ACh 结合的能力影响 NMJ 的传递效率。抗 P/Q 型钙离子通道抗体与其结合可使突触前膜钙离子内流减少，肉毒毒素可通过结合突触前膜外的神经节苷脂和融合囊泡内侧的突触结合蛋白导致囊泡融合障碍，使 ACh 释放减少，EPP 波幅减低，达不到触发肌膜动作电位的阈值。大力收缩、高频电刺激或 3,4- 二氨基吡啶阻断电压门控整流钾离子通道均可使突触前膜动作电位增强，增加突触前膜活动区的钙离子及其介导的 ACh 释放，这个过程称作易化，可改善 NMJ 传导。

T 管将肌膜去极化产生的冲动传导到肌纤维深部，激活二氢吡啶受体，通过变构激活肌质网终池内的 RyR，使终池内贮存的钙离子释放。钙离子与肌钙蛋白结合，使肌钙蛋白 - 原肌球蛋白的结构改变暴露出肌动蛋白上的肌球蛋白结合位点，细肌丝的肌动蛋白与粗肌丝的肌球蛋白形成横桥（cross-bridge），并激活肌球蛋白 ATP 酶。有钙离子浓度增高的情况下，随着 ATP 水解作用，ATP 降解产物增强了横桥的结合并使肌球蛋白头部弯曲，使粗肌丝和细肌丝间彼此滑动，产生肌肉收缩。新补充的 ATP 分子与肌球蛋白结合才能促使其与肌动蛋白分离，导致周期性的横桥形成和分离，化学能转化成动能，两个 Z 盘接近使肌节缩短。随着钙离子被肌质网上的钙离子 ATP 酶再摄取，肌肉收缩终止。这些蛋白分子在钙离子作用下发生一系列生化反应完成了肌肉收缩和松弛，称作兴奋 - 收缩耦联（excitation-contraction coupling）。与此同时，通过钠钾泵的作用使肌细胞外的钾离子内流、钠离子外流以恢复静止膜电位，完成了一次肌肉收缩。

肌肉收缩和舒张所需的能源来自 ATP，由线粒体的氧化代谢过程提供。根据肌肉中氧化酶和糖原水解酶活性的高低，结合其形态结构和生理功能将骨骼肌纤维分为两型。I 型为红肌纤维，又称慢缩肌纤维（slow twitch fiber），含有较多线粒体和

肌球蛋白，氧化酶活性高而糖原水解酶活性较低，以脂质为主要能源，有氧代谢为主要获取能量的方式，不易疲劳，主要分布于维持张力和姿势的肌肉。Ⅱ型为白肌纤维，又称快缩肌纤维（fast twitch fiber），以糖酵解活动为主，可进行糖原无氧代谢获得能量，易疲劳，主要分布于参与快速随意运动的肌肉。

【神经肌肉接头疾病与肌病的发病机制】

1. 神经肌肉接头疾病的发病机制　神经肌肉接头突触结构见图 18-1，其病变的主要机制如下。

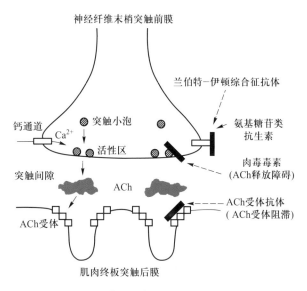

神经纤维末梢突触前膜

兰伯特-伊顿综合征抗体

钙通道　Ca^{2+}　突触小泡

氨基糖苷类抗生素

活性区

肉毒毒素（ACh 释放障碍）

突触间隙　ACh

ACh 受体抗体（ACh 受体阻滞）

ACh 受体

肌肉终板突触后膜

图 18-1　神经肌肉接头突触结构示意图

（1）轴突末梢 ACh 合成和突触前膜释放障碍　如先天性肌无力综合征中的 ACh 合成和释放障碍，肉毒杆菌中毒、高镁血症、氨基糖苷类药物和兰伯特 - 伊顿综合征作用于钙离子通道使 ACh 释放减少。

（2）突触间隙中乙酰胆碱酯酶异常　如有机磷中毒导致乙酰胆碱酯酶活性降低而出现突触后膜过度去极化，先天性肌无力综合征中的乙酰胆碱酯酶缺陷。

（3）突触后膜病变　主要为 AChR 病变，如重症肌无力中 AChR 抗体而破坏和阻滞 AChR；先天性肌无力综合征中的突触后膜信号传递和 AChR 聚集障碍，毒素与 AChR 结合，使 ACh 不能与受体结合。

2. 肌病的发病机制

（1）肌细胞膜电位异常　如去极化障碍，包括周期性瘫痪、强直性肌营养不良和先天性肌强直等。

（2）能量代谢障碍　如呼吸链、糖原代谢或脂

质代谢的某些关键酶缺乏，包括线粒体肌病、糖原贮积病、脂质贮积病等。

（3）肌细胞内病变　如遗传或获得性等因素所致的肌纤维萎缩或破坏，包括肌营养不良、先天性肌病、代谢性肌病、内分泌性肌病、炎症性肌病、感染性肌病、中毒性肌病和缺血性肌病等。

【临床表现】

1. 肌容积改变

（1）肌萎缩　由肌纤维数量减少或体积减小所致。部分肌病可见肌萎缩，早期选择性出现，且不对称。NMJ 疾病除个别类型外无肌萎缩。

（2）肌肥大　① 生理性肌肥大，有相关职业或运动因素。② 病理性肌肥大，常见于肌病，多伴有无力。先天性肌强直患者出现广泛性肌肥大但肌力下降。肌营养不良患者的肌肥大常局限于腓肠肌，由肌纤维的坏死、再生及脂肪和纤维结缔组织浸润所致，称作假性肥大。

2. 肌无力　通常 NMJ 疾病和肌病的无力近端更严重，相对较对称，无力分布与受累的肌群有关，不符合神经丛、神经干或周围神经受累模式，一些肌病具有较典型的选择性肌群受累。NMJ 疾病所致的无力表现为波动性。MRC 肌力分级和握力计是常用的定量评估，可动态观察肌力的改变，一些量表有助于更精确评估肌力。

3. 病理性疲劳或疲劳不耐受　肌肉持续使用受累即可出现疲劳，休息后或使用胆碱酯酶抑制剂后可明显减轻，称作病理性疲劳。能量代谢不足所致的肌病可导致疲劳不耐受，常见于线粒体肌病、脂质贮积病和糖原贮积病等，疲劳程度较 NMJ 疾病轻。

4. 肌强直（myotonia）　指肌肉在随意性收缩后无法放松，由肌膜反复去极化所致，肌电图有典型表现，可见于强直性肌营养不良和先天性肌强直。反复运动肌肉后或温暖条件下肌强直可减轻，但先天性副肌强直患者运动后肌强直可加重。需要与神经性肌强直（neuromyotonia）鉴别，后者见于艾萨克综合征。

5. 痉挛（spasm）　表现为肌肉在强烈收缩情况下持续缩短数分钟，因能量代谢障碍导致肌肉不能松弛，可见于部分代谢性肌病，如 McArdle 病。

6. 挛缩（contracture）　指肌肉固定缩短状态使活动受限，由慢性肌纤维丧失和肌肉纤维化所致，多见于肌营养不良。轴索性周围神经病亦可导

致挛缩,多对称性,远端明显。

7. 肌痛 为伤害性疼痛,由肌肉受损、缺血或代谢障碍引起代谢产物积聚所致。自发性肌痛见于肌纤维损伤性疾病,活动后肌痛常见于缺血性或代谢性肌病。肌肉压痛则见于各种原因的肌肉纤维损伤,最常见于肌炎。肌痛亦可因脊髓前角、神经根和神经丛病变刺激肌肉痉挛所致。

8. 肌肉不自主运动 NMJ 疾病和肌病通常不累及感觉和自主神经系统,部分先天性肌病患者肌张力减低,肌病患者受累严重肌肉相应的腱反射可减低。

9. 其他器官受累 不同肌病可伴有脑发育异常、高腭弓、视网膜色素变性、白内障、心肌病、先天性髋关节脱位和性功能异常等。

【辅助检查】

1. 血清肌酸激酶(CK) 肌纤维损伤可导致CK 增高,不同肌病 CK 增高程度不等,或正常。CK水平与肌力减低不完全平行,活动期 CK 水平的改变有助于反映疾病活动性且与肌力平行,肌病晚期活动性低但肌力减低明显。

2. 尿肌红蛋白 反映肌纤维急性损伤。

3. 血清自身抗体 支持重症肌无力、兰伯特-伊顿综合征和肌炎的诊断,在肌炎患者可提示合并的肌肉外病变。

4. 肌电图 少数肌病伴神经传导改变,重复电刺激和单纤维肌电图检查有助于 NMJ 疾病的诊断,长时运动试验有助于周期性瘫痪的诊断。部分肌病患者针极肌电图可见插入电位异常和自发电位,肌强直电位具有特征性诊断价值,提示肌膜不稳定。炎症性肌病和肌营养不良患者小力收缩观察运动单位电位(motor unit potential,MUP)可见时限缩短、波幅减低和多相波比例增高,可见早期募集现象;大力收缩募集电位表现为低波幅干扰相。

5. 影像学检查 超声可观察肌容积、组织构成、肌外膜和束膜,在观察不自主运动方面具有明显优势。CT 可观察肌肉结构、肌容积、血肿和钙化。MRI 对炎症、水肿、脂肪等方面具有优势且分辨率高。影像学有助于选择适合肌活检的部位。

6. 病理学检查 普通染色、免疫组化及电镜检查,可将肌肉改变区分为神经源性损害、炎症性损害、肌营养不良改变、肌病样改变等模式,有助于缩小诊断范围和确诊。

7. 基因检测 结合临床表型、家族史和家系图,基因检测并家系验证有助于确诊和分析发病机制,测序技术的进步有助于尽早且无创性诊断一些肌病,并进行产前咨询。

【诊断】 根据无力和肌容积改变的范围,以及腱反射、感觉和自主神经受累,与周围神经病鉴别。判断为肌群受累后,结合疲劳性、发作性、肌痛、肌强直、痉挛和挛缩等特点判断病变是在神经肌肉接头还是在肌肉本身。根据肌无力和肌萎缩的起病年龄、进展速度、发作性、萎缩肌肉的分布、遗传方式、病程和预后,结合生化和免疫检查、肌电图、肌肉病理及基因分析,可对各种肌病进行诊断和鉴别诊断。模式识别是最常用的诊断思维方法,一些典型模式包括:① 儿童期缓慢起病,腓肠肌假性肥大,出现高尔征,血清 CK 显著增高,抗肌萎缩蛋白基因突变及肌肉免疫检测发现肌膜的抗肌萎缩蛋白缺乏,可确诊为假肥大型肌营养不良。② 常染色体显性遗传,青年期起病、缓慢发展、面部、肩胛带和肱二头肌、肱三头肌萎缩,可诊断面肩肱型肌营养不良。③ 急性或亚急性起病,数周内症状达高峰,近端肌无力及压痛,肌酶升高者多见于多发性肌炎。④ 无力"晨轻暮重",新斯的明试验阳性者常为重症肌无力。⑤ 稍活动后极度疲劳,休息后症状缓解,肌活检有特征性的"蓬毛样红纤维",可考虑为线粒体肌病。⑥ 发作性肌无力,数小时或数日内完全缓解,血清钾降低,则为周期性瘫痪。难以确诊的患者完善基因检测和病理学检查并随访。注意肌肉外器官受累,有助于提示诊断,并需要对其中一些进行干预。

【治疗】

1. 病因治疗 去除病因和干预发病机制的主要环节。如胸腺切除去除胸腺内病源性组织、免疫抑制或调节治疗减少致病性抗体治疗重症肌无力,抗毒素中和结合在突触前膜上的肉毒毒素,免疫抑制治疗减少炎症反应对肌纤维的损伤,维生素 B_2 通过改善代谢治疗脂质贮积病。基因治疗有望改善肌膜蛋白表达从而改善肌营养不良的预后。

2. 对症治疗 通过改善可改善患者的症状。例如,溴吡斯的明通过抑制胆碱酯酶对 ACh 的水解改善重症肌无力的症状,苯妥英钠通过稳定肌膜电位减轻肌强直,低钾型周期性瘫痪可口服补钾,强直性肌营养不良的白内障可手术治疗以恢复视力。

(李海峰)

第二节　重症肌无力

重症肌无力(myasthenia gravis,MG)是自身免疫性突触后膜疾病,靶分子是乙酰胆碱受体(AChR)和肌肉特异性激酶(muscle-specific kinase,MuSK)。临床特征为一个或多个骨骼肌群受累,表现出病态疲劳性,经休息和胆碱酯酶抑制剂治疗后症状减轻。年发病率为(0.3~2.8)/10万,患病率为(15~25)/10万,各年龄段均可发病,亚洲国家儿童和青少年的比例显著高于西方国家。男女比例不同,不伴胸腺瘤的早发型和MuSK抗体阳性患者中女性较男性多见,而晚发型患者中,男性较女性多见,伴胸腺瘤患者无性别差异。

【病因及发病机制】　重症肌无力是自身免疫病,其主要依据有:① 患者血清中可以测到AChR抗体,血浆交换可暂时改善肌无力症状。② 70%的患者伴发胸腺增生,15%的患者有胸腺瘤,胸腺切除后,70%患者的临床症状可改善。③ 患者常合并其他自身免疫病,如甲状腺炎、系统性红斑狼疮、类风湿关节炎和天疱疮等。④ 用纯化的AChR致敏兔可导致骨骼肌无力,在兔血清中可测到AChR抗体,其结合部位在突触后膜的AChR,导致突触后膜上AChR的数目减少。⑤ 将患者或主动致敏致肌无力兔的血清被动转移给小鼠可导致相似症状和电生理改变;重症肌无力母亲的AChR抗体经胎盘进入新生儿体内导致新生儿肌无力。重症肌无力的发病与遗传因素有关,现已发现AChR基因突变、人类白细胞抗原(HLA)及免疫调节分子的基因突变与重症肌无力的易感性有关。

在不伴胸腺瘤的患者,由于病毒感染导致胸腺内发生炎症反应,肌样细胞上的AChR暴露成为抗原。在胸腺生发中心中,局部的炎症反应在树突状细胞、T细胞和B细胞的相互作用下进一步扩大,使B细胞克隆增殖和B细胞受体的亲和力突变,产生高亲和力的AChR抗体。在胸腺内致敏的T细胞和B细胞进入周围淋巴组织,而周围血中的调节性T细胞存在功能缺陷,不足以抑制自身免疫反应,针对AChR的免疫反应得到自我加强。胸腺瘤缺乏自身免疫调节因子(autoimmune regulator,AIRE),使周围组织的抗原在胸腺内过量表达,且胸腺皮质上皮细胞肿瘤样分化,表达横纹肌表位,通过阳性选择激活特异性T细胞。胸腺瘤缺乏髓

质,阴性选择存在缺陷,且无法清除自身反应性T细胞。胸腺瘤中有多种抗细胞因子抗体,影响免疫调节,B细胞产生高亲和力AChR抗体。T细胞和B细胞进入周围血,而因AIRE缺陷周围血中调节性T细胞生成不足,进一步导致持续自我加强的自身免疫反应。MuSK抗体产生机制尚未明确。

AChR抗体以IgG1和IgG3型为主,可结合补体导致NMJ结构破坏,褶皱变平,影响褶皱内钠离子通道的兴奋性。AChR抗体亦可通过与两个AChR交联促进内吞,导致AChR减少。AChR还可结合到ACh和AChR结合的部位,通过位阻作用影响AChR的功能。抗聚集性AChR抗体是眼肌型患者重要的致病性抗体,主要通过激活补体导致NMJ损伤。MuSK抗体与MuSK分子结合,影响LRP4-MuSK-缔合蛋白信号传导,从而影响AChR的聚集性,使NMJ传递的效率下降。以上机制,导致患者NMJ传递的安全系数下降,终板电位产生不足,致部分肌纤维无法产生动作电位,因此电生理可见递减现象,临床上表现为病态疲劳性。

【病理】

1. **胸腺**　80%的重症肌无力患者有胸腺淋巴滤泡增生,生发中心增多;10%~20%合并胸腺瘤。

2. **神经肌肉接头**　突触间隙加宽,突触后膜皱褶稀少和变浅,电镜可见突触后膜上有免疫复合物沉积和补体膜攻击复合物的沉积。

3. **肌纤维**　和小血管周围可见淋巴细胞浸润,称为"淋巴溢"。

【临床表现】　任何年龄组均可发病,有两个发病年龄高峰:一个是20~40岁,女性多见,不伴胸腺瘤;另一个是60岁以上,男性多见,多合并胸腺瘤。我国10岁以下发病者占重症肌无力患者的10%。家族性患者常为同胞间或父母与子女间共患。通常无明确诱因,部分患者报告发病前感染、精神创伤、过度疲劳、分娩等事件。

1. **神经肌肉接头受累的特征**

(1) **骨骼肌群受累**　骨骼肌NMJ传递受累,可导致疲劳和无力,但是肌容积、腱反射、感觉和自主神经功能正常。可累及眼球外肌、面肌、球部肌、颈部肌、四肢肌和呼吸肌六大肌群,常从一个肌群开始,逐步累及其他肌群,肌群受累可交替,可不对称,分布不符合特定神经支配。眼球外肌可一侧或双侧受累,如上睑下垂、斜视和复视,重者眼球运动

受限甚至固定,但瞳孔括约肌不受累。面肌和球部肌受累表现为闭目不全、吹哨无力、微笑困难、咀嚼无力、进食时间长、鼻音、声音低沉不清、饮水呛咳和吞咽困难。颈部肌受累表现为抬头困难和颈部酸痛。四肢肌受累以近端为重,表现为抬臂、梳头、爬楼梯困难,亦可有手指无力。呼吸肌受累表现为气短、憋气。

受累的肌群和严重程度通过疲劳试验来判断,可使用定量重症肌无力评分量表(Quantitative Myasthenia Gravis Score,QMGS)或重症肌无力绝对和相对评分法(Absolute and Relative Score of MG,ARS-MG)评估。在至少 4~6 h 未服溴吡斯的明的情况下,嘱患者按照量表导语最大程度配合,记录相应评分。

(2) **病态疲劳性** 长时间使用受累肌肉后出现无力症状或肌力减低,休息后症状减轻或消失。

(3) **每日波动性** 每天均有下午或傍晚症状加重,晨起和午睡后减轻,即"晨轻暮重"。

(4) **胆碱酯酶抑制剂治疗有效** 肌内注射新斯的明或口服溴化吡啶斯的明肌无力明显减轻。

2. **病程特点** 亚急性或隐袭起病,也有发病后 1 个月内累及吞咽和呼吸功能者,但少见。早期可自发改善,多于起病后 2~3 年达到最大受累范围。自发改善或治疗缓解后复发常见,多次复发间受累范围和严重程度各不相同,很难预测。大多数患者迁延数年至数十年,靠药物维持。少数患者可自然缓解。

3. **重症肌无力危象** 球部肌和(或)呼吸肌受累导致气道闭塞和(或)呼吸困难,需用气管插管和(或)呼吸机辅助通气,称为重症肌无力危象,是致死的主要原因。出现咳痰困难、咳嗽无力和憋气等症状但尚未达到需要插管和辅助通气时称为危象前期,是重要的干预窗口。感染(感冒或腹泻)、手术(包括胸腺切除术)、精神刺激、分娩和急症(如心肌梗死)可诱发危象。约 10% 的重症肌无力患者可出现危象。

4. **MuSK 抗体阳性重症肌无力** 该型多较早出现球部肌和呼吸肌受累,舌肌萎缩较常见,对胆碱酯酶抑制剂反应差且容易出现不良反应,但也有仅眼球外肌受累者,与其他类型无绝对的界限。

5. **新生儿肌无力** 如母亲患重症肌无力,其婴儿可通过胎盘获得致病性抗体而在出生后出现短暂肌无力症状,多于 6 周左右消失。

【**临床分型和亚组分类**】

1. **临床分型** 根据受累范围和严重程度确定病程中每个具体时点的分型,旨在指导关注对生命重要的肌群,并根据受累范围和严重程度选择合理的起始治疗。美国重症肌无力基金会(MGFA)分型是国际上普遍使用的临床分型。

(1) **I 型(眼肌型)** 眼球外肌受累,可伴有闭目无力,其他肌群正常。

(2) **II 型** 全身肌群轻度无力,可伴有眼球外肌受累。IIa 主要累及四肢和中轴肌肉。IIb 主要累及球部和呼吸肌。

(3) **III 型** 全身肌群中度无力,可伴有眼球外肌受累。IIIa 主要累及四肢和中轴肌肉。IIIb 主要累及球部和呼吸肌。

(4) **IV 型** 全身肌群重度无力,可伴有眼球外肌受累。IVa 主要累及四肢和中轴肌肉。IVb 主要累及球部和呼吸肌。需要鼻饲但无需气管插管者属于此类。

(5) **V 型** 需气管插管,需要或无需人工通气。

2. **亚组分类** 根据发病年龄、胸腺瘤和致病性抗体,不同亚组间发病和病理生理机制不同,旨在从机制角度指导选择合理的治疗。

(1) **儿童期发病亚组** 可进一步分成青春期前和青春期后型。

(2) **伴胸腺瘤的成人亚组** 根据病理学或典型影像学表现诊断。

(3) **不伴胸腺瘤 AChR 抗体阳性的成人亚组** 进一步根据发病年龄(50 岁)分成早发型和晚发型,或根据首发受累肌群分成眼肌首发型和全身首发型。

(4) **不伴胸腺瘤 AChR 抗体阴性的成人亚组** 可进一步分出 MuSK 抗体阳性型。

【**辅助检查**】

1. **神经肌肉接头受累的床旁证据**

(1) **新斯的明试验** 试验前至少 4~6 h 未服溴吡斯的明。先完成疲劳试验,随即肌内注射新斯的明 0.02(成人)~0.03(儿童)mg/kg,肌内注射阿托品 0.5~1 mg 预防不良反应。注射后 10~60 mim 完成多次疲劳试验,记录各主要肌群改善的程度,不同肌群改善程度和改善时间可不同。出现腹痛、腹泻、肉跳等不良反应时提示剂量足够。保持注射前后同等程度配合以减少假阳性的发生。为了避免因饥饿或过度劳累出现的假阴性,应在检查前让患者进食且适当休息。可每 20 min 检查一次，根据各肌群评分最大改善的比例，至少两个肌群各改善≥50% 或一个肌群改善≥65% 为阳性。

(2) 冰袋试验 先进行眼睑下垂疲劳试验，然后用纱布包裹冰袋，贴敷于眼睑 2 min，冰敷完毕后随即再次测量睑裂，增加 2 mm 以上视为阳性。

2. 神经肌肉接头受累的电生理证据

(1) 重复神经刺激（RNS） 检查前应停用溴吡斯的明 12 h，避免出现假阴性。采用低频（2~5 Hz）重复刺激，至少一条神经同一频率间隔 30 s 两次刺激或同一神经不同频率刺激时，动作电位波幅（第 4 波或 5 波与第 1 波相比）均递减 >10% 为阳性。全身型患者中 80% 阳性，眼肌型患者中 50% 阳性。递减程度与严重程度有一定相关性（图 18-2）。

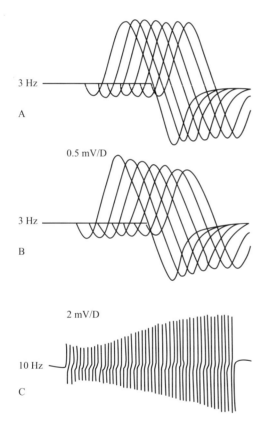

图 18-2 重复神经刺激
A. 健康者，低频 RNES 波幅无变化 B. MG 患者，低频 RNES 波幅递减（超过 10%）C. 兰伯特 - 伊顿综合征患者，高频 RNES 波幅递增（超过 100%）

完整的 RNS 检查还应包括神经传导和针极肌电图，以排除潜在合并神经或肌肉病变的影响，并通过高频（20~50 Hz）RNS 排除 LEMS。重症肌无力本身可因兴奋的肌纤维数量的不同而出现 MUP

多变，严重时可见肌源性改变。

(2) 单纤维肌电图（SFEMG） 是用特殊的单纤维针电极测量同一神经支配的肌纤维电位间的间隔来反映 NMJ 的传递功能。用颤抖来反映，重症肌无力可导致颤抖增大，严重时有阻滞。SFEMG 诊断神经肌肉传导障碍较 RNS 敏感，但特异性差，需结合症状来判断。

3. 致病性抗体

(1) AChR 抗体 通常检测结合性抗体，采用放射免疫沉淀法和 ELISA 法可获得定量数据，诊断阳性界值的设定至关重要。全身型中 85% 阳性，眼肌型中 50% 左右阳性，基于细胞的检测（CBA）法可检出低水平与聚集型 AChR 结合的抗体，提高眼肌型患者的阳性率。不同患者间抗体水平与严重程度相关性不同，但同一患者随病程发展和治疗，抗体水平与严重程度有一定相关性，治疗后复查有助于判断免疫状态的稳定性。

(2) MuSK 抗体 可采用放射免疫沉淀法、ELISA 法和 CBA 法检测，定量检测水平与严重程度有一定相关性。

4. 胸腺相关抗体 肌联蛋白抗体和雷诺丁受体抗体不是重症肌无力诊断的支持证据，但与胸腺瘤关系密切，在 <60 岁的患者，发现其中之一提示暂未发现胸腺瘤证据者需影像学检查随访。

5. 胸腺影像学检查 发现胸腺瘤或胸腺增生并不是重症肌无力诊断的直接证据。CT 诊断胸腺增生的敏感性不足 40%，诊断胸腺瘤的敏感性和特异性达 85% 以上。CT 增强扫描有助于鉴别胸腺瘤和胸腺增生，但在病情较重者造影剂可能引起症状加重。MRI 对发现胸腺瘤侵袭优于 CT。

6. 合并自身免疫病的标志物检测 如甲状腺功能和甲状腺抗体、类风湿因子、抗可溶性抗原（ENA）抗体等。

【诊断】

1. 诊断要点 ① 疲劳性和每日波动的骨骼肌受累症状，包括眼睑下垂、眼球运动障碍、面肌无力、咀嚼困难、吞咽困难、颈部肌肉无力、肢体肌肉无力、呼吸困难等。② NMJ 受累的证据，包括疲劳试验阳性、冰袋试验阳性、新斯的明试验阳性、RNS 阳性和 SFEMG 阳性。③ 致病性抗体，包括 AChR 抗体阳性或 MuSK 抗体阳性。有典型临床症状中的一项或多项是诊断的前提，检测到任一致病性抗体阳性即可诊断重症肌无力；若无法检测抗体或抗体阴性,有②中的任一证据且除外其他疾病亦可诊断重症肌无力。

2. 诊断流程 见图 18-3。

【鉴别诊断】 按照受累部位完成鉴别诊断,新斯的明试验和 RNS 有助于鉴别大多数疾病。

1. 眼睑下垂 需鉴别眼睑痉挛(梅热综合征)、动眼神经麻痹(糖尿病、动脉瘤和脑干病变)、霍纳综合征、先天性睑下垂和格雷夫斯病等。

2. 眼外肌瘫痪 需鉴别动眼神经麻痹、眼咽型肌营养不良、线粒体病(慢性进行性眼外肌瘫痪)、眶内病变(眶内肿瘤、脓肿或炎性假瘤等)和米勒-费希尔综合征等。

3. 咽喉肌无力 需鉴别眼咽型肌营养不良、后组脑神经麻痹和运动神经元病(进行性延髓性麻痹)等。

4. 颈部和四肢肌肉无力 需鉴别兰伯特-伊顿综合征、肉毒中毒、肌炎、线粒体肌病、代谢性肌病等。

5. 呼吸困难 需鉴别运动神经元病和心肺疾病等。

6. 儿童或青少年起病者 若新斯的明试验无明显改善或免疫治疗无效,需鉴别先天性肌无力综合征。

7. 突触前膜疾病

(1) 兰伯特-伊顿综合征 由针对 P/Q 型钙离子通道的致病性抗体与抗原交联使突触前膜的钙离子通道减少所致,导致 ACh 释放减少。50%~60% 可伴有肿瘤,中位数发病年龄为 60 岁,男性多见,不伴肿瘤者在 35 岁和 60 岁有两个发病高峰,无性别差异。典型表现为进展性近端肌无力、腱反射减低和自主神经功能障碍。患者自觉疲劳程度大于无力的程度。无力多从下肢开始向头侧发展,发病 1 年时 50% 的患者可出现眼球外肌或球部症状,远端肌无力和呼吸肌无力罕见。90% 可见腱反射减低。发病后 3 个月内 60%、晚期 90% 可见自主神经症状,最常见口干,以及便秘、直立性低血压、性功能减退、出汗异常或瞳孔麻痹。肌肉反复收缩后可见短暂的腱反射改善,称为运动易化,可见于 40% 的患者,但长时间运动后无力再加重。伴肿瘤者可伴发感觉障碍和小脑性共济失调。新斯的明试验改善程度不如重症肌无力。RNS 高频(20~50 Hz)递增 >100% 是其特征性表现,严重者神

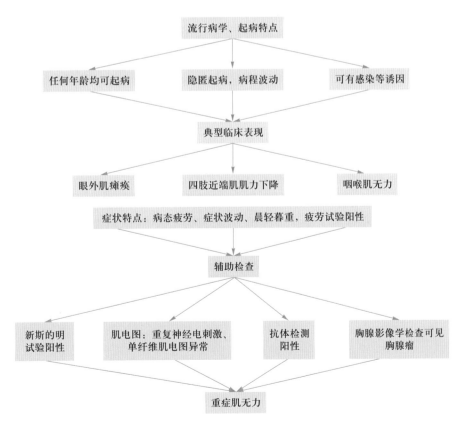

图 18-3 重症肌无力的诊断流程图

经传导 CMAP 波幅减低。致病性抗体阴性,可检出电压门控性钙离子通道(VGCC)抗体。用盐酸胍或二氨基吡啶治疗可使 ACh 释放增加而改善症状。

(2) 肉毒中毒　肉毒毒素可阻滞突触前膜释放 ACh。成人发病者多有吃蜂蜜或糖渍食物或者肉毒毒素注射病史,通常暴露后 12~36 h 发病。首发症状是眼睑下垂、复视、吞咽困难和构音障碍,瞳孔散大,对光反射消失,随后数天内无力向四肢发展,部分患者迅速出现呼吸衰竭,大多数患者有自主神经症状,如口干、便秘、尿潴留和心血管不稳定。新斯的明试验阴性,盐酸胍或二氨基吡啶治疗可改善无力症状。致病性抗体阴性。高频 RNS 可见递增 50%~100%,CMAP 波幅亦减低。

【治疗】

1. 药物治疗

(1) 改善 NMJ 传递

1) 胆碱酯酶抑制剂:通过抑制胆碱酯酶减少 ACh 降解,增加突触间隙中 ACh 浓度从而改善 NMJ 传递。溴吡斯的明(pyridostigmine bromide)是其代表,成人每次口服 60~120 mg,每日 3~4 次,口服后 0.5~1 h 起效,2 h 达高峰,6~8 h 后失效。新斯的明为短效制剂,通常肌内注射,注射 5~10 min 起效,30~60 min 达高峰,2 h 后失效。1 mg 新斯的明的作用强度相当于 60 mg 溴吡斯的明,可用于快速改善无力症状。不良反应主要为毒蕈碱样反应,可用阿托品、山莨菪碱或苯海索对抗。胆碱酯酶抑制剂是对症治疗,不能改善病情,但可改善无力和疲劳症状。

2) β 受体激动剂:麻黄碱和特布他林亦可改善 NMJ 传递。

(2) 免疫治疗　旨在改善重症肌无力症状和患者生活质量,在眼肌型患者预防全身型转化,以及预防危象发生。治疗目标是使无力和疲劳改善至不影响正常生活。

1) 肾上腺皮质激素:可抑制自身免疫反应,减少 AChR 抗体的生成,适用于各种类型的重症肌无力。在单纯对症治疗后症状仍影响患者正常生活者可开始使用。眼肌型和轻度全身型患者可从泼尼松 0.75~1 mg/(kg·d)开始,中重度全身型患者可从 0.25~0.5 mg/(kg·d)开始递增,每周递增 10 mg/d。糖皮质激素有突触前膜生理学阻滞作用,在中重度患者可能出现一过性加重,多见于开始后 5~10 d,可增加溴吡斯的明剂量对抗。激素剂量较大时避

免隔日服用,以免因突触前膜阻滞作用引起隔日无力波动。通常 0.5~2 个月起效,达到症状不影响生活时开始减量,无法达到时尽早合用免疫抑制剂。减量速度需个体化,多数成人最初每月减 10 mg/d,到 30~40 mg/d 时每月减 5 mg/d,到 15 mg/d 时每月减 2.5 mg/d,此时可改为隔日口服,最终以 5~7.5 mg/d 长期维持。改善慢者激素减量也慢,尽早合用作用较强的免疫抑制剂。冲击疗法适用于难治性眼肌型患者或危象后已气管插管者。500~1 000 mg 甲泼尼龙静脉滴注,每日一次,连用 3~5 d,减到 240 mg/d 连用 3 d,再减到 120 mg/d 连用 3 d,改为口服泼尼松 60~80 mg/d 每晨顿服。有明显吞咽困难和呼吸困难的患者,在无气道保护情况下避免激素冲击治疗。长期应用激素者,应注意其多种并发症并采用药物预防和治疗,大剂量冲击时需口服补钾(每天 5 g 氯化钾或枸橼酸钾)和静脉应用质子泵抑制剂。

2) 免疫抑制剂:作用于细胞周期的药物包括硫唑嘌呤、吗替麦考酚酯、甲氨蝶呤和环磷酰胺,环孢素和他克莫司为调节性免疫抑制剂,不影响 DNA。有激素禁忌证或不能耐激素者可单独或与免疫球蛋白或单克隆抗体药物合用,合并胸腺瘤或 MuSK 抗体阳性者宜与激素合用,激素初期疗效差者 2~3 个月时开始合用。

改善至不影响生活时,先减泼尼松到 5~7.5 mg/d,再每 6 个月调整一次免疫抑制剂剂量。使用前需查血常规(白细胞和血小板)、肝肾功能及肝炎血清标志物(乙型肝炎病毒五项和丙型肝炎病毒 IgM 抗体)及 T-SPOT,如合并活动性肝炎或结核,治疗前要开始服用抗病毒或抗结核药物,并在肝病科或结核科随诊。一旦白细胞 $<5 \times 10^9$/L 或血小板 $<100 \times 10^9$/L、ALT 和(或)谷草转氨酶(AST)超过高限 2 倍,肌酐超过高限,或者肝肾功能进展性升高,应减量或停药。可以半量起始,2~3 周加到足量。免疫抑制剂基因筛查有助于了解药物疗效、不良反应和代谢率,指导选择药物。按下列建议予初期剂量和给药途径,其免疫抑制强度从弱到强排序。① 硫唑嘌呤:2~2.5 mg/(kg·d),最大 200 mg/d,分 2~3 次口服。② 吗替麦考酚酯:1.5~2 g/d,分两次口服。③ 环孢素:3~4 mg/(kg·d),最大 300 mg/d,分两次口服,根据药物浓度调整剂量。④ 甲氨蝶呤:10~15 mg,每周一次口服,每周期的后 4 d 服叶酸以减少其不良反应。⑤ 他克莫司:3~5 mg/d,

晚上一次或分两次口服，根据药物浓度调整剂量。

⑥ 环磷酰胺：600~1 000 mg 加入生理盐水 250 mL，静脉注射，每 10~14 d 一次，共 4 次后改为 14~21 d 一次。共 4 次后改为 28 d 一次。静脉注射的疗效优于口服，不良反应也较口服小。总量 30 g 时可暂停或改为环孢素或他克莫司服用半年后恢复每 28 d 一次。注射前饮水 2 000~2 500 mL，减少膀胱刺激。

3）静脉注射免疫球蛋白：免疫球蛋白可抑制自身致病性抗体合成、抗独特型抗体、抗补体、抗细胞因子及通过 Fc 片段调节 IgG 降解而减少致病性抗体和调节免疫反应，但对 IgG4 MuSK 抗体阳性者的疗效差。通常静脉注射 0.4 g/(kg·d)，连续用 5 d 为 1 个疗程。适用于急性加重者，尤其是伴有吞咽困难和呼吸困难的患者，7~10 d 起效。

4）B 细胞删除单抗（利妥昔单抗、奥法木单抗等）：通过结合 B 细胞并破坏而减少致病性抗体产生，尤适合 MuSK 阳性的难治性患者，1 个月起效，疗效维持时间长。

5）抗补体药物（伊库珠单抗）：减少补体的破坏作用，10~14 d 起效，适于 AChR 抗体阳性的难治性患者改善严重受累，维持时间短。

6）FcRn 拮抗剂（efgartigimod）：促进致病性抗体降解，10~14 d 起效，可作为血浆置换的替代，维持时间短。

免疫球蛋白、B 细胞删除单抗、抗补体药物和 FcRn 拮抗剂均不适合长期应用，可作为发病后进展快者的初始治疗或严重/难治性者的添加治疗，症状改善后宜过渡到激素合用免疫抑制剂。拟胸腺瘤化疗者暂时不用 B 细胞删除单抗。

免疫治疗使病情减轻后逐渐减停，能够减停提示免疫反应得到改善。轻微患者尽可能不服用，以客观观察病情改变。

2. 胸腺治疗

（1）胸腺切除 可去除致病性抗体产生的微环境，术后 0.5~1 年起效，作用维持长，但并非所有患者均能改善肌无力病情。胸腺瘤和无法排除胸腺瘤的前纵隔占位是绝对适应证，其他适应证为 AChR 抗体阳性伴胸腺增生者，尤其是发病后早期能取得较好的肌无力改善。抗体阴性的难治性患者可考虑胸腺切除，但 MuSK 抗体阳性者不建议手术。廓清术和胸腔镜均可获得完整的胸腺及周围脂肪组织切除。对儿童和青少年患者尚无一致

意见。

（2）胸腺放疗 对无法有效切除的胸腺瘤可行胸腺适形调强放疗，胸腺瘤病理为 B2 或 B3 型者可术后辅助放疗。

3. 血浆置换或免疫吸附 能清除血浆中的致病性抗体，血浆置换还能清除免疫复合物和细胞因子。5~10 d 起效，短期疗效好，疗效维持 1 周~2 个月，适用于危象前期和危象期及准备手术者。

4. 危象的预防和处理 去除诱因，积极控制感染和改善内环境，避免大剂量激素冲击，尽早给予免疫球蛋白或血浆置换/免疫吸附改善免疫状态，调节溴吡斯的明剂量改善咳痰和呼吸力量，半坐位减少腹腔内容物对膈肌的压迫以减轻呼吸困难，在保证气道通畅的情况下使用无创通气有助于预防发展到危象。但应该密切监测肺活量和呼吸运动，尤其是夜间。监测血氧饱和度，并通过呼吸运动和症状判断二氧化碳潴留情况，避免高流量吸氧导致二氧化碳潴留。肺活量和血氧饱和度进行性下降，出现上部气道闭塞征象（三凹征）和（或）呼吸越来越浅，伴意识水平下降，以及血气分析有明确的低氧血症或二氧化碳潴留时，应立即进行气管插管，应用人工呼吸器辅助呼吸。

在危象发生前尽可能明确危象原因，主要如下。

（1）肌无力危象（myasthenic crisis） 由抗胆碱酯酶药量不足引起，可注射新斯的明 1 mg，若症状减轻，尤其是呼吸改善，口腔分泌物减少，可判断为肌无力危象，可加大溴吡斯的明剂量尝试改善症状。

（2）胆碱能危象（cholinergic crisis） 由抗胆碱酯酶药过量引起，常发生在每日溴吡斯的明 360~480 mg 时。患者肌无力加重，同时出现肌束颤动、腹痛、心率减慢和瞳孔缩小等毒蕈碱样反应提示其可能性。应立即插管，停用溴吡斯的明。

（3）反拗危象（brittle crisis） 这种危象是否存在还有争议，指患者对胆碱酯酶抑制剂的敏感性突然丧失，常由于感染和内环境紊乱（如酸中毒和电解质紊乱）所致，去除诱因后可改善。

无法明确危象原因时，基本处理原则是：① 气管插管和呼吸机辅助呼吸后即停用溴吡斯的明，以恢复其敏感性且减少分泌物。② 吸痰和雾化，促进痰液排出，保持呼吸道通畅，选用强效、足量和对 NMJ 无阻滞作用的抗生素控制肺部感染。③ 鼻饲，加强营养支持治疗；抗焦虑和适度镇静；治疗和

预防并发症,改善内环境。④ 感染控制不佳时避免大剂量激素或血浆置换,可使用免疫球蛋白或免疫吸附。⑤ 病情改善,患者可逐渐脱离呼吸机 1 h 后再常规使用溴吡斯的明,逐渐尝试一日内多次脱机;气道分泌物较少时无创通气有助于脱机后的过渡,减少患者呼吸肌的疲劳。

5. 禁用和慎用药物 抗感染药(氨基糖苷类抗生素、林可霉素、多黏菌素等)、心血管药物(奎尼丁、普鲁卡因胺、普萘洛尔、维拉帕米等)、抗癫痫药(苯妥英钠、乙琥胺等)、镇静和抗精神病药(氯丙嗪、碳酸锂、地西泮、氯硝西泮等)、麻醉药(吗啡、哌替啶等)、抗风湿药(青霉胺、氯喹等)和肉毒毒素。

6. 妊娠期管理 重症肌无力患者病情严重时暂缓妊娠,宜在症状稳定且激素剂量较小或停用时妊娠。作用于细胞周期的免疫抑制剂有潜在致畸性,备孕时不宜应用。通常在妊娠中期和最后 3 个月,重症肌无力病情减轻,一些患者分娩后加重。一般重症肌无力稳定时不影响分娩的时间和方式。病情加重时可使用免疫球蛋白治疗。分娩前神经科、产科和儿科会诊,并关注新生儿肌无力。

【预后】 本病患者一般预后良好,直接死于本病者现已少见,发生危象后的死亡多由并发症所致。部分患者(儿童 10%~15%,成人 3%~5%)可自发缓解无需免疫治疗,50% 的患者需要长期小剂量激素加免疫抑制剂维持而不影响日常生活。

(李海峰)

第三节 周期性瘫痪

周期性瘫痪(periodic paralysis)是以反复发作的弛缓性瘫痪为特征的一组骨骼肌离子通道病。常有诱因,发作时伴有血清 K^+ 水平异常,肌无力可持续数小时或数天,发作间肌力正常。原发性周期性瘫痪包括低钾性、高钾性和 Andersen-Tawil 综合征(ATS),由离子通道基因变异所致,通常为常染色体显性遗传,但具有外显不全的特点,一个家族中发病情况也各有不同。甲亢伴周期性瘫痪(thyrotoxicosis-associated with periodic paralysis,TPP)是甲亢患者伴发的一种周期性瘫痪类型,与低钾型相似,但不尽相同。

估计年患病率低钾性周期性瘫痪为 1/10 万,高钾性为 0.5/10 万,ATS 为 0.1/10 万;但在一个遗传学证实的肌肉离子通道病系列中,患病率分别为低钾性 0.13/10 万,高钾性 0.17/10 万,ATS 0.08/10 万。临床诊断为低钾性周期性瘫痪的患者中许多为继发性低血钾所致的无力。亚洲国家常见 TPP,而西方国家最常见低钾性周期性瘫痪。TPP 常见于男性,其他类型男女差异不大。

【病因及发病机制】 在正常情况下,K^+ 含量在肌膜内高,肌膜外低。当两侧保持正常比例时,肌膜才能维持正常的静息电位,产生正常的去极化反应。Na^+-K^+-ATP 酶的作用是将去极化时流动的离子泵返回极化前的部位。

1. 低钾性周期性瘫痪 由钙通道(CACNA1S,占 70%~80%)或钠离子通道(SCN4A,占 10%~20%)基因突变所致,使静息电位水平增高,血钾轻微减低(但还在生理范围内)即导致肌纤维去极化。发作初期只有部分肌纤维异常去极化,去极化引起的局部离子环境改变可促使更多肌纤维去极化。儿茶酚胺、胰岛素和甲状腺素等水平增高可加重低血钾,导致更多肌纤维去极化。饱食、饮酒和寒冷是其诱因。适度运动可增加横小管中的 K^+ 浓度,促进去极化恢复,因此轻微运动可改善无力。但剧烈运动导致离子环境改变、乳酸堆积和释放降钙素基因相关肽,影响 Na^+-K^+-ATP 酶对抗去极化的活性,因此剧烈运动后休息一段时间就会出现瘫痪发作。

2. 高钾性周期性瘫痪 由钠通道(SCN4A)基因突变所致,发作初期向内的电流导致轻微去极化,出现肌强直,随着发作进展,越来越多肌纤维去极化导致肌纤维兴奋性丧失。饥饿和寒冷使其加重,成为诱因。

3. ATS 由内向整流钾通道[KCNJ2(Kir 2.1)]基因突变所致,该通道的作用是稳定骨骼肌和心肌的静息电位。与前两者基因突变仅发生在骨骼肌不同,ATS 的突变发生在多种组织,导致其临床表现多样,且可发生心律失常、面容和骨骼异常。

4. TPP 与钾通道[KCNJ 18(Kir 2.6)]基因突变有关,但非唯一因素。该通道的调节区有甲状腺素反应元件,甲亢时该离子通道功能发生改变。Na^+-K^+-ATP 酶活动性的改变也被认为与周期性瘫痪发病有关,该酶受到肾上腺素能活动的影响,因此 β 受体阻滞剂有良好的疗效。

【病理】 主要变化为肌质网空泡化。肌原纤维被圆形和卵圆形空泡分隔,空泡内含透明的液体及少量糖原颗粒。电镜下可见空泡由肌质网终末池和横小管系统扩张所致。发作间歇期可恢复,但不完全,故肌纤维间仍可见数目不等的小空泡。持久性无力者可见肌病样改变。

【临床表现】 原发性周期性瘫痪的核心症状是儿童或青少年期发病的周期性无力,主要累及肢体肌肉,通常不累及面部、球部、眼球外肌和呼吸肌。无力最常见于晨起后数小时内,发作时腱反射减低或丧失,而感觉正常。

1. 低钾性周期性瘫痪 首发年龄 10~20 岁,诱因为饱食、饮酒、精神刺激和剧烈运动后休息,每月数次,多持续 >2 h,甚至数天,症状中重度,发作高峰期血钾多 <2.5 mmol/L,经常发作者遗留轻微近端无力。

2. 高钾性周期性瘫痪 首发年龄 <10 岁,诱因为寒冷、饥饿、剧烈运动后休息和摄入钾含量高的饮食,发作较低钾性周期性瘫痪频繁,持续 <2 h,症状轻中度,约 50% 的患者发作间期有肌强直,经常发作者遗留轻微近端无力。

3. ATS 首发年龄 10~20 岁,可自发或在剧烈运动后诱发,发作频率和持续时间不等,症状轻重不等。ATS 的典型三联征是在血钾高、低和正常情况下均可出现周期性无力,室性心律失常(心悸、晕厥)及面部和骨骼改变(前额宽阔、眼距宽、耳位低、下颌小、并指、身材矮小、脊柱侧凸),可伴有长期乏力。

4. TPP 常见于亚裔,多在 20~40 岁发病,诱因与低钾性周期性瘫痪相同,不是每次发作均在清晨,发作频率不等,持续数小时到数天,严重程度不等,不伴肌强直,通常也不伴甲亢的症状,β 受体阻滞剂有效。

【辅助检查】

1. 血钾检测 明确血钾高低有助于确认分型并指导处理血钾异常。ATS 发作时血钾可正常,亦可增高或减低。

2. 心电图 改变提示较为明确的低钾或高钾。在 ATS 患者发现相对特征性改变。

3. 肌电图 高钾性周期性瘫痪可见肌强直电位。低钾性和高钾性周期性瘫痪均可见长时运动试验(long exercise testing)后 CMAP 波幅减低,≥40% 视作异常,70% 以上的患者可见此改变。

低钾性周期性瘫痪发作时血钾减低,心电图 T 波消失、出现 U 波和 PR 间期延长,CMAP 波幅短时运动后无改变,长时运动后迟发性递减。高钾性周期性瘫痪发作时血钾增高或正常,心电图 T 波高尖,CMAP 波幅短时运动后增高,长时运动最初递增,然后迟发性递减,针极肌电图可见肌强直电位。ATS 发作时血钾高、低、正常均可见,心电图可见 QT 间期延长和多形性室性异位心律,肌电图无改变。TPP 发作时血钾正常,减低,心电图与低钾性相同,肌电图无迟发性递减。

【诊断】

1. 诊断要点 ① 多有诱因,晨起出现肢体近端对称性无力,脑神经支配的肌肉和呼吸肌不受累,发作时腱反射减低或消失,发作持续数小时到数天,周期性发作,发作间期肌力正常。② 确诊主要依靠遗传学检测,临床表现典型且检测到致病性突变者可确诊原发性周期性瘫痪。由于所有周期性瘫痪均为常染色体显性遗传,因此做家系验证有助于对临床不典型患者确诊或在临床高度怀疑但未检测到突变的情况下支持诊断。③ 30% 的患者无法检测到致病性突变,则根据临床表现、发作时血钾和长时运动试验,并排除 TPP 和继发于其他导致血钾减低或增高的疾病,做出临床诊断。

(1) 低钾性周期性瘫痪的临床标准 ① ≥两次无力发作并有血钾 <3.5 mmol/L 的证据。② 先证者一次无力发作,一名亲属中一次无力发作,并至少一次发作有血钾 <3.5 mmol/L 的证据。③ 6 项临床或实验室特征中的 3 项:a.10~20 岁发病;b. 发作时间 >2 h;c. 有诱因(饱食、运动后休息、精神紧张);d. 补钾后改善;e. 家族史或家族成员查到致病性突变;f. 长时运动试验阳性。④ 除外其他原因所致的低钾血症。⑤ 无肌强直症状或肌强直电位。

(2) 高钾性周期性瘫痪的临床标准 ① ≥两次无力发作并有血钾 >4.5 mmol/L 的证据。② 先证者一次无力发作,一名亲属中一次无力发作,并至少 1 次发作有血钾 >4.5 mmol/L 的证据。③ 6 项临床或实验室特征中的 3 项:a.30 岁前发病;b. 发作时间 <2 h;c. 有诱因(运动、精神紧张);d. 肌强直症状;e. 家族史或家族成员查到致病性突变;f. 长时运动试验阳性;④ 除外其他原因所致的高钾血症。

(3) ATS 的临床标准 ① 3 项中的 2 项:a. 周期性瘫痪;b. 心律失常症状或心电图示高大 U 波、室性异位心律或 QT/QU 间期延长;c. 典型的面容和骨骼改变,具有下列中 2 项:耳位低、眼距宽、下颌小、第 5 指弯曲或第 2 和 3 趾并指。② 上述 3

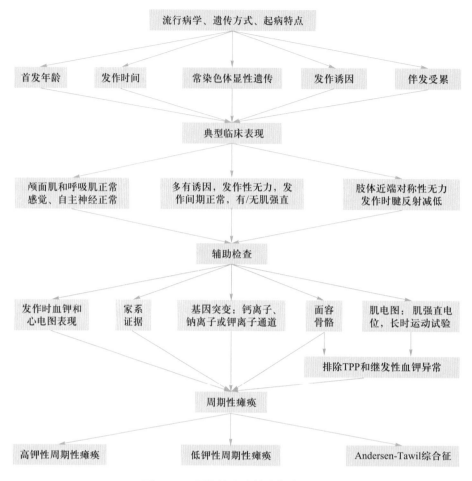

图 18-4　周期性瘫痪的诊断流程图

项中的一项加至少一名家系成员符合①。

2. **诊断流程**　见图 18-4。

【鉴别诊断】

1. **吉兰 - 巴雷综合征**　急性或亚急性发病，可伴有感觉和自主神经受累，可合并脑神经支配的肌肉受累。

2. **筛查低钾血症病因**　肾小管性酸中毒、醛固酮增多症、呕吐、腹泻或泻药、排钾型利尿药、糖皮质激素、含甘草的中药等，肾小管性酸中毒常有干燥综合征为潜在病因，需筛查。

3. **筛查高钾血症病因**　肾衰竭、肾上腺疾病和保钾型利尿药。

【治疗】

1. **终止发作**　发作时由于血钾改变患者可伴有心电图改变和心律失常，需要心电监护。

（1）**低钾性周期性瘫痪**　可口服补钾，尽管一些患者症状严重，绝大多数患者口服有效，口服 4~6 g 氯化钾或枸橼酸钾即可见效。肾小管性酸中

毒患者避免使用氯化钾。只有在严重心律失常或呼吸衰竭时才静脉补钾，在 TPP 时静脉补钾更需要慎重。β 受体阻滞剂或激动剂（吸入）均无效，轻度运动有助于改善。

（2）**高钾性周期性瘫痪**　则避免补钾，静脉注射葡萄糖加胰岛素，可注射葡萄糖酸钙，吸入 β 受体激动剂有效，轻度运动有助于改善。

（3）**ATS**　出现低钾时需要补钾，高钾时无需葡萄糖加胰岛素，心律失常时可给予葡萄糖酸钙和 β 受体阻滞剂，避免吸入 β 受体激动剂，轻度运动有助于改善，胺碘酮有助于改善心律失常。

（4）**TPP**　需要补钾，β 受体阻滞剂是重要治疗药物，避免吸入 β 受体激动剂。

2. **预防措施**　预防性治疗有助于减少发作频率和减轻严重程度。

（1）**低钾性周期性瘫痪**　需要低糖低盐饮食，避免饮酒；口服补钾、乙酰唑胺（125~1 000 mg/d）和螺内酯（25~100 mg/d）有助于预防。

（2）**高钾性周期性瘫痪** 需要避免饥饿，可使用乙酰唑胺和噻嗪类利尿药来预防。

（3）**ATS** 如果发作时有低血钾，也需要低糖低盐饮食；药物预防同低钾性周期性瘫痪。

（4）**TPP** 与低钾性周期性瘫痪相似，差别在乙酰唑胺无效而β受体阻滞剂疗效好，控制甲状腺功能亢进是根本治疗。

【预后】 本病预后良好，随年龄增长发作次数趋于减少。因为不累及球部和呼吸肌，因此不影响寿命，ATS 患者的心律失常具有一定风险。反复发作者可导致一定程度的持久性近端肌无力。

（李海峰）

第四节 肌 炎

肌炎（myositis）是一组多种病因引起的以无力和血清肌酶增高为特征的弥漫性骨骼肌炎症性疾病。目前分成五大类，包括皮肌炎（dermatomyositis, DM）、免疫介导的坏死性肌病（immune-mediated necrotising myopathy, IMNM）、包涵体肌炎（inclusionbody myositis, IBM）、重叠性肌炎（overlap myositis）和多发性肌炎（polymyositis, PM）。

【病因及发病机制】 遗传易感性与肌炎存在一定关系。环境因素中部分患者在发病前有病毒感染史，紫外线照射是皮肌炎的危险因素，他汀类可引起坏死性肌病。部分患者合并红斑狼疮、类风湿关节炎、硬皮病等结缔组织疾病，提示自身免疫调节障碍的作用；合并恶性肿瘤者提示肿瘤相关的自身免疫反应。

发病机制为自身免疫性炎症反应，IBM 则为变性基础上的继发性炎症反应。多发性肌炎以细胞免疫为主，CD8+ 的 T 细胞和 NK 细胞直接破坏肌纤维；皮肌炎以体液免疫为主，可检出特异性抗体，病变部位 B 细胞浸润明显，肌肉内微血管上免疫复合物和补体膜攻击复合物沉积是导致肌纤维破坏的机制。推测病原体感染或环境因素损伤改变了肌纤维表面或肌肉血管内皮细胞的抗原性引发免疫反应，或病毒感染后启动了机体对病毒肽段的免疫应答，而这些肽段与肌细胞表达的肽段结构相似，通过分子模拟启动了自身免疫反应。

信号识别颗粒（SRP）是核糖核酸蛋白复合体，病毒等致病源可使其构象改变，诱发 SRP 抗体。抗 3-羧基 3-甲基戊二酰辅酶 A 还原酶（HMGCR）

抗体最早在服用他汀类后发生的坏死性肌病患者检出，推测他汀类抑制酶活性使 HMGCR 浓度增高从而打破免疫耐受，或者他汀类与 HMGCR 结合形成新表位诱发免疫反应，后来在未服他汀类的坏死性肌病患者也发现此抗体。SRP 抗体和 HMGCR 抗体可形成免疫复合物并通过补体破坏肌肉内血管内皮细胞及肌纤维。

包涵体肌炎可见线粒体改变及多种异常折叠蛋白积聚，与阿尔茨海默病患者脑内异常蛋白相似，推测这些蛋白的聚集引起内质网应激及蛋白酶活性抑制而导致肌纤维变性。出现包涵体提示变性的病理过程，与缓慢进展有关。IBM 患者还可检出 NT5C1a 抗体，此抗体可直接引起肌肉损害，且病理学发现 T 细胞浸润，提示 IBM 也有炎症反应。

重叠性肌炎常由抗氨酰 tRNA 合成酶抗体所致，可导致肌肉、肺间质、关节、皮肤等多组织器官受累。亦可为全身性结缔组织疾病的一部分。

【病理】

1. **皮肌炎** 束周萎缩是皮肌炎高度特异性的表现，I 类 MHC 表达上调及肌纤维坏死和再生等现象在肌束周围更明显，该表现在皮肌炎的特异性 >90%，但敏感性仅有 25%~50%。肌肉内毛细血管周围可见树突细胞、B 细胞、CD4+ 的 T 细胞和巨噬细胞浸润，可侵入肌束膜；可见免疫复合物和补体膜攻击复合物沉积，随着疾病进展毛细血管减少。部分患者仅有明显的坏死而无炎症细胞浸润，与 IMNM 难以区分。皮肤病理可见基底细胞层空泡变性、微血管周围 CD4+ 的 T 细胞浸润、微血管扩张、内膜增生和腔内血栓形成以及表皮毛细血管壁纤维素样坏死，亦可见免疫复合物和补体沉积。

2. **免疫介导的坏死性肌病** 广泛的肌纤维变性、坏死和再生，但淋巴细胞浸润轻微，无束周萎缩，亦可见微血管病变。在未坏死的肌纤维可见 I 类 MHC 上调、巨噬细胞浸润和膜攻击复合物沉积。

3. **包涵体肌炎** 包涵体肌炎中炎症反应、线粒体异常及异常蛋白沉积同时存在。CD8+ 的 T 细胞围绕和侵入未坏死的肌纤维。破碎红纤维提示线粒体受累。镶边空泡是 IBM 特征性的病理改变，内有嗜碱性颗粒，有助于与其他肌炎鉴别。电镜可见肌膜下、肌原纤维间或肌核内管丝状包涵体。刚果红染色在偏振光下可见淀粉样物质沉积。

4. **重叠性肌炎** 可见束周萎缩，较皮肌炎更显著。电镜可见特征性的核肌动蛋白聚集现象。

5. 多发性肌炎 肌纤维呈角形、圆形或不规则形态,肌纤维的细胞核内移,可见片状或散在的肌纤维变性坏死和吞噬现象。肌纤维间隙或肌束膜有大量炎性细胞浸润,以 CD8$^+$ 的 T 细胞和 NK 细胞为主;免疫组化可见坏死肌纤维上有免疫补体沉积,未坏死肌纤维的基质和周围结缔组织中有 IgG 沉积。确诊多发性肌炎需要病理学排除上述肌炎的特征性改变。

【临床表现】 肌炎的共同特征是无力和血清肌酸激酶(CK)增高。

1. 皮肌炎 发病年龄多 >10 岁,女性较男性多见。数周或数月内出现近端无力和皮肤损害,伴有肌痛,CK 不同程度增高。特征性皮肤改变为淡紫色皮疹和 Gottron 丘疹,前者多见于眶周,常伴水肿,后者为红色丘疹,见于关节伸面;亦可见颈肩部皮疹,呈 "V" 形和披肩征(shawl sign)。可见皮肤钙化。部分患者仅有皮损而无或很少有肌肉受累。70% 的皮肌炎患者有肌炎特异性抗体,临床表型与抗体关系密切:抗 Mi2 抗体阳性者近端无力明显,皮肤受累较严重;抗 MXP2 抗体阳性者近端和远端均无力,伴吞咽困难和皮下水肿,且常伴软组织中钙质沉积和恶性肿瘤;抗 TIF1 抗体阳性者也常伴发恶性肿瘤;抗 MDA5 抗体阳性者皮肤受累较肌肉受累更明显,易发生皮肤溃疡,而肌肉受累轻微,进展快,常伴发严重的间质性肺病。

2. 免疫介导的坏死性肌病 可见于任何年龄,亚急性或慢性发病,近端无力,伴有肌痛,CK 显著增高,可伴有肌红蛋白显著增高,达到横纹肌溶解症水平,但肌肉以外受累罕见或轻微。2/3 的 IMNM 患者有抗 SRP 抗体或抗 HMGCR 抗体。SRP 抗体阳性者被称作抗 SRP 抗体肌病(anti-SRP myopathy),而 HMGCR 抗体阳性者称作抗 HMGCR 肌病(anti-HMGCR myopathy)。有这两种抗体者无需病理学诊断,但抗体阴性者还需病理发现坏死才能诊断 IMNM。患者越年轻进展越快,也越难治。抗 HMGCR 抗体肌病与应用他汀类药物有关,而抗 SRP 抗体肌病与他汀类无关。SRP 抗体肌病的肌纤维坏死更多、无力更严重,严重者球部和呼吸肌受累,且可伴发心肌受累和间质性肺病。而 HMGCR 抗体肌病和抗体阴性的 IMNM 更多伴发恶性肿瘤。

3. 包涵体肌炎 男性居多(男性:女性为 2:1),多在 50 岁以后发病。发病隐袭发病,进展缓慢,不伴疼痛。无力不对称,远近端均可受累,股四头肌、指深屈肌、腕屈肌、踝部背屈肌受累最常见,上臂外展肌和臀部屈肌受累相对轻微。容易出现进展性吞咽困难。可见肌萎缩,与无力成比例。CK 轻中度增高。30%~60% 的患者可检出 NT5C1a 抗体,但不伴有肌炎特异性抗体。免疫治疗的疗效差。

4. 重叠性肌炎 指肌炎伴有其他结缔组织疾病。任何年龄均可见,女性多见,急性、亚急性和慢性发病。近端对称性无力,亦可累及球部、颈部肌肉和呼吸肌。CK 不同程度增高。最常见的是抗合成酶综合征(antisynthetase syndrome),有 Jo1、PL7 和 PL12 抗体其中任一抗体者可诊断该综合征。表现为肌炎、间质性肺病、关节炎、雷诺现象、发热和技工手(手指外侧和掌面皮肤表皮增厚粗糙,出现角化和裂纹),亦可出现与皮肌炎相似的皮疹。抗 Jo1 抗体阳性者无力更明显,而抗 PL7 和 PL12 抗体阳性者间质性肺病更明显。伴有其他抗体者无力轻微,抗 Pm/Scl 抗体和抗 Ku 抗体阳性者还伴有皮肤损害和间质性肺病,而抗 U1RNP 抗体阳性者还伴有硬皮病、系统性红斑狼疮、肾小球肾炎和肺动脉高压。

5. 多发性肌炎 任何年龄可见,女性多见,亚急性起病,近端无力,可伴有肌痛,CK 不同程度增高,不伴有皮肤损害。原来诊断为多发性肌炎的患者中许多实际上是不伴皮疹的抗合成酶抗体综合征、IMNM 和 IBM,因此皮肌炎是一个排除性诊断。

【辅助检查】

1. 血液检查 CK 在不同肌炎患者的增高程度不同,免疫介导的坏死性肌病最高,CK 水平在有效治疗后下降,但晚期肌萎缩明显者 CK 反而正常。部分患者急性期可见周围血白细胞增高,红细胞沉降率增快。1/3 的患者类风湿因子和抗核抗体阳性。

2. 尿液检查 可见肌红蛋白尿,提示肌肉的活动性损伤。肾小球和肾小管功能检查有助于判断肾损害。

3. 肌炎抗体 参见临床表现部分。

4. 心电图和超声心动图 有助于发现是否合并心肌炎、心脏扩大和心包积液。

5. 肌电图 除个别皮肌炎患者可合并神经源性损害,绝大多数肌炎患者神经传导速度正常。各种肌炎的针极肌电图可见程度不等的自发电位,小力收缩 MUP 呈肌源性损害表现。自发电位提示活动性炎症,有效治疗后减少,亦有助于与其他非炎症性肌病鉴别,如大剂量糖皮质激素治疗过程中肌肉无力加重,若肌电图未见自发电位,需考虑不是肌炎复发而是类固醇肌病的可能。

6. MRI 可见肌肉和皮肤内 T_2 加权像高信号,由炎症或坏死所致。皮肌炎患者可见肌肉周边 T_2 加权像高信号,提示筋膜受累,筋膜旁和皮肤炎症性改变均提示皮肌炎的诊断。MRI 强化有助于发现 IMNM 患者心肌的炎症反应。包涵体肌炎MRI 可见大腿前部明显较其他部位肌肉受累严重,具有相对特征性。

7. 肌肉和皮肤活检 参见病理学部分。有助于与其他肌病鉴别,但需注意激素治疗的影响。MRI 有助于选择活检的部位。

8. 高分辨率 CT 和肺功能 怀疑间质性肺病者需要检查肺间质受累情况及肺弥散功能。

9. 肿瘤筛查 在肌炎抗体提示肿瘤风险高的患者,可检查肿瘤标志物,并做 PET 筛查。

【诊断】

1. 诊断要点 ① 急性、亚急性或隐袭起病。② 四肢近端肌无力或不对称性远近端无力,伴有或不伴肌肉压痛,晚期有肌萎缩,感觉和自主神经正常。③ 可伴有或不伴皮肤、肺间质、心肌、肾和关节病变,或伴有其他自身免疫病或恶性肿瘤。④ 血清 CK 不同程度增高,肌电图呈肌源性损害,肌活检主要为骨骼肌炎性改变。⑤ 可检出肌炎抗体。

多发性肌炎/皮肌炎的 Bohan 诊断标准:① 对称性无力,近端为主。② CK 增高。③ 肌电图示肌源性损害。④ 病理学显示肌肉炎症反应,束周萎缩是皮肌炎的相对特征性改变。⑤ 特征性皮肤损害。具备前 4 条(病理学不包括束周萎缩)中的 3 条、2 条和 1 条可分别诊断确诊、很可能和可能的多发性肌炎。具备⑤的基础上,还具备前 4 条中的 3 条、2 条和 1 条可分别诊断确诊、很可能和可能的皮肌炎。

但以上标准已无法跟上临床认识的进展。可结合发病年龄、进展速度、肌肉无力分布、合并器官受累和自身免疫疾病及肌炎抗体初步划分到 5 类肌炎中,结合皮肤肌肉活检发现特征性病理表现且排除其他肌炎类型的特征性病理改变有助于最终分类。

2. 诊断流程 见图 18-5。

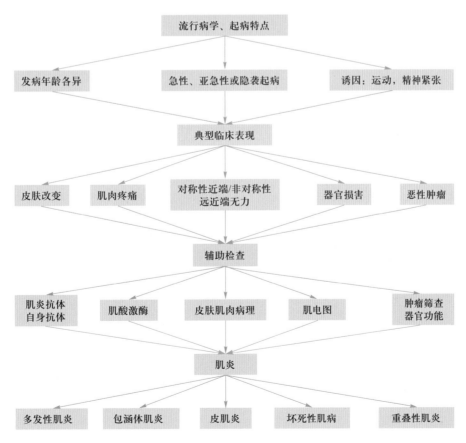

图 18-5 肌炎的诊断流程图

【鉴别诊断】

1. **肌营养不良** 肢带型肌营养不良 2B 型可在青年或中年亚急性发病和较快进展,有四肢近端肌和骨盆肌、肩胛带肌无力和萎缩,CK 增高,甚至病理学可见炎症反应,需与多发性肌炎鉴别。但肢带型肌营养不良常有家族史,免疫组化检查可资鉴别。

2. **风湿性多肌痛** 多 50 岁以上发病,呈对称性肢带附近软组织疼痛,因疼痛限制运动被误认为无力,伴有晨僵,红细胞沉降率和 C 反应蛋白明显增高,可伴有巨细胞性动脉炎,表现为颞部疼痛和血管迁曲。CK 正常,激素治疗后迅速改善。

3. **脂质沉积性肌病** 亚急性或慢性发病,四肢近端肌无力,无肌痛,且有波动性,激素有效而被误诊为多发性肌炎。肌活检可见大量脂肪滴在肌细胞内沉积,可资鉴别。

4. **类固醇肌病** 长时间和(或)大剂量激素治疗肌炎改善后无力再次加重,需要考虑到此病可能。CK 显著低于初始治疗时,且肌电图无自发电位。

【治疗】

1. **急性期治疗** 急性发病或复发者,卧床休息,给予急性期治疗,并注意器官功能和维持内环境稳定,包括如下。

(1) **肾上腺皮质激素** 地塞米松 10~20 mg/d 静脉滴注或泼尼松 1mg/(kg·d),皮肌炎患者慎用地塞米松。重症和伴有心肌、肺间质等器官病变者可首选大剂量甲泼尼龙 1 000 mg 静脉滴注,每日 1 次,连用 3 d,然后逐步减量。

(2) **免疫球蛋白** 大剂量激素可合用免疫球蛋白治疗,尤其是伴有严重感染时。0.4 g/(kg·d) 静脉滴注,连续 5 d。

(3) **血浆置换或免疫吸附** 大剂量激素无效者可加用。

(4) **环磷酰胺或甲氨蝶呤** 重叠性肌炎患者严重器官受累时可加用。

(5) **肌红蛋白血症的治疗** 可给予碳酸氢钠碱化尿液,促进肌红蛋白排出,监测肾功能。

(6) **控制感染,改善通气** 注意对呼吸困难者进行血气分析,必要时机械通气治疗。

(7) **支持治疗** 给予高蛋白质和高维生素饮食,预防误吸、肺炎、压疮和下肢静脉血栓。

2. **长期免疫治疗**

(1) **激素减量和维持** 可参见重症肌无力,以 CK 改变作为参考。

(2) **免疫抑制剂** 单纯激素疗效不佳或无法减量时使用,首选甲氨蝶呤或环磷酰胺,亦可选择硫唑嘌呤、环孢素和他克莫司。

(3) **生物制剂** 可用利妥昔单抗或其他生物制剂,尤其是在重叠性肌炎患者。

3. **肿瘤的治疗** 要注意免疫检查点抑制剂可能导致肌炎复发。

4. **康复治疗** 急性期被动运动,避免失用性萎缩;晚期避免挛缩;康复治疗也有助于维持肺功能。

【预后】 包涵体肌炎虽然疗效差但进展缓慢,皮肌炎中伴肿瘤者预后差,多发性肌炎预后良好,皮肌炎、免疫介导的坏死性肌病和重叠性肌炎的预后各异,与自身抗体及合并器官受累有关。随着免疫治疗的进步,总体肌炎的预后较好。

(李海峰)

第五节　进行性肌营养不良

进行性肌营养不良(progressive muscular dystrophy, PMD)是一组原发于肌肉组织的遗传病,临床特征主要为缓慢进行性加重的对称性肌肉无力和萎缩,无感觉障碍。遗传方式主要为常染色体显性、隐性和 X 连锁隐性遗传。电生理表现为肌源性损害和神经传导速度正常。肌肉组织学特征为进行性肌纤维坏死、再生,脂肪和纤维结缔组织增生,肌肉无异常代谢产物堆积。治疗主要为对症治疗,目前尚无根治的方法。

根据遗传方式、发病年龄、萎缩肌肉的分布、病程进展速度和预后,进行性肌营养不良至少可分为 8 种类型:假肥大型肌营养不良,包括进行性假肥大性肌营养不良(Duchenne muscular dystrophy, DMD)、贝克肌营养不良(Becker muscular dystrophy, BMD)、面肩肱型肌营养不良(facioscapulohumeral muscular dystrophy, FSHD)、肢带型肌营养不良(limb-girdle type muscular dystrophy, LGMD)、埃默里-德赖弗斯肌营养不良(Emery-Dreifuss muscular dystrophy, EDMD)、先天性肌营养不良(congenital muscular dystrophy, CMD)、眼咽型肌营养不良(oculopharyngeal muscular dystrophy, OPMD) 和远端型肌营养不良症(distal muscular dystrophy)。在这些类型中,DMD 最常见,其次是 BMD、FSHD 和 LGMD。

【病因及发病机制】 进行性肌营养不良由各类型相应的基因突变所致。实际上各种类型均是一种独立的遗传病。由于不同类型的肌营养不良的基因位置、突变类型和遗传方式均不相同,故其致病机制也大相径庭。例如,假肥大型肌营养不良(DMD 和 BMD)的基因位于 Xp^{21},属 X 连锁隐性遗传。该基因组跨度 2 300 kb,是迄今发现的人类最大的基因,cDNA 长 14 kb,含 79 个外显子,编码 3 685 个氨基酸,组成 427×10^3 的细胞骨架蛋白——抗肌萎缩蛋白。该蛋白质位于骨骼肌细胞膜和心肌的质膜面,具有细胞骨架、抗牵拉、防止肌细胞膜在收缩活动中被撕裂的功能。DMD 患者的基因变异以外显子缺失和重复为主,点突变次之。约 60.2% 为一个或以上外显子的大片段缺失,最常见区域为第 45~54 和第 3~22 外显子。DMD 患者因基因缺陷而使肌细胞缺乏抗肌萎缩蛋白,造成细胞膜不稳定并导致肌细胞坏死和功能缺失而发病。面肩肱型肌营养不良的确切病因不明,目前认为其发病机制有两种可能,其一是 4 号染色体长臂末端($4q^{35}$)内与 KpnI 酶切位点相关的重复序列(D4Z4)呈整数倍缺失。健康者该重复序列长 3.3kb,重复 10~100 次,而大多数患者的可缩短至 1~10 次,称为 FSHD1。其二是染色体柔性铰链域结构维持蛋白 1 基因(SMCHD1)杂合突变使两条染色体上数量正常的 D4Z4 低甲基化而结构松散,称为 FSHD2。D4Z4 的缺失和结构松散,导致双同源框蛋白 4 基因(DUX4)表达上调,其转录产物 mRNA 和编码的蛋白在肌细胞内产生毒性而致病。

肢带型肌营养不良是一类具有高度遗传异质性和表型异质性的常染色体遗传性肌病,根据遗传方式不同分为两型,常染色体显性遗传称为 LGMD1,常染色体隐性遗传称为 LGMD2。按不同致病基因分为不同的亚型,如 LGMD1A、LGMD1B、LGMD1C;LGMD2A、LGMD2B、LGMD2C 等,其中以 LGMD2A 最常见。肢带型肌营养不良的发病与肌膜蛋白和近膜蛋白异常有关,直接影响抗肌萎缩蛋白-糖蛋白复合体的结构和功能。复合体内各蛋白之间紧密相连,相互关联,保持肌细胞膜的稳定性。任何一种蛋白的缺失均会影响膜的稳定,导致肌细胞的坏死。

【病理】 基本的肌肉病理改变是肌纤维的坏死和再生,肌细胞核内移(图 18-6)。随着病情进展,肌细胞大小差异不断增加,有的萎缩,有的代偿性

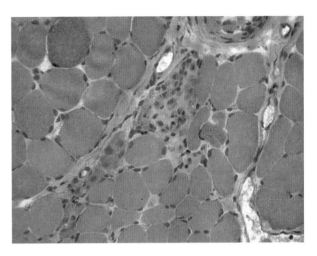

图 18-6 进行性肌营养不良病理

增大,呈镶嵌分布;肌纤维内横纹消失,空泡形成;萎缩的肌纤维间有大量的脂肪细胞和纤维结缔组织增生。电镜下肌原纤维排列紊乱或断裂,Z 线破坏或消失,肌细胞膜有锯齿状改变。组织化学染色 I 型和 II 型纤维均受累,为非特异性改变。假肥大的肌肉是由于肌束内大量脂肪和纤维结缔组织增生,填充于坏死的肌细胞处造成的。心肌也有类似病理改变。假肥大型肌营养不良的肌活检标本用免疫组织化学染色可见抗肌萎缩蛋白缺失,对诊断有决定性意义。

【临床表现】

1. 假肥大型肌营养不良 根据抗肌萎缩蛋白疏水肽段是否存在,以及蛋白质空间结构变化和功能丧失程度的不同,本型又可分为两种类型。

(1) 进行性假肥大性肌营养不良(DMD)

1)DMD 是我国最常见的 X 连锁隐性遗传的肌病,发病率约为 1/3 500 活男婴。女性为致病基因携带者,大多表型正常,少数可因各种机制出现轻微症状,有症状者为 1/100 000~1/45 000。我国的 DMD 患者无明显的地域特征。

2)通常 3~5 岁隐袭起病,突出症状为骨盆带肌肉无力,表现为走路慢、易跌跤。由于髂腰肌和股四头肌无力而上楼及蹲位站立困难。背部伸肌无力使站立时腰椎过度前凸,臀中肌无力导致行走时骨盆向两侧上下摆动,呈典型的鸭步。由于腹肌和髂腰肌无力,患儿自仰卧位起立时必须先翻身转为俯卧位,然后以两手支撑地面和下肢缓慢地站立,称为高尔征(Gower sign)(图 18-7)。有两个实用的方法可以帮助诊断 DMD:① DMD 患儿不能单足跳跃;② DMD 患儿坐在地板上,双手交叉抱肩不

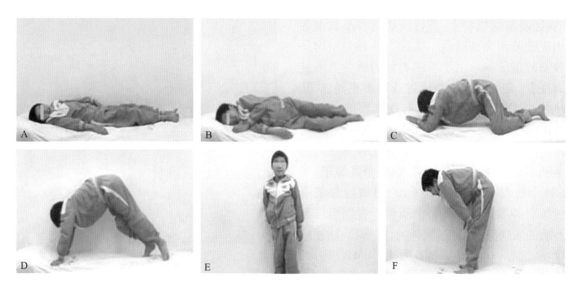

图 18-7　高尔征
A~F. 示起立顺序

能站立,而正常小儿很容易站立和跳跃。

3) 肩胛带肌往往同时受累,但程度较轻。由于肩胛带松弛形成游离肩。因前锯肌无力,两肩胛骨呈翼状竖起于背部,称为翼状肩胛,在两臂前推时最明显。

4) 90% 的患儿有肌肉假性肥大,触之坚韧,为首发症状之一。以腓肠肌最明显(图 18-8),三角肌、臀肌、股四头肌、冈下肌和肱三头肌等也可发生。因萎缩肌纤维周围被脂肪和纤维结缔组织填塞,故体积增大而肌力减弱。

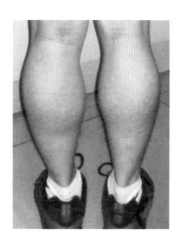

图 18-8　DMD 患者肥大的腓肠肌

5) 大多数患者伴心肌损害,左心室壁后基底段的广泛纤维化;随着病情进展,后乳头肌受累,心脏扩大,出现明显的二尖瓣关闭不全。心电图出现右胸前导联高 R 波和左胸前导联深 Q 波。约 30%

的患儿有不同程度的智力障碍。

6) 病情进展快,多于 12 岁前不能行走,需坐轮椅,晚期患者全身肌萎缩明显(图 18-9),腱反射消失。因肌肉挛缩致使肘、膝、髋关节屈曲不能伸直,明显脊柱侧弯。最后因呼吸肌萎缩而出现呼吸变浅,咳嗽无力,多数患者在 25~30 岁因呼吸道感染引起呼吸衰竭或心力衰竭而死亡。

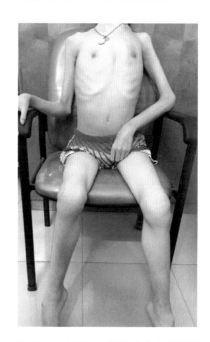

图 18-9　DMD 晚期患者全身肌萎缩

(2) 贝克肌营养不良(BMD)　也是 X 连锁隐性遗传,与 DMD 是等位基因病,但发病率约为 DMD

患者的 1/10。多在 5~25 岁起病,临床表现与 DMD 类似,但进展缓慢,病情较轻,12 岁时仍能行走,一般不累及心肌(一旦受累则很严重)。部分 BMD 患者接近正常生命期限。

DMD 和 BMD 均有血清酶 CK、肌酸激酶同工酶(CK–MB)和 LDH 显著升高,血清肌酐减少。尿肌酸增多、肌酐减少。肌电图为肌源性损害。肌肉 MRI 检查示变性肌肉水肿、脂肪浸润,呈"虫蚀现象"(图 18–10)。抗肌萎缩蛋白基因诊断检测(PCR 法、印迹杂交法、MLPA 法和 DNA 测序法等)可发现基因缺陷。抗肌萎缩蛋白免疫学检查的确诊率为 100%。

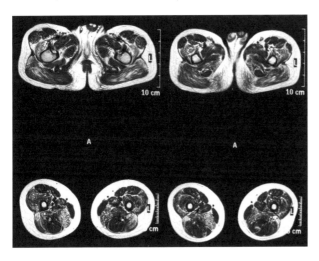

图 18-10 DMD 大腿肌肉 MRI
示肌肉脂肪浸润。

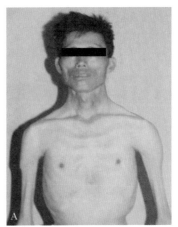

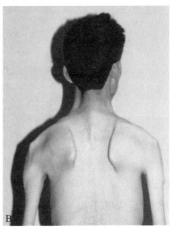

图 18-11 面肩肱型肌营养不良
A. 三角肌、肱二头肌、肱三头肌和胸大肌萎缩及"肌病面容"
B. 翼状肩胛

2. 面肩肱型肌营养不良

(1)**发病与分型** 多在青年期起病,但也可见儿童及中年发病者,年发病率为(4~12)/10 万。本病分为两型:FSHD1 为常染色体显性遗传,FSHD2 遗传模式尚不确定,但两者的临床表现无法区分,故一并概述。

(2)**肌肉受累** 常为面部和肩胛带肌肉最先受累,患者面部表情少,眼睑闭合无力,吹口哨、鼓腮困难,逐渐延至肩胛带(翼状肩胛)、肱二头肌、肱三头肌和胸大肌上半部。肩胛带肌和上臂肌萎缩十分明显,常不对称,三角肌相对回避。因口轮匝肌假性肥大,嘴唇增厚而微翘,嘴角外侧区域有轻微凹陷,称为"肌病面容"(图 18-11)。

(3)**关节受累** 由于关节应力改变,超过 50% 的患者可出现肩部、腰部肌肉和关节的慢性疼痛。病情缓慢进展,可逐渐累及躯干和骨盆带肌肉,晚期腓骨肌受累,可导致足下垂。约 20% 需坐轮椅,生命年限接近正常。

(4)**辅助检查** 肌电图为肌源性损害,血清酶正常或轻度升高。FSHD1 通过印迹杂交 DNA 分析可测定 4 号染色体长臂末端 D4Z4 3.3 kb/KpnI 重复片段的多少来确诊。FSHD2 型为 SMCHD1 基因突变所致。

3. 肢带型肌营养不良

(1)**遗传方式** 常染色体隐性遗传,或显性遗传,以前者多见。

(2)**发病情况** 10~20 岁起病,首发症状多为骨盆带肌萎缩,腰椎前凸(图 18-12),鸭步,下肢近端无力出现爬楼梯困难,可有腓肠肌假性肥大。

(3)**症状** 逐渐发生肩胛带肌萎缩,抬臂、梳头困难,翼状肩胛。面肌一般不受累。少数患者可有心脏受累,表现为心肌损害和传导障碍,心律失常。

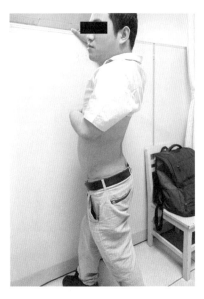

图 18-12　LGMD 患者腰前凸

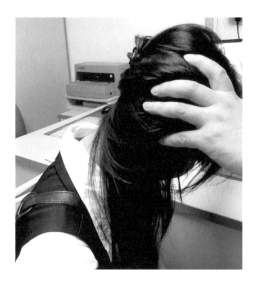

图 18-13　EDMD 患者颈部前屈受限
低头仅能到图中角度。

（4）**辅助检查**　血清酶明显升高，肌电图肌源性损害，心电图大多正常。

（5）**病程**　病情缓慢发展，平均起病后 20 年左右丧失劳动能力。

4. 眼咽型肌营养不良

（1）**遗传方式与发病情况**　常染色体显性遗传为主，40 岁之后起病，缓慢进展。

（2）**症状**　首发症状为对称性上睑下垂和眼球运动障碍。逐步出现轻度面肌、眼肌无力和萎缩，吞咽困难，构音不清，近端肢体无力。

（3）**辅助检查**　血清 CK 正常或轻度升高。

（4）**基因检测**　由位于 $14q^{11.2-13}$ 的多聚腺嘌呤结合蛋白核 1 基因（polyadenylate-binging protein nuclear 1，PABPN1）的第 1 外显子 GCG 过度重复扩增所致，导致 PABPN1 蛋白 N 端丙氨酸残基延长。健康者 GCG 拷贝数为 6 次，而眼咽型肌营养不良患者 GCG 为 8~13 次。

5. 埃默里-德赖弗斯肌营养不良（EDMD）

（1）**遗传方式与发病情况**　X 连锁隐性遗传，5~15 岁起病，缓慢进展。

（2）**症状**　疾病早期出现肘部屈曲挛缩和跟腱缩短，颈部前屈受限，脊柱强直而弯腰、转身困难（图 18-13）。

（3）**受累肌群**　呈肱腓型分布，主要为肱二头肌、肱三头肌、腓骨肌和胫前肌，继之骨盆带肌和下肢近端肌肉无力和萎缩，腓肠肌无假性肥大，智力正常。

（4）**心脏传导功能障碍**　表现为心动过缓、晕厥、心房颤动等，心脏扩大，心肌损害明显，严重者并发心力衰竭、心室颤动及猝死。

（5）**辅助检查**　血清 CK 轻度升高。心电图异常。肌电图呈肌病特征。肌肉活检以核内移、肌纤维大小不一、局灶结缔组织增生和偶见坏死性纤维为特征。

（6）**基因检测**　致病基因 emerin 位于 Xq^{28}，其突变导致位于骨骼肌和心肌细胞核内膜的 emerin 蛋白缺失。

6. 其他类型

（1）**远端型肌营养不良**　10~50 岁起病，肌无力和萎缩始于四肢远端、腕踝关节周围及手和足的小肌肉，如大、小鱼际肌萎缩。伸肌受累明显，亦可向近端发展。无感觉障碍和自主神经损害。常见的亚型有 Welander 型（常染色体显性遗传，基因定位于 $2p^{13}$），其次为芬兰型、Nonaka 型（常染色体隐性遗传）、Miyoshi 型（常染色体隐性遗传，主要见于东亚人群）等。

（2）**先天性肌营养不良**　在出生时或婴儿期起病，表现为全身严重肌无力、肌张力低和骨关节挛缩。面肌可轻度受累，咽喉肌力弱，哭声小，吸吮力弱。可有眼外肌瘫痪，腱反射减弱或消失。可伴认知功能受损、心脏受累。常见的亚型有福山型、层粘连蛋白缺陷型和肌肉-眼-脑异常型等。

【**辅助检查**】

1. **血清酶学检测**　常规的血清酶检测主要

包括肌酸激酶(CK)、乳酸脱氢酶(LDH)和肌酸激酶同工酶(CK-MB)。异常显著升高(正常值的20~100倍)者见于 DMD、BMD、远端型肌营养不良的 Miyoshi 亚型和 LGMD2C、2D、2E、2F 型。其他类型的肌酶轻到中度升高。在 DMD 和 LGMD2 晚期,因患者肌肉严重萎缩,血清 CK 值明显下降。其他血清酶如谷草转氨酶(GOT)、谷丙转氨酶(GPT)等在进展期均可升高。

2. 肌电图 具有典型的肌源性受损的表现。用针电极检查股四头肌或三角肌,静息时可见纤颤波和正锐波;轻收缩时可见运动单位时限缩短,波幅减低,多相波增多;大力收缩时可见强直样放电及病理干扰相。神经传导速度正常。

3. 基因检测 采用 PCR、印迹杂交、MLPA、DNA 测序等方法可检测出相关基因的突变位点或外显子缺失/重复范围。如用多重 PCR 法可检测 DMD 基因外显子的缺失,印迹杂交法可进行 FSHD 基因诊断,DNA 测序可明确 LGMD 基因的突变碱基。

4. 肌肉活组织检查 各种类型的进行性肌营养不良患者的肌肉活检均表现为肌肉的坏死和再生、间质脂肪和纤维结缔组织增生,常规染色方法不能区分各种类型,但采用免疫组织化学法使用特异性抗体可以检测肌细胞中特定蛋白是否存在来鉴别各种类型的肌营养不良。如用抗肌萎缩蛋白抗体检测 DMD 和 BMD,用 γ 肌聚糖蛋白(γ-sarcoglycan)抗体检测 LGMD2C,用 α 肌聚糖蛋白抗体检测 LGMD2D,用 β 肌聚糖蛋白抗体检测 LGMD2E,用 γ 肌聚糖蛋白抗体检测 LGMD2F,用 emerin 蛋白抗体检测 EDMD 等。

5. 其他检查 X 线、心电图、超声心动图可早期发现进行性肌营养不良患者的心脏受累的程度。CT 可发现骨骼肌受损的范围,MRI 可见变性肌肉呈不同程度的"蚕食现象"。DMD 和 BMD 患者应做智力检测。

【诊断】

1. 假肥大型肌营养不良

(1) 进行性假肥大性肌营养不良诊断要点 ① 3~5 岁缓慢出现,比同龄儿走路慢,脚尖着地,易跌跤;爬楼梯及蹲位站起困难。② 腓肠肌假性肥大,鸭步,高尔征;腰椎前凸,翼状肩胛,骨盆带及四肢近端肌萎缩;腱反射减弱或消失;跟腱挛缩。③ X 连锁隐性遗传。多 12 岁前不能行走。④ 心

肌损害,30% 的患儿有智力障碍。⑤ 血清肌酸激酶显著升高,肌电图肌源性损害,DMD 基因外显子缺失、重复或点突变,抗肌萎缩蛋白阴性。

(2) 贝克肌营养不良诊断要点 ① 5~15 岁起病,12 岁以后尚能行走,智力正常。② 进展速度比 DMD 缓慢,病情较轻,其他特征与 DMD 相似。③ 抗肌萎缩蛋白基因多为整码缺失突变,骨骼肌膜中的抗肌萎缩蛋白缩短。

2. 面肩肱型肌营养不良 诊断要点:① 青少年期缓慢起病,眼睑闭合无力,不能吹口哨;抬臂、梳头困难。② 不能鼓腮,翼状肩胛明显,上臂肌萎缩且不对称。③ FSHD1 型为常染色体显性遗传。④ 血清肌酸激酶正常或轻度升高,肌电图为肌源性损害,FSHD1 型的 4 号染色体长臂末端 D4Z4 3.3 kb/KpnI 重复片段数显著减少仅 1~10 次。

3. 肢带型肌营养不良 诊断要点:① 青少年期缓慢起病,爬楼梯及下蹲起立困难,抬臂、梳头困难。② 骨盆带肌萎缩,鸭步;翼状肩胛,腰椎前凸;膝反射减弱或消失。③ 血清肌酸激酶明显升高,肌电图肌源性损害。④ 90% 为常染色体隐性遗传。

4. 眼咽型肌营养不良 诊断要点:① 中年缓慢起病,对称性上睑下垂和眼球活动障碍,吞咽困难、构音不清。② 轻度面肌、眼肌无力和萎缩。③ 血清 CK 正常或轻度升高。④ 多为常染色体显性遗传。⑤ $14q^{11.2-13}$ 的 PABPN1 的第 1 外显子 GCG 过度重复扩增。

5. 埃默里－德赖弗斯型肌营养不良 诊断要点:① 5~15 岁缓慢起病,肘部关节伸直及颈部前屈受限,脊柱强直而弯腰、转身困难;心动过缓、晕厥。② 肘部屈曲挛缩和跟腱缩短,肱二头肌、肱三头肌、腓骨肌和胫前肌无力和萎缩。③ 心脏传导阻滞,心房颤动,心脏扩大。血清 CK 轻中度增高,肌电图肌源性损害,emerin 基因点突变,肌活检 emerin 蛋白阴性。④ X 连锁隐性遗传。

【鉴别诊断】

1. 少年型近端脊肌萎缩症 因青少年起病,有对称分布的四肢近端肌萎缩,大腿萎缩,小腿肌肉可见假性肥大,需与 BMD 及肢带型肌营养不良鉴别。但本病可有肌束震颤;CK 轻中度升高,多<1 000U/L,肌电图为神经源性损害,有巨大电位;病理为神经性萎缩,可资鉴别。

2. 慢性多发性肌炎 因对称性肢体近端无力需与肢带型肌营养不良鉴别。但本病无遗传史,病

情进展较快,常有肌痛,血清酶增高,肌肉病理符合肌炎改变,用皮质激素治疗有效,不难鉴别。

3. 肌萎缩侧索硬化症　因手部小肌肉无力和萎缩需与远端型肌营养不良鉴别。但本病除肌萎缩外,尚有肌束颤动、肌张力高、腱反射亢进和病理反射阳性,肌电图呈神经源性损害,易于鉴别。

4. 重症肌无力　因有上睑下垂、构音障碍需与进行性肌营养不良的眼咽型和眼肌型鉴别。但重症肌无力有病态疲劳、晨轻暮重,新斯的明试验阳性,低频重复电刺激试验阳性,可资鉴别。

【治疗】　目前,本病尚无特殊疗法,主要是通过多学科对症支持治疗尽可能改善患者的生活质量、延长生存时间。

1. 一般治疗　营养管理,避免消瘦和肥胖;鼓励患者尽可能从事日常活动,避免长期卧床,可耐受者进行低强度有氧运动;定期检测骨密度,及时补充钙剂;注意心理干预、教育辅导和家庭护理。

2. 药物治疗　ATP、肌苷、维生素 E、辅酶 Q10 等药物可能有一定的帮助;对于 DMD 和 BMD 患者,可酌情选用小剂量的皮质激素,泼尼松 $0.75\,mg/(kg\cdot d)$,以改善患者的力量和肺功能,注意监测激素的不良反应,如肥胖、骨质疏松等。

3. 康复治疗　根据病情和成长阶段,个体化进行物理、职业、语言治疗等康复训练。穿戴踝足矫形器有助于防治关节挛缩畸形。

4. 防治心肺并发症　呼吸肌无力者予无创呼吸机辅助呼吸,防治误吸和肺部感染;心肌受累患者,ACEI 或 β 受体阻滞剂可延缓心肌损害;对扩张性心肌病、心律失常、心力衰竭的对症处理,随访心功能。

5. 外科矫形　严重的脊柱畸形和马蹄内翻足可选择手术。

6. 基因治疗　未来有望成为有效治疗方法。目前,国外已有药物上市治疗部分 DMD 患者。

由于目前尚无有效的治疗方法,因此检出携带者、进行产前诊断、人工流产患病胎儿就显得尤其重要。首先,应确定先症者(患儿)的基因型,然后确定其母亲是否是携带者。当携带者妊娠以后确定是男胎还是女胎,对男胎进行产前基因诊断,若是病胎则终止妊娠,防止患儿出生。

【预后】　DMD 患者 20 多岁死于呼吸衰竭或心力衰竭,LGMD2C、2D、2E、2F 和先天性肌营养不良患者也预后不良。FSHD、BMD,眼型、眼咽型和

远端型肌营养不良患者的预后较好,部分患者寿命可接近正常生命年限。

(肖争)

第六节　肌强直性肌病

肌强直是指骨骼肌在随意收缩或物理刺激收缩后不易立即放松;电刺激、机械刺激时肌肉兴奋性增高;重复骨骼肌收缩或重复电刺激后骨骼肌松弛,症状消失;寒冷环境中强直加重;肌电图检查呈现连续的高频后放电现象。

肌强直的机制不清,可能与肌膜对某些离子的通透性异常有关。例如,在强直性肌营养不良中,肌膜对 Na^+ 的通透性增加;而在先天性肌强直中,则对 Cl^- 通透性减退。不管何种肌强直,均可对症治疗,常用药物有美西律、苯妥英钠、卡马西平、普罗帕酮、拉莫三嗪等等。常见的肌强直症有强直性肌营养不良和先天性肌强直。

一、强直性肌营养不良

强直性肌营养不良(myotonic dystrophy,DM)是一组以肌无力、肌强直和肌萎缩为特点的多系统受累的常染色体显性遗传病。根据致病基因,本病分为 DM1 型和 DM2 型,由于 DM2 型以近端肌肉受累为主,故又称近端强直性肌营养不良。本病除骨骼肌受累外,还常伴有白内障、心律失常、糖尿病、秃发、多汗、性功能障碍和智力减退等表现。不同的患者病情严重程度相差很大,如在同一家系中可见到无症状的成人杂合子和病情严重的婴幼儿。发病率为 13.5/10 万。

【病因及发病机制】　DM1 型的基因位于 19 号染色体长臂($19q^{13.3}$),基因组跨度为 14 kb,含 15 个外显子,编码 582 个氨基酸残基组成强直性肌营养不良蛋白激酶(dystrophia myotonia protein kinase,DMPK)。该基因的 3′-端非翻译区存在一个三核苷酸串联重复序列即 $p(CTG)_n$ 结构,健康者的 $p(CTG)_n$ 结构中 n 拷贝数为 5~34,而 DM1 患者的 n 为 50~2 000,称为 $(CTG)_n$ 动态突变。DM2 型的基因(细胞核酸结合蛋白基因,CNBP)位于 3 号染色体长臂($3q^{21.3}$),该基因的内含子 1 中存在四核苷酸串联重复序列即 $p(CCTG)_n$ 结构,健康者该结构中 n 拷贝数为 11~26,DM2 患者的拷贝数平均 5 000 次。上述两种串联重复序列的异常扩增可影响基因的表

达,对细胞有毒性损害而发病。

【病理】 肌活检病理可见Ⅰ型肌纤维萎缩,大小不一;Ⅱ型肌纤维肥大,可见环状纤维;肌细胞核内移,呈链状排列(图18-14)。肌原纤维退缩到肌纤维的一侧形成肌质块。肌细胞坏死和再生不明显。心脏传导系统纤维化,心肌细胞萎缩,脂肪浸润。丘脑和黑质的胞质内可见包涵体。

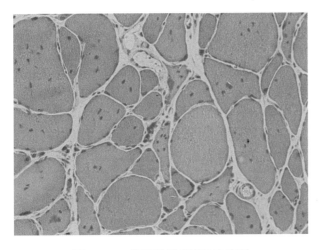

图 18-14 强直性肌营养不良病理

【临床表现】

1. **发病情况** 多在 30 岁以后隐袭起病,进展缓慢,肌强直在肌萎缩之前数年或同时发生。病情严重程度差异较大,部分患者可无自觉症状,仅在查体时才被发现有异常。

2. **肌强直** 肌肉用力收缩后不能正常地松开,遇冷加重。主要影响手部动作、行走和进食,如用力握拳后不能立即将手伸直,需重复数次才能放松;或用力闭眼后不能睁开;或开始咀嚼时不能张口。用叩诊锤叩击四肢肌肉可见肌球,具有重要的诊断价值。

3. **肌无力和肌萎缩** 肌萎缩常先累及手部和前臂肌肉,继而累及头面部肌肉,尤其颞肌和咬肌萎缩最明显,患者面容瘦长,颧骨隆起,呈"斧状脸",颈消瘦而稍前屈,而成"鹅颈"。呼吸肌也常受累,引起肺通气量下降。部分患者有上睑下垂、眼球活动受限、构音障碍、吞咽困难、足下垂及跨阈步态。

4. **骨骼肌外的表现** 成年患者较明显,病变程度与年龄密切相关。

(1) **白内障** 成年患者很常见。裂隙灯下检查白内障是发现轻症家族性患者的敏感方法。患者也可有视网膜色素变性。

(2) **内分泌症状** ① 男性睾丸小,生育能力低;女性月经不规律,卵巢功能低下,过早停经甚至不孕。② 糖耐量异常占 35%,伴糖尿病的患者较多。③ 部分患者宽额头及秃顶(图18-15)。

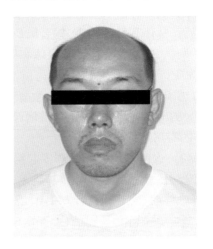

图 18-15 强直性肌营养不良
示宽额头并伴有秃顶。

(3) **心脏症状** 心律不齐、心悸,甚至晕厥。常有二度房室传导阻滞。

(4) **胃肠道症状** 平滑肌受累可出现胃排空慢、胃肠蠕动差、假性肠梗阻、便秘,有时因肛门括约肌无力可大便失禁。

(5) **其他** 部分患者消瘦,智力低下,听力障碍,多汗,肺活量减少,白天过度嗜睡、阻塞性睡眠呼吸暂停(OAS),颅骨内板增生,脑室扩大等。

【辅助检查】

1. **肌电图** 典型的肌强直放电对诊断具有重要意义。受累肌肉出现连续高频强直波逐渐衰减,肌电图扬声器发出一种类似轰炸机俯冲样声音。

2. **基因检测** 是诊断 DM 的"金标准"。临床上首先检测 DMPK 基因,若 CTG 重复序列异常扩增超过 50 次,即可确诊 DM1 型;值得注意的是,典型患者可达 100~1 000 次,轻度患者仅 50~150 次。若 DMPK 基因检测结果阴性,临床上高度怀疑 DM 时,可检测 CNBP 基因的 CCTG 重复数目,拷贝数 ≥75 次可确诊 DM2 型。

3. **肌肉活组织检查** Ⅱ型肌纤维肥大,Ⅰ型肌纤维萎缩,伴大量核内移,可见肌质块和环状肌纤维,以及肌纤维的坏死和再生。

4. **其他** 血清 CK 和 LDH 等酶正常或轻度升高,免疫球蛋白 IgA、IgG、IgM 减少。心电图有房室传导阻滞。头部 CT 示蝶鞍变小和脑室扩大、颅骨肥厚。MRI 常提示额叶和前颞叶异常,皮质萎缩和皮质下白质高信号;血管周围间隙变大。

【诊断】

1.DM1 诊断要点:① 中年缓慢起病,常染色体显性遗传。全身骨骼肌强直、无力及萎缩,以四肢远端为甚。常伴有吞咽困难、构音障碍、咀嚼无力,月经不调。② 斧状脸、鹅颈、肌球和肌萎缩以四肢远端为主,上睑下垂、白内障及秃顶。③ 肌电图呈典型的肌强直放电,肌强直蛋白激酶基因的 3′ 端非翻译区的 CTG 重复顺序异常扩增超过 50 次重复,心电图有房室传导阻滞。

2. DM2 诊断要点:① 8~60 岁起病,常染色体显性遗传。② 病情较 DM1 型轻,肌无力以近端肌肉为主,可伴肌痛,其他特征与 DM1 型相似,无先天性亚型。③ CNBP 基因的内含子 1 中 CCTG 重复序列异常扩增≥75 次。

【鉴别诊断】

1. 先天性肌强直 因有肌强直、肌球征和常染色体显性遗传,需与 DM 鉴别。但先天性肌强直除了肌强直外,还具有肌肥大貌似运动员,无肌萎缩和内分泌改变的特点,可资鉴别。

2. 先天性副肌强直症(congenital paramyotonia) 因有肌强直、肌球征和常染色体显性遗传,需与 DM 鉴别。但先天性副肌强直的突出特征是出生后就表现为面部、手、上肢远端肌肉遇冷后肌强直或活动后出现肌强直和无力,如冷水洗脸后眼睛睁开缓慢,在温暖状态下症状迅速消失,可与 DM 鉴别。

3. 高血钾性周期性瘫痪 因有肌强直和常染色体显性遗传,需与 DM 鉴别。但高血钾性周期性瘫痪的特征是 10 岁前起病的发作性肌强直,发作时血钾水平升高,心电图 T 波增高,SCN4A 基因的点突变,可资鉴别。

4. 神经性肌强直 又称艾萨克综合征(Isaacs syndrome),因有肌强直需与 DM 鉴别。但神经性肌强直常在儿童及青少年期隐袭起病,缓慢进展,临床特征为持续性肌肉颤搐和出汗,腕部和踝部持续或间断性痉挛,可资鉴别。

【治疗】 目前缺乏治愈的方法,以对症治疗为主,主要措施如下。

1. 肌强直 首选美西律、苯妥英钠。美西律推荐剂量为成人 150 mg,每天 3 次;儿童和青少年 1.5~3.0 mg/kg,每 8~12 h 一次。其他药物包括普罗帕酮、卡马西平、拉莫三嗪。美西律禁用于Ⅱ度及以上房室传导阻滞。DM 患者尽量避免全身麻醉,慎用长效镇静催眠药、阿片类镇痛药和他汀类药物。

2. 呼吸系统并发症 为 DM1 患者死亡的主要原因。治疗原则为改善通气、避免误吸、防治感染。建议每年随访肺功能,存在低通气或合并 EDS 和 OSA 时,使用无创正压通气改善通气不足。接种肺炎和流感疫苗。

3. 心脏并发症 为 DM1 型的第二大死因。传导阻滞和快速性房性心律失常患者,定期监测心脏功能,必要时安置永久性心脏起搏器。

4. 妊娠和产科管理 育龄期患者应寻求遗传咨询和计划生育服务;妊娠妇女(尤其妊娠晚期)流产及早产、分娩失败、产后出血等风险均增加,建议在综合性高危妇产科团队协作下进行产前检查、分娩、新生儿监护等。

5. 其他治疗 终身康复治疗。角膜保护,白内障可手术治疗。内分泌和消化系统异常予相应处理。

【预后】 个体间差别很大。起病越早,预后越差,呼吸系统并发症和心脏病变是最常见的死因。DM1 患者的平均期望寿命缩短,而 DM2 患者接近正常。

二、先天性肌强直

先天性肌强直(congenital myotonia)首先由英国医师 Charles Bell(1832)报道,1876 年丹麦医师 Thomsen 详细描述了其本人及家族四代的患病情况,故又称汤姆森病。本病为常染色体显性遗传,主要临床特征为骨骼肌用力收缩后放松困难,患病率为(0.3~0.6)/10 万。

【病因及发病机制】 本病是由位于染色体 $7q^{35}$ 的氯离子通道基因(CLCN1 基因)突变所致。该基因编码的骨骼肌电压门控性氯通道蛋白(chloride channel protein),是一跨膜蛋白,对骨骼肌细胞膜内外 Cl⁻ 的转运起重要作用。当 CLCN1 基因点突变引起氯离子通道蛋白主要疏水区的氨基酸替换(第 480 位的脯氨酸变成亮氨酸,P480L),使 Cl⁻ 的通透性降低,从而诱发肌强直。

【病理】 主要病变在骨骼肌,肉眼可见肌肉肥大、苍白;光镜下肌纤维肥大,肌质增多,肌膜内核增多且核中心移位,肌纤维横纹不清;ATP 酶组织化学染色Ⅱ型肌纤维缺失。

【临床表现】

1. **发病情况** 多数患者自婴儿期或儿童期起病,也有在青春期起病者。肌强直及肌肥大逐渐进行性加重,在成年期趋于稳定。

2. **肌强直** 全身骨骼肌普遍性肌强直。患者肢体僵硬,动作笨拙,静息后初次运动较重,如久坐后不能立即站立,静立后不能起步,握手后不能放松,但重复运动后症状减轻,称为"热身"现象。面部、下颌、舌、咽和上肢肌强直较下肢明显,在寒冷的环境中上述症状加重。叩击肌肉可见肌球。呼吸肌及尿道括约肌受累可出现呼吸及排尿困难,眼球外肌强直可出现斜视或复视。家族中不同患者肌强直的程度差异很大。

3. **肌肥大** 全身骨骼肌普遍性肌肥大,酷似"运动员"。肌力基本正常,无肌萎缩,感觉正常,腱反射存在。

4. **其他** 部分患者可出现精神症状,如易激动、情绪低落、孤僻、抑郁及强迫观念等。心脏不受累,患者一般能保持工作能力,寿命不受限。

【辅助检查】

1. **肌电图** 明显肌强直电位,插入电位延长,扬声器发出轰炸机俯冲般或蛙鸣般声响。

2. **肌肉活检** 肌纤维肥大、核中心移位、横纹欠清。

3. **其他** 血清肌酶正常,心电图正常。

【诊断】 要点:① 婴儿期或儿童期起病,全身骨骼肌普遍性肌强直,肢体僵硬和肌肉肥大。病情逐渐加重,在成年期趋于稳定。② 肌肥大,酷似"运动员";肌力基本正常,无肌萎缩,肌球征阳性,感觉正常,腱反射存在。③ 肌电图呈肌强直电位。

【鉴别诊断】

1. **强直性肌营养不良** 因有肌肉强直和肌球征,肌电图为强直电位,需与先天性肌强直鉴别。但本病除肌强直外,还有肌力减弱、肌萎缩明显,有白内障、前额秃发、睾丸萎缩、月经失调等,可资鉴别。

2. **其他** 还应与先天性副肌强直、神经性肌强直、高钾型周期性瘫痪等强直性肌病鉴别。

【治疗】 目前尚无特效的治疗方法,药物可用苯妥英钠、拉莫三嗪、卡马西平、普鲁卡因胺、乙酰唑胺(acetazolamide)等减轻肌强直,但不能改变病程和预后。保暖也可使肌强直减轻。

【预后】 预后良好,寿命不受影响。

(肖争)

第七节 线粒体肌病及线粒体脑肌病

线粒体肌病(mitochondrial myopathy)和线粒体脑肌病(mitochondrial encephalomyopathy)是一组由线粒体 DNA(mitochondrial DNA,mtDNA)或核 DNA(nucleus DNA,nDNA)缺陷导致线粒体结构和功能障碍、ATP 合成不足所致的多系统疾病,其共同特征为轻度活动后即感到疲乏无力,休息后好转;肌肉活检可见破碎红纤维(ragged red muscle fiber)。如病变以侵犯骨骼肌为主,称为线粒体肌病;如病变同时累及中枢神经系统,则称为线粒体脑肌病。

线粒体遗传病(mitochondrial genetic disease)是近 50 年来发现的一个新的疾病体系。Luft(1962)首次报道一例线粒体肌病,生化研究证实为氧化磷酸化脱偶联所致。Anderson(1981)测定了人类 mtDNA 全长顺序,Holt(1988)首次在线粒体肌病患者发现 mtDNA 缺失,证实 mtDNA 突变是人类疾病的重要病因。到目前为止,已确定 mtDNA 上的 150 多种病理性点突变和数百种重排(rearrangement)方式,建立了有别于孟德尔遗传(Mendelian inheritance)的母系遗传,即线粒体遗传新概念。

【病因及发病机制】 线粒体(mitochondrion)是给细胞提供能量的细胞器。人类 mtDNA 是一环状双链分子,长 16 569bp,分为轻链和重链,含 37 个基因,主要编码呼吸链和与能量代谢有关的蛋白质。线粒体肌病和线粒体脑肌病的病因主要是 mtDNA(少数是 nDNA)发生突变,如基因点突变(point mutation)、缺失(deletion)、重复(duplication)和丢失(depletion,即 mtDNA 拷贝数减少)等,使编码线粒体在氧化代谢过程中所必需的酶或载体发生障碍,糖原和脂肪酸等原料不能进入线粒体,或不能被充分利用,故不能产生足够的 ATP。终因能量不足,不能维持细胞的正常生理功能,产生氧化应激,诱导细胞凋亡而导致线粒体病。

80% 的线粒体脑肌病伴高乳酸血症和卒中样发作(MELAS),是由 mtDNA 第 3 243 位点发生 A 到

G 的点突变(A3243G)所致。该突变改变了 tRNA 亮氨酸基因的结构,并进一步影响了线粒体蛋白质的合成和能量产生而致病。A3243G 突变在 mtDNA 上制造了一个新的 ApaI 限制酶酶切位点,在不同种族的患者中均能检测到,健康者无此突变。用此特性可做 MELAS 的基因诊断。肌阵挛性癫痫伴破碎红纤维综合征(myoclonic epilepsy with ragged red fibers,MERRF)主要是由 mtDNA 第 8 344 位点 A 到 G 的点突变(A8344G)引起,使 tRNA 赖氨酸基因结构发生改变,蛋白质合成受阻。30%~50% 的慢性进行性眼外肌瘫痪(chronic progressive external ophthalmoplegia,CEPO)和卡恩斯 - 塞尔综合征均有 mtDNA 的缺失,最常见的是 mtDNA 的 8 468 和 13 446 位之间的 4979bp 片段的缺失。

线粒体病的遗传方式主要是母系遗传 (maternal inheritance),致病基因仅能通过母系传递到后代,家系显示母系遗传的临床表型和病理特征。这是因为受精卵中的线粒体主要来自卵子。人体的每一个细胞均含有多个线粒体,每个线粒体含有许多 mtDNA,因此每个细胞含有成百上千个 mtDNA。若母亲是一线粒体病患者,其体内的部分 mtDNA 是正常的,部分是突变的。在母系遗传时,母亲将其正常的和突变的 mtDNA 均传递给子代,但只有女儿可将其正常和突变的 mtDNA 传递给下一代。子代是否发病,取决于子代个体正常 mtDNA 和突变 mtDNA 的比例,仅当突变 mtDNA 达到某一阈值时,患者才会出现症状,这与孟德尔遗传方式是不同的。另外,相同 mtDNA 突变在不同的患者临床表现可能不同,这与突变 mtDNA 的数目有关,突变 mtDNA 数目越多临床症状越重;而相同临床表现可能源于不同的突变,这些均是线粒体病临床表现复杂多样的原因。例如,当 MELAS 患者肌细胞内的 A3243G 突变 mtDNA 超过 90% 时,临床上出现卒中样发作、痴呆、癫痫和共济失调等;若 A3243G 突变 mtDNA<50%,则只出现慢性进行性眼外肌瘫痪、肌肉损害和耳聋。

非遗传性(环境因素)线粒体突变是由于躯体特异组织的各种紊乱不断积累并超过了一定的阈值,导致 mtDNA 突变、ATP 能量供给障碍,从而使机体出现症状。

【病理】

1. **肌肉**　肌活检冰冻切片,经高莫瑞三色 (Gomori Trichrome,GT)染色,光镜下可见大量破碎红纤维,其中包含大量的团块状异常线粒体和糖原、脂肪堆积的肌纤维,GT 将变性的线粒体染成红色。琥珀酸脱氢酶(SDH)染色可见,破碎蓝染肌纤维、深染的小血管。电镜下可见肌膜下或肌原纤维间有大量异常线粒体、糖原和脂滴堆积,线粒体嵴排列紊乱,有时可见线粒体内有类结晶样包涵体(图 18-16)。

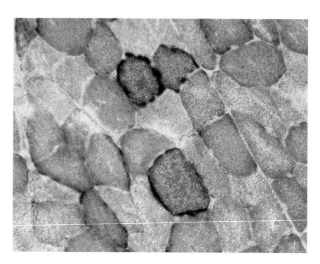

图 18-16　线粒体肌病病理

2. **脑**　脑的病变复杂多样,广泛受累。主要为海绵样改变、神经元变性丢失、灶性坏死或广泛层性坏死、星形细胞增生、脱髓鞘或矿物质沉积。MELAS 患者还可见颞顶枕叶皮质多灶性软化灶、脑皮质萎缩和基底核钙化,颅内多灶性坏死伴小血管增生和星形细胞增多,灶状或层状海绵样改变。MERRF 患者可有齿状核(dentate nucleus)、红核(red nucleus)和苍白球(globus pallidus)等核团变性。

【临床表现】

1. **线粒体肌病**　多在 20 岁左右起病,也有儿童及中年起病者,男女均可受累。临床上以骨骼肌极度不能耐受疲劳为主要特征,往往轻度活动后即感疲乏,休息后好转,常伴有肌肉酸痛及压痛,无"晨轻暮重"现象,肌萎缩少见。易误诊为多发性肌炎、重症肌无力和进行性肌营养不良等。

2. **线粒体脑肌病**

(1) **慢性进行性眼外肌瘫痪(CPEO)**　多在儿童期起病。首发症状为眼睑下垂,缓慢进展为全眼眼外肌瘫痪、眼球运动障碍,因两眼眼外肌对称受累,复视并不常见;部分患者可有咽部肌肉和四肢无力。对新斯的明试验不敏感。

（2）**卡恩斯－赛尔综合征**（Kearns-Sayre syndrome, KSS）　表现为：①20 岁前起病；②CPEO；③视网膜色素变性。加上一个或多个如下特征即可诊断：心脏传导阻滞、小脑性共济失调，脑脊液蛋白质含量增高 >0.1 g/L。其他支持性特征有精神发育迟滞和痴呆、性腺功能不全、糖尿病等。病情进展较快，多在 30 岁前死于心脏病。

（3）**线粒体脑肌病伴高乳酸血症和卒中样发作（MELAS）综合征**　40 岁前起病，儿童期起病也多见，临床表现为卒中样发作、偏瘫、偏盲或皮质盲、反复癫痫发作、认知和精神障碍、运动不耐受、身体矮小、神经性耳聋、偏头痛和呕吐。病情逐渐加重，血和脑脊液乳酸增高。卒中样发作期头部 CT 显示颞顶枕叶皮质下低密度，可伴双侧基底核钙化。MRI 显示颞枕叶皮质下长 T_1、长 T_2 异常信号灶，不符合单支大血管供血区分布；急性期 DWI 显示病灶弥散受限，皮质呈类花边征样改变，颞叶多见。MRS 显示病灶部位和脑脊液出现高乳酸峰。

（4）**肌阵挛性癫痫伴肌肉破碎红纤维（MERRF）综合征**　主要特征为肌阵挛、全面性癫痫、小脑性共济失调、进行性四肢近端无力。其他可见智力低下、视神经萎缩、听力障碍等。多在儿童期发病，有明显的家族史，有的家系伴发多发性对称性脂肪瘤。

【辅助检查】

1. 血液生化检查

（1）**乳酸、丙酮酸最小运动量试验**　约 80% 的患者为阳性，即运动后 10 min 血乳酸和丙酮酸仍不能恢复正常。脑肌病者血和脑脊液乳酸升高（静息空腹状态下 ≥2 mmol/L 或 180 mg/L）。

（2）**线粒体呼吸链复合酶活性**　患者可降低。

（3）**血清 CK 和 LDH 水平**　约 30% 的患者升高。

2. 肌肉活检　见前面病理所述，破碎红纤维对诊断线粒体很重要，但不是特有的，在包涵体肌炎、炎性肌病、规律剧烈运动、低钾性周期性瘫痪和缺血性肌病亦可出现。

3. 影像学检查　头部 CT 或 MRI 示白质脑病（图 18-17）、基底核钙化、脑软化、脑萎缩和脑室扩大。MRS 提示乳酸双峰，为 MELAS 的特征性表现。

4. 肌电图　60% 的患者为肌源性损害，少数呈神经源性损害或两者兼之。

5. 线粒体 DNA 分析　对诊断有决定性意义。

（1）**CPEO 和 KSS 综合征**　主要为 mtDNA 片段的缺失，少数为点突变，其可能发生在卵子或胚胎形成的时期。

（2）**MELAS 综合征**　80% 的患者是由 mtDNA 的 tRNA 亮氨酸基因 3 243 位点突变所致。

（3）**MERRF 综合征**　为 mtDNA 的 tRNA 赖氨酸基因位点 8 344 的点突变所致。

【诊断】

1. 线粒体脑肌病诊断要点　①四肢近端极度不能耐受疲劳，具有脑和肌肉受累的症状和体征，如发作性头痛、身体矮小、神经性耳聋、视力障碍、癫痫发作和肢体无力等，并具有各亚型的临床特征。②血乳酸、丙酮酸绝对值增高或血乳酸、丙酮酸最小运动量试验阳性。③肌活检可见破碎红纤维，电镜下线粒体异常。④线粒体呼吸链酶异常。⑤mtDNA 的病理性突变。

2. 线粒体肌病诊断要点　①四肢近端极度不能耐受疲劳。②轻度活动后肌无力明显加重，

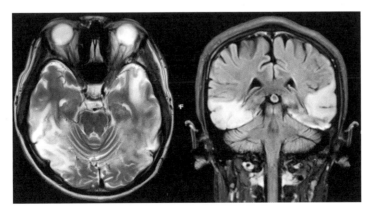

图 18-17　线粒体脑肌病头部 MRI
示白质病变。

休息后好转。③腱反射减弱或消失。④血液生化及肌活检异常同线粒体脑肌病。⑤mtDNA丢失和重排。

【鉴别诊断】

1. **重症肌无力** 因线粒体肌病有病态疲劳需与重症肌无力鉴别。但重症肌无力有病态疲劳、晨轻暮重，新斯的明试验阳性，重复神经电刺激波幅递减，无血乳酸升高，可资鉴别。

2. **多发性肌炎** 因线粒体肌病可有四肢近端无力、肌酶升高需与多发性肌炎鉴别。但多发性肌炎多无遗传史，病情进展较快，常有肌痛，血清酶增高，肌肉病理符合肌炎改变，无明显破碎红纤维，用皮质类固醇治疗有效，可资鉴别。

3. **肢带型肌营养不良** 因线粒体肌病可有四肢肌无力、肌萎缩和肌酶升高需与肢带型肌营养不良鉴别。但肢带型肌营养不良常有家族史，无肌痛，肌活检以脂肪变性为主而无明显炎性细胞浸润，无明显破碎红纤维，可资鉴别。

4. **脑梗死** 因线粒体脑肌病MELAS有突发卒中、偏瘫、反复癫痫发作，头部CT和MRI显示脑软化，需与脑梗死鉴别。但脑梗死患者常有高血压、高血脂病史，脑梗死范围与脑血管分布一致，可资鉴别。

线粒体脑肌病还应与多发性硬化、急性播散性脑脊髓炎、脑出血、肌阵挛癫痫、眼肌型肌营养不良、血管性痴呆等鉴别。但上述疾病的血中乳酸和丙酮酸水平不高，肌肉活检和线粒体功能测定可资鉴别。

【治疗】 目前无特效治疗，主要是对症治疗。主要措施如下。

1. **饮食疗法** 可减少内源性毒性代谢产物的产生。高蛋白质、高糖、低脂饮食能代偿受损的糖异生和减少脂肪的分解。

2. **基础药物治疗** 当前疾病的药物治疗主要基于补充呼吸链辅因子、抗氧化剂和纠正继发性生化缺陷。长期使用以下药物可能获益，包括维生素B_2、辅酶Q10、艾地苯醌、左卡尼汀、维生素B_1、维生素E和叶酸等。

3. **中枢神经系统**

(1) **卒中样发作** 补充精氨酸，水肿严重者脱水治疗。

(2) **癫痫发作** 首选左乙拉西坦、拉莫三嗪，避免使用丙戊酸及其衍生物。

(3) **偏头痛** 辅酶Q10、艾地苯醌有效。预防发作首选氟桂利嗪。避免使用曲普坦类药物。

(4) **认知和精神障碍** 多奈哌齐、加兰他敏对部分患者有效；精神异常者，加用奥氮平。

4. **其他治疗** 针对重度心脏传导阻滞、糖尿病、听力障碍等进行相应处理。

5. **药物应用禁忌** 许多药物可能干扰线粒体功能，包括影响mtDNA复制的异环磷酰胺、卡铂、干扰素等；影响呼吸链的乙酰水杨酸、七氟烷及其衍生物、巴比妥类、阿柔比星等。听力障碍者慎用氨基糖苷类抗生素，糖尿病患者避免使用双胍类降糖。

【预后】 一般预后良好，KSS患者容易发生猝死。

（肖争）

数字课程学习……

 学习目标及重点内容提示　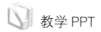 教学PPT　 自测题　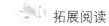 拓展阅读

第十九章

神经系统副肿瘤综合征

神经系统副肿瘤综合征（parane-oplastic neurological syndrome, PNS）是指机体各系统的恶性肿瘤，或潜在的恶性肿瘤产生的间接或远隔效应所致的中枢神经系统、周围神经、神经肌肉接头处或肌肉等部位病变。不包括由肿瘤介导凝血异常或机会感染引起的神经系统损害及癌症的转移或肿瘤直接所致的重要器官的功能障碍，且与肿瘤的治疗无关。近期研究发现，肿瘤免疫检查点抑制剂作为一种新型肿瘤治疗方法，可能会增加 PNS 的发病率，尤其是与 PNS 最为相关的癌症类型（如小细胞肺癌）。PNS 的临床表现可出现在恶性肿瘤发现之后，也可出现在恶性肿瘤发现之前，部分患者甚至始终未能发现恶性肿瘤病灶，其病程及严重程度与肿瘤的大小及生长速度并不一定平行。一般认为，系统性肿瘤患者中，平均 7% 发生 PNS。其中，小细胞肺癌（约 16%）、胸腺瘤（15%）及卵巢癌（约 11%）发生率较高，而宫颈癌（约 1.3%）、直肠癌（约 1.2%）的 PNS 发生率相对要低得多。因为 PNS 可能是某些肿瘤的最初表现，及时认识它有助于恶性肿瘤的早期诊断，而且通过及时诊断和治疗，有可能使神经系统损害得到改善，甚至挽救患者的生命。

【病因及发病机制】 PNS 确切的发病机制目前尚不清楚，但普遍认同的是自身免疫反应学说。该学说认为，癌细胞异位表达了神经元蛋白引发的自身免疫反应，从而导致相对应的临床症状。因此，与 PNS 相关的抗神经元抗体的特性将影响其临床治疗效果。另外，在现有的技术条件下，仅 60% 的中枢神经系统 PNS 可以检测到相关的抗体，而表现为周围神经损害的 PNS 抗体阳性率仅为 20%。由此可见，抗体检测阳性是进一步确诊 PNS 的重要指标，而抗体阴性不能作为排除 PNS 的诊断指标。

PNS 相关的抗神经元抗体有两大类。一类为抗细胞内相关抗原抗体，有抗 Hu 抗体、抗 CV2 抗体、抗 Yo 抗体、抗 Ri 抗体、抗 Tr/DNER 抗体、抗 Ma 蛋白抗体和抗 GAD 抗体、抗恢复蛋白抗体、抗双极细胞抗体和抗双载蛋白（amphiphysin）抗体等，抗体阳性绝大多数预示着 PNS。该类抗体的作用靶点是在神经细胞内，同时也表达在肿瘤细胞里；不是直接跟抗原结合，而是通过 T 细胞的毒性作用来发挥不可逆的神经损害，所以对治疗反应差。另一类抗体是针对神经元表面或者突触上的抗原，有抗 NMDAR 抗体、抗 AMPAR 抗体、抗 GABA（B）R 抗体、抗 GluR1 抗体、抗 AChR 抗体和抗 VGCC 抗体等。该类抗体可存在于 PNS 中，也可以存在于自身免疫性脑炎疾病中，引起的 PNS 对去除抗体和肿瘤的治疗反应较好。

【临床表现】 PNS 的临床表现错综复杂，症状可单独出现，亦可合并发生或重叠，骨骼肌、周围神经和中枢神经系统的各个部位均可受累。其病程与原发肿瘤的发展阶段并不平行。

1. 脑部病变

（1）抗 *N*– 甲基 –D 门冬氨酸受体（NMDAR）脑炎 是一种非常常见的自身免疫相关性脑炎，临床表现为神经精神症状伴有抗 NMDAR 抗体阳性。本病好发于儿童和 12~45 岁的年轻女性。主要的临床表现为行为异常、记忆力下降和精神症状。随着病情的发展，可表现为面部和肢体的运动障碍、自主神经症状和紧张症。最后可表现为肺通气不足和昏迷。另外，痫性发作可发生在疾病的任何阶段。儿童患者早期更多表现为运动异常、痫性发作和语言行为异常。在脑脊液检查中,常表现为白细胞升高、蛋白质含量升高和鞘内合成 IgG 增加。在急性期,90% 以上的患者脑电图是异常的,其中 33% 的患者表现为特异性的 δ 刷(delta brush)脑电图改变。头部 MRI 多无明显异常,可以表现在皮质及皮质下的 T_2 信号异常。另外在女性患者中,常常合并卵巢囊性畸胎瘤。

(2) 副肿瘤性小脑变性(paraneoplastic cerebellar degeneration,PCD) 在 PNS 中较多见,也最为典型。常见于成人,女性远多于男性。神经系统症状通常先于原发病的诊断数月至 3 年出现,呈急性或亚急性起病,一般在数周至数月间进展加重,造成严重的功能活动障碍,此时患者多已丧失生活能力。临床上主要表现为双侧对称的小脑功能障碍,上下肢均受累,步态蹒跚、步态不稳、动作笨拙、眼球运动障碍、水平性或垂直性眼球震颤,伴有显著的失调性构音障碍,部分患者亦可出现听力减退、斜视眼阵挛、锥体束征、周围性面瘫、延髓性麻痹、四肢乏力、肌萎缩、四肢感觉减退、腱反射减弱或消失及精神异常、轻度智力减退等大脑弥漫性损害表现。

在早期,头部 CT 或 MRI 多无异常,晚期可发现小脑萎缩。腰椎穿刺压力不高,脑脊液常规检查多正常,少数可发现淋巴细胞增多、蛋白质含量升高及寡克隆区带。进一步检查可能发现多种抗自身抗体阳性,其中抗 Yo 抗体(抗浦肯野细胞抗体,PCA-1)、抗 Tr 抗体(PCA-Tr)等属于第一类免疫抗体,其检出阳性率在 60% 左右;而抗 mGluR1 抗体等属于第二类免疫抗体,对治疗反应比较好。病理特征为小脑皮质和深部的小脑神经核发生弥漫性变性、浦肯野细胞弥漫性或成片脱失,星形细胞增生及神经纤维脱髓鞘,伴有广泛的血管周围淋巴细胞浸润。此外,齿状核、下橄榄核、脑干、皮质小脑束、脊髓小脑束也可受累。

(3) 副肿瘤性边缘叶脑炎(paraneoplastic limbic encephalitis,PLE) 罕见,常在肿瘤确诊前发病,其临床特征为痴呆、顺行性遗忘、记忆力障碍(严重的近记忆力障碍为其特征性标志)、精神异常、颞叶癫痫或其他类型癫痫、肌阵挛、食欲缺乏、语言障碍等,伴有自主神经障碍的表现(如胃肠神经功能紊乱、直立性低血压、排尿困难、阳痿、心率血压不稳等);部分患者出现跌倒发作、发作性睡病;可合并 PCD、脑干脑炎、脑脊髓炎等。

脑电图检查示双侧颞叶局限性慢波;脑脊液显示淋巴细胞和蛋白质含量轻度增高,IgG 增高;MRI

异常率较高(65%~80%),最显著的 MRI 表现为双侧颞叶内侧包括海马区、杏仁核 T_2 加权像高信号,皮质受累明显,并可累及周边结构,如岛叶、扣带回、沟回、额叶眶回及下丘脑等,在 T_1 加权像可见到颞叶 - 边缘区低信号或萎缩,有时可强化。肿瘤发生前在血清及脑脊液中可测出高滴度抗 Hu 抗体,直接免疫荧光法显示抗 Hu 抗体沉积于大脑(尤其是颞叶扣带回)、小脑浦肯野纤维、脊髓神经元和肿瘤细胞,对 PLE 早期诊断有帮助,确诊仍依靠脑组织活检。其病变累及半球颞叶、边缘叶皮质,病理改变为大量神经元丧失和小胶质细胞增生,血管周围淋巴细胞浸润。

PLE 可分为 3 组,第一组是合并抗 Hu 抗体阳性的小细胞肺癌患者,这些患者通常年龄较大(中位数是 62 岁),有吸烟史,以女性居多,PLE 仅是副肿瘤性脑脊髓炎的一部分,常可累及边缘系统和脑干的其他部位。第二组是合并抗 Ma_2 抗体阳性的睾丸癌患者,这些患者通常年龄中位数是 34 岁,病变部位局限于边缘系统、下丘脑和脑干。第三组是抗神经核抗体阴性的患者,病变部位越加局限于边缘系统,年龄中位数是 57 岁。

PLE 的发病机制尚不明了,最常见于肺癌(50%~80%),尤其是小细胞肺癌,其次为睾丸生殖细胞瘤,其他少见的肿瘤有乳腺癌、霍奇金病、恶性畸胎瘤、子宫癌、恶性胸腺瘤、结肠腺癌、食管癌、前列腺癌、卵巢癌、肾癌等。

(4) 斜视性眼阵挛 - 肌阵挛综合征(opsoclonus-myoclonus syndrome,OMS) 是一种较为少见的小脑综合征,为自发性、共轭性、无节律的眼球运动,见于各个凝视方向,同时有水平摆动和垂直摆动合并扭转摆动,通常是间歇性,但严重时呈持续性,在环境黑暗或眼球闭合时均存在,通常伴有躯干和四肢的肌阵挛及小脑或脑干体征,有人以"眼球跳舞"描述之。与其他 PNS 不同,本病存在复发 - 缓解的特点。

本组症状起病急,进展快(不超过半个月),病情重。肌阵挛大多出现在体轴部位(头部、躯干、膈肌、喉肌或腭部),这与亚急性小脑变性的四肢共济失调为主不同。小脑症状可初始就呈现躯干共济失调,亦有高级神经功能障碍的报道。约 66% 的患者先于癌症出现,其进展与肿瘤不相关,脑脊液淋巴细胞和蛋白质含量轻度增高。CT 和 MRI 多为正常表现,但 MRI T_2 加权像可于脑干部位出现高信号表现。部分患者合并低钠血症,血清中发现抗 Ri 抗体、抗 Hu 抗体。成人病因有乳腺癌、子宫腺癌、小细胞肺癌、表皮样肺癌、间变的肺癌或未分化肺癌、成纤维细胞瘤或其他肿瘤。

50% 具有 OMS 的患儿病因为成神经细胞瘤，相反，2%~3% 的成神经细胞瘤患儿合并 OMS。具有副肿瘤性 OMS 表现的患儿其预后优于无合并该综合征的患儿。儿童非副肿瘤性 OMS 经常是一种自限性疾病，为病毒感染脑干所致。

2. 脊髓病变

(1) 亚急性坏死性脊髓病 (subacute necrotic myelitis, SNM) 非常少见，其临床过程极其凶险。大多数患者病情严重，在数天或数周内死亡。多于中年以上发病，临床表现为亚急性起病的横贯性脊髓损害。首发症状常是双足感觉异常和无力，几天内发展成为弛缓性瘫痪，伴膀胱直肠功能障碍。有时病变可迅速上升至胸段及颈段，表现为完全性横贯性脊髓损害，累及颈髓出现四肢瘫，还可出现呼吸肌麻痹。本病有时较难与横贯性脊髓炎区分。脑脊液多为正常，也可有细胞数及蛋白质含量增加。病理改变主要为脊髓对称性坏死性软化，病变可累及几个节段或整个脊髓，但以中胸段胸髓受损为最重。灰白质均可受损，炎症反应不明显。多见于肺癌，其次为胃癌、前列腺癌、甲状腺癌和乳腺癌。

(2) 亚急性运动神经元病 (subacute motor neuronopathy, SMN) 临床表现与肌萎缩侧索硬化相似，有肌萎缩、肌无力、肌束颤动、腱反射亢进、病理征阳性等，延髓受累者有吞咽困难、舌肌萎缩。有些患者伴有轻度感觉障碍，有助于鉴别诊断。但临床过程变异较大，有些患者呈现相对良性病程，进展极其缓慢；有些则表现为进行性发展，直至出现呼吸衰竭而导致死亡。主要病理改变是脊髓前角运动细胞缺失，前根、延髓运动神经细胞及锥体束变性，尚伴有后索及后根神经节受损，也可见炎症反应和噬神经现象。原发肿瘤常为支气管肺癌和霍奇金病。

3. 周围神经病

(1) 亚急性感觉神经元病 (subacute sensory neuronopathy, SSN) 呈亚急性起病，进行性发展，女性多见。开始为一个肢体或双足麻木、烧灼感或刀割样剧痛，之后可波及四肢乃至全身，症状进展后疼痛减轻，而被麻木和共济失调所代替。检查时各种感觉均有障碍，而运动功能保存，深感觉受损最为严重，以至于出现感觉性共济失调和假性手足徐动症，感觉障碍多难以恢复。症状分布通常

是非对称和多灶性的。感觉障碍还可累及胸、腹部。脑神经受累常见，为感觉神经元性听力减退、味觉缺失及面部麻木。腱反射减弱或消失。75% 的副肿瘤性脑脊髓炎患者可伴发 SSN。自主神经失调如假性胃肠梗阻并不少见。在少数患者，SSN 可以仅有轻微的神经症状并稳定数月。

早期多数患者脑脊液的淋巴细胞和蛋白质含量升高，并可见到 IgG 升高及寡克隆区带。血清和脑脊液中抗 Hu 抗体阳性。抗 Hu 抗体的存在不仅提示患者的感觉神经病是副肿瘤性的，还预示潜在的肿瘤可能是小细胞肺癌，其特异性及敏感性分别为 99% 和 82%。抗 Hu 抗体阴性不能排除肿瘤的可能。抗 CV2 (CRMP5) 或抗双载蛋白阳性在副肿瘤性周围神经病中亦可出现。神经肌电图检查显示感觉传导速度减慢。腓神经活检显示髓鞘神经纤维中至重度缺失，神经外膜血管可见血管周围炎性浸润而无血管壁坏死。病理改变主要是脊髓后根神经节的破坏，并有血管周围淋巴细胞浸润。

SSN 症状通常先于肿瘤诊断 3.5~4.5 个月，少数患者肿瘤诊断在 SSN 发病 4~5 年后才做出。主要见于肺癌，通常是小细胞肺癌，发生率为 70%~80%，其次为乳腺癌、卵巢癌、恶性肉瘤、淋巴瘤等。

(2) 感觉运动神经病 (sensory motor neuropathy, SMN) 呈亚急性或慢性起病，渐进性发展，进展 6~18 个月后，可有一段稳定期，后再快速发展。临床症状包括：手套袜套样感觉减退、感觉异常、疼痛，四肢无力或力弱，腱反射减低或消失，下肢常比上肢重。15% 左右的患者出现轻到重度的肌萎缩，病程晚期，咽部肌肉亦可受累。有些患者伴随自主神经功能缺损。

神经电生理研究显示，感觉神经受累以轴索/神经元型为主，感觉神经动作电位不能引出，运动神经损害以轴索变性和脱髓鞘混合型为主。大部分（约 70%）临床表现为纯感觉型周围神经病的患者，电生理检查发现运动神经传导速度减低。一些前列腺、肾、胰腺癌和淋巴瘤患者，SMN 可由血管炎所致，临床表现为进展性，有时以不对称的痛性神经病为特征，患者可诉近端肌无力，很可能是肌内管炎所致。血清和脑脊液中抗 CV2 (CRMP5) 或抗双载蛋白常阳性。原发性恶性肿瘤多为多发性骨髓瘤、浆细胞瘤、淋巴瘤等。

SMN 可见于小细胞肺癌、非小细胞肺癌、卵巢癌、乳腺癌、睾丸癌、胃肠道的各种恶性肿瘤等。恶

性单克隆免疫球蛋白病(如多发性骨髓瘤、骨硬化性骨髓瘤、瓦尔登斯特伦巨球蛋白血症、B 细胞淋巴瘤和慢性 B 细胞白血病等)与感觉运动周围神经病关系密切。在不明病因的多发性 SMN 患者中，10% 可以发现寡克隆免疫球蛋白，提示患者可能存在潜在的血液系统恶性疾病。

（3）自主神经病(autonomic neuropathy) 其少单独出现，常与副肿瘤性脑脊髓炎合并出现，故其症状常常被掩盖。临床表现为直立性低血压、瞳孔异常、二便障碍、阳痿等，大部分患者还可出现斑片状感觉障碍和深反射不对称。大多数患者的原发恶性肿瘤是小细胞肺癌。

4. 神经肌肉接头疾病 主要为兰伯特–伊顿肌无力综合征(Lambert-Eaton myasthenic syndrome, LEMS)，又称为类重症肌无力综合征，属神经肌肉接头功能障碍性疾病，目前被认为是一组自身免疫病，病变部位位于突触前膜，其自身抗体的靶器官为突触前膜的钙通道和乙酰胆碱(ACh)囊泡释放区，抗体破坏突触前膜的钙通道，使神经冲动所致的 ACh 释放减少。约 50% 的 LEMS 患者可检测出癌症，以小细胞肺癌居多，且肌无力症状可较肺癌先出现。大部分患者是 40 岁以上的男性，临床表现四肢近端及躯干肌无力，下肢症状往往重于上肢，短暂用力收缩后肌力反而增强，而持续收缩后肌力明显减弱，呈病态疲劳。一般不累及眼肌与延髓支配的肌肉，近年来报道延髓症状较前有增多，但仍远低于重症肌无力。也可发生呼吸肌麻痹。腱反射常减弱或消失，以下肢为重，95% 的患者最终出现轻至中度的眼睑下垂，以及自主神经功能异常，表现为口干、阳痿等。少数患者可有肢体感觉异常和疼痛。在一些患者中可见到 LEMS 与亚急性小脑变性和脑脊髓炎伴随发展。

肌电图的特征性改变为单个电刺激的诱发电位幅度低于正常，高频率连续电刺激则出现易化现象，这不同于重症肌无力。大部分患者血清中可发现 P/Q 型电压门控钙通道(VGCC)抗体，20% 的患者可检测到抗 MysB 抗体。抗 ACh 受体抗体阴性。LEMS 常见于患有胸腔内肿瘤的男性患者(70% 为小细胞肺癌或燕麦细胞型肺癌)，亦可见

于前列腺癌、宫颈癌、淋巴瘤及腺癌等。小细胞肺癌并发 LEMS 的发生率为 3%，但有 30% 的 LEMS 患者在临床上未能发现肿瘤证据。伴有吸烟史及 HLA-B8 基因型缺乏的 LEMS 患者强烈提示小细胞肺癌可能。具有 LEMS 的小细胞肺癌患者存活时间长于不伴有 LEMS 者。

5. 肌病 皮肌炎是一种主要累及皮肤和肌肉的自身免疫病，约 25% 与副肿瘤相关。某些皮肌炎抗体如抗小泛素样修饰物激活酶异二聚体 1(抗 SAE1)、抗转录中间因子 1-γ(抗 TIF1-γ)和抗核基质蛋白 2(抗 NXP2)抗体与癌症风险增加相关。通常在皮肌炎诊断后 3 年内发现癌症，大多数在 12 个月内确诊。因此，针对确诊为皮肌炎的患者，建议广泛筛查肿瘤，并以 3 年为周期重复检查以提高肿瘤的检出率。

【诊断】 要点：① 中年或中年以上，亚急性起病，部分为急性、慢性进展或复发–缓解病程。② 症状具有特征性，如亚急性小脑炎、类重症肌无力综合征、多发性肌炎、皮肌炎。③ 主要侵犯神经系统某一部位，同时伴有其他部位受侵的轻度症状。④ 神经系统损害不符合原发性神经病变规律。⑤ 临床上反复发作的、严重的、持续的而又难以解释的、临床疗效差的神经功能缺损症状，应高度怀疑此综合征，同时进行肿瘤的筛查，尤其是呼吸系统、消化系统、女性生殖系统等，对少见的前列腺癌、膀胱癌等亦应重视。对于中年以上的患者，症状不能用单一病灶解释者，应警惕 PNS 的可能。需行系统而详细的检查，以发现潜在的恶性肿瘤。

【治疗】 原则是根治原发恶性肿瘤。原发肿瘤经手术治疗或化疗、放疗后，神经系统症状可能逐渐缓解。其他治疗包括免疫治疗[血浆置换、静脉用免疫球蛋白(IVIG)、激素和免疫抑制剂]、大剂量 B 族维生素、营养支持和适度的功能训练等。原发肿瘤治疗后，PNS 如脑脊髓炎或副肿瘤性小脑病变等可以稳定，但通常对免疫治疗反应差。针对免疫检查点抑制剂所致的 PNS 通常较为难治，可于病程早期积极给予患者 IVIG、血浆置换和其他免疫抑制药物(如利妥昔单抗)等免疫治疗。

（李其富）

数字课程学习……

 学习目标及重点内容提示　　 教学 PPT　　 自测题　　 拓展阅读

第二十章

自主神经系统疾病

第一节　概　　述

自主神经系统(autonomic nervous system)支配内脏器官、平滑肌、心肌活动及腺体分泌,不受意志控制,属不随意运动,所以称自主神经系统。自主神经系统包括交感神经系统和副交感神经系统。两者在大脑皮质、下丘脑、脑干、脊髓的共同支配调节下,相互拮抗、相互协调地进行活动,共同调节器官的生理活动,维持机体内环境平衡。自主神经系统分中枢部分和周围部分。

一、中枢部分

1. 大脑皮质　有自主神经的代表区,位置在相应的躯体运动功能区附近或与之重叠,如刺激枕叶可见瞳孔缩小,旁中央小叶则与膀胱、肛门括约肌调节有关,岛叶、边缘叶与内脏活动有关。

2. 下丘脑　是自主神经皮质下中枢,调节机体糖、脂质、水、盐代谢,并与体温、血压、睡眠、呼吸调节密切相关。下丘脑位于第三脑室底壁,界沟以下,前界为视交叉,后界为大脑脚底,其中包含很多神经细胞核团和复杂的联系纤维。前区为副交感神经中枢,后区为交感神经中枢。

3. 脑干、脊髓　中脑、延髓和S_{2-4}侧角是副交感神经皮质下中枢,$C_8 \sim L_2$侧角是交感神经皮质下中枢。脑干网状结构与睡眠觉醒、清醒的保持,注意力集中及知觉的联系等功能有关,损伤时出现昏迷或意识障碍。延髓中有呕吐、咳嗽、吞咽、心搏、呼吸等中枢。

二、周围部分

1. 交感神经系统(sympathetic nervous system)　节前纤维起始于$C_8 \sim L_2$脊髓侧角神经元,经脊神经前根到达脊髓旁交感神经节和腹腔神经节并交换神经元。节后纤维随脊神经分布到汗腺、血管、平滑肌,大部分节后纤维经神经丛,再分布到内脏器官。交感神经的功能主要表现为机体消耗增加,器官功能活动增强,适应于应激状态下的变化,也称强化作用,如心搏加快、血压上升、瞳孔扩大、血糖升高、肠蠕动抑制、尿潴留等。

2. 副交感神经系统(parasympathetic nervous system)　节前纤维起始于脑干和S_{2-4}脊髓侧角神经元,发出的纤维在器官旁节或器官内节交换神经元;节后纤维支配瞳孔括约肌、睫状肌、颌下腺、舌下腺、腮腺、心脏、气管、支气管、胃肠等。副交感神经的功能则主要表现为抑制机体能量的消耗,增加积蓄,相应于安静状态下的变化,该神经兴奋时可表现心搏减慢、血压下降、瞳孔缩小、肠蠕动增加、膀胱收缩等症状。

自主神经是神经系统不可分割的一部分,它与内脏器官、血管、腺体的活动,糖、脂质、水、盐代谢及体温、睡眠、血压调节等均有关系。自主神经障碍可以出现全身各系统的症状,一些中枢或周围神经病也常伴有自主神经障碍的症状。本章主要介绍以自主神经功能紊乱为突出表现的独立疾病和综合征。

(王晓明)

327

第二节 雷 诺 病

雷诺病(Raynaud disease,RD)由法国学者Raynaud首先描述,是阵发性肢端小血管痉挛或功能性闭塞引起的局部缺血现象,又称肢端动脉痉挛病。多见于青年女性,以阵发性四肢末端(手指为主)对称性的间歇发白、发绀,继之潮红及感觉异常(指或趾疼痛)为临床特征,在局部受寒或情绪激动时可诱发。

【病因及发病机制】 雷诺病的病因及发病机制不清。可能与以下原因有关。

1. **交感神经功能紊乱** 有学者认为,可能是由于血管交感神经支配的功能紊乱,引起肢端血管痉挛及局部缺血现象。

2. **血管敏感性因素** 由肢端动脉本身对寒冷的敏感性增加所致。

3. **血管壁结构性因素** 血管壁可能存在组织结构上的变化,引起正常血管收缩,或对血流中肾上腺素产生异常的反应。

4. **遗传因素** 某些患者的家系中常有血管痉挛现象的成员。

【病理】 疾病早期及病情轻者,指(趾)动脉无明显病理变化。后期和病情重者可有小动脉内膜增生、肌层纤维化、管腔狭窄,少数有管腔闭塞和血栓形成,伴有局部组织的营养性改变,毛细血管迂曲、扭转,动脉部分呈痉挛性狭窄,静脉则呈扩张充血。

【临床表现】 常见于20~30岁青年女性。寒冷、情绪变化可诱发,在温暖环境、温水浴、揉搓、挥动患肢可缓解。大多数患者仅累及手指,近1/2的患者可同时累及足趾,仅累及足趾的患者极少。某些患者可累及鼻尖、外耳、面颊、胸部、舌、口唇及乳头。疾病早期,仅1~2个手指受累,后期多个手指受累并累及足趾。拇指因血供丰富常不受累。临床主要表现为间歇性肢端血管痉挛伴有疼痛及感觉障碍,典型发作可分为3期。

1. **缺血期** 当寒冷刺激或情绪激动时,双侧手指或足趾、鼻尖、外耳对称性苍白、僵冷,皮肤出冷汗,常伴有蚁行感、麻木感或疼痛感,常持续数分钟至数小时(图20-1)。

2. **缺氧期** 为缺血期的延续,仍有感觉障碍及皮肤温度降低,毛细血管扩张淤血,血氧饱和度

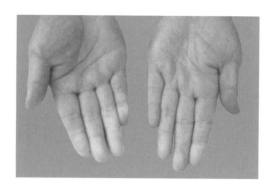

图20-1 雷诺病缺血期

降低,导致指(趾)发绀、青紫或蜡样,伴疼痛,持续数小时至数日,然后消退或转入充血期。

3. **充血期** 动脉充血,皮肤温度上升,潮红,然后恢复正常,部分患者开始发作即出现青紫而无苍白,或在苍白后即转为潮红。某些患者在苍白或青紫之后即代之以正常色泽。经过多次发作至晚期指尖偶有溃疡或坏疽,肌肉及骨质可有轻度萎缩(图20-2)。

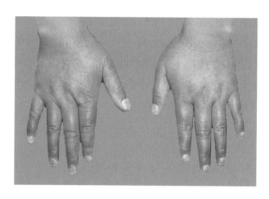

图20-2 雷诺病充血期

体格检查除指(趾)发凉,手部多汗或青紫等色泽改变外,其余均正常。桡动脉、尺动脉、足背动脉及胫后动脉搏动均存在。

【辅助检查】

1. **激发试验**

(1) **冷水试验** 指(趾)浸入4℃冷水中1 min,75%可诱发颜色变化;将全身暴露于寒冷环境,同时将手浸于10~15℃水中,发作的阳性率更高。

(2) **握拳试验** 两手握拳1.5 min后,松开手指,部分患者可出现发作时的颜色改变。

2. **血管多普勒超声** 可发现寒冷刺激时手指的血流量减少。

3. **指动脉造影** 分别在冷刺激前后做指动脉

造影,如发现血管痉挛,可于动脉内注射盐酸妥拉唑林后再次造影,了解血管痉挛是否缓解。造影可以显示动脉内膜增厚,严重者可见动脉管腔狭窄甚至动脉闭塞。

4. **其他** 血常规、红细胞沉降率、C反应蛋白、免疫指标、肌电图、手部X线等检查有助于鉴别诊断。近年来研究表明,代表血小板活性的指标β血栓蛋白也有助于其鉴别诊断。

【诊断】 要点:① 多见于青年女性。② 由寒冷或情绪激动诱发。③ 双侧对称性受累,以手指多见,界线分明的苍白、发绀及潮红等变化。④ 一般无坏疽,即使有仅限于指尖皮肤。⑤ 无其他引起血管痉挛发作疾病的证据。

【鉴别诊断】 雷诺现象(Raynaud phenomenon, RP)是指继发于其他疾病的肢端动脉痉挛现象,应注意两者的鉴别诊断,这关系到治疗方法及预后(表20-1)。并发雷诺现象的疾病很多,常见于以下几种疾病。

表 20-1 雷诺病与雷诺现象的鉴别

特点	雷诺病	雷诺现象
发病年龄	20~30 岁	30~40 岁
性别	多为女性	男性居多
严重程度	较轻,组织坏死少见	较严重,组织坏死常见
分布	对称性,手指多见	非对称性
甲皱毛细血管	正常	扩张、管腔狭窄、血管袢增大
病因	不明	结缔组织疾病、血管系统疾病、化学药物中毒等

1. **血栓闭塞性脉管炎** 病程较长,不对称地发生于下肢,患者几乎均为男性,扪及足背动脉搏动微弱或消失可以鉴别。

2. **硬皮病** 雷诺现象可为其晚期并发症,此时硬皮病的皮肤和皮下组织改变已非常明显,常见于上臂、面部、胸部及颈部皮肤;雷诺病先有皮肤色改变,数年之后,皮肤才产生硬皮样变化。

【治疗】

1. **一般治疗** 保持患部温暖,同时注意全身保暖,避免指(趾)损伤及引起溃疡,绝对戒烟,避免

精神紧张、情绪激动和操作振动机器等诱因。

2. **药物治疗** 在一般治疗无效,血管痉挛发作影响患者日常生活或工作,以及出现了指(趾)营养性病变时应考虑药物治疗。

(1) **缺血期治疗**

1) 钙通道阻滞药:是目前最常用的首选药,可使血管扩张,增加血流量。硝苯地平为治疗的首选药物,可使周围血管扩张,有抗血小板和白细胞的作用,10~20 mg/次,口服,每日3次;可使用缓释剂以减轻不良反应。

2) 血管扩张剂:① 萘呋胺,5-羟色胺受体拮抗剂,可缩短发作持续时间及减轻疼痛,0.2 g/次,口服,每日3次;② 肌醇烟酸酯,可缩短发作持续时间及减少发作次数,但服药3个月后疗效才明显,4.0 g/d;③ 利血平,为儿茶酚胺耗竭剂,0.25 mg/次,口服,每日3次;④ 盐酸妥拉唑林,25~50 mg/次,口服,每日3次,或25~100 mg肌内注射,每日1次;⑤ 甲基多巴,可用于痉挛明显或踝部水肿者,0.25 g/次,每日2~3次,最高不超过2 g/d,分4次服;⑥ 罂粟碱,30~60 mg/次,口服,每日3次。

3) 前列腺素类药物:对难治性患者效果较好,如依前列醇(PGI_2)和前列地尔(PGE_2)具有较强的血管扩张和抗血小板聚集作用。若有严重坏疽继发感染者,应配合抗生素治疗。

(2) **充血期治疗** 以调整自主神经及中药治疗为主,常用药物有B族维生素、小剂量甲状腺素、谷维素等。

3. **手术治疗** 对病情严重、难治性患者,可考虑交感神经切除术。常于6个月~2年复发,目前已较少使用。

【预后】 雷诺病经治疗预后较好。雷诺现象预后取决于原发病的治疗效果,由自身免疫性风湿病引起的雷诺现象,一般预后较差。

(王晓明)

第三节 红斑性肢痛症

红斑性肢痛症(erythromelalgia)是一种病因不明的阵发性血管扩张性的周围自主神经系统疾病,在临床上很少见,其特征为肢端皮肤阵发性、非感染性温度升高,皮肤潮红、肿胀,伴剧烈灼热痛,以趾、足底为著,环境温度升高可诱发或加剧,温度降低疼痛可缓解。

【病因及发病机制】　尚不清楚。目前研究提示,其与微循环自主神经调节功能障碍相关。可能是中枢神经、自主神经功能紊乱,致末梢血管运动功能失调,肢端小动脉极度扩张,造成局部血流障碍、充血。当血管内张力增加,压迫或刺激邻近神经末梢可出现临床症状。前列腺素代谢障碍也可能参与发病。营养不良与炎热气候为主要诱因,可能为肢端微小血管对温度反应增强,毛细血管内压力增加和明显扩张所致。

【临床表现】

1. **发病情况**　多见于中青年,慢性进展病程,夏季发病,冬季缓解。

2. **症状**　主要累及肢端,以双足最常见,少数患者可仅见于单侧,表现为足前部及足趾的红、肿、热、痛。疼痛为阵发性剧烈烧灼痛、针刺感,以夜间明显且发作次数较多,可持续数分钟、数小时或数日。

3. **症状缓解条件**　温热、行动、肢端下垂或长时间站立均可引起或加剧疼痛发作。冷水浸足、休息或将患肢抬高,灼痛可减轻或缓解。

4. **体格检查**　可见患肢皮肤变红,压之红色可暂时消失,皮温升高,血管扩张,足背动脉与胫后动脉搏动增强,轻度肿胀、多汗。

5. **其他**　极少数患者可因营养障碍而出现溃疡或坏疽(图20-3)。病变区可有感觉过敏,但一般无感觉及运动障碍。

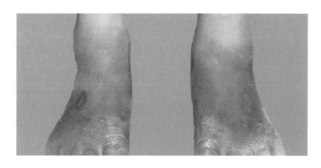

图 20-3　红斑性肢痛症

【诊断】　要点:① 成人肢端对称以足为主的阵发性红、肿、热、痛。② 无局部感染及炎症。③ 受热、站立及运动后疼痛加剧,冷敷、抬高患肢及休息疼痛减轻。④ 排除血栓闭塞性脉管炎,糖尿病性周围神经痛及雷诺病等。

【鉴别诊断】

1. **雷诺病**　多见于青年女性,是由肢端局部缺血所致,寒冷是主要诱因。临床表现主要为苍白、发绀、潮红及局部温度低。

2. **血栓闭塞性脉管炎**　多见于 20~40 岁中青年男性,寒冷季节发病,主要表现为动脉缺血的症状。可分为局部缺血期、营养障碍期及坏疽期。出现间歇性跛行、皮肤苍白、发绀及足背动脉搏动减弱或消失,足部干性坏疽、溃疡等表现,疼痛较剧烈。

【治疗】

1. **一般治疗**　急性期应卧床休息,抬高患肢,避免久站。局部冷敷或将肢体置于冷水中,以减轻疼痛。急性期后,坚持肢体锻炼,避免任何引起局部血管扩张的刺激。

2. **药物治疗**

(1) **β 受体阻滞剂**　可减慢心率,使皮肤血管收缩,血流量减少。① 普萘洛尔,20~40 mg,口服,每日 3 次,可使大部分患者疼痛减轻,停止发作,无明显不良反应,但低血压、心力衰竭患者禁用。② 氧烯洛尔(心得平),20~40 mg,口服,每日 3 次,作用与普萘洛尔相似,但对心脏及血压抑制作用比普萘洛尔弱。

(2) **阿司匹林**　50~100 mg,口服,每日 1~2 次,可使疼痛减轻。

(3) **糖皮质激素**　短期内应用或冲击治疗可控制或减轻症状。

(4) **5- 羟色胺受体拮抗剂**　二甲麦角新碱 2 mg,口服,每日 3 次;或苯噻啶 0.5 mg,口服,每日 1~3 次,可使症状缓解。

(5) **前列腺素**　可松弛毛细血管前括约肌,改善营养通路内的血液循环,缓解症状。米索前列醇 400 μg,口服,每日 2 次;或 PGE_2、PGI_2 静脉滴注,小剂量开始,逐渐加大剂量。

(6) **其他**　自主神经调节剂(谷维素)、维生素类(维生素 C、维生素 B 族)、三环类抗抑郁药(阿米替林、丙米嗪)、选择性 5- 羟色胺再摄取抑制药(文拉法辛、舍曲林)、钙通道阻滞药(尼莫地平)、中药、血管收缩剂、加巴喷丁、氯硝西泮、利血平与氯丙嗪联合等也对红斑性肢痛症患者有治疗作用。

3. **封闭疗法**　可选踝上做环状封闭,骶部硬膜外封闭(骶管麻醉)或腰交感神经节阻滞。

4. **理疗**　可用超声波或超短波治疗,也可用短波紫外线照射的方法。作用机制为:① 紫外线对患者皮肤有消炎消肿作用;② 会引起神经纤维可逆性的变性,刺激生物大分子物质合成与释放,从而调节自主神经系统。

5. 外科治疗 少数患者经各种治疗无效,可采用交感神经切除术或局部神经切除术而起到缓解或根除症状的作用。

6. 其他 对于继发性红斑性肢痛症患者,应同时积极治疗原发疾病。

【预后】 原发性红斑性肢痛症虽红、肿、热、痛症状明显,但不会引起严重后果,对治疗反应较好,转归较好。继发性红斑性肢痛症预后主要取决于原发病。特发性红斑性肢痛症临床症状较轻,为自限性疾病,多在发病后 2~15 d 自愈。

(王晓明)

数字课程学习……

 学习目标及重点内容提示　　 教学 PPT　　 自测题　　 拓展阅读

第二十一章

神经系统疾病的精神障碍

神经系统疾病的精神障碍,在精神医学中被称为"脑器质性精神障碍(brain organic mental disorder)",是指由脑部明确的病理形态和病理生理改变(如变性、感染、创伤、肿瘤、癫痫等疾病)引起的精神障碍,其特点包括以下几个方面:① 患者有脑部疾病基础(原发病);② 患者的精神障碍与原发病有发生上的因果关系、时间先后关系;③ 精神障碍在原发病的起病阶段可以不是主要临床相,但在原发病的病程中,精神障碍成了患者的主要或突出临床症状,可以影响患者的诊治及转归;④ 原发病与精神障碍诊治共同决定患者的转归。

神经系统疾病与精神障碍(或精神症状)之间可能存在以下几种关系:① 神经系统疾病直接导致精神症状,如脑炎患者的精神症状;② 患者对神经系统疾病产生的心理反应,如癫痫伴发焦虑;③ 神经系统疾病的精神并发症,如卒中后抑郁;④ 精神疾病的神经系统症状,如焦虑障碍和抑郁障碍患者的躯体症状(头晕、头痛、癔症性瘫痪等);⑤ 神经系统疾病与精神障碍共病。

在精神科领域中,常见精神症状包括感知觉障碍(感觉障碍、知觉障碍、感知综合障碍)、思维障碍(思维形式障碍、思维内容障碍)、注意障碍、记忆障碍、智力障碍、定向障碍、心境障碍(抑郁、情感高涨、焦虑、情感淡漠、情感脆弱、情感倒错、情感幼稚等)、意志行为障碍、意识障碍、自知力缺少。常见的精神症状综合征包括幻觉妄想综合征、精神自动症、紧张综合征、遗忘综合征等。

本章主要介绍神经系统常见的精神症状及综合征。

一、神经系统疾病常见精神症状

1. 抑郁(depression) 是一种负性情绪,以情绪低落为主要表现。抑郁障碍是一类疾病诊断,是由各种原因引起、以显著且持久的情绪低落为主要临床特征的心境障碍,影响社会功能,需要精神专科治疗。抑郁状态是一组症状综合征,以显著抑郁心境为主要特征,丧失兴趣或愉快感,表现有情绪、行为和躯体症状,持续时间略长,需要医学处理。

与神经系统疾病相关的抑郁状态是指在各种神经系统疾病前驱期、疾病中或疾病后所表现出的情绪低落及兴趣丧失。神经系统并发抑郁状态与抑郁障碍的临床表现基本相同,包括核心症状(情绪低落、兴趣缺乏和乐趣丧失)、心理症状(焦虑、自罪自责、精神病性症状、认知症状、自杀观念或行为等)和躯体症状(睡眠障碍、精力减退、食欲紊乱、性功能障碍及非特异性躯体症状)三部分。如卒中后抑郁(post-stroke depression,PSD)是指发生于卒中后的一系列以情绪低落、兴趣缺失为主要特征的情感障碍综合征,常伴有躯体症状。核心症状包括:① 总是感到不开心甚至痛苦;② 兴趣及愉快感减退或丧失,对平时所爱好、有兴趣的活动或事情不能像以往一样愿意去做并从中获得愉悦;③ 易疲劳或精力减退,常感到度日如年,生不如死,严重者有自杀倾向。其他症状有体重减轻、入睡困难、眠浅多梦、易惊醒、早醒、不明原因疼痛、食欲减退或亢进、性欲减退等,可伴有紧张不安、焦虑、运动性激越等。患者一般不主动叙述或故意掩饰自己的不良情绪,而以失眠、疼痛、消化道症状、头晕等躯体症状为主诉。抑郁相关的量表测评可以帮助判断是否有抑郁情绪，以及抑郁情绪的严重程度。

2. **焦虑（anxiety）**　通常是一种处于应激状态时的正常情绪反应，表现为内心紧张不安，预感到似乎要发生某种不利情况，属于人体防御性的心理反应，多数不需要处理。焦虑状态是一组症状综合征，表现为个体有与处境不相符的情绪体验，可伴有睡眠障碍，属病理性，一般需要医学处理。焦虑障碍是一类疾病诊断，症状持续、痛苦，严重影响患者日常功能，并导致异常行为，需要精神专科治疗。包括广泛性焦虑障碍、惊恐障碍、场所恐惧障碍、特定恐惧障碍、社交焦虑障碍、分离性焦虑障碍等。

与神经系统相关的通常是焦虑状态，主要表现为三组症状：心理症状（担忧、紧张、烦躁、害怕、不祥预感等，伴有注意力不能集中、警觉性增高）、躯体症状（交感神经兴奋表现，如出汗、瞳孔扩大、血压升高、心悸、胸闷、尿频、腹泻、性功能障碍等）和运动症状（震颤、坐立不安、小动作增多、肌肉紧张僵硬、情绪激动易激惹等）。如癫痫伴焦虑可表现为惊恐障碍、广泛性焦虑障碍及社交恐怖等。根据发生的时间分为癫痫发作间期、发作前、发作中和发作后焦虑。发作间期焦虑与癫痫发作无关，症状表现多样。发作前焦虑多为广泛性焦虑障碍，焦虑症状随着发作的临近逐渐加重。发作中的焦虑实际为发作期的症状，可以表现为惊恐发作（不伴有知觉障碍的局灶性自主神经性发作）或伴有知觉障碍的局灶性发作的先兆。发作后焦虑在癫痫发作后即可出现，并可延续到发作后 7 d 左右。

3. **自杀企图和行为**　除精神疾病外，严重的慢性疾病也与自杀风险有关，如癫痫、多发性硬化、艾滋病等。其他增加自杀风险的因素包括自杀家族史、既往自杀企图史、生活状况（丧偶、离异或分居等）、严重的应激性生活事件、人格障碍等。应系统地评估，包括各种自杀风险评估量表，如自杀可能性评估量表（SASP）、波士顿自杀观念评估量表（BASIC）等。如果不能使用量表评估，医师也应详细了解患者目前的精神状况，确定存在的自杀风险的等级（通常以轻、中、高来表示）。对于有自杀企图和行为的患者应及时转诊至精神科治疗。

4. **精神病性症状**　主要指幻觉、妄想、兴奋、躁动，思维、言语及行为紊乱等。可引起幻觉妄想状态的神经系统疾病包括脑血管病、癫痫、免疫相关疾病、中枢神经系统感染等。如痴呆患者除了认

知功能损害之外，常常表现出思维活动、情感表达及行为举止方面的异常，可有攻击、淡漠、激越、脱抑制行为、游荡、昼夜作息紊乱以及咒骂和言语攻击行为等，有 80%~90% 的患者在病程中至少存在一种症状。

5. **激越**　被描述为"明显的坐立不安和过多的肢体活动"。临床上激越表现为一系列思维活动、情绪和行为从低到高不同程度的兴奋过程，且无法平静，严重时可表现为兴奋冲动、对他人有威胁，并发生攻击他人及自身的暴力行为。可能引起激越的神经系统疾病包括脑炎、脑外伤、脑血管病、颅内占位、缺氧性脑病、痴呆等。出现激越症状，应及时请精神科会诊，尽快缓解患者的激越行为，降低和防止攻击和暴力行为对患者自身及他人造成伤害。

二、神经系统疾病相关精神障碍综合征

（一）谵妄

谵妄（ICD-11）是急性或亚急性起病的注意障碍（即指向、聚焦、维持和转移注意的能力减弱）和意识障碍（即对环境定向力减弱），在 24 h 内症状常出现波动，并伴其他认知障碍（如记忆、语言、视空间功能或感知觉障碍等），可影响睡眠觉醒周期。

【病因及发病机制】　病因常为非精神行为障碍类疾病、物质或某种药物中毒或戒断。易感因素包括高龄、认知障碍、严重躯体疾病（如感染、心力衰竭、恶性肿瘤、脑血管病等）、抑郁症、营养不良、电解质紊乱、药物/酒精依赖等。促发因素包括手术、外伤、严重生活事件等应激因素。某些药物如镇痛药、抗胆碱能药、抗惊厥药等也可引起谵妄，老年患者因常伴有脑器质性病变造成大脑储备下降等原因更易发生。有关谵妄的发病机制研究较少，包括神经递质改变、中毒、应激等，有较多证据支持的是胆碱能低下-多巴胺能过度活动假说。

【临床表现】　谵妄常急性起病，少数患者可见某些前驱症状，如倦怠、焦虑、恐惧等。认知障碍可以从轻度的感知迟钝、记忆力减退、逻辑思维能力降低、意识清晰度下降到意识模糊甚至昏迷。可有定向障碍，感知觉障碍，可有表现为大量的、生动逼真的错觉和幻觉，可出现恐惧、紧张、兴奋、攻击行为等反应。情感反应早期表现为轻度抑郁、焦虑、易激惹，病情严重时情感相对淡漠，有时表现为激越。行为障碍可表现为抑制、反应迟钝，甚至出现木僵状态；

睡眠觉醒周期紊乱,有些患者的谵妄症状仅在夜间出现,呈昼轻夜重的波动性特点。酒精依赖患者戒断症状可以达到谵妄程度,称为震颤性谵妄(delirium tremens)。

【诊断】 常用的谵妄评估工具包括:意识模糊评定法(CAM),广泛用于综合医院筛查诊断谵妄,它的拓展版本(CAM-ICU)用于重症监护室谵妄的评定。脑电图是谵妄诊断和鉴别中重要的辅助检查手段,表现为背景 α 节律变慢或缺失,θ 或 δ 频段慢波弥散等。

【治疗】 首先应进行病因治疗,如纠正电解质紊乱、抗感染、停用诱发药物等,同时加强支持治疗;其次是针对精神症状的对症治疗。氟哌啶醇是治疗谵妄最常用的药物。近年来,非典型抗精神病药如利培酮、奥氮平和喹硫平在临床应用日渐广泛。氯氮平因其较强的抗胆碱能作用不推荐使用。抗精神病药的剂量范围有很大的个体差异,应小剂量起始,缓慢滴定,按需给药,遵循症状一旦控制就尽早停药的原则。苯二氮䓬类药物可加重意识障碍,使用时需谨慎,一般只用于酒精和镇静催眠药戒断所致的谵妄。

(二)遗忘综合征

遗忘综合征(amnestic syndrome)又称科尔萨科夫综合征(Korsakoff syndrome),是由脑器质性病理改变导致的一种选择性或局灶性认知功能障碍,以近事遗忘为主要特征,伴虚构、定向障碍,还可有幻觉、夜间谵妄等表现,无意识障碍,智力相对完好。

【病因及临床表现】 遗忘综合征可为多种神经系统疾病的共同表现,这些疾病可根据起病形式、临床经过、伴随的神经体征及辅助检查等鉴别(表 21-1)。最常见的病因是酒精中毒引起的维生素 B 族缺乏。

【治疗】 目前遗忘综合征主要针对病因治疗,如酒精依赖者戒酒并补充维生素 B_1。大剂量维生素 B_1 可以改善患者的定向障碍和虚构,但记忆障碍改善不明显。

(三)痴呆

痴呆(dementia)是指较严重的、持续的认知障碍。临床上以缓慢出现的智力减退为主要特征,伴有不同程度的人格改变,但无意识障碍。多起病缓慢,病程较长,故又称为慢性脑病综合征(chronic brain syndrome)。由于痴呆是指过去已获得的认知能力的减退或丧失,所以精神发育迟滞患者的认知

表 21-1 遗忘综合征及遗忘状态的分类

分类	疾病
Ⅰ. 突然起病的遗忘综合征(常逐渐恢复但不完全)	① 动脉粥样硬化性脑梗死:双侧或左侧(优势侧)海马或丘脑前内侧核梗死,前脑基底部梗死;② 蛛网膜下腔出血;③ 间脑、颞叶中下部或额叶眶回的创伤;④ 心脏停搏、一氧化碳中毒或其他低氧状态(海马受损);⑤ 癫痫持续状态后;⑥ 震颤性谵妄后
Ⅱ. 遗忘起病突然而持续时间短	① 颞叶癫痫;② 脑震荡后状态;③ 短暂性全面遗忘;④ 癔症
Ⅲ. 遗忘综合征亚急性发病,有不同程度恢复但多遗留持久的后遗症	① 韦尼克-科尔萨科夫综合征;② 单纯疱疹病毒性脑炎;③ 以脑底部渗出性肉芽肿为特征的结核性脑膜炎或其他类型脑膜炎
Ⅳ. 缓慢进展的遗忘状态	① 肿瘤累及第三脑室底和壁及边缘皮质结构;② 阿尔茨海默病(早期)及其他变性病伴颞叶受累;③ 边缘叶脑炎

障碍不能称为痴呆。

【病因】 引起痴呆的病因很多,见表 21-2。
【临床表现】 痴呆患者早期经常表现为近记

表 21-2 痴呆的病因

病因	疾病
中枢神经系统变性疾病	阿尔茨海默病、额-颞叶痴呆、路易体痴呆、帕金森病、亨廷顿病等
脑血管病	多发梗死性痴呆、皮质下动脉硬化性脑病、血栓性血管炎等
代谢性疾病	甲状腺功能亢进症或减退症、肾上腺皮质功能亢进、肝豆状核变性、尿毒症、库欣综合征、高胰岛素血症等
颅内感染	脑炎、脑膜炎、神经梅毒、艾滋病等
颅内占位性病变	肿瘤等
低氧血症	缺血性(心搏骤停、严重贫血)、缺氧性(呼吸衰竭、窒息、麻醉)等
营养缺乏性脑病	维生素 B_1 缺乏性脑病、糙皮病、维生素 B_{12} 和叶酸缺乏等
中毒性脑病	酒精、重金属、一氧化碳、有机物中毒等
颅脑外伤	头部的开放性或闭合性外伤、拳击员痴呆等
其他	正常压力脑积水等

忆受损,逐渐出现远记忆受损,思维贫乏,对一般事物的理解力、判断力越来越差,注意力日渐受损,出现计算困难,时间、地点、人物的定向障碍。当记忆全面受累、理解判断力受损时可能会引起短暂、变化多样的妄想,内容通常与被盗、遗失、疑病、被害、配偶不忠有关,也可有片段的幻觉,以幻听多见。受幻觉妄想影响,可出现冲动攻击行为或自杀行为,还常有昼夜不分、无目的漫游以及情绪不稳,焦虑不安不能自制,随着疾病进展演变为淡漠、迟钝、幼稚或抑郁消极,出现人格改变或原人格的释放,不爱整洁、不修边幅、暴躁、多疑、固执、自私、斤斤计较等,甚至有违反道德准则的行为或反社会行为,如性犯罪或偷窃等。

【治疗】 痴呆伴发精神症状的治疗原则主要是提高患者的生活质量,减轻患者给家庭带来的负担。抗精神病药可用于控制精神病性症状、激越行为或攻击行为。因痴呆患者多为老年人,对抗精神病药的不良反应更敏感,合并用药种类多,用药前要权衡风险、收益,谨慎使用,要考虑到不同药物之间潜在的相互作用,从低剂量开始,缓慢加量,症状改善后需逐渐减量或停药。苯二氮䓬类药物主要用于痴呆患者焦虑和睡眠障碍的治疗,但可能引起意识模糊、跌倒、呼吸抑制和药物依赖,应谨慎使用。

【预后】 本病多数治疗效果欠佳。内分泌障碍、神经梅毒及部分颅内占位性病变导致的痴呆如能及时发现、及早治疗,在针对病因的治疗后可获得部分程度的改善。

三、神经系统疾病的精神障碍诊断思路

1. 初查和识别 问诊时除询问神经系统疾病的表现外,要注意抑郁、焦虑、自杀和精神病性症状的筛查和识别。对于抑郁症状的筛查,要着重询问患者的睡眠、食欲、体重、心境、快感、乏力、自卑自责、轻生观念等。对于焦虑症状的筛查,一般先围绕躯体或生理症状,如是否心慌、气急、多汗、尿频等;然后侧重心理症状,如烦躁不安、莫名紧张担心等。另外在诊疗的过程中,要仔细观察患者的言谈举止和面部表情,以察觉患者内心的情感活动,如患者手足无措、肢体颤抖、愁眉苦脸、悲观叹气等非言语性的行为活动更能真实地反映患者的情感。如果患者有明确的抑郁、焦虑、自杀观念、幻觉、妄想等症状,则需要更多的时间与患者交谈、量表评估或转诊,以明确精神障碍的诊断。

2. 量表应用与疾病诊断 精神障碍相关量表的使用主要是帮助医师识别患者是否存在焦虑、抑郁、认知障碍、精神病性症状等,并非诊断工具。常用的量表分自评和他评,其中自评量表包括抑郁自评量表(Self-Rating Depression Scale,SDS)、焦虑自评量表(Self-Rating Anxiety Scale,SAS)、医院用抑郁量表(Hospital Depression Scale,HDS)、医院用焦虑量表(Hospital Anxiety Scale,HAS)、患者健康问卷抑郁自评量表(Patient Health Questionnaire-9,PHQ-9),其他评量表包括汉密尔顿抑郁量表(Hamilton Depression Scale,HAMD)、汉密尔顿焦虑量表(Hamilton Anxiety Scale,HAMA)、贝克抑郁量表(Beck Depression Inventory,BDI)、简易精神状态检查(Mini-Mental State Examination,MMSE)、蒙特利尔认知评估(Montreal Cognitive Assessment,MoCA)、阳性和阴性精神症状评定量表(Positive and Negative Syndrome Scale,PANSS)等。近年来,根据神经系统疾病延伸出部分特异性的量表用于疾病的量化评估,如癫痫患者选择中文版癫痫抑郁量表(Chinese version of the Neurological Disorders Depression Inventory for Epilepsy,C-NDDI-E)能够显著提高敏感性和特异性,PSD患者选择卒中后抑郁分级量表(Post-Stoke Depression Rating Scale,PSDRS)等。需要注意的是,量表的评分仅仅反映患者症状的严重程度,而非诊断精神障碍。精神障碍的诊断需要精神专科医师进行结构化访谈,达到DSM-V或ICD-11的疾病诊断标准。

四、神经系统疾病的精神障碍治疗

神经系统疾病的精神障碍治疗目标是缓解或消除患者的抑郁、焦虑和精神病性症状,减轻对神经系统疾病的影响;重建患者治疗的信心,提高治疗依从性,促进神经系统疾病和心理的全面康复;最大限度地减少病残率与自杀率,提高生命质量,恢复社会功能,预防复发。

(一)积极治疗原发疾病

神经系统疾病的精神障碍要全面评估治疗的必要性、安全性和可行性,在治疗上尽可能寻找病因进行病因治疗,同时停止使用可能引起相关精神障碍的药物。癫痫相关精神障碍的治疗,对于围发作期的精神障碍主要以控制癫痫发作的频率和

严重程度为主,要注意抗发作药物可能引发精神障碍的不良反应(如左乙拉西坦),药物所致的精神障碍要及时调整抗发作药物。目前认为抗帕金森病药物普拉克索具有抗帕金森病抑郁的作用,可用于改善抑郁症状,因此帕金森病患者出现焦虑和抑郁时,应尽量减少合并用抗抑郁药。帕金森病患者出现幻视、错觉等精神病性症状时,应依次考虑减量或停用苯海索、金刚烷胺、多巴胺受体激动剂或单胺氧化酶-B抑制剂,若症状仍无改善,则将左旋多巴逐渐减量。抗痴呆药物不仅在一定程度上能够改善痴呆患者认知功能或者延缓认知功能衰退,而且对部分精神与行为症状也具有一定的改善作用。胆碱酯酶抑制剂,如多奈哌齐、加兰他敏,对痴呆的幻觉、淡漠、抑郁等行为症状有较好的疗效;N-甲基-D-天冬氨酸受体拮抗剂,如美金刚,对重度痴呆患者的激越和攻击行为具有一定的改善作用。

(二)精神类药物治疗

由于神经系统疾病患者的脑储备能力普遍降低,药物吸收、分布、代谢和排泄均可能出现改变,故抗精神病药的应用需更为谨慎,需要从小剂量起始,缓慢加量,症状好转后视病情逐渐减停。同时要注意药物之间的相互作用。对伴有精神病性症状(包括各类幻觉、妄想、思维障碍和行为紊乱等)及兴奋躁动的患者,可给予小剂量抗精神病药,如氟哌啶醇、利培酮、奥氮平、富马酸喹硫平等。但要注意神经系统疾病的特殊性,抗精神病治疗与多巴胺替代治疗存在矛盾,帕金森病患者治疗遵循的原则是尽可能用最少的多巴胺能药物控制运动症状,用最低剂量的抗精神病药控制精神病性症状,对于减停抗帕金森病药物仍存在精神症状或锥体外系症状恶化,可尝试小剂量氯氮平、喹硫平治疗,奥氮平不推荐用于帕金森精神病性症状的治疗。对伴有抑郁或焦虑的患者,可给予选择性5-羟色胺再摄取抑制药(SSRI),如帕罗西汀、舍曲林、西酞普兰等,或5-羟色胺-去甲肾上腺素再摄取抑制药(serotonin-norepinephrine reuptake inhibitor,SNRI),如文拉法辛、度洛西汀等。对于睡眠障碍的患者可以小剂量镇静催眠类药物,苯二氮䓬类药物如艾司唑仑、阿普唑仑、劳拉西泮等,或非苯二氮䓬类药物如酒石酸唑吡坦、佐匹克隆等。

(三)药物治疗的注意事项

1. 抗精神病药 对于神经系统疾病的精神障碍患者,建议使用新型抗精神病药,参考有效剂量酌情减量,一般为成人剂量的1/3以下,症状缓解后要尽快减药。常用抗精神病药应用注意事项如下。

(1)氟哌啶醇 推荐用于谵妄的患者,肌内注射5 mg,1~3次/d,低剂量开始,滴定至有效剂量。

(2)利培酮 建议从0.5 mg/d起始,一般治疗剂量为1~2 mg/d。治疗中常见失眠、焦虑、静坐不能、头晕、头痛、口干、便秘、恶心、腹痛等不良反应,长时间服用后,部分患者可引起剂量依赖性血浆催乳素水平的升高。慎与其他中枢神经药合用,与抗高血压药物合用可能导致低血压,慎与已知有QT间期延长作用的药物合用。

(3)奥氮平 临床推荐小剂量5~10 mg/d,从低剂量2.5 mg/d起始。常见不良反应为嗜睡、体重增加,部分患者可出现口干、头晕、便秘、直立性低血压等。吸烟与卡马西平可能诱导奥氮平的代谢。低血压、肝功能损害、肥胖、糖尿病患者慎用。

(4)喹硫平 治疗起始剂量50~100 mg/d,治疗剂量200~600 mg/d。常见头晕、困倦、口干、便秘、消化不良、心动过速、鼻炎、白细胞减少等不良反应。

2. 抗抑郁、抗焦虑药 一般选择SSRI、SNRI等不良反应较小的新型抗抑郁、焦虑药物。如果使用三环类药物需严格控制剂量。但此类药物起效慢,1~2周起效,且早期容易出现焦虑加重,因此,用药前要与患者及家属沟通。同时,应用前要注意明确与患者所用其他药物之间的相互作用。代表药物:SSRI类包括盐酸舍曲林(起始剂量25~50 mg/d,最高200 mg/d)、盐酸帕罗西汀(起始剂量10~20 mg/d,最高50~60 mg/d)、氢溴酸西酞普兰(起始剂量10 mg/d,常用剂量范围20~40 mg/d)、草酸艾司西酞普兰(起始剂量5 mg/d,常用剂量范围5~20 mg/d)。SSNI类药物常见的短期不良反应包括恶心、呕吐、焦虑、头痛、镇静、震颤和食欲减退,一般2周内缓解。常见的长期不良反应包括性功能障碍、口干、出汗、睡眠障碍和体重增加。曲唑酮不影响性功能和睡眠。SNRI类药物包括盐酸度洛西汀(起始剂量30 mg/d,常用剂量范围60~120 mg/d)、盐酸文拉法辛(常用剂量50~225 mg/d)。度洛西汀的常见不良反应包括恶心、口干、疲劳、头晕、便秘、困倦、食欲下降和出汗增加。文拉法辛不良反应同SSNI类药物。

3. 苯二氮䓬类药物及其他镇静催眠药

(1)苯二氮䓬类药物 常用的为阿普唑仑、劳拉西泮、艾司唑仑等。小剂量开始用药,在短时间内使用最低有效剂量进行治疗。长时间连续使用可能产生依赖,与中枢抑制药合用可能增加呼吸抑制作用。

(2) **非苯二氮䓬类药物** 常用的为酒石酸唑吡坦、佐匹克隆、右佐匹克隆、扎来普隆等。此类药物一般应用于入睡困难患者,起效快,作用时间短,不具有残留效应。可短期服用,常 0.5~1 片睡前服用。老年患者建议从低剂量开始使用,常见口干、口苦、疲倦等不良反应。

(四) 非药物治疗

对神经系统疾病相关的精神障碍患者,在治疗原发病的同时,可根据患者疾病的性质和严重程度选择合适的心理治疗方法。心理治疗一般在急性期后或意识障碍恢复后进行。针对有幻觉妄想的患者,解释要切合时机,否则容易引起患者反感抵触而拒绝治疗;针对具有焦虑、抑郁情绪的患者,以言语性解释、保证为主;针对精神运动性抑制或缄默、木僵患者,要加强行为训练。心理治疗应具有充分的灵活性,根据患者症状的变化随时调整治疗方案。

1. 支持性心理治疗 是各种特殊心理治疗的基础。首先,应耐心、诚恳听取患者及其家属的倾诉,建立良好的治疗关系;同时结合心理测试结果

充分了解患者,有计划、有针对性回答患者的咨询和疑问。其次,要适当地向患者告知原发疾病的相关知识,分析患者的思维活动和情绪变化,对患者不恰当的认知和情绪问题进行指导和纠正,给予支持、疏导、安慰、鼓励,帮助患者良好应对疾病过程中出现的社会心理问题,使其情绪稳定,增强适应能力。

2. 认知行为疗法(cognitive behavior therapy, CBT) 是目前心理治疗的主流,关注于患者对问题认识的不合理性,通过改变患者对自己、对他人、对事物的态度和想法来进行调节。使患者认识到原先的信念与客观事实不符,并帮助其进行认识的重建。通过劝说、正确示范、放松训练等方法改善患者的抑郁、焦虑情绪。然后要进行行为训练,典型的方法是布置作业,使患者在日常生活中进行分析和实践。

3. 其他 根据患者的疾病种类和程度,还可进行家庭治疗、团体治疗等。

(五) 联合诊疗

对于症状较重,既往有精神障碍病史的患者,应联合精神专科医院(或综合医院的精神 / 心理科)进行会诊,必要时需转诊解决精神相关问题。

(林卫红)

数字课程学习……

 学习目标及重点内容提示　　 教学 PPT　　 自测题　　 拓展阅读

第二十二章

内科疾病神经系统并发症

第一节 概　述

神经系统作为全身的一部分,会受到各种内科系统疾病不同程度的影响,如糖尿病周围神经病变、肝性脑病、肾性脑病等;并且各种代谢紊乱、中毒、营养障碍、缺血缺氧等对神经系统的损害也较常见。

【内科疾病神经系统并发症的发病机制】　由于内科系统的疾病种类繁多,所致神经系统并发症的发病机制复杂,归纳起来大致有如下几种。

1. **中毒性**　为各类生物毒素、代谢毒素等对神经系统的损害,肝病变时氨中毒可导致肝性脑病,肾衰竭时体内氮质代谢产物潴留可导致肾性脑病等。

2. **血管性**　糖尿病可导致微血管、大血管病变进而损害神经系统;白血病者由于血小板减少、纤维蛋白溶解、肝素样抗凝物质的作用,导致脑出血或蛛网膜下腔出血;真性红细胞增多症由于红细胞的增加使血液黏度增加、血流缓慢,进而血栓形成,导致脑梗死或脊髓血管病。

3. **代谢性**　糖尿病患者血糖增高,由葡萄糖转化的山梨醇和果糖也随之增加,引起细胞内渗透压增高,导致神经纤维变性;肾衰竭时由于水盐代谢紊乱(包括水、钠、钾、钙、磷等),导致神经系统的损害。

4. **营养障碍**　长期酗酒患者可因营养障碍导致韦尼克脑病,恶性贫血出现的亚急性联合变性则与维生素 B_{12} 缺乏有关。

5. **迁入或浸润压迫**　多发性骨髓瘤引起的脊髓、脊神经、脑神经受累;白血病可直接浸润、压迫脑神经而引起受累脑神经的麻痹症状,亦可浸润至脑膜、脊膜而引起相应结构的压迫。

6. **病原体直接侵入**　如神经梅毒、神经艾滋病、化脓性脑膜炎、病毒性脑炎、布鲁菌性脑炎等均为病原体直接对中枢神经系统的侵犯。

7. **变态反应**　神经精神狼疮、神经贝赫切特综合征等均为全身免疫紊乱的神经系统疾病。

上述各种发病原理在同一疾病中可同时有数种因素起作用。

【内科疾病神经系统并发症的临床表现】　无特异性。不同的内科疾病导致神经系统的不同部位受累出现不同的临床表现。

1. **大脑皮质和皮质下受损**　表现为头痛、头晕、精神症状、认知障碍、意识障碍、癫痫发作、局灶性脑损害、运动障碍等。如肝性脑病、肾性脑病、缺氧缺血性脑病等。

2. **脊髓受损**　表现为急性横贯性脊髓损害、慢性压迫性损害、慢性脊髓变性等。如系统性红斑狼疮等。

3. **周围神经损害**　表现为多神经病、单神经病、多发单神经病等。如糖尿病周围神经病、干燥综合征导致的血管炎性多发性单神经病等。

4. **肌肉损害**　呈肌源性损害分布的肌无力,如甲状腺功能亢进症可导致慢性甲状腺中毒性肌病、周期性瘫痪、眼肌瘫痪型突眼等;癌性肌病则可导致肌无力综合征及皮肌炎等。

【内科疾病神经系统并发症的诊断】　神经系统并发症在不同的系统性疾病中所出现的时间不同,多数在系统性疾病出现的同时或后期出现。若已有系统性疾病的典型临床表现,则对于神经系统并发症的诊断并不困难。

【内科疾病神经系统并发症的治疗】 治疗原则应该是病因与对症治疗相结合,原发疾病的治疗与神经系统并发症的治疗两者兼顾。

(郭军红)

第二节 肝性脑病

肝性脑病(hepatic encephalopathy,HE)是由急、慢性肝功能严重障碍或各种门静脉-体循环分流异常所致的、以代谢紊乱为基础、轻重程度不同的神经精神异常综合征。临床上可表现为程度不同和范围较广的神经精神异常,包括从只有用智力测验或电生理检测方法才能检测到的轻微型肝性脑病(minimal hepatic encephalopathy,MHE),到出现明显神经精神症状,如人格改变、行为异常、智力减退,甚至发生不同程度意识障碍的显性肝性脑病(overt hepatic encephalopathy,OHE)。肝性脑病是肝病的最后阶段,是严重肝病常见的并发症及死亡原因之一。

【流行病学】 肝性脑病的发病率尚不明确。我国资料显示,约40%的肝硬化住院患者存在MHE,而30%~45%的肝硬化患者和近50%的经颈静脉肝内门体分流术后患者发生过OHE。

【病因】 各种原因引起急性肝衰竭及肝硬化是肝性脑病的主要原因,占90%以上。目前,我国引起肝衰竭及肝硬化的主要病因仍然是肝炎病毒,其中乙型肝炎病毒(HBV)占80%~85%,其次是药物或肝毒性物质,如酒精、化学制剂等。妊娠急性脂肪肝、自身免疫性肝病和严重感染等也可导致肝衰竭的发生。慢性肝性脑病大多数有诱因可寻,最常见的诱发因素是感染,尤其是腹腔感染。其次是消化道出血、电解质紊乱和酸碱平衡失调、大量放腹水、高蛋白质饮食、低血容量、利尿、腹泻、呕吐、便秘,以及使用质子泵抑制剂、苯二氮䓬类药物和麻醉剂等。在肝硬化患者存在高血氨的状态下,如果出现以上诱因,可进一步加重脑水肿和氧化应激,导致认知功能的快速恶化。

【发病机制】 肝性脑病的发病机制尚未完全阐明,多数学者认为,本病的发生由多种综合因素所致,重要的学说如下。

1. 氨中毒学说 是肝性脑病的主要发病机制之一。蛋白质在肠道经细菌分解产生氨,后者通过肠壁吸收进入门静脉,在肝内血氨转化为鸟氨酸从而有效解毒。进食蛋白质增多、肠壁通透性增加均可导致血氨升高,肝功能不全或门体分流障碍致含有血氨的门脉血流直接进入体循环而产生毒性作用:① 氨进入脑组织使星形胶质细胞合成谷氨酰胺增加,导致细胞变性、肿胀及退行性变,引起脑水肿,甚至颅内压增高;② 氨促进谷氨酸盐及活性氧释放,启动氧化及氮化应激反应,导致线粒体功能及脑细胞能量代谢障碍,损害细胞内信号通路,促进神经元凋亡级联反应的发生;③ 氨使抑制性神经递质含量增加,并损害颅内血流的自动调节功能。

2. 细菌感染与炎性反应 肠道细菌氨基酸代谢产物——硫醇与苯酚产生的内源性苯二氮䓬类物质和细菌色氨酸的副产物吲哚及羟吲哚等,会损伤星形胶质细胞功能并影响-氨基丁酸(GABA)神经递质的传递。肝性脑病患者的炎性指标明显增加,导致血脑屏障破坏,使氨等有毒物质及炎性细胞因子进入脑组织,引起脑实质改变和脑功能障碍;同时炎症过程所产生的细胞因子又可以加重肝损伤,促使肝性脑病发生。

3. 氨基酸失衡学说和假性神经递质学说 肝衰竭时胰岛素在肝内灭活减少,血中浓度升高,促使大量支链氨基酸(branched chain amino acid,BCAA)进入肌肉组织而被清除。同时,肝对食物中芳香族氨基酸(aromatic amino acid,AAA)的清除发生障碍,导致进入脑中的AAA增多,后者经13-羟化酶的作用分别形成β-羟酪胺和苯乙醇胺,两者的化学结构与正常神经递质去甲肾上腺素相似,因此称为假性神经递质(false neuro transmitter,FNT)。当FNT被脑细胞摄取并取代了突触中的正常递质导致神经传导障碍,兴奋冲动不能正常地传至大脑皮质而产生异常的抑制作用,导致肝性脑病发生。

4. γ-氨基丁酸/苯二氮䓬复合受体假说 γ-氨基丁酸是中枢神经系统特有的、最主要的抑制性递质,在脑内与苯二氮䓬类受体以复合受体的形式存在。肝性脑病时血γ-氨基丁酸含量升高,且通过血脑屏障量增加,脑内内源性苯二氮䓬水平升高,从而导致皮质抑制。

5. 锰中毒学说 有研究发现,部分肝硬化患者血和脑中锰含量比健康者高2~7倍。当锰进入神经细胞后,低价锰离子被氧化成高价锰离子,蓄积在线粒体内。同时,锰离子在价态转变过程中可产生大量自由基,进一步导致黑质和纹状体中脑细胞线粒体呼吸链关键酶的活性降低,从而影响脑细胞的功能。

6. 脑干网状系统功能紊乱 严重肝硬化患者的脑干网状系统及黑质-纹状体系统的神经元活性受到不同程度的损害。其受损程度与肝性脑病病情严重程度一致。

【病理】 急性肝性脑病的脑部病变主要为弥漫性神经细胞变性坏死、胞体肿胀、尼氏小体消失、核浓缩或溶解等,以大脑皮质、基底核、中脑黑质、脑桥、小脑等部位较严重;同时伴有胶质细胞增生(特别是星形胶质细胞),核圆而大、空而透亮、染色质极细,形成所谓阿尔茨海默Ⅱ型细胞,有些学者认为,此型细胞为肝功能损害时脑部病理的特殊表现。慢性患者则表现为弥漫性片状大脑皮质坏死,皮髓质交界处出现腔隙状态。镜下可见神经细胞及髓鞘变性,弥漫性原浆型星形细胞增生,有些细胞核内可见到包涵体。

【临床表现】 肝性脑病的临床表现多种多样,发病形式与原发肝病有关。

1. 临床分型 肝性脑病按照肝病类型分为A、B、C 3 种类型。

(1) **A 型** 由急性肝衰竭导致,多无明显诱因及前驱症状,发病急骤,患者经短期兴奋、躁动等谵妄状态后很快进入昏迷,甚至死亡。伴有急性肝衰竭的表现,如黄疸、出血、凝血酶原活动度降低等,与脑水肿和颅内压增高风险增加有关。此外为较严重的肝炎或肝硬化末期,在某些诱因下迅速发生昏迷。

(2) **B 型** 由门体分流异常所致,无明显肝功能障碍,肝活组织检查证实肝组织学结构正常。

(3) **C 型** 除脑病表现外,还常伴有慢性肝损伤及肝硬化等肝基础疾病的表现。B 型和 C 型临床表现相似,以慢性反复发作的性格、行为改变、言语不清,甚至木僵、癫痫发作、昏迷为特征,常伴有扑翼样震颤、肌张力增高、腱反射亢进、踝阵挛或巴宾斯基征阳性等神经系统异常表现。

2. 临床分期 经典的 West-Haven 分级标准应用最广泛,将肝性脑病分为 0~4 级(表 22-1)。由于临床无症状的 MHE 患者在肝硬化人群中普遍存在,其发病率被严重低估。MHE 可以直接影响患者从事精细工作的能力,并且可在短时间内发

展为 OHE,有较大潜在危害,并可能持续存在。因此,为了强调对 MHE 的筛查,2018 年指南采用修订后的肝性脑病分级标准(表 22-2),分为无肝性脑病、MHE、1 级肝性脑病、2 级肝性脑病、3 级肝性脑病、4 级肝性脑病,其中无肝性脑病、MHE 对应传统West-Haven 标准中的 0 级。

表 22-1 肝性脑病的 West-Haven 分级标准

分级	临床要点
0 级	没有能觉察的人格或行为变化 无扑翼样震颤
1 级	轻度认知障碍 欣快或抑郁 注意时间缩短 加法计算能力降低 可引出扑翼样震颤
2 级	倦怠或淡漠 轻度定向异常(时间和空间定向) 轻微人格改变 行为错乱,语言不清 减法计算能力异常 容易引出扑翼样震颤
3 级	嗜睡到半昏迷,但是对语言刺激有反应 意识模糊 明显的定向障碍 扑翼样震颤可能无法引出
4 级	昏迷(对语言和强刺激无反应)

【辅助检查】

1. 肝功能 如胆红素升高和白蛋白、凝血酶原活动度明显降低等,提示有肝功能严重障碍。

2. 血氨 升高对肝性脑病的诊断有较高的价值。肝性脑病特别是门体分流性肝性脑病患者血氨多数增高,但血氨的升高水平与病情的严重程度不完全一致。血氨正常的患者亦不能排除肝性脑病。治疗后血氨下降早于临床症状改善。

3. 脑电图 健康者脑电图表现为 α 波,8~13 次 /s,肝性脑病患者脑电图表现为节律变慢,2~3 级患者表现为 δ 波或三相波,4~7 次 /s,昏迷时表现为高波幅 δ 波,小于 4 次 /s。脑电图是敏感和可靠的指标,在精神异常的早期即可出现异常,但其特异性不强,亦不作为肝性脑病早期诊断指标。尿毒症、呼吸衰竭、低血糖亦可有类似改变。

4. 诱发电位 可检测视觉诱发电位、脑干听觉诱发电位和躯体诱发电位,多用于轻微肝性脑病

表 22-2 修订后的肝性脑病分级标准

分级	神经精神症状（即认知功能表现）	神经系统体征
无肝性脑病	正常	神经系统体征正常，神经心理学测试正常
MHE	潜在肝性脑病，没有能觉察的人格或行为变化	神经系统体征正常，但神经心理学测试异常
1级肝性脑病	存在琐碎、轻微临床征象，如轻微认知障碍，注意力减弱，睡眠障碍（失眠、睡眠倒错），欣快或抑郁	扑翼样震颤可引出，神经心理学测试异常
2级肝性脑病	明显的行为和性格变化；嗜睡或冷漠，轻微的定向力异常（时间、定向），计算能力下降，运动障碍，言语不清	扑翼样震颤易引出，不需要做神经心理学测试
3级肝性脑病	明显定向力障碍（时间、空间定向），行为异常，半昏迷到昏迷，有应答	扑翼样震颤通常无法引出，踝阵挛、肌张力增高、腱反射亢进，不需要做神经心理学测试
4级肝性脑病	昏迷（对言语和外界刺激无反应）	肌张力增高或中枢神经系统阳性体征，不需要做神经心理学测试

的诊断，表现为 P300 潜伏期延长。

5. 影像学检查 急性肝性脑病患者头部 CT 或 MRI 检查可发现脑水肿；慢性肝性脑病患者则可发现有不同程度的脑萎缩，有些患者 T_1 加权像可见苍白球对称性高信号，可能为锰沉积。功能磁共振成像（fMRI）可显示肝性脑病患者的基底核 - 丘脑 - 皮质回路受损，功能连接的改变与肝性脑病患者认知功能的改变有关。

6. 心理智力检测 可用于 MHE 和 CHE 的诊断。包括心理学评分、可重复性成套神经心理状态测验（BANS）、Stroop 及 Encephal APP 测试、控制抑制试验、临界闪烁频率（critical flicker frequency，CFF）检测、扫描测试（SCAN）、动物命名测试（ANT）、姿势控制及稳定性测试、多感官组合测试等，测查内容包括即时记忆、延迟记忆、注意力、视觉空间能力等。

【诊断】

1. 轻微型肝性脑病（MHE） 由于患者无明显的认知功能异常表现，常常需要借助特殊检查才能明确诊断，是临床关注的重点。符合以下主要诊断要点 1、2 及 3~6 中任意一条或以上，即可诊断为 MHE。主要诊断要点：① 有引起肝性脑病的基础疾病，严重肝病和（或）广泛门体侧支循环分流；② 传统神经心理学测试指标中的至少两项异常；③ 新的神经心理学测试方法中（ANT、姿势控制及稳定性测试、多感官整合测试）至少一项异常；④ 临界闪烁频率（CFF）检测异常；⑤ 脑电图、视觉诱发电位（VEP）、脑干听觉诱发电位（BAEP）异常；⑥ fMRI 异常。

2. 显性肝性脑病（OHE） 按照 West-Haven

分级标准，一般不需要做神经心理学、神经生理学及影像学等检查。诊断要点：① 有引起肝性脑病的基础疾病，严重肝病和（或）广泛门体侧支循环分流；② 有临床可识别的神经精神症状及体征；③ 排除其他导致神经精神异常的疾病，如代谢性脑病、中毒性脑病、神经系统疾病（如颅内出血、颅内感染及颅内占位）、精神疾病等情况；④ 特别注意寻找引起肝性脑病（B 型、C 型）的诱因，如感染、上消化道出血、大量放腹水等；⑤ 血氨升高。

【鉴别诊断】 主要应与中枢神经系统疾病（感染、脑血管意外、肿瘤和外伤等）进行鉴别。亦应注意与尿毒症、糖尿病昏迷、中毒（包括药物及酒精）等进行鉴别。精神或行为异常突出者应注意与精神病相鉴别。

【治疗】 肝性脑病是终末期肝病患者主要死因之一，早期识别、及时治疗是改善肝性脑病预后的关键。治疗原则包括：① 去除诱因；② 减少氨的产生和吸收；③ 营养支持及维持水电解质平衡；④ 个体化治疗。

1. 去除诱因 临床上，90% 以上的肝性脑病存在诱发因素，去除诱因是治疗的重要措施。对于有肝性脑病的肝硬化患者，应积极寻找感染源，尽早开始经验性抗生素治疗。对于消化道出血，应使用药物、内镜或血管介入等方法止血，并清除胃肠道内积血。过度利尿引起的容量不足性碱中毒和电解质紊乱也会诱发肝性脑病，故此时应暂停利尿药，并适当补充液体及白蛋白，纠正电解质紊乱。由于便秘可增加氨从胃肠道吸收的时间，故应保持患者排便通畅，首选能降低肠道 pH 的通便药物。对于正在使用镇静剂的慢性肝病患者，根据其具体情况考虑暂停或减少药物剂量。

2. 降氨治疗　高血氨是肝性脑病发生的重要因素之一,因此降低氨的生成和吸收非常重要。降低血氨的主要药物有以下几种。

(1) 乳果糖　能够促进肠道嗜酸菌生长,抑制蛋白分解菌,使氨转变为离子状态;乳果糖还减少肠道细菌易位,防治自发性细菌性腹膜炎。乳果糖不仅可以改善 MHE 患者神经心理测验结果,提高生活质量,还可以阻止 MHE 进展,预防肝性脑病复发。常用剂量为每次口服 15~30 mL,2~3 次/d,以每天 2~3 次软便为宜。必要时可配合保留灌肠治疗。

(2) 拉克替醇　为肠道不吸收的双糖,能清洁、酸化肠道,减少氨的吸收,调节肠道微生态,有效降低内毒素。推荐的初始剂量为 0.6 g/kg,分 3 次于餐时服用。以每日排软便 2 次为标准来增减服用剂量。

(3) L- 鸟氨酸 -L- 门冬氨酸(L-ornithine L-aspartate,LOLA)　通过促进肝鸟氨酸循环和谷氨酰胺合成减少氨的水平,可明显降低患者空腹血氨和餐后血氨,可作为替代治疗或用于常规治疗无反应的患者。剂量为 10~40 g/d,静脉滴注,对 OHE 和 MHE 均有治疗作用。LOLA 可单药或联合乳果糖。

(4) 肠道非吸收抗生素　α 晶型利福昔明是利福霉素的合成衍生物,可以抑制肠道细菌过度繁殖,减少产氨细菌的数量,减少肠道 NH$_3$ 的产生与吸收,从而减轻肝性脑病症状,预防肝性脑病的发生,但对 B 型肝性脑病无明显效果。常用剂量:800~1 200 mg/d,分 3~4 次口服。其他抗菌药物如新霉素、甲硝唑、万古霉素、巴龙霉素等,因不良反应及疗效不佳目前较少应用。

(5) 微生态制剂　包括益生菌、益生元和合生元等,可以促进对宿主有益的细菌菌株的生长,并抑制有害菌群的繁殖;改善肠上皮细胞的营养状态、降低肠黏膜通透性,减少细菌易位,减轻内毒素血症并改善高动力循环;还可减轻肝细胞的炎症和氧化应激,从而增加肝的氨清除。

(6) 其他治疗药物

1) 精氨酸:偏酸性,可用于治疗伴代谢性碱中毒的肝性脑病。在应用过程中应注意监测血气分析,警惕过量引起酸中毒。盐酸精氨酸在肝性脑病治疗中的效果有限,临床不常规应用。

2) 谷氨酰胺:近年来认为谷氨酸盐只能暂时降低血氨,不能透过血脑屏障,不能降低脑组织中的氨,且可诱发代谢性碱中毒,反而加重肝性脑病;另外,脑内过多的谷氨酰胺产生高渗效应,参与脑水肿的形成,不利于肝性脑病的恢复,目前临床上不常规应用。

3) 阿卡波糖:在肝性脑病中的确切机制不明,可能与抑制小肠刷状缘的 α 葡萄糖苷酶有关。阿卡波糖 300 mg/d,可降低伴有 2 型糖尿病和 1~2 级肝性脑病患者的临床症状。

4) 清除幽门螺杆菌(Hp):Hp 感染与肝硬化肝性脑病可能有关,根治 Hp 可有利于临床预防及治疗肝硬化肝性脑病。

3. 营养支持

(1) 能量摄入及模式　每日理想的能量摄入为 35~40 kcal/kg,应鼓励患者少食多餐,睡前加餐(至少包含复合糖类 50 g),白天禁食时间不应超过 3~6 h。进食早餐可提高 MHE 患者的注意力及操作能力。

(2) 蛋白质　每日蛋白质摄入量为 1.2~1.5 g/kg 以维持氮平衡,肥胖或超重的肝硬化患者日常膳食蛋白质摄入量维持在 2 g/kg,对肝性脑病患者是安全的。肝性脑病患者蛋白质补充遵循以下原则:3~4 级肝性脑病患者应禁止从肠道补充蛋白质;MHE、1~2 级肝性脑病患者开始数日应限制蛋白质,控制在 20 g/d,随着症状的改善,每 2~3 d 可增加 10~20 g 蛋白质;植物蛋白质优于动物蛋白质;静脉补充白蛋白安全;慢性肝性脑病患者,鼓励少食多餐,掺入蛋白质宜个体化,逐渐增加蛋白质总量。

(3) 支链氨基酸(BCAA)　3~4 级肝性脑病患者应补充富含 BCAA 的肠外营养制剂。尽管多项研究显示,BCAA 不能降低肝性脑病患者的病死率,但可耐受正常蛋白质饮食或长期补充 BCAA 的患者,可从营养状态改善中长期获益。

(4) 其他微量营养素　肝性脑病所致的精神症状可能与缺乏微量元素、水溶性维生素,特别是维生素 B$_1$ 有关,低锌可导致氨水平升高。对失代偿期肝硬化或有营养不良风险患者应给予复合维生素或锌补充剂治疗。

4. 其他治疗

(1) 镇静药物的应用　患者烦躁不安常为昏迷的先兆,故使用镇静剂应慎重。对于严重精神异常,如躁狂、危及他人安全及不能配合医师诊疗者,向患者家属告知风险后,可使用丙泊酚或苯二氮䓬类镇静药首先控制症状。对于有苯二氮䓬类或阿片类药物诱因的肝性脑病昏迷患者,可试用氟马西尼或纳洛酮。溴隐亭、左旋多巴治疗肝性脑病有效的证据较少,还需进行仔细评估,一般不推荐使用。

(2) **中医中药治疗** 急性肝性脑病可选用安宫牛黄丸口服、大黄煎剂保留灌肠,在通便、促进肠道毒性物质排出、降低血氨水平、缩短昏迷时间等方面均有一定作用。慢性患者可选用扶正化瘀片、安络化纤丸和复方鳖甲软肝片等,对于肝硬化肝性脑病的预防可能有一定价值。

(3) **人工肝及肝移植** 肝衰竭合并肝性脑病时,在内科治疗的基础上,可采用改善肝性脑病的人工肝模式,如血液灌流、血液滤过、血浆滤过透析、分子吸附再循环系统等。对内科治疗效果不理想,反复发作的难治性脑性肝病伴有肝衰竭,是肝移植的指征。

5. 并发症的治疗

(1) **低血糖症** 低血糖的发生常提示严重的肝损害。有人认为,低血糖是由肝内糖原分解及糖原异生作用缺陷所致,故肝性脑病患者应定期测定血糖,以防低血糖的发生。

(2) **脑水肿** 是暴发性肝衰竭患者的一个突出表现,也是等待肝移植患者死亡的主要原因。临床观察证明,38%~50% 的患者可并发脑水肿,甚至发生脑疝。故一旦出现脑水肿征象,应及早使用脱水剂。急性肝性脑病昏迷发生 2~3 d 后,即使无明显脑水肿表现,亦常需脱水治疗。可选用 20% 甘露醇,每次 1 g/kg,每 6~12 h 一次,快速静脉滴注;如症状好转,可延长给药时间或减少给药次数,并逐渐停药。

(3) **出血** 重症肝功能不全时,常易表现出血倾向。在急性肝衰竭时还可能出现弥散性血管内凝血,故应注意监测凝血功能,及时对症处理。

(4) **韦尼克脑病 (Wernicke encephalopathy)** 与肝硬化摄入不足关系密切,表现为定向力障碍,意识改变,共济失调,构音障碍等。需补充维生素 B_1。

【预防】

1. 一级预防 是指患者有发生肝性脑病的风险,但尚未发生肝性脑病,其目标是预防 MHE/OHE 发生、减少 OHE 相关住院、改善生活质量、提高生存率。一级预防的重点是治疗肝原发疾病、积极防治诱因及适当的营养干预。

2. 二级预防 在 OHE 发作后,患者肝性脑病的复发风险高,为了改善患者的生活质量、提高生存率,推荐二级预防。二级预防的重点是对患者及其家属进行健康教育、控制血氨升高及调节肠道微生态,并指导家属注意观察患者的行为、性格变化,尽可能做到肝性脑病的早发现、早诊断、早治疗。乳果糖、拉克替醇等可作为预防用药。

【预后】 慢性肝病患者一旦发生肝性脑病则预后不良,其 1 年生存率低于 50%,3 年生存率低于 25%。

(郭军红)

第三节 尿毒症脑病

尿毒症脑病(uremic encephalopathy,UE)又称肾性脑病(renal encephalopathy,RE),为慢性肾病所致肾衰竭引起的严重神经精神障碍的一组疾病,是肾衰竭的严重并发症之一。主要表现为精神症状、意识障碍、抽搐和不自主运动。临床症状具有显著的波动性,个体差异大。

【病因及发病机制】 尿毒症脑病的发病机制至今尚未完全明确,可能与多种因素有关。其潜在的驱动因素是肾功能受损,导致毒素潴留,激素代谢改变,电解质和酸碱平衡改变,渗透压改变以及高血压和贫血等,这些因素均可导致神经系统病变。

1. 毒素潴留 肾衰竭时,体内代谢产物的蓄积,引起毒副作用。如尿素、尿酸、肌酐、肌酸和胍类等非蛋白氮及酚类和吲哚化合物的蓄积,这些代谢产物按照其相对分子质量的大小分为小分子毒素、中分子毒素和大分子毒素。这些毒素破坏脑内兴奋性和抑制性神经递质的平衡,导致皮质兴奋性增强,引起癫痫及认知障碍。非对称二甲基精氨酸可抑制内皮型一氧化氮合酶,参与血管并发症的发生。β_2 微球蛋白被确定为一种促衰老因子,以年龄依赖的方式损害海马功能。单胺代谢紊乱包括去甲肾上腺素的消耗和中枢多巴胺的抑制导致脑病患者运动障碍。肌醇、肉碱、硫酸吲哚基、多胺等物质转运功能下降和中枢神经系统通透性增加也与神经功能障碍有关。研究发现,只有在尿素浓度高达 500 mg/mL 时才会抑制脑细胞的摄氧能力,提示尿素不是引起神经系统并发症的主要因素。

2. **甲状旁腺激素水平升高**　肾衰竭时甲状旁腺功能亢进，甲状旁腺激素（parathyroid hormone，PTH）水平增高。PTH 被认为是一种重要的中分子毒素，可以促进 Ca^{2+} 内流，使细胞内钙超载导致神经元损伤；还可通过抑制线粒体的氧化磷酸化过程来影响组织的能量代谢，并且 PTH 可能加重铝的毒性，这些机制都可能导致 PTH 的神经毒性。

3. **电解质和酸碱平衡改变**　肾衰竭患者细胞膜上 Na^+-K^+-ATP 酶和钙泵异常，离子转运异常可通过影响神经信息在神经突触部位的传递和处理而影响脑功能。肾衰竭患者的血脑屏障通透性增高，核苷酸代谢异常，ATP 酶受抑制，氧的摄取和利用障碍，这一系列的能量代谢异常均可导致神经系统的损害。代谢性酸中毒是肾衰竭的共同特征，一些尿毒症神经毒素，如吲哚硫酸盐，会增加有机酸负荷。目前酸中毒与尿毒症脑病的相关性并不明确。在没有明显尿毒症的严重酸中毒状态下，也可以出现脑病的表现。因此，酸中毒与肾性脑病之间的关系仍需要进一步研究。

除以上因素外，肾衰竭患者普遍存在的高血压、高血脂、贫血和心功能不全可使脑血液灌注异常，致组织缺血、缺氧，引起神经系统病变。

【病理】　尿毒症脑病的病理变化缺乏特异性。外观可见脑膜轻度增厚，脑表面苍白，弥漫性脑水肿和白质瘢痕形成。神经元损害可见于大脑皮质、皮质下核团、脑干、小脑甚至脊髓的神经核团，有报道指出，脑干的迷走神经核和蓝斑核受损最严重。白质中可有小片脱髓鞘区，胶质细胞增生并形成小胶质细胞结节。脑膜有轻度炎性反应。

【临床表现】

1. **精神症状**　多隐袭起病，早期常出现心理活动和认知过程的轻度障碍，表现为淡漠、困倦、易疲劳、易激惹，对环境的注意力和感知力降低及记忆力减退等。随肾功能逐渐恶化，精神症状进一步加重，欣快、抑郁和焦虑可交替出现，并有定向力障碍或出现谵妄、幻觉和强迫状态、震颤等，有时出现人格分离或梦样状态，在尿毒症发展较缓慢的患者中，可能仅表现为轻度的视觉幻觉和注意力障碍并持续数周。精神症状随肾功能恶化而加重，病程中常有周期性短暂的精神活动接近正常期，但此时仍可出现病态行为。精神症状随心理、环境和治疗等多种因素而急剧变化，经适当透析可部分改善。精神症状的程度及内容与肾功能、血液中电解质、非

蛋白氮和肌酐等的变化无平行关系。

2. **意识障碍**　随着肾功能不全的加重，患者可由定向力障碍和精神异常发展至各种意识障碍。其程度深浅不一，可见嗜睡、昏睡以致昏迷，甚至去大脑强直状态。尿毒症患者出现精神症状的同时也大都伴有不同程度的意识障碍。水、电解质紊乱和代谢性酸中毒加速了意识障碍的发生。脑电图的异常与意识障碍的程度相一致。

3. **肌阵挛和癫痫发作**　肾功能不全时脑的兴奋性增高，约 1/3 的患者出现肌阵挛和癫痫发作。临床上表现为反射亢进、肌阵挛样肌肉抽动，以及局灶性或全身性癫痫发作。高血压脑病、非蛋白氮的突然升高或降低、水电解质紊乱和血液 pH 的急剧变化等可诱发肌阵挛和癫痫发作。急性肾衰竭患者的痫性发作多发生在无尿期的第 8~11 天，可伴有严重脑病，为临终前的表现；也可发生在多尿期之前或之后的数天内。

4. **不自主运动**　几乎所有出现意识障碍的肾衰竭患者均可伴发扑翼样震颤，表现为掌指关节和腕关节的快速、无节律的伸屈运动，背伸慢而掌屈快，类似鸟的飞翔动作，为代谢性脑病的特征性表现。也可见到四肢投掷样运动、帕金森病样表现、手足徐动症和面部表情肌的不自主运动等，常提示预后不良。

5. **头痛及脑膜刺激征**　尿毒症患者可出现头痛，头痛与肾性高血压无关。有 1/4~1/3 的患者可出现脑膜刺激征。部分患者腰椎穿刺提示颅压增高，脑脊液淡黄色，淋巴细胞增多，蛋白质含量轻度增高，可能与肾衰竭导致的出血有关。

6. **脑神经及脑干损害症状**　脑神经的损害呈轻微、短暂和易波动的特点。视神经的损害最为常见，表现为视力减退、视野缺损、出现暗点或偏盲，最后视力可完全丧失，发生"尿毒症性黑矇"。此外，还可出现眼球震颤、瞳孔缩小、复视、嗅觉减退、头晕、听力减退、吞咽困难等。伴有颅内压增高者还可出现视神经乳头水肿及眼底出血，也可能出现继发性的视神经萎缩。

7. **自主神经功能障碍**　急性肾衰竭可合并持久性的皮肤划痕症、足部皮肤干燥，膀胱和直肠括约肌功能障碍等。慢性肾衰竭晚期可出现唾液分泌减少、心动过速或过缓、进食后呕吐或腹泻、皮肤苍白、体温过低等。

8. **认知障碍**　30%~60% 的肾衰竭患者会发

生认知功能障碍,其严重程度可从轻度认知障碍(MCI)到痴呆症,涉及记忆、注意力、语言和视觉空间技能及执行功能等多个认知域。

【并发症】

1. **排异性脑病** 超过80%的患者发病在肾移植后3个月内,表现为头痛,抽搐,思维混乱,预后较好。

2. **髓鞘中央溶解症** 发生在基底部、丘脑、小脑等部位,表现为急性进行性四肢瘫、构音障碍、吞咽困难、眼肌瘫痪、意识障碍、帕金森综合征、共济失调等。

3. **机会性感染** 免疫抑制是其主要原因,包括肾移植及透析患者,表现为急性、亚急性或慢性脑膜脑炎,临床表现为急性进行性认知障碍、共济失调及局灶性神经功能缺损症状。

【辅助检查】

1. **实验室检查** 尿素氮、肌酐、血钾升高及代谢性酸中毒,但其严重程度与肾性脑病无相关性。

2. **脑电图** 脑电图波的低频成分(低于5~7 Hz)明显增加,较健康者增加20倍以上,并可呈弥漫性慢波、三相波、阵发性棘波或尖波。P300潜伏期延长,波幅减低。

3. **影像学检查** 可见脑沟、池、裂增宽,脑室扩大等萎缩性改变,部分可继发脑梗死或脑出血。肾性脑病患者在MRI上可见豆状核叉状征,包括两侧基底核区对称性高信号,周围环绕豆状核的高信号边缘;这种发现也可见于任何原因的代谢性酸中毒患者和透析失衡综合征患者,因此对于肾性脑病并不特异。

【诊断】 标准:① 确诊的尿毒症患者,血液生化指标突然加重,血肌酐(Scr)>707 μmol/L,内生肌酐清除率 <15 mL/(min·1.73 m^2),尿素氮(BUN)>28.6 mmol/L;② 尿毒症患者临床表现有神经、精神系统的症状;③ 实验室检查肝功能正常,血糖波动在 5.4~13.2 mmol/L;④ 头部影像学改变为脑萎缩、低密度病灶和(或)长 T_1、T_2 异常信号灶,影像学表现与临床表现呈现平行关系;⑤ 除外下列可能引起神经及精神症状的情况:药物中毒及精神性疾病、脑血管意外所致的昏迷,糖尿病酮症酸中毒或高渗性昏迷、肝性脑病、肺性脑病、癫痫、韦尼克脑病等。

【鉴别诊断】

1. **高血压脑病** 肾衰竭常合并高血压,当血压急剧上升时,脑小动脉痉挛并产生脑水肿,可出现颅内压增高症状。检查时可见血压极度升高,视网膜动脉痉挛,脑脊液压力增高或呈血性。MRI常表现为可逆性后部白质脑病,如未继发脑出血,脑部症状可随血压的降低而迅速恢复,不留任何后遗症。

2. **透析相关脑病** 如平衡障碍综合征和透析性脑病。平衡障碍综合征系因透析后血液和脑组织间形成渗透压差,导致水向脑组织转移而出现急性脑水肿,表现为头痛、呕吐、意识障碍等颅内压增高症状。透析性脑病是指长期透析患者的脑内铝含量明显增加,影响体内一些重要的酶系统,并干扰钙、磷的正常代谢,从而可引起透析性脑病,表现为进行性语言障碍、运动障碍、癫痫发作、肌阵挛、抑郁和痴呆等精神神经症状。

3. **肝性脑病** 患者有肝病或门腔静脉吻合术史,常在进食动物蛋白质或服用含氨类药物及消化道出血后出现症状,实验室检查发现肾功能正常而肝功能异常,且血氨增高。

【治疗】

1. **透析疗法** 由于肾衰竭后出现的水、电解质紊乱,代谢性产物积聚及能量代谢障碍是引起肾性脑病的主要原因,因此采用透析疗法是治疗肾性脑病的有效措施。慢性肾功能不全患者在接受透析疗法后,多数患者的神经精神症状可渐趋稳定或逐步改善,轻者可以完全恢复。但对昏迷患者来说,因透析可引起脑水肿或心血管功能不全,需慎用。另外,长期透析易发生透析性脑病,此时透析应缓慢进行或在透析液中加入适量尿素。

2. **肾移植** 肾衰竭晚期出现认知或记忆障碍通常认为是启动肾替代治疗的时机。有时肾性脑病虽经充分透析治疗仍难以恢复或恢复缓慢,此时进行肾移植常能收到良好效果,尤其是合并恶性高血压的患者,成功的肾移植还可使血压降低。

3. **神经症状的治疗** 对抽搐发作者,应给予苯妥英钠、苯二氮䓬类等半衰期短的抗癫痫药,不必预防性抗癫痫治疗,也可应用谷维素和B族维生素治疗自主神经功能障碍。

4. **一般治疗** 注意纠正肾衰竭伴发的内环境紊乱,纠正低血压、低血容量和水电解质平衡失调,积极控制感染,改善中毒症状,避免肾毒性药物。

5. **颅内压增高的管理预防** 纠正并治疗肾性脑病,控制癫痫发作,建议使用颅内压监测装置,如颅内压增高,可使用甘露醇,不良反应是可增加容量负荷,仍需透析去除过量负荷。不建议使用激素等方式。

(郭军红)

第四节　糖尿病的慢性并发症

糖尿病相关并发症影响人体许多器官和系统,是本病致残致死的主要原因。包括以下几个方面:糖尿病微血管病(糖尿病视网膜病、糖尿病神经病、自主神经病、糖尿病肾病),糖尿病大血管病(冠心病、外周动脉病、脑血管疾病),糖尿病非血管病(消化系统导致胃轻瘫、腹泻,泌尿生殖系统导致尿路疾病、性功能障碍),其他(皮肤病、感染、白内障、青光眼、手关节病、牙周疾病、听力下降等)。糖尿病慢性并发症中神经系统受累的最主要形式是糖尿病周围神经病。

【病因】　慢性高血糖是糖尿病并发症的主要原因。

临床研究发现,长期强化稳定的血糖管理可降低视网膜病、肾病和神经病变等糖尿病微血管病变的发病率,同时也降低心血管疾病等大血管疾病的发病率。即使间断强化血糖管理也对糖尿病并发症的发生有积极控制作用。血压水平在糖尿病并发症的发生上起重要作用。将血压降至中等水平(144/82 mmHg)可降低糖尿病相关死亡、卒中、微血管病、视网膜病和心力衰竭的风险。

糖尿病相关并发症的特点包括:① 高血糖持续时间和程度与并发症相关;② 强化血糖控制对所有形式的糖尿病都是有益的;③ 血压控制至关重要,尤其是 2 型糖尿病;④ 并非所有糖尿病患者都发生糖尿病相关并发症。例如,尽管有长期存在的糖尿病,但有些患者从未发展成肾病或视网膜病变,这表明遗传易感性会导致某些并发症的发生,特别是视网膜病变和肾病。

【发病机制】　慢性高血糖导致多种细胞和器官功能障碍的机制尚不清楚,存在以下几种学说。

1. 慢性高血糖导致晚期糖基化终末产物(advanced glycation end product,AGE)的形成　这些终产物与特定的细胞表面受体和(或)细胞内、细胞外蛋白质的非酶糖基化结合,导致蛋白质交联,加速动脉粥样硬化,肾小球功能障碍,内皮功能障碍,改变了细胞外基质的组成。

2. 慢性高血糖代谢途径的作用　正常情况下,在血管、晶状体、肾、神经组织中葡萄糖分解代谢主要通过糖酵解及磷酸戊糖途径。但在血糖增高时:① 山梨醇途径活跃,导致山梨醇、果糖积聚在血管、神经组织和其他组织。因山梨醇通透性较差,一旦形成,便在细胞内蓄积,形成细胞内高渗,导致细胞源性水肿。② 增加二酰甘油的形成,导致蛋白激酶 C 的激活,改变内皮细胞和神经元中纤连蛋白、Ⅳ 型胶原蛋白、收缩蛋白和细胞外基质蛋白的基因转录。③ 己糖胺途径的活跃,产生大量果糖 -6- 磷酸,这是 $O-$ 连接糖基化和蛋白聚糖生产的底物,导致蛋白质糖基化,蛋白质功能发生改变,如内皮型一氧化氮合酶的舒张血管功能下降等。通过激活上述几种途径,生长因子产生增加,并在一些糖尿病相关的微血管病变中发挥重要作用。糖尿病相关大血管并发症是上述糖代谢途径及血脂异常、高血压、胰岛素抵抗等共同作用的结果。

3. 其他　新出现的一种假说是高血糖导致表观遗传变化,影响了受累细胞的基因表达。而相同血糖控制水平的糖尿病患者,其并发症发病率不同,提示遗传易感性对糖尿病并发症发生的影响。

糖尿病周围神经病的发病机制仍不完全确定,但所有形式的糖尿病周围神经病都存在微血管病基础。

【病理】　在典型的糖尿病对称性远端感觉性多发性神经病中,有髓神经纤维的丢失是最显著的病理改变。此外,在单纤维的病理研究中可见残余的神经轴突的节段脱髓鞘和髓鞘再生,反复脱髓鞘和髓鞘再生导致施万细胞和成纤维细胞形成"洋葱球"。在大多数标本中,无髓鞘纤维的数量也减少。类似的散在病变见于脊髓后根、后柱、交感神经节及其交通支。在电镜下,神经内毛细血管基膜成倍增厚。糖尿病单神经病及急性起病的痛性不对称近端受累为主的神经病,被大多数神经病理学家认为继发于滋养血管的缺血。在近端神经根丛综合征中发现了血管周围炎症和神经束附近损伤。

【临床表现】　约 15% 的糖尿病患者有多发性神经病的症状和体征,50% 的患者可通过神经传导检查发现周围神经损伤的证据。糖尿病的病程可能是最重要的因素。在初次发现糖尿病时,只有不到 10% 的患者有多发性神经病的临床症状,病程超过 25 年患病率可高达 50%。研究表明,糖尿病视网膜病的存在与较高的神经病变发生率相关。糖尿病神经病也可表现为部分局灶性周围神经病。

糖尿病神经病主要包括以下几个明确的临床综合征。

1. 糖尿病远端对称性多神经病(distal symmetric polyneuropathy,DSPN) 表现为远端对称性感觉障碍的多发性神经病。慢性起病,最常见的主诉是持续的、令人痛苦的麻木和刺痛,通常局限于下肢远端,夜间症状明显,严重者可累及手部及躯干,出现类脊髓疾病的感觉平面。下肢腱反射通常消失。在严重和长期病程的患者中,可见由于痛觉缺失、营养改变和反复损伤所致的深部溃疡和神经病变所致关节改变(沙尔科关节)。部分患者可以感觉性共济失调和膀胱张力减低为主,四肢轻度无力,类似于脊髓结核,因此也称为糖尿病假性脊髓结核。

2. 急性糖尿病性单神经病(acute diabetic mononeuropathy) 糖尿病性眼肌瘫痪是糖尿病患者常见的急性单神经病。通常表现为痛性孤立的动眼神经麻痹,瞳孔对光反射正常。偶有展神经受累的报道。糖尿病患者中几乎所有的脊神经都可以单独受累,最常累及的依次为股神经、坐骨神经和腓神经,上肢神经很少受到影响。一般可以痊愈,但需要数月。

3. 糖尿病多发性单神经病和神经根病(diabetic multiple mononeuropathy and radiculoplexus neuropathy) 痛性单侧或不对称的多发性单神经病,往往发生在初诊糖尿病或糖尿病前期老年患者。通常出现在高血糖或低血糖发作后,开始胰岛素治疗或调整胰岛素治疗方案过程中,或体重迅速下降时。

(1)腰部神经根神经病 为最典型的综合征。疼痛从下背部或臀部开始向同侧下肢发展,主要表现为深部组织的持续性钝痛,叠加有发作性刀割样痛,夜间为著。病程后期出现盆带肌和大腿肌明显无力萎缩,部分患者伴有下肢远端肌无力,称为糖尿病性肌萎缩症。患侧膝腱反射消失。深浅感觉可能正常或轻度受损,符合多发单神经或多发邻近神经根分布(即 L_2 和 L_3,或 L_4 和 L_5)的特点。疼痛持续几天后逐渐减轻,运动症状需数月甚至数年可恢复。神经电生理提示腰段伴或不伴相邻节段失神经电位。需与腰椎间盘突出、腹膜后血肿压迫腰部上段神经根、脑膜癌病、腰丛肿瘤浸润进行鉴别。

(2)相对无痛的临床综合征 临床表现为更加隐匿起病,缓慢进展的对称性下肢近端肌无力肌萎缩,腱反射消失。髂腰肌、股四头肌和腘绳肌均有不同程度的受累。肩胛骨和上肢的肌肉通常受累较少。

(3)胸腹神经根神经病 以剧烈疼痛和感觉迟钝为特征。通常出现在长期糖尿病患者,有时伴有近期体重减轻。临床特征性的表现为胸部或腹部一个或多个相邻节段的疼痛,累及单侧或双侧。受累区域浅感觉缺失。神经电生理可见与疼痛区域一致的椎旁肌和腹肌失神经电位。糖尿病得到控制后症状逐渐好转或自发恢复。

4. 糖尿病自主神经病(diabetic autonomic neuropathy) 糖尿病相关的自主神经病变可涉及多个系统,包括心血管、胃肠道、泌尿生殖系统、汗腺分泌系统和代谢系统。临床表现为瞳孔和泪腺功能障碍、出汗和血管反射障碍、夜间腹泻、胃肠道失张力(胃轻瘫)和膀胱扩张、勃起功能障碍及直立性低血压。1 型糖尿病患者可能出现严重的腹部和四肢疼痛,甚至需要麻醉药控制。心血管自主神经病变表现为心率变异性降低、静息性心动过速及直立性低血压,糖尿病患者可因心血管自主神经病变猝死。上肢多汗症和下肢无汗症是交感神经系统功能障碍引起,会导致皮肤干燥开裂,增加足部溃疡的风险。自主神经病变可减少儿茶酚胺的释放,导致患者低血糖反应消失,增加严重低血糖并发症的风险。

【辅助检查】

1. 神经电生理检查 能够确认周围神经病变,并辅助判断其类型以及严重程度;对于无症状的糖尿病患者,电生理检查有助于发现其亚临床周围神经病变。① 神经传导测定,a. 感觉神经传导测定:主要表现为感觉神经动作电位波幅降低,下肢远端更为明显,传导速度相对正常;b. 运动神经传导测定:远端运动潜伏期和神经传导速度早期通常正常,后期可出现复合肌肉动作电位波幅降低,传导速度轻度减慢。在单神经病或腰骶丛病变时,受累神经的复合肌肉动作电位波幅可以明显降低,传导速度也可有轻微减慢。② 针电极肌电图检查,可见异常自发电位,运动单位电位时限增宽、波幅增高,大力收缩时运动单位募集减少。③ F 波和 H

反射,可有潜伏期延长,以下肢神经为著。

2. 腰椎穿刺 在所有形式的糖尿病多发性神经病变中,脑脊液蛋白质可升高至 0.05~0.15 g/L 甚至更高。糖尿病单神经病变的脑脊液蛋白质含量通常正常。

【治疗】

1. 针对病因和发病机制的治疗 包括控制血糖、营养神经、抗氧化应激、抑制醛糖还原酶活性、改善微循环及改善细胞能量代谢等。

(1) 控制血糖 1 型糖尿病及 2 型糖尿病患者尽早积极控制血糖以预防或延缓 DPN 及自主神经病变的发生。对于病情较晚期、有多种危险因素和共病的 2 型糖尿病患者,应强化患者为中心的综合管理以预防 DPN 的发生。

(2) 生活方式干预 在糖尿病前期、代谢综合征以及 2 型糖尿病患者中,推荐生活方式干预用于预防 DPN 的发生。

(3) 药物治疗 甲钴胺、维生素 B_1 等营养神经、α- 硫辛酸抗氧化应激,依帕司他抑制醛糖还原酶活性,前列腺素及前列腺素类似物、己酮可可碱、胰激肽原酶等改善微循环,乙酰左卡尼汀改善细胞能量代谢等治疗。

2. 痛性 DPN 的治疗 针对糖尿病神经病理性疼痛的治疗包括药物和非药物治疗。

(1) 药物治疗 ① 抗惊厥类药:如普瑞巴林、加巴喷丁等。② 5- 羟色胺 - 去甲肾上腺素再摄取抑制药:如度洛西汀、文拉法辛等。③ 三环类抗抑郁药:如阿米替林。④ 阿片类药物:如他喷他多和曲马多。⑤ 局部用药:如辣椒素贴片、利多卡因贴剂。治疗糖尿病神经病理性疼痛,三环类抗抑郁药可有效减轻糖尿病患者的神经病理性疼痛,但其发生严重不良反应的风险较高,应谨慎使用。阿片类药物由于存在成瘾和其他并发症的高风险,不推荐作为治疗 DPN 相关疼痛的一线或二线药物。

(2) 非药物治疗 主要是针灸治疗和电刺激治疗。针灸治疗结合了中医学的理论,针灸镇痛在临床上已被广泛接受。电刺激治疗包括经皮神经电刺激治疗、脊髓电刺激治疗和调频电磁神经刺激等。

3. 自主神经病变的治疗 目前糖尿病自主神经病变仍然缺乏有效的病因学治疗,治疗的重点在于改善临床症状。

(1) 直立性低血压 评估和调整目前用药,停用或减量可能加重直立性低血压症状的药物(包括多巴胺能药物、三环类抗抑郁药、抗胆碱能药及各种降压药等),如经过以上措施直立性低血压控制仍不理想可进行药物治疗,选择米多君或屈昔多巴。

(2) 胃肠道自主神经病变的治疗 改变饮食状态对改善胃轻瘫症状有帮助,如少食多餐、减少食物中纤维素的含量等。对于严重的胃轻瘫患者,可尝试使用改善胃动力药物,如甲氧氯普胺(胃复安)等。

(3) 泌尿生殖道自主神经病变的治疗 严格控制血糖能降低糖尿病患者勃起功能障碍的发生率,对控制血压、血脂也有帮助。一线治疗药物包括磷酸二酯酶 5 型抑制剂,病情严重者可以采取经尿道前列腺素注射、海绵体内注射、真空装置、阴茎假体植入术等。糖尿病神经源性膀胱治疗方法包括保守治疗、外科治疗、神经调节、神经电刺激等,胆碱能受体激动剂(卡巴胆碱)可用于逼尿肌无力患者,抗胆碱能药(酒石酸托特罗定)可用于逼尿肌反射亢进患者。

(郭军红)

第五节 神经精神狼疮

系统性红斑狼疮(systemic lupus erythematosus,SLE)是一种自身免疫病,当出现神经精神症状时称为神经精神狼疮(neuropsychiatric systemic lupus erythematosus,NPSLE)或狼疮脑病。在神经系统症状中,头痛、精神症状和癫痫发作常见,此外可出现周围神经病、舞蹈病及肌肉病变等。NPSLE 是 SLE 的主要死亡原因之一。

【病因及发病机制】 SLE 的病因至今尚未肯定,大量的研究显示,SLE 的发病与遗传、内分泌、环境因素、表观遗传学及免疫异常有关。而 NPSLE 与血脑屏障的破坏、小胶质细胞的活化、促炎症细胞因子和黏附分子水平升高、抗原呈递细胞 - 淋巴细胞相互作用等相关。抗神经元抗体、抗 NR2 抗体(识别 NMDAR 的亚基)、抗核糖体 P 抗体(识别核糖体蛋白)在血脑屏障受损的情况下具有神经毒性。

NPSLE 脑血管病的发病机制包括:① 继发于抗磷脂抗体综合征(antiphospholipid antibody syndrome,APS)的高凝状态;② 继发于 Libman-Sacks 心内膜炎的心源性血栓;③ SLE 患者早期和晚期动脉硬化;④ SLE 患者的中枢神经系统血管炎罕见(<1%)。

癫痫发作与 SLE 相关微梗死、可逆性后部白质脑病综合征(rever-sible posterior leukoencephalopathy syndrome)、静脉窦血栓形成(venous sinus thrombosis,VST)、脑膜含铁血黄素沉积等相关,也可能是 SLE 相关自身抗体的直接毒性作用所诱发。现有的研究证实,NPSLE 的癫痫发作与 APS 抗体、抗核糖体 P 抗体、抗神经元抗体有关。

舞蹈病的病理生理机制尚不清楚,可能与自身抗体直接结合基底核富脂区导致神经元去极化损伤有关。

【病理】 SLE 的基本病理变化包括结缔组织黏液性水肿、纤维素样变性和坏死性血管炎。而 NPSLE 神经系统病理可见小血管、毛细血管内皮细胞增殖和淋巴细胞浸润,广泛的微血栓和局灶性软化灶等。脑白质出现脱髓鞘改变,周围神经可见炎性脱髓鞘性多发性神经病,偶见髓鞘再生。

【临床表现】 NPSLE 的临床表现多种多样,以头痛、轻度认知障碍、精神症状最常见,其次是癫痫发作、脑血管病、脑神经麻痹、颅内压增高、无菌性脑膜炎及横贯性脊髓炎等。

1. 头痛 常见,患病率达 58%,需除外 SLE 合并颅内静脉窦血栓形成、蛛网膜下腔出血和无菌性脑膜炎。

2. 精神异常 常见,其中抑郁症患病率 >25%,焦虑患病率约为 37%。而精神病较罕见(2.3%),多发生在疾病早期,与狼疮活动有关,在接受高剂量糖皮质激素治疗的患者中常见。

3. 认知障碍 大多数 SLE 患者表现为轻到中度的认知障碍,3%~5% 的 SLE 患者出现严重的认知障碍,表现为注意力、记忆力、执行功能下降。合并高血压、APS 抗体阳性、多次卒中等预示更严重的认知功能下降。

4. 癫痫发作 多在 SLE 早期出现,患病率约为 15%,青少年比成人多见,表现为强直-阵挛发作(多见,67%~88%)、简单部分性发作、复杂部分性发作。

5. 脑血管病 较常见,患病率 3%~20%。APS 抗体阳性、多次脑部损害、心血管危险因素提示易罹患动脉粥样硬化。在 APS 抗体阳性的 SLE 患儿中,脑血管病发病率显著升高。

6. 运动障碍 舞蹈病最常见,患病率 1%~4%。

常见于儿童或青少年,女性多见,通常出现在疾病的早期。其他运动障碍包括帕金森病样症状、共济失调、僵人综合征、肌阵挛等。

7. 无菌性脑膜炎 出现在 0.6% 的 SLE 患者中,发热、头痛和脑脊液淋巴细胞或多形核细胞增多,病原学检测阴性。

8. 脱髓鞘病 发病率 <1%,其中 40% 以脱髓鞘病为首发或唯一症状,此时很难区别是 SLE 还是脱髓鞘病。SLE 和脱髓鞘病均以育龄女性多见,临床表现和免疫病理学有重叠,需依据临床特征、影像学和实验室检查来鉴别。① SLE:肾受累、网状青斑、皮疹、关节炎、肌痛、头痛、无菌性脑膜炎、脑静脉窦血栓形成、脑血管意外、反复的自然流产或血栓事件提示 SLE 和(或)APS;头部 MRI 均可见到小的多发性脱髓鞘及脑梗死病灶;抗核抗体(ANAs)滴度≥1:80 或 APS 抗体阳性支持 SLE。② 多发性硬化:头部 MRI 可表现为小的多发性脱髓鞘及脑梗死病灶,"直角脱髓鞘征"和"黑洞征"提示多发性硬化;部分多发性硬化患者中可检测到 ANA 或(和)APS 抗体,脑脊液寡克隆区带支持多发性硬化的诊断。多发性硬化的一些治疗药物,如 β 干扰素可能会加重 SLE。③ NMOSD:SLE 患者脱髓鞘病亚型中,50% 符合其诊断标准,其中 27% 的患者 AQP4 抗体阳性,18% 的患者 MOG 抗体阳性。

9. 脊髓炎 较罕见,发病率为 1%~2%。APS 抗体阳性、血栓或缺血可能是发病原因,通常表现为迅速进展的横贯性脊髓炎。脊髓灰质受累表现为下运动神经元功能障碍,如肌张力减低和腱反射减弱;脊髓白质受累,表现为上运动神经元功能障碍,如肌张力增高和腱反射亢进。

10. 静脉窦血栓形成(VST) 在 SLE 中发病率 <1%,最常累及横窦。与 APS 抗体和 SLE 活动期密切相关。临床表现为头痛、恶心、呕吐、癫痫发作、眼睑或结膜水肿、视物模糊、复视和(或)精神异常。

11. 可逆性后部白质脑病综合征 见于不足 1% 的 SLE 患者。与女性、狼疮活动、肾受累、淋巴细胞减少、年轻人、血脂异常和高血压有关。通常为短暂性的症状,包括脑病、癫痫发作、头痛、视觉障碍或局灶性神经功能缺损。

12. 孤立的视神经炎 见于 1% 的 SLE 患者。最常见的病因是缺血性视神经脱髓鞘和轴突坏死,与 APS 抗体有关。多单侧,临床表现为中央暗点,视力下降,眼眶和眼部疼痛,甚至失明。

13. 周围神经病 见于 1.5%~14% 的 SLE 患者,最常见的类型为多发性神经病,可以是轴突型、脱髓鞘型或混合型,单纯感觉受累最多见,其次为感觉运动均受累。临床表现为肢体无力、麻木、疼痛。周围神经损害与 SLE 活动、多次发作、高龄、高血压和网状青斑密切相关。最常累及第Ⅲ、Ⅴ、Ⅵ、Ⅶ对脑神经。

【辅助检查】

1. 实验室检查

(1) **腰椎穿刺** 脑脊液检测排除感染性脊髓炎、感染性脑炎。

(2) **脑脊液检查** 部分患者可见抗淋巴细胞抗体、抗神经元抗体、抗核糖体 P 抗体阳性及白蛋白、触珠蛋白、β_2 微球蛋白水平及 α_2 巨球蛋白脑脊液 / 血清比增高。

(3) **血清抗体测定** 抗核糖体 P 蛋白抗体的 IgA、IgM 水平与精神症状严重程度相关;抗磷脂抗体与血栓形成、血管闭塞有关;S100B 主要由星形胶质细胞产生,血清中 S100B 或抗 S100B 抗体显著增高提示血脑屏障破坏;血清抗 Sm 抗体和白蛋白脑脊液 / 血清比明显升高与 NPSLE 患者急性意识混乱状态相关。

(4) **脑电图** 在 NPSLE 早期表现为非特异性改变,部分患者可出现弥漫性慢波。合并癫痫发作时,患者脑电图可有异常放电。

2. 影像学检查 头部 CT 和 MRI 检查可有脑梗死、脑出血、脑萎缩表现。头部 MRI 可见双侧对称性的后循环区域血管源性水肿时提示 PRES。脊髓 MRI 平扫和增强可排除脊髓压迫性病灶,明确是否有脊髓异常信号,如果超过 3 个脊髓节段 T_2 加权像高信号必须检测抗 NMO 抗体以排除 NMOSD。

【诊断】 目前,NPSLE 尚无统一的诊断标准。SLE 确诊后,当患者出现神经系统症状和体征,除外感染、药物等继发因素,结合影像学、脑脊液、血清抗体、脑电图等检查可诊断。

【治疗及预后】 NPSLE 常在疾病的急性期和终末期出现,严重的中枢神经系统损害是危及生命的重症,属于狼疮危象。积极控制 SLE 是治疗的关键,免疫抑制剂的治疗原则参照内科学的相关章节。NPSLE 所特有的情况治疗原则如下。

1. NPSLE 合并其他疾病的免疫抑制治疗

(1) **NPSLE 和多发性硬化** 大剂量糖皮质激素诱导治疗,可联合免疫抑制剂。维持治疗使用毒性较小的免疫抑制剂。难治性患者可选择血浆置换、免疫球蛋白、利妥昔单抗。

(2) **NPSLE 和横贯性脊髓炎** 可选择甲泼尼龙和静脉注射环磷酰胺联合治疗,治疗及时(在发病几小时内)可能改善症状。使用糖皮质激素单药治疗会增加不良预后。其他治疗包括静脉注射免疫球蛋白和血浆置换。维持治疗可以选择经典的免疫抑制剂,如吗替麦考酚酯、硫唑嘌呤、甲氨蝶呤。抗血小板聚集 / 抗凝剂的使用虽有争议,但已常规用于 APS 患者。

2. NPSLE 的对症治疗

(1) **癫痫治疗** 偶发癫痫不需要长期抗癫痫治疗。SLE 活动期出现癫痫发作时可糖皮质激素和免疫抑制剂治疗。对难治性患者,予甲泼尼龙冲击和静脉注射环磷酰胺联合治疗。

(2) **精神异常治疗** 对于躁动的患者,可选择氟哌啶醇或非典型抗精神病药,如利培酮。通常对糖皮质激素和经典免疫抑制剂的联合治疗反应良好。在难治性患者中,可以应用环磷酰胺、利妥昔单抗、免疫球蛋白或血浆置换。

(郭军红)

第六节　酒精中毒

酒精中毒(alcoholism)指饮用大量酒精后发生的机体功能异常状态。长期和大量饮用酒精往往对神经系统造成损害,可波及大脑皮质、小脑、脑桥和胼胝体,引起组织变性,导致不可逆的神经系统损害。

【发病机制】 酒精中毒导致神经系统损害的机制并没有完全阐明,可能的假说如下。

(1) 酒精是脂溶性物质,可迅速通过血脑屏障和神经细胞膜,但随着持续酒精摄入导致神经元细胞膜硬化,对神经元的膜流化作用产生抵抗。对抑制性神经递质 GABA 的受体及其相关的氯离子通道的影响可能是急性酒精中毒的机制之一。

(2) 酒精中毒及营养不良导致维生素 B_1 缺乏,造成糖代谢障碍和能量供应异常;影响磷脂类的合成,造成神经组织脱髓鞘和轴索变性。在高碳水化合物摄入时,特别是给营养不良的人静脉注射葡萄糖、不均衡的静脉高营养、甲状腺功能亢进和低镁血症等情况下可能会进一步加重维生素 B_1 缺乏,导致韦尼克脑病和遗忘综合征。

（3）长期酒精摄入增加了神经元细胞膜上钙通道的数量。在体研究发现，在慢性给药期间给予钙通道阻滞药，可以防止神经元钙通道的增加和对酒精的耐受性；酒精戒断后给予钙通道阻滞药，可以防止戒断惊厥的发生。

【临床表现】

1. **急性酒精中毒**　临床表现包括不同程度的欣快、兴奋、失抑制、行为不规范、多话、口齿不清、动作和步态不协调、易怒、嗜睡，严重时昏睡和昏迷。出现昏迷的酒精剂量与呼吸抑制的酒精剂量接近，及时诊断非常重要。

2. **酒精戒断综合征**　长期酗酒后相对或绝对戒酒期间出现震颤、幻觉、癫痫发作、神志混乱、精神运动和自主神经过度活跃等症状，称为酒精戒断综合征。若这些症状全部出现则被称为震颤性谵妄。

（1）**震颤**　最常见，伴有易怒及胃肠道不适，尤其是恶心、呕吐。通常是在连续饮酒几天之后的晨起出现。患者再次饮酒症状减轻，继续饮酒后，每日早晨震颤症状越来越严重。随后在完全停止饮酒后24~36 h达高峰。全身震颤是最明显的特征，频率快（6~8 Hz），稍不规则，严重程度不一，安静时减轻，运动或紧张时加重。严重时患者言语不清，站立不能，不能自主进食。较轻者仅"内心颤抖"，但几乎没有震颤的客观证据。轻度戒断综合征患者面部潮红、厌食、心动过速和震颤等症状在几天内明显消退，但过度警觉、易受惊和运动性抽动可能持续1周或更长时间，不安的感觉在10~14 d不会完全消失，轻度不适可持续4~6个月。

（2）**幻觉**　约25%因震颤住院的患者会出现幻觉。出现与睡眠紊乱有关的噩梦样发作，其很难与真实的经历区分开。纯视幻觉最多见，包含了视觉体验的全部，往往是有生命的人或动物单独出现或全景式出现，或缩小或扩大，或自然和愉快，或扭曲和丑恶。幻听可以是嗡嗡声、铃声、枪声或滴答声，也可以具有音乐性，如吟唱。然而，最常见的是家人、朋友或邻居的声音，恶意或并无恶意，清楚且真实。持续时间变化很大，可能是短暂的，也可能间歇性地持续数天，在特殊情况下可持续数周或数月。

（3）**癫痫发作**　常见。超过90%的戒断后癫痫发作发生于停止饮酒后7~48 h，高峰期在13~24 h。发作期间，脑电图异常，但在几天内恢复正常。在癫痫发作期间和随后的几天里，患者对闪光刺激异常敏感。在闪光刺激下，几乎50%的患者出现全身肌阵挛或惊厥发作。癫痫发作多先于谵妄，发作后的意识混乱状态可能与震颤性谵妄混合在一起，或者结束于谵妄发作前数小时甚至24 h或更长的时间。

（4）**震颤性谵妄和相关障碍**　起病突然，临床表现为严重意识混乱、妄想、生动的幻觉、震颤、躁动和失眠。自主神经兴奋性增加，表现为瞳孔扩大、发热、心动过速和大量出汗。长期大量稳定饮酒者，因故不能饮酒2~4 d后出现谵妄；或长时间酗酒者，经历了几天的震颤和幻觉后出现谵妄。震颤性谵妄多是良性和短暂的，经过数天无休止的兴奋和不眠，患者进入深度睡眠，清醒后感觉疲惫，几乎不记得谵妄时期的事件。少数情况下，谵妄状态逐渐消退，间歇性复发，持续时间大多不超过72 h。约5%的震颤性谵妄患者因体温过高或肺部感染等并发症致死。

3. **韦尼克 – 科尔萨科夫综合征**　表现为韦尼克脑病和科尔萨科夫精神病，均由长期维生素B_1缺乏导致，在约30%的患者中，该综合征仅表现单个体征。韦尼克脑病临床特征性表现为眼肌瘫痪（伴眼球震颤）、共济失调、精神异常和意识障碍三联征（图22-1）。及时用维生素B_1治疗可以预防科尔萨科夫精神病的发生。其头部MRI具有特征性的FLAIR序列示中脑导水管周围、乳头体、丘脑对称性高信号影。

（1）**眼部运动异常**　表现为凝视引起的水平和垂直的眼球震颤；外直肌瘫痪；同向凝视瘫痪。眼球震颤是韦尼克脑病中最常见的眼球运动异常，其次是外直肌无力，可以双侧但不一定对称。水平同向凝视瘫痪较垂直凝视性瘫痪更为常见，也可以表现为类核间性眼肌瘫痪。在疾病的晚期可眼球固定，瞳孔对光反射通常不受累。这些眼部体征是韦尼克脑病的特征性表现，服用维生素B_1后数小时或1 d内明显改善证实诊断。

（2）**共济失调**　急性期，躯干共济失调可能非常严重，以至于患者在没有支撑的情况下无法站立或行走。较轻共济失调表现为宽基底醉酒步态，最轻微的共济失调只表现为走直线不能。肢体共济失调和意向性震颤相对少见。

（3）**意识和精神异常**　神志混乱最常见，其次

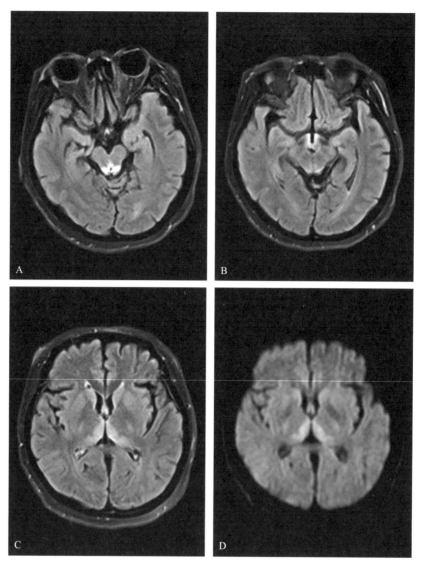

图 22-1　韦尼克脑病头部 MRI
A. 中脑导水管周围对称性高信号影　B. 第三脑室周围对称性高信号影　C. 双侧丘脑
内侧对称性高信号影　D. DWI 高信号

是记忆力丧失。患者很淡漠,自发语言少,时间、地点、人物定向力差,记忆和学习能力受到损害。早期给予维生素 B_1 治疗有效。如果维生素 B_1 治疗较晚,可遗留明显的记忆力下降。如果没有及时治疗,患者 1~2 周可出现昏睡、昏迷和死亡。

(4) 遗忘综合征　遗忘的核心是学习缺陷(顺行性遗忘)和对过去记忆的丧失(逆行性遗忘)。学习方面的缺陷可能非常严重。例如,患者无数次尝试后仍无法记住最简单的事情。顺行性遗忘总是伴随着逆行性遗忘,近期记忆比远期记忆受损更严重。科尔萨科夫精神病表现为近记忆力障碍、遗忘、虚构及自知力丧失,常伴有时间和空间定向障碍,但患者意识清楚,语言功能正常。

(5) 其他临床表现　超过 80% 的韦尼克-科尔萨科夫综合征患者存在周围神经病变,表现为严重的疼痛;心脏受累出现心动过速、劳力性呼吸困难、直立性低血压、轻微心电图异常等;直立性低血压和晕厥是交感神经受损导致;可能出现轻度低体温、性欲减退和勃起功能障碍。韦尼克脑病急性期前庭功能普遍受损,但没有眩晕主诉,可能是疾病初期严重失衡的原因。

【诊断及鉴别诊断】　主要依据饮酒史、临床表现及血、尿乙醇浓度测定等诊断。酒精戒断综合征和科尔萨科夫精神病的认知和精神行为异常需要与导致丘脑内侧或颞叶海马区结构损伤的疾病,如大脑后动脉分支梗死、心搏骤停后海马损伤、第三脑室肿瘤、单纯疱疹性脑炎及导致额叶急性损伤的脑外伤鉴别。

【治疗】

1. **急性酒精中毒治疗** 患者极度易怒,具有攻击性和破坏性的行为时可能需要使用约束,并肠外给予地西泮(5~10 mg)或氟哌啶醇(2~5 mg),如有必要,30~40 min后重复一次,治疗中密切监测患者的呼吸状态。

由酒精中毒引起的昏迷是医学急症。治疗的主要目的是防止误吸和呼吸抑制。尽快降低血液中的乙醇含量。对于血液乙醇浓度极高(>500 mg/dL)的昏迷患者,特别是伴有酸中毒及同时摄入甲醇或乙二醇或其他可透析成分的患者,应考虑使用血液透析。

2. **酒精戒断综合征治疗**

(1) **震颤性谵妄的治疗** 首先要排除与酗酒相关的损害,如脑外伤导致的脑挫裂伤或硬膜下血肿、感染(肺炎或脑膜炎)、胰腺炎和肝病。监测脉搏、血压和体温,以预判可能发生的外周循环衰竭和体温升高,积极采取措施。在低血压的情况下,静脉补液配合升压治疗。高热时需要积极抗感染、物理降温治疗。

纠正体液和电解质不平衡,特别是低钾血症和低镁血症。严重的躁动和出汗可能需要每天至少5 L的液体,其中至少1 500~2 000 mL应该是生理盐水。如果血清钠极低,必须谨慎提高血钠水平,以免导致脑桥中央髓鞘溶解。出现低血糖,即刻给予葡萄糖补充。出现严重酒精性酮症酸中毒、血糖浓度正常或仅轻微升高的患者通常会迅速恢复,无需使用胰岛素。必须强调的是,在酒精中毒患者中使用葡萄糖可能消耗维生素 B₁ 储备,诱发韦尼克脑病。

震颤性谵妄治疗,常用的药物有氯氮䓬(利眠宁)、地西泮(安定),以及辅助药物如可乐定、β 肾上腺素拮抗药和抗惊厥药。这些药物可以减少镇静药的用量。因为吩噻嗪类药物可能诱发癫痫,应避免单使用。如有必要,可静脉给予 10 mg 地西泮或氯氮䓬,每隔 20~30 min 重复 1~2 次,直到患者平静但意识清楚;对极度亢进和幻觉患者,可在严密监护下使用咪达唑仑。β 肾上腺素拮抗药,如普萘洛尔、拉贝洛尔和阿替洛尔,在一定程度上有助于降低心率和血压,减轻震颤。

(2) **戒断后癫痫的防治** 戒断早期注射地西

泮或苯巴比妥钠可以防止既往有癫痫病史的患者出现癫痫发作。戒断后癫痫发作的患者不必长期服用抗癫痫药。对于有特发性或创伤后癫痫史的酗酒者,应该戒酒并坚持服用抗癫痫药。

3. **韦尼克－科尔萨科夫综合征的治疗** 大剂量的维生素 B₁(50~200 mg/d)可以改善症状和补充耗尽的硫胺素储备,同时要注意均衡饮食和补充 B 族维生素。水平眼球震颤可以在用药后几分钟内消失,展神经麻痹、上睑下垂和垂直凝视瘫痪在 1~2 周完全恢复,垂直性眼球震颤可能持续数月。60% 的患者遗留轻微的水平眼球震颤。共济失调的恢复较晚,约 40% 的共济失调患者完全康复。前庭功能的改善与共济失调的改善速度大致相同。起病早期的淡漠、困倦和神志混乱经过治疗后消退,而记忆和学习方面的缺陷会更加明显。仅20% 的记忆障碍患者完全或几乎完全恢复,其余则遗留不同程度的遗忘。

(郭军红)

第七节 缺氧性脑病

一、缺氧缺血性脑病

缺氧缺血性脑病(hypoxic ischemic encephalopathy, HIE)是由于血氧含量和(或)心排血量下降导致大脑缺血和(或)缺氧所致的综合征。检测可发现动脉血氧分压下降、氧饱和度降低和(或)血红蛋白下降。虽然缺血和缺氧通常合并存在,但两者对神经系统的影响有细微的不同。

【病因】 最常见导致缺氧缺血性脑病的原因有以下几个方面。

1. **全脑血流量减少** 如心肌梗死、室性心律失常、主动脉夹层、感染性休克或创伤性休克、其他导致有效循环血容量下降的疾病。

2. **窒息引起的缺氧** 如溺水、异物阻塞气管、肿块或出血压迫气管、全身麻醉意外、严重哮喘。

3. **导致呼吸肌麻痹的疾病** 如吉兰－巴雷综合征、肌萎缩侧索硬化症、重症肌无力、脊髓灰质炎。

4. **呼吸中枢受累** 如延髓病灶导致呼吸衰竭。

【发病机制】 血氧含量和心排血量是器官供氧充足与否的决定因素。在缺血和缺氧的情况下,许多自动调节机制发挥保护大脑的作用:① 在脑灌注减少的情况下,阻力血管代偿性扩张,以维持恒定的脑血流;当血压降至 70 mmHg 以下时,组织摄氧量增加以维持正常的能量代谢。② 在缺氧的情况下,大脑血流量增加以代偿缺氧导致的能量衰竭。当 PO_2 为 25 mmHg,血流增加约 400%。③ 当血红蛋白下降到正常水平的 20% 时,血流也会出现类似的增加。

在短暂缺血失代偿的情况下,脑大动脉分水岭区受损。在缺氧为主时,海马和小脑深部核团易受损。严重的缺血或缺氧,会选择性损伤特定皮质的皮质神经元,如果进一步加重,则会导致大脑全皮质、深部核团和小脑的全面损害。脑干和脊髓的核团对缺氧和低血压更耐受,只有在皮质严重受损后才会出现功能受累。

缺血缺氧时,三羧酸循环和电子传递所必需的有氧代谢过程中止,神经元无法维持其完整性而坏死或凋亡;而细胞内钙超载、兴奋性氨基酸释放、自由基大量产生、炎性因子释放等促进缺血损伤级联反应的发生;缺血后血管内皮细胞肿胀,阻断缺血脑组织的循环,导致"无复流"现象。部分缺氧患者出现迟发性神经功能退变,其机制仍不清楚,可能是大脑代谢恢复过程中线粒体功能障碍引起某些酶促反应被阻断的结果。

【临床表现】 轻度缺氧但没有意识丧失的患者,只出现注意力不集中、判断力下降、动作不协调,预后较好。

如果发生较为严重的缺氧但为慢性过程,患者通常会有较好的耐受力。例如肺病晚期的患者,当 PO_2 在 30 mmHg 时可以完全清醒。

在全身严重缺氧并丧失意识时间较长的情况下,预后变异较大。例如,心搏骤停后,如果在 3~5 min 恢复呼吸、氧合和心脏活动,则意识可以完全恢复。超过 5 min 通常会有永久性损伤。然而,临床上往往很难准确判断缺血的程度和持续时间,因为轻微的心脏活动或难以察觉的血压可能在一定程度上维持了脑灌注。因此,有些人在持续 8~10 min 或更长时间的脑缺血后预后仍相对较好。全身低温治疗也可以延长缺血缺氧的耐受时间。

一般来说,缺氧患者保留完整的脑干功能(正常的瞳孔对光反射、睫脊反射、前庭 – 眼反射)提示更好的意识和认知预后。相反,在循环和氧合恢复后脑干反射的缺失,特别是对光反射消失提示预后不良。如果持续昏迷,自发性或疼痛刺激出现去

脑强直、双侧巴宾斯基征阳性,且温度升高、昏迷加深、循环衰竭,在起病的 24~48 h 可能发展到脑死亡或死亡。

对曾经历严重的缺氧事件,评估时呼吸和心脏活动已经稳定,仍处于昏迷状态但脑干功能保留的患者,如果在心脏活动和呼吸恢复后的几分钟内出现全身性惊厥发作、肌阵挛发作,均提示预后不良。严重的大脑、小脑以及丘脑受损,但脑干 – 脊髓结构及功能保留的患者,可在持续性植物状态下存活。如果缺氧缺血性损伤程度较轻,患者在持续数小时的昏迷后病情好转,部分患者可完全康复;另一部分患者则有不同程度的永久残疾。

缺氧缺血性脑病恢复过程中可能出现的综合征如下。

1. 低氧后神经系统受损综合征 持续昏迷或昏睡,痴呆伴或不伴锥体外系受损,锥体外系(帕金森)综合征伴认知障碍,舞蹈手足徐动,小脑性共济失调,意向性或动作性肌阵挛,失忆状态等。

2. 分水岭梗死综合征 脑低灌注为主要机制。可能表现为视觉失认,包括巴林特综合征和皮质盲(安东综合征),提示大脑中动脉和后动脉分水岭梗死;上肢近端和肩部无力,可伴髋关节无力("桶人综合征"),提示大脑中动脉和前动脉分水岭梗死。

3. 缺氧后迟发性脑病 在发病 1~4 周后,患者经历短暂的好转后再次出现意识模糊、淡漠、易怒,偶尔躁动或狂躁。部分患者最初的神经系统综合征出现进展,包括新发的无力、拖拽步态、全身的强直和痉挛、括约肌功能障碍、昏迷。另外一些患者缺氧后病情缓慢恶化,持续数周至数月,直到患者缄默、僵硬。影像学检查发现脑白质信号异常支持其诊断。

【辅助检查】 严重损伤的患者,在病程早期影像学可表现为大脑灰质和白质边界不清;如果低灌注为主,表现为大脑前、中、后动脉分水岭梗死。慢性缺血缺氧可能在晚期影像学出现异常,表现为 T_1 加权像呈双侧豆状核对称性低信号影;T_2 加权像上述病灶呈高信号;FLAIR 上述病灶呈低信号,提示脑软化灶;DWI 上述病灶为等信号(图 22-2)。

【诊断】 明确的病因,如心肌梗死、心搏骤停、严重哮喘、异物阻塞气管、肌萎缩侧索硬化症等导致的缺血缺氧背景下出现的意识障碍、去脑强直等神经系统的一系列症状体征提示诊断。

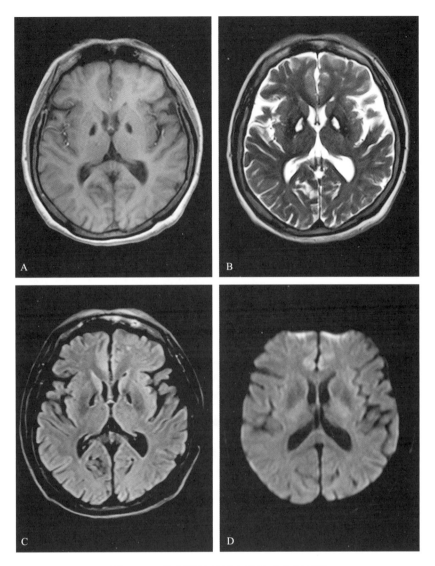

图 22-2 陈旧性缺氧缺血性脑病头部 MRI

A. T$_1$ 加权像,呈双侧豆状核对称性低信号影 B. T$_2$ 加权像,呈高信号 C. FLAIR,呈低信号 D. DWI,为等信号

【治疗】 治疗原则如下。

1. **阻止进一步的缺血缺氧损伤** 是治疗的关键。争分夺秒保证呼吸道通畅,启动心肺复苏。一旦心肺功能恢复,低温治疗降低脑代谢对预后有利,并可能减少缺氧后迟发性脑病的发生。

2. **控制癫痫发作** 严重的癫痫持续状态对常规药物治疗无效者,可以输注咪达唑仑或丙泊酚,最终可能需要用神经肌肉阻断药控制。通常癫痫发作数小时后停止,随后出现多灶性肌阵挛。对于多灶性肌阵挛,氯硝西泮 8~12 mg/d 分次给予,而常用的抗癫痫药效果差。自发的和刺激敏感的肌阵挛状态提示预后差。

【预后】 心肺复苏 24 h 角膜反射消失、瞳孔对光反射消失、疼痛刺激无躲避、无任何运动反应等,提示预后不良或死亡。

二、一氧化碳中毒

一氧化碳(CO)是一种外源性毒素,由含碳物质燃烧不完全或汽车尾气产生,经呼吸道吸入引起中毒。中毒机制是 CO 与血红蛋白的亲和力比氧与血红蛋白的亲和力高 200~300 倍,CO 极易与血红蛋白结合,形成碳氧血红蛋白(carboxyhemoglobin,HbCO),使血红蛋白丧失携氧的能力,造成全身组织缺氧,对大脑皮质的毒性作用最为严重。

【临床表现】 CO 中毒症状的轻重取决于 CO 暴露的持续时间和吸入 CO 气体的浓度,症状多变。

1. 相对较轻的 CO 中毒　可以仅表现为轻度的流感样症状，反复的头痛和意识混乱，到医院或其他场所就恢复。皮肤可出现发绀或樱桃红色。

2. 相对较高水平的 HbCO　导致失明、视野缺损、视神经乳头水肿；而 50%~60% 的 HbCO 水平导致昏迷、去大脑强直或去皮质状态，少数患者出现癫痫发作。

3. CO 中毒迟发性脑病　多发生在 CO 急性中毒后的 2 个月内。表现为急性 CO 中毒患者神志清醒后，经过一段"假愈期"，突然发生以痴呆、精神症状和锥体外系症状为主的神经系统疾病。本病更易发生在老年人和 CO 暴露超过 12~48 h 患者中。

【辅助检查】

1. 血液 HbCO 测定　具有重要诊断价值，但采血标本要早，因为脱离现场数小时后 HbCO 即逐渐消失。

2. 脑电图　可见弥漫性低波幅慢波，与缺氧性脑病程度相一致。部分患者可见与癫痫发作相一致的癫痫波。

3. 影像学检查　早期 CT 或 MRI 可见可正常或轻度脑水肿，后期可见单侧或双侧苍白球病灶（图 22-3）。一氧化碳迟发脑病的头部 MRI T_1 加权像一般无异常信号或稍低信号，T_2 加权像、FLAIR 和 DWI 可表现稍高信号或高信号。晚期可呈现脑萎缩。

【诊断】　CO 暴露史在疾病的诊断中尤为重要，根据吸入较高浓度 CO 的接触史，急性发生的中枢神经损害的症状和体征，结合血液 HbCO 即时测定的结果，可做出急性 CO 中毒的诊断。

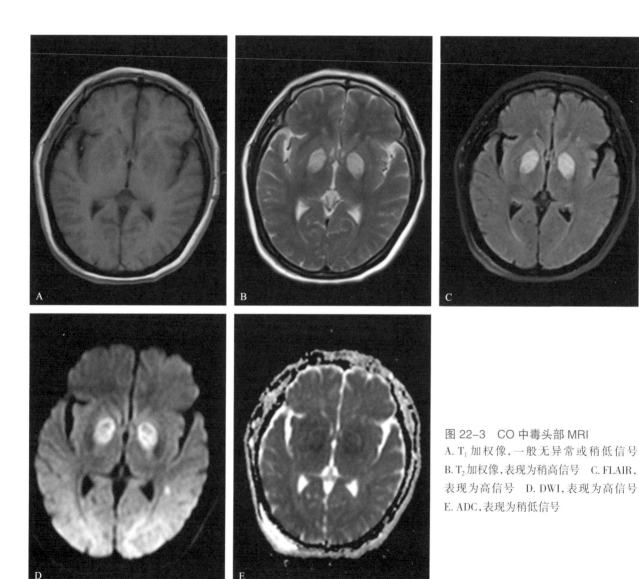

图 22-3　CO 中毒头部 MRI
A. T_1 加权像，一般无异常或稍低信号
B. T_2 加权像，表现为稍高信号　C. FLAIR，表现为高信号　D. DWI，表现为高信号
E. ADC，表现为稍低信号

【治疗】　早期识别并快速脱离 CO 暴露环境，立即给予高压氧治疗。接触 CO 后的 24 h 内，进行 3 次高压氧治疗，可以将认知后遗症的发生率从 46% 降低到 25%。而 CO 中毒迟发性脑病治疗也需要再次启动高压氧治疗。

三、高原病

海拔 3 000 m 以上的地区称为高原地区。高原地区空气稀薄、氧分压低。长期生活在低海拔地区的人快速进入高原地区后，受缺氧、寒冷、干燥、强紫外线等高原环境的影响出现头晕、头痛、恶心、呕吐等一系列综合征，称为高原病。

【发病机制】　急性高原反应主要是高原缺氧，生活在海平面上的标准大气压是 101.33 kPa，空气中的氧含量是 20.95%。从平原进入高原，随着地势的增高，空气越稀薄，气压就越低，肺泡内的气体、动脉血液和组织内氧分压也相应降低，人体所需要的氧含量不变，而血红蛋白代偿性升高需要几天的时间，因此在刚进入高原时会出现氧气供应不足的现象。正常情况下，缺氧导致的能量衰竭被自动调节后的大脑血流量增加而代偿，当 PO_2 为 25 mmHg，血流增加约 400%，同时在低氧环境下，血管内皮生长因子（VEGF）改变血管基质、增加血管通透性、促进新生血管的形成，导致头痛、脑出血、脑水肿的发生。

【临床表现】

1. **急性高原反应**　海拔 3 000 m 以上会出现头痛、厌食、恶心呕吐、无力和失眠；当海拔更高时，可能会出现共济失调、震颤、嗜睡、轻度意识混乱和幻觉，甚至出现无症状的视网膜出血、视神经乳头水肿、脑出血。睡眠期间，由于通气减弱和肺水肿，低氧血症加重。极端高原反应可能导致致命的脑水肿。

2. **慢性高山病**　发生在高海拔地区长期居民中，易出现肺动脉高压、肺源性心脏病、继发性红细胞增多症、高碳酸血症。患者表现为轻度精神运动迟滞、易疲劳、夜间头痛，有时还伴有视神经乳头水肿。如秘鲁人在高海拔地区出现的一种手足灼烧综合征，是对慢性缺氧的不适应所致。

【预防及治疗】

1. **预防**　凡妊娠妇女及有明显心、肺、肝、肾等疾病，高血压、癫痫、严重贫血者不宜进入高原地区。防止高原病的最好方式是逐渐登高、逐渐适应。升到 2 500 m 以上高度后每 24 h 内上升高度不超过 600 m。

2. **治疗**　地塞米松和乙酰唑胺在一定程度可上预防和抑制高原反应。镇静剂、酒精和血液中二氧化碳分压的轻微升高都会降低对高海拔的耐受性。

（郭军红）

数字课程学习······

 学习目标及重点内容提示　　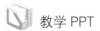 教学 PPT　　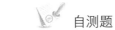 自测题　　 拓展阅读

第二十三章

神经系统急危重症

第一节 脑 损 伤

神经系统危重病常见于重症脑血管病、颅脑损伤(traumatic brain injury,TBI)、神经系统感染、中毒和脊髓神经肌肉疾病等,主要表现为意识障碍、颅内压增高、精神障碍、癫痫持续状态和呼吸肌无力等。目前,越来越多的神经危重症患者被安置在神经重症监护病房(neuro-intensive care unit,N-ICU)接受专业医护人员的监测与治疗,从而降低患者的病死率和致残率。本章主要介绍常见的神经危重症及如何进行脑损伤的监测和治疗。

一、脑损伤的监测与治疗

脑损伤指各种原因导致的脑细胞损伤,包括弥漫性脑损伤和局灶性脑损伤。前者常见于缺氧缺血性脑病(HIE)、代谢中毒性脑病等,后者常见于脑梗死、脑出血、TBI等。

【监测】 了解和掌握脑损伤监测技术对神经危重症的救治十分重要,有助于准确判断损伤程度和评估患者预后,进而指导治疗和医疗决策。危重脑损伤监测除神经系统体格检查外,还有神经影像、脑血流和脑组织氧分压、神经电生理、神经生化、颅内压和脑灌注压监测等多模态脑功能监测。

1. **神经系统体格检查** 简便易行,其中脑干反射(瞳孔对光反射、角膜反射、头眼反射、前庭眼动反射、咳嗽反射)、格拉斯哥昏迷量表(GCS)评分、肢体运动障碍和癫痫持续状态等对危重脑损伤的监测与评估尤为重要。

2. **神经影像监测** 神经影像技术(如CT、

MRI)可快速准确地显示脑损伤部位及形态,并根据占位效应和中线结构移位等判定脑损伤程度,但上述检查不能在床旁实施,可能增加危重患者外出检查的风险和意外。

3. **脑血流量监测** 平均动脉压(mean arterial pressure,MAP)在一定范围(50~150 mmHg)波动时,脑血管系统可通过自动调节功能维持稳定的脑血流量(CBF)。测定CBF的方法包括直接法和间接法。同位素清除技术为直接测定法,通过扩散和清除同位素速率完成检测,结果准确可靠,但技术要求高,不能床旁快速测定。经颅多普勒超声(TCD)技术为间接测定法,可床旁操作,简便快捷,但易受操作者水平和患者自身条件的影响。

4. **神经电生理监测** 主要包括脑电图和诱发电位。脑电图(electroencephalogram,EEG)对脑内病理生理变化非常敏感,能捕捉细胞内或细胞间微小的代谢变化,从而对不同程度的脑损伤做出判断。脑电图有助于发现非惊厥性癫痫(nonconvulsive seizure,NCS)或非惊厥性癫痫持续状态(NCSE)。然而,脑电图监测易受麻醉药和镇静催眠药的影响。诱发电位(evoked potential,EP)与脑组织解剖结构密切相关,可确定数厘米内神经传导的缺失,很少受代谢因素和麻醉药的影响,在脑损伤监测和评估中具有重要作用。常用的包括脑干听觉诱发电位(brainstem auditory evoked potential,BAEP)和躯体感觉诱发电位(somatosensory evoked potential,SEP)。然而,SEP容易受解剖结构的影响,当损伤未累及SEP监测的神经通路时,结果可正常。近年来,经颅磁刺激(transcranial magnetic stimulation,TMS)联合脑电图(TMS-EEG)也逐渐成为研究脑功能的重要工具。

神经电生理技术对脑损伤程度的评估分为参数评估(如脑电图模式和EP波形)和分级评估。全面抑制和暴发抑制的脑电图、SEP的N_2O波消失和BAEP的V波消失多提示重症脑损伤和预后不良,分级评估的级别高也提示脑损伤严重和预后不佳。

5. 神经生化标志物监测　某些神经生化标志物在脑损伤时可释放入血液或脑脊液中,如神经元特异性烯醇化酶(neuron specific enolase, NSE)、泛素羧基末端水解酶L1(ubiquitin C-terminal hydrolase L1, UCH-L1)、胶质纤维酸性蛋白(glial fibrillary acidic protein, GFAP)、神经丝蛋白(neurofilament protein, NF)、S100B蛋白等。目前,上述标志物预测预后不良的界限值尚不确定。

6. 颅内压和脑灌注压监测　颅内压(intracranial pressure, ICP)监测包括有创ICP监测和无创ICP监测。前者包括脑室内、脑实质内、蛛网膜下腔及硬膜外监测,目前认为脑室内监测是"金标准"。但有创ICP监测存在感染、出血和创伤的风险,且对仪器设备和操作技术的要求较高,一定程度上限制了其临床应用。近年来,无创ICP监测技术发展迅速,通过视网膜、耳鼓膜、TCD技术、生物电阻抗、脑电图和EP可间接评估ICP,但监测的可靠性和量化标准尚未得到满意解决。ICP持续>20 mmHg可能与预后不良有关。脑灌注压(cerebral perfusion pressure, CPP)为MAP与ICP的差值(CPP = MAP – ICP),ICP升高可引起CPP下降,导致严重局灶性或全脑缺血;CPP过高(尤其CPP>120 mmHg)可造成脑血管自动调节失效和引起高灌注损伤。

7. 脑组织氧分压监测　通过植入ICP光纤探头的方式,可以将氧电极植入脑实质内,以测量脑组织氧分压(brain tissue oxygen tension, $PbtO_2$)。正常$PbtO_2$>20 mmHg,$PbtO_2$<15 mmHg的持续时间和程度与预后不良有关。也可以通过植入脑实质内的探头采用脑微透析技术测量细胞外葡萄糖、乳酸盐、丙酮酸盐和谷氨酸盐等。乳酸/丙酮酸比值>40提示无氧代谢,可能加重继发性脑损伤。

【治疗】　脑损伤后除积极治疗原发病外,积极的脑保护治疗也是重要的措施。

1. 生命支持　呼吸、循环和内环境的稳定与脑内氧供、脑血流和脑代谢密切相关,生命支持治疗是脑保护的基础和前提,并贯穿于救治始终。

(1) **呼吸支持**　改善低氧血症,保证脑组织氧供,维持指脉氧饱和度(SpO_2)≥95%、动脉氧分压(PaO_2)≥80 mmHg;纠正低碳酸血症,将呼气末CO_2浓度($ETCO_2$)和动脉二氧化碳分压(PCO_2)维持在正常范围内,防止脑缺血或缺氧加重。呼吸功能支持的主要手段包括建立人工气道、机械通气、氧气治疗和气道护理等。

(2) **循环支持**　稳定动脉血压和心功能,纠正心功能不全和心律失常,保证脑组织供血。稳定动脉血压的方法包括补充血容量(血浆或代用品)、合理应用血管活性药物(多巴胺、去甲肾上腺素、多巴酚丁胺等)和降压药(乌拉地尔、尼卡地平、硝普钠、拉贝洛尔等)。

(3) **维持内环境稳定**　具体包括:维持液体出入量和电解质平衡;血糖控制在一定范围内(8.3~11.1 mmol/L),可使用胰岛素控制过高的血糖,但应避免低血糖;使pH在正常范围内波动。缺血缺氧状态下,脑细胞ATP供应不足,葡萄糖以无氧酵解方式供能,若血糖过高易导致乳酸堆积,加重酸中毒。

2. 低温治疗　低温降低脑细胞代谢和脑耗氧量,从而减轻脑损伤,目标是控制核心体温正常或轻度低温(32~34℃)。降温技术包括体表降温和血管内降温。脑损伤后低温应在发病数小时内尽早开始,数小时内尽快降至目标温度并维持数天,复温的速度应较慢(1~2℃/d),期间注意寒战和低温并发症的处置。目前,最佳的低温方法、最适宜的核心温度目标及治疗持续时间仍不明确。

3. 控制颅内高压　积极控制颅内高压可减轻继发性脑损伤,应使ICP≤15 mmHg。常用措施包括:镇静,头部抬高,过度通气使PCO_2达到26~30 mmHg,静脉滴注甘露醇或高渗盐水(7.2%~23.4%)等。

4. 神经保护剂　动物实验中证实有效的大多数神经保护剂在临床研究中并没有获得认可。

(1) **自由基清除剂**　依达拉奉是目前我国最常用的自由基清除剂,甘露醇也有自由基清除作用,但最佳剂量和用法尚不明确;其他还有维生素C和维生素E等。

(2) **钙通道阻滞药**　如(尼莫地平)可减缓细胞胞质内游离钙升高,减轻细胞内钙超载,减少ATP耗竭;尼莫地平还有助于解除血管痉挛,减轻细胞内酸中毒和缩小脑梗死体积等作用。

（3）**镁剂**　提高血镁浓度可使细胞内游离镁浓度升高、抑制 NMDA 受体活性，阻止神经元去极化和稳定细胞膜；也可阻止 Ca^{2+} 内流，减少自由基和脂质过氧化物产生。常用镁剂为门冬氨酸钾镁，期间须注意心血管系统不良反应。

（4）**中枢神经抑制剂**　巴比妥类药物有助于抑制脑细胞代谢、减轻脑水肿、降低颅内压、减轻 Ca^{2+} 内流和清除自由基；丙泊酚、异氟烷等能降低脑细胞代谢，延长心搏停止后脑皮质去极化时间。但上述药物对血压和呼吸有明显抑制作用，应用时须密切监测生命体征，必要时行脑电图监测。

（5）**糖皮质激素**　有研究显示，糖皮质激素有稳定细胞膜、清除自由基、减轻脑水肿和降低毛细血管通透性等作用，但在脑梗死和脑出血急性期的治疗并未获益且增加不良反应，目前不推荐应用。

（6）**其他**　如丁苯酞在急性脑梗死治疗中获得了较高的推荐。

5. **高压氧**　研究显示，高压氧（hyperbaric oxygen，HBO）有助于迅速、大幅度地提高血氧分压，增加血氧含量和毛细血管氧弥散，使全身各组织器官缺氧迅速改善。目前主张生命体征平稳后尽早开始 HBO，尤其对于一氧化碳中毒和慢性意识障碍（如持续性植物状态等）患者。

二、持续性植物状态

植物状态（vegetative state，VS）是由各种病因引起的严重脑损伤后有觉醒但无觉知的一种特殊状态，表现为患者失去对自身和周围环境的认知，但睡眠觉醒周期存在，丘脑下部和脑干功能完全或部分保存，是急性或慢性严重脑损伤恢复过程中的短暂或永久性结局。持续性植物状态（persistent vegetative state，PVS）指 VS 持续 >1 个月，并非没有恢复意识的可能；永久性持续性植物状态（permanent vegetative state）指外伤性 VS 持续 1 年或非外伤性 VS 持续 3 个月以上，意识恢复的可能性极小。2010 年，无反应觉醒综合征（unresponsive wakefulness syndrome）被推荐取代"植物状态"一词，以避免"植物"给人的消极印象。

【**病因及发病机制**】　流行病学调查表明，PVS 的病因 1/3 为外伤性，2/3 为非外伤性。非外伤性病因包括感染、卒中、中毒、缺血缺氧、电击、肿瘤和脑退行性疾病等。上述原因导致大脑半球功能广泛受损，而脑干功能完全或部分保存；或脑干、丘脑上行网状激活系统受损，刺激不能传向大脑半球，但传出正常。

【**病理**】　VS 病理改变主要包括 3 种：① 弥漫性轴索损伤，主要见于严重 TBI，其特征为大脑半球、胼胝体、小脑、脑干广泛轴索损伤；② 大脑半球弥漫性或多灶性层状坏死，见于大脑半球急性缺血或缺氧，典型的改变是大脑皮质、海马、底节区神经元缺失和小梗死灶形成，因为上述区域对缺血缺氧最敏感；③ 丘脑坏死，即丘脑受累严重，而大脑皮质损伤局限。上述 3 种病理改变常与原发疾病损伤并存。

【**临床表现**】　VS 患者可自发睁眼或刺激下睁眼，但对自我和周围环境没有觉知。外周感觉刺激（如听觉、视觉、触觉等）不能诱发患者随意有目的的行为反应；可保留睡眠觉醒周期，呼吸、心搏、血压、体温、消化功能可正常；可保留全部或部分脑干和脊髓反射，也可残留一些行为（如扮鬼脸、哭、偶尔发声、肢体刻板性运动等），但无语言表达和理解能力，大小便失禁。

【**辅助检查**】

1. **神经电生理检查**　VS 患者觉醒脑电图表现为灶性或弥漫性持续 θ 或 δ 慢波，间歇性 δ 节律；振幅低甚至可降至等电位线；睡眠脑电图为弥漫性低电压慢波。BAEP 表现为 V 波或 V 波以上波形消失；SEP 表现为 N13~N20 中枢传导时间延长，N20 波幅降低。TMS-EEG 能够直接检测 TMS 下的大脑活动和反应性，扰动复杂性指数（perturbational complexity index，PCI）可用来描述不同意识水平下 TMS 诱发脑活动的复杂程度。VS 的 PCI<0.3。

2. **TCD**　表现为大脑中动脉血流缓慢，而椎基底动脉血流正常。

3. **正电子发射体层摄影（PET）**　VS 患者全脑代谢率降至健康者的 40%~50%，脑干和其他一些结构如脚桥网状结构、下丘脑和基底前脑的代谢保留，而与高级认知功能相关的结构如双侧前额皮层、颞顶联合区和顶叶后部等代谢受损。

4. **神经影像学检查**　CT 或 MRI 早期表现为大脑皮质或皮质下组织（皮质下白质、胼胝体、基底核、丘脑、脑干上部）弥漫性或多灶性病变（层状坏死或轴索损伤等）；晚期均表现为脑萎缩，提示功能恢复的可能性极小。功能磁共振成像（fMRI）可有初级感觉皮层的激活，也可有高级皮质激活，但高级与低级皮质之间失连接，尤其额顶叶神经网络的失联最为重要。

【诊断】 2001年中华医学会急诊医学分会修订了我国PVS诊断标准。VS的诊断需满足：① 认知功能丧失，无意识活动，不能执行指令；② 能自动睁眼或刺激下睁眼；③ 有睡眠醒觉周期；④ 可有无目的性眼球跟踪运动；⑤ 不能理解和表达语言；⑥ 保持自主呼吸和血压；⑦ 丘脑下部及脑干功能基本保存。上述表现持续1个月以上为PVS。

昏迷恢复量表修订版（Coma Recovery Scale-Revised, CRS-R）能够客观评定慢性意识障碍（prolonged disorders of consciousness, pDoC）患者（意识丧失>28 d）的意识状态，可用于鉴别VS与微意识状态（minimally conscious state, MCS）。CRS-R由6个子量表构成（涉及听觉、语言、视觉、交流、运动和觉醒水平），VS患者听觉、视觉、运动、语言和交流子量表评分分别≤2、1、2、2、0分。

【鉴别诊断】

对PVS做出正确诊断之前，须与下列症候进行甄别。

1. MCS 是指严重脑损伤后患者出现具有不连续和波动性的明确意识征象，患者具有微弱但明确的对自我和周围环境有意识的行为。PET显示双侧额顶叶皮质不完全性代谢降低，保留部分激活的体素；TMS-EEG的PCI为0.32~0.49。

2. 失语 完全性失语的病变部位位于优势半球语言皮质区域及其联系纤维。当患者失去与他人言语交流能力并伴有肢体瘫痪时易与VS混淆。但失语患者意识清楚，能够主动示意和（或）接受示意，且脑电图和神经影像学也有助于鉴别。

3. 闭锁综合征 脑神经和脊神经运动有关的皮质脑干束和皮质脊髓束走行于脑桥基底部，此部位病损使运动神经冲动不能传出，又称为去传出综合征。尽管患者四肢瘫痪、不能言语，但患者意识清楚，并能通过睁眼、闭眼和眼球垂直运动与外界交流，明显不同于VS。

4. 痴呆 晚期因言语和行为能力越来越差而影响与外界的交流，此时须与VS鉴别。

5. 昏迷 双侧大脑半球弥漫性病变或上行网状激活系统受损是昏迷的解剖学基础，临床表现为意识水平下降和意识内容缩小；尽管VS也缺乏有意识的活动，但患者觉醒水平正常，睡眠觉醒周期存在，可自动睁闭眼。

6. 脑死亡 为包括脑干在内的全脑功能不可逆丧失，表现为深昏迷、脑干反射消失、自主呼吸停止并需呼吸机维持通气，生命体征常不稳定。因此，脑死亡与VS有本质的区别。

【治疗】

1. 促进清醒

（1）**药物治疗** 目前尚无足够证据支持能够改善VS患者预后的药物，常用辅助药物包括神经营养和扩血管药物，某些中成药也可以试用（如安宫牛黄丸等）。

（2）**高压氧** 能够提高脑组织氧张力，促进脑干网状结构上行激活系统的兴奋性。可在病情稳定时尽早开始，具体疗程不明确。

（3）**刺激** 可促进意识清醒，包括：① 多模式感觉刺激，如听觉刺激、视觉刺激、嗅觉刺激、味觉刺激、深浅感觉刺激；② 脑深部电刺激（DBS）；③ 脊髓硬膜外电刺激；④ 迷走神经电刺激（VNS）、正中神经电刺激等；⑤ 重复经颅磁刺激（rTMS）和经颅直流电刺激（tDCS）；⑥ 针灸和按摩刺激。

2. 防治并发症 减少并发症可降低PVS的病死率。具体措施包括：加强肢体功能锻炼，防止肢体挛缩和深静脉血栓形成，防止压疮、肺炎、早期气管切开；保证大小便通畅，防止泌尿系感染；加强肠内营养，维持营养均衡和水电解质平衡等。

【预后】 PVS患者多预后不良，常死于感染、器官功能障碍等并发症；少数患者可部分恢复意识和神经功能。

（王芙蓉）

第二节 颅内压增高

颅内压（ICP）是指颅腔内容物对颅腔内壁的压力。脑脊液循环通畅时，通常以侧卧位腰段蛛网膜下腔穿刺所测的脑脊液静水压力为代表，也可经颅内监护系统测得。成人的正常ICP范围为5~15 mmHg（75~200 mmH$_2$O），儿童为3~7 mmHg。一旦超过这个范围，提示颅内压增高。颅内压增高是神经内外科临床常见的重症之一，若未能及时诊断及进行病因治疗，可能会危及生命。

【发病机制】 Monro-Kellie学说指出，在囟门闭合后，由于不可扩张的颅骨限制，颅内成分（脑、血液和脑脊液）的体积几乎保持不变。因此，其中一种颅内成分体积的增大必须被另一种成分体积的减小所抵消，否则颅内压（ICP）会升高。颅内容积与ICP之间的关系是非线性的,取决于颅内顺应性的程度。顺应性定义为与给定压力的变化($\Delta V/\Delta P$)相关的体积变化。颅内腔只有很小的储备用于容纳额外的体积。一旦这个空间用完,任何额外增加的体积都会导致颅内弹性逐渐增加。在正常情况下,颅内容积的增加可能只会导致ICP的轻微增加;然而,在容量储备已经耗尽的病理条件下,容量的小幅增加将导致ICP显著升高(图23-1)。

【颅内压相关因素】

1. 脑血流动力学 由于大脑的高代谢需求及有限的氧气和葡萄糖的贮存能力,大脑需要恒定的脑血流量(CBF)。在脑血管的自动调节作用下,CBF在很大的脑灌注压(CPP:50~150 mmHg)范围内保持稳定。CPP是贯穿脑血管系统的驱动动脉压梯度,定义为平均动脉压(MAP)和ICP之间的差值,即CPP=MAP−ICP。

脑损伤可能会损害这种自动调节机制,导致CBF与CPP的变化密切相关。在这种情况下,CPP的下降可能会使CBF降低到脑缺血阈值以下,而CPP升高可能会危险地增加CBF和脑血容量(cerebral blood volume,CBV),导致ICP急剧升高。

2. 颅内代谢 PCO_2、PO_2和脑氧代谢率(cerebral oxygen metabolism rate,$CMRO_2$)也是影响颅内压力的重要因素。

在很大范围的PCO_2水平(20~80 mmHg)内,PCO_2和CBF之间存在线性关系。在颅内弹性高(顺应性降低)的患者中,PCO_2的增加会导致CBF和CBV增加,从而升高ICP。相反,低碳酸血症会降低CBF和CBV。

与PCO_2不同,PO_2的变化在正常生理范围内不会显著改变CBF;然而,在缺氧条件下($PO_2<$50 mmHg),PO_2和CBF之间成线性反比。

$CMRO_2$有助于确定CBF。因此,任何增强大脑代谢活动的情况,如发热、躁动或癫痫发作,都可能导致CBF和CBV升高。同样,降低$CMRO_2$的措施,如低温、某些麻醉剂和巴比妥类药物,会降低CBF。

3. 脑水肿 脑内水过多(脑水肿)对于理解颅内压增高至关重要。脑水肿分为细胞毒性水肿、血管源性水肿、经室管膜水肿、渗透性水肿等。

细胞毒性水肿与直接的神经元损伤有关。其潜在机制很复杂,但最终Na^+流入胞内,导致间质内水向细胞内转移。

血管源性水肿是指源自血管的细胞外脑水肿。Starling方程描述了促进和阻止水穿过毛细血管壁的运动,从而导致血管源性水肿的因素。

正常情况下,血脑屏障(BBB)由于内皮连接紧密而排斥水。然而,在病理条件下,毛细血管壁的亲水性可能会增加,从而利于水自由通过血管壁。

经室管膜水肿是指液体沿压力梯度从脑室系

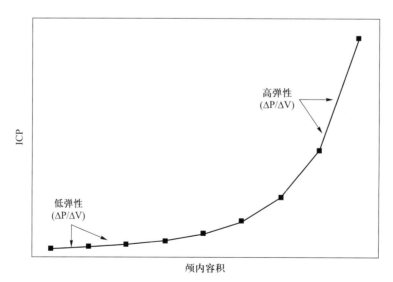

图 23-1 颅内容积与颅内压(ICP)的关系

当颅内容积较低时,颅内容积的增加不会显著升高ICP(低弹性[$\Delta P/\Delta V$])。然而,随着颅内容积持续增加,系统的弹性也会增加。因此,当颅内容积较高时,容积的小幅增加会显著升高ICP(高弹性[$\Delta P/\Delta V$])

统转移到脑间质中,常因为脑脊液流出通路阻塞而导致。

当血浆渗透压迅速或显著下降时,如低钠血症,可能会发生渗透性水肿,导致整个BBB的渗透梯度很大。生理条件下,完整的BBB可避免多余的水向胞内转移;然而,在病理条件下,屏障的完整性可能会受损,从而引起胞外水向胞内流动。

【病因及发病机制】 导致颅内压增高的众多病因可根据其主要病理机制进行分类(表23-1)。

表23-1 颅内压增高的主要发病机制

发病机制	病因
细胞毒性水肿	缺血性脑卒中、铅中毒、缺氧性脑损伤
血管源性水肿	高血压脑病、可逆性后部白质脑病综合征、脑肿瘤、脑脓肿、脑炎
脑积水	蛛网膜下腔出血、特发性颅内高压、脑膜炎
渗透性水肿	低钠血症
静脉阻塞	颅内静脉窦血栓、颈静脉血栓
脑容积增加	脑肿瘤、脑脓肿、脑出血
血容积增加	高碳酸血症、缺氧、动静脉畸形、动静脉瘘
占位效应	硬膜下血肿、硬膜外血肿

【临床表现】

1. **症状和体征** ICP升高的一些非特异性临床表现包括头痛、恶心、呕吐、复视和意识水平降低。复视是第Ⅵ对脑神经麻痹的结果,通常被称为"假定位征",因为它并不意味着局灶性结构病变。意识障碍通常与潜在的中线移位程度相关,而不是与ICP升高的特定水平相关。伴随脑积水的颅内压增高常表现为眼球向下凝视,通常由中脑背侧的上视中枢功能障碍引起。库欣反应是包括严重高血压、心动过缓和呼吸不规则在内的经典三联征,常代表终末期脑疝,此时预后极差。

2. **脑疝** 是颅内压增高的严重形式,可危及生命。与颅内压增高相关的局灶性神经系统体征通常由潜在的占位性病变所致。局部压力梯度可能导致脑疝,即大脑内容物偏移到它正常位置以外的空间。不受控制的脑疝可能会迅速导致不可逆转的脑损伤或脑死亡。脑疝的主要类型包括大脑镰下疝、颞叶钩回疝、小脑幕切迹疝和小脑扁桃体疝(表23-2)。

【辅助检查】

1. **影像学检查** 当临床怀疑颅内压增高时,患者应进行紧急放射影像学检查(如CT平扫)。一些支持颅内高压的情况包括脑水肿、基底池受压、脑积水、占位效应或中线移位。

磁共振成像(MRI)扫描可更准确地评估脑含水量或潜在病变;然而,疑似颅内压增高的患者一般不需要,且由于扫描时间长,需仰卧位,可能会存在危险,加重颅内压增高。

经颅多普勒是一种无创技术,可以提供一些关于颅内压和脑血流量的间接证据;然而,其准确度不足以替代直接有创ICP监测。

2. **腰椎穿刺** 对测定脑脊液静水压力是简单易行的临床检测颅内压力常用的方法,但是并非对每例颅内压增高的患者均需要腰椎穿刺测压予以证实。这不仅是因为当颅内到椎管内蛛网膜下腔有阻塞时,腰椎穿刺测出的压力常较真实的颅内压力为低而导致误判,更为重要的是,在颅内压增高时腰椎穿刺有诱发脑疝的风险。

3. **颅内压监测** 可提供重要信息来指导治疗。在决定放置侵入性设备之前,必须仔细分析其风险收益比,因为它存在一定风险。ICP监测的标准适应证包括中度至重度脑损伤和格拉斯哥昏迷

表23-2 脑疝的分类

类型	解剖学	临床表现
大脑镰下疝	扣带回被大脑镰压迫	头痛呕吐 对侧下肢无力
颞叶钩回疝	内侧颞叶向下移位越过小脑幕下缘向对侧移位	同侧动眼神经麻痹 意识障碍
小脑幕切迹疝	间脑和脑干进行性向下移位	脑干功能障碍从嘴端向尾端进展
小脑扁桃体疝	小脑扁桃体通过枕骨大孔向下移位	延髓功能障碍,昏迷 心脏停搏

量表（GCS）评分≤8 的患者，以及低血压或插管的患者。其他适应证可能包括蛛网膜下腔出血伴症状性脑积水、大面积脑卒中、弥漫性脑水肿，神经影像学提示 ICP 升高，以及伴有意识水平下降或疑似颅内压增高患者。

【治疗】　颅内压增高患者的最佳治疗策略仍然未知，但可能需要一种灵活的针对潜在病理生理学的多模式方法。因为导致 ICP 升高的病因众多，所以一种方法可能并不适用于所有人。然而，对于大多数患者，可考虑采取一般性措施来缓解颅内高压。

1. 一般处理措施　改善可能导致 ICP 升高的临床因素很重要。这些因素包括体位、血压、呼吸动力学、温度、血糖、躁动和癫痫发作（表 23-3）。

（1）**体位**　大多数患者应将床头抬高至 30°，以帮助促进脑静脉引流，从而减少 CBV。对于使用 ICP 监测仪的患者，可以通过测量 ICP 对不同头部抬高角度的反应来确定最佳体位。应摆正患者的头部。颈内静脉梗阻可在转头时发生，并阻碍脑静脉引流。应小心放置约束装置（如用于固定气管插管的设备），以免压迫颈内静脉。

（2）**维持正常体温**　体温升高与神经系统患者的神经功能预后不良有关。此外，体温升高与 ICP 升高有关，这可能与 $CMRO_2$ 和 CBF 增加有关。降低体温的常用方案是双氯芬酸，肛门给药一次，但是要维持血压的稳定。相对安全的方法可通过使用冰袋、冰毯或冷却背心进行外部冷却来降低体温。除了心脏搏停的昏迷幸存者外，不需要常规诱导低温。

（3）**癫痫预防**　急性脑损伤患者有早期癫痫发作的风险。癫痫发作会增加 $CMRO_2$ 和 CBF 并加重颅内高压。癫痫发作不一定要在临床上表现出来才能影响 ICP；最近有研究表明，非惊厥性癫痫发作与脑损伤患者的 ICP 显著增加有关。预防性抗癫痫药可有效减少脑损伤患者早期（<1 周）癫痫发作的发生。

2. 紧急干预　旨在降低 ICP 的干预措施可分为内科和手术治疗两类。内科治疗包括渗透疗法、麻醉、神经肌肉麻痹和体温过低。手术干预包括切除肿块、开颅减压术和脑脊液引流。其他已使用但未被证明有效或适应证范围较窄的干预措施包括类固醇、乙酰唑胺、呋塞米、诱导性低温等（表 23-4）。

3. 清除占位性病变　可能会立即降低 ICP，但可能并不需要预防性切除所有病灶。大型随机 STICH 试验报告说明，与药物治疗相比，早期手术切除幕上脑出血（ICH）并没有降低病死率。相比之下，清除小脑血肿，尤其是对脑积水或脑干受压患者，可能会挽救生命。立体定向颅内血肿穿刺引流术或其他微创血肿清除术可考虑用于幕上血肿的手术治疗。其他可考虑的占位病灶切除指征包括清除硬膜下和硬膜外血肿、脑脓肿和脑肿瘤切除术。

表 23-3　颅内压增高的一般处理措施

措施	基本原理
避免高碳酸血症和缺氧	可能会增加 CBF 和 CBV
避免预防性过度换气	可能导致脑缺血
维持正常血糖	高血糖与神经系统患者预后不良相关
维持正常体温	体温升高会增加 $CMRO_2$，并与神经系统患者预后不良相关
避免低血压 / 低血容量	低 MAP 会降低 CPP 并可能导致脑缺血，或会引起脑血管舒张并增加 CBV
镇静和镇痛	躁动和疼痛可能会增加 $CMRO_2$，从而增加 CBF 和 CBV
床头抬至 30°	促进脑静脉引流，减少 CBV
避免转头	颈内静脉受压可能会减少脑静脉引流并增加 CBV
静脉栓塞患者的 PEEP	低水平 PEEP（5~10 mmHg）可预防肺泡复张及复张损伤，并且不太可能加重 CPP
低潮气量通气	急性脑损伤患者发生 ARDS 的风险很高。必须平衡低潮气量导致高碳酸血症的风险与降低 ARDS 的风险

ARDS，急性呼吸窘迫综合征；CBF，脑血流量；CBV，脑血容量；$CMRO_2$，脑氧合代谢率；MAP，平均动脉压；PEEP，呼气末正压。

表 23-4 颅内压增高的紧急干预

措施	基本原理	不利影响
甘露醇	渗透和血管收缩作用降低 CBV	长期使用后的反弹效应,低血容量风险,肾衰竭
高渗盐水	渗透和血管收缩作用降低 CBV	长期使用后的反弹效应、稀释性凝血、容量超载
肿块切除/开颅减压术	减少质量效应和 CBV	手术并发症
脑脊液引流	减少脑脊液体积	导管植入的相关风险(感染、出血)
低温	降低 $CMRO_2$ 和 CBF	感染,通常需要大量镇静和机械通气
类固醇	可减少与脑肿瘤相关的血管源性水肿	高血糖、感染、应激性溃疡、危重症肌病

CBF,脑血流量;CBV,脑血容量;$CMRO_2$,脑氧合代谢率。

4. 脑脊液外引流 引流几毫升的脑脊液可以显著降低颅内压增高患者的 ICP,一般通过脑室外引流手术完成。其他适应证包括弥漫性脑水肿或占位性病变引起的占位效应。脑室腹腔分流置管的主要风险包括感染(尤其是脑室炎和脑膜炎)和出血。腰椎脑脊液持续引流通常没有指征,并且在有局灶梯度的 ICP 升高的患者中可能会导致脑疝。

5. 去骨瓣减压术 去骨瓣可促使肿胀的大脑通过骨窗向颅外膨胀,从而降低颅内压力。去骨瓣减压术主要适应证是大面积的半球缺血性卒中。在老年患者(>60 岁)或大面积缺血性卒中以外的患者中,去骨瓣减压术是否有适应证目前尚不确定。

6. 渗透疗法 通过建立跨血脑屏障的渗透梯度来减少脑水量仍然是急性颅内高压医疗干预的基石。一些药物包括甘油果糖、呋塞米等可应用,最常用的两种是甘露醇和高渗盐水。

甘露醇在血脑屏障上具有强大的渗透力,其作用机制包括诱导反射性脑小动脉血管收缩、改善血液流变学、减少脑脊液形成和清除自由基。一些证据表明,渗透作用主要发生在完整的血脑屏障。甘露醇降低 ICP 的作用是剂量依赖性的;一次静脉注射后,ICP 会在数分钟内下降。峰值效应出现在 20~60 min,作用持续时间为 4~6 h。甘露醇的不良反应包括暂时性低血压和严重的急性高钾血症,过度利尿可导致肾衰竭,以及由于甘露醇长期使用后在脑间质中积聚而引起的反弹性脑水肿。

与甘露醇一样,高渗盐水对血脑屏障具有强大的渗透作用,它还可能引起反射性脑小动脉血管收缩并降低 CBV。其他可能的作用机制包括改善红细胞的变形能力,增强微循环。高渗盐水的各种浓度包括 2%、2.7%、3%、5.4%、7.5%、23.4% 和 29.2%。高渗盐水的不良反应可能包括电解质紊乱、容量超负荷、肾衰竭、急性肺水肿、稀释性凝血障碍和高氯性代谢性酸中毒。一过性低血压可能在高渗盐水静脉注射后不久发生,可能是由于迷走神经介导的反应。

甘油果糖降低 ICP 的作用温和,可以改善微循环,且不引起肾损害。危重患者可以和甘露醇并用。一般每次 250 mL,每日 1~2 次,徐缓静脉滴注。可能出现血红蛋白尿,常与滴注过快有关。糖尿病患者慎用。

利尿性脱水剂可抑制肾小管对钠和氯离子的再吸收。随着这些离子的大量排出可产生利尿作用,导致血浆渗透压升高,从而间接使脑组织脱水,降低 ICP。操作简单,但是脱水作用不及甘露醇。常用的药物包括呋塞米、乙酰唑胺等。

采用渗透疗法时,一定要监测肾功能,维持血压的稳定,休克或者严重脱水的患者禁用。应用时应及时监测电解质,预防电解质紊乱。

7. 诱导低温 是指应用药物或者物理的方法使患者体温降低,以达到防治脑水肿和降低颅内压的目的。可考虑用于脑复苏,重度脑损伤合并中枢性高热的患者。除了心脏搏停昏迷的幸存者外,目前没有文献支持对急性脑损伤患者进行常规低温诱导。此外,经低温治疗的颅内压增高患者的并发症发生率较高,但长期病死率并未降低。然而,对于难治性颅内压增高的患者,低温治疗乃是一种治疗选项。

8. 皮质激素 可稳定细胞膜,保护或修复血脑屏障,对于脑水肿有潜在的预防和治疗作用。但可诱发或加重感染。一般而言,激素对颅内压增高患者并未显示有效,甚至可能有害。颅内压增高患者使用激素的唯一潜在适应证是肿瘤相关的血管源性水肿。

【治疗】 本病的早期识别和治疗对于避免预后不良至关重要。处理方案包括预防措施的制订,紧急的内科药物治疗和外科干预。最佳策略需要在随机临床试验中进一步阐明。

(王芙蓉)

第三节　呼吸泵衰竭

呼吸泵是指呼吸驱动结构,包括产生自主呼吸的延髓呼吸中枢,完成呼吸动作的脊髓、周围神经、神经肌肉接头和呼吸肌,调节呼吸频率、节律和幅度的脑桥、中脑和大脑。呼吸泵任何结构受损,均可因自主呼吸驱动力不足或自主呼吸调节障碍而引起肺通气不足,临床表现为低氧血症和高碳酸血症,即呼吸泵衰竭(respiratory pump failure)。呼吸泵衰竭是导致危重神经系统疾病患者预后不良甚至死亡的急危重症。

【病因】 常见引起呼吸泵衰竭的神经系统疾病包括脑外伤、脑卒中、脑肿瘤、脑炎、脊髓炎、运动神经元病、急性炎性多发性神经根神经病、重症肌无力、多发性肌炎、肌营养不良和药物中毒等。

1. **中枢神经性呼吸泵衰竭** 中枢神经系统的多个解剖结构与呼吸运动有关,延髓是呼吸节律起源点,控制吸气与呼气;间脑、中脑和脑桥是呼吸调整中枢,使呼吸节律更加完善;大脑皮质是随意呼吸(有意识或无意识)控制中枢,使呼吸具有随意控制能力。这些结构的任一部分受损均可发生中枢神经性呼吸泵衰竭。中枢神经性呼吸泵衰竭的原因可分为器质性和非器质性。器质性原因包括颅脑外伤、脑出血、脑梗死和脑肿瘤等占位病变。非器质性原因包括镇静剂、麻醉剂等药物过量或有机磷农药中毒等。

2. **周围神经性呼吸泵衰竭**

(1) **脊髓疾病** 缺血、炎症和外伤等脊髓损伤可因脊髓前角受损而使呼吸肌收缩力减弱,当急性脊髓损伤发生在 C_4 平面以上时,表现为所有呼吸肌麻痹,呼吸泵衰竭迅速而严重;C_4 平面以下损伤时,尽管膈肌运动保留,仍可发展为呼吸泵衰竭。运动神经元病的呼吸衰竭进展缓慢,并出现在疾病的晚期。

(2) **周围神经病** 吉兰-巴雷综合征是最具代表性的运动神经受损而使呼吸肌收缩力减弱的

疾病,随着疾病进展,还可发生神经性肌营养不良,使呼吸肌收缩力进一步减弱。

(3) **神经肌肉接头疾病** 重症肌无力、肉毒中毒、药物中毒(如肌松剂)等均可引起神经肌肉接头处的神经冲动传导障碍而使呼吸肌收缩力减弱。

(4) **肌病** 进行性肌营养不良、多发性肌炎或皮肌炎可因运动终板受损而使呼吸肌收缩力减弱,慢性患者伴随呼吸肌萎缩,使呼吸肌收缩力进一步减弱。

【临床表现】 由于通气功能障碍,临床表现为呼吸困难、发绀、抽搐、精神异常甚至昏迷,动脉血气分析显示 $PaCO_2$ 增高(>50 mmHg)和 PaO_2 降低(<60 mmHg),即急性高碳酸血症型呼吸衰竭(II 型呼吸衰竭)。

中枢神经性呼吸泵衰竭的呼吸频率、节律和幅度均发生不同的变化,表现为特殊的呼吸类型。大脑半球病变时,中脑或间脑呼吸调整中枢失去控制,出现呼吸幅度由小到大,又由大变小的呼吸波动,甚至呼吸逐渐消失(暂停)后再逐渐出现的潮式呼吸(Cheyne-Stokes respiration)。中脑被盖损害时,脑桥网状结构呼吸中枢失去控制,出现中枢神经源性过度呼吸。脑桥首端被盖病变时,延髓呼吸中枢失去控制,出现吸气时间延长与呼吸暂停交替的长吸式呼吸。脑桥尾端被盖部损害时,延髓呼吸中枢失去控制,出现 4~5 次呼吸后呼吸暂停的丛集式呼吸。延髓病变时,呼吸的最低级中枢抑制,出现共济失调式呼吸,即呼吸频率及幅度不时改变,间以不规则的呼吸暂停、下颌式呼吸甚至呼吸停止。

周围神经性呼吸泵衰竭表现为呼吸浅快、无力。膈肌麻痹患者平卧时呼吸困难、气促、发绀、反向呼吸(吸气时腹部内陷,而呼气时腹部膨出,与正常相反),高枕卧位或端坐后缓解,有的可正常活动。急性周围神经病患者膈肌麻痹进展迅速且严重,需用呼吸机辅助呼吸。慢性周围神经病患者膈肌麻痹缓慢进展,但晚期只能依赖机械通气维持呼吸。

【监测】 呼吸泵衰竭分为代偿期和失代偿期。① 代偿期:最初表现为呼吸频率增快,血气分析显示呼吸性碱中毒合并或不合并轻度 PaO_2 下降;进而因肺泡低通气下降而呼吸频率增快,但 $PaCO_2$ 正常;最后表现为高碳酸血症、低氧血症和呼吸性酸中毒。② 失代偿期:表现呼吸困难、端坐呼吸、大汗、咳嗽无力、咳痰困难和言语不连贯,体格检查可见呼吸频率增快、心率增快，启用辅助呼吸肌（胸锁乳突肌、肋间肌、腹肌）和胸腹反常运动。

1. 呼吸肌力测定　其评估包括临床观察（呼吸节律、呼吸频率、呼吸动度）和肺功能仪测定呼吸量（潮气量、最大吸气压力、最大呼气压力、咳嗽峰值流速等）。呼吸状态的实时监测可通过多功能心电监测仪完成，包括呼吸频率、呼吸幅度、呼吸节律和 SpO_2 监测。当 $PaO_2<60$ mmHg 和 $SpO_2<90\%$ 时，除了呼吸衰竭的可能外，还有皮肤温度、血压、药物（血管活性药物）等其他因素的影响，需迅速做出判断。

2. 动脉血气分析　呼吸泵衰竭早期表现为低氧血症，即患者吸入空气时 $PaO_2<60$ mmHg，但其关键性标志是低氧血症伴高碳酸血症（急性呼吸性酸中毒所致）。急性呼吸泵衰竭时，PaO_2 降低、$PaCO_2$ 增高（>50 mmHg）、HCO_3^- 正常和 pH 降低（<7.35）。慢性呼吸泵衰竭时，由于机体代偿作用，PaO_2 降低、$PaCO_2$ 增高、HCO_3^- 增高（>27 mmol/L）和 pH 大致正常。因此，监测动脉血气分析不仅可发现呼吸泵衰竭，还可了解其严重程度和进展过程。

3. 神经电生理检查　膈肌是最重要的呼吸肌，在吸气运动中膈肌所起的作用占吸气肌的 $60\%\sim80\%$。因此，膈肌无力或麻痹直接与呼吸泵衰竭相关。目前，检测膈肌肌力的方法有跨膈压、肌电图和膈肌超声等。

4. 影像学检查　胸部 X 线、CT 或 MRI 等影像学检查可为呼吸泵衰竭的并发症（如肺不张、肺炎等）提供诊断依据。

【治疗】　呼吸泵衰竭属于神经系统急危重症，首要的是即刻解决通气问题。当发现患者呼吸减弱或停止时，应迅速予以鼻导管或面罩吸氧，或经口（经鼻）气管插管，并予以简易呼吸器通气。随后连接准备好的有创或无创呼吸机予以机械通气，无需等待动脉血气结果。在改善呼吸功能的同时，应积极治疗原发疾病，如颅内压增高或脑疝患者的脱水降颅压治疗，急性脊髓前动脉闭塞患者的血管再通治疗，吉兰 - 巴雷综合征患者的丙种球蛋白或血浆置换治疗，重症肌无力患者的抗胆碱酯酶抑制剂和免疫抑制治疗等。

1. 无创机械通气治疗　无创正压通气（non-invasive positive pressure ventilation，NPPV）可用于重症肌无力、运动神经元病、肌营养不良、急性炎性多发性神经根神经病等，以避免气管插管或再插管，减少机械通气时间、延长生存时间和改善肺功能，常采用鼻罩或面罩等连接方式。

NPPV 治疗指征包括：症状性高碳酸血症，夜间呼气末 CO_2 分压 >50 mmHg，夜间 $SpO_2<90\%$ 持续 1 min 以上，$MIP<-60$ cmH_2O，$SNP<40$ cmH_2O 或 $FVC<50\%$ 预测值。NPPV 不能用于意识障碍患者、呼吸微弱或停止、排痰无力等呼吸泵衰竭患者，以及不能配合 NPPV 治疗的患者。常规选择压力支持通气（pressure support ventilation，PSV）自主触发（S）模式和常规通气压力（呼气末正压：$3\sim5$ cmH_2O；压力支持水平：$10\sim15$ cmH_2O）。呼吸驱动力较弱的患者选择 PSV 自主触发 / 时间控制（S/T）模式。NPPV 期间应注意 $PaCO_2$、气道分泌物监测。NPPV 治疗后，血气分析指标如无改善，则仍需及时开始有创机械通气治疗。

2. 气管插管　存在呼吸泵衰竭相关神经系统疾病，并出现严重低氧血症和（或）高碳酸血症（$PaO_2<60$ mmHg，尤其是充分氧疗后仍 <60 mmHg；$PaCO_2$ 进行性升高，pH 动态下降），预测需要较长时间机械通气，不能自主清除上呼吸道分泌物，有误吸或窒息高风险等气管插管指征时，均需紧急建立人工气道。

3. 气管切开　适用于短期自主呼吸难以恢复的患者，气管切开的时间应尽早（$\leqslant10$ d）。但气管切开为有创操作，应避免切口部位感染、血肿和气管食管瘘等并发症。

4. 有创机械通气治疗

(1) 机械通气指征　当出现呼吸频率、节律、幅度严重异常，如呼吸频率 >40 次/min 或 <6 次/min；突然自主呼吸减弱或消失；血气分析显示严重通气和氧合障碍（$PaO_2<60$ mmHg，经充分氧疗后仍 <60 mmHg；$PaCO_2$ 进行性升高，pH 动态下降）等机械通气指征时，需积极给予机械通气治疗。

(2) 机械通气模式　按是否需要患者触发分为完全控制通气和辅助控制通气。自主呼吸微弱和伴有意识障碍患者选择完全通气支持。随着病情的好转，为了促进患者自主呼吸的恢复，改为辅助控制通气。

(3) 机械通气参数　① 呼吸频率：$16\sim20$ 次/min。② 潮气量：$10\sim15$ mL/kg（理想体重）（$400\sim800$ mL）。为了避免气压伤，主张潮气量降至 $5\sim8$ mL/kg。潮气量适宜与否的客观指标为：$PaO_2>70$ mmHg、$PaCO_2<50$ mmHg 和 pH=$7.35\sim7.45$。机械通气稳定

20 min 和 1~2 h 后,分别复查动脉血气分析。机械通气的最初 1~2 d 根据动脉血气分析结果调整通气参数。当通气过度时,以降低呼吸频率为主;当通气不足时,以增加潮气量为主。③ 呼气末正压(positive end expiratory pressure,PEEP):由于患者持续卧床,自主呼吸能力减弱,容易发生低位肺组织淤血和微小肺不张,并导致肺顺应性减退。此时,需增加潮气量或加用 PEEP。气道 – 肺组织基本正常时,与增加潮气量相比,PEEP 增加的平均气道压更强。平均气道压的增高阻碍颅内静脉血回流,导致颅内压增高。因此,改善肺组织顺应性又减少颅内静脉回流的选择是增加潮气量和避免应用 PEEP。为了维持适当的肺泡通气量,在增加潮气量的同时减少呼吸频率。④ 每分通气量:高碳酸血症和酸中毒可使脑血管扩张,脑血流量增加,颅内压增高。此时,需适当增加每分通气量,降低 $PaCO_2$,维持 pH 在正常偏高或略高于正常的水平,从而有助于脑血管收缩、脑血流量降低和颅内压下降。

5. 机械通气撤离　推荐机械通气患者采取以自主呼吸试验为核心的程序化撤机方案(表 23-5)。

6. 气管插管拔除　存在咳嗽呼气峰值流速降低(≤35~60 L/min)、痰液量增加(>2.5 mL/h)、不能遵嘱完成指令、机械通气时间 >7 d、咳嗽力量减弱、严重左心室收缩功能减低患者,须暂缓气管插管拔除。在考虑可行气管插管拔除前,可用气囊漏气试验预测气管插管拔除和再插管风险。若气囊漏气量减少且具有喉部水肿危险因素时,暂缓气管插管拔除;若无喉部水肿危险因素,仍可考虑气管插管拔除。意识障碍但不伴肺炎且咳嗽反射良好的患者,可尝试气管插管拔除。

7. 气管切开套管拔除　咳嗽能力和气管切开套管封堵耐受时间是气管切开套管拔除的主要评

表 23-5　程序化撤机方案

程序化撤机步骤	
1	每天对机械通气患者进行筛查试验,评估撤机可能性 若筛查试验不合格,继续机械通气治疗,并每天重复筛查试验。若筛查试验合格,进行 30~120 min 的自主呼吸试验(spontaneous breathing trial,SBT)
2	若 SBT 成功,撤离机械通气 若 SBT 失败,继续机械通气治疗,并积极纠正 SBT 失败原因,根据患者情况逐步降低机械通气支持条件
3	纠正 SBT 失败原因后,再次实施 SBT,直至 SBT 成功或呼吸机参数设置降至频率为 4 次 /min,且压力支持为 7 cmH₂O 时,撤离机械通气
筛查试验合格标准	
1	导致机械通气的病因好转或去除
2	呼气末正压(PEEP) ≤5 cmH₂O,氧合指数(PaO_2/FiO_2) ≥200 mmHg
3	一般患者的吸氧浓度(fraction of inspired oxygen,FiO_2) ≤0.40,pH ≥7.25 慢性阻塞性肺疾病患者 FiO_2<0.35,pH>7.30,动脉血氧分压(PaO_2)>50 mmHg
4	血流动力学稳定,无心肌缺血动态变化,无明显低血压,不需或只需小剂量血管活性药物,如多巴胺 <10 μg/(kg·min)。
5	有较好的自主呼吸能力,浅快呼吸指数(f/Vt)<105 注:不符合以上任意一条标准均为筛查试验不合格
SBT 成功标准	
1	动脉血气指标稳定:FiO_2<0.40,SpO_2 ≥0.90;PaO_2 ≥60 mmHg,pH ≥7.32;$PaCO_2$ 增加 ≤10 mmHg
2	血流动力学指标稳定:心率(heart rate,HR)<140 次 /min,且 HR 改变 <20%;收缩压 >90 mmHg 和 <180 mmHg,且血压改变 <20%,不需应用血管活性药物或不需加大用量
3	呼吸指标稳定:RR ≤35 次 /min,且 RR 改变 ≤50%;无意识或精神状态改变,无大汗,无呼吸做功增加(未使用辅助呼吸肌,无矛盾呼吸) 注:不符合以上任意一条标准均为 SBT 失败
撤机成功标准	
撤离机械通气后 72 h 内无需再次机械通气支持	

估指标,可选用 QSQ 评估量表综合判断拔管的可行性(表 23-6)。

8. 气道清理 鼓励患者主动咳嗽排痰,同时加强翻身拍背、背部机械振动及体位引流,以利痰液排出。咳嗽无力、痰量过多或痰液过黏时,可加用祛痰药物,以协助排痰。需注意,对颅内压显著增高的患者,要缩短气管内吸痰、振动排痰、体位引流和叩背等胸部物理护理时间(< 30 min)。

9. 呼吸中枢兴奋剂 必要时给予呼吸中枢兴奋剂,如尼可刹米 0.375 g 静脉滴注,1~2 h 后重复,最大剂量 1.25 g;洛贝林 3 mg 静脉滴注,每次最大剂量 6 mg,每日 20 mg。尽量避免使用抑制中枢驱动的药物,如阿片类(吗啡、哌替啶等)、苯二氮䓬类(地西泮、劳拉西泮、氯硝西泮等)和氨基糖苷类(链霉素、阿米卡星、依替米星等)药物。

10. 对症治疗 呼吸泵衰竭或机械通气患者言语表达费力或困难,需建立医患沟通与交流方式,以随时了解患者病情变化和主观不适。对意识清楚患者需消除紧张、恐惧、悲观、烦躁和焦虑情绪,争取获得患者信任与合作,加强心理疏导和人文关怀。

(王芙蓉)

第四节 神经重症的营养管理

营养治疗是指经肠内或肠外供给热量、蛋白质、电解质、维生素、矿物质、微量元素和液体等。神经重症患者往往合并意识障碍、认知障碍、吞咽障碍、呼吸衰竭及严重系统并发症等,普遍存在营养摄入不足和能量消耗增加的问题,是营养不良高风险人群。对于重症患者,营养治疗不仅能够提供能量和营养底物,而且有助于保持肠黏膜结构和功能的完整性,减少感染并发症,降低死亡率。因此,营养治疗是神经重症患者救治的基础,贯穿了从重症监护至康复阶段的全过程。

一、营养风险筛查

营养治疗的第一步是识别出存在营养风险的患者,通常使用营养风险筛查(Nutrition Risk Screening,NRS)2002(表 23-7),或改良危重症患者营养风险(Modified Nutrition Risk in Critically,mNUTRIC)等评分表进行筛查。当确认存在营养风险,应及早启动营养治疗。

表 23-6 QSQ 评估量表

参数	界值	缺失	符合
客观定量指标(主要标准)			
咳嗽	最大呼气压力 ≥40 cmH$_2$O 咳嗽峰值流速 >160 L/min	0	20
气管切开套管封堵	≥24 h	0	20
半定量指标(次要标准)			
年龄	<70 岁	0	5
意识水平	非清醒 / 清醒	0	5
吞咽	障碍 / 正常	0	5
痰液	黏稠 / 稀薄	0	5
气切原因	其他 / 肺炎或气道梗阻	0	5
气道	支气管镜下气管狭窄 <50%	0	5
高碳酸血症	PaCO$_2$<60 mmHg	0	5
合并症	≥1 项或无	0	5

① 若所有主要标准符合,无论次要标准如何,气管切开套管拔除成功的可能性很高;② 若仅一项主要标准符合,且大部分次要标准符合,气管切开套管拔除成功的可能性较高;③ 若无主要标准符合而所有次要标准均符合,气管切开套管拔除成功的可能性较高;④ 若无主要标准符合且次要标准符合项目少于 3 项,气管切开套管拔除成功的可能性很低。

二、营养质量的禁忌证

① 肠外营养(静脉途径)禁忌证:高渗透压、重度高血糖、重度电解质紊乱、容量超负荷、脓毒症、全身炎症反应综合征、未控制的休克等。② 肠内营养(经口或管饲)禁忌证:肠梗阻、严重持久的胃肠道麻痹或肠扩张、胃肠道缺血坏死、活动性上消化道大出血、未控制的休克、未控制的低氧血症与酸中毒。需要注意的是以下情况,包括:呕吐、腹泻、腹腔高压(除外腹腔间隔室综合征)、无肠鸣音、低温治疗、体外膜氧合(extracorporeal membrane oxygenerator,ECMO)治疗、使用血管活性药物但血流动力学稳定等,并非肠内营养的禁忌,在有效监测下,建议早期启动肠内营养。

三、营养治疗的管理方案

(一)营养需求计算

在开始给予营养支持前,必须先确定患者的营养需求量。

能量需求可以通过间接测热法测量,或采用基于体质量的预测公式估算。间接测热法通过测定机体在一定时间内的耗氧量、二氧化碳排出量来准确计算机体热量消耗,是临床测量能量需求

的最佳方法,但该方法需要特殊设备,普及受限。对于不具备间接测热法测量能量条件的患者,可采用以下公式估算:① 轻症(GCS 评分 >12 分或 APACHE Ⅱ ≤16 分)非卧床患者能量供给 25~35 kcal/(kg·d),糖脂比 =(7:3~6:4),热氮比 =(100~150):1;② 轻症卧床患者能量供给 20~25 kcal/(kg·d),糖脂比 =(7:3~6:4),热氮比 =(100~150):1;③ 重症急性应激期(GCS 评分 ≤12 分或 APACHE Ⅱ ≥17 分):能量供给 20~25 kcal/(kg·d),糖脂比 =5:5,热氮比 =100:1。一般情况下,可使用当前体质量套用公式;对于接受大量液体复苏或存在全身性水肿患者,应根据平时体质量;对于肥胖患者,根据 BMI 适当下调能量供给。

蛋白质的需要量随着病情加重而增加。轻症患者,予以蛋白质 0.8~1.2 g/(kg·d)。对于重症患者,予以蛋白质 1.2~1.5 g/(kg·d)。

(二)营养支持治疗的途径

肠内营养即使仅是维持机体功能的最低喂养量,也可以保护胃肠黏膜屏障,刺激肠道酶类分泌,增强免疫功能,减少致病菌定植和移位。相比肠外营养,肠内营养(管饲喂养:鼻胃管、鼻肠管及经皮胃造瘘)可减少重症患者感染并发症,降低死亡率。因此,重症患者首选肠内营养作为营养支持的途

表 23-7 营养风险筛查 2002

评分	内容
A. 营养状态受损评分(取最高分)	
1 分(任 1 项)	近 3 个月体重下降 >5% 近 1 周内进食量减少 >25%
2 分(任 1 项)	近 2 个月体重下降 >5% 近 1 周内进食量减少 >50%
3 分(任 1 项)	近 1 个月体重下降 >5% 近 1 周内进食量减少 >75% 体质量指数(BMI)<18.5 kg/m² 及一般状况差
B. 疾病严重程度评分(取最高分)	
1 分(任 1 项)	一般恶性肿瘤、髋部骨折、长期血液透析、糖尿病、慢性疾病(如肝硬化、慢性阻塞性肺疾病)
2 分(任 1 项)	血液恶性肿瘤、重症肺炎、腹部大型手术、脑卒中
3 分(任 1 项)	重症颅脑损伤、骨髓移植、重症监护、急性生理与慢性健康评分(APACHE Ⅱ)>10 分
C. 年龄评分	
1 分	年龄 ≥70 分

评价:以上 A+B+C 三项总分 <3 分,无营养风险;3~<5 分,存在营养风险;≥5 分,存在高营养风险。

径,只有在不耐受或有禁忌的情况下,才选择肠外营养作为替代或补充。肠内管饲喂养的患者,为减少误吸发生,应使用持续营养输注,并将床头持续抬高≥30°。对于误吸高风险的患者,可考虑鼻肠管途径喂养。

（三）启动营养支持治疗的时机

没有肠内营养禁忌证的患者,在入住神经外科监护病房（NCU）24~48 h 应尽早启动肠内营养。遵循循序渐进原则,首日肠内营养输注 20~50 mL/h,每日增加 10~20 mL/h,并在 3~7 d 达到营养需求目标。如果启动肠内营养 7 d 仍不能满足 60% 的营养需求量,或存在肠内营养禁忌证,则需考虑在 1~2 周启动肠外营养。

（四）营养治疗过程中的监测

接受营养支持的患者有发生体液失衡、肠功能障碍和电解质紊乱等并发症的风险,为确保治疗的安全、有效,需密切监测营养相关指标,及时调整治疗方案。首先,需监测营养需求量,摄入不足可导致营养不良,摄入过量可导致再喂养综合征,应根据每月体质量的变化来调整摄入量。其次,需监测相关生化指标的变化,包括血糖、血脂、血清白蛋白及前白蛋白、电解质（包括血钙、镁、磷）、肝肾功能等。最后,需监测治疗的耐受性,包括消化道症状（呕吐、胃潴留、腹痛、腹胀、腹泻、便秘、消化道出血等）、胃残余量（误吸高风险者）、腹内压、液体出入量等。

（五）营养支持停止时机

当病情好转,喂养耐受性改善,肠内营养逐渐达到营养需要量 60% 时,需考虑减少或停用肠外营养。当意识障碍好转,吞咽功能恢复时,可停止管饲饮食,恢复进口饮食。

（王芙蓉）

数字课程学习……

 学习目标及重点内容提示　　 教学 PPT　　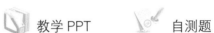 自测题　　 拓展阅读

参 考 文 献

1. 中华医学会神经病学分会,周围神经病协作组,肌电图与临床神经电生理学组,等. 中国慢性炎性脱髓鞘性多发性神经根神经病诊治指南 2019. 中华神经科杂志, 2019, 52(11):883–888.

2. Van den Bergh PYK, van Doorn PA, Hadden RDM, et al. European Academy of Neurology/Peripheral Nerve Society guideline on diagnosis and treatment of chronic inflammatory demyelinating polyradiculoneuropathy: Report of a joint Task Force-Second revision. Eur J Neurol, 2021, 28(11):3556–3583.

3. 中华医学会神经病学分会,周围神经病协作组. 中国吉兰 – 巴雷综合征诊治指南 2019. 中华神经科杂志, 2019, (11):877–882.

4. Beek DVD, Cabellos C, Dzupova O, et al. ESCMID guideline: diagnosis and treatment of acute bacterial meningitis. Clin Microbiol Infect, 2016, 22.

5. 中华医学会结核病学分会结核性脑膜炎专业委员会. 2019 中国中枢神经系统结核病诊疗指南. 中华传染病杂志, 2020, 38(7):400–408.

6. 中华医学会神经病学分会. 中国自身免疫性脑炎诊治专家共识. 中华神经科杂志, 2017, 50(2):91–98.

7. 《中华传染病杂志》编辑委员会. 中国宏基因组学第二代测序技术检测感染病原体的临床应用专家共识. 中华传染病杂志, 2020, 38(11):681–689.

8. Perfect JR, Dismukes WE, Dromer F, et al. Clinical practice guidelines for the management of cryptococcal disease: 2010 update by the infectious diseases society of America. Clin Infect Dis, 2010, 50(3):291–322.

9. 中华医学会感染病学分会. 隐球菌性脑膜炎诊治专家共识. 中华传染病杂志, 2018, 36(4):193–199.

10. Schmidt-Hieber M, Silling G, Schalk E.CNS infections in patients with hematological disorders(including allogeneic stem-cell transplantation)–Guidelines of the Infectious Diseases Working Party(AGIHO) of the German Society of Hematology and Medical Oncology(DGHO). Ann Oncol, 2016, 27(7):1207–1225.

11. 中国免疫学会神经免疫分会. 抗髓鞘少突胶质细胞糖蛋白免疫球蛋白 G 抗体相关疾病诊断和治疗中国专家共识. 中国神经免疫学和神经病学杂志, 2020(2):86–95.

12. 中国免疫学会神经免疫分会,中华医学会神经病学分会神经免疫学组. 多发性硬化诊断和治疗中国专家共识(2018 版). 中国神经免疫学和神经病学杂志, 2018, 25(6):387–394.

13. 中国免疫学会神经免疫分会. 中国视神经脊髓炎谱系疾病诊断与治疗指南(2021 版). 中国神经免疫学和神经病学杂志, 2021(6):423–436.

14. 中华医学会神经病学分会神经心理与行为神经病学学组. 综合医院谵妄诊治中国专家共识(2021). 中华老年医学杂志, 2021, 40(10):1226–1233.

15. 中华医学会神经病学分会帕金森病及运动障碍学组,中国医师协会神经内科分会帕金森病及运动障碍学组. 帕金森病非运动症状管理专家共识(2020). 中华医学杂志, 2020, 100(27):2084–2091.

16. 李世绰,洪震. 临床诊疗指南 癫痫分册. 北京:人民卫生出版社, 2015.

17. Fisher RS, Cross JH, French JA, et al. Operational classification of seizure types by the International League Against Epilepsy: Position Paper of the ILAE Commission for Classification and Terminology. Epilepsia, 2017, 58(4):522–530.

18. 周新雨,洪震,虞培敏,等. 癫痫伴焦虑诊断治疗的中国专家共识. 癫痫杂志, 2018, 4(3):185–191.

19. 王少石,周新雨,朱春燕. 卒中后抑郁临床实践的中国专家共识. 中国卒中杂志, 2016, 11(8):685–693.

20. 中华医学会消化病学分会,中华医学会肝病学分会. 中国肝性脑病诊治共识意见(2013 年). 中华肝脏病杂志, 2013, 21(9):641–651.

21. 中华医学会肝病学分会. 肝硬化肝性脑病诊疗指南. 中华肝脏病杂志, 2018, 26(10):721–736.

22. 吴静,时立新. 糖尿病神经病变诊治专家共识(2021 年版). 中华糖尿病杂志, 2021, 13(6):535–539.

23. 宿英英. 神经系统急危重症监护与治疗. 北京:人民卫生出版社, 2005.

24. 中华医学会神经病学分会神经重症协作组,中国医师协会神经内科医师分会神经重症专业委员会. 呼吸泵衰竭监测与治疗中国专家共识. 中华医学杂志, 2018, 98(43):3467–3472.

郑重声明

高等教育出版社依法对本书享有专有出版权。任何未经许可的复制、销售行为均违反《中华人民共和国著作权法》，其行为人将承担相应的民事责任和行政责任；构成犯罪的，将被依法追究刑事责任。为了维护市场秩序，保护读者的合法权益，避免读者误用盗版书造成不良后果，我社将配合行政执法部门和司法机关对违法犯罪的单位和个人进行严厉打击。社会各界人士如发现上述侵权行为，希望及时举报，我社将奖励举报有功人员。

反盗版举报电话　（010）58581999　58582371
反盗版举报邮箱　dd@hep.com.cn
通信地址　北京市西城区德外大街4号　高等教育出版社法律事务部
邮政编码　100120

读者意见反馈

为收集对教材的意见建议，进一步完善教材编写并做好服务工作，读者可将对本教材的意见建议通过如下渠道反馈至我社。

咨询电话　400-810-0598
反馈邮箱　gjdzfwb@pub.hep.cn
通信地址　北京市朝阳区惠新东街4号富盛大厦1座
　　　　　高等教育出版社总编辑办公室
邮政编码　100029

防伪查询说明

用户购书后刮开封底防伪涂层，使用手机微信等软件扫描二维码，会跳转至防伪查询网页，获得所购图书详细信息。

防伪客服电话　（010）58582300